Prof. Dr. Gustav Kuschinsky

Pharmakologisches Institut der Universität Mainz

Prof. Dr. Heinz Lüllmann

Abt. für Pharmakologie, Universität Kiel

Doz. Dr. Thies Peters

Abt. für Pharmakologie, Universität Kiel

CIP-Kurztitelaufnahme der Deutschen Bibliothek

Kuschinsky, Gustav:
Kurzes Lehrbuch der Pharmakologie und Toxikologie : mit e. Schlüssel zum Gegenstandskatalog / von Gustav Kuschinsky u. Heinz Lüllmann. Unter Mitw. von Th. Peters. – 8., überarb. u. erw. Aufl. – Stuttgart : Thieme, 1978.
ISBN 3-13-368508-2

NE: Lüllmann, Heinz:

1. Auflage 1964
1. Nachdruck 1964
2. Nachdruck 1964
2. Auflage 1966
3. Auflage 1967
4. Auflage 1970
5. Auflage 1972
6. Auflage 1974
7. Auflage 1976

1. englische Auflage 1973

1. spanische Auflage 1967
1. Nachdruck 1968
2. Nachdruck 1969
2. spanische Auflage 1973

1. italienische Auflage 1968
2. italienische Auflage 1970
3. italienische Auflage 1974

1. japanische Auflage 1968
2. japanische Auflage 1971
3. japanische Auflage 1977

Satz: Tutte Druckerei GmbH, 8391 Salzweg-Passau (VIP) – Druck: Druckhaus Dörr, 7140 Ludwigsburg.

ISBN 3-13-368508-2

Kurzes Lehrbuch der
Pharmakologie
und Toxikologie

Von Gustav Kuschinsky
und Heinz Lüllmann
Unter Mitwirkung von
Thies Peters

8., überarbeitete und
erweiterte Auflage
107 Abbildungen
52 Schemata, 306 Formeln
28 Tabellen
Mit einem Schlüssel
zum Gegenstandskatalog

Georg Thieme Verlag Stuttgart 1978

Vorwort zur 8. Auflage

Obwohl nur kurze Zeit seit dem Erscheinen der vorhergehenden Auflage verstrichen ist, sind alle Abschnitte überarbeitet, um sie an die rasche Entwicklung der Pharmakologie und Toxikologie anzupassen. Darüberhinaus wurden einige Kapitel und Abschnitte neu verfaßt. Insgesamt wurde versucht, die Bezüge zu den pathophysiologischen Grundlagen und zur praktischen Arzneitherapie auszubauen. Wiederum waren wir bemüht, durch neue Abbildungen und Schemata den Stoff anschaulich zu gestalten. Der im neuen Gegenstandskatalog (1978) geforderte Wissensstoff ist in der vorliegenden Auflage voll enthalten, Schlüssel zum Gegenstandskatalog für den ersten und dritten Abschnitt der ärztlichen Prüfung sind dem Buch als Anhang beigegeben. Im übrigen verweisen wir auf unsere Ausführungen im Vorwort zur 7. Auflage.

Wir haben uns wieder für zahlreiche konstruktiv-kritische Stellungnahmen aus dem Leserkreis zu bedanken. Auch für diese Auflage sehen wir kritischen Bemerkungen und Anregungen mit Interesse entgegen.

Mainz und
Kiel, im Sommer 1978

Sehr dankbar sind wir für die Beratung und Hilfe durch die Kollegen Herrn Prof. Dr. E. Jähnchen, Herrn Prof. Dr. G. F. Kahl, Herrn Prof. Dr. H. Kilbinger, Herrn Prof. Dr. E. Muscholl und Herrn Prof. Dr. H. Nawrath, sämtlich Mainz; Herrn Dr. K. U. Seiler, Herrn Prof. Dr. A. Ziegler (Abt. Pharmakologie), Herrn Dr. C. Alsen (Untersuchungsstelle für Umwelttoxikologie), Herrn Prof. Dr. E. Christophers (Abt. Dermatologie), Frau Doz. Dr. R. Lüllmann-Rauch (Anatomisches Institut) und Herrn Dr. F. Schuh (Abt. Anästhesiologie), sämtlich Kiel und Herrn Prof. Dr. F. A. Horster (Düsseldorf), Herrn Prof. H. J. Hüter (Hildesheim), Herrn Doz. Dr. K. Kuschinsky (Göttingen) und Herrn Prof. Dr. P. A. van Zwieten (Amsterdam). Besonderer Dank gilt Frau Doz. Dr. R. Lüllmann-Rauch (Anatomisches Institut, Kiel), Herrn Dr. F. Schuh (Abt. Anästhesiologie, Kiel) und Herrn Dr. K. U. Seiler (Abt. Pharmakologie, Kiel) für die Überlassung von Originalabbildungen und schematischen Darstellungen. Für die vielseitige und unermüdliche Hilfe sind wir Frau M. Hassemer und Frau C. Alexander (Mainz), Frau L. Haas und Frau U. Pfeil (Kiel) zu Dank verpflichtet.

G. Kuschinsky
H. Lüllmann
Th. Peters

Aus dem Vorwort zur 7. Auflage

Die neue Approbationsordnung (AO) für Ärzte benutzt den Begriff „Allgemeine Pharmakologie" nicht im üblichen Sinne. In der AO entspricht die „Allgemeine Pharmakologie und Toxikologie" des 1. Abschnittes der klinischen Prüfung der gesamten Pharmakologie und Toxikologie minus klinischer Pharmakologie. Die von der AO im 2. Abschnitt der klinischen Prüfung genannte „Spezielle Pharmakologie" entspricht der klinischen (bzw. angewandten) Pharmakologie. Auch der Lernzielkatalog hat diese Art der Einteilung berücksichtigt, obgleich sie nicht der international anerkannten Gepflogenheit entspricht. Wir haben den Begriff „Allgemeine Pharmakologie" daher vermieden und das entsprechende Kapitel „Generelle Prinzipien" benannt.

Nach unserer Meinung kann der Stoff der Pharmakologie und Toxikologie nicht so getrennt dargestellt werden, wie es der neuen AO entspricht. Die „Allgemeine Pharmakologie und Toxikologie" (neue Definition) bleibt sowohl für den Lernenden wie für den Fortgeschrittenen, der „etwas nachsehen" möchte, ein Torso, wenn die klinischen Aspekte der betreffenden Arzneimittelwirkungen ausgelassen werden. Dasselbe gilt für die „Spezielle Pharmakologie" (neue Definition), denn wie sollten die klinische Anwendung und die möglichen Nebenwirkungen verstanden werden, wenn die Grundlagen der Pharmakonwirkungen nicht aufgezeigt werden? Erst die Verflechtung von naturwissenschaftlichen Erkenntnissen und klinischen Erfahrungen machen das Wesen des Faches Pharmakologie und Toxikologie aus.

Schließlich muß betont werden, daß wir mit unserem „Kurzen Lehrbuch" nicht Minimalwissen für Examinanden, sondern die Basis für eine gute Therapie zum Wohl der Kranken vermitteln wollen.

Mainz und
Kiel, im Sommer 1976

G. Kuschinsky
H. Lüllmann

Inhaltsverzeichnis

I. Generelle Prinzipien

1.1. Aufgaben der Pharmakologie

Je nach dem Standpunkt, den der Betrachter einnimmt, kann der Begriff Pharmakologie weit oder eng gefaßt werden. Die umfassendste Definition könnte etwa lauten: „Pharmakologie ist die Lehre von der Wirkung der Substanzen auf Lebendiges." Diese Definition ist aber zweifellos zu allgemein gehalten und deshalb unbefriedigend. Auf der anderen Seite ist eine Definition: „Pharmakologie ist die Lehre von den Wirkungen der Arzneimittel" zu eng und würde nur einen Teil der Aufgaben der Pharmakologie umfassen, denn der Begriff Pharmakon umfaßt mehr als der Begriff Arzneimittel. Die Weltgesundheitsorganisation definiert den ***Begriff Pharmakon***, der dem englischen Begriff drug entspricht, folgendermaßen:

„A drug is any substance or product that is used or intended to be used to modify or explore physiological systems, or pathological states for the benefit of the recipient."

Ein Arzneimittel (Medikament) ist folgendermaßen zu definieren:

„Arzneimittel sind biologisch aktive Substanzen oder Substanzmischungen, die nach den Erkenntnissen der medizinischen Wissenschaft geeignet sind, durch sachgemäße Anwendung am Menschen oder am Tier a) Krankheitserscheinungen erkennen zu lassen, zu beseitigen, zu lindern oder zu verhüten, b) Organstrukturen, organische Funktionen oder Verhaltensweisen von Menschen oder Tieren erkennen zu lassen oder zu beeinflussen, sofern sie damit medizinischen oder veterinärmedizinischen Zwecken dienen."

Es gelingt nicht, die Pharmakologie gegenüber den Nachbarfächern scharf abzugrenzen; auch läßt sich die Pharmakologie nicht von der Methodik her charakterisieren. Die moderne Experimentalpharmakologie hat Methoden aus einer großen Anzahl von Fächern übernommen (z. B. Physiologie, Biochemie, Radiochemie, Biophysik, Endokrinologie, Mikrobiologie, Histologie etc.), ohne eine spezifisch pharmakologische Methodik entwickelt zu haben oder auch entwickeln zu wollen! Wir glauben vielmehr, daß die Pharmakologie eigentlich nur durch die ***Intention*** der Fragestellung charakterisiert werden kann: ***Wo, wie und warum*** eine Substanz wirkt, wird untersucht, um eventuell ein Arzneimittel zu erhalten oder den Wirkungsmechanismus eines Arzneimittels zu erklären. Diesem Ziel dient die deskriptive Pharmakologie und erst recht die pharmakologische Grundlagenforschung, auch dann, wenn die einzelnen Schritte nur einen mittelbaren Bezug zur Therapie zu haben scheinen. Die pharmakologische Forschung sammelt also nicht Erkenntnisse um ihrer selbst willen, sondern letztlich um Menschen und Tieren zu helfen. Es besteht kein grundsätzlicher Unterschied in Gedankengängen und Methodik zwischen der pharmakologischen und der toxikologischen Forschung. Im Gegenteil, es ist ein fließender Übergang zwischen den beiden Gebieten vorhanden. Dies folgt schon zwangsläufig daraus, daß eigentlich jedes Arzneimittel zum ***Gift*** werden kann, wenn es nur hoch genug dosiert wird („Dosis sola facit venenum").

Sobald eine neue Substanz vorliegt, die eventuell medizinisches Interesse beansprucht, wird zuerst die „***deskriptive Pharmakologie***" bemüht werden; es wird untersucht und deskriptiv festgehalten, ***was*** eine Substanz macht. Gleichzeitig gibt die „***deskriptive Toxikologie***" die Beschreibung, ***wie*** giftig die Substanz ist und welche Symptome auftreten. Der nächste Schritt sollte dann die „***pharmakologische und toxikologische Grundlagenforschung***" sein; die Frage lautet dann: ***Warum*** hat eine Substanz eine bestimmte Wirkung und Giftigkeit? Dieser Erkenntnisschritt überwindet die einfache Empirie und führt zum Verstehen des Wirkungsmechanismus. Diese Stufe zusammen mit der deskriptiven Pharmakologie wird als ***Pharmakodynamik*** bezeichnet. Es ist ohne weiteres klar, daß es im allgemeinen schwierig ist, einen Wirkungsmechanismus tatsächlich aufzuklären. Methoden und Kenntnisse der Physiologie, Pathophysiologie, Biochemie, Biophysik, Mikrobiologie etc. sind vonnöten, um die basalen Vorgänge auf zellulärer oder subzellulärer Ebene zu erfassen. Wie der Leser des vorliegenden Buches sehen wird, ist der Wirkungsmechanismus nur einer begrenzten Zahl von Substanzen bekannt (z.B.

Cholinesterasehemmstoffe, depolarisierende Muskelrelaxantien, osmotisch wirkende Laxantien etc.), dagegen unbekannt von zahlreichen anderen Pharmaka, die zu den unentbehrlichen und stark wirksamen Medikamenten zu rechnen sind. Die Pharmakologie ist eine sehr junge Wissenschaft, die noch weitgehend in der Empirie steckt.

Bei der Erforschung von pharmakologischen Wirkungen spielt der zeitliche Ablauf und die Intensität der Effekte eine wichtige Rolle. Diese beiden Parameter sind Funktionen von Konzentrationsverläufen in verschiedenen Kompartimenten des Organismus. Mit diesen beschäftigt sich die ***Pharmakokinetik***.

Falls nun von einer Substanz angenommen werden darf, daß sie von therapeutischem Wert sein könnte, tritt ein neuer Zweig der Pharmakologie in Erscheinung, nämlich die ***klinische Pharmakologie***. Auf Grund der vorliegenden tierexperimentellen Befunde und mit Hilfe von ***quantifizierenden*** Methoden werden die Substanzen am ***Menschen*** unter dem Gesichtspunkt des ***unmittelbaren*** Wertes für die Therapie untersucht. In der klinischen Pharmakologie vereinigt sich das experimentelle Fach mit der Klinik.

1.2. Heuristische Prinzipien in der Pharmakologie

Zwei Prinzipien sind es vor allem, mit denen jeder immer wieder konfrontiert wird, der sich mit der Wirkung von Pharmaka beschäftigt: Rezeptortheorie und Struktur-Wirkungs-Beziehungen.

1.2.1. Rezeptortheorie

Die Rezeptortheorie geht von der Vorstellung aus, daß eine Substanz nur dann auf zellulärer Ebene wirksam werden kann, wenn irgendein molekularer Reaktionspartner vorhanden ist. Dieser Reaktionspartner (Rezeptor) muß gewisse spezifische Eigenschaften haben, damit eine bestimmte Substanz (oder Substanzgruppe) mit ihm eine chemische Bindung (deren Art für die Vorstellung keine Rolle spielt) eingehen kann. Die damit verbundene (physikochemische) Änderung der lokalen biologischen Eigenschaft am Reaktionsort wird in einen „Reiz" transformiert, welcher schließlich den „Effekt" auslöst. Im wesentlichen kommen folgende ***Bindungsarten*** vor: Wasserstoffbrückenbindung, apolare Bindungskräfte (van der Waalssche Kräfte), ionale Bindung und kovalente Bindung (s. z.B. den postganglionären Acetylcholinrezeptor, Abb. 2.**6**, das aktive Zentrum der Acetylcholinesterase, Abb. 2.**10** und den Noradrenalinrezeptor, Abb. 2.**18**).

Es gelingt, einen bestimmten Rezeptor dadurch zu charakterisieren, daß die Eigenschaften der Substanzen beschrieben werden, die mit ihm reagieren. Der Rezeptor selbst ist dann sozusagen der „***negative Abdruck***" dieser Substanzen. Auf diesem Wege hat man sich zum Beispiel gewisse Vorstellungen über die Beschaffenheit der Acetylcholin-, Noradrenalin- und Histaminrezeptoren machen können. So werden aber auch die aktiven Zentren in den Enzymen als Rezeptoren aufgefaßt, z. B. in der Cholinesterase für die Substanzen Acetylcholin, Physostigmin und Phosphorsäureester. Zur Auslösung eines bestimmten Reizes ist wahrscheinlich nicht die Zahl der Bindungsstellen entscheidend, die besetzt sind, sondern die pro Zeiteinheit besetzt werdenden Rezeptoren, also die Wechselzahl. Stark wirkende Agonisten zeichnen sich durch eine hohe Assoziations- und Dissoziationsgeschwindigkeit aus.

Ferner läßt sich das Bild vom Rezeptor anwenden, um den kompetitiven ***Antagonismus*** zwischen Substanzen zu verdeutlichen: ***Agonisten*** sind die

Substanzen, die sich mit dem Rezeptor verbinden und eine Änderung zellulärer Eigenschaften auslösen (hohe Affinität und „intrinsic activity"); kompetitive ***Antagonisten*** verbinden sich reversibel mit denselben Rezeptoren, lösen aber keine Änderung aus (hohe Affinität, fehlende „intrinsic activity"), blockieren damit aber den Rezeptor, so daß der Agonist wirkungslos wird (z. B. Acetylcholin – Atropin, Acetylcholin – d-Tubocurarin, Noradrenalin – Sympatholytika, Histamin – Antihistaminika). Agonisten und Antagonisten konkurrieren um den gemeinsamen Rezeptor. Daraus ergibt sich, daß durch Erhöhung der Konzentration der einen Substanz jeweils die andere Substanz vom Rezeptor „verdrängt" werden kann.

Neben den reinen Agonisten und den reinen Antagonisten gibt es Substanzen, die nur eine schwache intrinsic activity besitzen, aber am Rezeptor gebunden bleiben, so daß sie gleichzeitig antagonistische Eigenschaften aufweisen. Sie werden ***partielle Antagonisten*** genannt. Beispiele für Pharmaka, die als partielle Antagonisten aufgefaßt werden müssen, sind: einige β-Blocker, die schwach sympathomimetische Eigenschaften besitzen (s. S. 78); das Muskelrelaxans Dekamethonium, das zum „Dualblock" führt (s. S. 181); die Morphin-Antidote Nalorphin und Levalorphan (s. S. 197).

Neben dem oben dargestellten Antagonismus lassen sich weitere Arten von Antagonismen klassifizieren: ***nicht kompetitiver, funktioneller*** und ***chemischer Antagonismus.*** Im folgenden sind die verschiedenen Arten und ihre Charakteristika kurz dargestellt.

1.2.1.1. Kompetitiver Antagonismus

Antagonist und Agonist konkurrieren um den gleichen Rezeptor. Der Antagonist wird reversibel an dieser spezifischen Bindungsstelle angelagert und kann nach dem Massenwirkungsgesetz durch den Agonisten „verdrängt" werden. Der Ausdruck „die Verdrängung vom Rezeptor" ist zwar anschaulich, aber nicht ganz korrekt. Die Agonisten-Moleküle können nicht ohne weiteres den Antagonisten vom Bindungsort verdrängen, denn die Dissoziation des Rezeptor-Antagonisten-Komplexes erfolgt unabhängig von der Gegenwart von Agonisten-Molekülen. Erst nach erfolgter Dissoziation kann der Agonist mit dem Antagonisten um die erneute Besetzung des jetzt freien Rezeptors konkurrieren.

1.2.1.2. Nicht-kompetitiver Antagonismus

Im Gegensatz zum kompetitiven Antagonismus werden unter dem Begriff „nicht-kompetitiv" recht unterschiedliche antagonistische Wirkungsmechanismen zusammengefaßt. Eine vermehrte Zufuhr des Agonisten kann diese Form von Antagonismen nicht überwinden.

❶ Die Anlagerung eines antagonistisch wirksamen Pharmakon z. B. in der ***Umgebung*** des Rezeptors kann eine Veränderung der spezifischen Stereostruktur (Konformation) des Rezeptors induzieren, so daß der Agonist nicht mehr optimal auf diese Struktur paßt und seine Wirkung abgeschwächt wird (allosterischer Antagonismus).

❷ Der Angriffspunkt des nicht-kompetitiven Antagonisten kann auch jenseits der Agonist-Rezeptor-Ebene liegen und mit der Reaktionsfolge Rezeptor → Reiz → Effekt interferieren (Papaverin s. S. 88).

❸ Als nicht-kompetitiv gelten aber auch Antagonismen, bei denen eine irreversible (kovalente) Bindung des Antagonisten an spezifische oder unspezifische Bindungsstellen erfolgt (organische Phosphorsäureester an der Cholinesterase). Die Phase der Anlagerung irreversibler Antagonisten kann noch kompetitiv beeinflußt werden.

1.2.1.3. Funktioneller Antagonismus

Bedingung: Agonist und Antagonist besitzen unterschiedliche zelluläre Wirkorte, die gegensätzlichen Wirkungen werden aber an ein und demselben Organ ausgelöst. Beispiel Histamin – Noradrenalin (Blutdruck). Beachte: Formal können die Konzentrationswirkungskurven bei funktionellem und nicht-kompetitivem Antagonismus identisch sein.

1.2.1.4. Chemischer Antagonismus

Bedingung: Die chemische Reaktion zwischen den Partnern (evtl. Gift und Antidot) könnte auch unabhängig vom Organismus stattfinden. Beispiel: Heparin – Protamin (Blutgerinnung), Quecksilber – Dimercaprol (Vergiftung).

1.2.2. Struktur-Wirkungs-Beziehungen

Die ***Struktur-Wirkungs-Beziehungen*** bauen eigentlich auf den Rezeptorvorstellungen auf; denn wenn den Rezeptoren gewisse chemische, physikochemische und physikalische Eigenschaften zugedacht werden, so muß natürlich auch gefordert werden, daß die Agonisten ganz bestimmte dazu passende Strukturen besitzen. Es konnte nun tatsächlich für eine ganze Reihe von Substanzgruppen gezeigt werden, welche chemischen Struktureigenschaften vorliegen müssen, damit eine bestimmte Wirkung erzielt wird. Die Kenntnisse über diese Dinge sind im Augenblick aber noch recht beschränkt, so daß die Struktur-Wirkungs-Beziehungen im allgemeinen erst auf Grund der empirisch gewonnenen Befunde rückschauend interpretiert werden können. Voraussagen über eine ganze bestimmte biologische Wirkung einer chemischen Verbindung sind nur mit größter Zurückhaltung möglich. Dagegen wird ein anderes Verfahren (eine Art „degeneriertes Struktur-Wirkungs-Prinzip“) heute sehr häufig aus kommerziellen Gründen geübt, um zu sogenannten ***Analogpräparaten*** zu gelangen: ist eine Substanz als wirksam erkannt, so wird versucht, die nicht für die Wirkung entscheidenden Teile des Moleküls zu verändern. Beispiele für dieses Vorgehen sind die Antiepileptika (bei denen es unwichtig ist, ob neben den 4 Atomen, die für die Wirkung notwendig sind, das fünfte Atom im Ring ein Kohlenstoff-, Stickstoff- oder Sauerstoffatom ist), die Hypnotika (Barbitursäure- oder Pyrimidindionderivate), die Psychopharmaka (irrelevante Änderung im Ringsystem und in der Seitenkette in Position 10 des Phenothiazin), die Saluretika (s. dazu die entsprechenden Formeln). Neue grundlegende Erkenntnisse sind bei diesem Vorgehen kaum zu erhoffen oder nur durch Zufall zu gewinnen.

1.3. Allgemeine Begriffe der Pharmakologie

1.3.1. Dosis-Wirkungs-Kurve (oder Konzentrations-Wirkungs-Kurve)

Die Abhängigkeit der Wirkung von der Dosis bzw. Konzentration eines Pharmakon ist eine für jede Substanz charakteristische Funktion, sie wird in der Dosis-Wirkungs-Kurve dargestellt. Als Dimensionen bewähren sich häufig: Abszisse: Dosis bzw. Konzentration in logarithmischem Maßstab; Ordinate: Reaktion in % des maximal möglichen Ereignisses.

Zwei charakteristische Beispiele aus der experimentellen Medizin sollen diese Abhängigkeiten veranschaulichen. Abb. 1.**1** zeigt das Ergebnis eines Versuches am isolierten Ileum des Meerschweinchens. Zwei Substanzen werden bezüglich ihrer ***Affinität*** und ihrer „***intrinsic activity***“ verglichen. Es ergibt sich: Eine Substanz (Acetylcholin) besitzt eine höhere Affinität, d. h. sie ist in größerer Verdünnung wirksam als die andere Verbindung (Arecolin); diese hat ihrerseits eine höhere „intrinsic activity“, denn der maximal mögliche Effekt ist größer. In der Abb. 1.**2** ist eine Dosis-Letalitäts-Kurve dargestellt, es handelt sich um die Prüfung der akuten Toxizität von Methamphetamin an Mäusen bei zwei verschiedenen Umgebungstemperaturen. Die steil verlaufende Kurve ergibt sich aus Versuchen bei 25 °C. Die Dosis, bei der 50 % der Tiere starben (LD_{50}), liegt bei ca. 150 mg/kg. Bei einer Umgebungstemperatur von 30 °C nimmt die Giftigkeit der Substanz beträchtlich zu (LD_{50} bei ca. 40 mg/kg), außerdem verläuft die Kurve flacher, das heißt der Do-

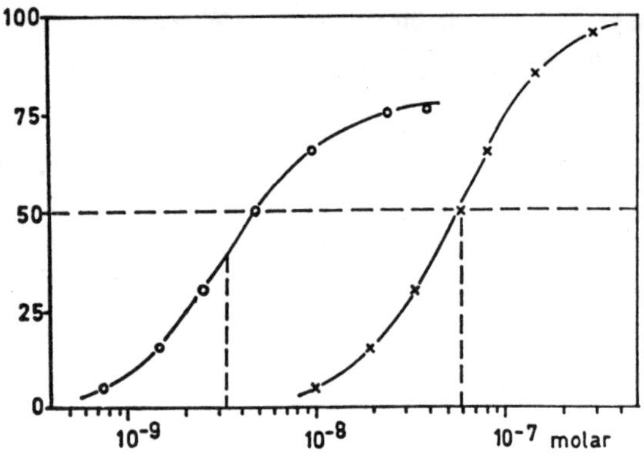

Abb. 1.1. Konzentrations-Wirkungs-Kurven von Acetylcholin (o———o) und Arecolin (x———x) am isolierten Ileum des Meerschweinchens. Abszisse: Molare Konzentration logarithmisch; Ordinate: Effekt in % der maximal möglichen Verkürzung. Näheres siehe Text.

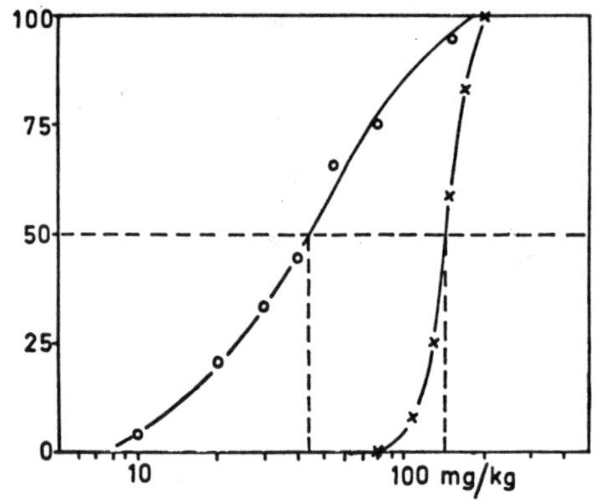

Abb. 1.2. Dosis-Letalitäts-Kurve, Methamphetamin, subkutan bei männlichen Mäusen injiziert. Abszisse: Dosis in mg/kg logarithmisch; Ordinate: % der gestorbenen Tiere. Umgebungstemperatur 25 °C x———x, 30 °C o———o. Näheres s. Text.

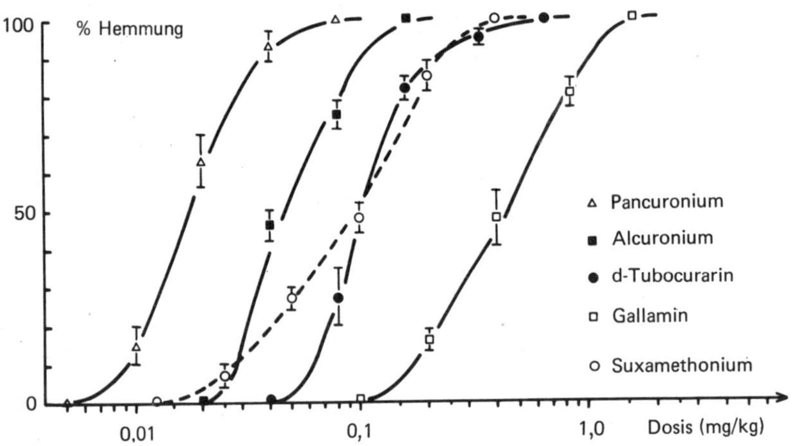

Abb. 1.3. Dosis-Wirkungs-Kurven einiger Muskelrelaxantien beim Menschen.
Bei Patienten in chirurgisch indizierter Narkose wurde durch regelmäßige Nervenreizung die Beugemuskulatur der Finger stimuliert und die muskuläre Kraftentwicklung gemessen. Ordinate: Hemmung der Kontraktionskraft in Prozent des Kontrollwertes vor Gabe eines Muskelrelaxans, Abszisse: verabreichte Dosis in mg/kg. Die vier nicht-depolarisierenden Pharmaka Pancuronium, Alcuronium, d-Tubocurarin und Gallamin sind unterschiedlich stark wirksam (vergleiche die ED_{50}-Werte), zeigen aber etwa parallele Dosis-Wirkungs-Kurven. Das depolarisierende Muskelrelaxans Suxamethonium besitzt eine flachere Dosis-Wirkungs-Kurve. (Ergebnisse aus der Abteilung für Anästhesiologie der Universität Kiel.)

senbereich, in dem ein bestimmtes Ereignis erzielt wird, wird größer und damit das Eintreten der erwarteten Wirkung unsicherer. Dieses experimentelle Beispiel demonstriert außerdem, wie die Wirkung eines Pharmakon von den Umweltbedingungen abhängig sein kann. Ein Beispiel für unterschiedlich steile Dosis-Wirkungs-Kurven, die am Menschen gewonnen wurden, wird in der Abb. **1.3** gegeben.

Die Probleme, die bei der Beurteilung eines Pharmakon bezüglich der ***therapeutischen Breite*** und beim Vergleich zweier Substanzen auftreten, werden im folgenden an einem Beispiel (s. Abb. 1.**4**) erörtert. Die Kurven I und II zeigen Konzentrations-Wirkungs-Kurven zweier Substanzen (A und B), die beide dieselbe ED_{50} von 10^{-7} m bzw. g/ml besitzen. Unter ED_{50} (Effektivdosis 50%) versteht man die Dosis (oder Konzen-

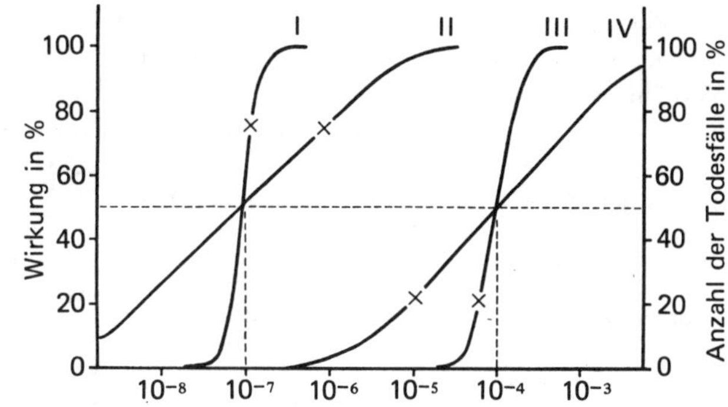

Abb. 1.4. Graphische Darstellung von Konzentrations-Wirkungs-Kurven bzw. Konzentrations-Letalitäts-Kurven (Näheres s. Text). Abszisse: Konzentrationen (m bzw. g/ml) in logarithmischem Maßstab, Ordinaten: Wirkung bzw. Anzahl der Todesfälle in Prozent der maximal möglichen. Mit Kreuzen sind die ED_{75} und LD_{25} markiert. Kurven I und III entsprechen Substanz A, Kurven II und IV Substanz B.

tration), die zu einer Reaktion führt, die 50% der maximalen beträgt oder bei der in 50% der Fälle der erwartete Effekt eintritt. So wertvoll diese Größe für den Vergleich von Substanzen ist, so sagt sie aber nichts über die Neigung der Kurve aus. Obwohl die Kurven I und II dieselbe ED_{50} aufweisen, ist der Unterschied zwischen ihnen doch erheblich, wenn die Letalitätskurven der Substanzen A und B in die Betrachtung mit einbezogen werden. Die Kurve III entspricht wie Kurve I der Substanz A, die LD_{50} beträgt 10^{-4} m bzw. g/ml. Unter LD_{50} (Dosis letalis 50%) wird die Dosis (Konzentration) verstanden, bei der 50% der Versuchstiere sterben. Die Substanz A zeichnet sich dadurch aus, daß eine kleine Zunahme der Konzentration bereits eine außerordentliche Zunahme der Reaktion bzw. der Letalität mit sich bringt (steile Dosis-Wirkungs- bzw. Dosis-Letalitäts-Kurve). Die Substanz B verhält sich anders, ebenso wie die Dosis-Wirkungs-Kurve verläuft die Letalitätskurve (IV) sehr flach, eine Zunahme der Konzentration ruft nur eine geringe Zunahme der Wirksamkeit bzw. Letalität hervor, die LD_{50} gleicht aber der von Substanz A.

Die Bedeutung von steilen oder flachen Abhängigkeiten wird sofort klar, wenn man sich in dem Diagramm ansieht, welche Verhältnisse vorliegen, wenn eine maximale Reaktion mit Substanz A oder Substanz B ausgelöst werden soll. Eine 100%ige Wirkung benötigt von der Substanz A eine Konzentration von etwa 3×10^{-7}, die minimale letale Dosis (LD_{10}) liegt bei etwa 3×10^{-5}. Es ist also ein ***Sicherheitsabstand*** von zwei Zehnerpotenzen vorhanden. Für die Substanz B ergibt sich für die maximale Wirkung eine Konzentration von 10^{-5}, das entspricht aber schon einer LD_{20}, das heißt, will man den maximalen Effekt erzwingen, werden 20% der Versuchstiere sterben! Ohne Gefährdung der Tiere ist also mit Substanz B keine maximale Wirkung zu erzielen. Was hier aus einem Tierversuch heraus erläutert ist, gilt natürlich mit besonderem Nachdruck für die Pharmakotherapie: nur die Substanz A wäre als Heilmittel geeignet (genügende therapeutische Breite!).

1.3.2. Therapeutische Breite

Der eben angeführte ***Sicherheitsabstand***, den ein Heilmittel bei seiner Anwendung garantiert, wird als therapeutische Breite bezeichnet. Quantitative Maßzahlen für die therapeutische Breite, die aus Tierversuchen gewonnen werden, ergeben sich als Quotienten aus Punkten der Letalitäts- und der Dosis-Wirkungs-Kurve. So wird der therapeutische Index häufig definiert als Th. I. $= \frac{LD_{50}}{ED_{50}}$; je größer der Wert, das heißt, je weiter die Kurven voneinander entfernt, um so größer die therapeutische Breite. Dieses Maß hat aber einen großen Nachteil; denn es gibt die Verhältnisse nur richtig wieder, wenn alle Kurven parallel verlaufen. Sobald aber Unterschiede in der Steilheit vorhanden sind, ist der so definierte Th. I. kein Maß mehr für die therapeutische Breite, wie aus unserem obigen Beispiel mit der Substanz A und B hervorgeht: Beide Substanzen haben denselben therapeutischen Index, was zu einem glatten Fehlschluß verleitet. Beim Vergleich von Substanzen mit unterschiedlich geneigten Abhängigkeitskurven trifft ein anderes Maß sehr viel besser die tatsächlichen Verhältnisse. Die Zusammenstellung der Werte aus unserem Beispiel möge dies verdeutlichen:

Tabelle 1.1. Quotienten zur Charakterisierung der therapeutischen Breite (Näheres s. Text).

Substanz	$\frac{LD_{50}}{ED_{50}}$	$\frac{LD_{25}}{ED_{75}}$	$\frac{LD_{10}}{ED_{90}}$
A	1000	**≈500**	≈250
B	1000	**≈10**	≈0,25

Da aus experimentellen Gründen der LD_{10} und der ED_{90} eine größere Unsicherheit anhaftet als der LD_{25} und der ED_{75}, ist der Quotient $\frac{LD_{25}}{ED_{75}}$ vielleicht die günstigste Möglichkeit; jedenfalls ergibt der Quotient $\frac{LD_{50}}{ED_{50}}$ einfach eine falsche Antwort, da die Substanzen A und B denselben Quotienten bekommen.

Während bei Tierversuchen die therapeutische Breite auf die Letalitätskurve bezogen werden kann, wird man sich in der klinischen Therapie auf die Dosis-Toxizitäts-Kurve (bedeutungsvolle Nebenwirkungen!) beziehen, die formal ein ebenso gutes Bezugssystem bietet wie die Letalitätskurve.

An dieser Stelle sei noch auf einen Zusammenhang hingewiesen, der sich zwar zwanglos aus der „therapeutischen Breite" ergibt, aber doch, vor allem in der Arzneimittelreklame, immer wieder übersehen wird: ***es interessiert für die Therapie nicht die absolute Wirksamkeit*** (Dosis in g oder mg) ***einer Substanz, sondern nur die therapeutische Breite.*** Deshalb ist die Aussage „die neue Substanz X ist 2mal so wirksam wie das bisherige Medikament Y!" völlig uninteressant, entscheidend wäre die Feststellung „die neue Substanz X hat eine 2fach größere therapeutische Breite als das bisherige Medikament Y!".

1.3.3. Wirkungsmechanismus

Unter Wirkungsmechanismus einer Substanz versteht man die ihrer Wirkung zugrunde liegenden biochemischen und biophysikalischen Vorgänge, die sich zellulär (evtl. auch extrazellulär) abspielen. Die Wirkungsmechanismen von Arzneimitteln können sehr unterschiedlich sein, so z.B.:

❶ **Reaktion mit definierten Rezeptoren**
Acetylcholin-, Katecholamin-, Histamin-Rezeptoren; die betreffenden Pharmaka sind im allgemeinen körpereigenen Verbindungen „nachgebaut".

❷ **Hemmung von Enzymen**
Hemmstoffe der Acetylcholinesterase, der Monoaminoxydase, der Xanthinoxydase usw.

❸ **Interferenz mit spezifischen Transportvorgängen**
z.B. Pharmaka mit Säurecharakter, die den renalen Säuretransportmechanismus beschäftigen, wie Probenecid oder Cocain, das den Noradrenalin-Transport in die Zellen erschwert.

❹ **Einlagerung in Membranen und Änderung derer Eigenschaften**
„Stabilisierung" der Membranen von Nervenzellen durch Narkotika und von Herzmuskelzellen durch Antiarrhythmika etc.

❺ **Kovalente Bindung an essentielle Substanzen des Zellstoffwechsels**
Bindung von Zytostatika an DNS und von Antibiotika an Substanzen der bakteriellen Proteinsynthese.

Es ist die Zurückführung dieser Wirkung auf naturwissenschaftlich kausal ablaufende Ereignisse (oder die Befriedigung des menschlichen Kausalbedürfnisses durch die Einordnung von Vorgängen in größere allgemeinere Gesetzmäßigkeiten). Der Wirkungsmechanismus ***erklärt*** die Wirkung einer Substanz auf Grund ihres Eingriffs in bekannte physiologische oder biochemische Prozesse. Damit wird die Wirkung einer Substanz aus dem ***empirisch-deskriptiven Niveau*** heraufgehoben auf eine Stufe, in der sie mit Verständnis in einen ***durchschaubaren größeren Zusammenhang*** gestellt werden kann, sie „leuchtet ein!" Unter dem didaktischen Gesichtspunkt bedeutet dieser Schritt die Umwandlung von ***Lernwissen*** in ableitbares, individuell nachvollziehbares ***Verständniswissen***! Aus diesem Grunde haben wir uns im vorliegenden Lehrbuch bemüht, wann immer es anging, Wirkungsmechanismen oder zumindest Zusammenhänge darzustellen, um ein Verstehen möglich zu machen.

1.3.4. Biologische Streuung

Wenn beim wiederholten Messen ein und desselben Vorganges die Meßwerte nicht identisch, sondern um einen Mittelpunkt herum gruppiert sind, so wird diese Erscheinung ***Streuung*** genannt. Der dazu errechnete Mittelwert ist „unscharf", er weist eine Unsicherheit auf, als deren quantitatives Maß meistens die ***Varianz*** (Summe der Abweichungsquadrate geteilt durch die Anzahl der Messungen minus 1: $\frac{\Sigma x^2}{n-1} = s^2 = \text{Varianz}$) oder die ***mittlere Abweichung des Mittelwertes*** ($s_{\bar{x}} = \frac{s}{\sqrt{n}}$) angegeben wird*.

Die Biologie und damit auch die Medizin und im speziellen Fall die experimentelle und klinische Pharmakologie stehen nun vor einer ganz anderen Situation als die klassischen naturwissenschaftlichen Fächer. In diesen gilt, daß die Streuung ausschließlich bedingt wird durch den Meßvorgang! In der Biologie ist diese Streuung natürlich auch vorhanden, aber klein im Verhältnis zu der Streuung, die dadurch entsteht, daß die Biologie es ausschließlich mit ***Individuen*** zu tun hat. Die Unterschiede zwischen den einzelnen Individuen werden immer größer, je differenzierter eine Spezies ist, entsprechend auch die biologische Streuung. Zum Teil sind die Unterschiede zwischen den Individuen genetisch bedingt, zum Teil durch die Umweltbedingungen erzeugt. Den Extremwert erreicht die Streuung beim Menschen, dessen physische und psychische Individualisierung am weitesten fortgeschritten scheint. Wie unterschiedlich die Reaktionen auf ein und dasselbe „Pharmakon" sein können, mag eine alltägliche Beobachtung zeigen: Ein Nichtraucher kann „krank" werden, wenn er nur kurze Zeit in einem Raum verweilen muß, in dem geraucht wird; während ein anderer Mensch „krank" wird, wenn er nicht mindestens 60 Zigaretten pro die inhalieren kann!

Die große biologische Streuung, mit der es die experimentelle und in noch stärkerem Ausmaß die klinische Pharmakologie zu tun hat, stellt eine außerordentliche ***experimentelle Belastung*** dar: ein einzelner Versuch oder eine einzelne klinische Beobachtung hat keine beweisende Bedeutung, sondern erst statistisches Vorgehen kann zu reproduzierbaren und damit gesicherten Ergebnissen führen! Auf der anderen Seite soll hier nicht eintönig statistischer Methodik das Wort geredet werden. Die Einzelbeobachtung ist wichtig, zur Sicherung bedarf es aber immer einer Mehrzahl von Versuchen bzw. Beobachtungen unter identischen Bedingungen (s. dazu das Kapitel über kontrollierte klinische Untersuchung von Arzneimitteln, S. 33).

1.4. Die Bedeutung zellulärer Membranen für Pharmakonwirkungen

Biologische Membranen sind prinzipiell aus einer Doppelschicht von Phospholipiden, deren hydrophobe (apolare) Reste zum Membraninneren weisen, und aus Proteinen aufgebaut. Der größte Teil davon dient als Strukturprotein der Verfestigung der Membran und besitzt gewisse kontraktile Eigenschaften (Abb. 1.**5**). Für die physiologische Funktion der Plasmamembran wichtige Aufgaben werden von speziellen Eiweißkörpern übernommen. Diese können entweder die Membran durchsetzen, wie die Na-K-ATPase und die Porenproteine, oder sind der äußeren oder inneren Oberfläche der Membran eingelagert (Abb. 1.**6**). Beispiele hierfür sind die Acetylcholinesterase an der Außenseite und die Phosphoryl-

---

* $s_{\bar{x}}$ = Abweichung des einzelnen Meßwertes X vom Mittelwert $\bar{x}$
$\bar{x}$ = Mittelwert
n = Anzahl der einzelnen Meßwerte

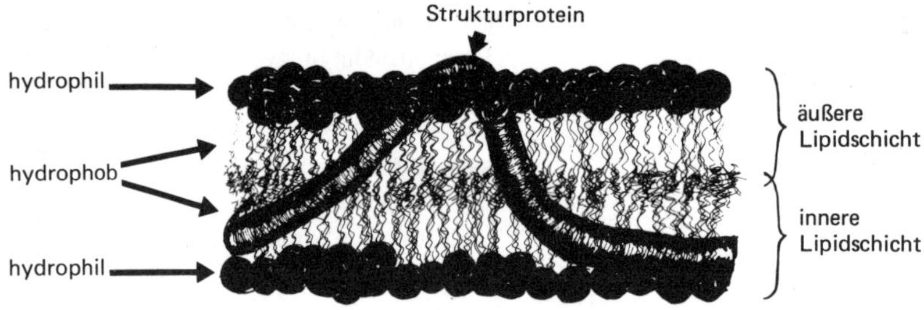

Abb. 1.5. Schematische Darstellung der Grundstruktur zellulärer Membranen („Einheitsmembran").

transferase an der Innenseite. Die Adenylzyklase stellt eine weitere Spezialisierung dar, denn sie ist mit ihrem aktiven Zentrum an der Innenseite der Plasmamembran lokalisiert, strukturell aber mit verschiedenen Rezeptoren-Typen an der Außenfläche verbunden. Die Zusammensetzung der Phospholipide an der Außen- und Innenseite unterscheidet sich, so daß dies die Asymmetrie verstärkt. Ebenfalls asymmetrisch sind die Cholesterinmoleküle in die Plasmamembran eingelagert, nämlich ausschließlich in der äußeren Lipidschicht. Sie sind mitentscheidend für die Rigidität der Plasmamembranen. Die Asymmetrie der biologischen Membran ist ein Ordnungszustand, der nur unter Energiezufuhr aufrechterhalten werden kann. Cytomembranen sind grundsätzlich ähnlich wie die Plasmamembran aufgebaut, jedoch richtet sich ihr Gehalt an spezifischen Proteinen nach ihren Funktionen (Mitochondrien, endoplasmatisches Retikulum, Kernmembran usw.).

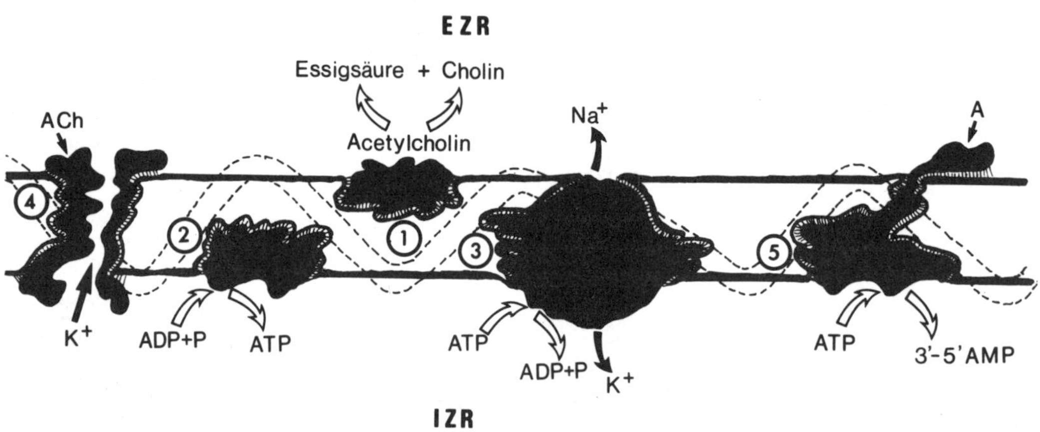

Abb. 1.6. Schematische Darstellung der Plasmamembran mit einigen spezifischen Eiweißen, deren Funktion auch pharmakologische Bedeutung besitzt. Zum Extrazellulärraum (EZR) gerichtet ist die Acetylcholinesterase (1), die Acetylcholin spaltet, zum Intrazellulärraum (IZR) dagegen die Phosphoryltransferase (2), die in der Nähe der ATPase gelegen ist und die Synthese von ATP katalysiert. Ein Enzymeiweiß, das die Membran durchsetzt, ist die Na-K-ATPase (3), die an der Innenseite Na und an der Außenseite K zu binden vermag und während des Durchlaufens eines komplizierten Konformationszyklus die Ionen auf der Gegenseite wieder freisetzt. An der Innenseite befinden sich die Bindungsstellen für Magnesium und ATP, an der Außenseite während einer bestimmten Konformation die Bindungsstelle für Herzglykoside. Diese ATPase ist nur aktiv, wenn sie über bestimmte Phospholipide in die Membran integriert ist, ihre Konformationsänderungen teilen sich der Nachbarschaft mit. Die Porenproteine (4) durchsetzen ebenfalls die Membran und besitzen hydrophile Kanäle für Na- und K-Ionen, deren Durchlässigkeit durch Überträgersubstanzen wie Acetylcholin (ACh) über eine spezifische Bindungsstelle (Rezeptor) verändert werden kann. Schließlich gibt es Enzyme wie die Adenylzyklase (5), deren Aktivität zum Zellinnern gerichtet ist (Überführung von ATP in 3', 5' zyklisches AMP), die aber von der Außenseite der Membran her spezifisch, z.B. durch Adrenalin (A), beeinflußt werden kann. – Die gestrichelten Linien deuten die Strukturproteine an.

Aus diesen Struktureigenschaften ergibt sich eine Vielfalt von Pharmakonwirkungen spezifischer und unspezifischer Art. Im folgenden sollen einige Beispiele dafür aufgezeigt werden. Die Porenproteine, die für den spezifischen Na- und K-Durchtritt verantwortlich sind, werden von den physiologischen Überträgersubstanzen (Acetylcholin und Noradrenalin) und ihren körperfremden Analoga in ihrer Tertiärstruktur beeinflußt mit der Folge veränderter Permeabilitäten. Da die Acetylcholinesterase strukturgebunden ist, findet der Abbau von Acetylcholin und die Blokkade dieses Enzyms durch Esterasehemmstoffe konsequenterweise an der Oberfläche der Plasmamembran statt. Die Adenylzyklase ist ein Beispiel für ein Enzym, dessen enzymatische Aktivität zum Zellinneren hin gerichtet ist, das aber durch verschiedene Substanzen (Adrenalin, Hormone) von der Zellaußenfläche her beeinflußt werden kann. Ein Enzymsystem, das die Plasmamembran durchsetzt, ist die Na-K-ATPase, deren aktuelle Struktur aufgrund ihrer Proteolipidnatur Einfluß auf größere Bezirke der Membran nehmen kann. Dadurch erklärt sich die komplexe Wirkung der Herzglykoside, die von außen an eine Nebenbindungsstelle der ATPase angelagert werden (Näheres s. S. 107).

Die Fluidität und Permeabilität der Membran hängt nicht nur von den oben erwähnten Membranbestandteilen ab, sondern auch von der Menge Calcium, die in der Membran an Lipide gebunden ist. Mit zunehmender Ca-Konzentration nimmt die Packungsdichte der Lipide zu, damit die Permeabilität ab. Außerdem hängt der Funktionszustand der Strukturproteine von der Ca-Konzentration ab. Über die Bedeutung der an der Innenseite erregbarer Membranen labil gebundenen Ca-Atome für die intrazelluläre Kopplung wird an anderer Stelle eingegangen, es sei nochmals darauf hingewiesen, daß die Menge des labil gebundenen Calcium von der Höhe des aktuellen Membranpotentials abhängig ist. Eine Erregung der Zelle bedeutet eine Freisetzung von $Ca^{2\oplus}$ in das Cytosol und in den Extrazellulärraum.

Neben den oben erwähnten spezifischen Wirkungen von Pharmaka auf Rezeptor- und Enzymproteine können Pharmaka auch auf mehr unspezifischem Wege Membranfunktion ändern oder in ihrer Wirkung von der Membranfunktion abhängig sein. So läßt sich z. B. die Wirkung von Colchicin zurückführen auf eine Hemmung der Kontraktionsfähigkeit von Strukturproteinen, wie es bei der Mitose-Hemmung, der Beeinträchtigung des mikrotubulären Transportes und der Verminderung der für die Phagozytose benötigten Beweglichkeit der Plasmamembran zu beobachten ist. Von erheblicher Bedeutung für Arzneimittelwirkungen ist die Veränderung der membranären Strukturen, wie sie durch Einlagerung chemisch reaktionsträger, lipophiler Substanzen in die Lipide der Plasma- und Cytomembranen zustande kommt. Zu diesen Arzneimitteln gehören u. a. die Inhalationsnarkotika und die Barbiturate. Die generalisierte Einlagerung dieser Verbindungen ändert den strukturellen Aufbau der entsprechenden Membranen im Sinne einer Verfestigung, was eine verminderte Permeabilität für Substrate und Ionen und eine reduzierte Erregbarkeit der Plasmamembran zur Folge hat. Dieser Prozeß hat nicht nur Bedeutung für Nervenzellen, sondern spielt sich auch an anderen Geweben ab. So ist der negativ inotrope Effekt von Narkotika ebenfalls auf die „Verfestigung" der Plasmamembran des Herzmuskels, die in einer verminderten $Ca^{2\oplus}$-Freisetzung während der Erregung resultiert, zurückzuführen.

Um noch ein weiteres Beispiel für die Beeinflußbarkeit der Plasmamembran vorzustellen, sei die Bedeutung eines ausreichenden Cholesterin-Angebotes für die Permeabilität und Rigidität von Membranen erwähnt. Werden Tiere mit Substanzen behandelt, die die Cholesterinsynthese hemmen (sog. Cholesterinsynthese-Hemmstoffe), dann reichern sich Cholesterinvorstufen (z. B. Desmosterin) im Organismus an und werden statt Cholesterin in die Plasmamembranen eingebaut. Da die Cholesterinvorstufen andere physikochemische Eigenschaften besitzen als Cholesterin, werden auch die Membraneigenschaften verändert, so steigt z. B. die Ruhepermeabilität an.

1.5. Pharmakokinetik

Die Pharmakokinetik ist der Zweig der Pharmakologie, der sich mit den ***zeitlichen Änderungen der Pharmakon-Konzentrationen*** in den verschiedenen Kompartimenten des Organismus befaßt. Da die Stärke der Wirkung im allgemeinen der Wirkstoffkonzentration proportional geht, ist das Wissen um die Konzentration eines Pharmakon am Wirkort von entscheidender Bedeutung. Man spricht von therapeutischen oder toxischen Pharmakon-Gewebsspiegeln oder – vordergründiger – Blutspiegeln. Die aktuelle Konzentration eines Wirkstoffes in einem bestimmten Kompartiment und der zeitliche Verlauf werden von einer Reihe von Parametern bestimmt, die im folgenden besprochen werden sollen.

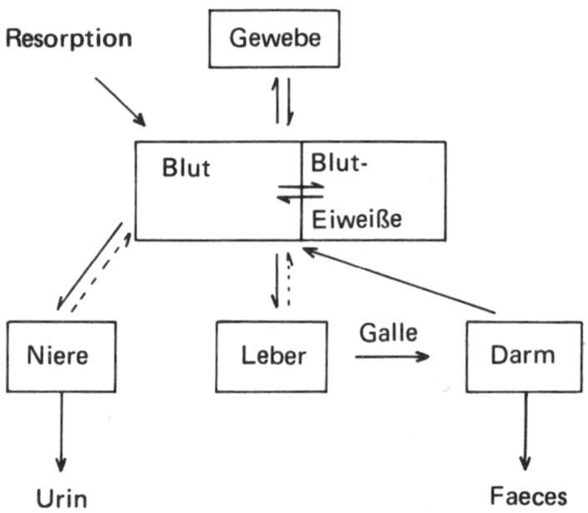

Abb. 1.7. Blockdiagramm, das die Verteilung und Ausscheidung von Pharmaka schematisch demonstrieren soll. Ist eine Substanz (nach enteraler Resorption oder parenteraler Gabe) in das Blut gelangt, verteilt sie sich zwischen dem Blut und den Geweben, wobei Löslichkeit, Molekulargröße und elektrische Ladung entscheidend das Verhalten bestimmen. In den Primärharn gelangen die Substanzen durch glomeruläre Filtration (bis Mol.-Gewicht ~70000) und tubuläre Sekretion, gut lipoidlösliche Pharmaka werden meistens tubulär rückresorbiert und können damit renal nicht ausgeschieden werden. Der Hauptsitz des Arzneimittelabbaues ist die Leber, die die Pharmaka und/oder ihre Metaboliten, deren Wasserlöslichkeit im allgemeinen höher ist, wieder an das Blut zurückgibt oder über die Galle ausscheidet. Die biliär eliminierten Produkte verlassen den Körper entweder mit den Faeces oder werden direkt oder nach Spaltung (z. B. der Glucuronide) wieder rückresorbiert (enterohepatischer Kreislauf).

1.5.1. Applikationsarten

Ein Pharmakon kann nur dann wirken, wenn es an den eigentlichen Wirkort gelangt, der ja in den allerseltensten Fällen an der Oberfläche gelegen und damit direkt zugänglich ist. Das Pharmakon muß daher in den Körper eindringen, es muß ***resorbiert*** werden. Diese Vorstellung gilt auch für die lokale Therapie, denn meistens muß die Wirksubstanz von der (Schleim-)Hautoberfläche bis zum tiefergelegenen Wirkort vordringen. Beispiele dafür, daß eine Resorption auch bei lokaler Therapie ablaufen muß, ehe die lokale Wirkung eintritt, geben die Lokalanästhetika, die schleimhautabschwellenden Sympathomimetika, die durch Inhalation applizierten Broncholytika usw. In diesen Fällen müssen die Pharmaka von der Oberfläche bis zu den sensiblen Rezeptoren, zu der Gefäßmuskulatur oder zu den glatten Bronchialmuskeln gelangen.

Resorption. Sie spielt immer dann eine Rolle, wenn das Pharmakon nicht direkt in die Blutbahn injiziert wird. Sie beruht auf dem physikalischen Prozeß der Diffusion, zu dem sich in manchen Fällen aktive biologische Vorgänge gesellen können (z. B. Bergauftransport von Kalium, selektiver Transport von Zuckern). Die ***Resorptionsgeschwindigkeit*** hängt vom Applikationsort, der Zubereitungsform des Mittels und den physikochemischen Eigenschaften des Pharmakon ab. Die Resorption des einzelnen Wirkstoffmoleküls gilt dann als abgeschlossen, wenn es entweder den lokalen Wirkort oder die Blutbahn erreicht hat. Folgende Faktoren beschleunigen die Resorption: geringe Molekülgröße, mangelnde Polarität, gute Fettlöslichkeit, starke Durchblutung und gute Permeabilitätsverhältnisse an der Applikationsstelle. Die umgekehrten Eigenschaften vermindern die Resorptionsgeschwindigkeit. Dies kann ausgenutzt werden, um Depotpräparate herzustellen: Das Pharmakon wird in eine schlechtlösliche Form überführt und als Suspension injiziert (Procain-Penicillin, Protamin-Zink-Insulin etc.) oder durch Zusatz vasokonstriktorischer

Substanzen am Orte gehalten (Lokalanästhetika mit Adrenalin).

Lokale Applikation. Die ***lokale Therapie*** ist dadurch gekennzeichnet, daß die Pharmakonkonzentration nur am Ort der Applikation hoch genug ist, um Wirkungen auszuüben, aber die gleichzeitig resorbierte Menge an Pharmakon im Gesamtorganismus unterschwellig bleibt. Die Möglichkeit einer lokalen Therapie beschränkt sich nicht nur auf die äußere Haut, sondern läßt sich wesentlich erweitern. Die Inhalation eines Broncholytikum, die orale Gabe von Kohle zur Adsorption von Giften im Darm, die lokale Applikation eines Chemotherapeutikum bei infektiöser Vaginitis oder die Injektion eines Glucocorticoid in ein Gelenk sind Beispiele für eine lokale Therapie. Die Systemwirkungen sind bei der lokalen Therapie im allgemeinen zu vernachlässigen. Damit zeichnet sich diese Applikationsart durch eine große therapeutische Breite bezüglich systemischer Wirkungen aus, sie hat jedoch auch Nachteile (z.B. leichte Allergisierung bei Aufbringen von Substanzen direkt auf Haut und Schleimhäute).

Orale Applikation. Die häufigste Applikationsform ist die ***orale Zufuhr*** eines Medikamentes. Die gastro-intestinale Resorption ist prinzipiell abhängig von

❶ den physiko-chemischen Eigenschaften des Pharmakon-Moleküls wie Größe, Löslichkeit, bei Säuren und Basen Grad der Dissoziation, „Passform" für einen physiologischen Transport-Mechanismus usw.;

❷ von der Form der Arzneimittelzubereitung (Lösung, Pulver, Tablette, Dragee) und deren Eigenschaften wie Korngröße des Arzneimittels, Zerfallgeschwindigkeit der Zubereitung, Zustand der Tabletten- bzw. Dragee-Grundmasse usw. Aus diesen galenischen Parametern ergibt sich das Ausmaß der ***biologischen Verfügbarkeit*** (s. S. 36): nur, wenn das Pharmakon vollständig und rechtzeitig der resorbierenden Schleimhaut zur Verfügung gestellt wird, entsprechen sich deklarierte Dosis des Arzneimittels und die zur Resorption angebotene Menge;

❸ vom Funktionszustand des Gastrointestinaltraktes: Füllungszustand des Magens, pH-Werte im Magen und Dünndarm, Transportgeschwindigkeit des Speisebreis, von der die Kontaktzeit des Pharmakons mit der resorbierenden Schleimhaut abhängt.

Wird eine langdauernde Wirkung eines Arzneimittels, das schnell eliminiert wird, gewünscht, können galenische Zubereitungen ausgenutzt werden, aus denen der Wirkstoff nur langsam abgegeben wird: ***Retard-Präparate***.

Bei enteraler Zufuhr passiert das Pharmakon nach der Resorption die ***Leber (Pfortaderkreislauf)***, in der es eventuell bereits verändert oder abgefangen werden kann (sogenannter „first pass effect"). Nur bei Aufnahme des Arzneimittels durch die Mund- und Ösophagusschleimhaut (bukkale oder sublinguale Applikation) und bei rektaler Zufuhr wird es nicht durch den Pfortaderkreislauf abtransportiert. In der Praxis zeigt sich, daß nach rektaler Anwendung die Konzentration im Blut für den Einzelfall nicht vorhersehbar ist und meistens weit niedriger liegt als angenommen wird. Falls eine Substanz in der Leber schnell abgebaut wird, kann ein erheblicher quantitativer Unterschied zwischen der Wirkung nach sublingualer und enteraler Applikation bestehen. Von der oralen Zufuhr sollten alle Pharmaka ausgeschlossen werden, die im Magen-Darm-Kanal nicht stabil sind. Die Resorptionsquote eines derartigen Wirkstoffs muß extrem unsicher sein, da ein unvorhersehbarer Anteil jeweils schon zerstört sein wird. Auch ein teilweiser Abbau durch Bakterien kann die enterale Resorption beeinträchtigen, hierfür ist Methotrexat ein Beispiel.

Parenterale Applikation. Die ***parenterale Zufuhr*** vermeidet die Nachteile der oralen Einnahme, erfordert dafür aber eine sterile Injektionstechnik und annähernd blutisotone Lösung. Die schnellste Verteilung eines Pharmakon erreicht man mit der intravasalen Injektion (intravenös, intraarteriell, intrakardial). Auf Grund der guten Durchblutung der Muskulatur und der großen Oberfläche des Peritoneum werden Substanzen nach intramuskulärer und intraperitonealer Injektion sehr schnell, nach subkutaner Einspritzung jedoch merklich langsamer resorbiert.

Inhalation. Eine weitere Applikationsform für bestimmte Arzneimittel ist die ***Inhalation***. Gas-

und Dampfnarkotika werden auf diesem Wege zugeführt. Die Resorption erfolgt sehr schnell.

1.5.2. Verteilung

1.5.2.1. Verteilungsräume

Der Organismus kann unter dem Aspekt der Verteilung von Pharmaka primär in drei ***Lösungsräume*** aufgeteilt werden:

❶ Das Blutplasmavolumen mit ~4% des Körpergewichtes,

❷ der Extrazellulärraum mit ~20% des Körpergewichtes und

❸ der Intrazellulärraum, der ~50% des Körpergewichtes beträgt.

Bemerkenswerterweise ist das zentrale Kompartiment Blut, das für die Verteilung von Substanz verantwortlich ist, sehr klein im Vergleich zu den anderen Kompartimenten. Zusätzlich zu diesen drei Räumen sind noch spezielle Kompartimente vorhanden, deren Zugängigkeit durch besondere Barrieren erschwert ist: Das Zentralnervensystem durch die Blut-Liquorschranke (s.u.), der Fetus durch die Placentarschranke, das Kammerwasser des Auges und die Endolymphe des Innenohres. Diese speziellen Räume besitzen größte Bedeutung für die Therapie und für Arzneimittelnebenwirkungen.

Die morphologische Grenze zwischen dem ***Blutplasmaraum*** und dem ***Extrazellulärraum*** wird von den Gefäßendothelien gebildet. Es können drei verschiedene Typen von Endothelien unterschieden werden:

❶ Endothelien mit hoher pinozytotischer Transportaktivität und interzellulären Poren. Diese Form ist in den meisten Organen vorhanden und gestattet einen raschen Übertritt von Substanzen in beiden Richtungen.

❷ Endothelien mit Fenstern. Endokrine Organe (s. z.B. Abb. 1.**9**) und die Kapillaren des Darmes besitzen diese Art von Gefäßauskleidung, die einen sehr schnellen Stoffaustausch gewährleisten. Im weiteren Sinne sind auch die Kapillarendothelien der Nierenglomerula diesem Typ zuzurechnen (s. Abb. 6.**2**).

❸ Endothelien ohne pinozytotischen Transport und mit Zonulae occludentes (tight junctions), die die einzelnen Zellen kontinuierlich miteinander verbinden und eine interzelluläre Stoffdiffusion verhindern. Dieser Endotheltyp ist im Zentralnervensystem vorhanden und bildet die Grundlage der Blut-Liquor-Schranke.

Die gute Durchlässigkeit des Gefäßendothels (der Typen 1 und 2) macht es verständlich, daß (niedermolekulare) Pharmaka außerordentlich schnell aus dem Blut in den Extrazellulärraum gelangen. Vom kinetischen Gesichtspunkt aus imponieren der Plasmaraum und der Extrazellulärraum häufig als ein Kompartiment.

Die ***morphologische Grenze*** zwischen dem ***Extrazellulärraum*** und dem ***Intrazellulärraum*** bilden die Zellmembranen, über deren Aufbau auf S. 9 berichtet wurde. Wichtig für Verteilungsphänomene von Arzneistoffen ist die Tatsache, daß die Membranen aus einer Doppelschicht von Lipiden bestehen, die für wasserlösliche Substanzen impermeabel ist.

Nun gibt es nur sehr wenige Substanzen, die bei ihrer Verteilung im Organismus die angegebenen Räume quantitativ widerspiegeln: so bleibt z.B. der niedermolekulare Farbstoff Evans blue im Plasmaraum, weil er quantitativ an Plasmaalbumine gebunden wird; der mehrwertige Alkohol Mannit verteilt sich gleichmäßig über den Plasma- und Extrazellulärraum und Äthanol setzt sich zusätzlich mit dem Intrazellulärraum ins Gleichgewicht. Für die meisten Pharmaka und Gifte gelten kompliziertere Verhältnisse, da zusätzliche Phänomene mitbestimmend werden, die von der Natur des Wirkstoffmoleküls abhängen.

1.5.2.2. Löslichkeitsverhalten von Pharmaka

Für die Verteilung im Organismus, die Resorption und Ausscheidung ist das physiko-chemische Löslichkeitsverhalten von entscheidender Bedeutung. Unter diesem Gesichtspunkt können Substanzen in drei Gruppen eingeteilt werden:

❶ **Rein wasserlösliche Verbindungen:** Sie werden nach oraler Gabe schlecht resorbiert, nach intravenöser Zufuhr verteilen sie sich nur über den Extrazellulärraum und werden renal gut ausgeschieden. In diese Gruppe gehören nur sehr wenige Wirkstoffe, so die osmotischen Diuretika.

❷ **Rein lipidlösliche Substanzen:** Sie werden sich entsprechend ihrem Wasser/Octanol-Koeffizienten in den Körperfetten anreichern, vor allem in den Neutralfetten der Fettzellen. Das Musterbeispiel für ein derartiges Verhalten bieten chlorierte Kohlenwasserstoffe wie die Insektizide Chlorphenothan und Hexachlorcyclohexan. Auch die Inhalationsnarkotika sind überwiegend lipidlösliche Verbindungen. Neben ihrer Neigung, sich in den Neutralfetten zu lösen, reichern sie sich auch in den polaren Lipiden der zellulären Membranen an, was die Basis ihrer narkotischen Wirkung zu sein scheint.

❸ **Amphiphile Pharmaka:** Ein Molekül wird dann als amphiphil bezeichnet, wenn es einen hydrophilen und einen hydrophoben Anteil besitzt, die in nicht zu großer Entfernung voneinander stehen (sonst entstehen Tenside). Dies soll an zwei Beispielen demonstriert werden:

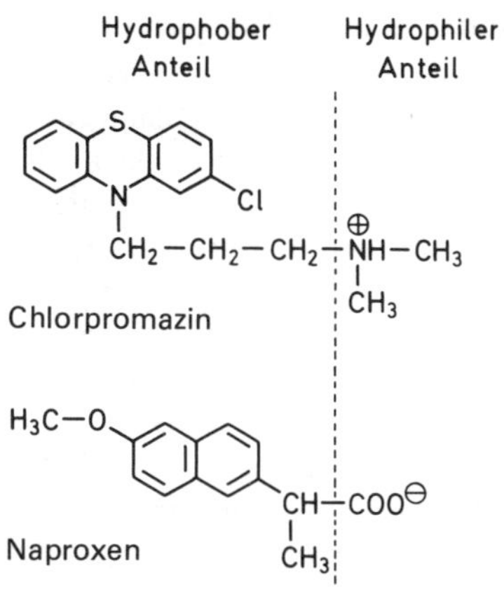

Amine in geladener Form (Onium-Verbindung) und dissozierte Säure-Gruppen sind sehr hydrophil, aromatische und gesättigte Ringsysteme stark hydrophob. Amphiphile Substanzen werden sich dementsprechend an ***Interphasen*** ansammeln, wo ein wäßriges Milieu mit einer Lipidphase zusammentrifft. Dies ist der Fall in jeder zellulären Membran, ob Plasmalemm oder intrazelluläre Membranen (Mitochondrien, Kern, endoplasmatisches Reticulum, Lysosomen). Diese Akkumulation an Membranen ist für eine größere Zahl von Pharmaka nachgewiesen und fällt quantitativ stark ins Gewicht: der Quotient aus Konzentration in der Zelle zu der im Plasma (bzw. in der Inkubationslösung bei isolierten Organen) kann Werte bis zu 50 annehmen. Amphiphile Pharmaka werden dagegen kaum in den Neutralfetten der Fettzellen gefunden, sie sind eben nicht lipophil. Liegen die Amin- und Carbonsäure-Gruppen in ungeladener Form vor, so sind diese Gruppen hydrophob, was dann ein gutes Penetrationsvermögen der gesamten Substanz durch Lipidbarrieren gewährleistet. Da die meisten amphiphilen Pharmaka schwache Basen oder Säuren sind, liegen sie bei biologischen pH-Werten zum Teil auch in ungeladener Form vor (s. S. 31, 59). Die Größe der Dissoziationskonstanten ist daher für Verteilungsphänomene von Bedeutung.

Ein weiteres Phänomen, das von der Hydrophobie der Pharmakonmoleküle abhängig ist, spielt für Verteilungsphänomene (und Arzneimittelinteraktionen) eine wichtige Rolle: es ist die ***Bindung an Proteine*** des Plasma und der Extrazellulärraumflüssigkeit über hydrophobe Wechselkräfte. Der gebundene Anteil steht jeweils im Gleichgewicht mit dem freien Anteil, der der aktuell wirksamen Konzentration entspricht. Die Eiweißbindung kann bei manchen Pharmaka sehr hohe Werte annehmen, wie z.B. in der Gruppe der oralen Antidiabetika, der Antikoagulantien, bei den Penicillinen, den Säureantiphlogistika, den Digitalisglykosiden. Da der Proteingehalt in der Extrazellulärraumflüssigkeit niedriger liegt als der im Blutplasma, wird die Gesamtkonzentration (gebunden und frei) eines stark eiweißgebundenen Pharmakon im Extrazellulärraum niedriger liegen als im Plasma, trotzdem werden die freien Konzentrationen etwa gleich sein.

1.5.2.3. Spezifische Verteilungsprozesse

Während im Vorhergehenden Verteilungsphänomene erörtert werden, die sich aus den einfachen physiko-chemischen Eigenschaften der Wirkstoff-Moleküle ableiteten, muß für die Pharmakokinetik auch in Betracht gezogen werden, daß spezifische biologische Vorgänge das Verteilungsverhalten wesentlich beeinflussen können.
Es sollen zwei grundlegende Prozesse als Beispiele besprochen werden: Bindung eines Pharmakon mit hoher Affinität an Rezeptoren bzw. in bestimmten Organen und Teilnahme eines Pharmakon an aktiven Transportvorgängen.

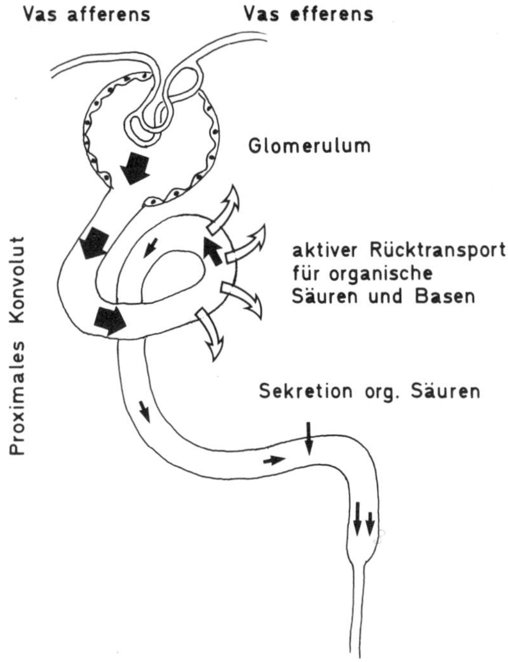

Abb. 1.8. Schematische Darstellung eines oberen Nephronabschnittes, der den aktiven Säure-Rückresorptions- und -Sekretionsmechanismus demonstrieren soll. Näheres siehe Text.

❶ Eine Reihe von Pharmaka reagiert mit den ***Rezeptoren*** für körpereigene Wirkstoffe (Überträgersubstanzen), hierzu gehören z.B. die Parasympatholytika, die β-Rezeptoren-blockierenden Substanzen, die Antihistaminika, die Muskelrelaxantien. Bei therapeutischer Dosierung, wenn also die Rezeptoren überwiegend besetzt sind, kann der spezifisch gebundene Anteil quantitativ eine Rolle spielen und überlagert sich der passiven Verteilung. Ein besonders krasser Fall für eine hohe biologische ***Organaffinität*** einer Substanz wird durch das Verhalten der Jod-Ionen bzw. ^{131}J-Ionen demonstriert. Sie kumulieren nur in der Schilddrüse.

❷ Als Beispiel für die Einschleusung eines Pharmakon in einen aktiven Prozeß und der daraus entstehenden Konsequenz für die Verteilung soll der renale Säuresekretions- und -reabsorptionsprozeß besprochen werden.

Alle niedermolekularen Substanzen also auch die ***Säuren*** werden entsprechend ihrer freien Plasmakonzentration glomerulär filtriert. Die Säuren, zu denen eine Reihe physiologischer Verbindungen wie z. B. die Aminosäuren, die Harnsäure und die Carbonsäuren aus dem Intermediärstoffwechsel gehören, werden im oberen Abschnitt des proximalen Konvoluts rückresorbiert (Abb. 1.**8**). Bei diesem Mechanismus handelt es sich um einen aktiven Prozeß, der sehr unspezifisch hinsichtlich seines Substrates ist und der eine große quantitative Leistungsfähigkeit besitzt, d.h. praktisch nicht überfordert werden kann. Distal von diesem aktiven Säurerückresorptionsmechanismus befindet sich ein aktiver Säureresekretionsmechanismus, der ebenfalls recht unspezifisch ist, aber eine begrenzte Kapazität aufweist. Die Elimination von Säuren, die den Körper endgültig verlassen, erfolgt über diesen Sekretionsmechanismus, da distal von diesem Ort Säuren nicht mehr rückresorbiert werden. Pharmaka vom Säure-Typ werden ebenfalls von diesem Mechanismus transportiert, was zu folgenden Konsequenzen führen kann:

a) Die Verteilung und renale Elimination werden nicht mehr von rein physiko-chemischen Parametern bestimmt, sondern weitgehend von den aktiven Transportprozessen determiniert. Ein Beispiel für den Einfluß aktiver Prozesse auf das gesamte kinetische Verhalten eines Arzneimittels bietet Penicillin G, das aktiv über den Säuresekretionsmechanismus ausgeschieden wird. Hieraus resultiert die vergleichsweise schnelle Elimination von Penicillin G. Wird der Säuresekretionsmechanismus anderweitig beschäftigt (z.B. durch die Säure Probenecid), so ist die renale Eliminationsgeschwindigkeit von Penicillin wesentlich verlangsamt.
b) Nicht nur das kinetische Verhalten von Arzneimitteln wird durch Modifikation der Säuretransportprozesse beeinflußt, sondern auch das kinetische Verhalten von körpereigenen Substanzen umgekehrt durch Arzneimittel. Ein wichtiges Beispiel bietet die Harnsäure: Sie wird glomerulär filtriert und quantitativ rückresorbiert, ihre endgültige Ausscheidung erfolgt über den aktiven Säuresekretionsmechanismus, der eben in der Lage ist, die täglich anfallende Harnsäure zu sezernieren; wird – auch beim Stoffwechselgesunden – der Anfall an Harnsäure durch extreme Ernährung erhöht, tritt bereits ein Rückstau von Harnsäure auf.

Jede Reduktion der Säuresekretionskapazität für Harnsäure durch das Angebot anderer ebenfalls zu sezernierender Säuren wird die Harnsäuresekretion beeinträchtigen. Beispiele für die Interferenz sind mit der Nahrung aufgenommene Säuren und eine Reihe von Pharmaka, die Säuren sind oder zu Säuren metabolisiert werden. Hierzu gehören Thiazid-Diuretika, Sulfonamide, Sulfonylharnstoff-Derivate, Nicotinsäure und die Urikosurika, letztere wenn sie zu niedrig dosiert werden (s. dazu S. 310). Erst wenn die Urikosurika in so hoher Dosierung gegeben werden, daß auch der Säurerückresorptionsmechanismus ausgelastet wird, kommt es zu einer vermehrten Harnsäure-Ausscheidung, die jetzt aber ausschließlich aus dem glomerulären Filtrat stammt. Diese urikosurische Wirkung tritt auch bei manchen Medikamenten als Nebenwirkung nach hoher Dosierung auf (z. B. Acetylsalicylsäure und Phenylbutazon).

1.5.2.4. Die Blut-Liquor-Schranke

Bei der Erörterung von pharmakokinetischen Problemen ist einem Kompartiment besondere Beachtung zu schenken. Der Liquorraum, in den das Zentralnervensystem eingebettet ist, wird vom Blutraum durch eine spezielle Schranke, die Blut-Liquor-Schranke, getrennt. Die Blutgefäße, die das Hirn- und Rückenmark durchziehen, sind von einem spezialisierten Endothel ausgekleidet, dessen Zellen durch Zonulae occludentes undurchlässig miteinander verknüpft sind und die keine pinozytotische Aktivität aufweisen (Typ 3, s. S. 14). Zusätzlich besitzen die Endothelien noch eine Ausstattung an verschiedenen Enzymen, die zum schnellen Abbau eingedrungener Substanzen führen. Der Liquor und die Zellen des Zentralnervensystems liegen damit hinter einer Schranke, die von wasserlöslichen Substanzen nicht durchdrungen werden kann. Für physiologisch benötigte Verbindungen wie Aminosäuren oder Glucose sind eigene Transportprozesse vorhanden. Die Hirnzellen, aber auch die glatte Gefäßmuskulatur sind also vom Plasmamilieu getrennt und befinden sich im Liquormilieu (Abb. 1.**9**). Zum inneren Liquorraum ist das Zentralnervensystem durch das Ependym, zum äußeren durch Gliazellen begrenzt. Beide Strukturen weisen interzelluläre Spalten auf, so daß die Extrazellulärraum-Flüssigkeit des Gehirns und des Rückenmarks gleichzusetzen ist mit dem Liquor.

Von besonderem physiologischen und pharmakologischen Interesse sind einige kleine Areale des Gehirns, die nicht hinter der Blut-Liquor-Schranke liegen, sondern dem Plasmamilieu angehören. Sie werden als ***zirkumventrikuläre Organe*** zusammengefaßt, von denen die Area postrema und die Eminentia mediana genannt werden sollen. Dort besitzen die Kapillaren gefenstertes Endothel, sind also extrem gut in beiden Richtungen durchlässig (Abb. 1.**9**), dagegen weist das Ependym an diesen Stellen Zonulae occludentes auf (Tanycyten). Die Grenze zwischen dem Liquor und dem Blutplasma-Milieu liegt hier an der Oberfläche der Auskleidung. Der Übergang von einem zirkumventrikulären Organ zu dem umgebenden Hirngewebe ist durch einen abrupten Wechsel in der Bauweise der Kapillaren (gefenstert-undurchlässig) sowie durch einen raschen Wechsel in der Gestaltung der Oberflächenbedeckung (undurchlässiger Tanycytenverband – durchlässiges Ependym) gekennzeichnet. Zwischen beiden Hirnarealen existiert eine schmale „Grauzone", in der sich Blutplasma- und Liquor-Milieu überschneiden.

Die ***Area postrema*** kann als eine Ansammlung von Chemorezeptoren angesehen werden. Mittels dieser Sensoren kann das Zentralnervensystem direkt Informationen über das Blutmilieu erhalten, was u. a. für die Funktion des Atemzentrums wichtig ist. Ebenfalls für das Brechzentrum liegen in der Area postrema Chemorezeptoren, deren Erregung den Brechvorgang auslösen kann. Über diesen Mechanismus führen eine Reihe von Substanzen zum „zentralen" Erbrechen, auch wenn sie die Blut-Liquor-Schranke nicht zu durchdringen vermögen. Dies gilt z. B. für das Herzglykosid Strophanthin, dessen therapeutische Anwendung wie die der anderen Glykoside oft durch „zentrales" Erbrechen erschwert wird.

In der ***Eminentia mediana*** enden neurosekretorische Axone, die Hormone zur funktionellen Steuerung des Hypophysenvorderlappens freisetzen. Diese Hormone werden von den Kapil-

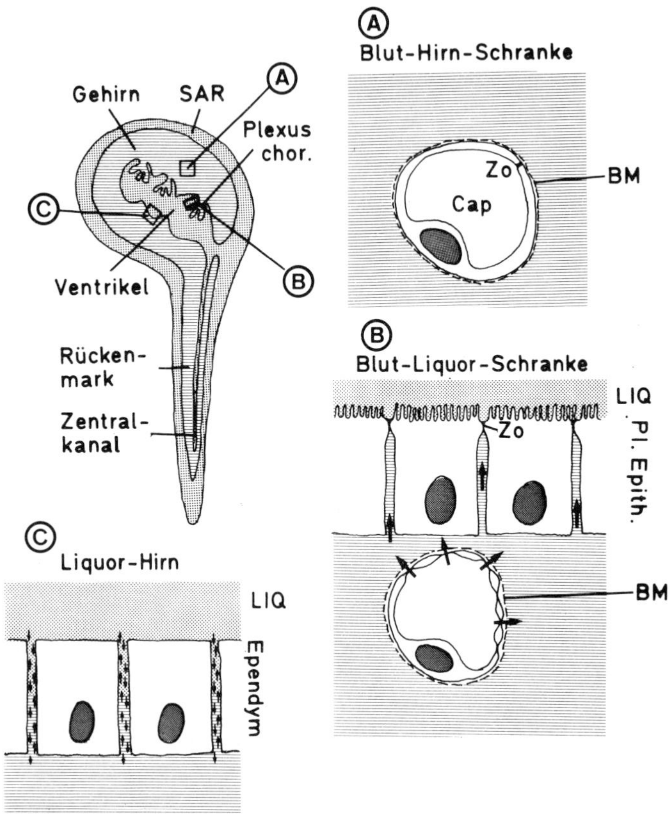

Abb. 1.9. Stark schematisierte Darstellung der Blut-Liquor- bzw. Blut-Hirn-Schranke. Die Lokalisation der einzelnen Strukturen ist durch Ⓐ, Ⓑ und Ⓒ in dem vereinfachten Schema des Zentralnervensystem angegeben.
Ⓐ: Normaltyp eines Gefäßes im Hirn- bzw. Rückenmark. Die Gefäßendothelien sind durch Zonulae occludentes (Zo) undurchlässig miteinander verbunden und besitzen keine pinozytotische Aktivität. Das Endothel stellt damit die Schranke dar.
Ⓑ: Blut-Liquor-Schranke in spezialisierten Abschnitten des Gehirns wie im Plexus chorioideus und im Bereich der zirkumventrikulären Organe. Das auskleidende Epithel ist durch Zonulae occludentes zum Liquor hin abgeschlossen, die Gefäße besitzen gefenstertes Endothel. Hierdurch wird ein Stofftransport aus den Kapillaren in die umliegenden Zellen und in umgekehrter Richtung ermöglicht.
Ⓒ: Die übliche Auskleidung des Liquorraumes ist ein Ependym, dessen Interzellulärspalten frei durchlässig sind, so daß die Extrazellulärflüssigkeit und der Liquor gleichartig zusammengesetzt sind.

SAR = subarachnoidaler Raum, Liq = Liquor, BM = Basalmembran, Pl. Epith. = Plexusepithel, Zo = Zonula occludens (tight junction), Cap = Kapillare

laren mit gefensterten Endothelien aufgenommen. Eine Pfortader zieht dann zum Hypophysenvorderlappen, um sich dort wiederum in ein Kapillarnetz mit gefenstertem Endothel aufzuzweigen (s. dazu die Abb. 1.**9**).

1.5.3. Elimination

Unter diesem Begriff werden alle Vorgänge verstanden, die zum Unwirksamwerden eines Pharmakon beitragen: Ausscheidung durch verschiedene Organe und chemische Umwandlung des Moleküls. Als Maß für die Eliminationsgeschwindigkeit wird häufig die ***biologische Halbwertzeit*** dieses Prozesses angegeben. Man versteht darunter die Zeit, die vergeht, bis die Substanzmenge im Organismus auf die Hälfte des Ausgangswertes abgesunken ist. Die biologische Halbwertzeit ist keine definierte mathematische Größe, sondern gibt einen Zeitpunkt an, ohne Rücksicht darauf, welcher mathematischen Beschreibung der Eliminationsprozeß unterlag. Die ***Plasmahalbwertzeit*** $t\,^1/_2$ dagegen entspricht der Geschwindigkeitskonstanten eines exponentiellen Prozesses. Sie kann korrekterweise nur dann angegeben werden, wenn der Abfall des Plasmaspiegels über genügend lange Zeit einer Funktion erster Ordnung gehorcht. Diese biologischen Größen sind nicht zu verwechseln mit physikalischen Größen wie zum Beispiel der Halbwertzeit radioaktiver Isotope. Für ein in den Körper aufgenommenes Radioisotop gelten nebeneinander sowohl die biologische als auch die physikalische Halbwertzeit.

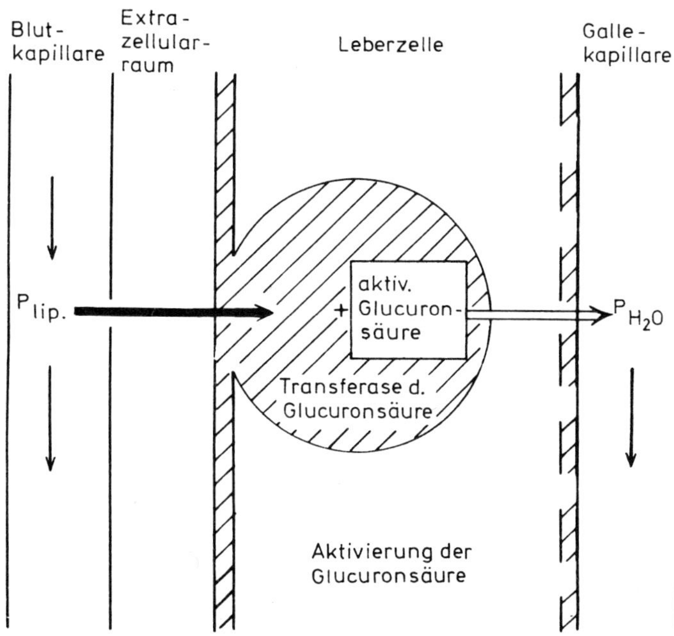

Abb. 1.10. Schematische Darstellung der Ausscheidung eines lipoidlöslichen Pharmakon (P_{lip}) durch die Leber in die Galle. Augrund der Lipoidlöslichkeit reichert sich P_{lip} (passiv) in dem lipidhaltigen Kompartiment der Leberzelle an, kann dort mit Glucuronsäure gekoppelt werden (Zunahme der Wasserlöslichkeit P_{H_2O}). Das Konjugat muß das Lipoidkompartiment verlassen und sich (passiv) in einer wäßrigen Phase anreichern, in diesem Fall in der Galleflüssigkeit. Der Körper benötigt für den Transport keinerlei Energie, es sind einfache physikochemische Verteilungsphänomene, lediglich die Kopplung erfordert Energie (nämlich die Aktivierung der Glucuronsäure).
Schraffiert: „Lipoid-Kompartiment" (in vivo grobdispers!)
➞ Diffusionsgradient für lipidlösliche (bzw. hydrophobe) Substanzen
⇒ Diffusionsgradient für wasserlösliche Substanzen
Die Aktivierung der Glucuronsäure (Uridin-diphosphat) erfolgt im wäßrigen Medium, die Transferase ist in (lipoiden) Mikrosomen lokalisiert.

Pharmaka können auf verschiedenen Wegen ausgeschieden werden: Im ***Urin*** und in den ***Faeces*** erscheinen im allgemeinen die Hauptmengen der ursprünglichen Substanz oder deren Abbauprodukte. Gut lipoidlösliche Substanzen werden von der Niere relativ schlecht ausgeschieden, da während der tubulären Passage eine ständige Rückdiffusion erfolgt. Bei starker ***Plasmaeiweiß-Bindung*** eines Pharmakon ist seine glomeruläre Filtrationsrate verhältnismäßig niedrig. Von dem filtrierten Anteil wird dann noch ein größerer Teil auf Grund der hydrophoben Eigenschaften der betreffenden Moleküle im Tubulus rückdiffundieren. Bei ***Beeinträchtigung der Nierenfunktion*** ist das Ausmaß der Harngängigkeit eines Pharmakon stets zu berücksichtigen. Gerade die am besten renal eliminierbaren Stoffe werden bei Niereninsuffizienz zu höheren Blutspiegeln Anlaß geben. Dagegen sind Substanzen mit einer niedrigen renalen Clearance unter dieser Bedingung pharmakokinetisch besonders günstig.

In die ***Faeces*** gelangen die Verbindungen entweder durch eine ***Ausscheidung*** mit der ***Galle*** oder durch eine Absonderung von der ***Darmschleimhaut.*** Der Ausscheidung mit dem Schweiß, dem Speichel oder der Milch kommt keine quantitative Bedeutung zu. Die ***Elimination*** durch die ***Lungen*** ist für manche Substanzen (Narkotika) der entscheidende Weg. Manche Pharmaka werden am Orte ihrer Ausscheidung konzentriert und können dadurch lokale toxische Konzentrationen erreichen. Wichtige Beispiele für dieses Verhalten sind die Nierenschädigungen durch Quecksilberverbindungen und Phenole.

1.5.4. Metabolismus

Entsprechend der Vielzahl chemischer Verbindungen, die dem Organismus als Pharmaka (oder Gifte) zugeführt werden, gibt es eine sehr große Anzahl von Möglichkeiten der ***Biotransformation***, die zur Entstehung von unwirksamen oder wirksamen Metaboliten führen können. Wenn es sich um die Veränderung eines Giftes handelt, die mit einem Wirkungsverlust einhergeht, spricht man von einer ***Entgiftung.*** Wird eine Substanz erst im Organismus so verändert, daß sie zum Gift wird, so wird dieser Prozeß ***Giftung*** genannt (Methanol zu Formaldehyd, das Insektizid Diäthyl-p-nitrophenyl-thiophosphat[1] zu Diäthyl-p-nitrophenyl-phosphat usw.).

Es lassen sich einige prinzipielle Wege des ***Abbaus*** von Pharmaka angeben:

❶ Aufspaltung und Verbrennung zu CO_2 und H_2O (z. B. Paraldehyd, Äthanol),

❷ teilweiser Abbau durch Decarboxylierung oder Desaminierung (α-Methyl-dopa; Histamin, Serotonin) oder N-Demethylierung (Amidopyrin, Morphin, Pethidin),

❸ Oxidation (Barbiturate, Methanol) oder Reduktion,

❹ spontane oder fermentative Hydrolyse (Succinylcholin, Lokalanästhetika),

❺ Kopplung an Säuren (Acetylierung der Sulfonamide, Paarung mit Glucuronsäure). S. hierzu Abb. 1. **10**.

Enzyminduktion. Die meisten für die Biotransformation verantwortlichen Enzyme sind vor allem in der Leber, und zwar im endoplasmatischen Retikulum bzw. in den daraus gewonnenen Mikrosomen zu finden. Diese Enzyme können durch eine größere Zahl von Pharmaka aus ganz verschiedenen chemischen Klassen vermehrt werden (Abb. 1.**11**), auch wenn das betreffende Pharma-

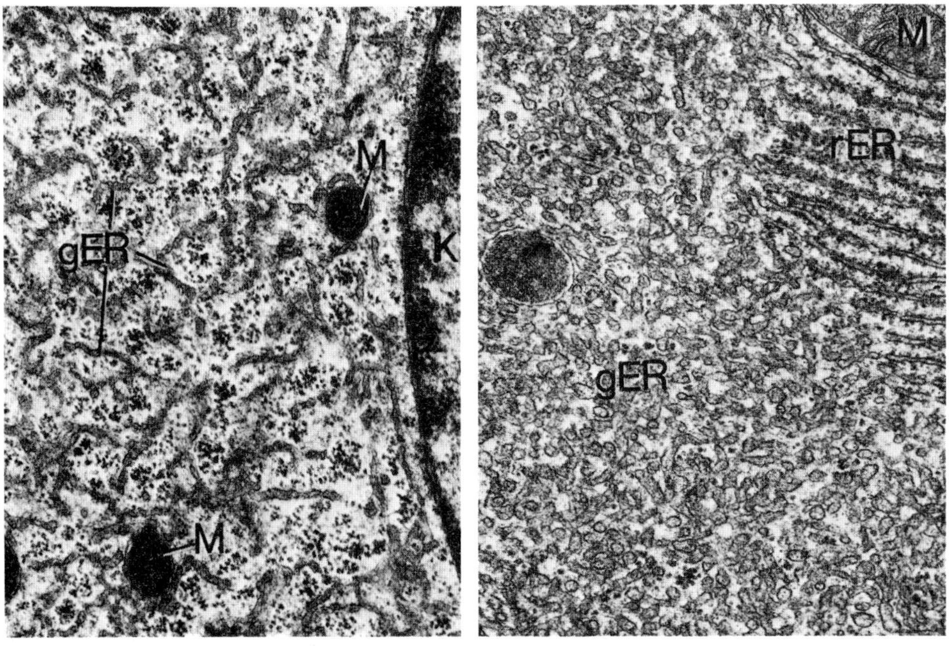

Abb. 1.11. Zunahme des glatten endoplasmatischen Retikulums in der Leberzelle als morphologischer Ausdruck einer Enzyminduktion. Links: Ausschnitt einer Leberzelle von einer unbehandelten Ratte. Die Schläuche des glatten ER (gER) liegen locker verteilt im Zytoplasma, zwischen ihnen Glykogenpartikel. Rechts: Ausschnitt einer Leberzelle von einer Ratte, die für einige Wochen mit einem trizyklischen Antidepressivum behandelt worden war. Die Schläuche des glatten ER (g*ER*) liegen dicht gepackt. r*ER*, rauhes endoplasmatisches Retikulum; *K*, Kern; *M*, Mitochondrium. Vergrößerung 30000fach. (Elektronen-mikroskopische Aufnahmen aus dem Anatomischen Institut der Universität Kiel).

[1] Nitrostigmin

kon nur eines der im endoplasmatischen Retikulum lokalisierten Enzyme beansprucht. Die Folge dieser ***Enzyminduktion*** ist ein beschleunigter Abbau der entsprechenden Pharmaka. Die Änderung der Leberfunktion hat aber viel weiterreichende Konsequenzen, weil die gesteigerte Enzymaktivität sich auch auf körpereigene Wirkstoffe (wie Sexualhormone) und lebenswichtige Wirkstoffe (wie Vitamin D) auswirken: die Konzentrationen sinken unter die physiologischen Werte ab. Es liegt auf der Hand, daß auch der Metabolismus anderer Pharmaka, die nicht an der Auslösung der Enzyminduktion beteiligt waren, beschleunigt wird. Derartige ***Enzyminduktoren*** sind z. B. Barbiturate, Psychopharmaka, Rifampicin, Chlorphenothan, Hexachlorcyclohexan, Tolbutamid, Pyrazolderivate, einige Kanzerogene. Ein wichtiges Enzymsystem, das induziert wird, ist eine ***mischfunktionelle Oxidase***, die organische Verbindungen oxidiert. Die terminale Oxidase des Systems ist Cytochrom P-450.

Neben diesen Möglichkeiten, die allgemein und unspezifisch sind, kommen ***spezifische Abbauwege*** jener Pharmaka vor, bei denen es sich gleichzeitig um körpereigene Substanzen handelt. So wird Acetylcholin durch die hochspezifische Cholinesterase hydrolysiert und Noradrenalin durch die O-Methyltransferase methyliert und auf diese Weise unwirksam gemacht.

Die ***Lunge*** besitzt eine bemerkenswerte Fähigkeit, körpereigene Wirkstoffe zu inaktivieren (Serotonin, Noradrenalin) und zu bilden (Angiotensin II, Prostaglandine E und F). Außerdem werden amphiphile Pharmaka stark im Lungengewebe angereichert, wie Neuroleptika und Thymoleptika, und verschwinden damit vorübergehend aus dem Kreislauf.

Für viele der oben genannten Abbauvorgänge lassen sich bei Versuchstieren zum Teil beträchtliche ***Geschlechtsdifferenzen*** ermitteln, aber nicht beim Menschen. Bei diesem kommen jedoch z. T. erhebliche ***genetisch bedingte Unterschiede*** in der Elimination vor. So fanden sich, um ein Beispiel zu nennen, 10- bis 30fache Variationen des Blutspiegels bei verschiedenen Menschen nach Zufuhr der Antidepressiva Desipramin und Nortriptylin. Eineiige Zwillinge hatten dagegen identische Blutwerte. Analoge Ergebnisse sind nach Dicumarol-, Phenylbutazon- und Phenazon-Gabe berichtet worden. Für die Praxis muß gefolgert werden:

❶ Eine starre Dosierung kann bei verschiedenen Kranken verschieden starke Wirkungen auslösen. Bei dem einen mag der Effekt ausbleiben, bei dem anderen die Grenze der Toxizität überschritten werden.

❷ Die Kombination mit einer anderen Substanz sollte vermieden werden, besonders wenn diese die Elimination des ersten Pharmakon verändern kann (s. S. 40).

Neugeborene und besonders ***Frühgeborene*** können durch Medikamente gefährdet werden, weil die Ausstattung der Leber mit Enzymen nicht vollendet und die renale Ausscheidung vermindert ist.

Die ***Eliminationsgeschwindigkeit*** eines Pharmakon hängt also wesentlich von der sekretorischen und metabolischen ***Leistungsfähigkeit*** von ***Leber***, ***Niere*** und ***Lungen*** ab. Jede Beeinträchtigung dieser Funktionen führt zu einem höheren und langsamer abfallenden Blutspiegel im Vergleich zu normalen Bedingungen. Daraus ergibt sich eine längere Wirksamkeit, eventuell toxische Erscheinungen und eine Neigung zur Kumulation.

1.5.5. Kumulation

Unter Kumulation versteht man eine langsam zunehmende Gewebskonzentration eines Pharmakon bei Zufuhr in regelmäßigen zeitlichen Abständen. Sie tritt immer dann auf, wenn pro Zeiteinheit mehr Substanz zugeführt wird, als in derselben Zeit eliminiert werden kann. Dementsprechend kann jede Verbindung kumulieren, es brauchen die Gaben nur schnell genug aufeinanderzufolgen. Man spricht aber in der praktischen Medizin nur dann von Kumulation, wenn Pharmaka auch bei niedriger Applikationsfrequenz (1- bis 2mal täglich) im Organismus angereichert werden. Beispiele für kumulierende Substanzen sind Barbital, Digitoxin, Blei, Chlorphenothan.

1.5.6. Pharmakokinetische Modellvorstellungen

Entscheidend für die Wirkung ist die Konzentration eines Pharmakon, die jeweils dort herrscht,

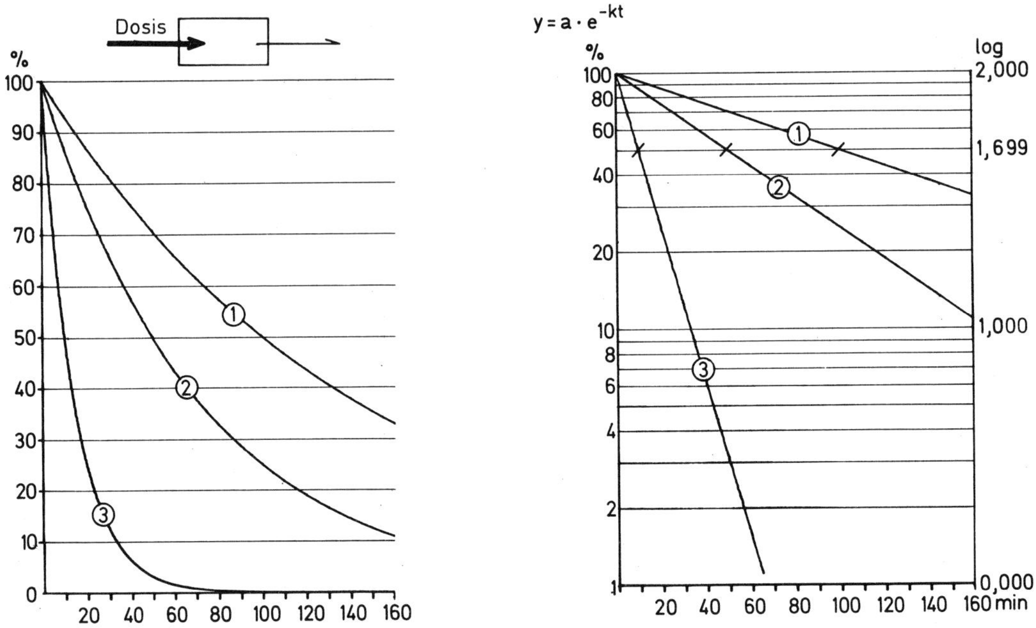

Abb. 1.12. Blutspiegelverläufe nach intravenöser Injektion eines Pharmakon, das den Intravasalraum ausschließlich über die Niere streng konzentrationsabhängig verlassen kann. Über den Kurven sind das Blockschema und die mathematische Formulierung, die den Prozeß beschreibt, angegeben. Der Blutspiegel (y) fällt einfach exponentiell ab. In der linken Hälfte sind im linearen System 3 Kurven dargestellt, die auf Grund unterschiedlicher Evasionskonstanten resultieren (k = 0,07; 0,014 bzw. 0,007 min^{-1} entsprechend t $^1/_2$ von 10, 50 bzw. 100 Minuten). Im halb-logarithmischen System (rechte Seite) ergeben sich Geraden, deren Schnittpunkte mit der 50%-Linie (entspricht 1,699 auf der logarithmischen Ordinate) markiert sind. Die Projektion dieser Punkte auf die Abszisse ergeben die Halbwertzeiten. Ordinate in Prozent des Ausgangswertes.

wo sich die molekulare Wechselwirkung zwischen Heilmittel und biologischem Reaktionspartner abspielt. Je nach dem Wirkungsmechanismus eines Pharmakon kann diese Wechselwirkung intrazellulär oder extrazellulär, im Blut, im Liquor cerebrospinalis oder im Harn lokalisiert sein, um nur einige Möglichkeiten zu nennen. In der Regel wird die Konzentration des Pharmakon dort nicht gemessen werden können, wo die Wirkung lokalisiert ist. Unter klinischen Bedingungen werden im allgemeinen nur Blut und Urin (evtl. Fäces) zur Verfügung stehen, um Konzentrationen zu bestimmen. Immerhin geben diese Meßwerte Informationen über einige wichtige Größen, wie ***Ausscheidungsgeschwindigkeit*** und ***scheinbares (apparentes) Verteilungsvolumen***. Im folgenden sollen daher einige Modelle vorgestellt werden, die heute für eine pharmakokinetische Analyse benutzt werden. Im Anschluß daran werden einige Blutspiegelkurven rechnerisch simuliert um zu demonstrieren, wie anfällig ein optimal eingestellter Blutspiegel bei einer Langzeittherapie sein kann.

❶ Ein-Kompartiment-Modell.
Der einfachste denkbare Fall ergibt sich unter folgenden Bedingungen: eine Substanz, die im Körper keiner Veränderung unterliegt, wird intravenös injiziert, sie verteilt sich – bezogen auf die Eliminationsgeschwindigkeit – momentan in einem Kompartiment, die renale Ausscheidung erfolgt streng konzentrationsabhängig. Der Verlauf des Blutspiegels ist in Abb. 1.**12** für verschiedene Eliminations- (Evasions-)Konstanten dargestellt. Im linearen System resultieren Kurven, deren Steilheit mit der Zeit abnimmt und die sich immer langsamer dem Endwert nähern. Im ***halblogarithmischen System*** dagegen ergeben sich

Geraden, die das Vorliegen einer exponentiellen Funktion anzeigen und das Ablesen der Halbwertzeiten bzw. der Eliminationskonstanten gestatten.

$$t_{1/2} = \frac{\ln 2}{k}$$

Die Bestimmung der Eliminationskonstante ist nur in diesem einfachen Modell aus dem Blutspiegelverlauf möglich (s. unten). Dieses einfachste Modell kommt in der Medizin praktisch nicht vor, da die Pharmakon-Moleküle entweder so klein sind, daß sie den Vasalraum verlassen können (s. S. 14 über die Plasma-Extrazellulärraum Schranke), oder es handelt sich um Makromoleküle, dann ist die Elimination kein einfacher Vorgang (glomeruläre Filtration unmöglich, Speicherung durch Phagozytose). Dagegen verlaufen Blutspiegelkurven von Pharmaka häufig so, als wären sie durch ein Ein-Kompartment-Modell beschreibbar ***(„Pseudo-Ein-Kompartiment-System“)***, es liegt diesen Kurven aber ein Zwei-Kompartiment-System zugrunde, wie im folgenden gezeigt werden soll.

❷ Zwei-Kompartiment-Modell.
Es besteht aus zwei Räumen, deren Trennschranke von einem Pharmakon mehr oder minder leicht überwunden werden kann. Das Pharmakon gelangt primär in das zentrale Kompartiment und wird aus diesem eliminiert, das zweite Kompartiment liegt im Nebenschluß:

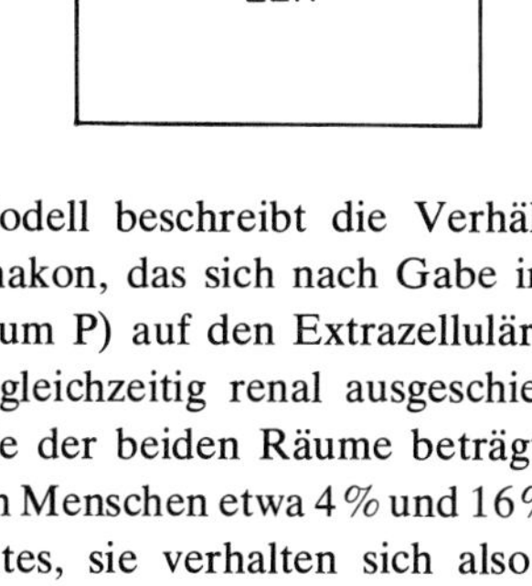

Dieses Modell beschreibt die Verhältnisse für ein Pharmakon, das sich nach Gabe in das Blut (Plasmaraum P) auf den Extrazellulärraum verteilt und gleichzeitig renal ausgeschieden wird. Die Größe der beiden Räume beträgt beim erwachsenen Menschen etwa 4% und 16% des Körpergewichtes, sie verhalten sich also wie 1:4. Zwei Beispiele sollen betrachtet werden:

a) der Übertritt des Arzneimittels in den EZR und zurück ist sehr schnell im Vergleich zur Elimination ($k_{12} = k_{21} > k_3$) und
b) die Eliminationsgeschwindigkeit liegt in demselben Bereich wie die Übertrittsgeschwindigkeit vom zentralen in das periphere Kompartiment ($k_{12} = k_{21} \sim k_3$).

An Hand der gerechneten Kurven in Abb. 1.**13** soll der Fall a) besprochen werden. Nach Injektion einer Dosis von 100 mg/kg in das Blut verteilt sich das Pharmakon sehr schnell auf die zwei Kompartimente, der Verteilungsprozeß ist nach ~ 5 Minuten abgeschlossen. Falls es keine Elimination gäbe (k_3 = O), würde sich ein Gleichgewicht (gepunktete Horizontale) einstellen, die Konzentration würde in beiden Kompartimenten 0,5 mg/ml betragen, von der injizierten Pharmakon-Menge würden sich jedoch 80% im EZR und 20% im Plasmaraum befinden. Wird der Blutspiegelverlauf jetzt bei funktionierender Elimination betrachtet, so ist die Verteilungsphase wiederum nach ~5 Minuten abgeschlossen. Danach folgt ein log.-linearer Abfall, aus dem eine Halbwertzeit des Blutspiegelabfalls von ~55 Minuten abgelesen werden kann, dieser Wert entspricht nicht der Eliminationskonstanten, die mit $k_3 = 4\ h^{-1}$ gleich einer Halbwertzeit von 10,5 Minuten ist. Die Halbwertzeit des Blutspiegelabfalls ist bereits eine komplexe Größe und wird als ***β*-Wert** bezeichnet. Wäre dieses Beispiel ein praktischer Fall, d.h. der Blutspiegel-Verlauf sollte nach Gabe eines noch nicht untersuchten Pharmakon gemessen und analysiert werden, so würde die schnelle Verteilungsphase wahrscheinlich nicht erfaßt werden können, die erhaltenen Meßwerte würden auf der Geraden der *β*-Phase liegen. Der Prozeß würde als Ein-Kompartment-Modell angesehen werden können, was zu falschen Schlüssen hinsichtlich der Eliminationskonstanten Anlaß gibt. Nur die Retropolation der *β*-Phase auf die Ordinate zeigt an, daß das Plasma-Kompartiment eine viel geringere Konzentration aufweist als es dem Blutvolumen und der injizierten Dosis entspricht. Es liegt hier also nur scheinbar ein Ein-Kompartiment-System vor. Im übrigen zeigt die Abb. 1.**13** auch den Konzentrationsverlauf in EZR, der in der *β*-Phase parallel zur Plasmakonzentration verläuft, aber etwas höher liegt.

In dem Beispiel b) ist die Verteilung zwischen den Kompartimenten verhältnismäßig langsam, die renale Ausscheidung aber relativ schnell programmiert. Wie die Abb. 1.**13** demonstriert, ist die primäre Verteilungsphase durch einen starken Abfall der Blutspiegelkonzentration gekennzeichnet, erst bei einer Konzentration von ~0,04 mg/ml beginnt die terminale log.-lineare Phase, deren Retropolation auf die Ordinate eine Konzentration von 0,08 mg/ml ergibt. Hieraus wird häufig ein fiktiver Wert errechnet, das **scheinbare (apparente) Verteilungsvolumen**, das sich aus der folgenden Relation ergibt: appliziert ist die Dosis 100 mg/kg, die bei gleichmäßiger Verteilung im Organismus einer Konzentration von 0,1 mg Pharmakon/ml entsprechen müßte, es wird aber zum Zeitpunkt O durch Retropolation eine Konzentration von 0,08 mg/ml bestimmt, also liegt ein apparentes Verteilungsvolumen von 1,25 l/kg vor. Dieser Parameter ist biologisch sinnlos und wie das vorgegebene Beispiel zeigt, auch noch falsch, denn für die Verteilung stehen tatsächlich nur 20% des Organismus zur Verfügung. Besonders bemerkenswert an dem Verhalten des Zwei-Kompartiment-Modells ist der Konzentrationsverlauf im Extrazellulärraum. Die Konzentration liegt – unter den hier gewählten kinetischen Bedingungen – ab der 15. Minute deutlich über der Konzentration des Plasma und zwar während der gesamten terminalen Phase um den Faktor 3 höher. Dies ergibt sich zwangsläufig und wird umso ausgeprägter sein, je mehr sich der k_3-Wert dem k_{12} k_{21}-Wert annähert, angedeutet vorhanden war der Effekt aber auch schon im Beispiel a). Es muß noch besonders darauf hingewiesen werden, daß unter den gewählten Bedingungen $k_{12} = k_{21}$ gesetzt ist, also der Übertritt aus dem Extrazellulärraum in den Blutraum von derselben Konstanten reguliert wird wie der umgekehrte Vorgang. Die Tatsache, daß bereits im Zwei-Kompartimenten-Modell die Extrazellulärraum-Konzentration höher liegen kann (muß) als die Plasmakonzentration, zeigt die Schwierigkeiten, die sich ergeben, wenn nur Meßwerte über die Plasmakonzentration vorliegen. Und dies ist unter klinischen Bedingungen zwangsläufig meistens der Fall.

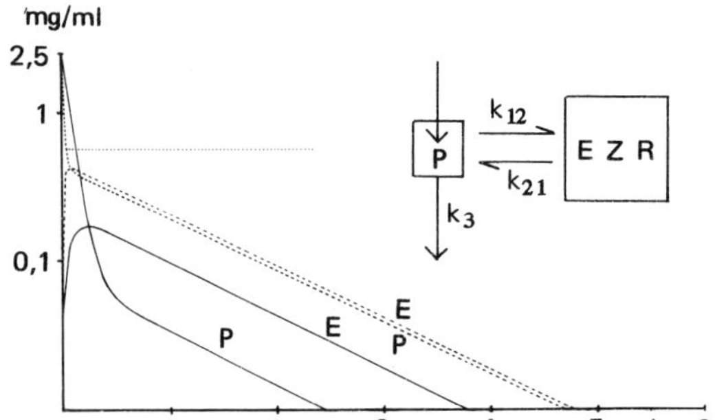

Abb. 1.13. Konzentrationsverlauf im Plasma (P) und in der Extrazellulärraum-Flüssigkeit (E) nach intravenöser Gabe von 100 mg einer Substanz/kg (Zwei-Kompartiment-Modell).
Für die Größe des Plasmaraumes werden 4% und für die des Extrazellulärraumes 16% des Körpergewichtes angenommen.
Beispiel a (s. Text) gestrichelt:
$\mathbf{k_{12}} = \mathbf{k_{21}}$ schnell im Vergleich zur renalen Elimination $\mathbf{k_3}$.
Beispiel b (s. Text) durchgezogen: renale Elimination schnell im Vergleich zur Verteilung zwischen den zwei Kompartimenten.
Ordinate: Konzentration (log.)
Abszisse: Zeit in Stunden.

❸ Drei-Kompartiment-System

Da viele Pharmaka sich nicht nur im Plasmaraum und im Extrazellulärraum verteilen, sondern in den Intrazellullärraum eindringen, bzw. an zelluläre Membranen gebunden werden, kann deren Kinetik exakterweise nur mit einem Drei-Kompartiment-System beschrieben werden, wenn nicht noch kompliziertere Modelle herangezogen werden müssen. Wenn nur die Meßwerte über das Verhalten des Blutspiegels (und evtl. Ausscheidungsdaten) vorliegen, kann keine eindeutige Lösung über das Verteilungsverhalten erarbeitet werden. Auch die Hinzuziehung von leistungsfähigen Großrechnern bringt nur ein „Anfitten" einer hypothetischen Modellkurve an die Blutspiegelkurve, ohne daß dadurch die biologische Relevanz des angenommenen Verteilungsverhaltens nachgewiesen ist.

Im vorstehenden wurde das übliche Vorgehen zur Analyse einer Arzneimittelverteilung im Organismus dargestellt. Es beruht im Prinzip darauf, daß im Plasma Konzentrationen bestimmt werden und eben diese Konzentration für andere Kompartimente als verbindlich angesehen werden. Da diese Annahme in den meisten Fällen biologisch nicht zutrifft, müssen ***apparente Verteilungsvolumina*** angenommen werden, um Konzentrationen, die vom Plasmaspiegel abweichen, mathematisch zu kompensieren. Falls ein Pharmakon irgendwo angereichert oder gebunden wird, führt das dann zu apparenten Verteilungsvolumina, die größer als die Gewichtseinheit sind (z.B. Digitoxin besitzt ein „Verteilungsvolumen" von 3 l/kg!). Ein biologisch sinnvolleres Vorgehen besteht darin, die Räume des Körpers als vorgegebene Größen anzusehen, denn diese sind bekannt und können unabhängig bestimmt werden, dafür aber die Konzentration eines Pharmakon in den Räumen als Variable anzusehen. Es können dann die Pharmakon-Mengen in den einzelnen Räumen angegeben werden. Dies soll an zwei Beispielen demonstriert werden.

In der Abb. 1.**14** werden die Mengen eines Pharmakon im Zwei-Kompartiment-Modell dargestellt. Die gegebene Dosis ist gleich 100% gesetzt, zusätzlich zur Menge im Plasma (4% des Körpergew.) und im EZR (16% des Körpergew.) ist die renal ausgeschiedene Menge aufgezeichnet. Sofort nach der Injektion verläßt das Pharmakon rasch das Plasma-Kompartiment, nach 10 Minuten sind bereits ~ 40% im EZR und 20% mit dem

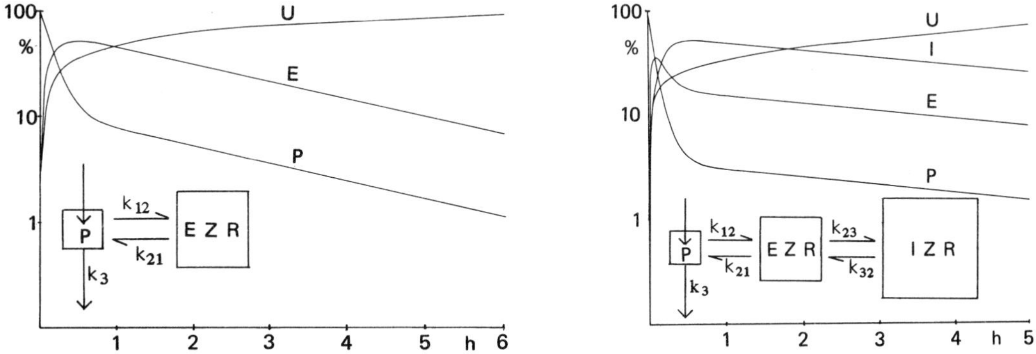

Abb. 1.14.

a) Prozentuale Verteilung eines Pharmakon nach intravenöser Gabe auf das Plasma (P), den Extrazellulärraum (E) und den Urin (U) im Verlauf der Zeit (Zwei-Kompartiment-Modell). Die injizierte Menge wurde gleich 100% gesetzt, die Ordinate ist logarithmisch unterteilt, Abszisse in Stunden. Näheres s. Text.

b) Prozentuale Verteilung eines Pharmakon nach intravenöser Gabe auf das Plasma, den Extrazellulärraum, den Intrazellulärraum (I) und den Urin im Verlauf der Zeit (Drei-Kompartiment-Modell), sonst wie a). Näheres siehe Text.

Urin ausgeschieden, nach 20 Minuten enthält der EZR 50% der Dosis und 30% sind ausgeschieden. Nach ~ 40 Minuten ist die Verteilungsphase abgeschlossen, im Plasma sind noch 10% der Dosis, im EZR aber noch 50%. In der terminalen Phase liegt die Menge des Pharmakon im EZR um den Faktor 6 höher als im Plasma-Raum, daraus ergibt sich bei Berücksichtigung der Kompartiment-Größen eine 1,5fach höhere Konzentration in dem biologisch definierten EZR.

Wird ein derartiges Beispiel für ein Drei-Kompartiment-Modell gerechnet, so wird der quantitative Einfluß des großen intrazellulären Raumes besonders augenfällig; denn er beträgt ~50% des Körpergewichtes im Vergleich zu 16% EZR und nur 4% Plasmaraum. Bei gleichmäßiger Verteilung eines Pharmakon sind im Plasmaraum nur ~5,5% der gegebenen Dosis nach der Verteilung zu erwarten (falls die Ausscheidung keine Rolle spielt). Das in Abb. 1.**14** gegebene Beispiel, das unter der vereinfachenden Annahme gerechnet ist, daß alle Geschwindigkeitskonstanten gleich sind (entsprechend $t_{1/2}$ = 35 Minuten), zeigt folgendes:

Nach der Injektion sinkt die Menge an Pharmakon im Plasmaraum innerhalb einer Stunde auf 3% ab, im EZR wird zwischen der 5. und 10. Minute post inj. ein Maximum erreicht (~ 35% der Dosis), die Menge im IZR steigt in dieser Verteilungsphase verhältnismäßig schnell an und zeigt einen maximalen Wert nach ~ 30 Min. Dann sind 50% der gegebenen Dosis im intrazellulären Kompartiment enthalten. Die Ausscheidung in den Urin verläuft zuerst sehr schnell (entsprechend der hohen anfänglichen Plasmakonzentration) und geht nach ~ 20 Minuten in eine langsame Phase über. Nach Abschluß der Verteilungsphase sinken die Mengen in den einzelnen Kompartimenten etwa parallel mit der Zeit ab. Die terminale Phase des Plasmaspiegelabfalls (β-Phase) ergibt eine Halbwertzeit von ~ 4 Stunden, die Geschwindigkeitskonstante der renalen Ausscheidung k_3 entspricht dagegen einer $t_{1/2}$ von 35 Minuten; diese Diskrepanz deutet wiederum auf den komplexen Charakter des β-Wertes hin.

Die Dissoziation zwischen Blut- und Extrazellulärraumspiegel wird sehr groß, wenn die Transferkonstante k_{12} größer ist als k_{21}, d.h. das Pharmakon eine höhere „Affinität" zum Gewebe besitzt. Der Konzentrationsverlauf, der nach wiederholter Zufuhr im Blutkompartiment (I) und im Kompartiment (II) resultiert (über kumulative Bateman-Funktion s. später) ist in der Abb. 1.**15** wiedergegeben. Während der Blutspiegel kaum eine Kumulation erkennen läßt, steigt die Konzentration im tiefen Kompartiment steil an. Dieses hier vorgestellte kinetische Verhalten eines Pharmakon (Anreicherung in einem nachgeschalteten Kompartiment bei schneller Elimination aus dem Blut) ist von besonderer Bedeutung für die prak-

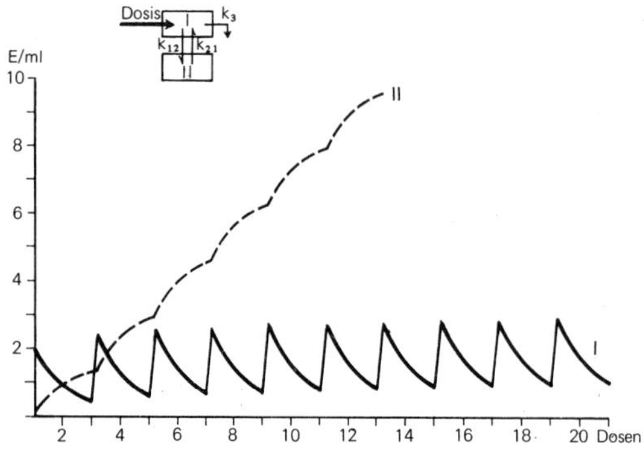

Abb. 1.15. Darstellung der Anreicherung eines Pharmakon nach wiederholter intravenöser Gabe. Das gegebene Pharmakon weist eine höhere Affinität zum Gewebskompartiment auf ($k_{12}>k_{21}$). Bei Betrachtung des Blutspiegels (I) ist eine unwesentliche Kumulation ersichtlich. Dagegen zeigt der Pharmakonspiegel im EZR eine erhebliche Anreicherung, die schon nach wenigen Dosen in toxische Bereiche führt. Pharmaka, die auf Grund ihrer physiko-chemischen Eigenschaften hydrophob sind und bei physiologischem pH zum größten Teil als freie Basen vorliegen, können bei „normalem" Blutspiegel extreme Anreicherung im Gewebe erzielen, die bei alleiniger Betrachtung des Blutspiegels möglicherweise unentdeckt bleibt.

tische Therapie, denn das Kompartiment, in dem der therapeutische Effekt sich abspielen soll, ist fast immer ein dem Blut nachgeschaltetes, tiefes Kompartiment:

a) Die Bestimmung der Wirkstoffkonzentration im Blut gibt unter diesen Bedingungen keine Auskunft über die Pharmakon-Konzentration und über die zeitlichen Änderungen am Wirkort im Gewebe;
b) Die Plasmahalbwertzeit spiegelt die Konzentrationsänderungen am Wirkort in keiner Weise wider.

Diese theoretische Überlegung soll durch einige praktische Beispiele erläutert werden.

a Das Antimalariamittel Chloroquin (s. S. 359) wird stark im Gewebe angereichert, z. B. in der Leber bis zum 500fachen der Plasmakonzentration. Daher genügt für die Suppressivbehandlung ein Dosierungsintervall von 7 Tagen.

b Das gut lipidlösliche Thiobarbiturat Thiopental (s. S. 225) wird im Fettgewebe angereichert. Drei Stunden nach Gabe wurden noch 70% im Körperfett gefunden, obgleich der Blutspiegel weit unter den narkotischen Wirkspiegel abgefallen und die Narkose abgeklungen ist. Der Konzentrationsverlauf im Kompartiment Gehirn folgt dem Verlauf der Plasmakonzentration weitaus besser als der Konzentrationsverlauf im Fettgewebe. Die Konzentration im tiefen Kompartiment Fettgewebe hinkt zeitlich also beträchtlich hinter den Plasmawerten her. Dies macht sich bei einer erneuten Injektion stark bemerkbar, weil Thiopental jetzt auf ein vorgesättigtes, quantitativ wichtiges tiefes Kompartiment trifft. Die Folge ist ein überhöhter und länger persistierender Blutspiegel, es besteht also die Gefahr einer Vergiftung durch eine Zweitinjektion gleicher Menge.

c Das entscheidende, tiefe Kompartiment kann auch der Intrazellulärraum von pathogenen Keimen sein. Das Tuberkulostatikum Isoniazid (s. S. 354) dringt leicht in das Mycobacterium tuberculosis ein und wird dort umgewandelt in die tuberkulostatische Wirkform, die aber die Zelle nicht mehr verlassen kann. Der menschliche Organismus scheidet Isoniazid dagegen verhältnismäßig schnell aus (Plasmahalbwertzeiten entweder ca. 1 Stunde oder 2–4 Stunden), trotzdem genügt bei dieser kinetischen Konstellation die einmalige tägliche Zufuhr.

Während im Vorstehenden auf die Schwierigkeiten hingewiesen wurde, die sich einer echten Analyse über das Verteilungsverhalten eines Arzneistoffes in den Weg stellen, wenn nur der Verlauf des Blutspiegels (und der Ausscheidung) bekannt ist, gibt der Verlauf der terminalen Phase doch in vielen Fällen eine Information über die ***biologische Halbwertzeit*** einer Substanz. Aus dieser Größe können wichtige Hinweise für das therapeutische Vorgehen, besonders für die wiederholte Gabe des Stoffes abgeleitet werden (s. kumulative Bateman-Funktionen, unten). Die Bestimmung der terminalen Phase besitzt nur Aussagekraft, wenn

a) Meßpunkte über einen Zeitbereich vorliegen, der das Mehrfache der biologischen Halbwertzeit beträgt
b) wenn tatsächlich nur das betreffende Pharmakon, nicht aber eventuelle Metaboliten mitbestimmt werden (diese Möglichkeit besteht beim

Arbeiten mit radioaktiv markiertem Pharmakon und bei der Anwendung eines Immuno-Assays).

Ferner wird eine exakte Bestimmung der terminalen Phase häufig dadurch erschwert, daß der Plasmaspiegel des Pharmakon bereits so niedrig liegt, daß meßtechnische Schwierigkeiten auftreten.

❹ **Bateman-Funktion.** Das nächste Beispiel demonstriert den einfachsten Fall des Blutspiegelverlaufes nach Gabe eines Pharmakon per os. Die enterale Resorption wird durch eine ***Resorptions-*** (Invasions-)***Konstante*** und die Ausscheidung aus dem Blut durch eine ***Eliminations-*** (Evasions-)-***Konstante*** charakterisiert, wobei beide Prozesse irreversibel sind. Es sind bezüglich des Blutspiegels zwei entgegengesetzt gerichtete Exponentialfunktionen vorhanden, die in der Abb. 1.**16** als gestrichelte Linien angegeben sind. Der resultierende Blutspiegel (durchgezogene Kurve in Abb. 1.**16**) ist aber nicht die einfache Summe aus den Invasions- und Evasionsprozessen, weil die Evasion ja erst wirksam werden kann, wenn eine Invasion stattgefunden hat und dementsprechend immer effektiver wird, je höher der Blutspiegel ansteigt. Das Zusammenspiel der beiden Funktionen (s. Formel in der Abb. 1.**16**) wird als ***Bateman-Funktion*** bezeichnet. Es sei hier erwähnt, daß die Bateman-Funktion auch angewendet werden kann, wenn statt einer Resorption aus dem Darm ein Arzneimitteldepot intramuskulär oder subkutan appliziert würde, aus dem heraus eine Resorption stattfindet.

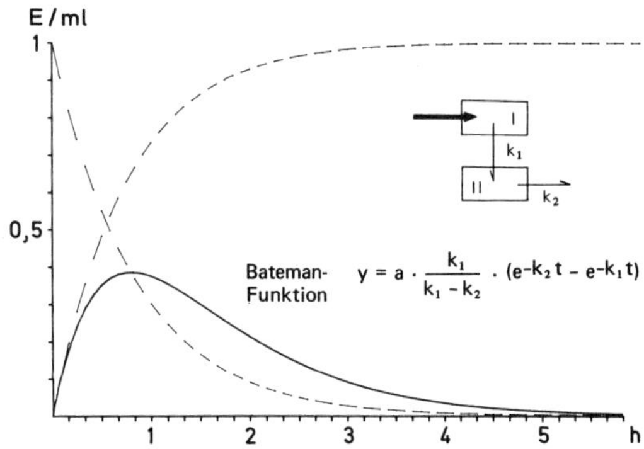

Abb. 1.16. Blutspiegelverlauf nach Gabe eines Pharmakon in ein dem Blut vorgeschaltetes Kompartiment (I) (Magen-Darm-Kanal, intramuskuläres Depot usw.), aus dem es durch Invasion (Resorption) in das Blut (II) gelangt und von hier eliminiert wird. Das Blockschema und die mathematische Formulierung (Bateman-Funktion) sind angegeben: y = Blutspiegel zur Zeit t, a = Dosis als Konzentration, k_1 = Invasionskonstante, k_2 = Evasionskonstante. Gestrichelte Kurven entsprechen den isoliert betrachteten Invasions- und Evasionsprozessen, die durchgezogene Linie beschreibt den tatsächlichen Verlauf des Blutspiegels. Ordinate: Konzentration des Pharmakon im Blut in willkürlichen Einheiten/ml; Abszisse: Zeit in Stunden.

❺ **Invasions- und Evasionskonstante.** Um die Bedeutung der Invasions- bzw. Evasionskonstanten für den ***Blutspiegelverlauf*** zu demonstrieren, sind Serien von Blutspiegelkurven für identische Bedingungen mit Ausnahme der jeweils interessierenden Variablen in Abb. 1.**17** dargestellt. In Abb. 1.**17**a variiert die Eliminationsgeschwindigkeit über einen großen Bereich: es resultieren unterschiedlich hohe Blutspiegel mit verschieden langer Plateau-Dauer. Hier sei an das klinisch wichtige Therapieproblem erinnert, das sich aus einer ***Beeinträchtigung der Elimination*** (Niereninsuffizienz, Leberschaden) ergibt: die „normale Dosierung" eines Arzneimittels führt zu überhöhten Blutspiegeln mit entsprechenden Vergiftungssymptomen. Die Abb. 1.**17**b demonstriert Blutspiegelverläufe, wenn bei konstanter Evasionsgeschwindigkeit die Invasionskonstante variiert wird. Auch hier ist der unterschiedlich hohe Blutspiegel und die unterschiedliche Dauer eines bestimmten Blutspiegelniveau evident.

❻ **Minimaler Blutspiegel.** Unter therapeutischem Gesichtspunkt ist es notwendig, einen bestimmten, minimalen Blutspiegel für längere Zeit zu überschreiten. Wenn nun entweder die Invasionsgeschwindigkeit zu niedrig oder die Evasionsgeschwindigkeit zu hoch ist, um den benötigten Blutspiegel zu erreichen, kann als ***dritte Variable die Dosis*** erhöht werden. In der Abb. 1.**18** ist an einem Beispiel dargelegt, um welchen Betrag die Dosis jeweils gesteigert werden muß, um bei schrittweiser Abnahme der Invasionsgeschwindigkeit den notwendigen Blutspiegel zu erreichen.

❼ **Kumulative Bateman-Funktion.** Das übliche Vorgehen in der Arzneimitteltherapie besteht darin, ***Pharmaka in regelmäßigen Intervallen*** über längere Zeit zuzuführen. Ein wichtiges Problem der Pharmakokinetik ist dementsprechend

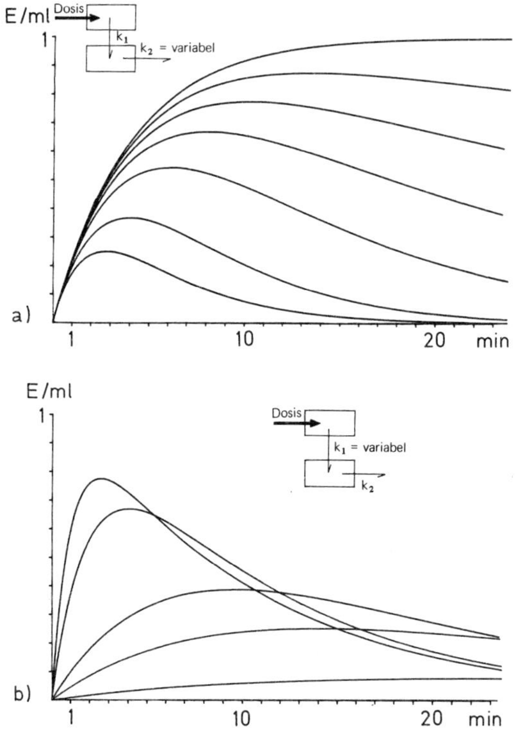

Abb. 1.17. Einfluß der Evasionskonstante und der Invasionskonstante auf den Blutspiegelverlauf. Es handelt sich um dasselbe System und dieselbe mathematische Beschreibung wie in Abb. 1.**16**. Werden die zugeführte Dosis (= 1,0) und die Invasionskonstante k_1 (= 0,25 min^{-1}) konstant gehalten, die Eliminationskonstante k_2 aber systematisch variiert (0,0; 0,01; 0,025; 0,05; 0,1; 0,25; bis 0,5 min^{-1}), so ergeben sich die Kurven in Abb.1.**17**a. Dagegen resultieren die Kurven der Abb. 1.**17**b, wenn die Dosis (= 1,0) und die Eliminationskonstante k_2 (= 0,1 min^{-1}) unverändert bleiben, aber die Invasionskonstante k_1 systematisch verändert wird (von 1,0; 0,5; 0,11; 0,05 bis 0,01 min^{-1}). Koordinaten wie Abb. 1.**16**.

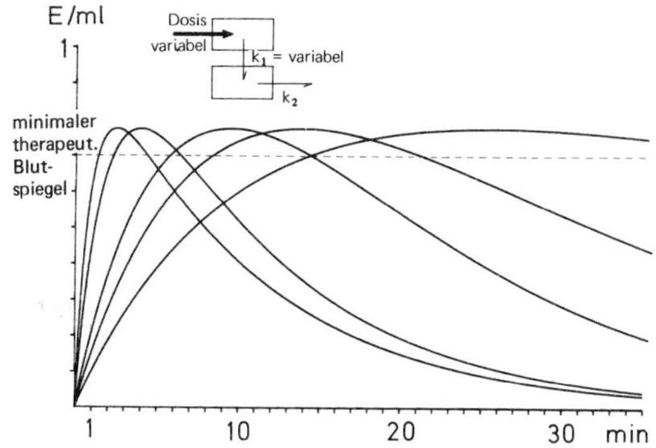

Abb. 1.18. Blutspiegelverläufe (Bateman-Funktionen) wie sie resultieren, wenn bei variierenden Invasionskonstanten k_1 die zugeführten Dosen der Pharmaka so gewählt werden, daß in jedem Fall dieselbe Blutspiegelhöhe erreicht wird. Die k_1-Werte unterscheiden sich folgendermaßen (Kurven von links nach rechts): 1,0; 0,5; 0,11; 0,05; 0,01, die Dosen mußten entsprechend von 1,0; 1,16; 2,0; 3,1 auf 10,0 erhöht werden, um dieselben Blutspiegelwerte zu erreichen. Beachte die unterschiedliche Dauer der therapeutisch wirksamen Blutspiegels. Koordinaten wie Abb. 1.**16**.

die Beschreibung der Blutspiegelkurven (oder der Pharmakon-Konzentrationen in anderen Kompartimenten) bei chronischer Zufuhr eines Arzneimittels. Mathematisch handelt es sich dabei um „kumulative Bateman-Funktionen", wie leicht einzusehen ist, denn nach jedem Intervall addiert sich die neue Dosis zu der noch im Organismus vorhandenen Arzneimittelmenge. Auch für die kumulative Bateman-Funktion sind wieder die Dosis und die Invasions- und Evasionskonstanten entscheidende Größen, als neue Variable kommt jetzt die ***Intervallgröße τ, d. h. die Frequenz der Zufuhr***, hinzu.

Um den Blutspiegelverlauf bei ***unterschiedlichen Eliminationskonstanten bei längerdauernder Zufuhr*** zu demonstrieren, ist folgendes Beispiel gerechnet und in der Abb. 1.**19** zeichnerisch dargestellt: drei Pharmaka sollen sich nur durch die Evasionskonstante unterscheiden, sie erfordern gleiche therapeutische Blutspiegel und werden in gleicher Dosierung gegeben. Bei hoher Eliminationsgeschwindigkeit (untere Kurve) ist am Ende des Intervalls, hier Tage, die Substanz bereits völlig ausgeschieden, so daß in jedem Intervall eine einfache Bateman-Funktion resultiert, der Blutspiegel steigt im Laufe der Zeit nicht an und der notwendige therapeutische Blutspiegel wird nicht erreicht. Bei mäßiger Evasionsgeschwindigkeit resultiert die mittlere Kurve der Abb. 1.**19**; in den ersten Tagen nach Therapiebeginn steigt der Blutspiegel undulierend an, erreicht den „therapeutischen" Blutspiegel und läuft in ein Gleichgewicht zwischen Zufuhr und Ausscheidung ein. Dieses Pharmakon besitzt die erforderlichen pharmakokinetischen Parameter unter den angegebenen Bedingungen. Die obere Kurve zeigt den Blutspiegelverlauf nach wiederholter Gabe eines Arzneimittels mit langsamer Eliminationsgeschwindigkeit. Die Konzentration im Blut überschreitet bald den therapeutischen Wert und steigt noch

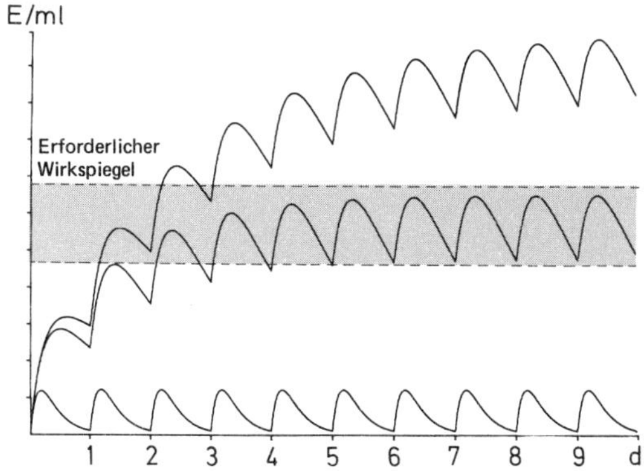

Abb. 1.19. Blutspiegelverläufe bei täglicher Zufuhr von drei Pharmaka in ein dem Blut vorgeschaltetes Kompartiment. Die Substanzen unterscheiden sich nur durch ihre Evasionskonstanten k_2. Mathematisch handelt es sich um kumulative Bateman-Funktionen, in denen als neue Variable die Intervallgröße τ (Frequenz der Zufuhr) hinzukommt. Für die drei abgebildeten Kurven sind die Dosen, die Invasionskonstanten und die Intervalle (in Tagen) konstant gehalten, lediglich die Evasionskonstanten unterscheiden sich wie folgt 0,2 (untere Kurve), 0,02 (mittlere Kurve) und 0,01 min^{-1} (obere Kurve). Näheres s. Text. Ordinate: Konzentration der Pharmaka im Blut in willkürlichen Einheiten/ml; Abszisse: Zeit in Tagen.

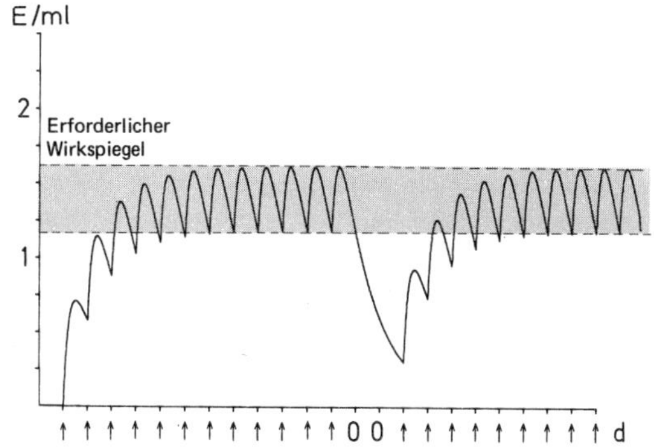

Abb. 1.20. Einfluß einer kurzfristigen Unterbrechung der Zufuhr eines Arzneimittels auf den „Gleichgewicht-Blutspiegel" bei chronischer Therapie. Durch tägliche Gabe war der erforderliche Wirkspiegel nach 7 Tagen erreicht, gleichzeitig hat sich ein Gleichgewicht zwischen Zufuhr und Ausscheidung eingestellt. Die nur zweimalige Unterlassung der Pharmakonzufuhr läßt den erforderlichen Wirkspiegel erst nach etwa 6 Tagen wieder erreichen. Koordinaten wie Abb. 1.**19**.

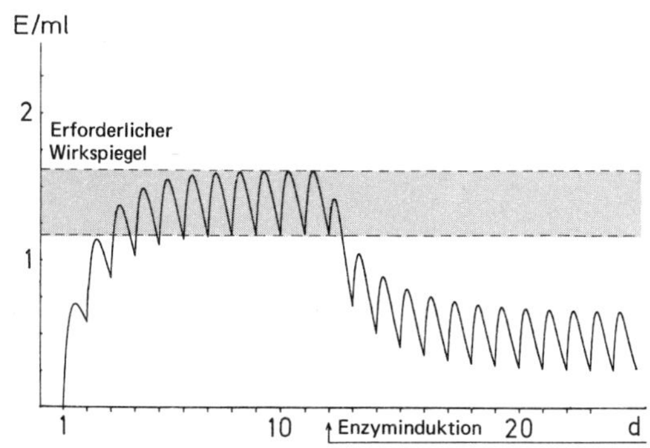

Abb. 1.21. Einfluß einer Zunahme der Evasionsgeschwindigkeit auf den „Gleichgewichts-Blutspiegel" bei chronischer Therapie. Vom 12. Tag an nimmt die Evasionskonstante exponentiell mit einer Halbwertszeit von 2 Tagen von 0,02 auf 0,06 min^{-1} zu. Die Ursache soll an einer Enzyminduktion durch ein weiteres Pharmakon liegen. Die erhöhte Eliminationsgeschwindigkeit läßt den Blutspiegel absinken und sich auf ein neues, niedrigeres Niveau einstellen, das unter dem erforderlichen Wirkspiegel liegt. Koordinaten wie Abb. 1.**19**.

über lange Zeit an. Besonders auffällig ist das sehr späte Erreichen eines Gleichgewichtes zwischen Zufuhr und Ausscheidung, diese Substanz ***kumuliert*** und muß zu ***Intoxikationen führen.***

❽ Dosierungsunterbrechung. In den meisten Fällen ist das Ziel einer langwährenden Therapie, durch geeignete Wahl der Einzeldosis und der Intervallgröße einen „konstanten" Blutspiegel (d. h. einschließlich der Tagesschwankungen) einzustellen. Der Blutspiegel soll ein Gleichgewicht bei gegebenen Konstanten erreichen. Die Invasions- und Evasionsgeschwindigkeiten, die Dosis und die Intervalldauer sind die bestimmenden Größen. Im folgenden soll demonstriert werden, welchen Einfluß die zweimalige Unterlassung der Zufuhr der notwendigen Dosis auf den Blutspiegel ausübt. In der Abb. 1.**20** ist wiederum eine kumulative Bateman-Funktion dargestellt, die nach täglicher Gabe einer bestimmten Dosis bald das gewünschte Gleichgewicht erreicht hat. Am 13. und 14. Tag vergißt der Patient, die Tablette zu nehmen. Der Blutspiegel sinkt drastisch ab, denn nur die Eliminationskonstante ist jetzt entscheidend. Nach Wiederaufnahme der Zufuhr dauert es aber noch weitere 4 Tage bis das Gleichgewicht wieder erreicht ist. Die ***zweitägige Unterlassung*** läßt den ***Blutspiegel also für etwa 6 Tage*** den benötigten therapeutischen Blutspiegel ***unterschreiten***!

⑨ **Enzyminduktion und Blutspiegel.** Das nächste Beispiel soll den Einfluß einer Arzneimittelinterferenz auf das Blutspiegel-Gleichgewicht erläutern. Bei einem Patienten ist ein optimaler Blutspiegel eingestellt (Abb. 1.**21**), dieser Patient nimmt aber vom 12. Tag an ein zusätzliches Medikament, das eine Enzyminduktion in der Leber auslöst. Dadurch wird die Eliminationsgeschwindigkeit des ersten Pharmakon vergrößert. In unserem Beispiel erreicht die Evasionskonstante ihren neuen Wert exponentiell mit einer Halbwertzeit von 2 Tagen. Durch die gesteigerte Elimination sinkt der Blutspiegel erheblich ab und unterschreitet den therapeutischen Wert: ***Die Therapie ist wirkungslos geworden.***

Wie oben schon ausgeführt wurde, beschäftigt sich die Pharmakokinetik bisher vorwiegend mit dem Verhalten von Pharmakonkonzentrationen im Blut (und Urin). Hierbei wird dann stillschweigend vorausgesetzt, daß die Pharmakonkonzentration am Wirkort, der in den seltensten Fällen im Blut selbst sein wird, in einer einfachen Weise dem Blutspiegel korreliert ist. Diese vereinfachende Annahme wird häufig nicht zutreffen. Unter dieser Einschränkung hat sich für praktisch-therapeutische Zwecke die „Blutspiegel-Kinetik" aber als brauchbar erwiesen.

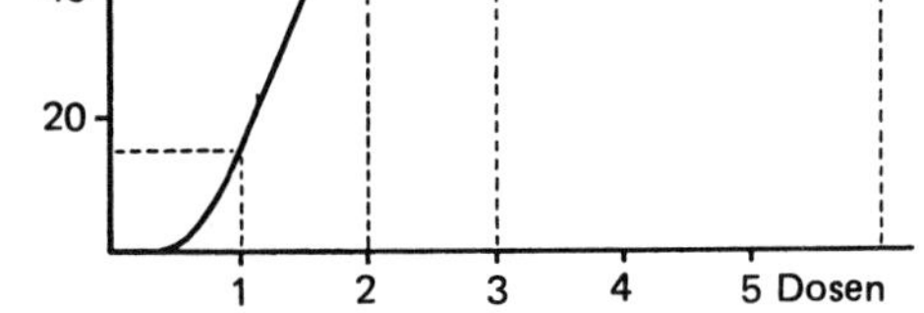

Abb. 1.22. Schematische Darstellung einer Dosis-Wirkungs-Kurve. Ordinate: Wirkung in Prozent der maximal möglichen, Abszisse: Dosen in Vielfachen der Einheit. Eingezeichnet sind die Wirkungen der ein-, zwei-, drei- und sechsfachen Dosis (Näheres s. Text).

1.5.7. Addition und Potenzierung

Diese zwei Begriffe beschreiben das Zusammenwirken von mindestens zwei Pharmaka (Synergismus). Sie werden häufig ohne genügende Präzision gebraucht, die sich aber aus der Betrachtung einer Dosis-Wirkungs-Kurve ohne weiteres ergeben kann. In der Abb. 1.**22** ist eine typische Dosis-Wirkungs-Kurve dargestellt. Da die Wirkung nicht linear von der Dosis abhängt, führt die ***Verdoppelung*** einer Dosis nicht etwa zur einfachen Verdoppelung der Wirkung! In dem gezeichneten Beispiel löst die einfache Dosis eine Reaktion aus, die 15% der maximalen Wirkung entspricht. Die doppelte Dosis wird nicht etwa mit 30%, sondern mit 60% der maximalen Wirkung beantwortet. Diese Verdoppelung der Dosis entspricht einer Addition der Wirkung auf der Dosis-Wirkungskurve. Im ansteigenden Schenkel ist der Zuwachs an Wirkung größer, als bei linearer Abhängigkeit erwartet werden kann. Der umgekehrte Vorgang, nämlich bei Verdoppelung der Dosis einen geringeren Zuwachs an Wirkung zu erhalten, ergibt sich bei Verdoppelung von Dosen, die bereits mehr als 50% der maximalen Wirkung besitzen. In dem Beispiel ruft die 3fache Dosis eine 85%ige Reaktion hervor, eine weitere Verdoppelung, also die 6fache Dosis hat „nur" eine maximale Reaktion statt einer „170%igen" zur Folge!

Was für ***eine*** Substanz gilt, muß auch bei Kombination von zwei oder mehr Pharmaka berücksichtigt werden. Ergibt sich bei der ***Kombination*** zweier Heilmittel, daß die Wirkung größer ist als die lineare Addition der Wirkungen beider Substanzen allein, so kann durchaus eine einfache Addition vorliegen. Die Frage läßt sich nur auf Grund der ***Dosis-Wirkungs-Kurven*** entscheiden. Der viel zu häufig, vor allem in der Arzneimittelwerbung, verwendete Begriff der ***Potenzierung*** ist nur dann anwendbar, wenn die Kombination zweier Substanzen mehr ergibt, als nach dem Verlauf der Dosis-Wirkungs-Kurven erwartet werden darf. Auf das Beispiel bezogen, würde folgendes für eine Potenzierung gefordert werden müssen: Beide einfachen Dosen der zwei Substanzen sollen eine 15%ige Wirkung haben, die Kombination beider ergibt nun nicht 60% der maximalen Wirkung (Addition, s. oben), sondern zum Beispiel 95%! Dies wäre eine Potenzierung! Ein solcher Vorgang ist äußerst selten.

1.5.8. Tertiäre und quartäre Amine

Viele Pharmaka sind Stickstoffverbindungen, in denen der Stickstoff in Form von tertiären oder quartären Aminen vorliegt. Wegen der Bedeutung dieser nativ vorkommenden (unter anderem Alkaloide) und synthetischen Verbindungen soll kurz auf die Chemie eingegangen werden.

Die ***tertiären Amine*** sind Basen (Substanzen, die Protonen koordinativ binden); sie bilden mit Säuren Salze:

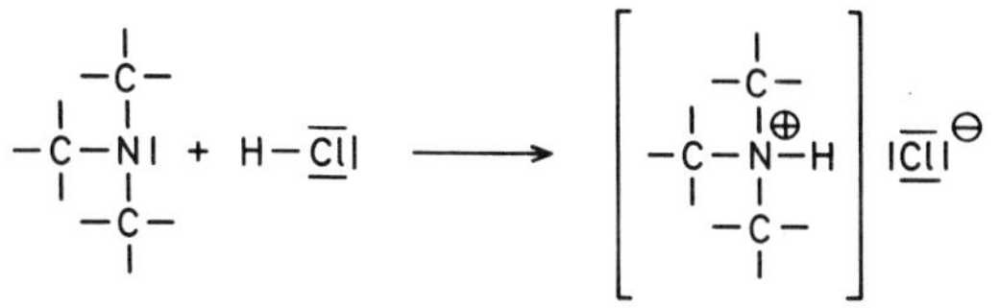

Wie aus der Elektronenformulierung (I bedeutet Elektronenpaar) hervorgeht, besitzt der Stickstoff im tertiären Amin ein freies Elektronenpaar, mit dem das Proton koordinativ gebunden wird. Jetzt ist der Stickstoff vierbindig und positiv geladen; das gebildete Salz, im Beispiel das Hydrochlorid, ist immer völlig dissoziiert. Die Salzbildung eines tertiären Amin hängt ab vom pH-Wert der Lösung und einer für jede Substanz charakteristischen Größe, der ***Dissoziationskonstanten K.*** Der negative Logarithmus von K wird in Analogie zum pH-Wert als ***pK-Wert*** bezeichnet. Er gibt den pH-Wert der Lösung an, bei dem 50% der betreffenden Gruppe dissoziiert sind:

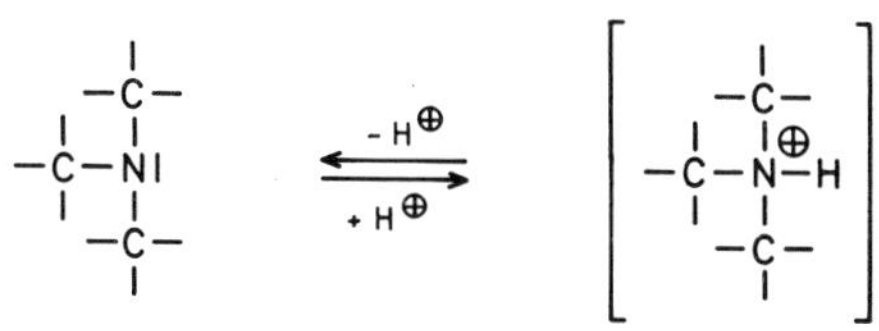

In einer quartären (quaternären) Ammoniumverbindung sind vier Wertigkeiten des Stickstoffs an Kohlenstoff-Atome gebunden. Damit ist eine positive Aufladung verbunden:

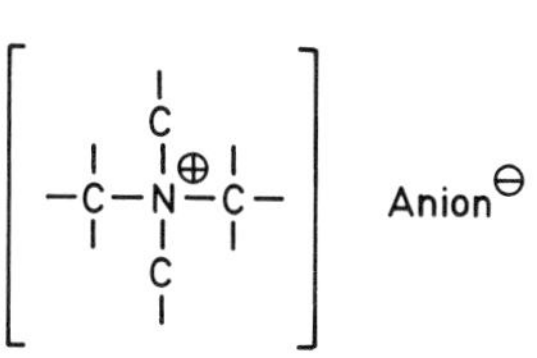

Dieses Salz ist ebenfalls immer dissoziiert. Ein vierbindiges, positiv geladenes Stickstoffatom wird zu den ***Oniumverbindungen*** gezählt, gleichgültig ob es ein primäres, sekundäres, tertiäres oder quartäres Amin ist. Für die physiologisch-pharmakologische Wirkung eines Amin ist nun von entscheidender Bedeutung, ob der ***Stickstoff in Oniumform***, das heißt ***vierbindig***, oder in ***dreibindiger Form*** vorliegt, dagegen ergibt tertiäres und quartäres Amin keinen Gegensatz. Für die biologische Wirkung gleichartig zu beurteilen sind:

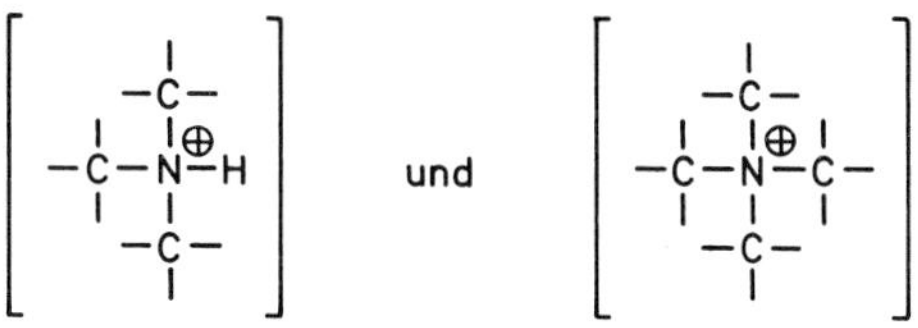

tertiäres Amin in Salzform, **vierbindiger Stickstoff,** Onium-Verbindung

quartäres Amin, **vierbindiger Stickstoff,** Onium-Verbindung

Zu den Oniumverbindungen im Gegensatz steht:

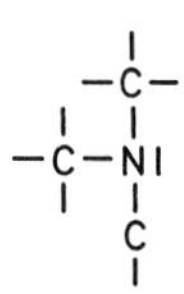

tertiäres Amin in Basenform, **dreibindiger Stickstoff,** keine Onium-Verbindung

Praktische Beispiele für diese Erörterung wird der Leser in den speziellen Kapiteln genügend finden. Besonderes Interesse kommt in diesem Zusammenhang aber den tertiären Aminen zu, die bei physiologischem pH-Wert in drei- und gleichzeitig vierbindiger Form vorliegen (pK-Wert im physiologischen pH-Bereich). Ein Beispiel hierfür ist bei den Lokalanästhetika erörtert: Nur die freie Base ist lipoidlöslich und kann damit in den Nerv eindringen. Am Wirkort jedoch ist wahrscheinlich die vierbindige Form wirksam. Auch in anderem Zusammenhang wird die schlechtere Löslichkeit der Oniumverbindungen in Lipoiden ausgenutzt: Während Atropin als Base in das Zentralnervensystem eindringen kann und dementsprechend zu zentralen Vergiftungen führt, hat die quaternisierte Form, zum Beispiel das Methylatropin, keine zentralen Wirkungen mehr! Für den eigentlichen, parasympatholytischen Effekt sind aber beide Substanzen in vierbindiger Form notwendig.

1.6. Einführung neuer Arzneimittel

Die Arzneimittelkunde ist in schneller Entwicklung begriffen. In jedem Jahr erscheinen eine unübersehbare Zahl neuer Präparate im Handel. Während bisher die Spezialitäten in der BRD nur registriert zu werden brauchten, ist mit dem Inkrafttreten des ***neuen Arzneimittelgesetzes*** am 1. Januar 1978 eine ***Zulassung*** notwendig, die an eine Reihe von Auflagen gebunden ist. Es besteht die berechtigte Hoffnung, daß damit das „in-den-Handel-bringen" überflüssiger und sinnloser Medikamente oder Kombinationen wesentlich eingeschränkt wird. Die bisher registrierten Spezialitäten dürfen allerdings noch für längere Zeit weiterangeboten werden, eine quantitative Entlastung des deutschen Arzneimittelmarktes wird sich daher erst langsam bemerkbar machen. Auch hier könnte die deutsche Ärzteschaft durch eine rationale Arzneimittelverordnungspraxis wesentlich dazu beitragen, den „Markt" quantitativ und qualitativ zu bessern.

Die Überfülle an Handelspräparaten auf dem deutschen Markt wird zu Recht als Alptraum empfunden. Die Schuld an dieser Situation kann weder dem Gesetzgeber, noch den pharmazeutischen Firmen allein angelastet werden, sondern trifft die deutsche Ärzteschaft in demselben Ausmaß. Nur was ständig verordnet wird, hält sich auf dem Markt! Um das Niveau zu demonstrieren, mit dem die pharmazeutische Industrie die Ärzteschaft (offensichtlich mit Erfolg) anspricht, haben wir wieder aus einem einzigen 1978 erschienenen Heft einer medizinischen Zeitschrift, Werbesprüche zusammengestellt:

„. . . als Schrittmacher des Magens unübertroffen"
„Die Wunden werden sich wundern"
„. . . schafft dreifache Rückholkraft"
„Das komplexe Wirkspektrum macht . . . zum universellen Medikament . . ."
„Der Mensch wird systematisch daran gehindert, seine natürlichen Reflexe auszuleben".
„aktiviert die Selbsthilfe der Leber"
„. . . optimiert die Entgiftungsfunktion"
„. . . reaktiviert und schützt das Neuron auf mehreren Ebenen".

Jeder dieser Sprüche sollte den Arzt veranlassen, auf die Verordnung des betreffenden Medikamentes solange zu verzichten, bis eine nüchtern-sachlich-wissenschaftliche Information angeboten wird.

Wie soll sich nun ein Arzt neuen Medikamenten gegenüber verhalten? Vor allem abwartend! Die meisten Neueinführungen sind Analogpräparate oder Kombinationen, die keinen Vorteil bringen. Auf sie kann ohne weiteres für einige Zeit oder ganz verzichtet werden. Wie wenige Substanzen für eine gute Arzneimitteltherapie wirklich gebraucht werden, geht aus der Liste wichtiger Pharmaka hervor, die im Auftrag der Weltgesundheitsorganisation erarbeitet wurde. Wir haben diese „Positiv-Liste" im Anhang (S. 454) abgedruckt. Ferner seien Sie skeptisch, wenn von einem Medikament ***behauptet*** wird, es besitze ***keine Nebenwirkungen;*** verordnen Sie ***nur Präparate,*** deren ***Inhaltsstoffe*** qualitativ und quantitativ ***deklariert*** sind. Falls es sich wirklich um ein neuartiges Pharmakon handelt, wenden Sie es nur an, wenn Sie über die ***Wirkungen*** und die ***Nebenwirkungen*** informiert sind. Nur kontrollierte klinische Untersuchungen können diese Voraussetzungen erfüllen (s. nächstes Kapitel).

Wenn Sie diese kritische Haltung an den Tag legen, stehen Sie auf solidem Boden. Außerdem kommen Sie damit den Wünschen der seriösen pharmazeutischen Firmen entgegen, die – davon sind wir überzeugt – im Arzt lieber einen ernstzunehmenden ***Akademiker*** zum Partner haben wollen, als in ihm einen ***Handelspartner*** zu sehen, der mit unwürdigen Reklamemethoden beeinflußt werden muß.

1.7. Kontrollierte klinische Untersuchungen von Arzneimitteln

1.7.1. Methodisches Vorgehen

Die Untersuchung neuer, potentieller Arzneimittel und alter, bisher nicht genügend untersuchter Präparate am Menschen wirft eine Reihe von methodischen und ethischen Problemen auf. Auf internationaler Ebene haben Erörterungen hierüber stattgefunden. Der Welt-Ärzte-Bund hat seinen Standpunkt in der Deklaration von Tokio 1975 niedergelegt. Diese, auch für die deutsche Ärzteschaft verbindliche Erklärung, wird in den für die Arzneimittelprüfung wesentlichen Teilen im folgenden wiedergegeben:

I. Allgemeine Grundsätze

❶ Biomedizinische Forschung am Menschen muß nach allgemein anerkannten wissenschaftlichen Regeln durchgeführt werden und sollte auf ausreichenden Labor- und Tierversuchen sowie einer gründlichen Kenntnis der wissenschaftlichen Literatur beruhen.

❷ Planung und Durchführung jedes Versuchs am Menschen sollten eindeutig in einem Versuchsprotokoll niedergelegt werden, das einem unabhängigen, besonders für diese Aufgabe gebildeten Ausschuß zugeleitet werden soll, der es begutachten und kommentieren sowie Ratschläge geben kann.

❸ Biomedizinische Forschung am Menschen sollte nur von wissenschaftlich qualifizierten Personen und unter Aufsicht eines klinisch kompetenten Arztes durchgeführt werden. Die Verantwortung für die Versuchsperson muß immer bei einem Arzt und darf niemals bei der Versuchsperson liegen, auch dann nicht, wenn diese ihre Einwilligung gegeben hat.

❹ Biomedizinische Forschung am Menschen ist nur dann gerechtfertigt, wenn das Ziel des Versuchs in einem vernünftigen Verhältnis zum Risiko für die Versuchsperson steht.

❺ Jedem derartigen Projekt sollte eine gründliche Beurteilung der wahrscheinlichen Risiken im Vergleich zu dem vorhersehbaren Nutzen für die Versuchsperson oder andere vorausgehen. Die Sorge um die Belange der Versuchsperson muß immer Vorrang vor den Interessen der Wissenschaft und der Gesellschaft haben.

❻ Das Recht der Versuchsperson auf Wahrung ihrer Unversehrtheit muß stets geachtet werden. Alle Vorsichtsmaßnahmen sollten getroffen werden, um den Persönlichkeitsbereich der Versuchsperson zu schützen und die Auswirkungen des Versuchs auf die physische und psychische Unversehrtheit sowie die Persönlichkeit der Versuchsperson so gering wie möglich zu halten.

❼ Ärzte sollten von Versuchen Abstand nehmen, wenn nicht abzusehen ist, ob die damit verbundenen Risiken überschaubar sind. Ärzte sollten alle Versuche abbrechen, bei denen sich herausstellt, daß die Risiken den wahrscheinlichen Nutzen übersteigen.

❽ Der Arzt ist verpflichtet, bei der Veröffentlichung der Versuchsergebnisse dafür Sorge zu tragen, daß die gefundenen Resultate unverändert wiedergegeben werden. Berichte über solche Versuche, die nicht mit den in dieser Deklaration niedergelegten Grundsätzen übereinstimmen, sollten nicht zur Veröffentlichung angenommen werden.

❾ Bei jedem Versuch am Menschen muß jede potentielle Versuchsperson ausreichend über Sinn, Zweck, Verfahren, erwartete Erfolge und mögliche Risiken sowie unangenehme Begleitumstände des Versuchs unterrichtet werden. Die Versuchsperson sollte darauf hingewiesen werden, daß sie die völlige Freiheit hat, den Versuch abzulehnen, und daß die einmal gegebene Zustimmung in jedem Versuchsstadium widerrufen werden kann. Der Arzt sollte dann die freiwillig und nach gehöriger Aufklärung gegebene Einwilligung der Versuchsperson möglichst schriftlich einholen.

❿ Beim Einholen der Einwilligung nach Aufklärung sollte der Arzt besondere Vorsicht walten lassen, wenn die Versuchsperson zu ihm in einem Abhängigkeitsverhältnis steht oder wenn eine Zustimmung unter Druck erfolgt. In einem solchen Fall sollte die Einwilligung durch einen Arzt eingeholt werden, der an dem Versuch nicht beteiligt ist und der außerhalb eines etwaigen Abhängigkeitsverhältnisses steht.

⓫ Falls die Versuchsperson nicht die volle Geschäftsfähigkeit besitzt, sollte die Einwilligung nach Aufklärung vom gesetzlichen Vertreter entsprechend dem nationalen Recht eingeholt werden. Wenn physische oder geistige Unfähigkeit eine Zustimmung verhindert oder die Versuchsperson minderjährig ist, ersetzt die Einwilligung des nach nationalem Recht zuständigen Rechtsvertreters oder des Erziehungsberechtigten die der Versuchsperson.

⓬ Der Versuchsbericht sollte immer eine Darlegung der ethischen Erwägungen im Zusammenhang mit der Durchführung des Versuchs enthalten und aufzeigen, daß die Grundsätze der vorliegenden Deklaration eingehalten sind.

II. Medizinische Forschung in Verbindung mit ärztlicher Versorgung
(Klinische Versuche)

❶ Bei der Behandlung einer kranken Person muß der Arzt die Freiheit haben, neue diagnostische und therapeutische Verfahren anzuwenden, wenn diese nach seiner Meinung Hoffnung auf Rettung eines Lebens, Wiederherstellung der Gesundheit oder Linderung des Leidens geben.

❷ Die möglichen Vorteile, Risiken und Unannehmlichkeiten eines neuen Verfahrens sollten gegen die Vorteile der besten bis dahin bekannten diagnostischen und therapeutischen Methoden abgewogen werden.

❸ Bei jedem medizinischen Versuch sollte sichergestellt sein, daß alle Patienten – einschließlich derer einer eventuell vorhandenen Kontrollgruppe – die beste bewährte diagnostische und therapeutische Methode zur Verfügung gestellt erhalten.

❹ Die Ablehnung eines Patienten, sich für einen Versuch zur Verfügung zu stellen, darf das Arzt-Patienten-Verhältnis nicht beeinträchtigen.

❺ Wenn der Arzt davon Abstand nimmt, die Einwilligung nach Aufklärung einzuholen, muß im Versuchsprotokoll eine genaue Begründung für diesen Umstand gegeben werden (I, 2).

❻ Der Arzt kann klinische Versuche mit dem Ziel, neue wissenschaftliche Erkenntnisse zu erlangen, nur dann mit der ärztlichen Versorgung in Einklang bringen, wenn die klinischen Versuche durch ihren möglichen diagnostischen oder therapeutischen Wert für den Patienten gerechtfertigt sind.

Blindversuch. Die Beurteilung von pharmakologischen Wirkungen ist beim Menschen sehr schwierig, da der Mensch ein Medikament mit Erwartungen und Hoffnungen einnimmt. Dieser psychische Zustand, der noch durch die suggestive Persönlichkeit des Arztes verstärkt werden kann, bewirkt in vielen Fällen allein schon die Beseitigung der Beschwerden. Dabei werden nicht nur funktionelle Störungen des zentralen oder vegetativen Nervensystems beeinflußt, sondern auch organische Erkrankungen können einen günstigeren Verlauf nehmen. Ferner sollte stets daran gedacht werden, daß die meisten ***banalen Erkrankungen spontan heilen***! Diese Zusammenhänge sind erfahrenen Ärzten schon lange bekannt gewesen, aber erst in neuerer Zeit wurden sie systematisch erforscht. Durch die Verwendung von ***Scheinmedikamenten***, die als ***Placebo*** bezeichnet werden, läßt sich feststellen, ob und in welchem Ausmaß eine Erkrankung einer derartigen pharmakodynamischen Scheintherapie zugänglich ist. Aus dem Gesagten ergibt sich, daß der Patient nicht von der Applikation eines Placebo unterrichtet sein darf (***Blindversuch***). Außerdem ist der Therapieerfolg davon abhängig, ob der Arzt das Scheinmedikament optimistisch oder pessimistisch an den Patienten austeilt. Erst die Einführung des ***„doppelten Blindversuches“***, in dem weder der Arzt und das ärztliche Hilfspersonal noch der Patient darüber unterrichtet sind, ob ein Placebo oder das zu prüfende Arzneimittel angewandt wird, führte zu eindeutigen Ergebnissen über die pharmakologischen Wirkungen von Substanzen, die über die Suggestiveffekte hinausgehen.

In manchen Fällen von nicht psychogen ausgelösten Erkrankungen kann man auch mit dem einfachen Blindversuch auskommen. In jedem Falle ist eine ***statistische Verarbeitung*** der Versuchsergebnisse notwendig. Ist aber die Versuchsanordnung primär falsch, so ergibt die Statistik auch keine brauchbaren Ergebnisse (z. B. bei Verwendung nicht vergleichbarer Kontroll- und Versuchsgruppen). Auch ein doppelter Blindversuch führt bei unvernünftiger Versuchsanordnung nicht zu einer erfolgreichen Auswertung. Die Verwendung von ***Scheinmedikamenten*** ist ***nur*** dann ***erlaubt***, wenn keine sichere Therapie bekannt ist. Bei ernsten, erst recht bei lebensbedrohlichen Erkrankungen muß die zu prüfende Substanz nur mit den besten bisher bekannten Mitteln der jeweiligen Gruppe verglichen werden. Dies kann aber nur dann vertreten werden, wenn aus anderen Untersuchungen hervorgeht, daß die neue Substanz nicht schlechter ist als das frühere Pharmakon.

1.7.2. Placebo

Zufuhr von Scheinmedikamenten kann Besserungen oder Heilungen zur Folge haben. Die Erfolgsquote ist abhängig von der Art der Erkrankung, Persönlichkeit des Patienten und Suggestivkraft des Arztes. Scheinmedikamente erfüllen in der praktischen Medizin eine wichtige Aufgabe, sie sollten aber nur unter zwei Bedingungen angewandt werden:

❶ wenn eine echte Pharmakotherapie nicht möglich oder nicht notwendig ist und

❷ wenn beim Arzt das Bewußtsein vorhanden ist, mit Hilfe einer Scheintherapie eine Psychotherapie zu treiben.

Die Verordnung wird zum Ritual, das Medikament hat Amulettfunktion. Viele der im Handel befindlichen Arzneimittelzubereitungen sind Scheinmedikamente, sie werden trotzdem (oder deshalb?) häufig angewandt. Grundsätzlich ist bei Beachtung oben angegebener Einschränkung gegen die Verordnung von Placebo nichts einzuwenden, es sollte dann aber ein völlig indifferentes Mittel sein, d. h. auch ohne pharmakodynamische Nebenwirkungen. Unter diesem Gesichtspunkt sind ***homöopathische Mittel*** zu befürworten, da sie keine Haupt- und Nebenwirkungen besitzen und in stark suggestiver Weise verordnet und mit besonderer Erwartung empfangen werden.

Placebogaben rufen nicht nur günstige, sondern auch ungünstige Veränderungen psychischer und körperlicher Funktionen hervor. Nach Placeboapplikation beobachtete man in zahlreichen Untersuchungen Nebenwirkungen, die zwar nicht bedenklich waren, die aber auch sonst nach Arzneimitteln häufig als störend beschrieben werden. So kam es in einer Beobachtungsreihe in 10 bis 25% der Fälle zu trockenem Mund, Nausea, Schweregefühl, Schwierigkeiten, sich zu konzentrieren, Schläfrigkeit, Kopfschmerzen und sogar in 50% zu Dösigkeit. Die Häufigkeit der beobachteten Nebenwirkungen ist davon abhängig, ob der Patient überhaupt nach Nebenwirkungen befragt und wie diese Befragung durchgeführt wird. Aus derartigen Beobachtungen geht hervor, daß manche Nebenwirkungen durch die psychische Alteration, die mit der therapeutischen Maßnahme verbunden ist, ausgelöst werden. Dabei spielen außer der Befragung durch den Arzt Erwartungsangst, Mißtrauen und allzu starke Selbstbeobachtung eine wichtige Rolle. Auch können bedingte Reflexe im Spiele sein.

1.7.3. Kombinationspräparate

Die Kombination verschiedener Arzneimittel ist mitunter berechtigt, z. B. bei Behandlung der Herzinsuffizienz und der Tuberkulose. Selbst in diesen Fällen ist es abzulehnen, ein Präparat mit fixem Dosenverhältnis zweier oder gar mehrerer Substanzen anzuwenden. Die ***meisten Kombinationspräparate*** des Handels besitzen ***keine Vorteile.*** Dagegen ist eine Reihe von Nachteilen anzuführen:

❶ Ungleichmäßige Wirkungsdauer der Komponenten (pharmakokinetische Inkompatibilität);

❷ Wechselwirkung, die zu unvorhersehbaren Änderungen des pharmakokinetischen Verhaltens (Metabolismus, Elimination) führen;

❸ das anfangs bestehende Gleichgewicht zwischen den Wirkungen der Komponenten kann durch eine Enzyminduktion im Laufe der Therapie gestört werden;

❹ die Unmöglichkeit, Unterschiede im therapeutischen Effekt zwischen zwei, drei oder gar

mehr Komponenten festzustellen, bzw. zu klären, welcher von mehreren Bestandteilen für eine beobachtete Wirkung verantwortlich ist;
❺ die Gefahr von vorher nicht übersehbaren toxischen oder allergischen Wirkungen wächst mit der Zahl der Bestandteile.

Es ist ein Irrtum zu glauben, man brauche bei den gewünschten Wirkungen nur die Effekte der Einzelkomponenten zu addieren und zu hoffen, daß die unerwünschten Wirkungen niedrig gehalten werden können. Die fortschreitende Erkenntnis über ***Interferenzen*** (s. darüber S. 40) zwischen Pharmaka läßt immer neue Überraschungen auch für die Zukunft befürchten. Da nicht nur für Wirkungen, Nebenwirkungen und die Elimination der Einzelkomponenten genetisch bedingte Differenzen bestehen, sondern auch für die Wechselwirkungen, läßt sich bei drei oder mehr Komponenten eines Präparates nicht voraussehen, was im Einzelfalle geschehen wird.

Ein Kombinationspräparat mit mehr als zwei Komponenten erscheint vom rationalen Standpunkt völlig sinnlos. Der heutige „Arzneimittelschatz" enthält Hunderte solcher Produkte. Ein Kombinationspräparat mit zwei Substanzen kann Vorteile haben, wenn es klinisch gut untersucht ist, z. B. Antihypertonika. Über Kombinationen antiinfektiöser Wirkstoffe s. S. 335 und 354. Ein praktischer Gesichtspunkt zugunsten einer Mehrzahl von Pharmaka in einer Tablette wäre das Unvermögen mancher Patienten, mehrere Einzeltabletten zuverlässig einzunehmen.

1.7.4. Biologische Verfügbarkeit (Bioavailability)

Unter diesem Begriff versteht man das Ausmaß, mit dem ein Wirkstoff aus galenischen Zubereitungen (Tabletten, Dragees, Kapseln etc.) während der Magen-Darm-Passage freigesetzt und damit der Resorption zur Verfügung gestellt wird. Nur wenn das Pharmakon vollständig und rechtzeitig freigegeben wird, ist die ***deklarierte Dosis auch biologisch verfügbar.*** Dies ist nicht immer der Fall. Der verschreibende Arzt sollte immer dann besonders auf Angaben über die biologische Verfügbarkeit Wert legen, wenn Wirkstoffe nach Ablauf ihres Herstellungspatentes als konkurrierende Billigpräparate von Firmen auf den Markt gebracht werden, die keine eigenen Forschungs- und Galenik-Laboratorien besitzen. Die unterschiedliche Bioverfügbarkeit erklärt eventuell die manchmal gemachte ärztliche Erfahrung, daß ein und dasselbe Pharmakon in identischer Dosierung, aber in unterschiedlichen Handelspräparaten (verschiedener Firmen) nicht gleich stark wirkt. Daher empfiehlt es sich, bei einem als wirksam erkannten Handelspräparat zu bleiben.

Im weiteren Sinne wird dieser Begriff auch gebraucht, um die Verfügbarkeit eines Pharmakon an dem für die Therapie wichtigen Wirkort zu beschreiben. Dies gilt z. B. für Substanzen, die zwar resorbiert, aber in der Leber quantitativ abgefangen werden, so daß sie am Wirkort nicht verfügbar sind.

1.8. Allgemeines über Nebenwirkungen und Arzneimitteltoxikologie

Fast alle Arzneimittel rufen nicht nur die für die Therapie erwarteten Wirkungen, sondern auch eine Reihe von meist unerwünschten Effekten, die sogenannten Nebenwirkungen, hervor. Die auf Nebenwirkungen zu beziehenden „Krankheiten" sind immerhin so häufig, daß sie einen beachtlichen Prozentsatz der Patienten ausmachen, die in Krankenhäuser aufgenommen, bzw. stationär behandelt werden. Wie aus sorgfältigen klinischen Untersuchungen hervorgeht, ist für verschiedene

Arzneimittelgruppen etwa mit folgender Nebenwirkungshäufigkeit zu rechnen: Zytostatika 50%, Antihypertensiva 30%, Steroidhormone und Antikoagulantien 25%, Antiphlogistika und orale Antidiabetika 20%, Antibiotika 10%, Herzglykoside 8%.

1.8.1. Toxische Nebenwirkungen mit denselben spezifischen Symptomen wie bei jeder Überdosierung

Dieser Typ einer Nebenwirkung ist dadurch charakterisiert, daß bei ***jedem*** Menschen eine bestimmte Schädigung hervorzurufen ist, wenn nur die Dosis hoch genug gewählt wird. So führen die Antibiotika Streptomycin oder Kanamycin bei jedem Menschen zu einer Akustikusschädigung und zur völligen Ertaubung. Aber die Dosis, bei der dieses Ereignis bei dem einzelnen Menschen eintritt, ist von Fall zu Fall verschieden und nicht vorauszusagen. Die individuell unterschiedliche Toleranz gegen Giftwirkungen gilt für alle Substanzen. Dabei kann ein Individuum eine geringe Toleranz gegen eine bestimmte Substanz und eine hohe Toleranz gegen ein anderes Pharmakon haben.

Die Verschiedenheiten der Intoleranz bei verschiedenen Individuen sind ein Ausdruck der biologischen Streuung. Die Ursachen sind in fast allen Fällen nicht geklärt. Unterschiede hinsichtlich der Aufnahme, Verteilung und Ausscheidung sowie vor allem der Inaktivierung der Substanzen können dabei eine Rolle spielen. Die Fermentaktivitäten, zum Beispiel in der Leber, können ***konstitutionell*** oder ***genetisch*** bedingt verschieden sein, sie können durch Vorbehandlung mit denselben oder anderen Substanzen oder durch gleichzeitige Behandlung mit anderen Pharmaka oder durch Krankheiten verändert sein. Was für die Ursachen der biologischen Streuung bei den Hauptwirkungen gilt, ist auch für die Nebenwirkungen anzuführen.

Es ist also zu erwarten, daß ein Teil der Patienten auch dann Zeichen von Intoleranz zeigt, wenn keine offensichtliche Abweichung von der Norm vorhanden zu sein scheint.

Ein Beispiel für eine ***genetisch bedingte Toleranzverminderung***, das heißt Auftreten von Symptomen, wie sie sonst bei Überdosierung beobachtet werden, ist die „Suxamethonium-Apnoe" auf Grund einer Abartigkeit der Pseudocholinesterase. Auch das Umgekehrte ist möglich, nämlich eine ***genetisch bedingte Toleranzerhöhung***, zum Beispiel gegenüber Cumarinderivaten. Während es sich bei diesen Fällen um Raritäten handelt, gibt es genetisch fixierte Mechanismen, die in der Bevölkerung etwa im Verhältnis 1:1 verteilt sind. So wird Isoniazid von etwa der Hälfte der Patienten schnell, von der anderen Hälfte langsam inaktiviert ***(Schnell- und Langsam-Inaktivierer)***. Zwischen diesen Gruppen gibt es keinen fließenden Übergang, sondern es liegen zwei getrennte Normalverteilungen vor. In einem neuen Wissenschaftszweig, der ***Pharmakogenetik***, werden sogar Pharmaka als Werkzeuge benutzt, um durch verschiedene Reaktionen des Organismus auf diese Pharmaka genetische Differenzen zu ermitteln.

1.8.2. Idiosynkrasie

Idiosynkrasie wird häufig fälschlicherweise mit Allergie gleichgesetzt. Dabei handelt es sich im Gegensatz zur Allergie nicht um eine Antigen-Antikörper-Reaktion, sondern, wie der Name angibt um eine „Eigentümlichkeit der Mischung" der Körpersäfte. Infolgedessen kommt es zu einer Reaktion auf bestimmte Stoffe schon bei erstem Kontakt und nicht erst nach Sensibilisierung wie bei der Allergie. Außerdem unterscheiden sich die Vergiftungssymptome der Idiosynkrasie von denen der allergischen Reaktionen. Die Ursache für eine derartige Idiosynkrasie kann ein Fermentmangel sein.

Ein Beispiel für eine ***Idiosynkrasie*** auf ***genetischer Basis*** bei sonst völlig gesunden Menschen bietet das Auftreten von schwerer intravasaler Hämolyse nach dem Antimalariamittel Primaquin. Diese Anomalie, die sich zuerst bei manchen Negern fand, zeigt sich auch bei einem Teil der Menschen der Mittelmeerländer, zum Beispiel in Sardinien, Italien, Griechenland, Israel, aber auch bei Iranern, Indern und Philippinos kommt sie vor. Außerdem ergab sich, daß dieselben Menschen nicht nur auf Primaquin mit einer Hämolyse reagierten, sondern auch auf die anderen Antimalariamittel Pamaquin und Quinacrin sowie Nitrofurantoin, Phenacetin, einige Sulfonamide und Naphthalin. Auch der Genuß der Saubohne (Vicia fava) und mancher Sorten von grünen Erbsen führt zu denselben Erscheinungen, die schon lange unter der Bezeichnung Favismus bekannt waren. In all diesen Fällen lassen sich biochemische Anomalitäten im Erythrozytenstoffwechsel messen (Abnahme des Glutathiongehaltes und der Glucose-6-phosphat-Dehydrogenase-Aktivität).

1.8.3. Fermentmangel bei Früh- und Neugeborenen

Bei Früh- und Neugeborenen können auf Grund eines ontogenetischen ***Fermentmangels*** nach Chloramphenicol und Sulfonamiden, insbesondere nach Sulfisoxazol, schwere toxische Erscheinungen und Todesfälle vorkommen. Klinisch ist nach Chloramphenicol das sogenannte „***Grausyndrom***" mit tödlich verlaufendem Herz-Kreislauf-Kollaps zu beobachten. Die vergleichbaren Fälle zeigten bei Behandlung mit Oxytetracyclin keine besondere Erhöhung der Toxizität. Die hohe Giftigkeit von Chloramphenicol bei Neugeborenen kommt durch eine verzögerte Ausscheidung dieser Substanz im Harn zustande. Die biologische Halbwertzeit des Chloramphenicol, das heißt die Zeit, in der die Serumkonzentration auf die Hälfte der Ausgangs-Konzentration abgesunken ist, beträgt bei Neugeborenen 26 statt 4 Stunden bei Erwachsenen. Frühgeborene scheiden Chloramphenicol noch langsamer aus. Diese Vorgänge haben folgende Ursache: Chloramphenicol wird beim Erwachsenen zum Teil unverändert, zum Teil mit Glucuronsäure gekoppelt, ausgeschieden. Diese konjugierte Verbindung ist sehr viel weniger toxisch, sie wird im Glomerulus filtriert, aber zusätzlich noch im Tubulus sezerniert. Bei jungen Säuglingen beträgt die glomeruläre Filtration ca. 30 bis 50 % der Werte für Erwachsene. Auf diese Weise ist verständlich, daß die glomeruläre Ausscheidung von Chloramphenicol bei Säuglingen reduziert ist. Beim Erwachsenen würde eine derartige Reduktion des Glomerulusfiltrates keine Verminderung der Ausscheidung zur Folge haben, weil sie durch die sekretorische Ausscheidung von gekoppeltem Chloramphenicol mehr als kompensiert werden kann. Die ***Koppelung an Glucuronsäure ist bei Neugeborenen stark eingeschränkt.*** Dieser Mangel läßt sich durch eine beträchtlich niedrigere Glucuronsäuretransferase-Aktivität in der Leber der Neugeborenen erklären. Dieses Ferment überträgt die Glucuronsäure aus ihrer aktiven Form, nämlich der Uridinphosphatglucuronsäure, in eine glykosidische Bindung mit einer OH-Gruppe der zu entgiftenden Substanz.

Bei Säuglingen, die nach Sulfonamid-, besonders nach Sulfisoxazol[1]-Behandlung gestorben waren, fand sich häufig ein ***Kernikterus.*** Wegen der unzureichenden Aktivität der Glucuronsäuretransferase in der Leber wird nur wenig direktes Bilirubin gebildet, das in die Gallenwege ausgeschieden werden könnte. Das freie Bilirubin steigt deshalb an und kann zum Ikterus neonatorum und zum Kernikterus führen. Anscheinend setzen die Sulfonamide zusätzlich an Eiweiß gebundenes Bilirubin frei, so daß dadurch die Entstehung des Kernikterus weiter begünstigt wird.

1.8.4. Sekundäre Wirkungen

Die ***Herxheimersche Reaktion*** beruht auf der Wirkung von ***Endotoxinen***, die aus Mikroorganismen frei werden, welche unter dem Einfluß von Chemotherapeutika und Antibiotika absterben. Die Herxheimer-Reaktion selbst kommt ohne Infektionserreger nicht vor. Ihr Auftreten sollte nicht zu einer Unterbrechung oder Unterlassung der Behandlung führen. In Fällen, in denen eine Herxheimer-Reaktion mit bedenklichen Auswirkungen zu erwarten ist, muß die Therapie mit niedrigen Dosen begonnen werden (z. B. bei Typhus abdominalis und bei bestimmten Fällen von Lues und Tuberkulose). Diese Endotoxine können primär toxisch sein, aber auch als Allergene zu einer Sensibilisierung führen.

Antiinfektiös wirkende Mittel können unter Umständen zu einer ***Umwandlung der Mikroorganismenflora*** führen. So können ***Superinfektionen*** entstehen, oder die Infektionskrankheiten können einen anderen als den erwarteten Verlauf nehmen. Diese Erscheinungen sind bisher besonders bei Antibiotika wie den Tetracyclinen und Chloramphenicol beobachtet worden, aber

---

[1] Gantrisin®

grundsätzlich auch nach Chemotherapeutika möglich.

1.8.5. Allergische Reaktionen

Zahlreiche Arznei- und Giftstoffe können, obgleich sie keine Eiweißkörper sind, zu allergischen Reaktionen führen. Diese werden meistens durch humorale Antikörper (Immunglobuline) vermittelt; über lymphozytäre Vermittlung s. u. Es kommt zu einer ***Antigen-Antikörper-Reaktion***. Der Arznei- oder Giftstoff fungiert in diesem Falle als ***Hapten***, das sich zusammen mit einem körpereigenen Eiweißkörper zu einem ***Vollantigen*** verbindet. Dieser Prozeß kann sich unter anderem auch auf der ***Oberfläche von Erythrozyten*** abspielen und führt zur Hämolyse bzw. hämolytischen Anämie. Ein derartiger Mechanismus ist zum Beispiel für folgende Substanzen nachgewiesen: Phenacetin, Chinin, Chinidin, Phenytoin, p-Aminosalicylsäure, Penicillin, α-Methyldopa. An Stelle des primären Hapten kann auch eine verwandte Substanz in die Reaktion eintreten: ***Gruppenallergie*** (z. B. chemotherapeutische Sulfonamide und Benzothiadiazine). Nicht immer ist das Pharmakon das Hapten, sondern manchmal auch sein Abbauprodukt.

Bei der allergischen Reaktion können folgende Substanzen freigesetzt werden: Histamin, Serotonin, Heparin, Bradykinin und weitere Stoffe mit Wirkung an der glatten Muskulatur. Die ***Sensibilisierung*** kommt nach jeder Art der Zufuhr zustande, bei vielen Verbindungen besonders leicht durch Applikation auf Haut und Schleimhäuten. Die Heftigkeit der ***allergischen Reaktion*** ist bei ***parenteraler*** Zufuhr meistens wesentlich größer als nach oralen Gaben. Bei nur wenigen Substanzen kann es zu schwerem und eventuell tödlichem anaphylaktischem Schock kommen. Die bei den allergischen Reaktionen auftretenden Symptome können sofort oder erst nach 7 bis 12 Tagen auftreten. Die ***Sofortreaktionen*** werden ***zellfrei*** durch ***Antigen-Antikörper-Kontakte*** ausgelöst, die ***verzögerten Reaktionen*** („Tuberculin-Typ") ***zellulär*** (zytergisch) vermittelt. Beide Reaktionen entsprechen fast in allen Fällen denen, die auch durch andere Allergene (z. B. Eiweiße, Pollen) ausgelöst werden. Dazu gehören Reaktionen der Haut, der Schleimhäute oder des blutbildenden Apparates, Fieber, Arthritis etc. Einige nach Arzneimitteln relativ häufig beobachtete allergische Reaktionen kommen nach Proteinantigenen nur selten oder gar nicht vor, wie zum Beispiel Thrombozytopenie und Agranulozytose. Aber auch unter den verschiedenen Arzneimitteln ist die Art der allergischen Manifestationen nicht gleichmäßig verteilt. Während praktisch in allen Fällen einmal ***Hauterscheinungen*** auftreten können, ist die ***Schädigung der Blutbildung***, das Auftreten von ***Asthma bronchiale***, ***Periarteriitis***, ***serumkrankheitsähnlichen Reaktionen*** und ***anaphylaktischem Schock*** durchaus nicht nach allen Arzneimitteln zu beobachten, die allergisierende Eigenschaften besitzen. Unabhängig von den bisher besprochenen Allergien gibt es allergische Reaktionen, die durch sensibilisierte Lymphozyten ausgelöst werden, z. B. bei ***Kontaktdermatitis***. Es ist darauf hinzuweisen, daß eine allergische Reaktion nach Applikation einer Arzneimittelzubereitung nicht unbedingt durch das differente Pharmakon, sondern ebensogut durch pharmazeutische Hilfsstoffe (wie Lösungsvermittler, Stabilisatoren, Konservierungsmittel) ausgelöst werden kann. Auch von der Herstellung herrührende Verunreinigungen können die Ursache allergischer Reaktionen sein, z. B. bei Penicillin.

Mitunter ist es schwer, zu entscheiden, ob die nach einem Arzneimittel auftretenden Reaktionen allergisch oder toxisch sind. Der für die Allergie geforderte Beweis einer Antigen-Antikörper-Reaktion ist nicht immer leicht zu führen. Gelegentlich lassen sich positive Hautreaktionen auch dann nachweisen, wenn die Arzneireaktion sich an einem anderen Organ als der Haut abspielt. Negative Hautteste geben keine zuverlässigen Hinweise. Andererseits haben diese Teste in manchen Fällen zum Auftreten einer heftigen Reaktion und zu tödlichem anaphylaktischem Schock geführt. Es ist deshalb nötig, den Test mit sehr starken Verdünnungen zu beginnen, unter Umständen durch Einträufeln in den Konjunktivalsack.

Die Unterscheidung zwischen allergischer und toxischer Genese einer Reaktion ist nicht nur von theoretischem Interesse; die ***toxische Reaktion*** ist ***dosisabhängig***, die ***allergische Reaktion*** kann schon nach ***kleinsten Dosen*** sehr heftig sein. Während zum Beispiel Zytostatika erst in großen Dosen immer zu einer Agranulozytose führen, weil es zu einer toxischen Schädigung des Knochenmarks kommt, erzeugt Amidopyrin in besonderen, seltenen Fällen schon nach kleinen Dosen eine Agranulozytose auf Grund einer Antigen-Antikörper-Reaktion, die zu einer Agglutination der Leukozyten führt. Diese werden in verklumptem Zustand laufend in der Lunge zerstört, so daß das Knochenmark erschöpft wird. Auch die intrahepatische Cholestase kann ohne Allergisierung nach Methyltestosteron und anderen C-17α-alkylsubstitutierten Steroiden vorkommen, während nach Chlorpromazin und Verwandten intrahepatische Cholestasen des allergischen Typs auftreten.

1.8.6. Arzneimittelinterferenzen

Unter Arzneimittelinterferenzen versteht man Wechselwirkungen zwischen zwei oder mehr Pharmaka, die zunächst unerwartet sind und sich im allgemeinen zum Nachteil des Patienten auswirken. Bei dieser Wechselwirkung kann es sich im pharmakologischen Sinne um Synergismen oder Antagonismen handeln. Die Ursachen für derartige Interferenzen können sehr verschieden sein. Im folgenden ist eine Einteilung auf Grund der unterschiedlichen Mechanismen dargestellt, und jeweils durch Beispiele belegt.

❶ Funktioneller Synergismus
Beispiel: Die hypokaliämischen Wirkungen von Herzglykosiden und Saluretika, die auf unterschiedlichen Wirkungsmechanismen beruhen, addieren sich.

❷ Veränderte Pharmakokinetik

a) Verminderte Resorption eines Arzneimittels. Beispiel: Bei gleichzeitiger Gabe von Digoxin und adsorbierenden Antacida wird das Glykosid zum Teil an die adsorbierende Oberfläche gebunden und steht nicht für die enterale Resorption zur Verfügung. Die enterale Resorption von Tetracyclinen wird stark reduziert, wenn gleichzeitig divalente Kationen vorhanden sind, die mit dem Antibiotikum Komplexe bilden, z.B. Eisen oder Calcium (cave Milch- und Milchprodukte).

b) Beschleunigter hepatischer Abbau eines Pharmakon nach Enzyminduktion.
Beispiel: Phenobarbital induziert in wenigen Tagen das endoplasmatische Retikulum, dadurch wird der Abbau von Phenobarbital und zahlreichen anderen körperfremden und körpereigenen Substanzen beschleunigt und deren Wirkung vermindert. Das Tuberkulostatikum Rifampicin ist ebenfalls ein starker Enzyminduktor, was u.a. dazu führen kann, daß die Oestrogene aus den oralen Kontrazeptiva so schnell abgebaut werden, daß eine Konzeption nicht verhindert wird.

c) Verzögerter Arzneimittelmetabolismus durch „Hemmung" der abbauenden Enzyme.
Beispiele: Der Imipramin-Blutspiegel ist höher, wenn gleichzeitig ein Neuroleptikum gegeben wird. Die Hemmung der Monoaminoxydase durch Tranylcypromin hindert den Abbau von Adrenalin, daher kann es nach Anwendung eines Lokalanästhetikum mit Adrenalin zu einer Adrenalinvergiftung kommen.

d) Konkurrenz um die Eiweiß-Bindung im Plasma und in der Extrazellulärraum-Flüssigkeit.
Beispiele: Die Konzentration von freiem Phenprocoumarol nimmt bei gleichzeitiger Gabe von Sulfonamiden zu, es resultiert eine erhöhte Blutungsneigung. Dasselbe gilt für die stark eiweißgebundenen oralen Antidiabetika wie Glibenclamid.

e) Konkurrenz um renale Ausscheidungsmechanismen. Beispiele: Die aktive Sekretion von oralen Antidiabetika vom Sulfonylharnstoff-Typ im proximalen Tubulus wird durch gleichzeitige Gabe von Phenylbutazon oder Sulfonamiden beeinträchtigt, die Folge ist eine relative Überdosierung der Antidiabetika.

❸ Empfindlichkeitssteigerung von Organen
Beispiel: Das Herz wird durch Halothan gegenüber Katecholaminen durch einen unbekannten Mechanismus sensibilisiert. Die gleichzeitige Gabe von Adrenalin kann schwere Arrhythmien und Kammerflimmern auslösen.

Im vorstehenden sind prinzipielle Möglichkeiten der Arzneimittelinterferenzen aufgezeigt worden.

Für die **praktische Therapie** ergeben sich zwei verschiedene Gesichtspunkte:

❶ Akute lebensbedrohende Zustände. Diese kommen vor allem bei Kranken vor, die mit **oralen Antidiabetika** oder **oralen Antikoagulan-**

tien eingestellt sind. Jedes zusätzliche Medikament, das die freie Wirkstoffkonzentration durch Konkurrenz um Bindungsstellen erhöht, wird einen hypoglykämischen Schock bzw. eine Blutung auslösen. Sehr viele Patienten stehen chronisch unter dem Einfluß der genannten Arzneimittelgruppen. Da eine große Anzahl von Pharmaka in dieser Hinsicht Interferenzen zeigt, sollen im folgenden die wichtigsten Vertreter genannt werden: ***Analgetika*** wie Salicylate und Pyrazolderivate, besonders die ***Antiphlogistika*** vom Säuretyp; ***Sulfonamide; Clofibrat***. Natürlich interferieren auch die oralen Antidiabetika und die oralen Antikoagulantien miteinander. Die Chance, daß ein Diabetiker oder ein unter Antikoagulantien stehender Patient eines von den genannten Arzneimitteln erhält, ist nicht gering, zumal ein Teil der Substanzen ohne Rezept erhältlich ist.

❷ **Änderung des Dosierungsschemas.** Fast alle anderen Arzneimittelinterferenzen führen zu einer Abschwächung oder Verstärkung der Grundtherapie, die durch eine entsprechende Änderung der Dosierung kompensiert werden können.

1.8.7. Durch Pharmaka ausgelöste Krankheiten

Wenn durch ein Pharmakon ein krankhafter Zustand ausgelöst wird, der oft sogar die Anwesenheit der betreffenden Substanz überdauert, liegt eine spezielle Form von Schädigung vor, die man als „***Arzneimittelkrankheit***“ bezeichnen kann. Diese Zustände nehmen in neuerer Zeit ständig zu und gewinnen ein immer größeres medizinisches Interesse. Im folgenden seien einige Beispiele aufgezählt: Entstehung von peptischen Ulcera nach Glucocorticoiden oder Phenylbutazon, Taubheit nach Streptomycin, Pilzbesiedlung des Darmes nach Tetracyclinen, schwere Hauterkrankungen nach Langzeit-Sulfonamiden, extrapyramidale Störungen nach Piperazin-substituierten Phenothiazinen, Nierenschädigung nach Neomycin. Auch die Sucht läßt sich als eine Arzneimittelkrankheit auffassen.

1.8.8. Arzneimittelabhängigkeit, Gewohnheitsbildung, Gewöhnung und Sucht

Von ***Arzneimittelmißbrauch*** spricht man bei Verwendung eines Mittels ohne ärztliche Indikation oder in unnötig hohen Mengen. Eine Reihe von Substanzen mit Wirkungen auf das Zentralnervensystem steigern das Wohlbefinden, beseitigen Unlustgefühle oder rufen sogar eine ***euphorische Stimmungslage*** hervor. Diese Wirkungen sind nicht bei allen Menschen in gleicher Weise zu beobachten, mitunter treten sie auch erst nach besonders hohen Dosen oder nach längerer Zufuhr des Mittels auf. Der Arzt sollte daher bei der Verwendung derartiger Pharmaka zurückhaltend sein, um nicht eine Sucht zu verursachen. Eine andere Variante des Mißbrauchs ist das „doping“, bei dem Sportler (und Rennpferde) mit Substanzen des Cocain- bzw. Amphetamin-Typs zu höheren Leistungen gebracht werden sollen; s. auch Anabolika S. 283.

Viele Menschen haben das Verlangen, ständig differente Substanzen einzunehmen. Die euphorisierende Wirkung ist meistens der Motor für eine Wiederholung der Zufuhr. Dies führt häufig zu einer ***Arzneimittelabhängigkeit***. Dazu sind nicht nur die Genußgifte, wie Alkohol, Nicotin und Coffein, zu rechnen, sondern auch zahlreiche Analgetika, Schlafmittel und andere auf die Psyche wirkenden Stoffe. Das Verlangen, die genannten Mittel aufzunehmen, kann ***verschiedene Grade*** erreichen. Es handelt sich dann um eine „psychische Abhängigkeit“. Man hat diesen Zustand auch Gewohnheitsbildung genannt. In vielen Fällen sind die Menschen imstande, jederzeit die Zufuhr, ohne Schaden zu erleiden, zu unterlassen, wenn dies auch mit gewissen psychischen Schwierigkeiten verbunden ist. In anderen Fällen ist es nicht mehr möglich, ohne Zwang von außen die Zufuhr zu unterbrechen, ja die Entziehung kann sogar zu schweren körperlichen Schädigungen, eventuell zum Tode führen. Der Stoffwechsel dieser Menschen ist völlig auf die ständige Gegenwart der betreffenden Substanz eingestellt. Aus praktischen Gründen werden diese beiden Zustände voneinander getrennt, obgleich die Übergänge fließend sind. Man spricht im ersten Fall von Gewohnheitsbildung, im zweiten Fall von Sucht.

Abhängigkeit (drug dependence). Die Weltgesundheitsorganisation hält wegen der fließenden Übergänge zwischen Gewohnheitsbildung und Sucht den übergeordneten Begriff der ***Pharmakonabhängigkeit*** (drug dependence) für geeigneter. Im einzelnen werden folgende Typen unterschieden: Morphin-, Barbiturat-, Cocain-, Amphetamin-, Cannabis-(Marihuana), Tabak-, Halluzinogen (LSD)-, Kat[2]-Typ. Bei diesen Gruppen ist die Neigung zur Erhöhung der Dosis, die physische Abhängigkeit und das Auftreten des Abstinenz-Syndroms nach dem Entzug des Mittels im einzelnen verschieden. So fehlt ein Abstinenz-Syndrom beim Amphetamin-, Tabak- und Cannabis-Typ. Die Abhängigkeit vom Alkohol entspricht am ehesten dem Barbiturat-Typ.

Gewohnheitsbildung, psychische Abhängigkeit (drug habituation, habit) ist ein Zustand, der aus der wiederholten Zufuhr eines Pharmakon entsteht. Seine Charakteristika schließen ein:

1. Ein Verlangen (aber nicht einen Zwang), ständig diese Substanz einzunehmen, um das Gefühl eines gesteigerten Wohlbefindens zu erzielen, das durch das Mittel hervorgerufen wird.
2. Geringe oder keine Neigung zur Steigerung der Dosis.
3. Einen gewissen Grad psychischer Abhängigkeit von der Wirkung des Mittels, aber Fehlen von körperlicher Abhängigkeit, infolgedessen Fehlen eines Entziehungssyndroms.
4. Schädliche Wirkung, wenn überhaupt, in erster Linie für das Individuum.

Sucht, körperliche Abhängigkeit (addiction) ist ein Zustand von periodischer oder chronischer Vergiftung, hervorgerufen durch wiederholte Aufnahme einer bestimmten Substanz. Sie wird charakterisiert durch:

1. Ein überwältigendes Verlangen oder echtes Bedürfnis (Zwang), das Mittel fortgesetzt zu nehmen und es auf jede Weise in die Hände zu bekommen.
2. Eine Neigung zur Steigerung der Dosis.
3. Eine psychische (psychologische) und körperliche Abhängigkeit von der Wirkung des Mittels, die bei Unterbrechung der Zufuhr zu somatischen Entziehungssymptomen führt.
4. Einen schädlichen Einfluß auf Individuum und Gesellschaft.

Nach einigen Substanzen kommt es trotz langjähriger Zufuhr des Mittels nicht zur körperlichen Abhängigkeit im strengen Sinne, zum Beispiel bei Abusus coffeinhaltiger Getränke, exzessivem Zigarettenrauchen; allerdings können in seltenen Fällen Entziehungssymptome auftreten, die sich im Somatischen abspielen. Bei Alkoholgenuß kann eine jahrelang bestehende Gewohnheitsbildung plötzlich nach einer (oft nicht zu begründenden) Steigerung der Dosis zur Sucht führen. Dasselbe gilt für die Sucht bei Abusus von Schlafmitteln und Analgetika-Mischpräparaten. Oft macht sich die verlangte euphorisierende Wirkung erst bei einer Kombination verschiedener Substanzen bemerkbar, zum Beispiel nach Coffein und Barbituraten, (häufig in analgetischen Mischpräparaten enthalten).

Gewohnheitsbildung muß begrifflich von der Gewöhnung getrennt werden. Unter ***Gewöhnung*** versteht man einen Zustand, in dem nach wiederholter Zufuhr die Dosis gesteigert werden muß, um eine bestimmte Wirkung zu erzielen (s. hierzu auch Enzyminduktion S. 20). Die Gewöhnung reflektiert rein somatische Vorgänge und hat meistens eine pharmakokinetische Ursache. Sie kann bei Pharmaka der verschiedensten Arzneimittelgruppen und nicht nur bei „psychisch-wirkenden" Substanzen auftreten. Gewöhnung kann auch als ***Toleranzerhöhung*** bezeichnet werden, während der Begriff ***Toleranz*** ein Maß für die Empfindlichkeit eines Organismus gegenüber einer bestimmten Substanz darstellt, im Sprachgebrauch aber öfter mit Toleranzerhöhung gleichgesetzt wird.

1.8.9. Therapeutisches Risiko

Unter den Substanzen mit starken pharmakologischen Wirkungen gibt es so gut wie keine, die nicht auch unerwünschte Nebenwirkungen haben könnte. Das ist auch bei den Pharmaka nicht zu erwarten, die in Zukunft in die Therapie eingeführt werden. Es ist immer wieder vorgekommen, daß schwere, sogar tödliche Nebenwirkungen erst

---

[2] Nor-pseudo-Ephedrin aus Catha edulis, einer arabischen Pflanze, enthalten in Adiposetten®, Recatol®

viele Monate nach der Einführung eines Medikamentes festgestellt wurden. Der Arzt muß erst recht bei den eingeführten Arzneimitteln über die möglichen Symptome und die Häufigkeit der Nebenwirkungen unterrichtet sein. Es wäre eine völlig falsche Haltung, wenn der Arzt wegen einer ***Bagatellerkrankung*** das Risiko gefährlicher Nebenwirkungen auf sich nehmen würde. Es wäre aber ebenso falsch, wenn er aus Furcht vor ***möglichen Nebenwirkungen*** auf eine Therapie verzichten oder diese mit unzureichenden Dosen durchführen würde, wenn dieses Verhalten zu einer Schädigung des Patienten oder gar zum Tode führen würde. In jedem einzelnen Falle ist es notwendig, das ***Risiko durch die Krankheit*** gegen das ***Risiko durch die Therapie*** sorgfältig abzuwägen.

II. Vegetative Organe

2. Vegetatives Nervensystem

Das vegetative oder autonome Nervensystem, das aus einem zentralen und einem peripheren Anteil besteht, hat die Aufgabe, die viszeralen Funktionen des Organismus zu steuern. Die zentralen Teile sind im Rückenmark und Hirnstamm gelegen. Eine spezifische pharmakologische Beeinflussung des zentralen vegetativen Systems ist bisher nur begrenzt möglich (z. B. Clonidin). Vom peripheren vegetativen System hat der efferente Teil für die experimentelle und therapeutische Pharmakologie eine sehr große Bedeutung gewonnen.

Das ***vegetative Nervensystem*** besteht anatomisch, physiologisch und pharmakologisch aus zwei Hauptteilen: dem ***Sympathikus*** und dem ***Parasympathikus***. Die sympathischen Nervenfasern verlassen das Zentralnervensystem (ZNS). bzw. erreichen das ZNS ausschließlich in den Rückenmarkssegmenten Th_1 bis L_3. Der Parasympathi-

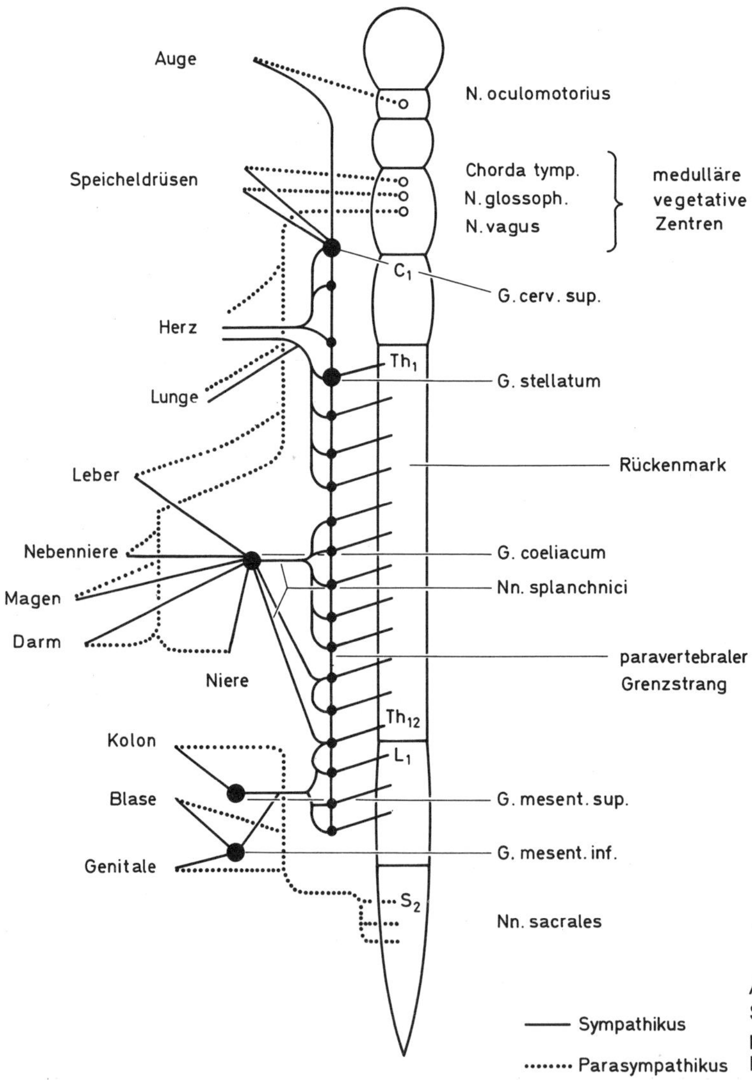

Abb. 2.1.
Schematische Darstellung des peripheren vegetativen Nervensystems.

kus dagegen schließt sich den vier Hirnnerven N. oculomotorius, N. facialis (Chorda tympani), N. glossopharyngicus und zur Hauptsache dem N. vagus an. Lediglich der Beckenboden wird parasympathisch von den Nn. sacrales versorgt, die aus dem Sakralmark entspringen bzw. dort einmünden (Abb. 2.**1**). Das efferente sympathische und parasympathische System sind in der Abb. 2.**2** schematisch dargestellt, um die Synapsen mit den entsprechenden Überträgersubstanzen und den dort angreifenden Pharmaka zu demonstrieren.

Wenn von der Pharmakologie des peripheren vegetativen Nervensystems gesprochen wird, ist damit nicht nur die pharmakologische Beeinflussung dieses Nervensystems, sondern vor allem auch die seiner Erfolgsorgane gemeint. Am Erfolgsorgan (glatter Muskel, Drüse) kann durch Pharmaka eine Erregung bzw. Hemmung des vegetativen Systems imitiert werden.

Entsprechend den Überträgersubstanzen Acetylcholin und Noradrenalin, die ein Nerv an seinem Ende freisetzt, werden cholinerge und adrenerge Nerven unterschieden. Der Begriff cholinerger Nerv beschränkt sich nicht auf das vegetative Nervensystem, da auch die motorischen, die Skelettmuskeln versorgenden Nerven cholinerger Natur sind: Acetylcholin ist auch Überträgersubstanz an der motorischen Endplatte (s. S. 174). Wie von cholinergen und adrenergen Nerven gesprochen wird, so dienen die Ausdrücke cholinerg und adrenerg auch zur Charakterisierung von Wirkstoffen. Eine cholinerge Verbindung (Cholinomimetikum) wirkt wie eine Acetylcholinfreisetzung aus dem Nerven, entsprechend eine adrenerge Substanz wie eine Noradrenalinfreisetzung.

Die „vegetativen Pharmaka“ können nach ihrem prinzipiellen Wirkungsmechanismus unterschieden werden in:

❶ Substanzen, die mit den ***Rezeptoren*** für Acetylcholin oder Noradrenalin ***direkt reagieren*** (Definition von Rezeptoren S. 3). Im parasympathischen System sind es unter anderen: Nicotin mit ganglionärem, dagegen Muscarin, Pilocarpin und

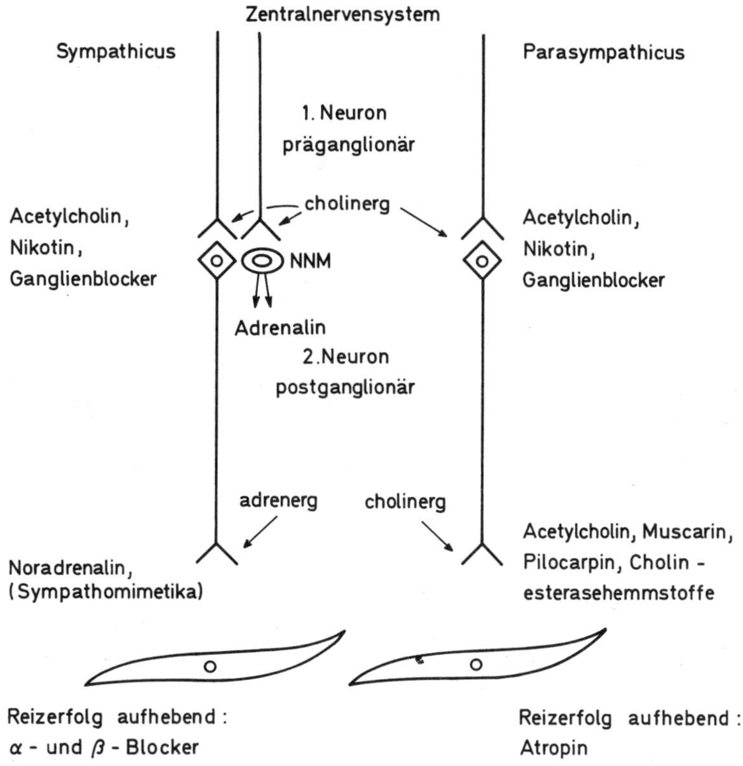

Abb. 2.2.
Schematische Darstellung des peripheren, efferenten, vegetativen Systems mit den Synapsen, Überträgersubstanzen und erregenden oder hemmenden Pharmaka.

der Hemmstoff Atropin mit postganglionärem Angriff. Im sympathischen System sind zu nennen: Nicotin mit ganglionärem, dagegen (Nor-) Adrenalin und Isoproterenol mit postganglionärem Angriff. Diesen Substanzen gemeinsam ist, daß sie mit den Rezeptoren selbst reagieren. Dabei kann es dann zu der cholinergen bzw. adrenergen Reaktion kommen (direkte Sympathomimetika bzw. Parasympathomimetika): Agonisten, oder die Rezeptoren werden nur besetzt, ohne daß die Reaktion eintritt: Antagonisten. In diesem Fall ist dann die Wirkung der eigentlichen Überträgersubstanzen blockiert (Sympatholytika bzw. Parasympatholytika).

Daraus ergibt sich dann eine auf funktionellen Gesichtspunkten beruhende Einteilung der postganglionär wirksamen Substanzen, die auch für die therapeutische Anwendung unmittelbare Bedeutung besitzt (s. Tab. 2.**1**), die die Hauptvertreter der einzelnen Gruppen enthält.

Tab. 2.1. Zusammenstellung einiger typischer Substanzen die direkt mit den postganglionären Acetylcholin- oder (Nor-)Adrenalin-Rezeptoren reagieren. Die „Mimetika" lösen bei Kombination mit dem Rezeptor eine Reaktion aus (Agonisten), die „Lytika" verbinden sich zwar mit dem Rezeptor, lösen keine Reaktion aus, behindern aber die Kombination des Rezeptors mit den Agonisten: Die „Lytika" sind daher Antagonisten.

Parasympathomimetika	*Sympathomimetika*
Acetylcholin* Carbachol Pilocarpin	Noradrenalin* Adrenalin* Isoproterenol
Parasympatholytika	*Sympatholytika*
Atropin Scopolamin Homatropin Methylatropin	*α-Blocker* Dihydroergotamin Phenoxybenzamin Phentolamin *β-Blocker* Propranolol und viele andere

**körpereigene Substanzen.*

❷ Substanzen, die irgendwo in den ***Stoffwechsel*** (Synthese, Speicherung im Gewebe, Freisetzung aus dem Nervenende, Abbau) der ***Überträgerstoffe*** Acetylcholin und Noradrenalin eingreifen. Da diese Pharmaka nicht direkt mit den Rezeptoren der Erfolgsorgane reagieren, sondern den physiologischen Überträgermechanismus verändern, wird zu Recht von ***indirekt*** wirkenden Pharmaka gesprochen. Die ***indirekten Parasympathomimetika***, die über eine Hemmung der Cholinesterase wirken, haben Bedeutung für die Therapie der Darm und Harnblasenatonien, der Myasthenia gravis und des Glaukom gewonnen (S. 55). Das Äquivalent für den Sympathikus sind die ***indirekten Sympathomimetika***, die durch Freisetzung von Noradrenalin aus den Speichern adrenerger Nerven dessen Konzentration vor den Rezeptoren erhöhen und damit eine verstärkte Tätigkeit des Sympathikus simulieren. In diese Gruppe gehören die vasokonstriktorischen und zentralstimulierenden Amine (S. 72 u. Tab. 2.**3**).

Neben diesem Mechanismus sind gerade für das sympathische Nervenende noch weitere Beeinflussungsmöglichkeiten gefunden worden, die praktische Bedeutung besitzen (s. auch Abb. 2.**21**): Beeinträchtigung der Noradrenalinspeicherung durch Reserpin, Synthese einer falschen Überträgersubstanz durch Angebot der falschen Vorstufe α-Methyldopa, Verlangsamung des enzymatischen Noradrenalin-Abbaus durch Monoaminoxydase-Hemmstoffe. Hieraus ergeben sich Einflußmöglichkeiten auf einen von der Norm abweichenden Sympathikotonus, wie er z. B. bei einem Teil der essentiellen Hypertonien angenommen werden muß.

Die vegetativen Organe sind mit wenigen Ausnahmen vom ***Sympathikus und vom Parasympathikus*** innerviert. Unter „normalen" Bedingungen besitzen beide Systeme einen gewissen Tonus, d. h. es werden ständig sowohl Noradrenalin wie auch Acetylcholin freigesetzt. Die Erfolgsorgane (glatter Muskel, Herz, Drüsen) unterliegen beiden Einflüssen und nehmen eine funktionelle ***„Mittellage"*** ein, da die Überträgersubstanzen im allgemeinen entgegengesetzte Wirkungen ausüben. In der Tab. 2.**2** sind einige Beispiele für die gegensätzliche Wirkung der beiden vegetativen Nervensysteme zusammengestellt. Je nach dem funktionellen Bedürfnis kann durch Steigerung oder Hemmung des einen oder anderen Systems das Erfolgsorgan in der einen oder anderen Richtung beeinflußt werden. Die Anpassung an die notwendige Funktionslage erfolgt im allgemeinen reflektorisch, es sei nur an die Regulation des Blutdrucks und lokaler Zirkulationsgrößen oder die Steuerung der Speichelsekretion erinnert. Das Zusammenspiel zwischen Sympathikus und Parasympathikus kann auch stark von der Psyche beeinflußt oder gestört werden.

Tab. 2.2. Zusammenstellung einiger Beispiele von gegensätzlichen Wirkungen des Sympathikus und des Parasympathikus.

Organ	Erregung des Sympathikus	Erregung des Parasympathikus
Pupille	Erweiterung	Verengerung
Bronchien	Erweiterung	Verengerung
Darm	Hemmung	Frequenz- und Tonussteigerung
Uterus	unterschiedlich je nach Funktionszustand und abhängig von Spezies	
Harnblase		
Detrusor	Tonussenkung	Tonussteigerung
Sphinkter	Tonussteigerung	Tonussenkung
Blutgefäße	Konstriktion*	Dilatation
Herz (Warmblüter)		
Sinusknoten	pos. chronotrop	neg. chronotrop
Vorhof	pos. dromotrop	
	pos. inotrop	neg. inotrop
Ventrikel	pos. inotrop arrhythmogen	kein Einfluß auf die Kontraktionskraft!
Speicheldrüsen	wenig zäher Speichel	viel dünnflüssiger Speichel
Bronchialdrüsen	Hemmung	Erregung

* Im Gegensatz zu Noradrenalin erweitert Adrenalin unter bestimmten Bedingungen in niedrigen Konzentrationen Arterien.

2.1. Parasympathisches System

2.1.1. Parasympathomimetika

Wie alle cholinergen Nerven (s. dazu auch die „motorische Endplatte“, S.174) besitzen auch das postganglionäre parasympathische Neuron und die Übertragungsstelle im Erfolgsorgan das vollständige „***Acetylcholinsystem***“:

❶ das synthetisierende Ferment Cholinacetylase;

❷ einen Speichermechanismus, in dem das fortlaufend synthetisierte Acetylcholin aufgenommen wird, um spontan und bei Nervenerregung verstärkt freigesetzt zu werden;

❸ Rezeptoren im Erfolgsorgan, mit denen Acetylcholin reagiert und eine lokale Änderung der Eigenschaften der Zelloberfläche auslöst, und

❹ das abbauende Ferment Cholinesterase (s. Abb. 2.**10**, S. 56.

Von diesem Enzym gibt es im Warmblüterorganismus zwei Typen:

❶ die ***echte Cholinesterase*** (Acetylcholinesterase), die sehr substratspezifisch und immer strukturgebunden ist,

❷ die ***Pseudocholinesterase***, die zum unspezifischen Esterasetyp gehört, ihr Wirkungsoptimum bei hohen Substratkonzentrationen hat und in den Körpersäften gelöst ist.
Vom „***Acetylcholinsystem***“ besitzt neben den Rezeptoren die Cholinesterase für die Pharmakologie und Toxikologie besonderes Interesse, weil spezifische Hemmstoffe dieses Fermentes bekannt geworden sind.

Der ***Wirkungsmechanismus*** von Acetylcholin hat seit langer Zeit das Interesse der Physiologen und Pharmakologen erregt. Eine große Anzahl von Untersuchungen, die zum Teil mit modernsten und sehr komplizierten Methoden durchgeführt wurden, haben zu folgendem Wissen über diesen Mechanismus geführt: Wenn sich Acetylcholin mit dem entsprechenden Rezeptor in der Zellmembran verbindet, ändert sich an dieser Stelle die Membranpermeabilität. Die Membran wird in diesem Augenblick durchlässiger für Kalium, Natrium und Calcium, das heißt, es kommt zu einer ***Störung der vorher bestehenden transmembranösen Fließgleichgewichte*** und zu einer ***Änderung des Membranpotentials***. Die Richtung dieser Änderung hängt von der Höhe des Membranpotentials ab und von dem Verhältnis, in dem Kalium- und Natrium-Leitfähigkeiten zunehmen. Das aktuelle Membranpotential (E_M) kann im allgemeinen befriedigend durch die Gleichung

$$E_M \sim \ln \frac{[K]_i \cdot P_K + [Na]_i \cdot P_{Na} + [Cl]_a \cdot P_{Cl}}{[K]_a \cdot P_K + [Na]_a \cdot P_{Na} + [Cl]_i \cdot P_{Cl}}$$

beschrieben werden, dabei bedeuten [K], [Na] und [Cl] die Konzentrationen, die intrazellulär ($Index_i$) oder extrazellulär ($Index_a$) vorhanden sind. Das reine K-Gleichgewichtspotential E_K würde bei ca. −110 mV, das Na-Potential E_{Na} bei ca. +30 mV liegen. P ist ein Maß für die spezifische Membranpermeabilität gegenüber K-, Na- oder Cl-Ionen. Im Ruhezustand verhalten sich $P_K:P_{Na}$ etwa wie 1:0,01, das bedeutet, daß der Kaliumgradient (K_i/K_a) weitgehend bestimmend ist. Auf der Höhe der Erregung kehrt sich das Verhältnis $P_K:P_{Na}$ um, das aktuelle E_M ist dann positiv, weil der Na-Gradient umgekehrt gerichtet ist. Unter dem Einfluß von Acetylcholin nehmen die Membranpermeabilitäten für K und Na meistens ungleichmäßig zu, so daß das Verhältnis von $P_K:P_{Na}$ sowohl größer (d. h. Hyperpolarisation) wie auch kleiner werden kann (d. h. Depolarisation). So kann ***sowohl eine Depolarisation als auch Hyperpolarisation*** zustande kommen: ersteres ist der Fall in der motorischen Endplatte (s. S. 174), den Ganglienzellen und an vielen glatten Muskeln. Bei diesen führt eine Depolarisation zu einer erhöhten Aktionspotentialfrequenz und damit Tonuserhöhung (Abb. 2.**3**). An den Schrittmacherzellen des Herzens dagegen bewirkt die vergleichbar stärkere Zunahme der Kaliumpermeabilität eine Abflachung der diastolischen Depolarisation, daraus folgt eine Abnahme der Schrittmacherfrequenz bzw. sogar ein völliger Stillstand (Abb. 2.**4**). Durch die Permeabilitätsänderung kann auch die Form von Aktionspotentialen mancher Organe erheblich verändert werden. In den Abb. 2.**4** und 2.**5** ist die Deformierung des Erregungsvorganges von Vorhofmuskulatur dargestellt. Diese extreme Verkürzung des Aktionspotentials ist wahrscheinlich die Ursache für die Hemmung der Kontraktionskraft (negativ inotroper Effekt) durch das Acetylcholin: die Zeitdauer der Erregung reicht nicht aus, um das kontraktile System völlig zu aktivieren. An anderen Zellen führt die durch Acetylcholin gesteigerte Permeabilität zu einem Calciumeinstrom, der seinerseits die spezifische Zellfunktion aktiviert: ein solcher Prozeß ist für Drüsenzellen (z. B. Speichelsekretion) und die Nebennierenmarkzellen (Adrenalinausschüttung) nachgewiesen. Zusammenfassend läßt sich feststellen: Die ***phänomenologisch sehr unterschiedlichen Acetylcholinwirkungen können auf einen Grundprozeß zurückgeführt werden***. Er besteht in einer Zunahme der Membranpermeabilität für Ionen, sobald Acetylcholin sich mit dem in der Zellmembran lokalisierten Rezeptor verbindet.

Acetylcholin enthält drei für die biologische Wirkung bedeutsame, räumlich getrennte Zentren: den positiv geladenen Stickstoff, den relativ negativ geladenen Carbonyl-Sauerstoff (δ^-) und den Äther-Sauerstoff mit einer Teilladung (δ^-). Diese Verhältnisse erläutern die zugehörigen Formeln.

Obwohl Acetylcholin drei reaktive Stellen im Molekül besitzt, sind für die verschiedenen Wirkungen der Substanz jeweils nur zwei Zentren notwendig; denn die Acetylcholinrezeptoren reagieren zwar immer mit dem vierbindigen Stickstoff, aber darüber hinaus nur entweder mit dem „Äther"-Sauerstoff oder mit dem „Carbonyl"-Sauerstoff. Die Kombination quaternärer Stickstoff und „Äther"-Sauerstoff kommt im Muscarin in demselben Abstand wie im Acetylcholin vor, eine andere entsprechende Kombination findet sich im Nicotin.

Nach unseren heutigen Vorstellungen verläuft die Anlagerung eines geeigneten Pharmakon an den postganglionären Acetylcholinrezeptor komplizierter, als bisher

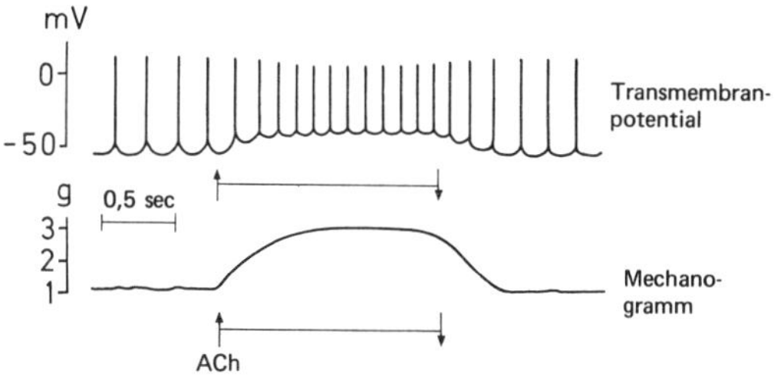

Abb. 2.3. Einwirkung von Acetylcholin auf das Transmembranpotential und die mechanische Spannungsentwicklung von glatter Muskulatur (schematisch). Acetylcholin vermindert das Membranpotential und steigert die Frequenz der Aktionspotentiale, gleichzeitig steigt die Muskelspannung an.

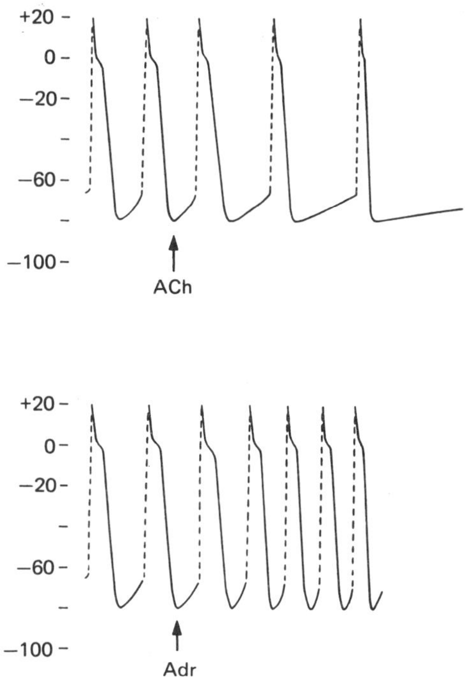

Abb.2.4. Schematische Darstellung von Schrittmacherpotentialen des Herzens unter Einwirkung von Acetylcholin und Adrenalin. Acetylcholin (ACh) verlangsamt die diastolische Depolarisation und vermindert damit die Schlagfrequenz (negativ chronotrop), Adrenalin beschleunigt die diastolische Depolarisation und erhöht damit die Schlagfrequenz (positiv chronotrop).

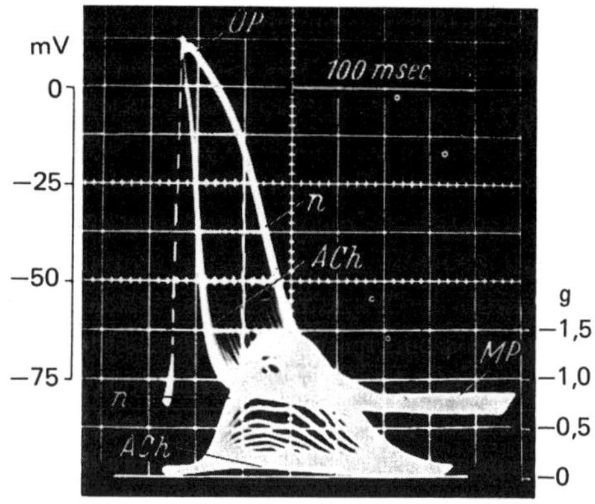

Abb.2.5. Wirkung von Acetylcholin auf die Form des Aktionspotentials und die Kontraktionsamplitude des Meerschweinchenvorhofs. Die mit intrazellulären Mikroelektroden abgeleiteten Aktionspotentiale und die Kontraktionen werden fortlaufend registriert und übereinander projiziert aufgenommen. Oben: Aktionspotentiale mit der Eichung am linken Rand, unten: Kontraktionen mit der Eichung an rechten Rand. Die normalen Werte vor Zusatz von Acetylcholin sind mit n markiert, Zugabe von Acetylcholin (5×10^{-8} g/ml) verändert die Form der Aktionspotentiale und die Höhe der Kontraktionsamplitude bis zu einem Endwert, der mit ACh gekennzeichnet ist. Beachte: Das Aktionspotential wird stark verschmälert (Beschleunigung der Repolarisation), das Membranpotential (MP) wird etwas negativer, das Überschußpotential (ÜP) bleibt unverändert. Die schnelle Depolarisation ist gestrichelt retuschiert.

angenommen wurde. Der Rezeptor besitzt zwei „aktive Zentren“: 1. das anionische Zentrum und 2. das esteratische Zentrum. Beide sind geladen (Abb. 2.**6**). Alle wirksamen Parasympathomimetika besitzen an ihrem als Kation funktionierenden Stickstoff Methylgruppen, die auf Grund von van der Waalsschen Anlagerungskräften zur Bindungsfestigkeit an das anionische Zentrum beitragen. Ähnliches gilt für das esteratische Zentrum. An den δ^--geladenen Sauerstoff müssen sich noch mindestens zwei Atome anschließen, damit eine Substanz agonistische Wirkung besitzt. Sehr eindrucksvoll läßt sich dies z. B. am Muscarinmolekül demonstrieren: Muscarin ist ein sehr starker Agonist, der Verlust der ringständigen Methylgruppe führt aber zum Wirkungsverlust. Wird die esteratische Seitenkette zu lang, verzweigt oder aromatisch, dann kann eine Anlagerung nicht mehr stattfinden: Die Substanz hat ihre „intrinsic activity“ verloren, wirkt aber als Hemmstoff, da sie durch die Bindung an das anionische Zentrum den Rezeptor blockiert. Die Anlagerung eines Pharmakon an das anionische Zentrum bestimmt wahrscheinlich seine Affinität, die Reaktion mit dem esteratischen Zentrum seine „intrinsic activity“ (s. S. 5).

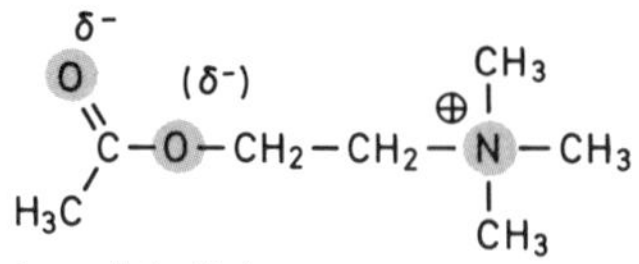

Acetylcholin*

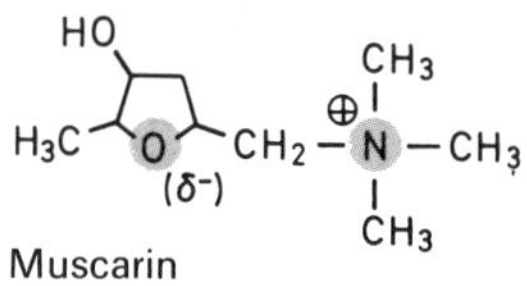

Muscarin

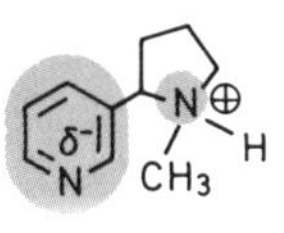

Nicotin
1-Methyl-2-(3-pyridyl)-pyrrolidin oder
3-(N-Methyl-2-pyrrolidyl)-pyridin

Es gibt zwei Möglichkeiten, die postganglionären Wirkungen des Acetylcholin zu imitieren:

❶ durch Substanzen, die denselben Angriffspunkt haben wie Acetylcholin: direkte Parasympathomimetika. Praktisch bewähren sich aber nur Substanzen, die nicht oder nicht so schnell durch Cholinesterasen abgebaut werden wie Acetylcholin;

❷ durch Substanzen, die den Abbau des körpereigenen Acetylcholin durch die Cholinesterase hemmen: indirekte Parasympathomimetika oder Anticholinesterasen.

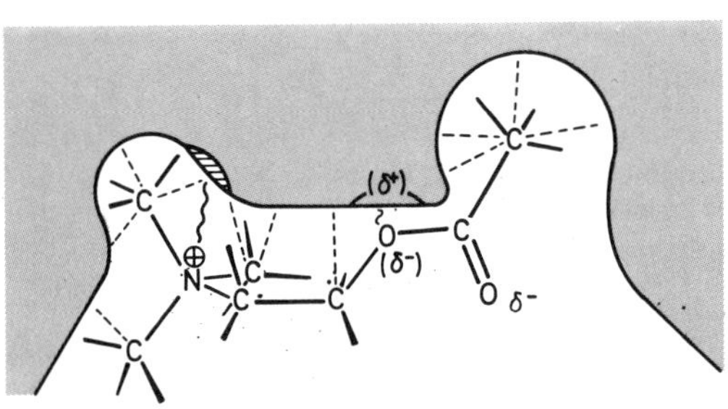

Abb.2.6. Schematische Darstellung der Bindung eines Acetylcholinmoleküls an den postganglionären Acetylcholinrezeptor. Neben den elektrostatischen Anlagerungskräften (geschlängelte Linie) spielen sowohl am anionischen Zentrum (links) wie auch am esteratischen Zentrum (rechts) van der Waalssche Kräfte (gestrichelte Linien) eine Rolle.

2.1.1.1. Direkte Parasympathomimetika

Acetylcholin. Es handelt sich um eine stark polare Substanz, die ein positiv geladenes Stickstoffatom und zwei „elektronegative" Sauerstoffatome hat. Für die Reaktion mit dem Rezeptor und der Cholinesterase (Abb. 2.**6**, 2.**10**) sind jeweils zwei reaktive Stellen im Acetylcholinmolekül notwendig; in den Formeln sind die aktiven Zentren des Acetylcholin und der direkten Parasympathomimetika hervorgehoben. Trotz der großen chemischen Unterschiede zwischen Acetylcholin, Pilocarpin, Arecolin und Muscarin treten die Ähnlichkeit und der Abstand der aktiven Zentren in den verschiedenen Molekülen doch wohl deutlich hervor. Auch wird verständlich, daß Substanzen, die keine Ester sind, nicht von der Cholinesterase abgebaut werden können und dementsprechend länger wirksam sind als Acetylcholin.

Wird dem Versuchstier oder dem Menschen Acetylcholin intravenös injiziert oder infundiert, so stehen Symptome, die durch Erregung postganglionärer parasympathischer Strukturen ausgelöst werden, im Vordergrund: Blutdrucksenkung durch negativ chronotrope Wirkung und Vasodilatation (Abb. 2.**7**), negativ inotrope Wirkung am Vorhof (Abb. 2.**8**), Bronchokonstriktion, Tonussteigerung des Darmes (Abb. 2.**9**), Zunahme der Drüsensekretion. Dieselben Symptome können auch bei Vergiftungen mit Cholinesterasehemmstoffen beobachtet werden (s. S. 55 und 329). Die ganglionären Strukturen und die motorische Endplatte sind weniger empfindlich, so daß deren Erregung von den genannten parasympathischen Symptomen überlagert wird. Die Dauer der Acetylcholinwirkung ist sehr kurz, weil die Substanz außerordentlich schnell abgebaut wird. Dies bedeutet eine so große Unsicherheit für die Dosierung, daß eine therapeutische Anwendung nicht in Frage kommt.

Carbachol[1]**.** Das Carbaminoylcholin kann durch Cholinesterase nicht oder sehr langsam abgebaut werden. Nach subkutaner Injektion von 0,25 mg kommt es zu starken parasympathischen Wirkungen, wie Erhöhung der Sekretion von Schweiß, Speichel und Magensaft, Zunahme des Tonus von Darm und Blase, Anregung der Darmperistaltik,

[1] Doryl®

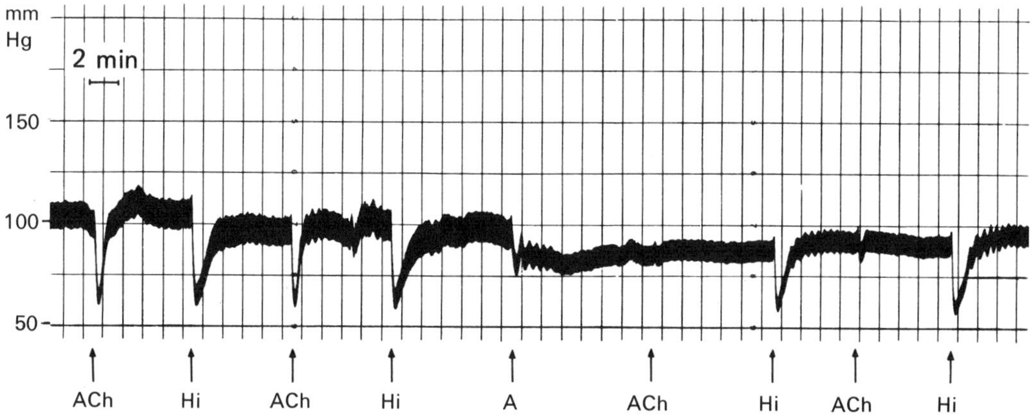

Abb. 2.7. Wirkung von Atropin auf die Blutdruckeffekte von Acetylcholin und Histamin. Der Blutdruck der Katze wurde blutig mittels Druckaufnehmer auf einem Direktschreiber registriert. Die Substanzen wurden intravenös injiziert. ACh: 0,001 mg Acetylcholin/kg, Hi: 0,004 mg Histamin/kg, A: 2,0 mg Atropin/kg. Nach Atropinisierung ist der Acetylcholineffekt aufgehoben, die Histaminwirkung unverändert.
Umrechnungsfaktor: 1 mmHg (Torr) ≙ 133 Pa (Pascal)

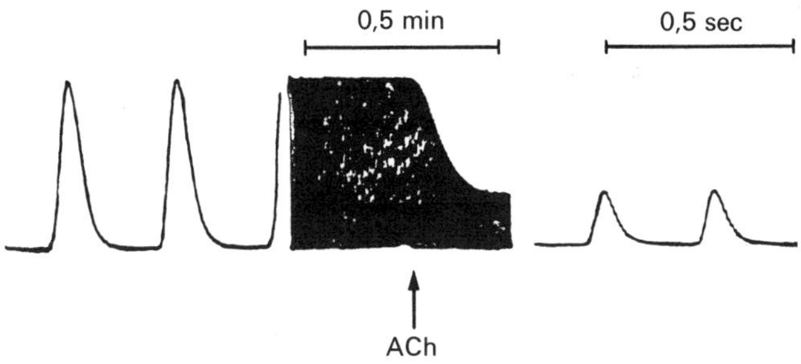

Abb. 2.8. Wirkung von Acetylcholin auf die Kontraktionsamplitude des isolierten Meerschweinchenvorhofs. Isometrische Registrierung mittels eines Dehnungsmeßstreifens auf einen Direktschreiber. Reizfrequenz 4 Hz. Nach Zusatz von Acetylcholin 3×10^{-8} g/ml nimmt die Kontraktionsamplitude ab. Beachte die zwei verschiedenen Registriergeschwindigkeiten.

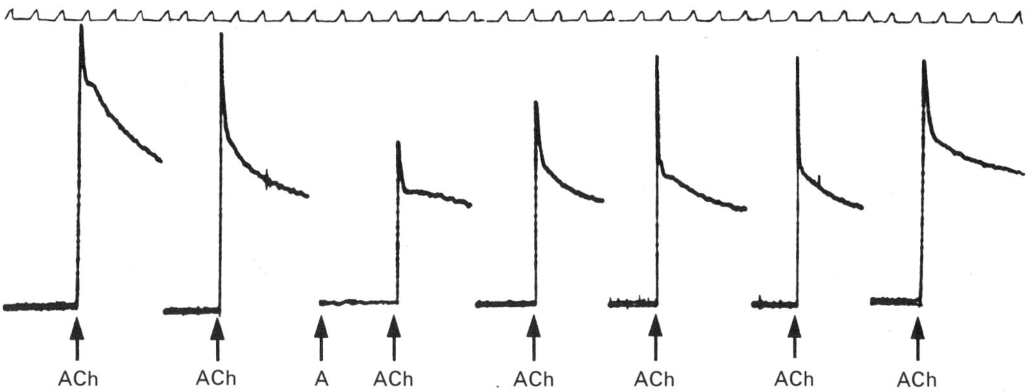

Abb. 2.9. Wirkung von Atropin auf den Acetylcholineffekt am isolierten Meerschweinchendarm. ACh Acetylcholin 5×10^{-7} g/ml, A Atropin 10^{-7} g/ml, Zeitschreibung in Minuten. In der verwendeten Konzentration reduziert Atropin die Acetylcholinerregung, es läßt sich langsam auswaschen.

aber auch zu Bradykardie, Verschlechterung der Herzfunktion, Erweiterung der Arteriolen und Hautgefäße. Trotzdem sinkt der Blutdruck wegen gegenregulatorischer Vorgänge nicht oder nur kurzfristig ab. Bei Einträufeln einer 1%igen Lösung in das Auge wird die Pupille verengert und bei Glaukom der Innendruck des Auges erniedrigt.

Pilocarpin. Dieses Alkaloid aus den Blättern (Fo-

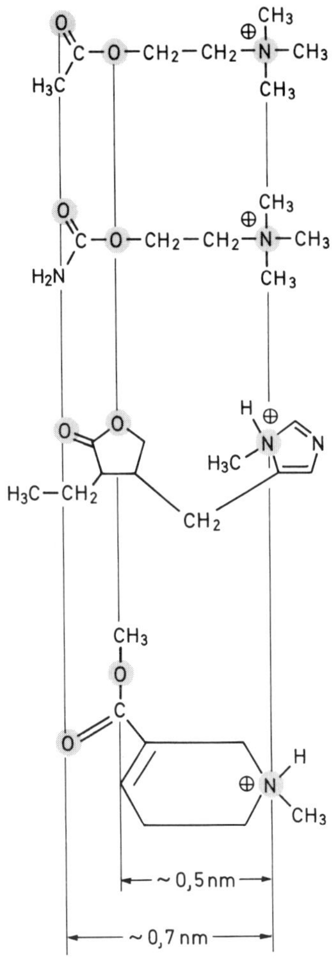

lia Jaborandi) von Pilocarpus pennatifolius erregt spezifisch die postganglionären, parasympathischen Acetylcholinrezeptoren. Es wirkt prinzipiell wie Carbachol; die Beeinträchtigung der Herzfunktion ist aber ausgeprägter. Damit verbietet sich eine allgemeine Anwendung von Pilocarpin, nur die lokale Applikation am Auge kann befürwortet werden.

Indikationen. Bei postoperativen oder durch Arzneimittel (Neuroleptika) erzeugten Atonien des Darmes und bei funktionellen Lähmungen der Blase ist Carbachol oft wirksam. Auch bei supraventrikulärer paroxysmaler Tachykardie ist manchmal ein Erfolg zu erzielen. Pilocarpin ist, wie Carbachol, lokal am Auge bei Glaukom wirksam. Der Druck sinkt infolge der durch die Miosis bewirkten Erweiterung des Schlemmschen Kanals und der Fontanaschen Räume im Iriswinkel, also der Abflußwege für das Kammerwasser.

Therapeutische Anwendung. Carbachol wird meistens in Dosen von 0,25 mg subkutan, ***nicht*** intravenös gegeben. Die Dosis kann, wenn nötig, nach 30 bis 60 Minuten wiederholt werden. ***Nur*** bei paroxysmaler Tachykardie darf bei erfolgloser sonstiger Therapie 0,05 bis 0,1 mg sehr langsam intravenös injiziert werden. Zur Erniedrigung des Innendruckes bei Glaukom wird eine Lösung von 1% in das Auge geträufelt, von Pilocarpinum hydrochloricum meistens eine 2%ige Lösung. Carbachol kann in geeigneten Fällen auch per os in Dosen von 1 bis 4 mg mehrmals täglich verabreicht werden.

Nebenwirkungen. Die Gefahr der zu starken Wirkung auf das Herz ist immer zu berücksichtigen. Außer Störungen der Herzfunktion kann es zu Schwitzen, Durchfällen, Nausea, Erbrechen und Akkommodationskrampf kommen. Alle Nebenwirkungen, aber auch die gewünschten Wirkungen, lassen sich durch intravenöse Injektion von 0,5 bis 1 mg oder mehr Atropin beseitigen.

Kontraindikation. Bei Herzinsuffizienz kann es zu Herzversagen, bei Asthma bronchiale zur Auslösung eines Anfalls (selbst bei Applikation am Auge) und bei Hyperthyreosen zum Auftreten von Vorhof- oder Kammerflimmern kommen. Pilocarpin ist als schweißtreibendes Mittel, wie es früher verwendet wurde, zu gefährlich.

Muscarin. Es stammt aus dem Fliegenpilz (Amanita muscaria). Es hat zwar nicht für die Therapie, jedoch für die experimentelle Pharmakologie Bedeutung erlangt. Muscarin wirkt, ebenso wie Pilocarpin, nur an den postganglionären parasympathischen Rezeptoren, während es an den cholinergen Ganglien und motorischen Endplatten keinen Effekt zeigt. Um die verschiedenen Acetylcholinwirkungen zu charakterisieren, nennt man deshalb die erste Art des Angriffs ***muscarinartig***, während die Wirkung von Acetylcholin an Ganglien und Endplatten ***nicotinartig*** ist, weil der Effekt an diesen beiden Geweben mit Nicotin zu erzielen ist. Diese verschiedenen Angriffspunkte lassen sich auch durch drei verschiedene Arten von anticholinergen Substanzen differenzieren:

Die muscarinartigen Wirkungen sind durch Atropin, die nicotinartigen am Ganglion durch Ganglienblocker, an der Endplatte durch d-Tubocurarin aufzuheben.

Arecolin. Dieses Alkaloid aus der Betelnuß, der Frucht von Areca Catechu, besitzt muscarinartige und nicotinartige Wirkungen. Diese Nüsse sind in Südostasien als Genußmittel weit verbreitet. Im Gegensatz zu den quartären Parasympathomimetika dringt die tertiäre Substanz Arecolin gut in das Zentralnervensystem ein (s. S. 31). Ihr pK_a-Wert liegt bei 7,8, so daß in vivo immer ein Teil der Substanz als freie Base vorliegt. Das Wirkungsbild von Arecolin ist bei gewohnheitsmäßiger Aufnahme immer durch die zentralnervöse Komponente bestimmt, die im Gegensatz zur peripheren Parasympathikuserregung subjektiv als angenehm empfunden wird.

Ähnliche Effekte können im Tierversuch auch mit ***quartären Parasympathomimetika*** erreicht werden, wenn diese direkt in den Liquor cerebrospinalis infundiert werden. Nach kleinen Dosen ist eine zentral ausgelöste Stimulierung des cardiovasculären Systems zu beobachten.

2.1.1.2. Indirekte Parasympathomimetika (Cholinesterase-Hemmstoffe)

Die Cholinesterasehemmstoffe vermindern die ***Abbaugeschwindigkeit*** von Acetylcholin, weil sie, abhängig von ihrer Konzentration, einen mehr oder minder großen Teil der Cholinesterasemoleküle blockieren. Da von den Nervenendigungen des vegetativen Systems ständig Acetylcholin freigesetzt wird (hierdurch wird der parasympathische Tonus gewährleistet), herrscht an dieser Stelle eine bestimmte Acetylcholinkonzentration, die bedingt wird durch die pro Zeiteinheit freigesetzte und durch die Cholinesterase abgebaute Menge Acetylcholin. Dieses Gleichgewicht wird durch Cholinesterasehemmstoffe gestört, die aktuelle Acetylcholinkonzentration steigt an, und damit nimmt der ***Tonus des Parasympathikus*** zu. Derselbe Mechanismus gilt auch für andere cholinerge Synapsen (s. z. B. die „motorische Endplatte").

Die Cholinesterase-Hemmstoffe lassen sich in zwei verschiedene chemische Gruppen unterteilen:

❶ ***vierbindige Stickstoffverbindungen***, die dem Acetylcholin verwandt sind. Zu dieser Gruppe gehören das Alkaloid Physostigmin und die Synthetika Neostigmin und Pyridostigmin, sie enthalten den Carbaminsäurerest. Die Ähnlichkeit der aktiven Zentren in diesen Molekülen mit denen von Acetylcholin macht es verständlich, daß diese Substanzen mit der Cholinesterase reagieren.

Die primäre Anlagerung erfolgt zwischen dem kationischen Stickstoff und dem anionischen Zentrum, danach wird das esteratische Zentrum carbamoyliert. Das Enzym ist damit blockiert, denn die Decarbamoylierung erfolgt wesentlich langsamer als die Deacetylierung, die bei der Acetylcholin-Spaltung durchlaufen werden muß.

Neostigmin hat nicht nur eine große Affinität zur Esterase, sondern in geringerem Maße auch zu den Acetylcholinrezeptoren. Unter bestimmten experimentellen Bedingungen läßt sich eine acetylcholinartige, direkte Wirkung des Neostigmin nachweisen.

❷ ***Phosphorsäureester***, die zu dem esteratischen Zentrum der Cholinesterase eine sehr hohe Affinität besitzen. Sie spielen in der Therapie keine Rolle, finden aber ausgedehnte Verwendung als Insektizide (s.S.329) und besitzen toxikologisches Interesse.

Physostigmin, auch Eserin genannt, ist ein Alkaloid aus den Samen (Kalabarbohne) von Physostigma venenosum. Die Zufuhr von 0,5 bis 1,0 mg Physostigminsalicylat ruft dieselben Symptome hervor wie eine Acetylcholininfusion bzw. eine Pilocarpininjektion. Weil die Hemmung der Herzfunktion und die Erregung des Darmes relativ stark ausgeprägt sind, soll Physostigmin nicht als Medikament benutzt werden, um so mehr als besser verträgliche Substanzen, wie Neostigmin und Pyridostigmin vorhanden sind. Dagegen eignet es sich 1. zur lokalen Anwendung am Auge bei Glaukom in 0,25 bis 0,5%iger Lösung und 2. zur Therapie der Vergiftung durch Atropin und Thymoleptika (s. S. 242), weil Physostigmin als tertiäres Amin in das Gehirn einzudringen vermag.

Neostigmin[2]. Eine größere Anzahl von physostigminanalogen Substanzen ist hergestellt und untersucht worden. Darunter befinden sich Verbindungen, wie Neostigmin und Pyridostigmin, die für die allgemeine Therapie vorteilhafter sind

[2] Prostigmin®

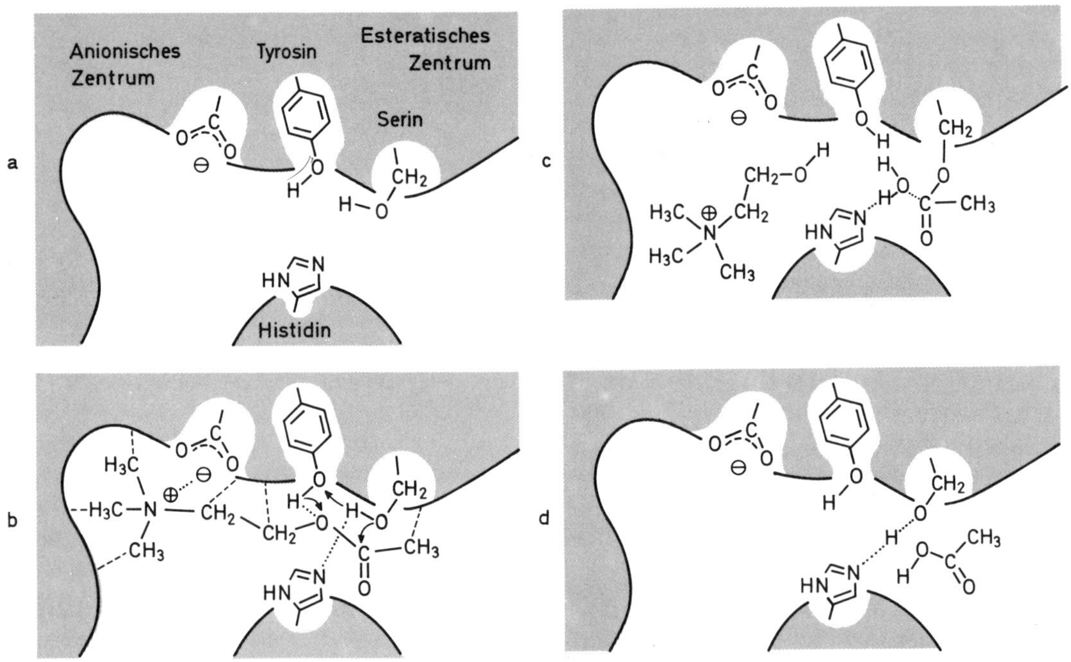

Abb. 2.10. Schematische Darstellung der Reaktion zwischen der Acetylcholinesterase und dem Substrat Acetylcholin.

Aktive Stelle der Esterase mit anionischem und esteratischem Zentrum a). Als funktionelle chemische Gruppen sind für das anionische Zentrum Carboxy- oder Phosphat-Reste, für das esteratische Zentrum die Hydroxy-Gruppen von Serin- und Tyrosin-Resten sowie ein Imidazolstickstoff (Histidin) wahrscheinlich gemacht worden. Die Anlagerung von Acetylcholin löst eine Elektronenverschiebung und dadurch eine Folge von Umlagerungsreaktionen aus b), wodurch der Ester Acetylcholin hydrolytisch gespalten wird, es resultiert intermediär ein acetyliertes esteratisches Zentrum c). Cholin dissoziiert schneller von seiner Bindungsstelle als der Essigsäure-Rest, so daß die Deacetylierung zum geschwindigkeitbegrenzenden Schritt wird d).

Symbole: - - - - = apolare Bindungskräfte (van der Waalssche Kräfte) bzw. Resonanz der Carboxyl-Gruppe.
⌒↘ = Umlagerungsreaktion
. . . . = Elektrostatische Anziehung, Wasserstoffbrücke

als das Alkaloid; das Verhältnis zwischen den gewünschten Wirkungen (Erregung des Darmes oder der motorischen Endplatte) und unerwünschten Wirkungen (Hemmung der Herzfunktionen) ist bei den synthetischen Pharmaka günstiger als bei der nativen Ausgangssubstanz. Bei Darm- oder Blasenatonie wird Neostigminmethylsulfat 0,5 bis 1,0 mg intramuskulär oder Neostigminbromid 7,5 bis 30 mg per os gegeben. Bei der Myasthenia gravis (s. „motorische Endplatte", S. 174) muß die orale Zufuhr sehr individuell erfolgen, die dabei auftretenden parasympathischen Erregungen sind unerwünscht und können durch gleichzeitige Atropingabe gemildert werden. Die ***Nebenwirkungen*** und die Therapie der Vergiftung entsprechen denen von Pilocarpin.

Pyridostigmin[3]. Es wirkt im wesentlichen wie Neostigmin, der Effekt tritt aber langsamer ein und hält viel länger an. Ähnliches gilt für ***Distigmin***[3a].

Edrophonium[4]. Es handelt sich um einen besonders kurz wirksamen Cholinesterase-Hemmstoff, der chemisch kein (Carbaminsäure-)Ester ist und dementsprechend auch nicht das esteratische Zentrum acylieren kann. Die Anlagerung des Mo-

[3] Mestinon®
[3a] Ubretid® 1,6-Bis-[1-methyl-3-(N-methyl-carbamoyloxy)-pyridinium-yl]-hexan-dibromid
[4] Tensilon®

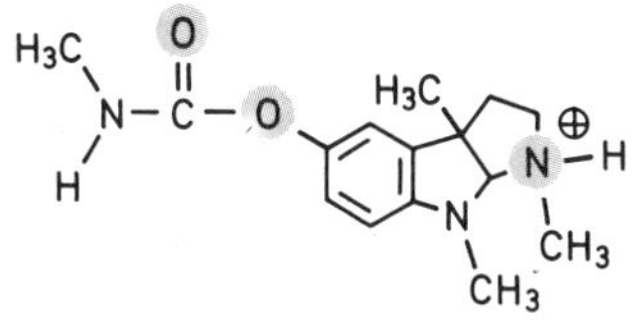

Physostigmin (Eserin)

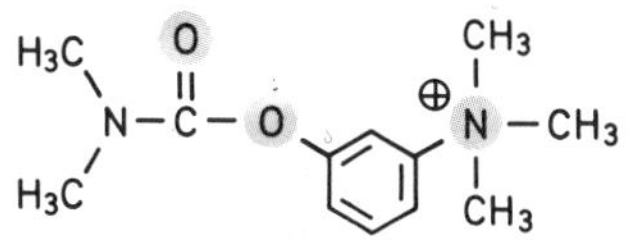

Neostigmin

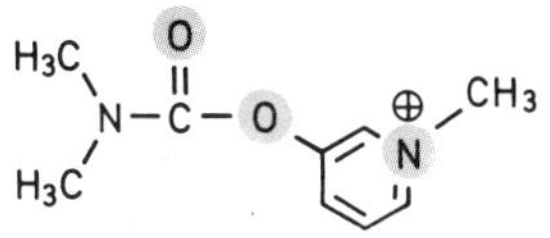

Pyridostigmin

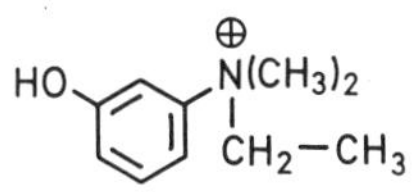

Edrophonium

Cholinesterasehemmstoffe

leküls über elektrostatische (positiv geladener Stickstoff) und van der Waalssche Kräfte (Benzolring) genügt zur Blockade des Enzyms. Es findet Verwendung als Diagnostikum bei Verdacht auf das Vorliegen einer Myasthenia gravis.

2.1.2. Parasympatholytika

Die periphere cholinerge Übertragung läßt sich, je nach der Lokalisation, durch verschiedene Substanzen blockieren:

❶ in den Ganglien durch Ganglienblocker;

❷ an den motorischen Endplatten durch Substanzen der Curare-Gruppe;

❸ an den parasympathischen Endigungen durch die Atropingruppe (Parasympatholytika), die im folgenden besprochen werden soll.

2.1.2.1. Atropin

Atropin ist ein Alkaloid, das aus zahlreichen Solanaceenarten gewonnen wird, vor allem aus Atropa belladonna (Tollkirsche), aus Hyoscyamus niger (Bilsenkraut) und aus Datura stramonium (Stechapfel). Das nativ in der Pflanze vorkommende Alkaloid ist l-Hyoscyamin, das auch das pharmakologisch wirksame Enantiomer darstellt. Bei der Pflanzenaufbereitung und spontan in Lösung razemisiert l-Hyoscyamin in (±)-Hyoscyamin (Atropin). In den genannten Pflanzen kommt in wechselnden Mengen noch das chemisch verwandte und auch in mancher Beziehung dem Atropin ähnlich wirkende Scopolamin (Hyoscin) vor. Atropin ist ein Ester des Tropins und der Tropasäure.

Wirkungsmechanismus. Atropin hemmt die Wirkung des am parasympathischen Nervenende freigesetzten oder injizierten Acetylcholin auf das Erfolgsorgan durch Konkurrenz am Rezeptor (Abb. 2.**7**, 2.**9**). Es besitzt wie Acetylcholin eine hohe Affinität zum Rezeptor, ohne selbst den Rezeptor zu erregen, es zeigt also keine „intrinsic activity". Atropin verhält sich gegenüber Acetylcholin und anderen Parasympathomimetika wie ein ***rein kompetitiver Hemmstoff*** (s. S. 4). Die Acetylcholinfreisetzung wird nicht beeinträchtigt. Die cholinerge Übertragung in Ganglien und an der motorischen Endplatte wird durch Atropin nach den üblichen Dosen nicht gehemmt, sondern allenfalls in toxischen Konzentrationen.

Wirkung. Entsprechend dem Wirkungsmechanismus werden alle muscarinartigen Acetylcholinwirkungen abgeschwächt. Das Ausmaß dieser Hemmung ist aber nicht an allen Organen gleich.

Drüsen. Meistens ist als erste Wirkung die Hemmung der Speichel- und Schweißsekretion zu registrieren. Auch die Schleimsekretion in Nase, Rachen und Bronchien wird reduziert. Die Magensekretion wird erst nach hohen Dosen (mindestens 1 mg) vermindert, die Säurekonzentration kann aber sogar erhöht werden. Die Pankreassekretion nimmt nach hohen Dosen ab (s. Therapie der Pankreatitis S. 171).

Auge. Nach größeren Dosen wird die Akkommodation durch Lähmung des Musculus ciliaris aufgehoben. Infolge der gleichzeitig oder etwas später eintretenden Lähmung des Musculus sphincter pupillae wird die Pupille erweitert. Dadurch kommt es zu einer Photophobie und bei Glaukom-Patienten (nicht bei Normalen) zu einer gefährlichen Erhöhung des Augeninnendruckes, weil der Kammerwasserabfluß durch den Schlemmschen Kanal verlegt wird. Diese Erscheinungen sind auch nach Gaben per os zu beobachten; sie sind aber besonders ausgesprochen nach lokaler Applikation von 0,5 bis 1 mg in den Bindehautsack. Die Akkommodationsstörung hält einige Tage an; die Pupille kann eine Woche lang erweitert sein.

Kreislauf. Durch die Ausschaltung des Herzvagus, für die allerdings Dosen von 1 bis 2 mg subkutan oder intravenös notwendig sind, wird die Gefahr eines reflektorischen Herzstillstandes ausgeschaltet. Dies ist für bestimmte Operationen im Halsgebiet von Bedeutung. Allerdings macht sich das Überwiegen des Sympathikotonus durch eine Steigerung der Herzfrequenz auf ~150 pro Minute bemerkbar. Nach kleinen Dosen von Atropin wird auch eine leichte Abnahme der Herzfrequenz beobachtet, deren Ursache unbekannt ist. Früher wurde eine Koronarerweiterung angenommen. Sie wäre im Falle einer Koronarsklerose wegen der starken Belastung des Herzens durch die Frequenzsteigerung ohnehin nicht ausnutzbar. Ob die nach großen Dosen zu beobachtende Erweiterung der Hautgefäße durch eine leichte ganglienblockierende Wirkung oder einen zentralnervösen Effekt erklärt werden kann, ist nicht sicher.

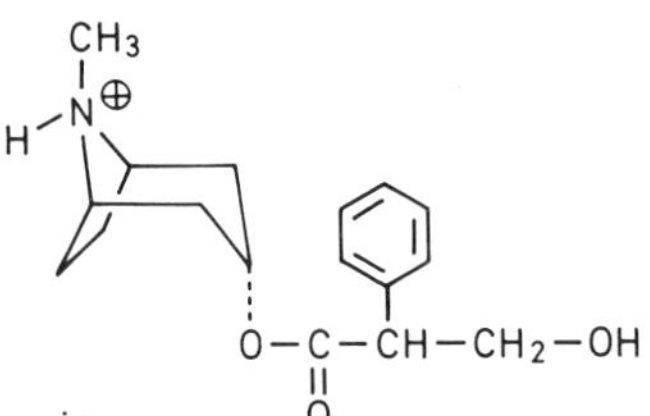

Atropin
Tropasäure-tropinester

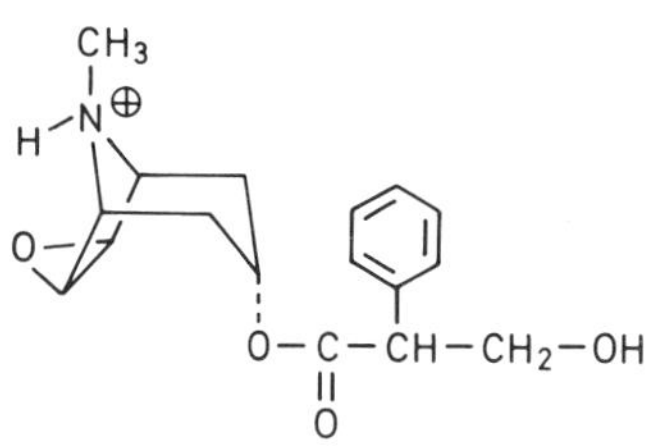

Scopolamin (Hyoscin)
Tropasäure-scopinester

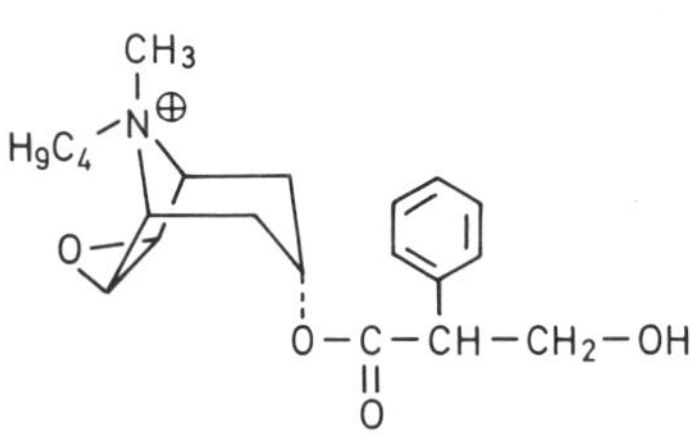

N-Butyl-scopolamin[5]

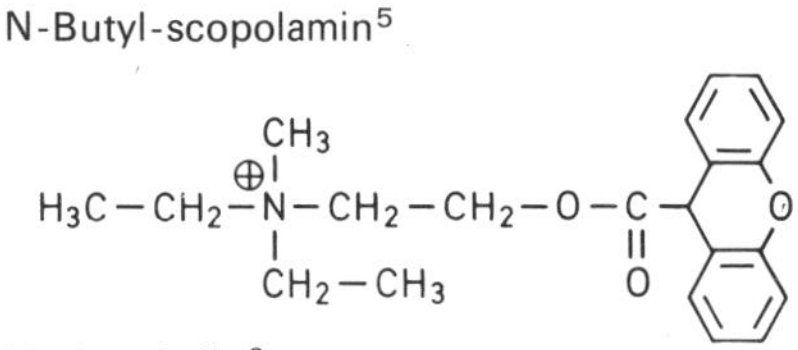

Methanthelin[6]

Glatte Muskulatur. Der Tonus des Magen-Darm-Kanals und der Gallenwege wird schon früher vermindert als die Motilität; dies gilt besonders für spastische Zustände. Der Tonus der Harnblasenmuskulatur sinkt ab. Die Wirkungen am Ureter sind nur gering. Spasmen der Bronchialmuskulatur können durch Atropin beseitigt werden, wenn sie cholinerger Natur sind. Das ist bei Asthma bronchiale nur teilweise der Fall. Deshalb ist Atropin bei dieser Erkrankung nicht sicher wirksam.

Die Wirkungen auf das Zentralnervensystem werden bei den Anti-Parkinson-Mitteln und bei der Atropinvergiftung besprochen. Die antiemetische Wirkung, die zentral bedingt ist, wird durch Scopolamin übertroffen (s. bei den „Antiemetika", S. 217).

Aufnahme und Ausscheidung. Atropin wird nach Gaben per os gut resorbiert. Aber auch vom Bindehautsack aus kann es zusätzlich auch über Tränenkanal und Nasenschleimhaut resorbiert werden und zu systemischen Vergiftungen Anlaß geben. In das Zentralnervensystem dringt Atropin schlechter als Scopolamin ein (s. S. 59). Der größte Teil des Alkaloids wird im Körper, vorwiegend in der Leber, abgebaut, ein kleiner Teil im Harn ausgeschieden. Während Atropin schnell aus dem Blut verschwindet, bleibt es am Wirkungsort lange gebunden.

Indikationen von Atropin. Zur Lösung von Spasmen im Gebiet des Magen-Darm-Kanals, der Gallen- und Harnwege sind immer Dosen notwendig, die unangenehme Nebenwirkungen auf Speichelsekretion, Auge und Herzfrequenz haben. Zur Behandlung der Hyperazidität des Magens ist Atropin meistens ungeeignet; große Tagesdosen sind notwendig, um bei einer Pankreatitis die exokrine Sekretion der Bauchspeicheldrüse zu hemmen; zur Therapie des Pylorospasmus der Neugeborenen ist Methylatropin (s. unten) vorzuziehen. Gut wirksam ist Atropin (in Dosen von 1 bis 2 mg) zur Ausschaltung des Herzvagus bei

[5] Buscopan® [6] Banthin®, Vagantin®

Hirndruck, Elektroschock, für Operationen im Mundbodenbereich, bei Barbituratnarkose und bei anderen Karotissinus- und Vagusreizerscheinungen. Mittlere Dosen (0,5 bis 1 mg) sind ausreichend, um die Sekretion der Drüsen in den Schleimhäuten zu hemmen. Dies ist wichtig zur Narkosevorbereitung (s. S. 228), ferner läßt sich durch Atropin die profuse Sekretion bei einer Rhinitis vasomotorica unterbrechen. Die mittlere Dosis genügt ebenfalls, um die Morphinnebenwirkungen auf den Gastrointestinaltrakt und das Brechzentrum zu unterdrücken. Atropin in hohen Dosen (0,08 bis 0,4 mg/kg) ist ein notwendiges Antidot bei Vergiftungen mit Cholinesterasehemmstoffen vom Phosphorsäureester-Typ. Ferner wird es benutzt, um die vegetativen Nebenwirkungen bei der Therapie der Myasthenia gravis mit indirekten Parasympathomimetika zu vermindern.

Lokal am Auge ist Atropin wegen seiner lang anhaltenden Wirkung dem kürzer wirkenden Homatropin dann vorzuziehen, wenn eine Mydriasis bei Iritis, Irisprolaps usw. gewünscht wird.

Kontraindikation. Atropin und ähnlich wirkende Substanzen dürfen bei Glaukom oder Glaukomverdacht sowie bei Prostatahypertrophie nicht gegeben werden. Auch bei Koronarsklerose könnten herzfrequenzsteigernde Dosen unter Umständen gefährlich sein.

Atropinvergiftung. Nach dem Genuß von Tollkirschen oder nach versehentlicher oraler Einnahme von atropinhaltigen Augentropfen oder auch nach dem Mißbrauch von Asthmapulvern kommt es zu Vergiftungen, die hochdramatisch verlaufen können. Die ***Prognose*** ist jedoch fast immer gut, da selbst 100- bis 200fache therapeutische Dosen nicht den Tod zur Folge haben müssen (beachte die große therapeutische Breite!). Charakteristische Symptome sind Rötung der Haut, Trockenheit im Mund, Akkommodationsstörungen, Mydriasis und eine Tachykardie. Nach größeren Dosen treten psychische Alterationen auf, wie Verwirrtheits- oder psychotische, besonders auch maniakalische Zustände und Halluzinationen. Auf dieses Stadium folgt unter Umständen eine lang anhaltende tiefe Bewußtlosigkeit. Die Körpertemperatur kann infolge der verminderten Schweißsekretion erhöht sein. Deshalb ist die Vergiftung mit einer Infektionskrankheit zu verwechseln. Der Blutdruck wird meist wenig verändert. Das Leben des Vergifteten wird durch eine zentrale Atemlähmung bedroht. Die ***Therapie*** der Vergiftung besteht in temperatursenkenden physikalischen Maßnahmen, künstlicher Atmung bei Atemstörungen und intravenösen Injektionen von Hexobarbital[7] und Diazepam[8] bei Erregungszuständen (aber nur in möglichst kleinen Dosen!). Die Zufuhr von Physostigmin, das in das Zentralnervensystem einzudringen vermag, vermindert die Vergiftungssymptome.

2.1.2.2. Scopolamin (Hyoscin)

Scopolamin wird aus verschiedenen Solanaceenarten gewonnen, die zum Teil gleichzeitig Atropin enthalten. Es ist als Ester des Scopin und der Tropasäure dem Atropin chemisch nahe verwandt (s. Formeln). Wie beim Atropin ist auch vom Scopolamin nur die linksdrehende Form biologisch wirksam. Scopolamin wirkt auf die vegetativen Organe ***qualitativ*** genau so wie ***Atropin.*** Quantitativ sind die Unterschiede zum Teil beträchtlich. Während die Wirkungen auf das Auge und die Speichelsekretion sogar stärker sind als nach gleichen Dosen von Atropin, hat Scopolamin auf die Herzfrequenz meist nur eine schwache Wirkung, ebenso auf die Funktionen der Bauchorgane. Am Zentralnervensystem stehen im Gegensatz zu Atropin die dämpfenden Wirkungen im Vordergrund (s. S. 229).

Scopolaminvergiftung. Auch hier herrschen im Gegensatz zur Atropinvergiftung die zentraldämpfenden Symptome vor. Scopolamin (pK_a 7,8) dringt leichter als Atropin (pK_a 10) in das Gehirn ein, weil ein höherer Anteil als lipidlösliche Base vorliegt (siehe dazu S. 31). Nach größeren Dosen kommt es zu einem tiefen Koma. Die Erscheinungen am Auge gleichen denen nach Atropin. Die Haut ist zwar trocken, aber meist mehr zyanotisch als gerötet, weil das Atemzentrum gehemmt wird. Bei der Therapie der Vergiftung steht die Überwindung der Atemlähmung im Vordergrund.

2.1.2.3. Homatropin

Wegen der langen Wirkungsdauer des Atropin am Auge wurden Substanzen mit kürzerer Wirkungs-

---

[7] Evipan-Na® [8] Valium®

dauer zur diagnostischen Pupillenerweiterung hergestellt. Für diesen Zweck wird häufig Homatropin verwendet. Es handelt sich wie bei Atropin um einen Tropinester, jedoch ist die Tropasäure durch Mandelsäure ersetzt worden. Nach Einträufeln der 2 %igen Lösung von Homatropinum hydrobromicum wird die Pupille meist nur 12 bis 24 Stunden erweitert und die Akkommodation weniger gestört als nach Atropin.

2.1.2.4. Methylatropin[9]

Wegen seiner noch geringeren zentralen Wirkungen hat dieses Mittel das Atropin bei der erfolgreichen Behandlung des Pylorospasmus der Neugeborenen, deren Bluthirnschranke noch unreif ist, weitgehend verdrängt. Die Dosierung für einen Säugling liegt im Bereich von etwa 0,1 mg (1 bis 4 Tropfen einer 1- bis 4promilligen alkoholischen Lösung). Zur Vermeidung bzw. frühzeitigen Erkennung von Vergiftungen sind Temperaturkontrollen notwendig.

2.1.2.5. Spasmolytika mit atropinartigen Wirkungen

Um Spasmen glattmuskeliger Organe besser behandeln zu können, hat man sich seit langem wegen der zahlreichen „parasympatholytischen Nebenwirkungen" einer Atropinbehandlung bemüht, Substanzen mit stärkerer Affinität zum Magen-Darm-Kanal und zu den ableitenden Galle- und Harnwegen herzustellen. Die Erfolge sind bisher nicht sehr befriedigend, weil sich auch hier bei spasmolytisch wirksamen Dosen Nebenwirkungen an anderen Organen nicht vermeiden lassen. Bei den Substanzen dieser Gruppe handelt es sich um Parasympatholytika mit vorwiegender Wirkung auf den Gastrointestinaltrakt und verminderter Affinität zu den Drüsen, dem Herzen und dem Zentralnervensystem; auf Grund ihrer chemischen Struktur besitzen sie aber gewisse ganglienblockierende Effekte.

Methanthelin[10], **Methylscopolamin**[11] und **Butylscopolamin**[12] wirken im Magen-Darm-Kanal lokal motilitätsvermindernd. Sie besitzen als quaternäre Ammoniumverbindungen, deren enterale Resorption quantitativ unsicher ist, eine gewisse ganglienblockierende und eine atropinartige Wirkung, besonders im Gebiet des Vagus. Bei pharmakologisch wirksamen Dosen ist deshalb mit atropinartigen Nebenwirkungen zu rechnen. Die Kontraindikationen sind dieselben wie bei Atropin.

[9] Eumydrin®

[10] Banthin® [11] Holopon® [12] Buscopan®

2.2. Sympathisches System

Wie oben ausgeführt wurde, verlassen die efferenten sympathischen Nervenfasern das Rückenmark (Th_1–L_3) als sogenannte präganglionäre Neurone, da erst eine ***Umschaltung auf ein zweites Neuron*** stattfinden muß, ehe das Erfolgsorgan innerviert werden kann. Diese Umschaltung erfolgt im Sympathicus immer cholinerg, d. h. Acetylcholin ist die Überträgersubstanz. Die Ganglienzellen des zweiten Neuron sind vornehmlich in den paravertebralen Ganglien (Sympathischer Grenzstrang) konzentriert. Eine größere Anzahl „präganglionärer" Neurone zieht aber ohne Umschaltung durch diese makroskopisch darstellbaren Ganglien und schaltet erst später im Verlauf der sympathischen Nervenfaser oder erst im Erfolgsorgan auf das zweite, postganglionäre Neuron um; letzteres wird als ***intramurale Umschaltung*** bezeichnet (s. Abb. 2.**11**). Daher enthalten fast alle vegetativ innervierten Organe Ganglienzellen, die den Perikaryen des zweiten sympathischen und besonders des zweiten parasympathischen Neurons entsprechen, denn der Parasympathikus verhält sich in dieser Beziehung ähnlich. Besonders ausgeprägt ist die Anhäufung von intramuralen Ganglienzellen in der Darmwand (Meissner- und Auerbach-Plexus).

Abb. 2.11. Schematische Darstellung der Umschaltung vom sympathischen präganglionären Neuron auf das postganglionäre Neuron. Die Umschaltung, die immer durch Acetylcholin vermittelt wird, erfolgt entweder in den (1) paravertebralen Ganglien (Grenzstrang) oder prävertebralen Ganglien; erst im Erfolgsorgan, als intramurale Umschaltung bezeichnet (2), oder im Verlauf des sympathischen Nerven (3).

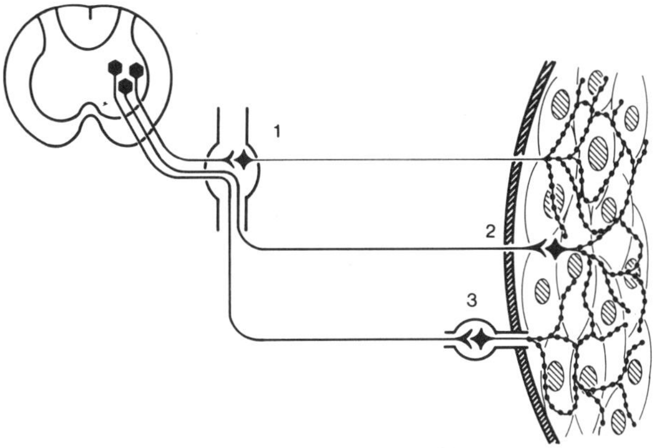

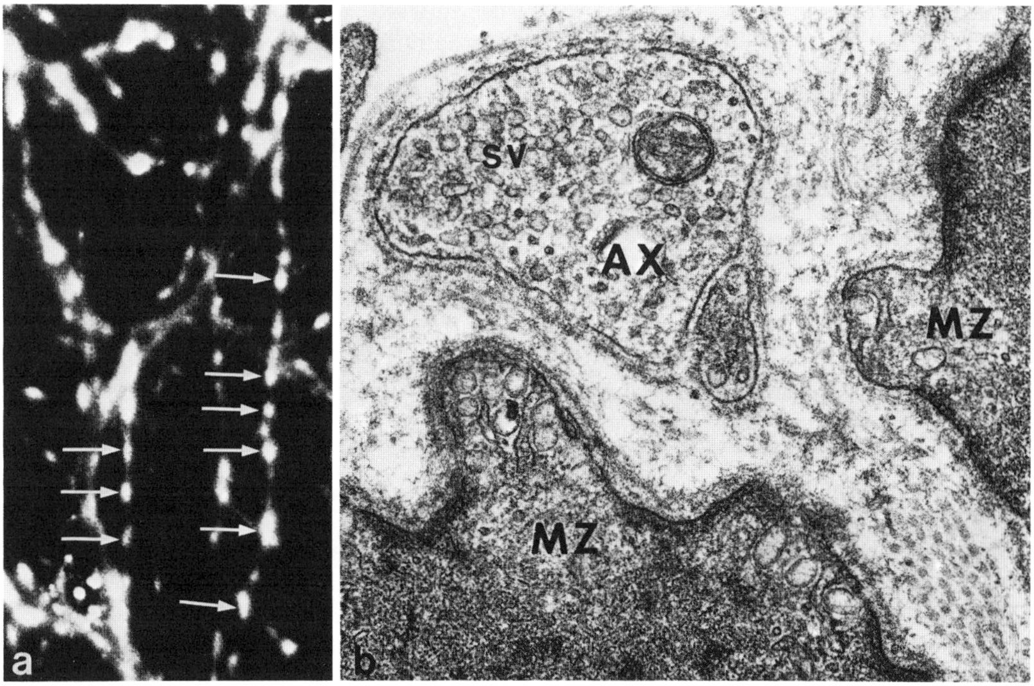

Abb. 2.12 a) Fluoreszenzmikroskopische Darstellung adrenerger Nerven in der Iris der Ratte. *Pfeile* weisen auf einige der zahlreichen Axonvarikositäten, die nach Behandlung des isolierten Gewebes mit Glyoxylsäure (2%, in Phosphatpuffer, pH 7,0) aufgrund ihres hohen Gehaltes an Noradrenalin eine charakteristische Fluoreszenz zeigen. Vergrößerung 1800 fach.
b) Elektronenmikroskopische Aufnahme, Querschnitt durch eine Axonvarikosität (*AX*) im adrenerg innervierten, glatten Musculus anococcygeus der Ratte. Die Varikosität enthält zahlreiche kleine synaptische Vesikel (*SV*), die allerdings im Laufe der Präparation ihren elektronendichten Kern verloren haben (vgl. schematische Darstellung in Abb. 2.**13**, 2.**20**). *MZ*, glatte Muskelzelle. Beachte den großen neuro-muskulären Abstand; ähnliche Verhältnisse finden sich in der Blutgefäßmuskulatur, in anderen glatten Muskeln kann dieser Abstand auch geringer sein. Vergrößerung 46800 fach. (Aufnahmen aus dem Anatomischen Institut der Universität Kiel).

2.2.1. Noradrenalin und Adrenalin

Die sympathische Nervenfaser splittert sich am Ende in eine größere Anzahl von Ästen auf, die wiederholte ***Anschwellungen (Varikositäten)*** aufweisen. In den Varikositäten sind die Noradrenalin-speichernden Vesikel enthalten (Abb. 2.**12**). Ein einzelner Nervenimpuls setzt also Überträgersubstanz an einer Reihe distinkter Orte frei. Verglichen mit der Breite des synaptischen Spaltes in der motorischen Endplatte der Skelettmuskeln, ist die Diffusionsstrecke für Noradrenalin bis zum Kontakt mit der Plasmamembran der Erfolgszellen meistens erheblich größer. Die glatte Muskelzelle weist in der Regel auch keine postsynaptische Spezialisierung wie der Skelettmuskel auf, sondern ist in ihrer ganzen Oberfläche empfindlich für die Überträgersubstanz Noradrenalin und reagiert abgestuft (nicht nach der Alles-oder-Nichts-Regel). Im Vergleich zum Skelettmuskel ergeben sich in funktioneller Hinsicht zwei Folgerungen: die nervale Stimulierung (oder Hemmung) des glatten Muskels benötigt erheblich mehr Zeit und die Größe der muskulären Reaktion wird durch die Summation abgestufter Erregungen (oder Hemmungen) aller Muskelfasern, die von der Überträgersubstanz erreicht werden, gesteuert, während im Skelettmuskel die Regelung über die Zahl von Rekrutierungen einzelner Fasern pro Zeiteinheit erfolgt.

Die ***Überträgersubstanzen des Sympathikus*** sind ***die Katecholamine Noradrenalin*** (vorwiegend in den Nervenendigungen der Peripherie und des ZNS) und ***Adrenalin*** (im Nebennierenmark), das somit auf humoralem Wege seine Zielorgane erreichen muß. Ihre Synthese verläuft nach dem auf S. 65 angegebenen Schema im Nervenfaserende bzw. in der Nebennierenmarkzelle. Die β-Hydroxylierung der Vorstufe Dopamin erfolgt wahrscheinlich erst in den Speichervesikeln, in denen Dopamin-β-hydroxylase nachgewiesen werden kann. Diese Bläschen besitzen etwa einen Durchmesser von 500 bzw. 900 nm. Ihre Membranen stammen vom Golgi-Apparat, müssen also durch axonalen Transport das sympathische Nervenende erreichen. In den Vesikeln werden Noradrenalin bzw. Adrenalin in hoher Konzentration durch Bindung an einen speziellen Eiweißkörper (Chromogranin) und ATP gespeichert.

Über den ***Freisetzungsprozeß*** herrscht folgende Vorstellung: im Ruhezustand besteht eine elektrostatische Abstoßung zwischen der Vesikeloberfläche und der Innenseite der Plasmamembran. Sobald ein Aktionspotential das Nervenende (bzw. Acetylcholin die Nebennierenmarkzelle) erreicht, wird die Abstoßung der beiden Membranen durch Kationen (wahrscheinlich $Ca^{2\oplus}$) aufgehoben, so daß eine Verschmelzung der membrannahen Vesikel mit der Plasmamembran stattfindet, die eine exozytotische Freisetzung des Vesikelinhaltes nach sich zieht. Die mit der Plasmamembran verschmolzenen Zytomembranabschnitte werden übrigens wieder ins Zellinnere zurückgenommen und erneut verwendet.

Der Noradrenalin-***Freisetzungsmechanismus*** wird übrigens durch die freigesetzte Substanz selbst moduliert. Das präsynaptische Nervenende besitzt α-Rezeptoren, deren Erregung durch Noradrenalin eine Hemmung der Noradrenalin-Exozytose auslöst. Das Erfolgsorgan wird damit vor einem Übermaß an Überträgersubstanz geschützt, bzw. es wird auf diese Art und Weise verhindert, daß zuviel Noradrenalin abdiffundiert und systemische Wirkungen auslöst (negative Rückkopplung).

Die Katecholamine liegen bei physiologischem pH-Wert als Zwitterion vor:

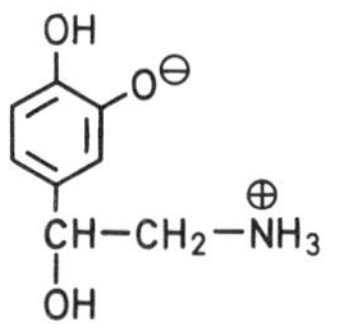

Der Stickstoff lagert ein Proton an und ist damit vierbindig und positiv geladen (s. S. 31), während die m-Hydroxy-Gruppe dissoziiert vorliegt und damit eine negative Ladung aufweist. Diese Ladungen sind entscheidend für ***die Anlagerung*** des Moleküls ***an die adrenergen Rezeptoren***. Wie die Abb. 2.**18** (S. 68) schematisch ausführt, wird der positiv geladene Stickstoff durch elektrostatische Kräfte an eine negative Säure-Gruppe gebunden, die beiden Hydroxy-Gruppen gehen über ein divalentes Kation eine Chelatbindung mit dem Rezeptormolekül ein, zusätzlich bilden sich eine Wasserstoffbrücke und apolare Wechselwirkungen (van der Waals-Kräfte) aus.

Es sind ***zwei Typen von adrenergen Rezeptoren*** zu zu unterscheiden, die als α- ***und*** β***-Rezeptoren*** klassifiziert werden (s. unten). Besitzt ein Katecholamin keinen Substituenten am Stickstoff wie Noradrenalin, reagiert es ausschließlich mit den α- und β_1-Rezeptoren, ist dagegen ein größerer Substituent am Stickstoff vorhanden (iso-Propyl oder länger) steht die Reaktion mit den β_2-Rezeptoren im Vordergrund. Adrenalin mit der kleinen N-ständigen Methyl-Gruppe wirkt auf beide Rezeptortypen ein:

2.2.1.1. α-, β_1- und β_2-Rezeptoren

Bereits in älteren Untersuchungen war aufgefallen, daß die Wirkung einer sympathischen Nervenreizung (Freisetzung von Noradrenalin) nicht völlig mit der Wirkung injizierten Adrenalins übereinstimmte. Erst die Entwicklung von Antagonisten führte zu einem besseren Verständnis der Verhältnisse. So können durch die klassischen Vertreter der Sympatholytika (wie Ergotamin) oder moderne Synthetika (z. B. Phentolamin) nur die erregenden Wirkungen von Noradrenalin und Adrenalin an der glatten Muskulatur aufgehoben werden. Dagegen werden durch diese ***α-Blocker*** die adrenerge Hemmung der Bronchialmuskulatur, die Stoffwechselsteigerung und die adrenerge Stimulierung des Herzens nicht beeinflußt (s. auch „Adrenalin-Umkehr," Abb. 2.**22**, S. 76). Hieraus wurde auf das Vorhandensein von zwei Rezeptortypen geschlossen. Diese Anschauung wurde eindrucksvoll unterstützt, als sich Substanzen fanden, die selektiv die bisher nicht beeinflußbaren β-Rezeptoren hemmen konnten. Die erste derartige β-Rezeptoren-blockierende Verbindung (oder kurz ***β-Blocker*** genannt) war Dichlorisoproterenol, ein Derivat des Isoproterenol (Formel S. 75), bei dem die beiden ringständigen OH-Gruppen durch Chloratome ersetzt sind. Inzwischen sind eine große Reihe von β-Blokkern entwickelt worden, die zum Teil erhebliche therapeutische Bedeutung gewonnen haben (S. 78–81). Eine genauere Analyse der Rezeptoreigenschaften und ihrer Organspezifität hat dann zur weiteren Unterscheidung in β_1- ***und*** β_2-***Rezeptoren*** geführt.

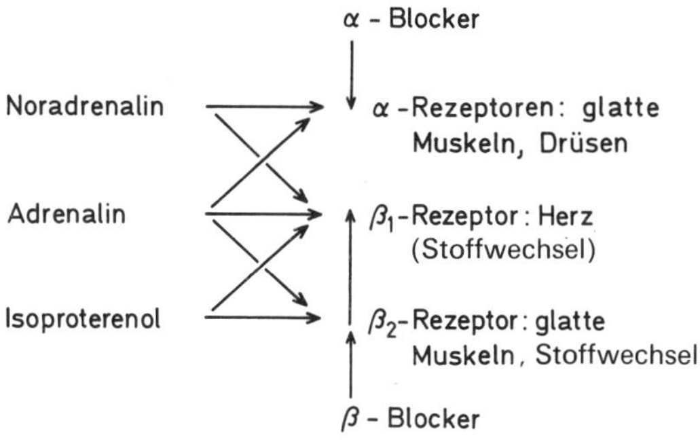

2.2.1.2. Schicksal des freigesetzten Noradrenalin

Das durch Nervenimpulse auf exozytotischem Wege freigesetzte Noradrenalin verteilt sich ausschließlich durch Diffusion (Abb. 2.**13**). Nur ein kleiner Teil wird die entsprechenden Rezeptoren an der Plasmamembran der Erfolgszelle erreichen und vorübergehend gebunden bleiben. Ein Anteil unterliegt dem Abtransport durch die Kapillaren oder zerfällt spontan oder durch enzymatischen Abbau. Wiederum ein anderer Teil wird in den Intrazellulärraum der Effektorzellen aufgenommen (***extraneuronale Aufnahme***) und dort abgebaut. Eine wesentliche Fraktion (bis zu 90%) wird jedoch vom freisetzenden Neuron wiederum aufgenommen (***neuronale Aufnahme***) und wenigstens zum Teil in die synaptischen Vesikel rückgespeichert. Diese einzelnen Vorgänge sind deshalb so wichtig, weil in dieses Fließgleichgewicht Substanzen einzugreifen und dementsprechend die Funktion des Sympathikus zu ändern vermögen. Hierzu gehören Cocain, indirekte Sympathomimetika, trizyklische Antidepressiva, manche Antihistaminika. Was hier für das neuronal freigesetzte Noradrenalin ausgeführt wurde, gilt im Prinzip auch für Adrenalin, das vom Nebennierenmark sezerniert wird und in den Effektororganen ebenfalls einem Fließgleichgewicht zwischen den verschiedenen Teilprozessen unterliegt.

2.2.1.3. Funktionelle Bedeutung der Katecholamine

Noradrenalin ist nicht nur in den sympathischen Nervenfasern vorhanden, sondern neben Adrena-

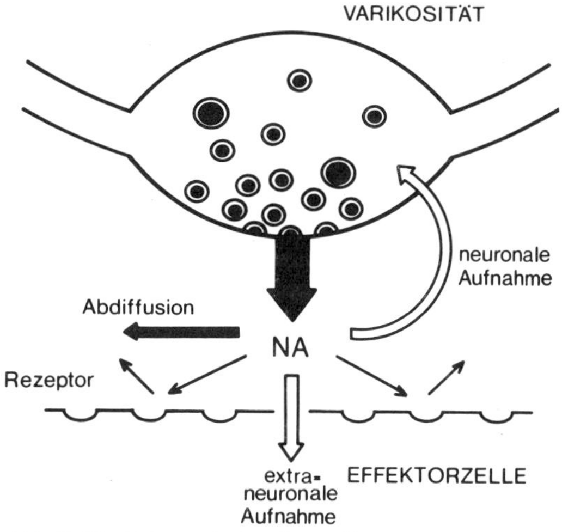

Abb. 2.13. Schematische Darstellung der Prozesse, denen Noradrenalin nach seiner Freisetzung aus den Varikositäten unterliegt (näheres s. Text).

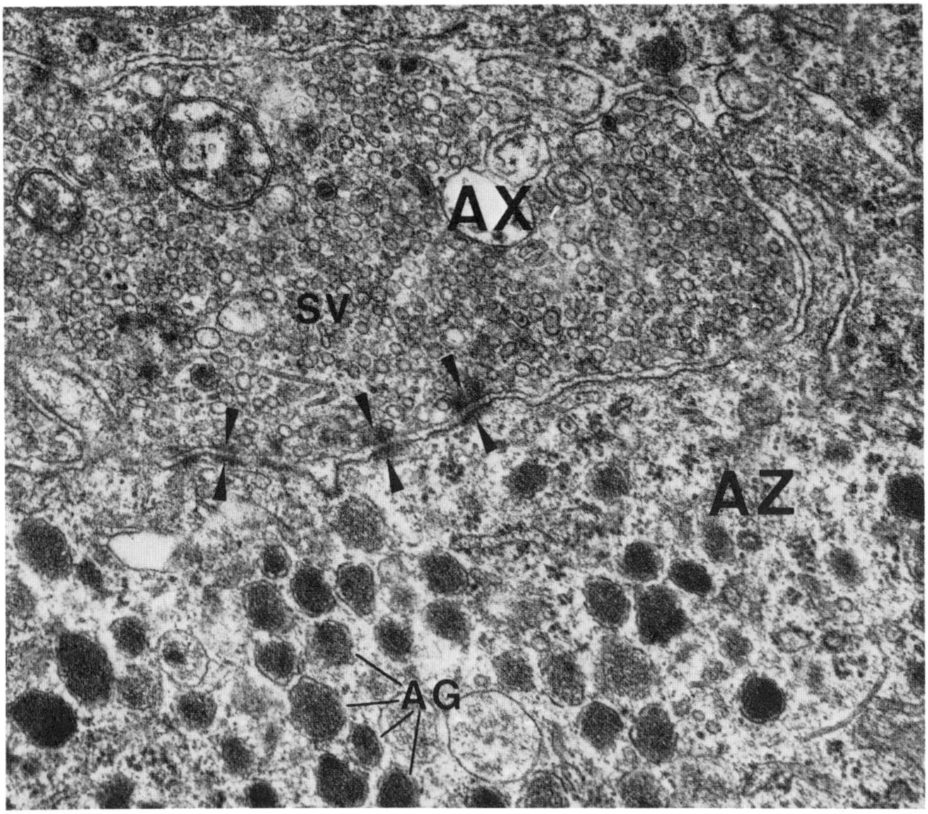

Abb. 2.14. Synapse zwischen Endigung einer präganglionären sympathischen Faser (*AX*) und einer adrenalinproduzierenden Zelle (*AZ*) im Nebennierenmark der Ratte. Die Axonendigung enthält zahlreiche acetylcholinspeichernde synaptische Vesikel (*SV*). *AG*, Adrenalin-Speichergranula. *Pfeilköpfe* weisen auf die für Synapsen charakteristischen Verdichtungen an der prä- und subsynaptischen Membran. Beachte den engen synaptischen Spalt. Vergrößerung 32700fach. (Aufnahme aus dem Anatomischen Institut der Universität Kiel).

lin auch im Nebennierenmark. Sein Anteil hängt von der Spezies und dem Funktionszustand des Markes ab (Noradrenalin ist immer Synthese-Durchgangsstufe für Adrenalin). Im Zentralnervensystem kommen Regionen mit hoher Noradrenalin-Konzentration vor (Hypothalamus, vegetative Zentren im Hirnstamm). Daneben spielt Dopamin, die Vorstufe von Noradrenalin, als Überträgersubstanz im extrapyramidalen System eine bedeutsame Rolle (s. S. 74). Adrenalin ist das Hormon des Nebennierenmarkes, das entwicklungsgeschichtlich einem 2. sympathischen Neuron entspricht (Abb. 2. **14**). Ferner findet sich Adrenalin in den verstreuten chromaffinen Zellen verschiedener Gewebe.

Für das Verständnis der unterschiedlichen Funktion von Noradrenalin und Adrenalin ist es wichtig, sich klar zu machen, daß ***Noradrenalin*** als nervale Überträgersubstanz ***eine lokal begrenzte Wirkung*** ausübt, eben nur dort, wo eine Organfunktion an die augenblickliche Situation durch gesteigerte Tätigkeit der betreffenden Nervenfasern angepaßt werden soll. Dies sei an einigen Beispielen erläutert: Erregung des M. dilatator pupillae zur Erweiterung der Pupille bei Abnahme der Lichtintensität, Steigerung der Herzfrequenz zur Kompensation einer durch Vasodilatation in arbeitender Muskulatur ausgelösten Blutdrucksenkung, Vasokonstriktion der Hautgefäße zur Verminderung von Wärmeverlusten bei kalter Außentemperatur. ***Adrenalin*** löst dagegen immer auf Grund seiner ***humoralen Verteilung systemische Wirkungen*** aus. Das gesamte Wirkungsbild kann charakterisiert werden durch eine gesteigerte Leistungsfähigkeit des Organismus: der Blutdruck steigt, die Bronchien werden erweitert, das Bewußtsein ist „alert", durch Dissimilation des Energiedepots steigt das Angebot von Substraten (Glukose, Fettsäuren) im Blut; im Augenblick unwichtige Funktionen werden gedrosselt, so die Darmtätigkeit. Eine ***Steigerung der Adrenalin-Freisetzung*** aus dem Nebennierenmark ist daher immer dann zu beobachten, wenn der ***Organismus*** einer tatsächlichen oder vermeintlichen ***Leistungssteigerung unterworfen ist.*** Diese Regulation ist sinnvoll, wenn die gesteigerte Adrenalin-Ausschüttung mit einer erhöhten körperlichen Leistung einhergeht. Ist dies nicht der Fall, so ist diese Regulation sinnlos. Ein erhöhter allgemeiner sympathischer Tonus ist bei manchen Menschen auch durch vermeintliche Anforderungen zu beobachten. Eine derartige Reaktion demonstriert deutlich die Tatsache, daß die ***vegetativen Zentren*** des sympathischen Systems durch ***psychische Vorgänge beeinflußt werden können.*** Derartige vegetative Dysregulationen können sich auf die Dauer als somatisch fixierte Erkrankungen manifestieren.

2.2.1.4. Aufbau und Abbau der Katecholamine

Die Aminosäure L-Tyrosin wird in den Nervenfasern und in der Nebennierenmarkzelle enzymatisch über L-Dopa zu Dopamin umgewandelt (Abb. 2.**15**). Dopamin wird wahrscheinlich bereits in die Speichervesikel aufgenommen. Eine weitere Abwandlung unterbleibt in den dopaminergen Neuronen des extrapyramidalen Systems (Substantia nigra), wo Dopamin die Überträgersubstanz darstellt (s. Parkinsonismus S. 182). In den sympathischen Nervenenden und im Nebennierenmark wird in den Vesikeln durch die dort vorhandene β-Hydroxylase eine Hydroxy-Gruppe in die Seitenkette eingeführt. Damit ist Noradrenalin entstanden, das nur im Nebennierenmark weiter durch die N-Methyltransferase zu Adrenalin abgewandelt wird.

Adrenalin und Noradrenalin sind in ***wäßriger Lösung labil*** und unterliegen einer ***Oxidation***. Sie können durch Antioxidantien und hohe Protonenkonzentration stabilisiert werden. In vivo spielt dieser oxidative Abbau keine wesentliche Rolle, da der enzymatische Prozeß durch zwei spezifische Enzyme rascher verläuft. Die im Zytosol gelöste ***Katecholamin-O-methyltransferase*** (COMT) methyliert die m-Hydroxygruppe, es entsteht dadurch Metanephrin bzw. Normetanephrin (s. Abb. 2.**16**), das in den anfallenden Konzentrationen keine sympathomimetischen

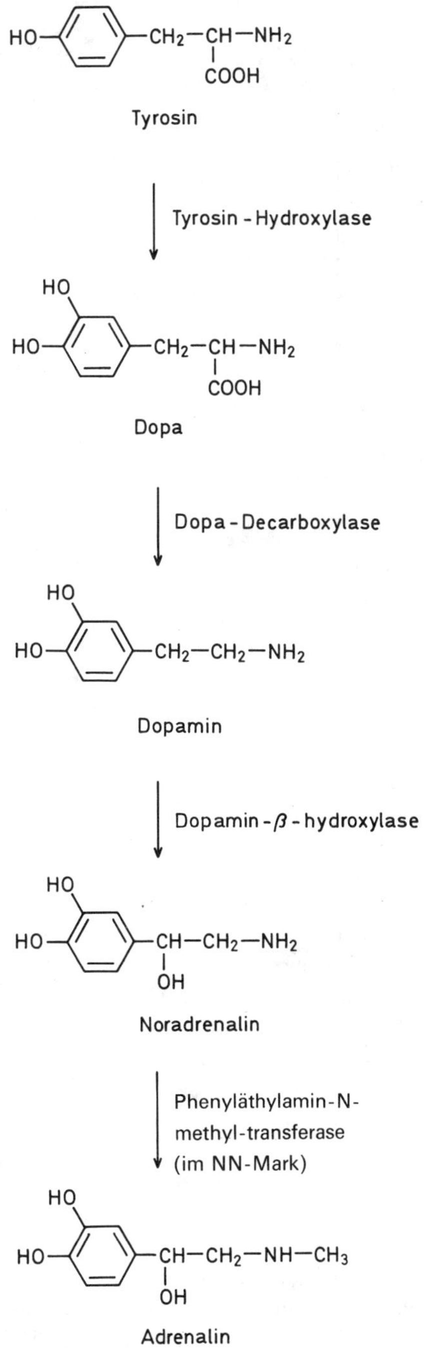

Abb. 2.15. Synthese von Noradrenalin und Adrenalin.

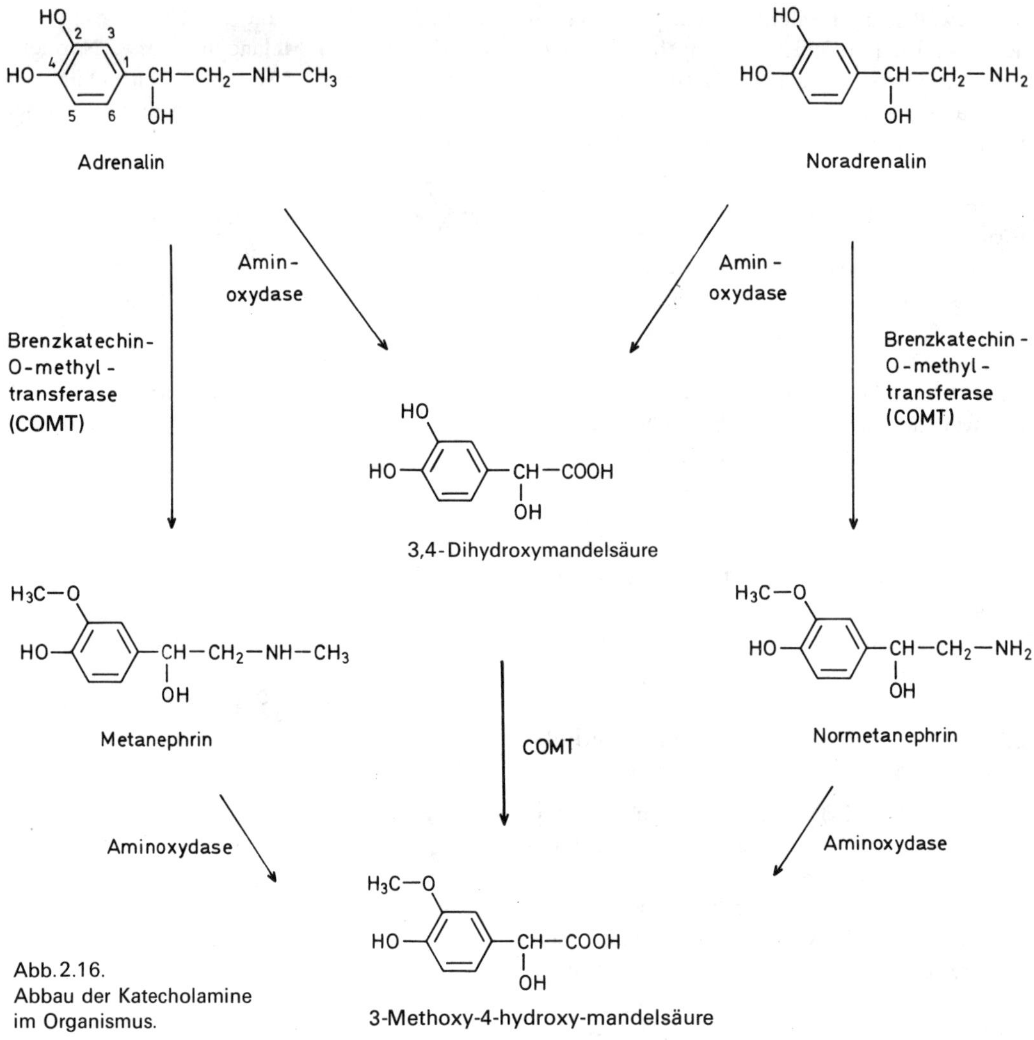

Abb. 2.16.
Abbau der Katecholamine im Organismus.

Wirkungen mehr besitzt. Die Metanephrine und auch die Ausgangssubstanzen können durch die in den Mitochondrien lokalisierte ***Monoaminoxydase*** (MAO) oxidativ desaminiert werden. Hierdurch werden die Amine in Mandelsäure-Derivate überführt, die ebenfalls biologisch unwirksam sind und als solche oder in konjugierter Form (an der p-Hydroxy-Gruppe) im Harn erscheinen. Ein weiteres Abbauprodukt ist nachgewiesen worden, die Seitenkette ist in diesem Fall weiter zum Äthylenglykol reduziert. Beide genannten Enzyme sind vorwiegend intrazellulär lokalisiert. Die Leber ist reich an Aminoxydase und damit mitbestimmend für die Eliminationsgeschwindigkeit der Katecholamine, die ins Blut gelangt sind.

2.2.1.5. Wirkungsmechanismus der Katecholamine

Bei der Interaktion von Noradrenalin und Adrenalin mit ihren Rezeptoren müssen ***zwei Arten von Folgereaktionen*** unterschieden werden:

❶ Unmittelbar eintretende Änderungen der Membranpermeabilitäten am Erfolgsorgan und

❷ eine Zunahme der Konzentration an 3′,5′-zyklischem AMP, das als intrazelluläre Überträgersubstanz („second messenger“) Funktionsänderungen bestimmter zellulärer Prozesse auslöst.

Zu den Membraneffekten der Katecholamine sind zu zählen:

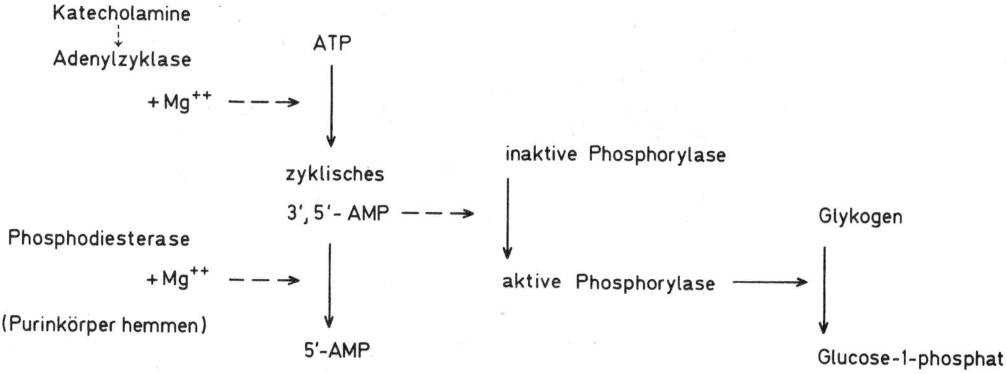

Abb. 2.17. Einfluß von Katecholaminen auf den Kohlenhydratstoffwechsel.

❶ die Hyperpolarisation glatter Muskeln (relative Zunahme der K-Leitfähigkeit), die über eine Hemmung der elektrischen Aktivität zur Erschlaffung der Muskeln führt (z. B. Bronchial- und Darmmuskulatur);

❷ die Depolarisation glatter Muskeln (relative Zunahme der Na-Leitfähigkeit), damit Steigerung elektrischer Aktivität und Tonuszunahme (z. B. Arteriolen, M. dilatator pupillae, Vas deferens;

❸ an den Schrittmacherzellen des Herzens ein beschleunigter Rückgang der überhöhten K-Leitfähigkeit während der Diastole (s. Abb. 2.**4**), woraus eine Frequenzsteigerung resultiert (positiv chronotroper Effekt);

❹ eine Akzentuierung der Plateauphase der Aktionspotentiale vom Myokard mit entsprechender Verbesserung der elektromechanischen Kopplung (positiv inotroper Effekt); und schließlich

❺ wahrscheinlich auch die Hemmung der Sekretion von Drüsengewebe durch eine Zunahme des Transmembranpotentials von Drüsenzellen.

Die Anlagerung der Katecholamine an die Rezeptoren (vorwiegend β-Rezeptoren) steigert ***die Aktivität der membrangebundenen Adenylzyklase***, die eine Überführung von intrazellulärem ATP in zyklisches 3',5'-AMP katalysiert. Dieses zyklische Nukleotid aktiviert eine Kinase, die inaktive Phosphorylasen und Lipasen in die aktiven Formen überführt (Abb. 2.**17**), welche ihrerseits vermehrt Glykogen und Fett abbauen, so daß durch Steigerung des Katabolismus das Angebot an Stoffwechselsubstraten (Glucose-1-phosphat, freie Fettsäuren) erhöht wird. Als Folge steigen die Konzentrationen von Glukose und Fettsäuren im Blut an. Der Sauerstoffverbrauch des Organismus nimmt dabei zu. Aber auch für die einzelnen Zellen erhöht sich unmittelbar die verfügbare Energiemenge, was z. B. zur positiv inotropen Wirkung der Katecholamine beitragen kann.

Für die eigentliche ***Anlagerung*** von Noradrenalin und Adrenalin an das komplementäre α-***Rezeptorareal*** sind wahrscheinlich folgende Molekülstrukturen notwendig:

❶ die benachbarten OH-Gruppen am Ring, die eine Chelatbindung mit einer Säure- und einer Amino-Gruppe eingehen;

❷ der positiv geladene Stickstoff der Seitenkette, der elektrostatisch an einen Phosphatrest angelagert wird;

❸ die β-ständige OH-Gruppe, die eine Wasserstoffbrückenbindung ausbildet und schließlich der Benzol-Ring, der durch van der Waalssche Kräfte hydrophob gebunden wird (Abb. 2.**18**). Für die Affinität zum β-Rezeptor scheint noch zusätzlich ein Alkyl-Rest am Stickstoff von entscheidender Bedeutung zu sein, dies gilt für Agonisten wie für Antagonisten.

Während der Rezeptor recht hohe Anforderungen an die Molekularstruktur der Agonisten stellt, ist der ***axonale Speichermechanismus*** (transmembranöse Aufnahme, vesikuläre Anreicherung) sehr viel weniger kritisch, was die chemische Struktur betrifft: so werden eine Reihe von Substanzen, die keine Affinität zum Rezeptor aufweisen (Mangel an OH-Gruppen) vom Speichersystem aufgenommen, verdrängen damit Noradren-

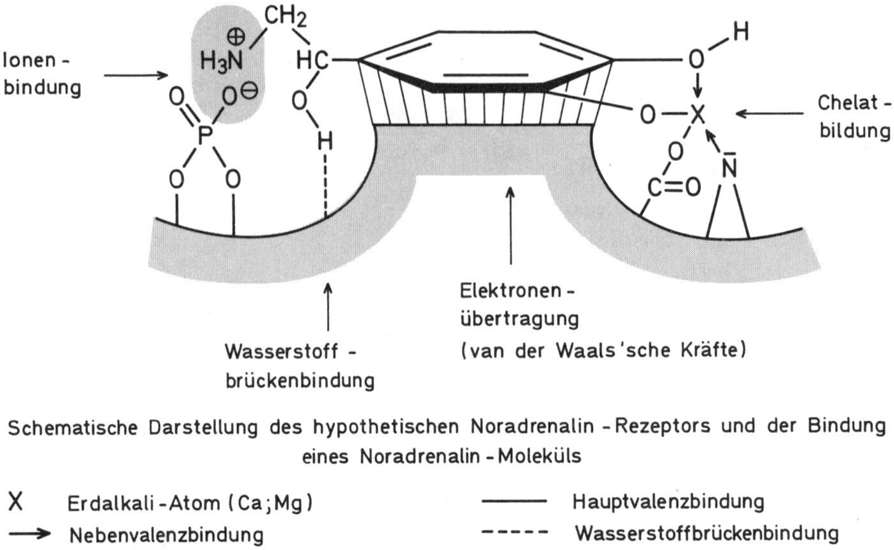

Abb. 2.18. Schema eines Modells des hypothetischen α-Rezeptors und der Bindung eines Noradrenalinmoleküls.

alin aus seiner Bindung und setzen es frei. Sie wirken damit sympathomimetisch und werden konsequenterweise ***indirekte Sympathomimetika*** genannt. In diese Gruppe gehören u. a. Tyramin, Ephedrin[13] und Metamphetamin[14] (s. Tab. 2.**3**).

2.2.1.6. Wirkungen von Noradrenalin und Adrenalin

Gefäße. Noradrenalin ruft eine reine Vasokonstriktion hervor. Der systolische und der diastolische Blutdruck steigen an. Je nach der Dosierung kann die Durchblutung mancher Organe trotz der Blutdrucksteigerung abnehmen. Da ***Adrenalin*** sowohl α- wie β_2-Rezeptoren stimuliert, ist seine ***Gefäßwirkung komplexer*** als die von Noradrenalin. In vielen Gefäßbezirken (Haut- und Splanchnicusgebiet) überwiegt zwar die Vasokonstriktion, aber in manchen Organen herrscht doch die durch β_2-Stimulierung ausgelöste Vasodilatation vor. Dies gilt vor allem für den tätigen Skelettmuskel in Anwesenheit niedriger Adrenalin-Konzentrationen. Die Zunahme der systolischen Blutdruckwerte ist unter diesen Bedingungen nicht von einer Steigerung der diastolischen Werte begleitet. Erst nach hohen Dosen Adrenalin überwiegt der vasokonstriktorische Effekt mit entsprechender Anhebung auch der diastolischen Druckwerte. Die Permeabilität der Gefäßendothelien wird durch die Katecholamine vermindert, was von Bedeutung für ihre antiallergische Wirkung ist. – Die Hirngefäße werden von Adrenalin wenig beeinflußt, die Durchblutung kann druckpassiv nur im Extrembereich zunehmen. Die Nierendurchblutung nimmt ab, dabei kann die glomeruläre Filtrationsrate nach niedrigen Dosen noch unverändert bleiben, da die Vasokonstriktion besonders das Vas efferens betrifft. An den Koronargefäßen wirkt Adrenalin schwach dilatatorisch. Das Ausmaß dieser Dilatation ist aber zu gering, um den erhöhten Sauerstoffverbrauch des Herzmuskels, der unter der Einwirkung von Adrenalin eintritt, kompensieren zu können. Im Pulmonalkreislauf steigt der Druck an, an diesem Effekt ist neben einer Vasokonstriktion auch der Druckanstieg vor dem linken Herzen mitverantwortlich. Es kann sich ein (evtl. tödliches) Lungenödem entwickeln.

Herz. Beide körpereigenen Katecholamine wirken über eine Erregung von β_1-Rezeptoren qualitativ gleichartig auf die verschiedenen Parameter der Herzfunktion ein, Noradrenalin aber jeweils schwächer. Die Frequenz des Sinusknotens (Abb. 2.**4**, S. 51) und gegebenenfalls sekundärer Schrittmacher nimmt zu (***positiv chronotrop***), die Erregbarkeit wird erhöht (***positiv bathmotrop***)

[13] Ephetonin® [14] Pervitin®

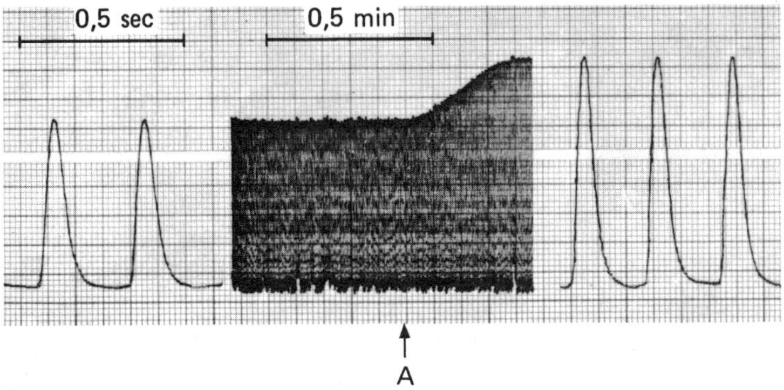

Abb. 2.19. Wirkung von Adrenalin auf Kontraktionsamplitude und Frequenz des isolierten Meerschweinchenvorhofs. Isometrische Registrierung mittels eines Dehnungsmeßstreifens auf einem Direktschreiber. Nach Zusatz von Adrenalin (2×10^{-8} g/ml) nehmen die Kontraktionsstärke und die spontane Schlagfrequenz zu. Beachte die zwei verschiedenen Registriergeschwindigkeiten.

und die Fortleitungsgeschwindigkeit gesteigert (***positiv dromotrop***). Mit steigender Dosierung von Adrenalin nimmt die Neigung zum Auftreten von Extrasystolen zu, bis ausgeprägte Irregularitäten und schließlich ein Kammerflimmern einsetzen. Die stark erregende Wirkung von Adrenalin kann bei stillstehendem Herzen zum Wiederauftreten spontaner Schrittmacherpotentiale und deren Weiterleitung führen. – Die Kontraktionskraft der Vorhof- und Kammermuskulatur werden durch die Katecholamine gesteigert (***positiv inotrop***, Abb. 2.**19**), dabei kann die Systolendauer verkürzt sein. ***Der Sauerstoffverbrauch*** der Herzmuskulatur ***steigt*** erheblich ***an***, und zwar mehr, als es der gesteigerten Herzleistung entspricht, d. h. ***der Nutzeffekt des Herzens wird vermindert***. Der daraus resultierende Sauerstoffmangel kann zur Erregbarkeitssteigerung (Auslösung von Extrasystolie) beitragen und so ausgeprägt sein, daß multiple Herzmuskelnekrosen auftreten. Bei vorgeschädigtem Koronarkreislauf ist die Auslösung von ***pektanginösen Beschwerden*** selbst bei niedrigen Konzentrationen von Adrenalin, wie sie durch Ausschüttung aus dem Nebennierenmark zustande kommen, gut verständlich.

Die im Vorgehenden beschriebenen Wirkungen der Katecholamine können im intakten Organismus noch durch reflektorische Prozesse überlagert und modifiziert werden. Ein besonders typisches Beispiel hierfür ist die Bradykardie, die sich bei Blutdrucksteigerung nach Gabe von Adrenalin ausbilden kann: Die Erregung der Barorezeptoren mit reflektorischer parasympathischer Tonussteigerung am Sinusknoten überwindet die direkte Adrenalin-Wirkung an den Schrittmacherzellen. Nach einer Vorbehandlung mit Atropin tritt die reflektorische Bradykardie nicht mehr auf.

Bronchialmuskulatur. Während Noradrenalin den Tonus der Bronchialmuskulatur kaum beeinflußt, wirkt ***Adrenalin durch eine β_2-Stimulierung bronchodilatatorisch***. Der Effekt ist besonders ausgeprägt, wenn ein erhöhter Tonus der Bronchialmuskulatur (unabhängig von der Genese: Histamin, Acetylcholin, Kinine, Prostaglandine) vorliegt. Diese Adrenalinwirkung kann therapeutisch beim Asthma bronchiale ausgenutzt werden, wobei im allgemeinen der lokalen Applikation in Form eines Aerosol der Vorzug vor systemischer Zufuhr zu geben ist. Dabei geht dann auch die schleimhautabschwellende Wirkung von Adrenalin mit in den therapeutischen Effekt ein. Es sei an dieser Stelle schon darauf hingewiesen, daß durch Gabe von β-Blockern der Tonus der Bronchialmuskulatur durch Ausschaltung der „physiologischen Adrenalin-Wirkung" ansteigen kann, so daß bei entsprechend disponierten Menschen ein Asthmaanfall durch β-Blocker ausgelöst wird.

Darm und andere glatte Muskulatur. Adrenalin senkt den Tonus und die Frequenz der Pendelbewegungen der Darmmuskulatur. Eine isolierte Erregung der α-Rezeptoren durch Noradrenalin kann gegebenenfalls zur Tonussteigerung in manchen Darmabschnitten (Sphinkteren) führen. Die Wirkungen auf den Uterus sind ungleichmäßig und hängen vom Funktionszustand und von der Spezies ab. Beim Menschen fördert eine β-Erregung die Ruhigstellung des graviden Uterus (s. unter tokolytisch-wirkenden Sympathomimetika). Der M. dilatator pupillae wird durch die Katecholamine erregt; ebenso die Mm. arrectores pilorum (Aufrichten des Felles bei Katzen in „Streß-Situationen").

Zentralnervensystem. Adrenalin besitzt gewisse ***zentral stimulierende Wirkungen***. So wird die Atemtätigkeit angeregt, es treten Unruhe, Ruhelosigkeit und Tremor auf. Bei empfindlichen Menschen können diese Symptome schon nach Anwendung von Lokalanästhetika mit Adrenalinzusatz beobachtet werden. Noradrenalin wirkt vergleichsweise schwächer in dieser Hinsicht.

Stoffwechselwirkungen. Diese Wirkungen werden vornehmlich über β_2-Rezeptoren vermittelt, dementsprechend ist Noradrenalin in dieser Hinsicht wenig wirksam. Es hemmt jedoch über eine α-Rezeptorenerregung die Insulinsekretion. Adrenalin wirkt über eine Steigerung der Adenylzyklaseaktivität katabol: es ***steigert den Glykogen- und Fettabbau*** und führt damit zum Anstieg der Glukose- und Fettsäure-Konzentration im Blut. Der Grundumsatz und der Sauerstoffbedarf aller Gewebe sind erhöht. Die Stoffwechselwirkung des Nebennierenmarkhormons ist wahrscheinlich seine wichtigste Funktion unter physiologischen Bedingungen.

2.2.1.7. Therapeutische Anwendung der Katecholamine

Die therapeutische Anwendung dieser Substanzen ergibt sich aus den oben geschilderten Wirkungen, die außerordentlich vielfältig sind. Daher ist bei jeder therapeutischen Anwendung damit zu rechnen, daß auch Wirkungen, die im speziellen Fall nicht gewünscht werden, auftreten. Außerdem ist immer zu berücksichtigen, daß die Katecholamine außerordentlich wirksame Substanzen sind, schon 1 mg/Mensch kann toxisch sein. Ferner schwankt die Empfindlichkeit gegenüber den Katecholaminen interindividuell sehr stark.

Bei ***lokaler Applikation*** auf diffus blutende Wunden wird durch die Konstriktion kleiner Gefäße eine Blutstillung und bei Auftragung auf geschwollene Schleimhäute eine Abschwellung erreicht (verdünnte Adrenalin[15]-Lösungen: 0,02 bis 0,1 mg/ml).

Die ***vasokonstriktorische*** Wirkung der Katecholamine kann auch systemisch ausgenutzt werden. Immer dann, wenn ein Kreislaufschock durch Vasodilatation ausgelöst ist, können Noradrenalin oder Adrenalin entscheidende therapeutische Bedeutung besitzen. Günstiger als eine einmalige Injektion (Dosierung um 0,5 mg) wirkt sich eine Infusion aus, da auf Grund der überaus schnellen Elimination nur so ein konstanter Wirkspiegel erzielt werden kann. ***Die Dosierung muß sich nach dem Effekt richten*** (als Richtzahl 0,01–0,02 mg Noradrenalinbase[16] pro Minute × Mensch). Ein Volumenmangelschock ist primär keine Indikation für Noradrenalin, noch viel weniger ein kardiogener Schock mit kleiner Blutdruckamplitude. Besonders gut wirkt sich eine Adrenalininfusion beim allergischen Schock aus, weil neben der Vasodilatation auch die gesteigerte Kapillarpermeabilität und die Bronchospasmen günstig beeinflußt werden.

Bei einem ***Herzstillstand*** infolge einer Vergiftung mit Lokalanästhetika, Chinidin, Narkotika oder anderen kardiodepressiven Pharmaka oder bei einem Adams-Stokes-Anfall kann die positiv bathmotrope, chronotrope und dromotrope Wirkung von Adrenalin lebensrettend sein. Unter dieser Bedingung muß Adrenalin (0,5–1,0 mg) sofort intrakardial, d. h. in das Lumen der linken Kammer injiziert und durch äußere Herzmassage in den Koronarkreislauf gebracht werden.

Ein Bronchospasmus und die Schleimhautschwellung, die dem ***Asthma bronchiale*** zugrunde liegen, können durch die Gabe von Adrenalin, nicht dagegen durch Noradrenalin günstig beeinflußt werden. Besser als die subkutane oder intramuskuläre Injektion von etwa 0,5 mg hat sich die lokale Applikation in Form eines Aerosol bewährt. Nebenwirkungen von Seiten des Herzens (Tachykardie, Extrasystolen) sind aber auch bei dieser Zufuhr therapiebegrenzend. Reine β-Sympathomimetika haben sich auf Grund geringerer Kreislaufwirkung für die Therapie des Asthma bronchiale besser bewährt, s. auch S. 99.

---

[15] Die handelsübliche Suprarenin®-Lösung 1:1000 enthält 1 mg/ml

[16] Arterenol®

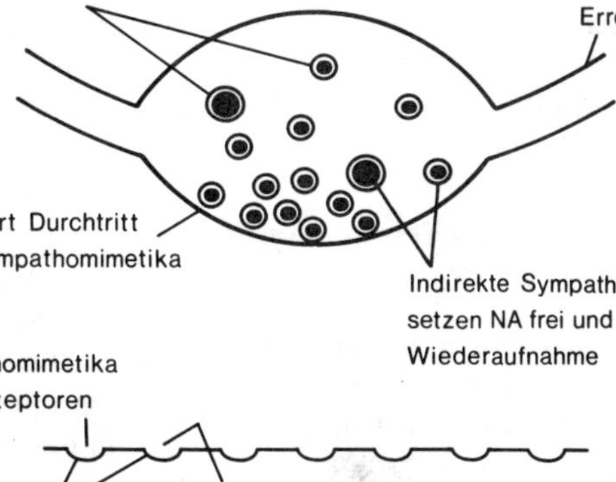

Abb. 2.20. Schematische Darstellung einer Varikosität einer postganglionären sympathischen Nervenfaser mit Effektorzelle und einiger pharmakologischer Möglichkeiten, dieses System zu beeinflussen. NA = Noradrenalin. Näheres s. Text.

2.2.1.8. Kontraindikationen für die Katecholamine

Aus der Tatsache, daß die Katecholamine die Erregbarkeit des Herzens erheblich heraufsetzen und den Blutdruck exzessiv zu steigern vermögen, ergeben sich eine Reihe von Kontraindikationen: ***Hyperthyreosen***, bei denen die Empfindlichkeit des Herzens gegenüber Katecholaminen abnorm gesteigert ist; ***Koronarsklerose***, bei der der gesteigerte Sauerstoffbedarf des Herzens nicht durch eine entsprechende Koronardilatation kompensiert werden kann; ***allgemeine Gefäßsklerose***, besonders der Hirngefäße, bei der die plötzliche Blutdrucksteigerung durch Katecholamine zu Gefäßrupturen führen kann. Einige Narkotika (Cyclopropran, Halothan) verstärken die Neigung des Herzens zu Arrhythmie und Kammerflimmern, intravenöse Gabe von Calcium wirkt ähnlich. Diese Kontraindikationen gelten nicht nur für die Anwendung reiner Adrenalin- oder Noradrenalin-Lösungen, sondern sind ebenso zu beachten, wenn Katecholamine als Zusatz zu anderen Medikamenten, wie z. B. den Lokalanästhetika Verwendung finden. Ferner ist zu beachten, daß Katecholamin-haltige Zubereitungen von Lokalanästhetika an Fingern, Zehen, Penis, Nase und Ohren zu Gangrän führen können. Bei diesen Lokalisationen muß die Lokalanästhesie ohne vasokonstriktorische Zusätze erfolgen.

2.2.2. Sympathomimetika

Unter Sympathomimetika werden Substanzen verstanden, die chemisch dem Noradrenalin verwandt sind und die ***Wirkungen von Noradrenalin oder Adrenalin*** mehr oder minder ***imitieren***. Nach ihrem molekularen Wirkungsmechanismus müssen direkt wirkende Sympathomimetika von den indirekt wirkenden unterschieden werden, die nicht mit den Rezeptoren selbst reagieren, sondern Noradrenalin aus den axonalen Speichern freisetzen (s. Abb. 2.**20**). Trägt ein Sympathomimetikum nur eine Hydroxylgruppe am Phenolring, so ist die Affinität zum Rezeptor vermindert, die Substanz wirkt gemischt direkt und indirekt sympathomimetisch. Fehlen beide Hydroxylgruppen, ist nur noch der indirekte Wirkungsmechanismus vorhanden (s. Tab. 2.**3**, S. 74). Die indirekten Sympathomimetika besitzen ausschließlich α- und β_1-mimetische Effekte, nicht dagegen β_2-Wirkung, da sie neuronal gespeichertes Noradrenalin freisetzen. Aus der chemischen Struktur der direkten Sympathomimetika ergibt sich, ob die betreffende Substanz α- und β_1-mimetische oder β_1 und β_2-mimetische Wirkung besitzt: ein längerer Substituent am Stickstoffatom bedingt einen β_2-mimetischen Wirkungscharakter. Ein völliges Fehlen von Hydroxy-Gruppen und eine α-Methyl-Gruppe (Propan-Derivate) erleichtern das Eindringen in das Zentralnervensystem (Amphetamingruppe s.S. 251). Eine Verminderung der Zahl an Hydroxy-Gruppen erhöht weiterhin die chemische Stabilität und verlängert damit die Wirkungsdauer. In der Tab. 2.**3** sind die Sympathomimetika, die therapeutisch verwendet werden, zusammengestellt.

2.2.2.1. α- und β_1-stimulierende Sympathomimetika

Diese Gruppe, inkorrekt α-Mimetika genannt, kann therapeutisch vorwiegend zur systemischen oder lokalen Vasokonstriktion benutzt werden, gleichgültig ob die Substanz direkt oder indirekt wirkt. Es ist dabei stets daran zu denken, daß neben der gewünschten durch α-Rezeptoren vermittelten Vasokonstriktion die typischen sympathomimetischen Wirkungen am Herzen auftreten können: Tachykardie, Extrasystolie.

Die älteste Substanz dieser Gruppe ist ***Ephedrin***, das aus Ephedra vulgaris, einer in China schon seit Jahrtausenden verwendeten Pflanze, gewonnen wird. Ephedrinum hydrochloricum, in Dosen von 25 bis 50 mg per os gegeben, erzeugt bei leichteren Fällen von Hypotonien eine eventuell stundenlang anhaltende Blutdrucksteigerung. Nach parenteraler Zufuhr größerer Dosen kann es zu Irregularitäten des Herzens kommen. Nach wiederholter Injektion größerer Dosen zeigt sich, daß die Wirkung jedesmal geringer wird und schließlich ganz ausbleibt. Diese ***„Tachyphylaxie“*** genannte Erscheinung ist auch nach anderen indirekt wirkenden Adrenalinverwandten zu beobachten. Die broncholytische, die lokale vasokonstriktorische Wirkung zur Abschwellung der Nasenschleimhaut und auch die schwach zentralerregende Wirkung zur Therapie der Narkolepsie werden kaum noch benutzt, da bessere Pharmaka zur Verfügung stehen.

Pholedrin[17] wirkt ähnlich wie Ephedrin. ***Etilefrin***[18] hat einen guten und langanhaltenden Effekt auf den Blutdruck auch nach oraler Zufuhr, so daß es für viele Fälle von Hypotonie verwendet werden kann. ***Phenylephrin***[19], bei dem die phenolische OH-Gruppe in 4-Stellung des Adrenalin fehlt, wirkt länger als dieses und wird vorwiegend zur lokalen Vasokonstriktion bei Konjunktivitis oder Schleimhautschwellungen der Nase benutzt. ***Synephrin***[20] ist dem vorigen isomer, aber die OH-Gruppe steht hier in 4-Stellung. Die Wirkung ist schwächer. Ein Effekt nach oraler Gabe ist bei den üblichen therapeutischen Dosen nicht registrierbar. Die vasokonstriktorische Wirkung von ***Norfenephrin***[21] ist nur nach parenteraler Zufuhr ausgeprägt. Es ist daher wie Noradrenalin zur Therapie von leichteren und mittelschweren Fällen von neurogenem Schock in Form von Dauerinfusionen oder Depotpräparaten verwendbar.

Die im folgenden genannten Verbindungen haben chemisch zum Teil nur noch eine entfernte Ähnlichkeit mit Adrenalin. Die Substanzen dieser Gruppe werden, ***lokal appliziert***, zur Abschwellung der Schleimhäute (Rhinitis, allergische und unspezifische Konjunktivitis) benutzt. Unter den zahlreichen Verbindungen sollen nur folgende genannt werden: ***Naphazolin***[22], ***Tetryzolin***[23] und ***Xylometazolin***[24]. Diese Pharmaka können bei unvorsichtiger Dosierung oder bei besonders empfindlichen Patienten (Hypertonie, Hyperthyreose) zu ***resorptiven*** adrenergen Reizwirkungen führen. So sind Harnretention und verschiedene Kreislaufstörungen beobachtet worden; bei Säuglingen wurden Atemstörungen und schwere Zustände wie Koma und Schock beschrieben. Xylometazolin soll diese schweren Nebenwirkungen nicht haben.

2.2.2.2. β-stimulierende Sympathomimetika

Der wichtigste Vertreter und die am stärksten wirksame Substanz der β-Mimetika ist ***Isoproterenol***, das eine rein β-mimetische Wirkung besitzt. Über die β_1-Rezeptoren wird das Herz stimuliert: die Frequenz steigt, die Erregbarkeit und die Leitungsgeschwindigkeit nehmen zu, die Kontraktionskraft ist verstärkt und der Sauerstoffbedarf erhöht. Durch eine ***Erregung der β_2-Rezeptoren erschlaffen*** die ***glatten Muskeln*** der Gefäße und der Bronchien, der Tonus der Darmmuskulatur sinkt, die Uterusmuskulatur wird gehemmt.

---

[17] Veritol®
[18] Effortil®
[19] Visadron®-Augentropfen, Adrianol-Emulsion® als Nasentropfen
[20] Sympatol®
[21] Novadral®
[22] Privin®
[23] Tyzine®
[24] Otriven®

Die Wirkung auf den Stoffwechsel ist ähnlich der von Adrenalin, aber schwächer ausgeprägt.

Aus diesen Wirkungen ergibt sich die ***therapeutische Indikation*** für Isoproterenol[25]:

❶ Beim ***Bronchialasthma*** ist Isoproterenol meistens Adrenalin überlegen, die günstigste Zufuhr ist auch in diesem Fall die Inhalation in Form eines Aerosols (1% Lösung), da die Wirkung schneller als nach perlingualer Anwendung eintritt und die Nebenwirkungen relativ geringer sind. Eine abschwellende Wirkung auf die Bronchialschleimhaut ist nach Gabe von Isoproterenol im Gegensatz zur Gabe von Adrenalin nicht zu erwarten. Die therapeutische Anwendung von Isoproterenol wird durch die Herzwirkung begrenzt, die sich ausbildende Tachykardie oder das Auftreten von Extrasystolen verbietet die Fortsetzung der Therapie oder die Erhöhung der Dosierung. Bei wiederholter Zufuhr in kurzen Abständen wird die Bronchialmuskulatur weniger empfindlich gegen Isoproterenol, nicht dagegen das Herz, so daß die Gefahr kardialer Zwischenfälle ansteigt. Die Empfindlichkeit des Herzens kann ebenfalls gesteigert werden durch das Treibgas (s. S. 398) und durch den Asthma bronchiale-bedingten Sauerstoffmangel des Herzens.

❷ Bei kardiogenem oder septischem ***Schock***, der sich durch eine kleine Blutdruckamplitude und Tachykardie („Zentralisation") auszeichnet, kann eine Isoproterenol-Infusion durch die periphere Vasodilatation eine günstige Wirkung ausüben (s. auch S. 63). Durch die Gefäßerweiterung wird die Durchblutung wichtiger Organe gebessert und das Herz durch einen präkardialen Druckabfall entlastet (Durchbrechung der reflektorischen Tachykardie). Die Dosierung hat sich am Effekt zu orientieren.

❸ Bei einem ***Herzstillstand*** durch Vergiftung mit kardiodepressiven Pharmaka kann Isoproterenol ebensogut wie Adrenalin zur intrakardialen Injektion benutzt werden.

Die hemmende Wirkung von Isoproterenol auf die Uterus- (und Darm-)muskulatur sollte therapeutisch nicht ausgenutzt werden, da andere β-Mimetika ein günstigeres Verhältnis zwischen Uterus- und Herzwirkung aufweisen.

[25] Isoprenalin, Aludrin®

Durch weitere Abwandlung des Moleküls ist es gelungen, Substanzen zu finden, deren β_2-stimulierende Eigenschaften relativ zur β_1-Wirkung verstärkt werden konnten. Sie sind für die Therapie des Asthma bronchiale wichtig geworden. So wirkt ***Orciprenalin***[26], das dem Isoproterenol isomer ist, (OH-Gruppen in 3,5 Stellung), ebenso stark broncholytisch wie Isoproterenol, die Herzwirkung ist dagegen 15–20mal geringer. Außerdem besitzt Orciprenalin eine längere Wirkungsdauer. Wird der Isopropyl-Rest durch den tert.-Butyl-Rest ersetzt, so ergeben sich Pharmaka wie ***Salbutamol***[27] und ***Terbutalin***[28], die ein besonders günstiges Verhältnis zwischen β_2- und β_1-Stimulierung aufweisen und daher mit Erfolg zur Behebung einer Bronchokonstriktion verwendet werden können. Da die Stoffwechselwirkung voll vorhanden ist, ist bei ihrer Anwendung mit entsprechendem Anstieg der Konzentrationen von Fettsäuren, Glukose und von Ketokörpern im Blut zu rechnen. Bei Diabetes-Kranken kann eine hyperglykämische Ketoacidose ausgelöst werden. Salbutamol und Terbutalin wirken ebenfalls wesentlich länger als Isoproterenol. Neben kardialen Nebenwirkungen werden wie nach Orciprenalin zentralnervöse Symptome beobachtet wie „Nervosität", Benommenheit, Tremor.

Eine Vergrößerung des Substituenten am Stickstoff durch die Einführung von Aromaten führt zu Substanzen, deren Herzwirkung weiter zurückgedrängt ist, so daß der Uterus-hemmende Effekt therapeutisch ausgenutzt werden kann. In die Gruppe der ***Tokolytika*** gehören Isoxsuprin[29] und Feneterol[30], die bei drohendem Abort die vorzeitige Wehentätigkeit in manchen Fällen zu unterdrücken vermögen. Die ***Begrenzung der Therapie*** liegt auch bei diesen Substanzen noch in dem ***Auftreten einer Tachykardie***. Für diese Indikation sind eventuell auch Salbutamol und Bamethan[31] oder Buphenin[32] geeignet. Die letzten zwei Substanzen sind auf Grund ihrer vasodilatatorischen Wirkung bei peripheren Durchblutungsstörungen angewandt worden. Ihr therapeutischer Wert bei Claudicatio intermittens und Raynaud-Gangrän ist jedoch sehr zweifelhaft.

[26] Alupent®
[27] Sultanol®, Ventolin®
[28] Bricanyl®
[29] Duvadilan®, Vasoplex®
[30] Berotec®, Partusisten®,
[31] Vasculat®
[32] Dilatol®

Tab. 2.3. Zusammenstellung der Sympathomimetika

Der Wirkungsmechanismus der Substanzen ist gekennzeichnet durch: α, β_1, β_2 = Affinität zu den entsprechenden Rezeptoren, i = indirekt wirkend durch Freisetzung von Noradrenalin. Die letzte Spalte gibt die vorwiegende Wirkung an: V = vasokonstriktorisch, Z = zentral erregend, B = broncholytisch, D = vasodilatatorisch, T = tokolytisch. Da alle Sympathomimetika β_1-Rezeptoren-stimulierende Wirkung besitzen, beeinflussen alle auch das Herz.

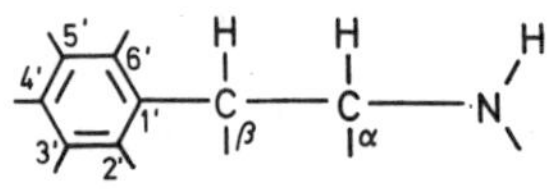

Noradrenalin[1]	3'OH	4'OH	OH	H	H		$\alpha\beta_1$			
Adrenalin[2]	3'OH	4'OH	OH	H	CH_3	Katecholamine	$\alpha\beta_1$	β_2		
Isoproterenol[3]	3'OH	4'OH	OH	H	$CH(CH_3)_2$		β_1	β_2		
Norfenephrin[4]	3'OH	4'H	OH	H	H		$\alpha\beta_1$		(i)	V
Phenylephrin[5]	3'OH	4'H	OH	H	CH_3		$\alpha\beta_1$		(i)	V
Etilefrin[6]	3'OH	4'H	OH	H	CH_2-CH_3		$\alpha\beta_1$		(i)	V
Synephrin[7]	3'H	4'OH	OH	H	CH		$(\alpha\beta_1)$		i	V
Pholedrin[8]	3'H	4'OH	H	CH_3	CH_3		$(\alpha\beta_1)$		i	V
Ephedrin[9]	3'H	4'H	OH	CH_3	CH_3				i	Z
Amphetamin[10]	3'H	4'H	H	CH_3	H				i	Z
Methamphetamin[11]	3'H	4'H	H	CH_3	CH_3				i	Z
Orciprenalin[12]	3'OH	5'OH	OH	H	$CH(CH_3)_2$		β_1	β_2		B
Terbutalin[13]	3'OH	5'OH	OH	H	$C(CH_3)_3$		β_1	β_2		B
Salbutamol[14]	3'CH_2OH	5'OH	OH	H	$C(CH_3)_3$		β_1	β_2		B
Feneterol[15]	3'OH	5'OH	OH	H	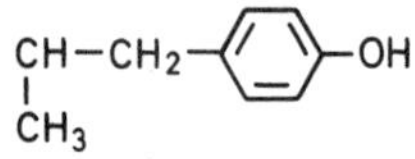 CH–CH_2–(C₆H₄)–OH, CH₃		β_1	β_2		BDT
Bamethan[16]	3'H	4'OH	OH	H	CH_2-CH_2-CH_2-CH_3		β_1	β_2		DT
Buphenin[17]	3'H	4'OH	OH	CH_3	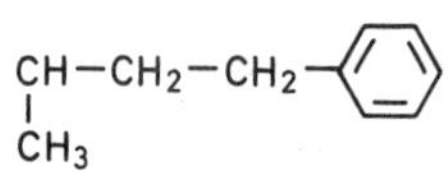		β_1	β_2		DT
Isoxsuprin[18]	3'H	4'OH	OH	CH_3	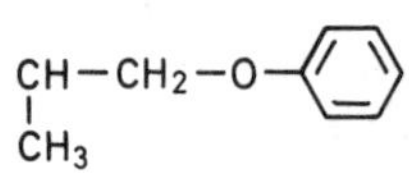		β_1	β_2		DT

[1] Suprarenin®
[2] Arterenol®
[3] Isoprenalin, Aludrin®
[4] Novadral®
[5] Visadron®
[6] Effortil®
[7] Sympatol®
[8] Veritol®
[9] Ephetonin®
[10] Benzedrin®, Elastonon®
[11] Pervitin®
[12] Alupent®
[13] Bricanyl®
[14] Sultanol®, Ventolin®
[15] Berotec®
[16] Vasculat®
[17] Dilatol®
[18] Duvadilan®, Vasoplex®

2.2.2.3. Dopamin

Dopamin, eine Durchgangsstufe bei der Noradrenalinsynthese, spielt eine wichtige physiologische Rolle als Überträgersubstanz im extrapyramidalen System (s. S. 182). Es kann auch als ***Therapeutikum*** verwendet werden, weil sich seine Kreislaufwirkung von der anderer α- und β-Mimetika unterscheidet. Die Plasmahalbwertzeit ist 2 Minuten. Bei einer Infusion von Dopamin (0,5–5,0–20 μg/kg · min) bei Patienten im Schock steigt der systolische Druck an, wobei die Durchblutung der Nieren und des Splanchnikus-Gebietes erheblich zunehmen können. Die glomeruläre

Filtrationsrate und damit die Urinproduktion können entsprechend ansteigen. Dieser Effekt beruht auf einer Erregung von speziellen ***dopaminergen*** Rezeptoren. Er ist durch den Dopamin-Antagonisten Haloperidol aufhebbar.
Am Herzen zeigt Dopamin eine ***positiv inotrope*** Wirkung, die auf einer Stimulierung von ***β_2-Rezeptoren*** beruht. Das Herz reagiert im allgemeinen nicht mit einer Tachykardie oder mit Arrhythmien. Eine verhältnismäßig schwache allgemeine Gefäßkonstriktion beruht auf einer Stimulierung von α-Rezeptoren.

Nebenwirkungen. Beobachtet werden Nausea, Erbrechen und periphere Vasokonstriktion, die in seltenen Fällen einmal zu einer Gangrän führen kann. Ferner können Tachyarrhythmien und Verschlechterung einer kardialen Ischämie vorkommen.

Indikation: Bei Kreislaufschock mit Einschränkung der Nierendurchblutung. Die Therapie kann erschwert sein durch die in anderen Gefäßgebieten überwiegende Stimulierung von α-Rezeptoren. Diese müssen deshalb bei dieser Behandlung häufig durch α-Rezeptoren-Blocker ausgeschaltet werden, z. B. durch Phenoxybenzamin.

Außer Dopamin selbst sind noch einige andere Substanzen im Stande, Dopamin-Rezeptoren zu erregen: Bromocriptin (s. S. 93) und Apomorphin (s. S. 383), die beide vorwiegend zentralnervöse Dopamin-Rezeptoren stimulieren. Neben diesen Agonisten sind auch zentralwirksame Antagonisten des Dopamin bekannt, so z. B. Haloperidol und andere Butyrophenone (s. S. 241).

2.2.2.4. Cocain

Neben seiner lokalanästhetischen Wirkung ruft Cocain bei Versuchstieren und beim Menschen einen ***„sympathomimetischen" Effekt*** hervor. Die Wirkung injizierter oder aus Speichern freigesetzter Katecholamine wird durch Cocaingabe verstärkt. Auf der anderen Seite schwächt Cocain die Wirksamkeit indirekt wirkender Sympathomimetika ab. Der Mechanismus, der diesen beiden sich scheinbar widersprechenden Effekten zugrunde liegt, ist folgendermaßen zu erklären: Wie in der Abb. 2.**13** (S. 63) dargestellt wurde, wird ein erheblicher Teil des im Extrazellulärraum befindlichen Noradrenalin oder Adrenalin durch neuronale und extraneuronale Aufnahme aus der Biophase von dem Rezeptor entfernt. Cocain dichtet die Plasmamembran für die Rückaufnahme von Katecholaminen ab (Abb. 2.**20**, S. 71), daraus resultiert eine höhere Konzentration vor dem Rezeptor und damit ein sympathomimetischer Effekt. Die Abdichtung der Membran trifft aber auch die indirekt wirkenden Sympathomimetika. Sie können die axonalen Speicher von Noradrenalin nicht mehr erreichen und so aus ihnen kein Noradrenalin freisetzen. – Die zentral stimulierende und euphorisierende Wirkung von Cocain, die zur Sucht führen kann, ist wahrscheinlich auf diesen sympathomimetischen Einfluß im Gehirn zurückzuführen; zentral angreifende, indirekt wirkende Sympathomimetika (Amphetamine) rufen ähnliche Effekte hervor.

2.2.3. Antisympathotonika

Die Effektivität des sympathischen Systems kann durch Eingriffe an verschiedenen Stellen vermindert werden. Für die Therapie einer überschie-

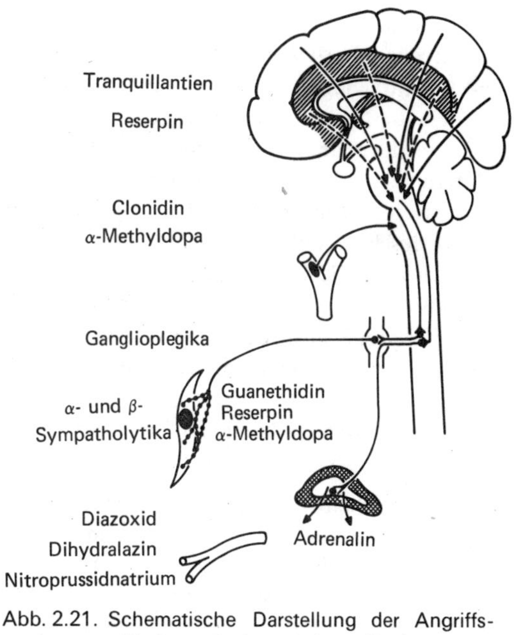

Abb. 2.21. Schematische Darstellung der Angriffspunkte verschiedener Antisympathotonika im zentralen und peripheren Nervensystem und an den Erfolgsorganen. Näheres s. Text.

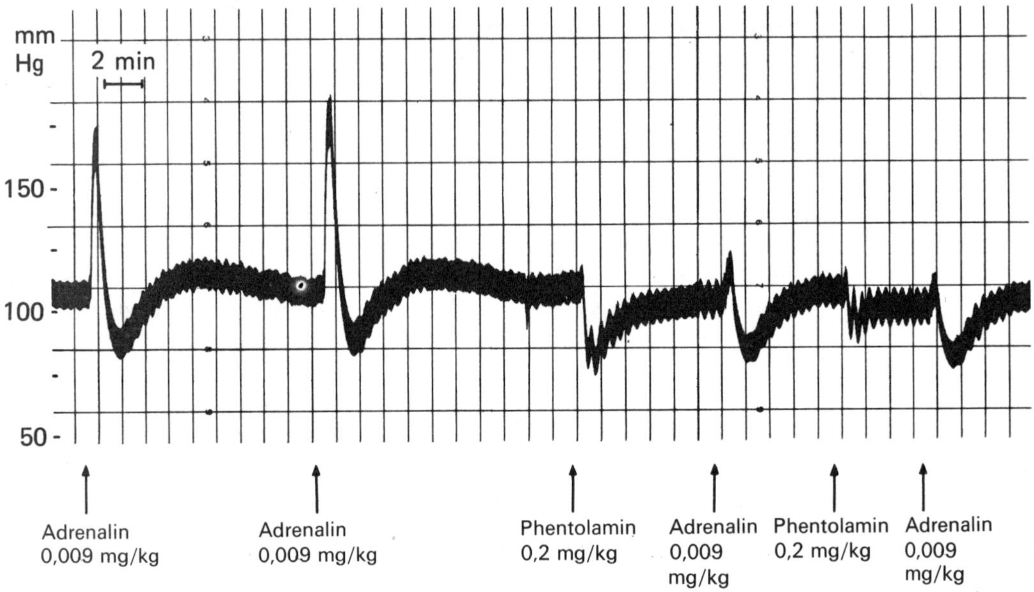

Abb. 2.22. Wirkung von Phentolamin auf den Blutdruckeffekt von Adrenalin. Der Blutdruck der Katze wurde blutig mittels Druckaufnehmer auf einem Direktschreiber registriert. Adrenalin und Phentolamin wurden intravenös injiziert. Nach Phentolaminzufuhr senkt Adrenalin den Blutdruck (Adrenalinumkehr), da eine nicht gehemmte β_2-Rezeptorstimulierung sich jetzt durchsetzen kann.
Umrechnungsfaktor: 1 mmHg (Torr) ≙ 133 Pa (Pascal)

ßenden Sympathikus-Aktivität lassen sich folgende Möglichkeiten ausnutzen (Abb. 2.**20** und Abb. 2.**21**):

❶ Blockade von Katecholamin-Rezeptoren durch ***Sympatholytika*** vom α- oder β-Typ.
❷ Beeinträchtigung der vesikulären Speicherfähigkeit für Noradrenalin und Adrenalin in den Varikositäten, der Nebennierenmarkzelle und im Zentralnervensystem durch ***Reserpin***. Guanethidin interferiert mit der Speicherfähigkeit nur im sympathischen Nervenfaserende und hemmt zusätzlich noch die Erregungsfortleitung an dieser Struktur.
❸ Interferenz mit der Katecholamin-Synthese und Bildung einer unnatürlichen Überträgersubstanz.
❹ Zentrale Beeinflussung des Barorezeptor-Reflexes.

Neben diesen therapeutisch ausnutzbaren Möglichkeiten werden zur Zeit experimentell noch weitere Mechanismen untersucht: die Hemmung der Tyrosinhydroxylase mit entsprechender Verminderung der Katecholamin-Konzentration in den entsprechenden Organen; eine Zerstörung der adrenergen Speicherorganellen durch die Gabe des körperfremden 6-Hydroxydopamin, was zu einem Zustand führt, der als „chemische Sympathektomie" bezeichnet werden kann.

Es ist gelungen, Antikörper gegen das sympathische Nervensystem zu gewinnen. Werden diese Antikörper neugeborenen Tieren verabreicht, so entwickeln diese Tiere kein sympathisches Nervensystem. Sie verhalten sich weitgehend normal, reagieren aber abartig auf adrenerge Pharmaka: Immunologische Sympathektomie.

2.2.3.1. Sympatholytika

2.2.3.1.1. α-Rezeptoren-blockierende Substanzen, α-Blocker

Es sei eingangs nochmals daran erinnert, daß kein Sympathomimetikum ausschließlich die α-Rezeptoren erregt, sondern stets auch die β_1-Rezeptoren mitbeteiligt sind. Dies gilt auch für Noradrenalin und damit für alle indirekt wirkenden Sympathomimetika. Die Anwendung von α-Blockern vermag also lediglich die stimulierende Wirkung von Noradrenalin an glatten Muskeln zu hemmen, nicht dagegen die β_1-vermittelte Aktivierung des Herzens und des Stoffwechsels.

In der Abb. 2.**22** ist die sogenannte ***Adrenalinum-***

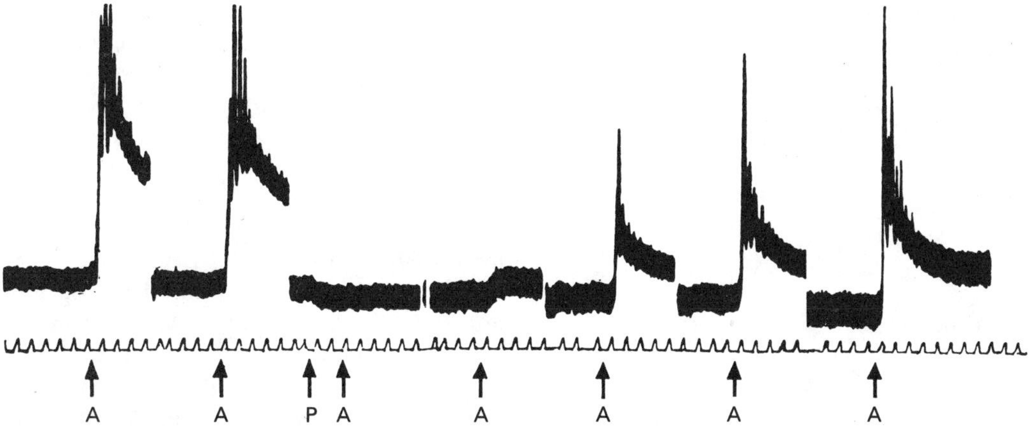

Abb. 2.23. Wirkung von Phentolamin auf den Adrenalineffekt an der isolierten Samenblase des Meerschweinchens. A Adrenalin 2×10^{-6} g/ml, P Phentolamin 10^{-5} g/ml, Zeitschreibung in Minuten. In Anwesenheit von Phentolamin ist die erregende Wirkung von Adrenalin aufgehoben, das Sympatholytikum läßt sich nur langsam auswaschen.

kehr am Blutdruck der Katze dargestellt. Während Adrenalinzufuhr unter normalen Bedingungen den Blutdruck kurzfristig erhöht, tritt nach Vorbehandlung des Tieres mit einem Sympatholytikum eine Blutdrucksenkung nach Adrenalininjektion auf. Dieser Effekt kommt folgendermaßen zustande: Adrenalin reagiert mit den α- und β-Rezeptoren, quantitativ überwiegt die α-Rezeptorenerregung (Vasokonstriktion), so daß der Blutdruck als Summe zweier Prozesse ansteigt. Phentolamin reagiert nur mit den α-Rezeptoren und blockiert sie. Danach injiziertes Adrenalin trifft nur noch auf erregbare β_2-Rezeptoren, so daß durch die Vasodilatation eine Blutdrucksenkung resultiert.

Die ersten Substanzen, von denen eine solche Adrenalinumkehr bekannt wurde, die also sympatholytisch wirken, waren die Alkaloide Ergotamin und Yohimbin. Der sympatholytische Effekt von ***Yohimbin*** ist nur schwach ausgeprägt und läßt sich therapeutisch nicht ausnutzen. Auch die sympatholytische Eigenschaft des Secale-Alkaloid ***Ergotamin*** kann therapeutisch nicht genutzt werden, weil diese Wirkung von dem direkt den glatten Muskel stimulierenden Effekt im allgemeinen überlagert wird. (Näheres über „Secale-Alkaloide“ s. S. 91). Ergotamin hat an der glatten Gefäßmuskulatur zwei gegensätzliche Wirkungen: durch direkten Angriff eine Vasokonstriktion, durch die sympatholytische Wirkung eine Vasodilatation! Durch eine Dihydrierung der nativen Secale-Alkaloide verschiebt sich das Verhältnis zwischen den beiden Wirkungen: Die muskuläre Eigenwirkung tritt zurück gegenüber der Sympatholyse. ***Dihydroergotamin*** und die Dihydroverbindungen der drei Ergotoxinalkaloide[33] haben eine begrenzte Anwendung als Sympatholytika gefunden. Eine genauere Analyse des Wirkungsmechanismus von Dihydroergotamin hat ergeben, daß diese Substanz ein partieller Antagonist am α-Rezeptor ist, d.h. sie besitzt neben der antagonistischen Wirkung auch eine intrinsic activity. Die α-lytische Wirkung wird sich immer dann bemerkbar machen, wenn eine stärkere durch Noradrenalin bedingte Stimulierung der glatten Gefäßmuskulatur vorhanden ist, das ist der Fall im arteriellen Schenkel. Dagegen wird sich die stimulierende agonistische Aktivität dann durchsetzen, wenn keine oder nur eine geringe α-Stimulierung erfolgt. Häufig trifft dies für den venösen Schenkel des Gefäßsystems zu. Dieser Zusammenhang erklärt die Beobachtung, daß ***Dihydroergotamin günstig wirkt bei orthostatischen Kreislaufdysregulationen*** und bei Zuständen einer verminderten Strömungsgeschwindigkeit des venösen Blutes. Daher die Anwendung von Dihydroergotamin zur postoperativen Thromboseprophylaxe.

Eine ganze Reihe von synthetischen Substanzen, die verschiedenen chemischen Gruppen angehö-

[33] Hydergin®

α-Rezeptoren blockierend

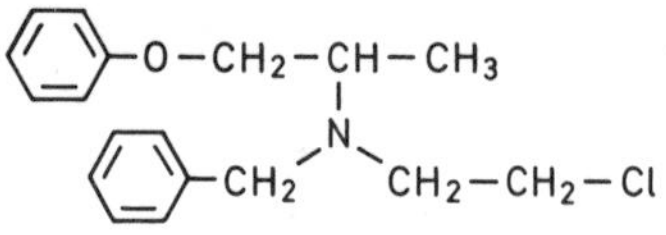

Phenoxybenzamin
N-Benzyl-N-(ω-phenoxyisopropyl)-2-chlor-äthylamin

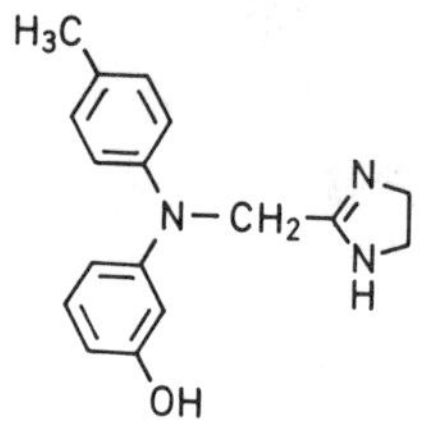

Phentolamin
2-[N-(3-Hydroxyphenyl)-p-tolyl-amino-methyl]-imidazolin

ren, haben sympatholytische Wirkung (s. z.B. Abb. 2.**23**). Dabei handelt es sich ausschließlich um eine Blockade der α-Rezeptoren.

In diesem Zusammenhang mag darauf hingewiesen werden, daß die Katecholaminfreisetzung selbst über α-Rezeptoren moduliert werden kann: Gegenwart von Noradrenalin bremst, α-Blockade fördert die Katecholaminfreisetzung.

Für die Therapie erlangten eine gewisse Bedeutung: ***Phenoxybenzamin***[34] und ***Phentolamin***[35]. Die ***Indikationen*** dieser Arzneimittelgruppe sind begrenzt. Eine Hypertonie läßt sich kaum bessern, da die Therapie durch die ausgeprägte Neigung der Patienten zum orthostatischen Kollaps begrenzt ist. Dagegen ist manchmal die Behandlung peripherer Durchblutungsstörungen erfolgreich. Beim Phäochromozytom lassen sich die spontanen oder während einer Operation zu erwartenden Blutdrucksteigerungen durch Phentolamin oder Phenoxybenzamin unterdrücken. Die Verwendung dieser Pharmaka zur Diagnostik chromaffiner Tumoren sollte wegen der Gefahr eines tödlichen Schocks durch die Bestimmung von Harn-Katecholaminen ersetzt werden. Zusätzlich zu seinem antiadrenergen Effekt wirkt Phentolamin direkt gefäßerweiternd. Von den ***Nebenwirkungen*** seien diejenigen hervorgehoben, die der Gruppe gemeinsam sind: erregende Wirkungen am Herzen, die sich als Tachykardie, Rhythmusstörungen und pektanginöse Zustände äußern. Diese Effekte sind wahrscheinlich Folgen der ungehemmten Noradrenalin-Freisetzung (s. oben), das ungehindert über die β_1-Rezeptoren stimulierend auf das Herz einwirken kann; ferner können Störungen von seiten des Intestinaltraktes (Erbrechen, Leibschmerzen, Diarrhoen) auftreten. Bei Koronarerkrankungen und Ulcus ventriculi bzw. duodeni sind diese Sympatholytika daher ***kontraindiziert. Tolazolin***[36] (2-Benzyl-imidazolin) hat zusätzlich noch einen schwachen histaminartigen Effekt; dies erklärt die Stimulierung der Magensaftsekretion und die Gefahr der Ulkusentstehung.

Eine α-Rezeptoren-blockierende Substanz mit zusätzlicher direkter vasodilatatorischer Wirkkomponente ist ***Prazosin***[37], das in Kombination mit anderen Antihypertensiva in die Hochdrucktherapie eingeführt wurde. Entsprechend dem Angriffspunkt von Prazosin ist mit ausgeprägten orthostatischen Regulationsstörungen zu rechnen, hinzu kommen die üblichen durch Verminderung des Sympathicotonus bedingten Störungen bei etwa 10% der Patienten.

2.2.3.1.2. β-Rezeptoren-blockierende Substanzen, β-Blocker

Die Sympatholytika dieses Typs reagieren sowohl mit den β_1- wie auch mit den β_2-Rezeptoren. Dadurch werden der stimulierende Einfluß des Sympathikus auf das Herz und den Stoffwechsel und seine hemmende Wirkung auf glatte Muskulatur vermindert. Die gebräuchlichen **β-Blocker** sind chemisch nahe miteinander verwandt und besitzen eine einheitliche Grundstruktur: die Isopropanol-Struktur trägt einen Isopropylamin-Rest und einen substituierten Phenoxy-Rest. (So ist es verständlich, daß einige β-Blocker in niedrigen Konzentrationen eine sympathomimetische Wirkung haben: „intrinsic activity". Praktisch spielt dies aber keine Rolle.) Die Substituenten bestimmen die Lipophilie und damit weitgehend das pharmakokinetische Verhalten. So nimmt mit steigender Lipophilie die Anreicherung in Membranen und die membranstabilisierende Wirkung zu. Außerdem hängt von der zellulären Aufnah-

[34] Dibenzyran® [35] Regitin®

[36] Priscol®

[37] Minipress® = 1-(4-Amino-6,7-dimethoxychinazolin-2-yl)-4-(2-furoyl)-piperazin.

me das Verteilungsvolumen der betreffenden Substanz ab. Das mit einem Stern markierte Kohlenstoff-Atom ist optisch aktiv. Lediglich die (L-)-Form wirkt Rezeptoren-blockierend, dagegen sind unspezifische biologische Wirkungen wie membranstabilisierende, lokalanästhetische oder kardiodepressive Eigenschaften beiden Enantiomeren eigen.

Die ***pharmakologische Wirkung*** und ***damit die therapeutische Anwendung*** der β-Sympatholytika ergibt sich aus der Ausschaltung vornehmlich der β_1-Rezeptoren. Am Herzen wird der positiv chronotrope, dromotrope, bathmotrope und inotrope Einfluß des Sympathikus abgeschwächt, ebenso der Einfluß auf den Sauerstoff-Verbrauch. Nach Gabe von β-Blockern sinkt die Herzfrequenz, die Erregbarkeit wird herabgesetzt und die maximale Kontraktionskraft ist reduziert, der Sauerstoffverbrauch des Herzens ist vermindert. Der Effekt wird um so ausgeprägter sein, je stärker das Herz unter einem erhöhten Sympathikotonus steht. Daraus ergibt sich zwangsläufig, daß sich das Herz eines Patienten, der mit β-Blockern behandelt wird, ***nicht*** mehr genügend ***an höhere körperliche Leistungsanforderungen anpassen kann.***

Auf der anderen Seite folgt aus dieser „hemmenden Wirkung" aber der günstige therapeutische Einfluß bei einer ***Koronarinsuffizienz***, da eine Steigerung der Herzarbeit und die entsprechende Zunahme des Sauerstoffverbrauchs unterbunden wird. Die Versetzung des Herzens in einen ***„Schongang"*** kann eventuell die Prognose nach einem Herzinfarkt verbessern. Ein erhöhter kardialer Sympathikotonus, wie er dem Minutenvolumenhochdruck (hyperkinetisches Herzsyndrom) und manchen Arrhythmieformen (s. S. 119) zugrunde liegt, ist eine echte Indikation für β-Rezeptoren-blockierende Substanzen, ebenso wie die Tachykardie und erhöhte Erregbarkeit des Herzens bei der Hyperthyreose. Vegetative, durch den Sympathikus bedingte ***Mitreaktionen bei psychischen Alterationen***, wie sie bei „besonderen" Anlässen auftreten können, lassen sich durch β-Blocker abschwächen.

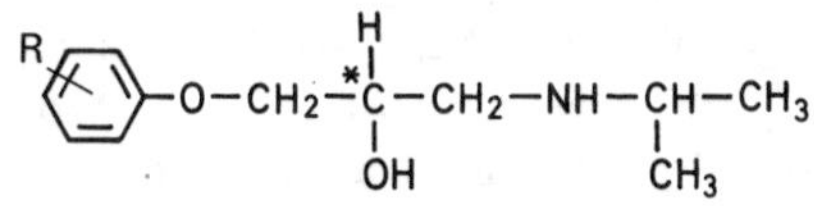

β-Rezeptoren blockierend

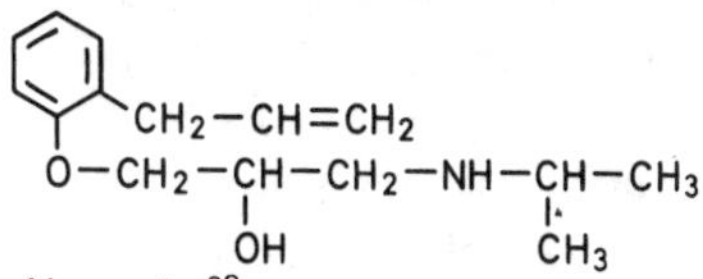

Alprenolol[38]
1-Isopropylamino-3-(2-allylphenoxy)-propan-2-ol

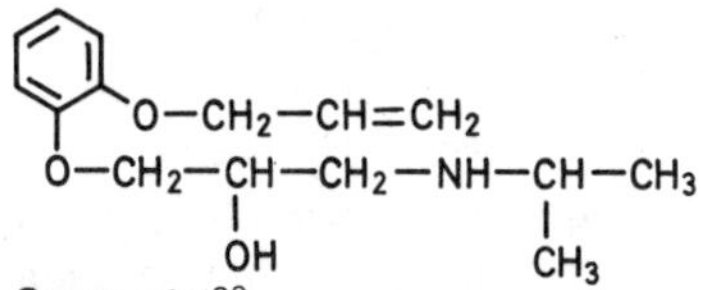

Oxprenolol[39]
1-Isopropylamino-3-(2-allyloxy-phenoxy)-propan-2-ol

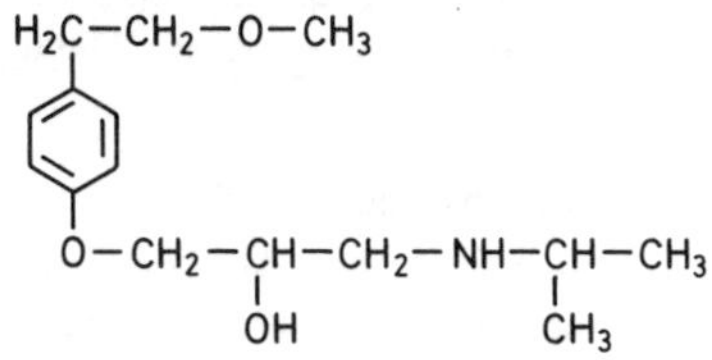

Metoprolol[40]
1-Isopropylamino-3-[4-(2-methoxyäthyl)-phenoxy]-propan-2-ol

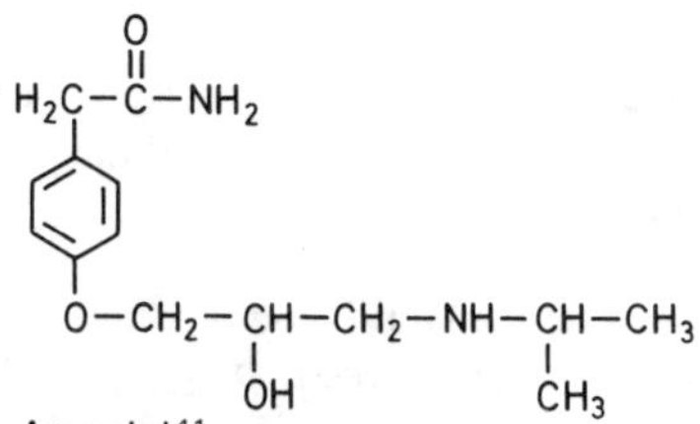

Atenolol[41]
1-Isopropylamino-3-(4-acetamido-phenoxy)-propan-2-ol

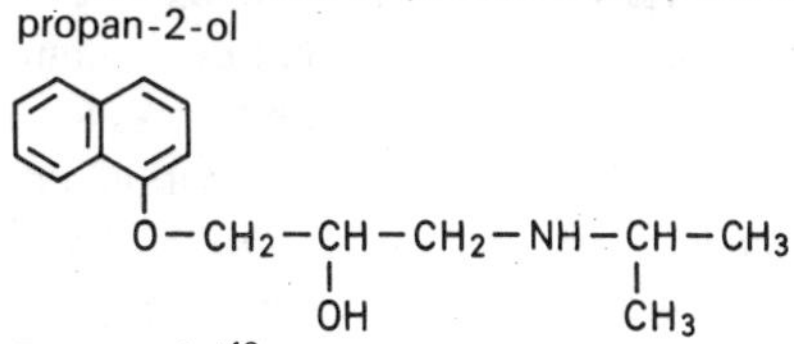

Propranolol[42]
1-Isopropylamino-3-(1-naphthyloxy)-propan-2-ol

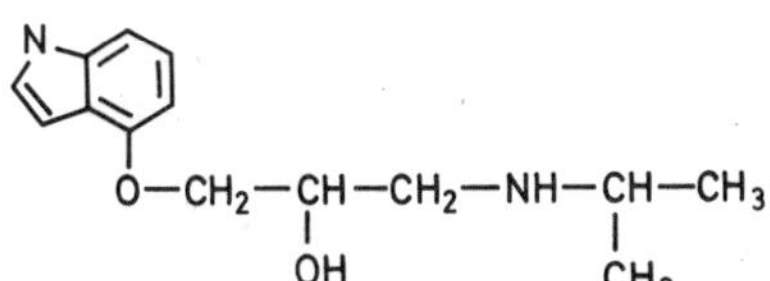

Pindolol[43]
1-Isopropylamino-3-(4-indolyloxy)-propan-2-ol

---

38 Aptin®
39 Trasicor®
40 Beloc®, Lopresor®
41 Tenormin®
42 Dociton®, Inderal®
43 Visken®

Neben den geschilderten akuten Wirkungen kann durch die Zufuhr höherer Dosen (z.B. von Propranolol 100–1000 mg/die) eine Besserung der ***Hochdruckerkrankung*** beobachtet werden. Der Blutdruck sinkt erst nach 1–2 Wochen ab. Da die Kreislaufregulation relativ gut erhalten bleibt, ist die Gefahr orthostatischer Zwischenfälle geringer als bei anderen antihypertensiven Maßnahmen. Auf welchem Mechanismus dieser antihypertensive Effekt beruht, ist bisher nicht klar. Ein zuerst vermuteter rein zentraler Wirkungsmechanismus ist wieder in Frage gestellt worden. Interessant ist die Feststellung, daß die Hochdruckpatienten nach den hohen Dosen von β-Blockern – ein Bruchteil würde für eine effektive periphere β-Blockade ausreichen– bei gutem Wohlbefinden sind. Überspitzt formuliert kann gefolgert werden, daß die über β-Rezeptoren vermittelten Signale ziemlich bedeutungslos sind, wenn von der Anpassung an körperliche Belastungen abgesehen wird.

Bei der Charakterisierung der Wirkung von β-Blockern wird der Begriff der ***Kardioselektivität*** benutzt, um eine gewisse Organspezifität auszudrücken. Dieser Begriff ist irreführend, da es eine selektive Wirkung auf die β-Rezeptoren des Herzens nicht gibt. Eine gewisse Bevorzugung der cardialen β-Rezeptoren durch einige β-blokkierende Substanzen in niedriger Dosierung ist unserer Ansicht richtiger charakterisiert durch den Begriff ***„Kardioprävalenz“***.

Nebenwirkungen. Die meisten Nebenwirkungen ergeben sich aus der Blockade der β-Rezeptoren, was zu einer Störung der adäquaten vegetativen Innervation führt. Am ***Herzen*** wird die Erregungsausbreitung gehemmt, gelegentlich kommt es zu einem A.-V. Block. Die Ausbildung einer Asystolie wird begünstigt (cave Kombination mit Antiarrhythmika). An den ***Hautgefäßen*** resultiert aus der β-Blockade eine Vasokonstriktion. Entsprechend ist die Hautdurchblutung vermindert, die Patienten klagen über kalte Hände und Füße. Selten kommt es auch zur Ausbildung einer Raynaudschen Symptomatik. Nach Propranolol wurden verschiedene ***Störungen im psychischen Bereich*** beobachtet, z.B. Depressionen mit oder ohne Schlaflosigkeit, Interferenz mit Psychopharmaka. Nach hohen Dosen Pindolol wurden zentral erregende Wirkungen wie Schlaflosigkeit, Halluzinationen, Erregungszustände beobachtet. Bei ausgeprägter ***Herzmuskelinsuffizienz*** sind die β-Blocker nicht nur wegen der kardiodepressiven Wirkung, sondern auch deswegen mit Vorsicht anzuwenden oder ***kontraindiziert***, weil ein Herzmuskel in diesem Zustand auf die stimulierende Wirkung körpereigener Katecholamine angewiesen ist, um eine Restfunktion aufrecht zu erhalten. Allerdings läßt sich diese ungünstige Lage oft durch Digitalis kompensieren. Dagegen sind β-Blocker bei AV-Überleitungsstörungen kontraindiziert. Da der Sympathikotonus im ***Bronchialbaum*** durch die β-Sympatholytika vermindert wird, besteht die Gefahr, einen erhöhten Bronchialwiderstand zu induzieren oder einen Asthma-Anfall auszulösen. Bei ***Diabetes***-Kranken sind die β-Blocker nur mit Vorsicht zu verwenden, weil bei drohendem hypoglykämischen Zustand die Glucose-mobilisierende Wirkung des Adrenalin durch die Antagonisten aufgehoben wird. Auch können die dem hypoglykämischen Schock vorangehenden typischen „Warn-Symptome“, die auf einer Adrenalin-Ausschüttung beruhen (wie z.B. die Tachykardie), unterdrückt werden. Im übrigen beruht ebenfalls die Senkung des Triglycerid-Spiegels im Blut, die als zusätzlicher Vorteil einer Langzeittherapie mit β-Blockern angegeben wird, auf einer Hemmung des lipolytischen Adrenalin-Effektes; der therapeutische Wert dieser Maßnahme ist zweifelhaft.

Der β-Blocker Practolol[44] mußte wegen der Auslösung von fibrotischen Prozessen im Auge und im Peritonealraum aus dem Handel gezogen werden.

Die Nebenwirkungen können im Prinzip durch die Gabe eines β-Mimetikum überkommen werden, so wird z.B. eine therapiebedingte Bronchokonstriktion durch die Zufuhr eines β_2-Mimetikum (Salbutamol) aufgehoben. Eine durch β-Blocker ausgelöste Bradykardie kann jedoch besser durch die Anwendung von Atropin behoben werden. Die kardiodepressive Wirkung läßt sich durch Digitalisglykoside kompensieren.

Als ***Kontraindikationen*** für die Anwendung von β-Blockern sind obstruktive Atemwegserkrankungen, das Bestehen einer Bradykardie und eine manifeste Herzmuskelinsuffizienz sowie der Zustand unmittelbar nach einem Herzinfarkt anzusehen.

[44] Dalzic®, Eraldin®

Die ***Dosierung*** der β-Sympatholytika ist individuell beim einzelnen Patienten einzustellen, da im speziellen Fall die pharmakokinetischen Daten und die Ansprechbarkeit nicht vorausgesagt werden können. Richtzahlen für die Dosierung der einzelnen Substanzen sind in der Tab. 2.4 enthalten.

Die Zufuhr von β-Blockern darf nicht plötzlich abgebrochen werden, da sich ein überschießender sympathischer Tonus ausbilden kann. Für ein „ausschleichendes Absetzen" ist Sorge zu tragen. Vor Operationen sollen die Dosierungen von β-Blockern stark reduziert werden, da die Gefahr einer überadditiven Wirkung der cardiodepressiven Effekte von β-Blockern und Narkotika besteht. Dies gilt auch für die β-Blocker, die ohne membranstabilisierende Wirkung sind. Falls eine Gebärende aus dringenden Gründen mit β-Blokkern behandelt werden muß, ist daran zu denken, daß das fetale Herz nicht mehr adäquat auf einen Sauerstoff-Mangel mit einer Tachykardie reagieren kann; damit entfällt ein für das geburtshilfliche Vorgehen wichtiges Indiz.

Wahl des Mittels. Über 20 β-Blocker sind im Handel erhältlich, für eine gezielte Therapie genügen jedoch einige wenige. Diejenigen, die am besten untersucht sind und mit denen sämtliche Indikationsbereiche abgedeckt werden können, sind in der Formelsammlung und der Tab. 2.4. zusammengestellt. Die Substanzen Acebutulol[45], Bunitrolol[46], Bupranolol[47], Methypranol[48], Sotalol[49], Timolol[50] und Toliprolol[51] bieten gegenüber den tabellarisch erfaßten Verbindungen keinen Vorteil. Bemerkenswert durch eine besonders lange Halbwertzeit von 17–24 Stunden ist Nadolol[52]. Derartig lang wirkende Substanzen haben Vorteile und Nachteile. Es bleibt abzuwarten, ob sich die Substanz bewährt.

Die Wahl des einzelnen Mittels richtet sich vor allem nach der Grundkrankheit, die behandelt werden soll:

❶ ***Überhöhter cardialer Sympathicotonus*** wie z.B. bei dem jugendlichen Minutenvolumen-Hochdruck, tachykarden Mitreaktionen bei psychischer Alteration, bestimmte Formen von paroxysmalen Tachykardien, durch Tachykardie bedingte pektanginöse Beschwerden. Für diese Indikation sollte ein β-Blocker gewählt werden, der kardioprävalent wirkt und frei ist von kardiodepressiven und kardiostimulierenden Wirkungen: Atenolol oder Metoprolol.

❷ ***Angina pectoris***, bei der es neben der Verhinderung einer reaktiven Tachykardie auf eine Sauerstoff-Einsparung durch Reduktion der maximalen myokardialen Leistung ankommt. Hier würden β-Blocker zu bevorzugen sein, die sich durch einen Membran-stabilisierenden Effekt auszeichnen, ohne das Herz zu stimulieren: Propranolol und evtl. Alprenolol oder Oxprenolol, wenn Anhaltspunkte für eine latente Herzmuskelinsuffizienz vorliegen.

❸ ***Supraventriculäre Arrhythmien***, die durch einen überhöhten Sympathikotonus bedingt sind.

[45] Prent®, [46] Stresson®, [47] Betadrenol®, [48] Disorat®

[49] Sotalex®, [50] Tenserin®, [51] Doberol®, Sinorhytmal® [52] Solgol®

Tab. 2.4. Eigenschaften der wichtigsten β-Blocker

	Lipophilie	Membran stabil.	Kardio-prävalenz	Intrinsic activity	Eiweißbindung %	Antihypert. Dosierung pro Tag
Propranolol[a,b]	+++	++	○	○	90	100–400
Alprenolol[a]	+++	+	○	+	90	200–500
Metoprolol[c]	○	(+)	+	○	12	200–400
Oxprenolol[b]	++	+	○	+		80–320
Pindolol	+	(+)	○	++	60	15– 45
Atenolol[b]	○	○	+	○	5	100–200

a. bilden biologisch aktive Metabolite
b. unvollständige und langsame enterale Resorption
c. nach enteraler Resorption teilweise Inaktivierung in der Leber (first pass effect)

Neben der reinen β-Rezeptoren-Blockade sind in diesem Fall meistens membranstabilisierende Wirkungen erwünscht. In Frage kommen vor allem: Propranolol und evtl. Alprenolol oder Oxprenolol.

❹ ***Essentielle und renale Hypertension***. Da es bei dieser Indikation nicht auf die zusätzliche kardiodepressive oder die kardiostimulierende Wirkung ankommt, sind alle β-Blocker im Prinzip gleichwertig. Daher kann auf die Substanzen verzichtet werden, die eine depressive Herzwirkung besitzen, zumal die Dosierung für diese Indikation sehr hoch sein muß. Schwere Formen von Hypertonien lassen sich durch β-Blocker nicht ausreichend beeinflussen. Bei leichten und mittelschweren Formen hat sich die Therapie dagegen gut bewährt. Bei nicht ausreichendem Behandlungserfolg und beim Auftreten einer Wasser- und Elektrolytretention muß mit Saluretika kombiniert werden. Die Geschwindigkeit, mit der die antihypertensive Wirkung eintritt, ist unterschiedlich bei den einzelnen β-Blockern. Die Wirkung tritt am schnellsten nach Gabe von Pindolol ein, bereits nach wenigen Tagen ist der Effekt ausgeprägt, das andere Extrem stellt Propranolol dar, bei dem es Wochen bis evtl. Monate dauert, bis der Maximaleffekt ausgebildet ist. Zur antihypertensiven Therapie erscheinen besonders geeignet Pindolol, Atenolol, Metoprolol und Oxprenolol. Bei Hypertonikern mit Herzinsuffizienz oder starker Bradykardie ist die Therapie mit β-Blockern kontraindiziert.

2.2.3.2. Aufhebung des Speichervermögens

Wie auf S. 61 dargestellt wurde, sind die körpereigenen Katecholamine in vesikulären Strukturen der Nervenenden des Sympathikus und zentraler adrenerger Neurone und in den Nebennierenmarkzellen gespeichert. Die Speicherfähigkeit dieser Grana kann durch einige Substanzen spezifisch beeinträchtigt werden. Daraus ergibt sich eine verminderte Freisetzung von Katecholaminen bei entsprechender Stimulierung.

2.2.3.2.1. Reserpin

Reserpin ist der Prototyp für die Pharmaka, welche die Speicherfähigkeit für biogene Amine vermindern. Reserpin ist das Hauptalkaloid aus den Wurzeln von Rauwolfia serpentina (Apocynaceae), einer Kletterpflanze, die in Südasien beheimatet ist und dort in der Volksmedizin seit langer Zeit eine Rolle gespielt hat. An der chemischen Konstitution ist bemerkenswert, daß auch im Reserpin-Molekül, wie in vielen anderen psychotropen Substanzen, ein Indol-Skelett enthalten ist.

Das Molekül ist sehr apolar und damit schlecht wasserlöslich (in den handelsüblichen Ampullen sind Lösungsvermittler enthalten). – In der Rauwolfia-Wurzel sind noch eine größere Zahl weite-

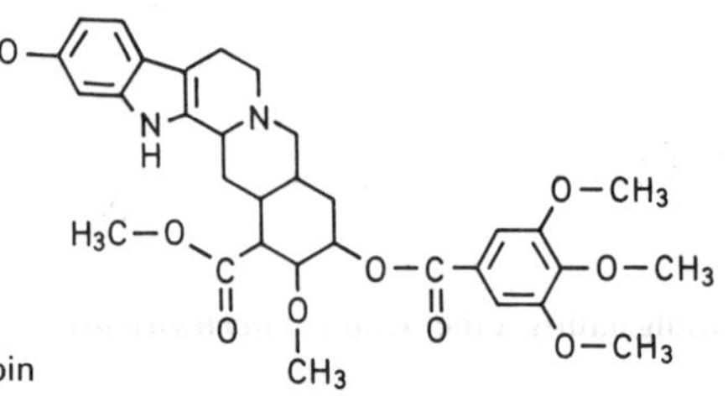

Reserpin

rer Alkaloide enthalten, mit höchst unterschiedlichen pharmakologischen Wirkungen, wovon lediglich Ajmalin, das antiarrhythmische Wirkungen besitzt, eine gewisse Bedeutung gewonnen hat (s. S. 101).

Pharmakologische Wirkung. Nach Zufuhr von Reserpin sinkt der Gehalt an Katecholaminen in den betreffenden Geweben ab, dabei erweist sich das Nebennierenmark als weniger empfindlich als die zentralen und peripheren Nervenfasern. Nur wenn Reserpin in hoher Dosierung intravenös injiziert wird, erfolgt die Freisetzung der Katecholamine so schnell, daß vorübergehend eine sympathomimetische Reaktion auftritt. Die ***Verarmung der Gewebe an Katecholaminen*** ist abhängig von der Reserpin-Dosis und der Dauer der Behandlung. Von dem zugeführten Alkaloid wird ein kleiner Teil fest an die vesikulären Membranen gebunden, wodurch der Transportmechanismus für die Amine gehemmt und die Membranstruktur geschädigt wird. Das nicht gebundene Reserpin wird verhältnismäßig schnell wieder eliminiert. Die Zytomembranen der Speichergrana können nur langsam wieder im Nervenende ersetzt werden, da sie aus dem Golgi-Apparat des Perikaryon stammen und durch axonalen Transport die Varikositäten erreichen müssen. Hierdurch wird die zeitliche Diskrepanz zwischen der Verweildauer des nicht gebundenen Reserpin und der Restitution der Funktion adrenerger Nerven verständlich.

Die Wirkung von Reserpin ist nicht auf die Speicherfähigkeit für Noradrenalin und Adrenalin beschränkt, sondern es wird auch die ***vesikuläre Speicherung von Dopamin*** und von ***Serotonin*** (5-Hydroxy-tryptamin) im Zentralnervensystem ***beeinträchtigt***. Diese Effekte sind wesentlich an der zentralen Wirkung von Reserpin beteiligt.

Die periphere Hauptwirkung von Reserpin besteht in einer ***Blutdrucksenkung*** durch Verminderung des Sympathikotonus. Sie ist besonders ausgeprägt bei bestehender Hypertonie und kann therapeutisch ausgenutzt werden (s. S.101). Da aber der Tonus des Sympathikus insgesamt reduziert ist, das cholinerge System von Reserpin aber nicht in Mitleidenschaft gezogen wird, treten zwangsläufig eine Reihe ***unerwünschter Nebenwirkungen*** auf: Miosis, Ptosis, verstopfte Nase, Akkommodationsstörungen, gestörte Speichelproduktion, schmerzhafte Speicheldrüsen, Bradykardie, Diarrhöen, Verminderung der Nierenleistung mit Kochsalz- und Wasserretention, Verschlechterung einer Herzinsuffizienz, Steigerung der Magensäuresekretion mit Ulkusbildung. Da auch die reflektorische Blutdruckregulation beeinträchtigt wird, besteht die Neigung zu orthostatischen Beschwerden bis hin zu plötzlicher Bewußtlosigkeit infolge Blutdruckabfalls.

Die ***zentrale Wirkung*** von Reserpin ist komplex und kann etwa so beschrieben werden: die Hirntätigkeit wird gedämpft, es ist ein sedativer Effekt zu beobachten, der Mensch verhält sich indifferent gegenüber Umweltreizen, die Schlafneigung nimmt zu und die Alertheit ab. Nach kleinen Dosen von Reserpin können die zentralen Wirkungen tolerierbar sein und zum therapeutischen Effekt (Hypertonie-Behandlung) beitragen. Jedoch schon bei einer derartigen Dosierung (0,1–0,3 mg/die) muß mit einer Verminderung der beruflichen Leistungsfähigkeit (geistige und mechanische Tätigkeiten; beachte Fahrtüchtigkeit) gerechnet werden. Nach höheren Dosen, oder bei besonders empfindlichen Patienten, und nach langer Behandlung werden die zentralen Wirkungen ausgeprägter. Das Wirkbild ähnelt dann mehr und mehr dem von Neuroleptika, zu denen Reserpin primär auch gezählt wurde. Ebenso wie die Neuroleptika induziert Reserpin einen funktionellen Parkinsonismus. Weiterhin kann Reserpin die Stimmungslage beeinflussen, die Patienten geraten in eine Verstimmung (Angstzustände und -träume), die sich bis zu einer Depression verstärken kann, welche auch nach Absetzen des Reserpin u. U. noch viele Wochen anhalten kann. Bei jeder Reserpin-Anwendung ist vom behandelnden Arzt eingehend der psychische Zustand des Patienten im Verlaufe der Therapie zu beobachten.

1974 ist erstmalig berichtet worden, daß bei Patientinnen jenseits der Menopause die Brustkrebsinzidenz nach chronischer Reserpin-Zufuhr möglicherweise erhöht war. Dieser Befund ist durch andere Untersuchungen nicht bestätigt worden. Reserpin sollte trotzdem zur Hochdrucktherapie bei dieser Patientengruppe nur unter Abwägung des Risikos verwendet werden. Als mögliche Ursache für eine gesteigerte Mammakarzinom-Häufigkeit kann die erhöhte Prolaktinsekretion angesehen werden, die immer dann zu beobachten ist, wenn Dopamin-Antagonisten gegeben werden. Im Falle von Reserpin würde die zentrale Dopamin-Verarmung zum Ausfall des „prolactin-release-inhibiting-hormone“ führen.

Die ***therapeutische Anwendung von Reserpin***[53] beschränkt sich auf die Hypertonie-Behandlung. Um die Dosierung möglichst niedrig zu halten, sollte es nur in Kombination mit anderen Antihypertensiva verordnet werden. Die Tagesdosen liegen zwischen 0,1 bis 0,3 mg; da die „Wirkung kumuliert“ (s. Wirkungsmechanismus), ist erst nach einigen Wochen mit der vollen Ausbildung des antihypertensiven Effektes zu rechnen.

2.2.3.2.2. Guanethidin

Im Gegensatz zu Reserpin ist Guanethidin auf Grund der protonisierten Guanidin-Gruppe gut wasserlöslich. Es weist Ähnlichkeit mit dem Phenyläthylamin-Gerüst auf, das den Sympathomimetika eigen ist. Die Substanz lagert sich daher auch an das Katecholamin-Transportsystem der axonalen Plasmamembran und der Speichervesikel an und wird akkumuliert. Hieraus ergibt sich eine ***Verminderung der Speicherfähigkeit*** adrenerger Neurone für Katecholamine. Ebenfalls im Gegensatz zu Reserpin kann Guanethidin nicht in

[53] Sedaraupin®, Serpasil®

das Zentralnervensystem eindringen, auch die Funktion des Nebennierenmarkes wird nicht beeinträchtigt. Zusätzlich zur Interferenz mit der Katecholamin-Speicherung erschwert Guanethidin die Erregungsausbreitung in den sympathischen Nervenfaserenden. Dieser „lokalanästhetische" Effekt trägt zur Verminderung des Sympathikotonus bei.

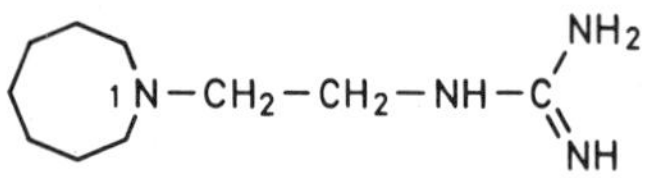

Guanethidin {β-[1-Aza-cyclooctyl-(1)-]-äthyl-guanidin}

Nach Zufuhr von Guanethidin tritt die Wirkung eines verminderten Sympathikotonus sehr schnell auf, im Vordergrund steht die Senkung des Blutdrucks. Die einzige ***therapeutische Indikation*** für Guanethidin[54] sind schwere Fälle von Hypertonien, die auf andere Maßnahmen nicht genügend angesprochen haben (s. S. 102). Da die Substanz kumuliert, ist vorsichtig zu dosieren (Beginn mit 10 mg/die). Die ***Nebenwirkungen*** können sehr ausgeprägt sein, wie es bei akuter Ausschaltung des peripheren sympathischen Systems nicht anders zu erwarten ist. Die Blutdruckregulation ist besonders eingeschränkt. Als beschwerlich wird die orthostatische Kreislaufdysregulation empfunden. Die sympathisch innervierten Organe entwickeln während der Guanethidin-Behandlung eine Überempfindlichkeit gegenüber Noradrenalin und Adrenalin, deren Ursache darin begründet ist, daß ein wesentlicher Eliminationsprozeß, nämlich die neuronale Aufnahme ausgeschaltet ist. Daraus ergibt sich eine höhere und länger persistierende Katecholamin-Konzentration in der Biophase. Diese Überempfindlichkeit ist nicht nur bedeutsam für zugeführtes Katecholamin, sondern auch für das Adrenalin, das aus der Nebenniere freigesetzt wird. Da Guanethidin weder die Funktion der sympathischen Zentren noch das Nebennierenmark hemmt, reagieren Patienten, die nur mit Guanethidin behandelt wurden, in einer „Streß-Situation" mit einer Adrenalin-Ausschüttung, die dann zu hypertonen Krisen führen kann. Daher darf Guanethidin nur in Kombination mit anderen Antihypertensiva gegeben werden, die auch zentral hemmend wirken.

[54] Ismelin®

2.2.3.3. α-Methyl-Dopa

Der Wirkungsmechanismus von α-Methyl-Dopa ist komplex, denn es greift an drei verschiedenen Stellen in die Funktion des Sympathikus ein. Welcher Mechanismus bei der therapeutischen Anwendung im Einzelfall entscheidend ist, kann kaum gesagt werden.

❶ Die normale Überträgersubstanz Noradrenalin wird aus Dihydroxyphenylalanin (Dopa) gebildet. Ersetzt man im Organismus das natürliche Ausgangsprodukt Dopa durch die sonst nicht vorkommende Substanz α-Methyl-dopa, indem man den Organismus damit überschwemmt, so wird an Stelle der natürlichen Produkte wenigstens zum Teil ***α-Methyldopamin*** und ***α-Methylnoradrenalin*** gebildet (Abb. 2.**24**). Auch andere „abartige" Ausgangssubstanzen, wie z. B. α-Methyl-m-tyrosin, führen zur Speicherung von ***falschen Überträgerstoffen***.

α-Methylnordrenalin wird ebenso wie Noradrenalin von den Granula gespeichert und auf Nervenreiz freigesetzt. Wichtig ist dabei, daß die adrenerge Wirksamkeit von α-Methylnoradrenalin beim Menschen nur ein Bruchteil derjenigen von Noradrenalin ist. Der ***Sympathikotonus*** wird, wohl ***ausschließlich zentral, vermindert.***

❷ α-Methyl-Dopa ist ein ***schlechtes Substrat für die Dopa-Decarboxylase*** und beeinträchtigt

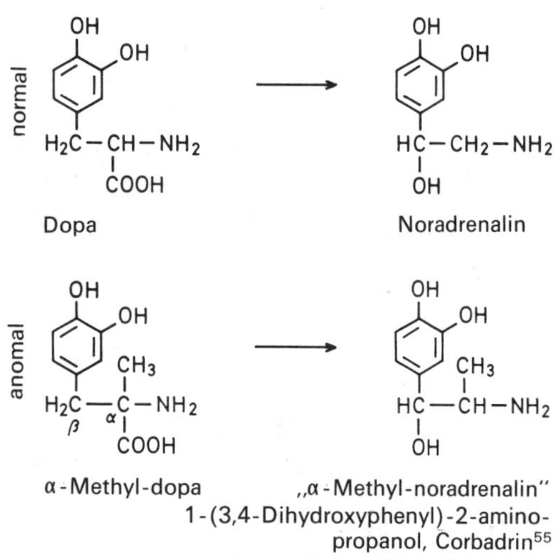

1-(3,4-Dihydroxyphenyl)-2-amino-propanol, Corbadrin[55]

Abb. 2.24. Synthese einer falschen Überträgersubstanz

[55] Corbasil®, Cobefrin®, waren als Sympathomimetika im Handel

dementsprechend die Umwandlung von Dopa zu Dopamin; der Gehalt der Gewebe an Katecholaminen nimmt ab. Diesem Mechanismus scheint quantitativ die geringste Bedeutung beizukommen.

❸ Das aus α-Methyl-Dopa im Zentralnervensystem entstehende abartige α-Methyl-Noradrenalin ***stimuliert α-Rezeptoren***, deren Erregung auf sympathische Zentren hemmend wirkt: der zentrale Sympathikotonus nimmt ab und Kreislaufreflexe werden abgeschwächt. Diese zentrale Wirkung kann durch α-Sympatholytika, aber auch bestimmte Psychopharmaka gehemmt werden. Dieser Wirkungsmechanismus von α-Methyl-Dopa entspricht letzten Endes dem von Clonidin, das unten besprochen wird.

α-Methyl-Dopa[56] wird ***ausschließlich in der Hochdrucktherapie*** angewendet. Nach Gaben von 1,0–3,5 g per os oder 0,5–1,5 g intravenös pro die sinkt der Blutdruck innerhalb von wenigen Tagen ab, vor allem wenn eine Hypertonie besteht. Die Blutdruckregulation bleibt relativ gut erhalten. Wegen der Nebenwirkung soll auch α-Methyl-Dopa in Kombination mit anderen Antihypertensiva gegeben werden (s. S. 101).

Nebenwirkungen. α-Methyl-Dopa ruft ähnliche periphere Nebenwirkungen hervor wie Reserpin, sie resultieren aus dem Mißverhältnis zwischen sympathischer und parasympathischer Aktivität, sind aber im allgemeinen nicht stark ausgeprägt. Regelmäßig wirkt α-Methyl-Dopa sedierend, was zur Beeinträchtigung der geistigen und körperlichen Leistungsfähigkeit Anlaß gibt. Nach höheren Dosen und bei längerer Anwendung treten mitunter Schlafstörungen, Benommenheit, psychotische Symptome und Verstimmungen, selbst Depressionen, auf. Durch eine Interferenz mit dem zentralen Dopamin-Haushalt werden Symptome des Parkinsonismus ausgelöst und eine gesteigerte Prolactin-Sekretion beobachtet, die zur Spontanlaktation führen kann. Gelegentlich entwickelt sich bei Patienten, die längere Zeit α-Methyl-Dopa eingenommen haben, eine hämolytische Anämie (mit positivem Coombs Test). Auch andere seltene Nebenwirkungen wie Granulozyto- und Thrombozytopenie, Hepatitis und Myocarditis scheinen auf einen allergischen Mechanismus (Autoimmunprozeß) hinzuweisen. Bei Niereninsuffizienz ist die Ausscheidung von α-Methyl-Dopa reduziert.

2.2.3.4. Clonidin

Clonidin[57] steht chemisch und pharmakologisch anderen Imidazolin-Derivaten nahe, die auf Grund eines sympathomimetischen Mechanismus bei lokaler Applikation zur Schleimhautabschwellung führen (s. S. 72).

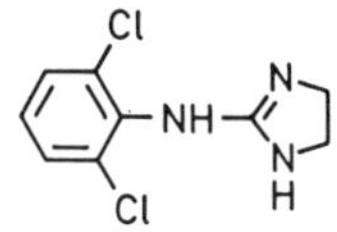

Clonidin
2-(2,6-Dichlorphenylamino)-2-imidazolin

Auch Clonidin wirkt peripher α-mimetisch, die ***zentrale α-Rezeptoren-stimulierende Wirkung*** steht aber im Vordergrund. Der zentrale α-mimetische Effekt spielt sich an Strukturen ab, deren Erregung die Aktivität sympathischer Zentren herabsetzt und den Barorezeptor-Reflex im Sinne einer erhöhten Empfindlichkeit beeinflußt. Hierdurch wird eine Bradykardie, eine Reduktion des Herzschlagvolumens und eine Vasodilatation ausgelöst. Der Blutdruck sinkt ab. Diese Wirkung kann zur ***Therapie einer Hypertonie*** ausgenutzt werden. Dabei müssen Dosen von 0,4–2,0 mg/die angewendet werden, eine individuelle Einstellung ist notwendig. Es sei darauf hingewiesen, daß trizyklische Psychopharmaka (wie Imipramin und Verwandte) die Wirkung von Clonidin aufzuheben vermögen! Bei plötzlicher Unterbrechung der Clonidin-Zufuhr muß ~20 Stunden später mit einer Erhöhung der Noradrenalinwerte im Plasma und Harn sowie mit einer drastischen Blutdrucksteigerung gerechnet werden. Die hypertone Krise kann durch Sympatholytika beseitigt werden.

Die peripheren ***Nebenwirkungen*** von Clonidin entsprechen wiederum denen anderer Antihypertonika (s. o.) und ergeben sich aus dem Ungleichgewicht zwischen den beiden vegetativen Systemen. Zentral stehen Müdigkeit und Sedierung im Vordergrund, die zu einer herabgesetzten Leistungsfähigkeit Anlaß geben müssen. Selten werden allergische Reaktionen beobachtet. –

[56] Aldometil®, Presinol®, Sembrina® [57] Catapresan®

2.3. Ganglionärer Angriffspunkt

2.3.1. Ganglienblockierende Substanzen

Substanzen, welche die Reizübertragung in den Synapsen der vegetativen Ganglien spezifisch blockieren, werden als ***Ganglienblocker*** oder ***Ganglioplegika*** bezeichnet. Da in allen Ganglien die Übertragungen cholinerg erfolgen, ist es nur möglich, die Synapsen des ***sympathischen*** und des ***parasympathischen Systems*** gleichzeitig zu blokkieren. Da der Sympathikotonus normalerweise für die Gefäßinnervation, der Parasympathikotonus für die Innervation von Magen, Darm und Gallenblase entscheidend ist, kann eine Behandlung mit ganglienblockierenden Mitteln gerade diese beiden Gebiete besonders betreffen. Meistens wird aber therapeutisch nur die Herabsetzung des Gefäßtonus gewünscht, die Blockade parasympathischer Ganglien stellt dann eine unerwünschte Nebenwirkung dar (s. „Hypertoniebehandlung", S. 101).

Acetylcholin ist der Überträgerstoff in allen Ganglien des vegetativen Systems (s. schematische Darstellung Abb. 2.**2**., S. 47), dabei entsprechen die Katecholamin-produzierenden und -speichernden Zellen des Nebennierenmarkes den postganglionären sympathischen Nervenfasern. Acetylcholin wirkt an den ganglionären Synapsen in analoger Weise wie an der motorischen Endplatte depolarisierend auf die Membran der postganglionären Nervenzelle, so daß eine Erregung im 2. Neuron ausgelöst wird. Diese nikotinartige Wirkung kann durch Erregung oder Hemmung von Muscarinrezeptoren und durch adrenerge Mechanismen im Ganglion selbst moduliert werden. Durch Zufuhr von Acetylcholin, auch wenn dieses durch einen Cholinesterasehemmstoff vor dem Abbau geschützt ist, läßt sich der ganglionäre Angriff nicht ohne weiteres darstellen; denn die peripheren muscarinartigen Wirkungen auf den Kreislauf, die zu einer Blutdrucksenkung führen, verdecken die Folgen der Erregung des Nebennierenmarkes, die eine Blutdrucksteigerung auslösen würde. Die Nicotin-Rezeptoren bedürfen einer höheren Acetylcholin-Konzentration, um erregt zu werden, als die Muscarin-Rezeptoren (s. dazu auch S. 54). Erst nach Ausschaltung der muscarinartigen Acetylcholinwirkung durch Atropin vermag injiziertes Acetylcholin den Blutdruck zu steigern. Dies ist eine Folge der Erregung sympathischer Ganglien und des funktionell gleichartig reagierenden Nebennierenmarkes.

2.3.1.1. Nicotin

Nicotin (Formel S. 52), das aus Tabakblättern gewonnene Alkaloid, zeigt in kleinen Dosen durch ***Depolarisierung*** ähnliche ganglienerregende Wirkungen wie Acetylcholin, dieser Zusammenhang wurde auf Seite 54 dargestellt. Da sich das Nebennierenmark wie eine ganglionäre Struktur verhält, setzt Nicotin dort Katecholamine frei. Nach Zufuhr von Nicotin wird eine gesteigerte Abgabe von Vasopressin aus dem Hypophysenhinterlappen beobachtet. Nicotin in ***größeren Dosen*** blockiert nach anfänglicher Erregung sehr schnell die ganglionäre Übertragung, dabei geht der primär vorhandene Depolarisationsblock allmählich in einen kompetitiven Block über. Dies entspricht der an der motorischen Endplatte eintretenden dualistischen Wirkung nach Dekamethonium-Gabe (s. S. 181). Da Nicotin Ganglien auch bei lokaler Applikation ausschaltet, wurde dieses Verfahren früher zur Analyse des vegetativen Systems verwendet. Die Allgemeinwirkungen von Nicotin sind wegen der Mischung von erregenden und lähmenden Wirkungen auf sympathische und parasympathische Ganglien so ungleichmäßig und ungünstig, daß diese Substanz als Ganglioplegikum für die Therapie nicht in Betracht kommt. (Über Nicotin- und Tabakwirkungen s. S. 401).

2.3.1.2. Ganglienblocker, Ganglioplegika

Die einfachste Substanz, die im Experiment ganglionär erregend wirkt, also denselben Wirkungscharakter besitzt wie Nicotin, ist Tetramethyl-ammonium. Werden schrittweise die einzelnen Methylgruppen durch Äthylgruppen ersetzt, so geht die ganglienstimulierende Wirkung mehr und mehr verloren. Tetraäthyl-ammonium ist eine rein ganglioplegische, d. h. membranstabilisierende Substanz.

Die Ganglioplegika sind mit einigen Muskelrelaxantien chemisch und pharmakologisch verwandt, auch die Muskelrelaxantien haben in großen Dosen ganglioplegische Wirkungen. Die Substanzen beider Gruppen ***reagieren*** mit den ***Acetylcholinrezeptoren***, ohne daß eine Depolarisation eintritt (fehlende „intrinsic activity"). Der Rezeptor ist damit aber blockiert: die Überträgersubstanz ist wirkungslos geworden. Alle Ganglienblocker enthalten einen „kationischen Kopf", der von vierbindigem Stickstoff gebildet wird. Dabei kann es sich um sekundäre, tertiäre oder quaternäre Amine handeln (s. dazu S. 31). Sind zwei „kationische Köpfe" vorhanden, ist ein Abstand von 5 bis 6 Atomen optimal.

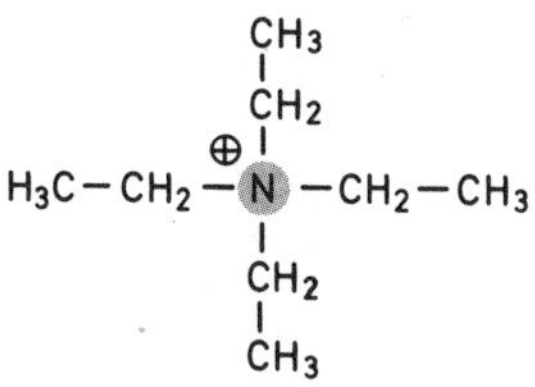

Tetraäthyl-ammonium

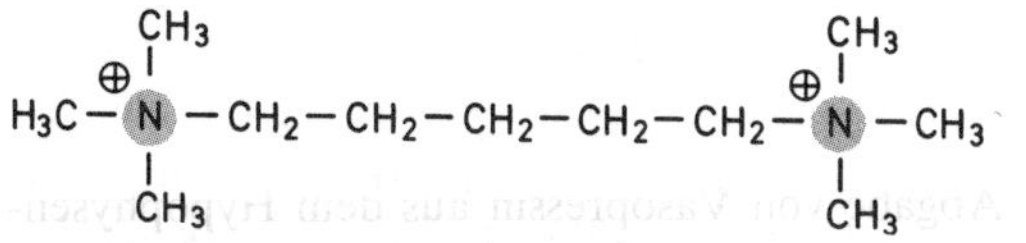

Pentamethonium (C5)
Pentan-1,5-bis-trimethyl-ammonium;
1,5-Bis-[trimethylammoniono]-pentan

Pharmakologische Wirkungen. Die intravenöse Zufuhr eines Ganglienblockers führt im Tierversuch und beim Menschen zur Blutdrucksenkung, weil die ***sympathischen Ganglien*** ausgeschaltet werden, welche die vasomotorischen Impulse übertragen. Oft ist bei kleinen und mittleren Dosen der Blutdruck im Liegen nur wenig gesenkt. Aufrichten des Körpers oder längeres Stehen kann wegen der Ausschaltung der Gefäßregulation einen orthostatischen Kollaps auslösen. Die Erweiterung peripherer Gefäßgebiete muß nicht eine vermehrte Durchblutung, also auch nicht eine erhöhte Sauerstoffversorgung zur Folge haben; denn diese Größen sind nicht nur von der Gefäßweite, sondern auch von der Blutdruckhöhe abhängig. Da aber der Blutdruck nach Ganglienblockern absinkt, ist meistens nicht mit einer Durchblutungsvermehrung zu rechnen. Unter dem Einfluß der Ganglienblocker werden die Wirkungen von Katecholaminen und Acetylcholin auf die peripheren Erfolgsorgane in ähnlicher Weise verstärkt wie nach operativer Entfernung der jeweils entsprechenden Ganglien.

Außer diesen Wirkungen am sympathischen System treten analog ganglienblockierende Wirkungen am ***parasympathischen System*** auf. Der Tonus der glatten Muskeln des Magen-Darm-Kanals, der Gallenblase und der abführenden Harnwege wird herabgesetzt. Atonische Obstipation ist häufig; sogar mit einem paralytischen Ileus muß gerechnet werden. Entsprechende Miktionsstörungen wurden besonders bei bestehender Prostatahypertrophie beobachtet, auch Impotenz kann vorkommen. An den Augen stellen sich Mydriasis und Akkommodationsstörungen ein, die Speichelsekretion ist reduziert. Die gleichzeitige Hemmung der Schweißsekretion beruht dagegen auf der Blockierung sympathischer Ganglien.
Für die ***Therapie der Hypertonie*** haben die Ganglioplegika ihre ***Bedeutung verloren***, da ihre therapeutische Breite geringer ist als die anderer Antihypertonika. Bei hypertonen Krisen kann das gut steuerbare Trimethaphan[58] jedoch mit Erfolg intravenös infundiert werden, auch bei Patienten mit schwerer Niereninsuffizienz („Dialyse-Patienten").

---
[58] Arfonad®

3. Glatte Muskulatur

Die glatte Muskulatur läßt sich auf zwei verschiedene Arten pharmakologisch beeinflussen:

❶ Durch eine ***Einflußnahme auf das vegetative Nervensystem*** einschließlich der Überträgersubstanz und der entsprechenden Rezeptoren. Die pharmakologische Wirkung ist hierbei abhängig davon, wie der Sympathikus bzw. Parasympathikus an einem bestimmten Organ wirkt. Diese Möglichkeiten sind im Kapitel „Vegetatives Nervensystem" besprochen.

❷ Durch eine ***Einwirkung auf die glatte Muskelzelle*** selbst. Die Substanzen, die die Muskelzelle unabhängig vom vegetativen Nervensystem beeinflussen, bedürfen zu ihrer Wirkung nicht der Vermittlung durch vegetative Nerven, Überträgersubstanzen oder Rezeptoren. Sie sind daher keine kompetitiven Antagonisten gegenüber den Überträgersubstanzen Acetylcholin und Noradrenalin oder den Analogsubstanzen. Es gibt Substanzen, die erregend wirken, wie auch Verbindungen, die den Tonus der glatten Muskulatur herabsetzen (Spasmolytika).

3.1. Den glatten Muskel hemmende Pharmaka (Spasmolytika)

3.1.1. Papaverin

Papaverin ist ein Alkaloid, das in einer Konzentration von durchschnittlich 0,8% im Opium enthalten ist. Es leitet sich ebenso wie Morphin vom ***Isochinolin*** ab (vgl. hierzu S. 197), hat aber keine zentrale Wirkung.

Papaverin wirkt ***erschlaffend auf die glatte Muskulatur***, unabhängig von ihrer vegetativen Innervation. So sprechen die Gefäßmuskeln einschließlich Koronar- und Hirngefäße, die Muskulatur der abführenden Gallen- und Harnwege, die Bronchial- und Darmmuskulatur mit einer Verminderung ihres Tonus auf Papaverin an. Besonders ausgeprägt ist die Papaverinwirkung dann, wenn ein ***Spasmus***, also primär eine Tonussteigerung der glatten Muskulatur vorliegt. In der Abb. **3.1** ist als Beispiel die Durchbrechung eines Barium-Ionen-Spasmus durch Papaverin an der isolierten Darmmuskulatur gezeigt.

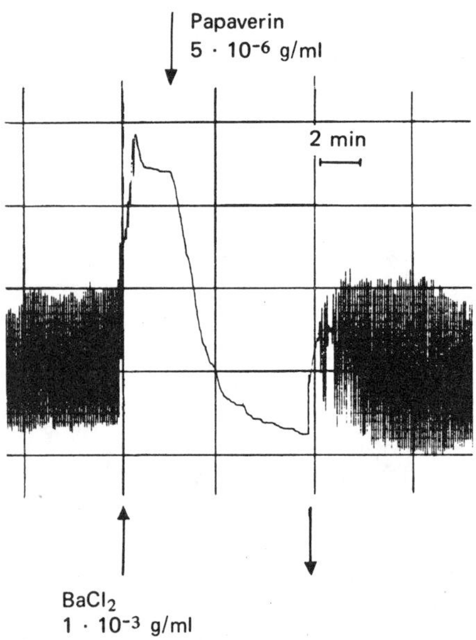

Abb. 3.1. Einfluß von Barium-Ionen und Papaverin auf den Tonus und die Pendelbewegungen des Kaninchenjejunums. Die Registrierung erfolgte isotonisch mit einem mechanoelektrischen Umwandler auf einem Direktschreiber. Barium-Ionen wirken erregend, Papaverin wirkt spasmolytisch.

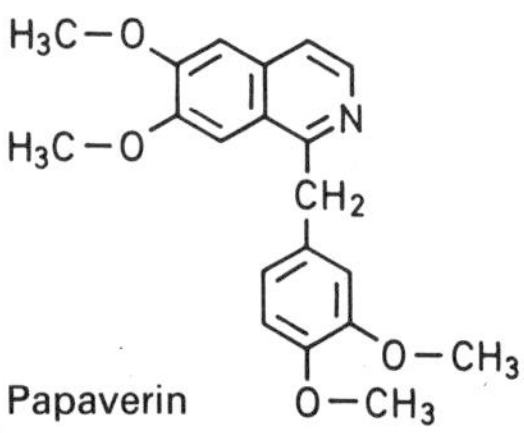

Papaverin

Therapeutische Anwendung kann Papaverin immer dann finden, wenn Tonuserhöhungen der glatten Muskulatur vorliegen, wie Krampfzustände im Gebiet des Magen-Darm-Kanals, des Uterus, der Bronchien, der Gallen- und Harnwege. Hier sei an die günstige Wirkung der Kombination von Papaverin mit Morphin erinnert, wie sie im Opium vorliegt (s. S. 204). Obwohl es aus dem Intestinaltrakt resorbiert wird, ist eine parenterale Zufuhr oder rektale Zufuhr vorzuziehen, der notwendige Dosenbereich liegt zwischen 0,05 und 0,2 g mehrmals täglich. Die intravenöse Injektion hat langsam zu erfolgen, weil störende Nebenwirkungen kardiovaskulärer Art auftreten können: am Herzmuskel selbst wirkt Papaverin chinidinartig (Verminderung der Leitungsgeschwindigkeit, Verlängerung der Refraktärperiode, eventuell Arrhythmien, erhöhte Empfindlichkeit gegenüber β-Mimetika) und durch periphere Vasodilatation blutdrucksenkend. Die durch periphere Vasodilatation erzeugte allgemeine Blutdrucksenkung kann bei peripheren Durchblutungsstörungen trotz maximaler Gefäßerweiterung des betreffenden Gebietes zu einer Verschlechterung der Durchblutung führen. Nach chronischer Zufuhr von Papaverin sind Leberfunktionsstörungen beobachtet worden.

3.1.2. Hydralazine

Die Hydralazine erweitern vorwiegend Arteriolen direkt und beeinflussen möglicherweise vegetative Zentren. Daraus resultiert eine Blutdrucksenkung; daneben erregen sie die β-Rezeptoren in geringem Ausmaß und hemmen den vasokonstriktorischen Effekt einiger Pharmaka. Obgleich der Blutdruck absinkt, nimmt die Nierendurchblutung zu. Die hypotensive Wirkung der Hydralazine ist verhältnismäßig schlecht steuerbar, weil der Effekt die Elimination überdauert und keine gute Korrelation zwischen der Höhe des Blutspiegels und der Stärke des Effektes besteht.

Die ***Nebenwirkungen*** der Hydralazine sind zum Teil auf die Blutdrucksenkung (Kopfschmerzen, Schwindel, Schwächegefühl, Zittrigkeit, reflektorische Tachykardie, Parästhesien in den Extremitäten) und zum Teil auf das relative Überwiegen des Parasympathikus zurückzuführen (Nausea, Erbrechen, Diarrhoen, intestinale Spasmen, Magenulkusentstehung). Da die Kreislaufreflexe abgeschwächt sind, kann ein orthostatischer Kollaps auftreten. Daneben werden lokalisierte Ödeme und allergische Reaktionen beobachtet. Nach langdauernder Zufuhr hoher Tagesdosen (mehr als 0,3 g) können Symptome einer rheumatoiden Arthritis auftreten. Wird die Hydralazinzufuhr jetzt nicht unterbrochen, entwickelt sich in fast 10% der Fälle das Bild eines Lupus erythematodes acutus, der nach Absetzen des auslösenden Medikamentes durch Behandlung mit Corticosteroiden beherrschbar ist. Mitunter auftretende Parästesien oder periphere Neuritiden beruhen auf einer Antivitamin B_6-Wirkung der Hydralazine, die durch Gaben von Vitamin B_6 gebessert werden können.

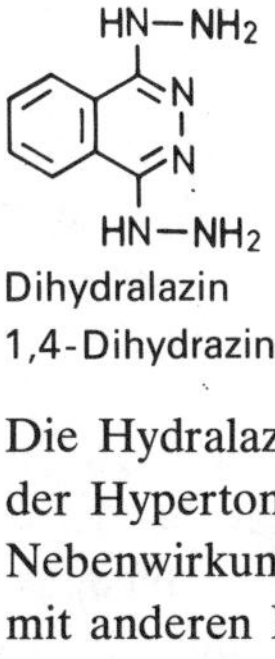

Dihydralazin
1,4-Dihydrazino-phthalazin

Die Hydralazine sind zur Kombinationstherapie der Hypertonie (s. S. 101) geeignet. Wegen der Nebenwirkungen empfiehlt sich die Kombination mit anderen Hochdruckmitteln. Im Handel liegt ein Mischpräparat vor, das auf 0,1 mg Reserpin 10 mg Dihydralazin enthält[1].

3.1.3. Diazoxid

Diese Substanz ist chemisch den Saluretika vom Benzothiadiazin-Typ verwandt, besitzt aber keine diuretische Wirkung, sondern löst eher eine Kochsalz- und Wasserretention aus. ***Es vermindert den Tonus der Muskulatur von Gefäßen***, vor allem der Arteriolen, so daß der Blutdruck absinkt. Andere glatte Muskulatur wird weniger gehemmt. Diazoxid[2] kann in Kombination mit anderen Antihypertensiva zur Hochdruckbehandlung benutzt werden. Bei chronischer Gabe ist mit dem Auftreten von ***Nebenwirkungen*** zu rechnen:

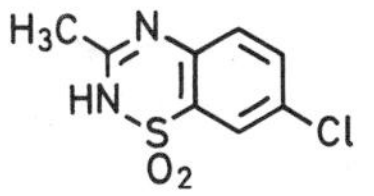

Diazoxid

Kochsalz- und Wasserretention, Anstieg des Harnsäurespiegels im Blut, Hyperglykämie und selten Hypertrichosis. Nach absoluter oder relativer Überdosierung können sich vor allem bei arteriosklerotischen Patienten cerebrale Ischämien oder Myocardinfarkte ausbilden. Da Diazoxid im Blut zu etwa 90% an Plasmaalbumine gebunden ist, muß mit der Möglichkeit von Interferenzen gerechnet werden. Aus den genannten Gründen ist die kurzfristige Behandlung hypertoner Krisen wohl die geeignete Indikation für Diaxozid, hierfür wird die intravenöse Bolus-Injektion von 300 mg empfohlen. Das Ausmaß der Blutdrucksenkung ist jedoch nicht vorhersehbar. Bei Verdacht auf das Vorliegen eines Phäochromocytoms darf Diazoxid ebenso wie Nitroprussidnatrium ***nicht*** verwendet werden.

3.1.4. Weitere „Spasmolytika"

Neben dem Alkaloid Papaverin gibt es ***synthetische Substanzen***, die erschlaffend auf die glatte Muskulatur wirken. Zu den in die Praxis eingeführten Mitteln gehört Camylofin[3], das ebenso wie Papaverin angewendet werden kann. Die ***Salpetersäure-alkylester*** („Nitrite") setzen den Tonus der glatten Muskulatur ebenfalls herab, sie werden im Abschnitt „Angina pectoris" besprochen (s. S. 127). Auch ***Nitroprussidnatrium***[4] läßt die Gefäßmuskulatur erschlaffen und senkt akut den Blutdruck (s. S. 101). Es wirkt an der glatten Gefäßmuskulatur direkt spasmolytisch, d. h. unabhängig davon, über welchen Mechanismus der Tonus der Muskulatur unterhalten wird.

[1] Adelphan®

[2] Eudemine®, Hypertonalum®, identisch mit Proglycem®, das zur Therapie des Hyperinsulinismus Verwendung findet (s. S. 268).

[3] Avacan®

[4] Nipruss®

Die biologische Halbwertzeit von Nitroprussidnatrium beträgt nur wenige Minuten. – Bei intraarterieller Injektion rufen Adenosintriphosphat (ATP)[5] und Adenosindiphosphat (ADP) eine kurzdauernde Vasodilatation in den zugehörigen Muskeln hervor; auch Adenosin ist in demselben Sinne wirksam. Nicotinsäure[6] erweitert nach intraarterieller Injektion vorwiegend die Hautgefäße. Eine spasmolytische Wirkung, die vornehmlich auf die Bronchialmuskulatur beschränkt ist, besitzt ***Theophyllin***. Es ist daher ein wertvolles Mitteln zur Therapie des Asthma bronchiale. (s. S. 99). Aber auch der Gefäßmuskeltonus mancher Regionen wird durch Theophyllin gesenkt, so kann unter bestimmten Bedingungen eine Widerstandsverminderung im Pulmonalkreislauf unter Theophyllin beobachtet werden.

3.2. Den glatten Muskel erregende Pharmaka

3.2.1. Hypophysenhinterlappenhormone

Beide Hypophysenhinterlappenhormone Oxytocin und Vasopressin ***erregen die glatte Muskulatur direkt.*** Die Oxytocinwirkung ist dabei vorwiegend auf die Uterusmuskulatur beschränkt. Dieser Uteruswirksamkeit des Oxytocin kommt sicherlich eine physiologische und zusätzlich eine pharmakologische Bedeutung zu. Dagegen erregt Vasopressin alle glatten Muskeln gleichmäßig, die physiologische Bedeutung des Vasopressin scheint nicht an diese Wirkung gebunden zu sein, sondern dürfte in der Beeinflussung der Nierenfunktion liegen (s. S. 156).

3.2.1.1. Oxytocin[7]

Dieses Hormon ist ein Oligopeptid aus acht Aminosäuren, von denen fünf einen Ring bilden. Die Synthese des Peptids ist möglich und wird industriell zur Herstellung von Oxytocinpräparaten ausgenutzt (Formel s. S. 260).

Oxytocin erregt die glatte Muskulatur des ***Uterus in vivo und in vitro***, die Empfindlichkeit des Organs ist sehr variabel und hängt von verschiedenen Faktoren ab: Spezieseigentümlichkeiten, hormoneller Zustand des Organismus, Funktionszustand des Uterus (Graviditätsphase). Niedrige Oxytocinkonzentrationen erzeugen rhythmische Kontraktionen, hohe können zur Dauerverkürzung der Uterusmuskulatur (Tetanus uteri) führen. Während der Gravidität ändert sich die Empfindlichkeit gegenüber Oxytocin erheblich: sie ist sehr gering am Beginn, steigt gegen Ende an und erreicht ein Maximum zum Geburtstermin. Ob die Steigerung der Oxytocin-Empfindlichkeit gegen Ende der Schwangerschaft und eine Zunahme der Oxytocin-Konzentration im Blut einen bestimmenden Faktor für die Einleitung der Geburt darstellen, ist noch nicht klar.

Da Oxytocin im Intestinaltrakt schnell zerstört wird, muß es parenteral zugeführt werden. Auch im Blut erfolgt der Abbau durch Peptidasen rasch, so daß die Wirkung einer Injektion flüchtig ist. Es ist daher meistens zweckmäßiger, Oxytocin in Form von Dauerinfusionen zuzuführen. Bevor die Reinsubstanz erkannt wurde, lag der Standardisierung der oxytocischen Wirkung von Hypophysenhinterlappenhormon ein Standardpulver zugrunde, heute entsprechen 450 bis 500 IE* 1 mg Oxytocin. Die ***klinische Dosierung*** liegt bei 1 bis 3 IE für eine Injektion, für Infusionen bei 0,005 bis 0,02 IE/min und Patientin. Intranasale oder transbuccale Zufuhr ist möglich, die korrekte Dosierung aber schwierig.

Aus der Empfindlichkeit des Uterus zum Zeitpunkt der Geburt ergeben sich die ***Indikationen*** für Oxytocin: Einleitung der Geburt bei Gefahr

---

[5] Triadenyl® [6] Niacin, Niconacid®

[7] Orasthin® und das synthetische Präparat Syntocinon®

* Eine IE (internationale Einheit) entspricht einer Voegtlin-Einheit

der Übertragung, Verstärkung der Wehen bei wehenschwachem Uterus, zur Kontraktion des Uterus im Anschluß an eine Schnittentbindung und bei Blutungen post partum aus einem atonischen Uterus. Die Applikation hoher Dosen von Oxytocin im Beginn der Geburt ist nicht empfehlenswert.

Neben der Uterusmuskulatur reagiert auf Oxytocin auch die glatte Muskulatur der ***Milchdrüse*** (Myoepithelium mammae). Die in der Drüse vorhandene Milch wird ausgepreßt („galaktokinetische“ Wirkung), die Milchproduktion selbst aber nicht gefördert.

3.2.1.2. Vasopressin[8]

An dieser Stelle soll nur die erregende Wirkung des injizierten Vasopressin auf die glatte Muskulatur besprochen werden (s. sonst S. 156). Diese Wirkung trifft auf ***alle glatten Muskeln gleichmäßig*** zu: der Tonus aller Hohlorgane wird erhöht. Nach Zufuhr von Vasopressin steigt der Blutdruck durch Vasokonstriktion an, der Tonus des Darmes und die Peristaltik werden erhöht, und ebenso steigt der Tonus in den abführenden Gallen- und Harnwegen. Die Koronargefäße verhalten sich wie alle anderen Gefäße: nach Vasopressin tritt eine Koronarkonstriktion auf. Die eventuelle Provokation von stenokardischen Erscheinungen begrenzt die Anwendung von Vasopressin als muskelstimulierendem Mittel. Es kann aber mit Vorsicht für folgende Indikationen angewendet werden: bei postoperativem oder medikamentös bedingtem paralytischem Ileus oder bei Blasenatonie, selten noch bei paralytischem Gefäßkollaps in Kombination mit Sympathomimetika als Dauerinfusion, besonders bei Kollapsformen, die auf Sympathomimetika allein nicht ansprechen. Herz- und Skelettmuskulatur werden von Vasopressin ebenso wie von Oxytocin direkt nicht beeinflußt. Die zur Erregung der glatten Muskulatur notwendigen Dosen von Vasopressin liegen höher als die antidiuretisch wirksamen Mengen, sie umfassen den Bereich von 3 bis 10 IE, übersteigen also die vom Hypophysenhinterlappen abgegebenen Mengen.
Durch Ersatz einzelner Aminosäuren durch andere kann die antidiuretische von der muskelstimulierenden Wirkung dissoziert werden. ***Halbsynthetische Vasopressin-Analoga***, die ausschließlich muskelerregend wirken, können als vasokonstriktorischer Zusatz von Lokalanästhetika benutzt werden. Ein solches Produkt ist ***Felipressin***, das sich von den Katecholaminen, die üblicherweise als Zusatz benutzt werden, durch Fehlen cardialer Nebenwirkungen günstig abhebt.

[8] Tonephin®. In den meisten Fällen genügen die Hinterlappengesamtextrakte, zum Beispiel Hypophysin®

3.2.2. Secale-Alkaloide

Der auf Getreideähren schmarotzende Pilz Claviceps purpurea enthält neben einigen biogenen Aminen Alkaloide, die als Lysergsäurederivate untereinander nahe verwandt sind. Für die Therapie besitzen folgende Alkaloide Bedeutung: ***Ergometrin***[9], ***Ergotamin***[10], ***Ergotoxin*** und das halbsynthetische ***Methylergometrin***[11] (an Stelle von 2-Amino-propanol enthält das Molekül 2-Amino-butanol).

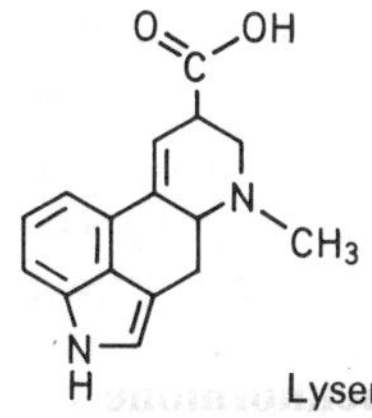

Lysergsäure

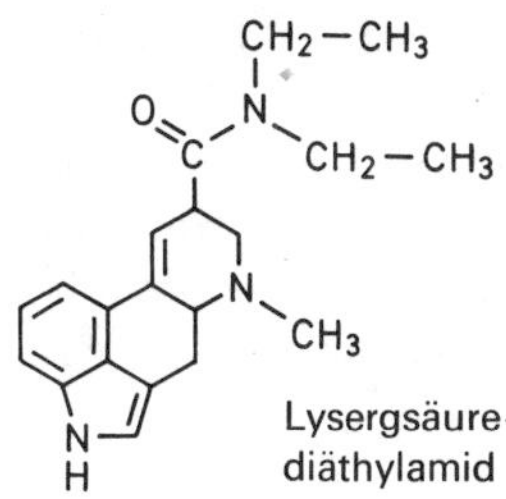

Lysergsäure-diäthylamid (LSD)

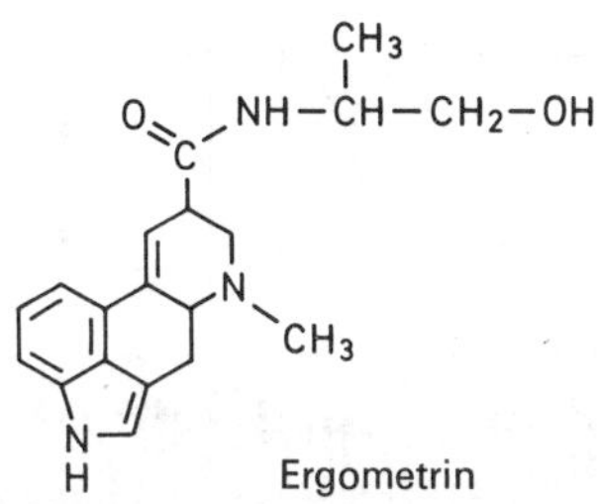

Ergometrin

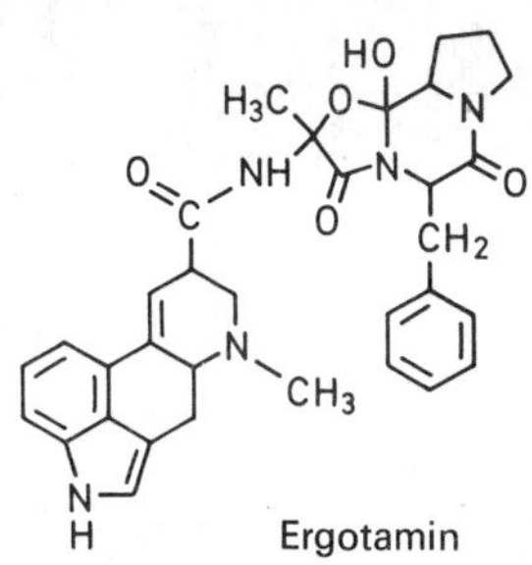

Ergotamin

[9] Ergobasin®, Ergonovin®
[10] Gynergen® [11] Methergin®

Wirkungsweise. Ergotamin und die Alkaloide der Ergotoxingruppe (Ergocristin, Ergocryptin, Ergocornin) wirken qualitativ gleich, Ergometrin unterscheidet sich dagegen in einigen Aspekten von den vorgenannten. ***Ergotamin*** erregt die glatte Muskulatur des Uterus und der Gefäße. Andere Organe mit glatter Muskulatur (wie Darm, Bronchien etc.) werden kaum beeinflußt. Die Wirkung auf den Uterus ist konzentrationsabhängig: geringere Konzentrationen rufen rhythmische Kontraktionen hervor oder erhöhen die Frequenz eines bestehenden Rhythmus; die Erschlaffung in den Pausen ist jeweils noch vollständig. Bei höheren Konzentrationen kann der Muskel nicht mehr erschlaffen, eine Erregung folgt kurzfristig der nächsten. Es liegt dann ein Tetanus uteri vor (Abb. 3.**2**). Dieser Secale-Effekt läßt sich sowohl in vitro wie in vivo auslösen. Die Empfindlichkeit der Uterusmuskulatur ist, wie beim Oxytocin, auch gegenüber den Secale-Alkaloiden stark vom Funktionszustand des Organs abhängig. Am empfindlichsten reagiert ein Uterus zur Zeit der Geburt. ***Ergometrin*** besitzt eine stärkere Wirkung als Ergotamin auf den Uterus, nach parenteraler Zufuhr reagiert die Uterusmuskulatur sofort, nach Ergotamin erst mit einer erheblichen Latenz. Vom Intestinaltrakt werden Ergometrin und Methylergometrin schnell und vollständig resorbiert, die Resorption von Ergotamin dauert sehr viel länger und ist unvollständig. Die orale Dosis für dieses Alkaloid liegt daher 5- bis 10mal höher als die parenterale. Die Wirkung aller Secale-Alkaloide klingt erst nach Stunden ab. Die Wirksamkeit der Ergotoxingruppe ist etwas schwächer als die von Ergotamin.

An der Gefäßmuskulatur wirkt Ergotamin erregend, dieser akute ***vasokonstriktorische Effekt*** tritt schon bei uteruswirksamen Dosen auf und führt zur Blutdrucksteigerung auf Grund der peripheren Gefäßverengung. Diese blutdrucksteigernde Wirkung sollte bei der Anwendung von Ergotamin in der Geburtshilfe berücksichtigt werden. Die vasokonstriktorische Wirkung von Ergometrin und Methylergometrin ist viel schwächer, therapeutische Dosen verändern die periphere Durchblutung nicht.

Chronische Zufuhr von Ergotamin schädigt durch ständige Vasokonstriktion die Akren, im Extremfall wird das Gewebe gangränös. Diese Schädigung scheint nicht allein durch die Dauererregung der glatten Muskulatur, sondern

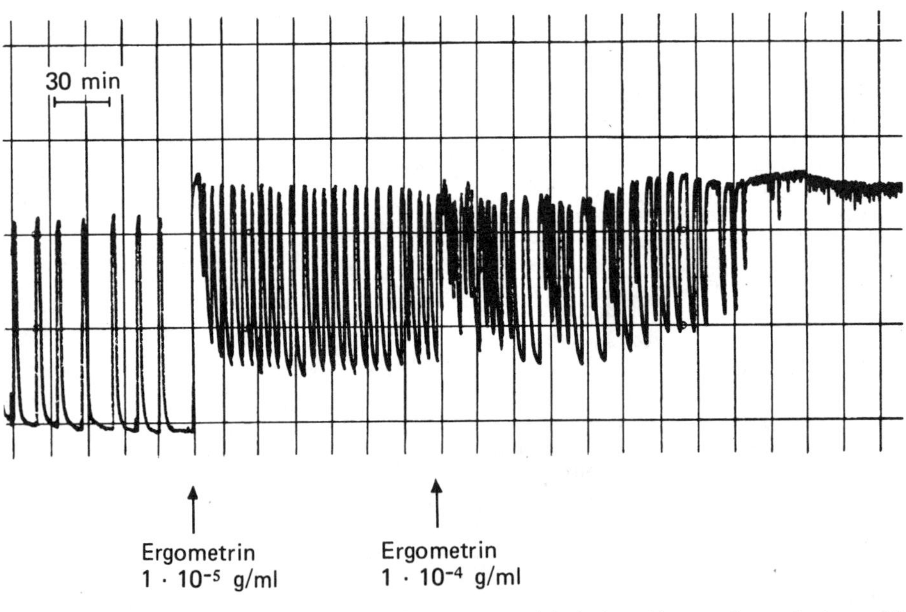

Abb. 3.2. Einfluß von Ergometrin auf die mechanische Aktivität des isolierten Meerschweinchenuterus. Die Registrierung erfolgte isotonisch mit einem mechanoelektrischen Umwandler auf einem Direktschreiber. Ergometrin regt die „Wehentätigkeit" an, in höheren Konzentrationen verursacht es eine Uteruskontraktur.

zusätzlich noch von einer Endothelverquellung mit eventueller Thrombenbildung unterhalten zu werden. Zur biologischen Testung von Secale-Präparaten wird übrigens die gangränauslösende Wirkung benutzt, insbesondere am Hahnenkamm. Die Gangränbildung infolge unbewußter chronischer Zufuhr von Secale-Alkaloiden ist in moderner Zeit sehr selten geworden, weil das mit Claviceps purpurea infizierte Korn vor der Verarbeitung zu Lebensmitteln von diesem Pilz gereinigt wird. In früheren Zeiten sind ***epidemieartige Massenvergiftungen („Ergotismus")*** vorgekommen. Bei der akuten Ergotaminvergiftung treten neben der Vasokonstriktion und starken Diarrhoen auch Symptome von seiten des Zentralnervensystems auf: Kopfschmerzen, Nausea, Schwindel, Konfusion, Hemiplegie.

Indikationen. Die Secale-Alkaloide sind geeignet, den Uterus in der ***Nachgeburtsperiode*** zur ***Dauerkontraktion*** zu bringen. Die vornehmlichste Indikation ist dementsprechend eine Uterusatonie post partum: Blutungen nach Ausstoßung der Plazenta, Lochialstauungen und mangelhafte Involution. Zur Kupierung von Uterusblutungen außerhalb der Schwangerschaft sind die Secale-Alkaloide von geringem Wert, da die Muskulatur dann ihnen gegenüber wenig empfindlich ist. Als wehenfördernde Mittel bei Beginn der Geburt sollten die Alkaloide nicht verwendet werden, weil die Gefahr eines Tetanus uteri zu groß ist; sie soll aber mit Methylergometrin geringer sein als mit Ergotamin. Es wird daher bisweilen bei Wehenschwäche und Versagen von Oxytocin eine sehr vorsichtige Therapie mit geringen Dosen von Methylergometrin empfohlen.

Die Anwendung von Zubereitungen aus der Droge ist obsolet, weil der Wirkstoffgehalt stark schwankt und die Resorption der Alkaloide unsicher ist. Wegen der relativ günstigen therapeutischen Breite ist dem Methylergometrin vor anderen Secale-Alkaloiden der Vorzug zu geben. Die Dosierung liegt bei 0,05 bis 0,1 bis 0,2 mg parenteral oder per os. Die vasokonstriktorische Wirkung von Ergotamin wird bei der Therapie der Migräne ausgenutzt. Es sollte nicht kontinuierlich zugeführt werden, sondern nur jeweils zu Beginn des Migräneanfalls (s. S. 102). Die dauernde Einnahme von therapeutischen Dosen schädigt das periphere Gefäßbett.

Gefäßerkrankungen und Hypertonie stellen ***Kontraindikationen*** für die Anwendung der Secale-Alkaloide dar. Ebenso sollen diese Alkaloide bei Vorliegen von Leber- und Nierenerkrankungen vermieden werden. Falls Methylergometrin während der Geburt gegeben wird (was es nicht sollte), muß absolut feststehen, daß kein Geburtshindernis vorliegt!

Wirkung auf das vegetative Nervensystem. Ergotamin, Ergotoxin und die dihydrierten Abwandlungsprodukte, nicht dagegen Ergometrin wirken sympatholytisch durch Blockade der α-Rezeptoren. Diese Eigenschaft eines Teils der Secale-Alkaloide wird im Kapitel „Sympatholytika" (S. 77) erörtert. Es sei hier nur darauf hingewiesen, daß Ergotamin an den Gefäßen zwei entgegengesetzte Wirkungen hat: 1. eine Vasokonstriktion auf Grund der direkten Muskelerregung und 2. eine Vasodilatation, bedingt durch den sympatholytischen Effekt. Welche der beiden Wirkungen überwiegt, hängt von den Bedingungen ab. Die vasodilatatorische Komponente ist im allgemeinen schwierig darzustellen. So hat sich Ergotamin als „vasodilatatorische Substanz" auch in der Praxis nicht durchgesetzt. Günstiger liegen die Verhältnisse bei den dihydrierten Alkaloiden, weil diese Substanzen auf die glatte Muskulatur sehr viel schwächer erregend wirken, so daß die sympatholytische Komponente deutlich überwiegt. Neben der rein peripheren Wirkung tritt zusätzlich ein vasodilatatorischer Effekt auf, der durch eine Beeinflussung der zentralen Gefäßregulation ausgelöst wird. Die Wirkung ist jedoch außerordentlich komplex, da vom Dihydroergotamin in kleinen Dosen ein tonisierender Effekt auf Kapazitätsgefäße beschrieben ist (s. S. 77).

2-Bromocriptin[12].

Wird das native Secale-Alkaloid Ergocryptin in 2-Stellung des Indolgerüstes bromiert (2-Bromergocryptin), so entsteht eine Substanz, die Dopamin-Rezeptoren stimuliert. Diese Dopamin-agonistische Wirkung tritt vorwiegend im Zentralnervensystem in Erscheinung. Da in dem komplizierten Mechanismus der Freisetzung von Hypophysenvorderlappen-Hormonen dopaminerge Schritte eingebaut sind, beeinflußt Bromo-

---

[12] Parlodel®, Pravidel®

criptin die Freisetzung einiger HVL-Hormone: die Inkretion von Somatotropin und von Prolactin wird gehemmt (s. S. 257 und 185). Möglicherweise kann auch der relative Dopaminmangel in den motorischen Kernen des Hirnstammes beim Parkinsonismus (s. S. 182) durch Gabe von Bromocriptin gebessert werden.

Bromocriptin kann ***angewendet*** werden zur möglichen Beeinflussung einer sich entwickelnden Akromegalie, zur Bremsung der Prolactin-Inkretion, um frühzeitig abzustillen oder um eine arzneimittelbedingte Galactorrhoe zu mildern, und eventuell zur Beeinflussung eines Parkinsonismus. An ***Nebenwirkungen*** werden Nausea und Erbrechen beobachtet. Bei kaltem Wetter kann Bromocriptin Durchblutungsstörungen an allen Fingern erzeugen. Andere Symptome des Ergotismus wurden nicht beobachtet.

3.2.3. Prostaglandine

Prostaglandine (s. S. 294) haben unterschiedliche Wirkungen. An dieser Stelle soll nur auf die muskulären Wirkungen eingegangen werden.
Prostaglandin $F_{2\alpha}$ und mit noch stärkerem Effekt E_2 erzeugen bei intravenöser Dauerinfusion (schneller Abbau in der Lunge) oder intrauteriner Gabe rhythmische Kontraktionen des graviden menschlichen Uterus. Auf diese Weise kann die Schwangerschaft zu jedem Zeitpunkt unterbrochen werden. Bei Wehenschwäche wird der Geburtsverlauf durch Prostaglandine beschleunigt. Prostaglandin E_1 und E_2, als Aerosol zugeführt, erweitern beim Menschen die Bronchien, während F_2 hier kontrahierend wirkt.

3.2.4. Anhang

3.2.4.1. Chinin

In niedrigen Konzentrationen steigert Chinin die Erregbarkeit der Uterusmuskulatur in vitro gegenüber erregenden Substanzen wie Oxytocin; Chinin selbst löst keine Kontraktur aus. Höhere Konzentrationen hemmen die Uterusmuskulatur, an glatter Muskulatur anderer Organe ist (ebenso wie am Herzen und der Skelettmuskulatur) ausschließlich die hemmende Wirkung zu beobachten. In Dosen, die zur allgemeinen Vergiftung des Organismus führen, kann es einen Abort auslösen.

3.2.4.2. Barium-Ionen

Barium-Ionen spielen in der Therapie keine Rolle. Sie werden jedoch in der experimentellen Pharmakologie benutzt, um den Tonus glatter Muskulatur zu erhöhen. Mit Papaverin oder ähnlich wirkenden Substanzen läßt sich dieser erhöhte Tonus wieder senken (Abb. 3.1.).
Neben der erregenden Wirkung auf die glatte Muskulatur zeigen Barium-Ionen ein digitalisähnliches Vergiftungsbild am Herzmuskel. Sie steigern auch die Erregbarkeit der Skelettmuskulatur und des Nervensystems. Diese Zunahme der Erregbarkeit in einer Reihe von Geweben wird vielleicht dadurch ausgelöst, daß Calciumatome aus spezifischer Bindung in der Zellmembran durch die chemisch verwandten Bariumatome verdrängt werden. Die Zellmembran verhält sich dann so wie im Calciummangel: sie ist übererregbar.

Bariumsulfat ist praktisch wasserunlöslich und damit ungiftig, es wird als Röntgenkontrastmittel verwendet. Da bereits 0,5 bis 1,0 g löslicher Bariumsalze tödlich sein können, muß das in großer Menge eingenommene Bariumsulfat sehr rein sein. Die Therapie einer Bariumvergiftung ist symptomatisch (Spasmolytika, Morphin, Parasympatholytika). Barium-Ionen, die sich noch im Magen-Darm-Kanal befinden, können durch orale Zufuhr von Sulfat-Ionen (Natriumsulfat bzw. Magnesiumsulfat) gefällt werden. Dadurch wird die Resorption verhindert.

3.3. Biogene Amine

Neben den beiden schon besprochenen biogenen Aminen Noradrenalin und Adrenalin sind für die Pharmakologie noch von Bedeutung Histamin und Serotonin. Ferner spielt vor allem im Gehirn Dopamin eine Rolle.

3.3.1. Histamin

Histamin (Formel s. S. 97) ist in der Natur weit verbreitet: es kommt in Pflanzen (z. B. Claviceps purpurea und Haaren der Brennesseln) und im Tierreich vor. Es findet sich zum Beispiel im Sekret stechender Insekten. Die Gewebe von Säugetieren enthalten wechselnde Mengen von Histamin, dabei ist die Verteilung auf die einzelnen Gewebe spezieseigentümlich. Beim Menschen enthalten Lungen, Haut und Gastrointestinaltrakt die höchsten ***Histaminkonzentrationen*** (um 0,01 mg/g Gewebe). Das biogene Amin ist in einer biologisch inaktiven Form in den ***Gewebs- und Blutmastzellen*** gespeichert, die außerdem große Mengen an Heparin enthalten. Bei Antigen-Antikörper-Reaktion werden aus den Mastzellen Histamin und andere vasoaktive Stoffe freigesetzt.

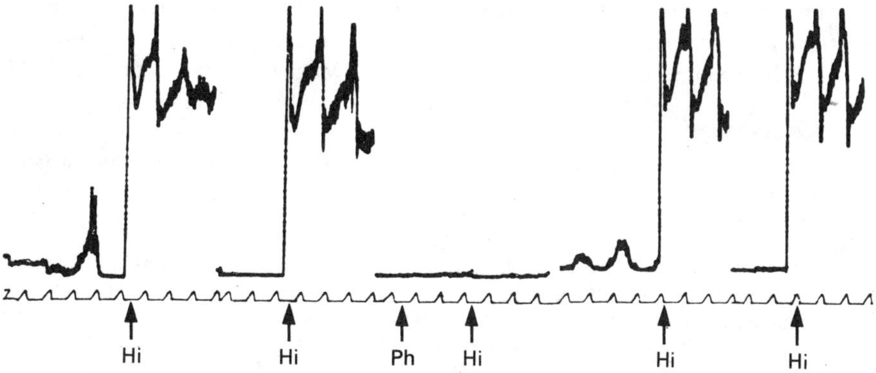

Abb. 3.3. Wirkung eines H_1-Antihistaminikum auf den Histamineffekt am isolierten Meerschweinchendarm, Hi Histamin 2×10^{-7} g/ml, Ph Pheniramin 2×10^{-6} g/ml. In Anwesenheit von Pheniramin ist die erregende Wirkung von Histamin aufgehoben.

Histamin wird aus der Aminosäure ***Histidin*** durch eine ***Histidin-Decarboxylase*** in den Zellen selbst gebildet, α-Methyl-Histidin hemmt diese Decarboxylierung kompetitiv und demnach die Entstehung von Histamin. Inaktiviert wird diese Substanz sehr schnell durch eine ***Diaminoxydase*** (Histaminase), enzymatische Acetylierung oder N-Methylierung am Imidazolring.

3.3.1.1. Pharmakologische Wirkungen

Histamin reagiert mit spezifischen Rezeptoren, die aufgrund ihrer unterschiedlichen Hemmbarkeit als ***H_1- und H_2-Rezeptoren*** gekennzeichnet werden. Durch Histamin wird ein Teil der glatten Muskulatur direkt erregt. So reagieren die Bronchial-, die Darm- und die Uterusmuskulatur mit einer Kontraktion. Für die Pathophysiologie besonders wichtig ist die ***bronchokonstriktorische*** Wirkung des Histamin (allergisches Asthma). Die Gefäßmuskulatur in vivo dagegen erschlafft in Anwesenheit von Histamin. Dieser ***vasodilatatorische*** Effekt ist die Ursache für die Blutdrucksenkung (s. Abb. 2.7, S. 53) und den Kopfschmerz bei erhöhtem Histaminspiegel im Blut. Herz- und Skelettmuskulatur sind relativ histaminunempfindlich. Histamin erweitert die Kapillaren und steigert deren ***Permeabilität*** erheblich, so daß Plasma aus dem Gefäßbett in das Gewebe übergeht. Morphologisch wird eine Auflockerung der Kittleisten des Endothels beobachtet. Es entwickeln sich Ödeme, die von einer Bluteindickung begleitet sein können. Der chemische Mechanismus, welcher der Permeabilitätssteigerung zugrunde liegt, ist bisher nicht bekannt.

Die Drüsen in der Magenschleimhaut werden durch Histamin sehr stark angeregt; diese ***Sekretionssteigerung*** durch Histamin ist unabhängig von der Innervation und resistent gegenüber den üblichen Antihistaminika (und Atropin). Dies scheint an einer Besonderheit der in der Magenschleimhaut lokalisierten Histaminrezeptoren zu liegen, die daher im Gegensatz zu den H_1-Rezeptoren in der glatten Muskulatur und den Gefäßen als H_2-Histaminrezeptoren bezeichnet werden. An diesem Rezeptortyp läßt sich ein ***spezifischer Antagonismus durch H_2-Antihistaminika***, wie Cimetidin, demonstrieren. Die H_2-Antihistaminika hemmen sowohl die durch Histamin als auch durch Gastrin ausgelöste Magensaftsekretion.

Bei ***intrakutaner*** Applikation von Histamin (Brennesselhaare, Insektenstich oder Injektion) tritt eine juckende Quaddel bzw. schmerzhafte Rötung auf (Kapillardilatation), die von einem Ödem begleitet wird (Permeabilitätssteigerung!). Dieses kann so stark werden, daß sich Schichten abheben und eine Blase entsteht.

Im Gewebe naszierendes, nicht das in den Mastzellen gespeicherte, Histamin scheint im Zusammenhang mit schnellem Wachstum von Zellen im Embryo, in heilenden Wunden, Tumoren usw. eine ***physiologische*** Bedeutung zu besitzen. Ob die permeabilitätssteigernde Wirkung von Histamin notwendig ist, um den Stofftransport durch Zellmembranen zu gewährleisten, ist nicht geklärt. Gut bekannt ist dagegen die Bedeutung von Histamin bei ***allergischen Reaktionen***.

Für therapeutische Zwecke wird Histamin nicht angewandt. Zur ***diagnostischen*** Klärung verschiedener Achylieformen, vor allem bei Verdacht auf perniziöse Anämie, wird an Stelle von

Histamin wegen geringerer Nebenwirkungen das Histaminanalogen Betazol[13] oder vor allem Gastrin (s. S. 163) gebraucht.

3.3.1.2. Histamin-Freisetzung

Das in den Zellen gespeicherte und damit biologisch inaktive und vor dem Abbau geschützte Histamin kann aus dieser Bindung freigesetzt werden. Der primitivste Eingriff, mit dem das Amin aus seiner Fixierung befreit werden kann, ist die Zerstörung von Zellen, wie sie zum Beispiel bei großen Weichteilverletzungen vorkommt. Außerdem wird Histamin bei allergischen Reaktionen freigesetzt, deren Symptome sowohl bei lokalem als auch bei generalisiertem Auftreten weitgehend eben von dieser Histaminentfesselung geprägt werden. Auch Pharmaka können als Histaminliberatoren wirken. So sind störende Nebenwirkungen des d-Tubocurarin (Blutdrucksenkung, Bronchialspasmen, Glottisödem) durch körpereigenes Histamin bedingt. Ein stark wirksamer Liberator, der in der experimentellen Forschung vielfach angewendet wird, ist die Substanz 48/80, die durch Kondensation von p-Methoxyphenyl-äthylmethylamin mit Formaldehyd entsteht. Die Histaminspeicher können durch 48/80 völlig entleert werden. Neben der Freisetzung von vorgebildetem Histamin trägt auch die schnelle Decarboxylierung von Histidin zur Erhöhung der aktuellen Histaminkonzentration bei (s. oben).

3.3.1.3. Cromoglykat

Durch chronische Zufuhr von Dinatrium-Cromoglykat[14] verlieren die Mastzellen die Fähigkeit, ihr Histamin freizusetzen. In diesem Zustand sind Allergene nicht mehr in der Lage, die allergische Reaktionsfolge, bei der neben Histamin noch Spasmogene freiwerden und an deren Ende z. B. eine Bronchokonstriktion (Asthma bronchiale) steht, auszulösen. Daher bewährt sich Cromoglykat bei Asthma bronchiale (s. S. 100), allergischer Rhinitis und anderen allergisch bedingten Zuständen, zum Beispiel auch als Augen- und Nasentropfen[15].

3.3.1.4. Antihistaminika

Antihistaminika sind Substanzen, welche die Wirkungen des Histamin in wechselndem Ausmaß zu hemmen vermögen. Ihre Angriffspunkte sind die „Histaminrezeptoren" im Gewebe. Sie blockieren diese reversibel (Abb. 3.3), so daß Histamin nicht mehr mit den Rezeptoren reagieren kann (kompetitive Hemmstoffe); den Histaminabbau und die Freisetzbarkeit beeinflussen sie nicht, können aber selbst Histamin freisetzen (Steigerung der Magensäureproduktion nach H_1-Antihistaminikum-Gabe!). Ihre Affinität zu den Histaminrezeptoren ist wohl auf ihre chemische Verwandtschaft mit dem Histamin zurückzuführen (s. Formeln), wie aus dem Grundgerüst der Antihistaminika zu entnehmen ist.

Eine optimale H_1-Antihistaminwirkung wird erzielt, wenn beide Substituenten am Stickstoff CH_3-Gruppen sind. Das Atom X kann sowohl ein Stickstoff- als auch ein Sauerstoff- oder Kohlenstoffatom sein. Die mit R_1 und R_2 bezeichneten Substituenten (der „Kern" des Antihistaminikum) müssen beide aus nicht zu kleinen Aryl- oder Aralkyl-Gruppen bzw. Äquivalenten in polyzyklischen Ringen bestehen. Diese Seite des Moleküls bestimmt sekundäre Eigenschaften des Antihistaminikum. Das Grundgerüst kann völlig in ein Ringsystem eingebaut sein, ohne daß die biologische Wirkung verlorengeht. Einige typische Beispiele sind in der Formelsammlung aufgeführt.

Dem dargelegten Grundprinzip entsprechend ist eine sehr große Anzahl von Substanzen synthetisiert und als wirksame H_1-Antihistaminika erkannt worden. Der Therapeut kann sich auf wenige Präparate beschränken.

Die ***Indikation*** für H_1-Antihistaminika ergibt sich aus dem Wirkungsmechanismus: jeder Zustand, in dem Histamin freigesetzt wird, also vor allem allergische Reaktionen (Urtikaria, angioneurotische Ödeme, Heuschnupfen, Serumkrankheit, Arzneimittelüberempfindlichkeitsreaktionen, mitunter auch bei Asthma bronchiale).

Die ***Wahl des Präparates*** hängt vornehmlich von den ***Nebenwirkungen*** der einzelnen Substanzen ab. Das Zentralnervensystem wird von einigen Antihistaminika sedativ beeinflußt, durch andere erregt. Die individuelle Empfindlichkeit ist sehr unterschiedlich. Im vegetativen System können Störungen auftreten: stenokardische Erscheinungen, Magen-Darm-Beschwerden, Miktionsstörungen. Manche Antihistaminika haben leichte lokalanästhetische Wirkungen (geeignet zur lokalen Therapie bei allergisch bedingtem Hautjukken), auch atropin- und chinidinartige Effekte sind beschrieben. Falls bei einer Therapie sedative Nebenwirkungen erwünscht sind, so können Promethazin und Tripelennamin[16] empfohlen werden.

---

[13] Histalog® = 3-(2-Aminoäthyl)-pyrazol

[14] Intal® = Dinatriumsalz des 1,3-Bis-(2-carboxy-4-oxo-chromen-5-yloxy)-propan-2-ol, Dinatrium-cromoglicicum

[15] Opticrom®, 2% Lösung, Lomupren®, 2% Lösung

[16] Pyribenzamin = N,N-Dimethyl-N′-(2′-pyridyl)-N′-benzyl-äthylendiamin

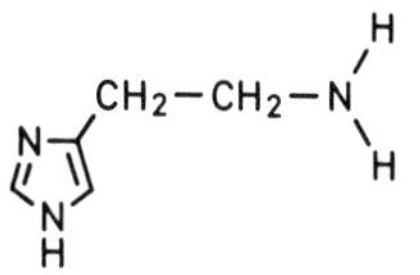

Histamin
4-(2-Amino-äthyl)-imidazol

H_1-Antihistaminika

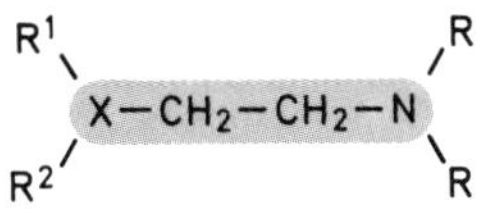

Grundgerüst der H_1-Antihistaminika:
(näheres siehe Text)

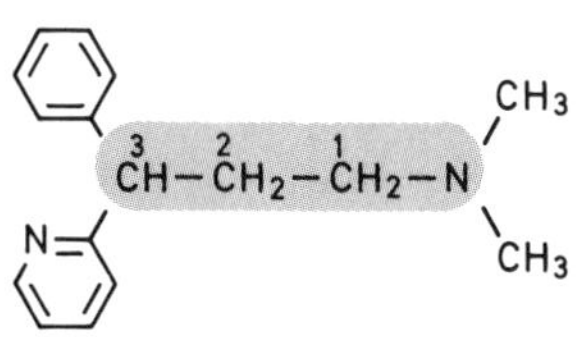

Pheniramin[17]
1-Dimethylamino-3-phenyl-3-(2-pyridyl)-propan

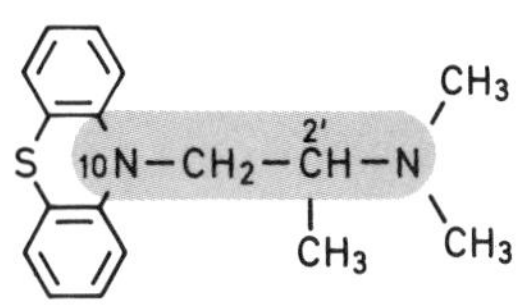

Promethazin[18]
10-(1-Dimethylamino-2-propyl)-phenothiazin

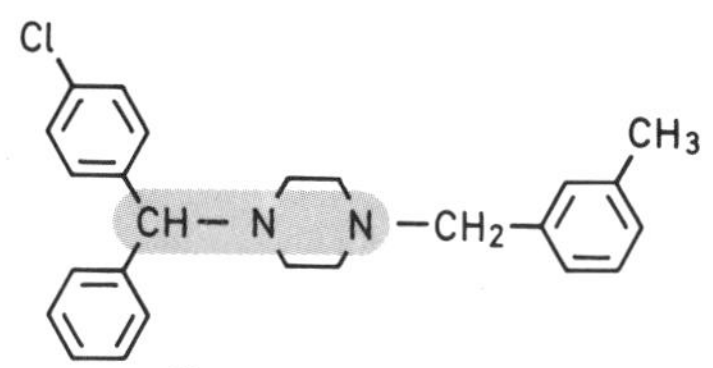

Meclizin[19]
1-(4-Chlorbenzhydryl)-4-(3-methylphenyl)-piperazin

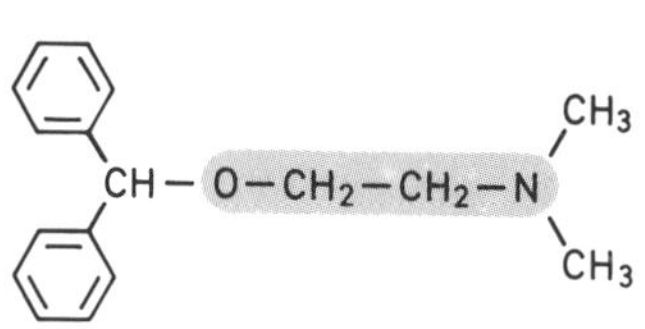

Diphenhydramin[20]
(2-Dimethylamino-äthyl)-benzhydryl-äther

[17] Avil®

[18] Atosil®, Phenergan®

[19] Bonamine®

[20] Benadryl®

H_2-Antihistaminikum

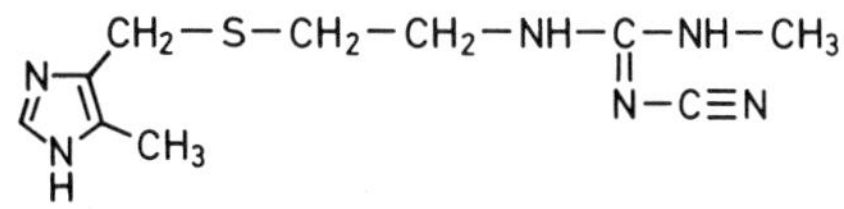

Cimetidin[21]
1-Cyan-2-methyl-3-(2-[(5-methylimidazol-4-ylmethylthio)-äthyl]-guanidin

Antihistaminika mit sedativer Wirkung sind häufig mit Hypnotika in Mischpräparaten enthalten. Andere Substanzen sind nicht sedativ wirksam oder besitzen eine leicht erregende Wirkung. Sie sind bei berufstätigen Menschen (Autofahrern!) vorzuziehen, z. B. Mebhydrolin[22]. Diese Substanz kann bei extrem langer Anwendung zu extrapyramidalen Hyperkinesen führen, wie sie von anderen trizyklischen Verbindungen z. B. den Neuroleptika bekannt sind. Die Einzeldosen für den Erwachsenen liegen im Bereich 0,025 bis 0,1 g, in den allermeisten Fällen genügt die orale Zufuhr. Nur bei allergischen Schockzuständen ist die intramuskuläre (oder intravenöse) Injektion angezeigt.

Einige Antihistaminika mit besonders ausgeprägter zentralnervöser Hemmwirkung sind als Antiemetika ausgezeichnet zu verwenden (s. S. 217). Der sedative Effekt kann außerdem zur Vorbehandlung bei Narkosen oder zur Beruhigung bei Erregungszuständen ausgenutzt werden (Promethazin). Die bei der Anwendung als Antihistaminikum oft störenden zentralen Wirkungen können durch Veränderungen am Molekül noch mehr in den Vordergrund des Wirkungsbildes gerückt werden. Auf diese Weise ist ein Teil der gebräuchlichen Psychopharmaka (s. S. 234) entstanden.

Die ***H_2-Antihistaminika*** reduzieren die Magensäuresekretion, die durch Histamin oder Gastrin angeregt ist. Die Magensaftproduktion, die Schleimbildung und die Pepsin-Abgabe werden nicht beeinflußt. Aus dieser selektiven Wirkung auf die Zusammensetzung des Magensekretes ergibt sich die ***Indikation*** für die H_2-Antihistaminika: Ulcus duodeni und wohl auch Ulcus ventriculi. Die beiden, zuerst in die Therapie eingeführten Substanzen Burimamid und

[21] Tagamet®

[22] Omeril® = 3-Methyl-9-benzyl-2,2,3,4-tetrahydro-γ-carbolin

Metiamid mußten wieder verlassen werden, weil schwere Nebenwirkungen (Knochenmarksdepressionen) beobachtet wurden. Von dem jetzt eingeführten H_2-Antihistaminikum Cimetidin sind Blutbildungsstörungen bisher nicht berichtet worden. Die für eine effektive Therapie benötigten Dosen von Cimetidin liegen zwischen 0,6–1,6g/die (aufgeteilt in mehrere Einzelgaben). Unter der Zufuhr von Cimetidin wird die Abheilung eines Ulcus duodeni beschleunigt. Andere therapeutische Maßnahmen werden nicht überflüssig (s. S. 171). Die Therapie muß auch nach der Heilung noch einige Zeit fortgesetzt werden; denn plötzliches Absetzen des Mittels war in einigen Fällen von einer bedrohlichen Blutung gefolgt.

Die ***Nebenwirkungen*** sind meist gering, allerdings können bei Überdosierung oder eingeschränkter Nierenfunktion (höheres Alter) verschiedene zentrale Störungen vorkommen wie Verwirrtheit, Schwindel, Doppelsehen, Zuckungen. Bei einer größeren Anzahl von Patienten steigen die Leber-Transaminasen und das Kreatinin im Serum an. Das H_2-Antihistaminikum Cimetidin sollte daher nicht unkritisch angewandt werden, eine einfache hyperacide Gastritis ist keine Indikation.

3.3.2. Serotonin

Neben Histamin enthalten primitive und hochentwickelte Spezies, so auch der Mensch, ein weiteres biogenes Amin, das ***Serotonin (5-Hydroxytryptamin***, Enteramin). Es entsteht durch Hydroxylierung und Decarboxylierung aus der Aminosäure Tryptophan und wird durch die Aminoxydase zu 5-Hydroxyindolessigsäure abgebaut und dann ausgeschieden. Serotonin liegt in manchen Geweben bzw. Zellen in hoher Konzentration vor, so in den ***enterochromaffinen*** Zellen der Darmschleimhaut. Neoplastische Entartung dieser Zellen wird als Karzinoid bezeichnet und ist durch periodische Überschwemmung des Organismus mit Serotonin (und Kallikrein) gekennzeichnet: vasomotorische Reaktion („flush"), asthmaähnliche Anfälle, Diarrhoen, dazu pathologische Endokardveränderungen unklarer Genese. Ferner ist der hohe Serotoningehalt mancher ***Hirnabschnitte*** (vor allem Hypothalamus, Mittelhirn, Nucleus caudatus, Boden des 4. Ventrikels) auffallend. Das Vorkommen von Serotonin-haltigen („tryptaminergen") Fasern im Gehirn führte zu Forschungen über die physiologische Bedeutung dieses Amins, zumal andere Indolderivate bemerkenswerte Wirkungen am Zentralnervensystem auslösen (s. z. B. die „Psychotomimetika", S. 409). Von den Blutzellen enthalten die ***Thrombozyten*** eine erhebliche Menge an Serotonin. Von Reserpin werden neben den Noradrenalin- auch die Se-

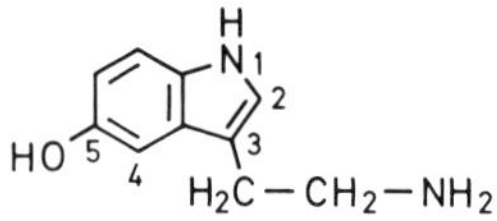

Serotonin

5-Hydroxy-3-(2-amino-äthyl)-indol,
5-Hydroxytryptamin, 5-HT

rotoninspeicher teilweise bzw. völlig entleert. Durch Monoaminoxydase-Hemmstoffe wird der Abbau von Serotonin erschwert, dadurch steigt die Konzentration im Gewebe an. Da sowohl Reserpin wie auch die Monoaminoxydase-Hemmstoffe als Psychopharmaka Verwendung finden (s. S. 241, 243), mag dies als ein weiterer Hinweis für eine Bedeutung des Serotonin im Zentralnervensystem angesehen werden.

Die periphere Wirkung von Serotonin besteht vornehmlich darin, ***glatte*** Muskulatur zu erregen: die Gefäße, die Bronchien, der Darm und der Uterus kontrahieren sich in vitro nach Zusatz geringer Konzentrationen von 5-Hydroxytryptamin. Nach intravenöser Injektion steigt vor allem der pulmonale Blutdruck auf Grund der Vasokonstriktion an; während einer Dauerinfusion von Serotonin sinkt der systemische Blutdruck dagegen ab. Dabei mag die Auslösung des Bezold-Jarisch-Reflexes beteiligt sein, die auch nach Applikation von Veratrumalkaloiden (z. B. Protoveratrin) beobachtet wird. Die jeweilige Reaktion des Kreislaufes hängt weitgehend von der Ausgangslage ab. Skelett- und Herzmuskulatur und andere Gewebe werden von Serotonin kaum direkt beeinflußt.

Die erregende Wirkung des Serotonin an der glatten Muskulatur kann durch recht spezifische ***Serotoninantagonisten,*** wie zum Beispiel Lysergsäurediäthylamid, Methysergid[23] und Cyproheptadin[24] aufgehoben werden, von denen die beiden letztgenannten für die Therapie der Migräne Verwendung finden (s. S. 102). Nach Methysergid treten vielerlei uncharakteristische Nebenwirkungen auf, die leichter Natur sind und eventuell trotz weiterer Zufuhr vorübergehen. Es kann aber auch zu fibrotischen Veränderungen von Gefäßen kommen, die zu ernsthaften Komplikationen Anlaß geben (das Mittel ist daher kontraindiziert bei allen Gefäßerkrankungen). Nach langdauernder Zufuhr wurden fibrotische Veränderungen an verschiedenen Stellen des Körpers beobachtet, z. B. im Retroperitonealraum, aber auch an Herz und Pleura. Cyproheptadin hat zusätzliche Antihistamin- und leichte Atropinwirkung, dies erklärt einige Nebenwirkungen. Unklar ist die Ursache der appetitsteigernden Wirkung dieser Substanzen.

[23] Deseril® = 1-Methyl-D-lysergsäure-(1-hydroxy-2-butylamid)

[24] Periactinol® = 1-Methyl-4-(5H-dibenzo-[a;e]-cycloheptatrienyliden)-piperidin

3.4. Peptide

In Geweben und im Serum sind definierte Peptide enthalten, die unter bestimmten Bedingungen freigesetzt werden können und dann pharmakologisch wirksam sind. Im folgenden sollen einige Peptide, deren Strukturen bekannt sind, kurz besprochen werden. In Zukunft mag den Peptiden bzw. der Möglichkeit, ihre Freisetzung zu verhindern oder ihre Wirkung aufzuheben, eine therapeutische Bedeutung zukommen.

Bradykinin. Diese Substanz wird wie auch andere „Kinine" durch proteolytische Enzyme wie z. B. Plasmin, Trypsin, Schlangengift aus ihrer Bindung an Plasmaproteine freigesetzt, es handelt sich um ein unverzweigtes Nonapeptid folgender Zusammensetzung:

Arg – Pro – Pro – Gly – Phe – Ser – Pro –Phe – Arg

Es ist identisch mit Kallidin (Kinin) 9, das neben dem noch stärker gefäßwirksamen Kallidin (Kinin) 10, einem Dekapeptid, durch die Proteaseaktivität des Kallikrein[25] aus α-Globulinen freigesetzt wird. Bradykinin erzeugt Schmerz und wirkt auf die glatte Muskulatur: die meisten glattmuskeligen Organe reagieren mit einer Erregung, so der Darm und die Bronchien. Dagegen werden die Gefäße erweitert, gleichzeitig nimmt die Permeabilität zu. Die Kinine mögen bei allergischen und anaphylaktischen Reaktionen eine Rolle spielen, denn sie erzeugen bei absichtlicher Zufuhr analoge Effekte.

Angiotensin (Hypertensin). Aus den juxtaglomerulären Zellen der Niere (s. S. 149) kann unter bestimmten Bedingungen eine Substanz freigesetzt werden, die als Renin bezeichnet wird. Dieses wiederum bildet aus einer Vorstufe, die im Plasma vorhanden ist, das Angiotensin I, aus dem bei der Passage der Lungen unter dem Einfluß eines Enzyms („converting enzyme") das wirksame Angiotensin II entsteht. Die Angiotensine sind unverzweigte Peptide mit 10 bzw. 8 Aminosäuren.

[25] Padutin®

Asp–Arg–Val–Tyr–Ileu–His–Pro–Phe–His–Leu
Angiotensin I

Asp – Arg – Val – Tyr – Ileu – His – Pro – Phe
Angiotensin II

Die angegebenen Formeln entsprechen den Angiotensinen aus dem Pferdeserum. Das obengenannte Enzym kann durch ein ursprünglich aus dem Gift der Schlange Bothrops aranaca, aber auch ein synthetisch gewonnenes Nonapeptid gehemmt werden. Angiotensin II wird dann nicht gebildet. Gefäßverengerung und Blutdrucksteigerung bleiben aus. Bei renovaskulär bedingter Hypertonie führte die Zufuhr dieses Nonapeptids zu langanhaltendem Blutdruckabfall.

Angiotensin wirkt außerordentlich stark vasokonstriktorisch. Bereits 0,005 bis 0,01 mg intravenös injiziert, rufen beim Menschen eine deutliche Blutdrucksteigerung hervor. Der Effekt klingt in einigen Minuten ab. Ein Handelspräparat, das manchmal an Stelle von Noradrenalin zur Blutdrucksteigerung verwendet werden kann, ist Angiotensinamid[26]. Die Wasser- und Salzausscheidung wird durch Angiotensin vermindert, der Mechanismus dieses Effektes wird auf S. 149 näher erläutert. Es wird diskutiert, ob dem Renin-Angiotensin-Mechanismus möglicherweise eine wichtige, wenn auch nicht die einzige Rolle an der Blutdrucksteigerung bei Nierenerkrankungen zuzuschreiben ist. ***Saralasin***, ein kompetitiver Antagonist des Angiotensin II, der sich nur durch zwei Aminosäurereste von Angiotension unterscheidet, senkt den Blutdruck bei manchen Fällen von renovaskulär bedingter Hypertonie. Die Wirkung scheint aber wesentlich vom Zustand des Elektrolyt- und Wasserhaushaltes des Betreffenden abhängig zu sein. Saralasin hat bisher keine therapeutische Bedeutung gewonnen.

[26] Hypertensin-Ciba®

3.5. Anhang

3.5.1. Therapie des Asthma bronchiale

Bei der Therapie des Asthma bronchiale ist es häufig notwendig, Mittel aus verschiedenen pharmakologischen Gruppen gleichzeitig oder abwechselnd anzuwenden. Da diese Erkrankung in hohem Ausmaß psychischen Einflüssen unterliegt, lassen sich in bis zu 40% aller Fälle vorübergehend durch Placebogaben Erfolge erzielen. Auf der anderen Seite bedeutet dies aber auch, daß es gelingt, durch Tranquillantien eine „psychovegetative Entkopplung" und damit eine Besserung des Asthmas zu erreichen. Der ***Asthmaanfall*** wird am besten durch die intravenöse Gabe von Theophyllin (z.B. Aminophyllin[27]) behandelt, das ne-

[27] Euphyllin®

ben seiner spasmolytischen Wirkung auf die Bronchialmuskulatur möglicherweise den Widerstand im Pulmonalkreislauf senkt. Erst in zweiter Linie müssen β-mimetische Sympathomimetika in Betracht gezogen werden. Adrenalin[28] wird in Dosen von 0,5 (bis 0,8) mg intramuskulär injiziert oder besser inhaliert. In vielen Fällen ist die Inhalation von Isoproterenol[29] (Isoprenalin)-Lösung erfolgreich. 3 bis 8 Tropfen der 1%igen Lösung werden im Handzerstäuber vernebelt, auf die Wirkungsabschwächung mit notwendiger Dosissteigerung und auf schwere kardiale Zwischenfälle sei nochmals hingewiesen (s. S. 73). Dieselbe Substanz kann auch perlingual zugeführt werden in Dosen von 10 bis 20 mg mehrmals täglich. Das nah verwandte Orciprenalin[30] ist länger und auch per os wirksam. Besser als die bisher genannten Sympathomimetika scheinen sich β_2-Mimetika zu bewähren, deren herzstimulierende Wirkung zurückgedrängt ist. Zu nennen sind Salbutamol[31] und Terbutalin[32].

Die bisher besprochene Therapie des Asthmaanfalls betrifft Fälle, die so schwer sind, daß ein Arzt zugezogen werden muß und evtl. Injektionen notwendig sind. Die häufigeren, leichten Asthmaanfälle können im allgemeinen vom Patienten selbst frühzeitig kupiert werden. Dazu sind die β_2-Mimetika am besten geeignet, die das Herz möglichst wenig stimulieren: Salbutamol und Terbutalin, die per Inhalationem zugeführt werden. An eine mögliche Gewöhnung und der sich daraus ergebenden Dosissteigerung sei hingewiesen.

Manchmal ist auch die parenterale Gabe von Calcium erfolgreich. Bei Kindern kann Ephedrin nützlich sein. Trotz des häufig ausgesprochenen Vagustonus ist Atropin nur in seltenen Fällen wirksam. Auch Anthistaminika haben meistens nur einen ungenügenden Effekt. Dagegen ist die lang dauernde Ausschaltung des allergischen Histamin-Mechanismus (S. 96) durch Dinatrium-Cromoglykat[33] vor allem bei Jugendlichen von gutem Erfolg begleitet. Die Wirkung tritt unter Beibehaltung der bisherigen Therapie nach einigen Wochen ein. Dann können die Dosen der Broncholytika bzw. Glucocorticoide mehr oder weniger reduziert werden. Dieses Mittel wird durch Inhalation mehrmals täglich in einer Dosis von 20 mg appliziert. Das mitunter noch empfohlene Morphin oder morphinähnlich wirkende Mittel sollten keine Verwendung finden, weil durch die Beeinträchtigung des Atemzentrums die Sauerstoffversorgung noch mehr verschlechtert wird. Wenn eine Unterbrechung psychovegetativer Mechanismen gewünscht wird, sollte die „psychovegetativ entkoppelnde“ Wirkung von Anxiolytika oder wenn nötig Chlorpromazin-Verwandten vorgezogen werden, die die Atmung nicht hemmen. Glucocorticoide, zum Beispiel Prednison oder Prednisolon (25–50 mg wiederholt), haben in vielen Fällen von schwerem chronischem Bronchialasthma oft eine ausgezeichnete Wirkung. Das Glucocorticoid erhöht die Ansprechbarkeit des Bronchialsystems auf β-Sympathomimetika. Die Dosen müssen aber möglichst bald reduziert werden. Eine Langzeitbehandlung mit diesen Substanzen sollte vermieden werden. Grundsätzlich ist auch die Zufuhr eines Glucocorticoids durch Inhalation möglich, in diesem Fall sind die systemischen Nebenwirkungen zurückgedrängt, aber mit der Gefahr einer Pilzbesiedlung der Atemwege ist zu rechnen.

Beim ***Status asthmaticus*** muß zuerst eine extreme Sedierung des Patienten im Sinne einer funktionellen „vegetativen Dezentralisation“ durchgeführt werden. Außerdem reduziert eine Ruhigstellung den Sauerstoffverbrauch erheblich. Dann kann die intravenöse Injektion einer hohen Dosis von Prednisolon-Natriumsuccinat (100–500 mg) lebensrettend wirken. Vorher sind Aminophyllin 0,5 g, Adrenalin 0,5 mg intravenös sehr langsam zu infundieren oder β_2-Mimetika per Inhalationen zu geben. Eine respiratorische Acidose und die immer drohende kardiale Rechtsinsuffizienz sind entsprechend zu behandeln. Nur wenn diese therapeutischen Maßnahmen nicht zum Ziel führen, muß eine künstliche Beatmung durchgeführt werden. Als Kriterien für diesen Schritt gelten: Anzeichen für einen zentralen Sauerstoffmangel und ständig ansteigende pCO_2-Werte.

Zusammenfassung der wichtigsten therapeutischen Maßnahmen bei Asthma bronchiale

❶ Therapie des ***akuten Anfalls***
  a) Theophyllin (Aminophyllin)
  b) β_2-Mimetika

[28] Suprarenin®
[29] Aludrin®
[30] Alupent®
[31] Sultanol®, Ventolin
[32] Bricanyl®
[33] Intal®

❷ Therapie des ***Status asthmaticus***
a) Theophyllin, evtl. Adrenalin
b) Tranquillantien in hoher Dosierung
c) Prednisolon

❸ Die ***langfristige*** Therapie
Klärung und evtl. Beseitigung der möglichen Ursachen sonst:
a) Anxiolytika
b) Cromoglykat
c) Glucocorticoide

3.5.2. Therapie der Hypertonie

Es ist möglich geworden, durch eine Kombination von Mitteln mit verschiedenem Angriffspunkt (s. Tab. 3.1) die medikamentöse Hypertoniebehandlung so erfolgreich zu gestalten, daß in vielen Fällen eine ***wesentliche Verlängerung des Lebens*** erreicht werden kann. Die ***Therapie*** muß allerdings ***konsequent*** durchgeführt werden. Sie ist bei der essentiellen und der nephrogenen Hypertonie grundsätzlich nicht verschieden. Allerdings ist das Ausmaß der Hypertonie für die Wahl der anzuwendenden Mittel von Bedeutung. Bei der Hypertonie ist die scharfe Restriktion der Kochsalzzufuhr zweckmäßig. In jedem Fall von Hypertonie werden heute neben der kochsalzarmen Diät Saluretika gegeben, bei leichten Fällen genügt die Zufuhr solcher Mittel, zum Beispiel Chlorthalidon[34] 2- bis 3mal wöchentlich 100 mg per os oder täglich Hydrochlorothiazid[35]. Um eine Kaliumverarmung des Organismus zu vermeiden, ist – neben einer Kalium-reichen Diät – auch an eine Kombination der genannten Saluretika mit Kalium-sparenden Diuretika zu denken. Bei ungenügendem Effekt dieser Therapie sind zusätzlich Mittel mit einem anderen Angriffspunkt zu wählen, zum Beispiel das häufig gut wirksame Reserpin[36]. Es sollte nur für sehr kurze Zeit in höherer Tagesdosis als 0,25 mg gegeben werden, weil, wenn auch selten, mit dem Auftreten von Depressionen zu rechnen ist, die auch noch lange nach Absetzen des Mittels anhalten können. Depressionen in der Anamnese stellen eine Kontraindikation dar. Wenn auch dieses nicht ausreicht, kann eine Kombination von Reserpin mit Dihydralazin[37] versucht werden. Bei einer Kombination* dieser Mittel kommt man jeweils mit kleineren Dosen der einzelnen Substanzen aus, so daß deren Nebenwirkungen vermindert werden. Die Saluretika verstärken die Wirkung aller anderen Antihypertonika und stellen eine möglicherweise verschwundene Ansprechbarkeit wieder her.

α-Methyl-dopa[38], das wiederum einen anderen Wirkungsmechanismus hat, kann, kombiniert mit einem Saluretikum, in Tagesdosen von 0,5 bis 2 bis 3 g bei sonst therapieresistenten Fällen von Hypertonie mit gutem Erfolg und verhältnismäßig geringen Nebenwirkungen angewendet werden. Clonidin[39] senkt nach Tagesdosen von 0,15 bis 1,2 mg per os den Blutdruck etwa in dem Ausmaß

[34] Hygroton®, [35] Esidrix®

[36] Sedaraupin®, Serpasil® [37] Nepresol®
[38] Aldometil®, Presinol®, Sembrina® [39] Catapresan®
* Diese Kombination entspricht Adelphan®

Tab. 3.1. Schematische Übersicht über einige alternative Möglichkeiten der antihypertensiven Arzneimitteltherapie.

	1	2	3	4**
Leichte Hypertonie	Saluretika	Salur. + β-Blocker		
Mittelschwere Hypertonie	Saluretika + β-Blocker	Salur. + Reserpin	Salur. + α-Methyldopa	Salur. + Dihydralazin + (Reserpin)
Schwere Hypertonie	Saluretika+ Guanethidin Reserpin			
Blutdruckkrisen	Nitroprussid	Diazoxid		
Krise bei Phäochromocytom	α-Blocker			

** vor allem bei mangelhafter Nierendurchblutung

wie α-Methyl-dopa. Clonidin darf wegen der Gefahr der überschießenden Blutdrucksteigerung nicht plötzlich abgesetzt werden. Nur wenn die bisher genannten Mittel allein nicht ausreichen, sollte das im postganglionären Teil des Sympathikus angreifende Guanethidin[40] zusätzlich Verwendung finden. Die Dosierung ist anfangs 10 mg täglich, später eventuell 30 bis 60 mg per os. Ganglienblocker[41] wären nur noch bei akut lebensbedrohlichen hypertonischen Krisen indiziert. Zu demselben Zweck kann Nitroprussidnatrium[42] intravenös infundiert werden. Die Wirkung setzt sofort ein und klingt nach dem Absetzen schnell wieder ab (Dosierung individuell 0,02 bis 0,4 mg pro min.). Für eine zeitlich begrenzte Therapie ausgeprägter Hypertonien kann Diazoxid[43] Verwendung finden, das durch eine direkte Wirkung auf die Gefäßmuskulatur eine Vasodilatation hervorruft. Die Wirkung einer Dosis hält stundenlang an.

Die langdauernde Zufuhr des β-Blockers Propranolol[44] aber auch anderer Substanzen dieser Gruppe senkt bei vielen Hypertonikern den Blutdruck. Die benötigten Tagesdosen können sehr hoch sein (bis 500 mg per os), eine kardiale Suffizienz ist Voraussetzung für diese Therapie. Nach den bisherigen Erfahrungen scheint die Therapie mit β-Blockern der bisher üblichen Behandlung durchaus gleichwertig, wenn nicht sogar überlegen zu sein.

Von der üblichen Hypertonie, bei der immer auch der diastolische Blutdruckwert erhöht ist, muß der ***jugendliche Minutenvolumenhochdruck*** abgegrenzt werden, der durch eine große Blutdruckamplitude mit normalen diastolischen Werten (und eine Tachykardie) charakterisiert ist. In diesen Fällen liegt ein überhöhter kardialer Sympathikotonus vor, der durch Gabe von β-Blockern in niedriger Dosierung normalisiert werden kann. Diese Behandlung muß ergänzt werden durch gerichtete unspezifische Maßnahmen (Physikotherapie, Psychotherapie).

[40] Ismelin®
[41] z. B. Trimethaphan, Arfonad®
[42] Nipruss®
[43] Hypertonalum®
[44] Dociton®, Inderal®

3.5.3. Therapie der Migräne

Da die Ursache der Migräne unklar ist und auch im Verlauf eines Migräneanfalles verschiedene pathologische Zustandsbilder vorkommen, ist die Behandlung schwierig. Bei einem Teil der Fälle scheint anfallsweise eine erhöhte Thrombozytenaggregationsneigung zu bestehen, die mit einer Freisetzung von Serotonin einhergeht. Ein schwerer Migräneanfall scheint im allgemeinen in 3 Phasen abzulaufen:

❶ ***Prodromalstadium***, das durch eine Vasokonstriktion der betroffenen Hirn-, Meningeal- und Cranialgefäße gekennzeichnet ist,

❷ ***Schmerzstadium***, in dem eine Vasodilatation vorliegt, und

❸ ***Ödemstadium,*** das mit einer erhöhten Gefäßpermeabilität einhergeht und lange anhalten kann.

Das ***Prodromalstadium*** kann bei manchen Patienten mit Serotoninantagonisten abgefangen werden. In diesen Fällen scheint Serotonin an der Auslösung des Anfalls beteiligt zu sein. Als Serotoninantagonisten bewähren sich Methysergid[45] und auch Cyproheptadin[46], ihre Nebenwirkungen sind oben angeführt.

Das ***Schmerzstadium*** läßt sich durch Analgetika (Paracetamol, Dextropropoxyphen[47] oder Metamizol[48]) und vasokonstriktorisch wirkende Mittel wie Ergotamin (oder eventuell Dihydroergotamin) günstig beeinflussen, häufig ist eine Kombination von Analgetikum mit Ergotamin und Coffein für die Therapie notwendig. Die Wahl der Mittel und deren Dosierung ist für jeden Patienten individuell zu erarbeiten. Die Dosierung von Ergotamintartrat liegt bei subkutaner oder intramuskulärer Applikation bei 0,25 bis 0,5 mg, nicht mehr als 1 mg täglich. Bei oraler Einnahme werden pro Dosis 1 bis 2 mg gegeben, aber 5 mg/die sollten nicht überschritten werden. Coffein sollte in Mengen von 100 bis 200 mg per os gegeben werden, es scheint die Resorption von Ergotamin zu verbessern. Für die Analgetika gilt die übliche Dosierung. Die Anwendung von Kombinationspräparaten ist nicht zu empfehlen, da sie üblicherweise unnötig viele Pharmaka ent-

[45] Deseril® [46] Periactinol®
[47] Darvon®, Develin®, Doloxene®, Erantin®
[48] Novalgin®

halten und eine Einstellung des Patienten auf die individuell benötigten Wirkstoffe nicht möglich ist.

In der ***Ödemphase*** kann bei manchen Patienten durch die Gabe eines stark und schnell wirkenden Saluretikum die Dauer des Nachschmerzes erheblich abgekürzt werden. Die orale Gabe von Furosemid[49] (20 mg) ist eines Versuches wert.

Bei schweren, immer wiederkehrenden Migräneanfällen muß eine ***Prophylaxe*** versucht werden. Die Aufmerksamkeit sollte möglichst auslösenden Momenten zugewendet werden: Ernährungsfehlern, klimatischen Faktoren, psychischer Belastung, Arzneimittelmißbrauch. Häufig wird aber kein kausaler Zusammenhang eruierbar sein, auch familiäre Dispositionen scheinen vorzukommen. Als Dauerbehandlung im Intervall sind mit wechselndem Erfolg Methysergid[50] (Nebenwirkung beachten: Fibrose) und Clonidin[51] in niedriger Dosierung (0,1 mg/die) angewendet worden. Bei einem Teil der Kranken kann damit die Anfallfrequenz reduziert werden. Auch Propranolol[52] war in vielen Fällen bei monatelanger Zufuhr von 4 × 20–40 mg täglich prophylaktisch wirksam.

3.5.4. Beeinflussung der Hirndurchblutung

Viele Erkrankungen, so eine Sklerose der Hirngefäße, Bradykardien, Arrhythmien, Herzmuskelinsuffizienzen, gehen mit einer absoluten oder relativen Mangeldurchblutung des Zentralnervensystems einher. Daher besteht ein starkes Bedürfnis nach Pharmaka, die die Hirndurchblutung verbessern sollen. Zahlreiche Substanzen sind auf dem Markt, denen diese Wirkung nachgesagt wird. Die klinischen Erfahrungen sind aber völlig unbefriedigend. Das ist auch ohne weiteres verständlich, wenn folgendes berücksichtigt wird:

❶ Alle Substanzen, die allgemein gefäßerweiternd wirken, senken den Blutdruck und verschlechtern die Hirndurchblutung („Steal effect"). Hierher gehören die meisten der angepriesenen Substanzen. Ein Pharmakon, das ausschließlich die Hirngefäße erweitert, gibt es bisher nicht.

❷ Die glatte Muskulatur der Hirngefäße liegt hinter der Blut-Hirn-Schranke, da das Gefäß-Endothel diese Schranke bildet (s. S. 17). Daher können alle Verbindungen, die die Blut-Hirn-Schranke nicht zu überwinden vermögen, die Gefäßmuskulatur auch nicht erreichen. Dies erklärt die zentrale Unwirksamkeit mancher vasoaktiven Verbindung.

Um den Zustand eines mangelhaft durchbluteten Hirns zu verbessern, wird anderen Substanzen die Fähigkeit zugeschrieben, die Sauerstoff-Extraktion oder die Glucose-Aufnahme zu erhöhen. Dieser, an sich schon schwer vorstellbare Anspruch, hat sich klinisch nicht bestätigen lassen. Dasselbe gilt auch für Präparate, denen ein Einfluß auf den Stoffwechsel der Hirnzellen im Sinne einer Energieeinsparung nachgesagt wird.

Zusammenfassend läßt sich folgern, daß die an sich so wünschenswerte gezielte Verbesserung der Hirndurchblutung durch Pharmaka nicht möglich ist. Die Therapie muß vielmehr darin bestehen, die Grundkrankheit, wenn möglich, zu behandeln. Gute Chancen bestehen in dieser Hinsicht, wenn die Ursache eine Bradykardie (evtl. Schrittmacher), eine Arrhythmie, eine Herz-Insuffizienz oder eine erhöhte Blutviskosität ist. Selbst beim Vorliegen einer cerebralen Gefäßsklerose kann die Besserung des Kreislaufs eine günstige Wirkung auslösen.

---
[49] Lasix®
[50] Deseril®
[51] Catapresan®
[52] Dociton®, Inderal®

4. Herz

4.1. Positiv inotrop wirksame Substanzen

4.1.1. Herzwirksame Glykoside

Die Substanzen dieser Gruppe, die im folgenden abgekürzt als „Herzglykoside“ bezeichnet werden, besitzen bestimmte pharmakologische und chemische Eigenschaften: Pharmakologisch sind sie charakterisiert durch einen positiv inotropen Effekt, chemisch durch einen sehr spezifischen Aufbau: eine Steroidstruktur mit ungesättigtem Laktonring und ätherartig gebundenen Zuckermolekülen.

Vorkommen. Herzglykoside werden in ***verschiedenen Pflanzen*** gefunden, zum Beispiel in Digitalis purpurea und Digitalis lanata (roter und wolliger Fingerhut), Strophanthus Kombé und Strophanthus gratus, Urginea (Scilla) maritima (Meerzwiebel), Adonis vernalis und Convallaria majalis (Maiglöckchen). Insgesamt sind einige Hundert herzwirksame Glykoside bekannt. Im Fingerhut liegen die Glykoside gebunden an ein Molekül Glucose (Digitalis purpurea) oder je ein Molekül Glucose und Essigsäure (Digitalis lanata) vor: genuine Glykoside. Die Glykoside ihrerseits bestehen aus dem Genin (oder Aglucon) und einigen Zuckermolekülen (Tab. 4.1).

Chemische Struktur. Als Beispiel für den ***chemischen Aufbau*** der Herzglykoside seien Digitoxin, g-Strophanthin und Scillaren A abgebildet.

Allen Herzglykosiden gemeinsam ist das Cyclopentanoperhydrophenanthren-Gerüst in bestimmter sterischer Anordnung mit folgenden Substituenten: in 3-Stellung eine OH-Gruppe, die mit Zucker veräthert ist, in 14-Stellung eine OH-Gruppe und in 17-Stellung der ungesättigte Laktonring. Weitere Substituenten können in 5-, 10-, 11-, 12- oder 16-Stellung vorhanden sein. Je nachdem ob der Laktonring 5- oder 6-gliedrig ist, unterscheidet man Cardenolide (Digitalis-, Strophanthus-, Convallariaglykoside) und Bufadienolide (Scillaglykoside und herzwirksame Krötengifte).

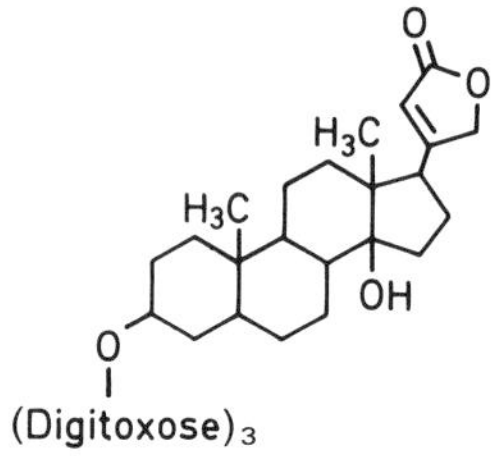

Digitoxin

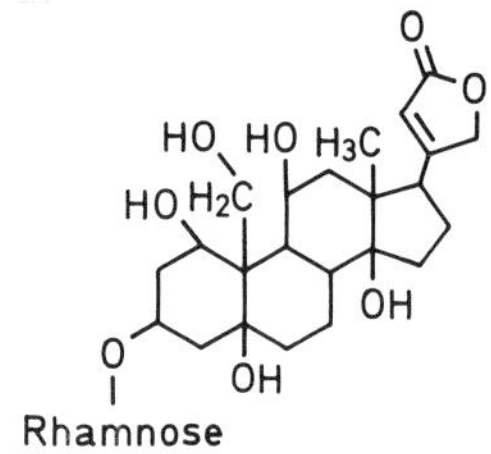

g-Strophanthin

5-gliedriger Lactonring: Cardenolide

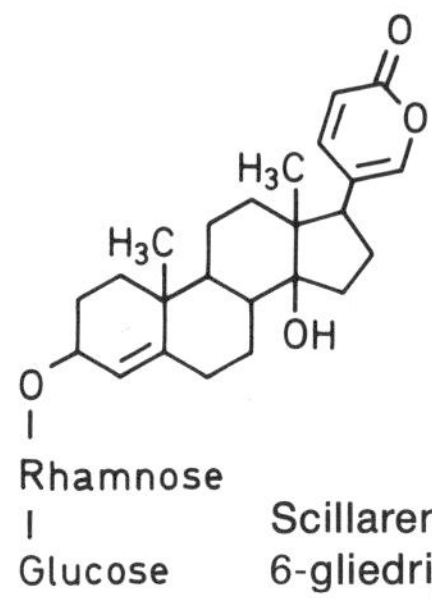

Scillaren A
6-gliedriger Lactonring: Bufadienolide

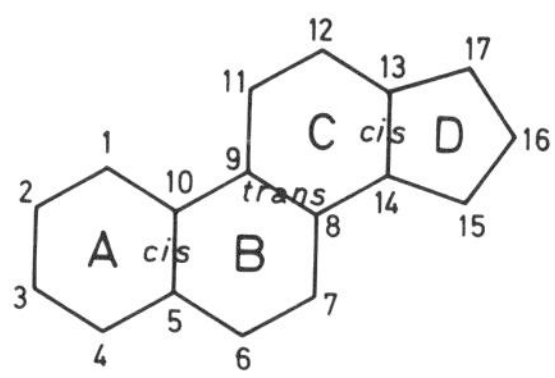

Tab. 4.1. Zusammenstellung des Aufbaues einiger Herzglykoside

Genuines Glykosid	minus Zucker	ist gleich Glykosid
Purpureaglykosid A	– Glucose	= Digitoxin
Purpureaglykosid B	– Glucose	= Gitoxin
Lanatosid A	– (Glucose + Essigsäure)	= Digitoxin
Lanatosid B	– (Glucose + Essigsäure)	= Gitoxin
Lanatosid C	– (Glucose + Essigsäure)	= Digoxin
Glykosid	**minus Zucker**	**ist gleich Genin**
Digitoxin	– 3 Digitoxose	= Digitoxigenin
Digoxin	– 3 Digitoxose	= Digoxigenin
k-Strophanthosid	– (2 Glucose + 1 Cymarose)	= Strophanthidin
Scillaren A	– (1 Glucose + 1 Rhamnose)	= Scillarenin A
g-Strophanthin	– 1 Rhamnose	= g-Strophanthidin

Mit der bisherigen Darstellung sind aber noch nicht alle Bedingungen aufgezeigt, die erfüllt sein müssen, damit ein Steroid herzwirksam ist. Die Ringverknüpfung im Cyclopentanoperhydrophenanthren gestattet eine Reihe von räumlichen Isomerien, nämlich die cis- oder die trans-Verknüpfung. Folgende Ringverknüpfung ist für Herzglykoside charakteristisch: AB cis (wenn A durchhydriert ist), BC trans, CD cis. Damit unterscheidet sich diese Substanzgruppe wesentlich von anderen biologisch wirksamen Cyclopentanoperhydrophenanthren-Derivaten (Sexual- und Nebennierenrindenhormone, Gallensäuren). Weiterhin ist für eine Herzwirksamkeit Bedingung, daß der 17-Laktonring und die 3-OH-Gruppe die β-Stellung besitzen. Ferner muß der Laktonring ungesättigt sein. Die im Laktonring dihydrierten Genine sind wesentlich schwächer wirksam. Der räumliche Aufbau eines Glykosids (Digoxin) geht aus folgender Darstellung hervor:

Die Frage, ob die Zucker für die Herzwirksamkeit grundsätzlich entscheidend sind, muß verneint werden, denn die zuckerfreien Genine wirken ebenfalls positiv inotrop. Die Zucker sind für das physikochemische Verhalten im Organismus von Bedeutung (Resorption, Verteilung, Abbaugeschwindigkeit etc.) und entscheiden dadurch über die therapeutische Anwendbarkeit der betreffenden Glykoside. Chemische Veränderungen an den Zuckermolekülen, wie Acetylierung oder Methylierung, verändern die physikochemischen Eigenschaften der Ausgangssubstanz und damit ihr pharmakokinetisches Verhalten wie Resorption, Metabolismus und Elimination.

Die Zucker, die nach der Hydrolyse der Herzglykoside isoliert werden können, sind mit Ausnahme der Glucose sehr seltene Substanzen, zum Teil sind sie bisher nur in Verbindung mit den Herzglykosiden bekanntgeworden.

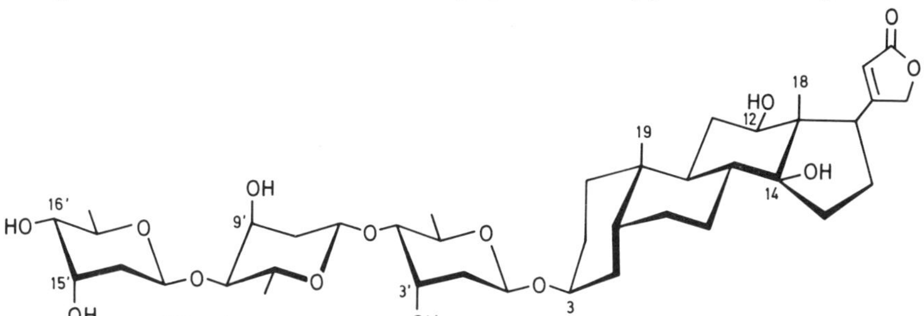

Digoxin

4.1.1.1. Wirkungsmechanismus der Herzglykoside

Zwischen der Skelettmuskulatur und der Herzmuskulatur bestehen erhebliche ***morphologische und funktionelle Unterschiede***, wie es in der Abb. **4.1** dargestellt ist. Im Skelettmuskel ist das Aktionspotential der Plasmamembran extrem kurz (wenige msec.), die Erregung wird von dem dünnkalibrigen tubulären System, das die Zelle durchzieht, auf die intrazellulären Membranen des sarkoplasmatischen Retikulums übergeleitet und setzt aus diesem $Ca^{2\oplus}$ frei, die das kontraktile System aktivieren. Die Rückbindung von $Ca^{2\oplus}$ findet nach Rückgang der Erregung des sarkoplasmatischen Retikulum in diese cytoplasmatische Struktur statt. Im Herzmuskel dagegen dauert die Erregung der Plasmamembran verhältnismäßig lange (100–200 msec.). Sie wird auf dem transversalen tubulären System, das aus Plasmalemm besteht, in das Zellinnere weitergeleitet. Gemäß dem morphologischen Aufbau der Herzmuskelzelle durchzieht der Extrazellulärraum in Form des tubulären Systems die gesamte Zelle und besitzt nahen räumlichen Kontakt zu den intrazellulären Strukturen. Das tubuläre System umgibt die Myofibrillen in Höhe der Z-Linien (Abb. 4.**2**). Durch die Erregung werden $Ca^{2\oplus}$ aus den tubulären Plasmamembranen freigesetzt; im Gegensatz zur Skelettmuskulatur spielt das sarkoplasmatische Retikulum keine quantitative Rolle. Die $Ca^{2\oplus}$ werden zurückgebunden, sobald die Membran repolarisiert. Die von der Plasmamembran freigesetzten $Ca^{2\oplus}$ müssen durch Diffusion ihre Bindungsorte im Troponin, einer Eiweißkomponente des kontraktilen Proteins, erreichen, und gelangen ebenfalls durch Diffusion zu den Bindungsstellen in der Plasmamembran, die mit der Repolarisation wieder auftreten (s. unten). Dieser Vorgang, der als ***elektromechanische Kopplung*** bezeichnet wird, ist dementsprechend von verschiedenen Parametern abhängig:

❶ Menge an freisetzbarem membrangebundenen Ca,

❷ Dauer des Aktionspotentials und damit der für die Diffusion von $Ca^{2\oplus}$ verfügbaren Zeitdauer,

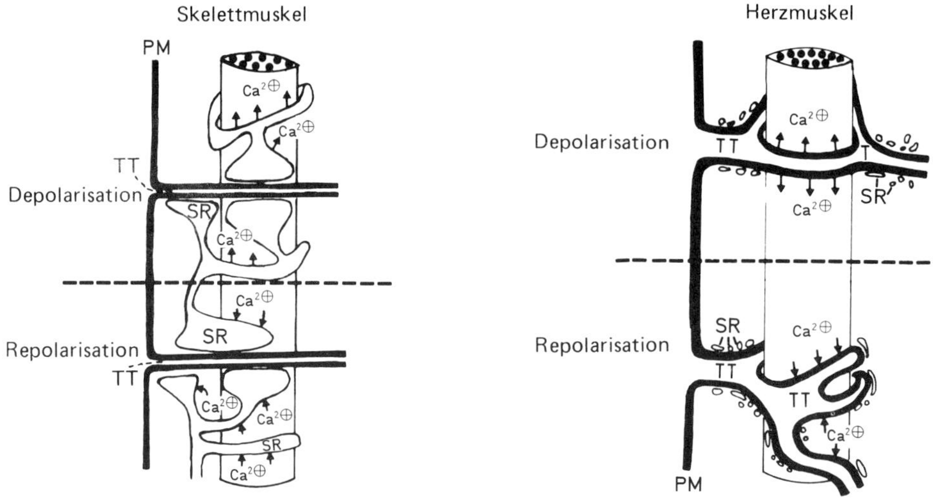

Abb. 4.1. Schematische Darstellung der morphologischen Strukturen der Skelett- und Herzmuskulatur, die für die elektromechanische Kopplung wichtig sind: Plasmamembranen (PM) mit transversalen Tubuli (TT) und sarkoplasmatisches Retikulum (SR). Die Bewegungen von Calcium während der Depolarisation und Repolarisation sind angedeutet. Beachte die Unterschiede zwischen Skelett- und Herzmuskulatur: im Skelettmuskel sind nur dünne Tubuli vorhanden, stark ausgeprägt dagegen ist das sarkoplasmatische Retikulum, aus dem das „Kopplungs-Ca" freigesetzt und in das es wieder rückgebunden wird (intrazellulärer Mechanismus); im Herzmuskel werden Calcium-Ionen aus der Plasmamembran der Zellaußenfläche und den weiten transversalen Tubuli freigesetzt und dorthin zurückgebunden, es besteht ein enger Kontakt zum Extrazellulärraum (plasmalemmaler Mechanismus).

❸ enddiastolische Verteilungsgleichgewichte von Ca in den verschiedenen Zellkompartimenten,

❹ Diffusionsstrecke für die freigesetzten $Ca^{2\oplus}$, die bei bestimmten Hypertrophieformen und Insuffizienztypen verlängert sein kann. Aus den aufgezählten Punkten ergeben sich pharmakologische Einflußmöglichkeiten.

Um den Wirkungsmechanismus der Herzglykoside zu verstehen, ist es notwendig, den ***Bindungs- und Freisetzungsmodus für Ca*** kurz zu erörtern. Das Verständnis der durch Calcium vermittelten elektromechanischen Kopplung erlaubt eine Möglichkeit der Erklärung des Wirkungsmechanismus der Herzglykoside, die mit einem Minimum an Hypothesen auskommt.
In der polarisierten Plasmamembran liegen Phospholipide (vor allem Phosphatidylserin) in einer Form vor, die eine Komplexbindung von Ca an der Innenseite der Membran ermöglicht. Diese Komplexbindung von Ca erfolgt über elektrostatische und koordinative Bindung an Säure- und tertiäre Aminogruppen. Letztere liegen nur dann in nichtprotonisierter Form vor, wenn die Protonenaktivität in der Membran auf Grund des hohen elektrischen Feldes erheblich reduziert ist (Ausrichtung der Wasserdipole mit Einschränkung ihrer Dissoziationsfähigkeit, vgl. S. 9 über Membranaufbau). Sobald die Depolarisation der Membran erfolgt und damit das elektrische Feld zusammenbricht, nimmt die Protonenaktivität in der Membran entsprechend zu, die Aminogruppen werden protonisiert und verlieren damit die Fähigkeit, die komplexe Bindung von Ca aufrechtzuerhalten. Die gebundenen Ca-Atome werden als $Ca^{2\oplus}$ freigesetzt. Die während der Depolarisation durch die Plasmamembran durchtretenden $Ca^{2\oplus}$ (Calciumstrom) spielen quantitativ für die elektromechanische Kopplung keine wichtige Rolle, die aufgenommene Menge wird durch eine Ca-Pumpe aktiv wieder aus der Zelle herausgepumpt. Mit der Repolarisation treten die Bindungsstellen erneut auf, die $Ca^{2\oplus}$ werden zurückgebunden und das kontraktile System erschlafft. Da ein Ca-Atom bei der Komplexbildung mit mehreren Lipidmolekülen reagiert, ist die Affinität und Bindungsfestigkeit abhängig von der räumlichen Anordnung der Lipidmoleküle zueinander. Die aktuelle Ordnung der Lipidmoleküle wird von dem funktionellen Zustand der Membran beeinflußt, so daß Funk-

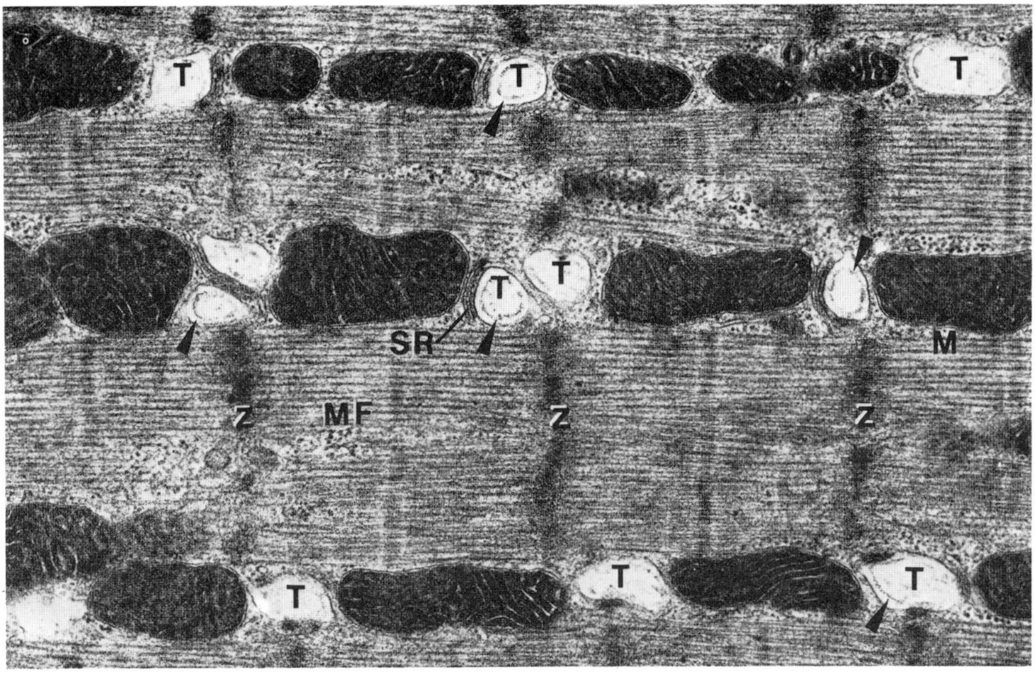

Abb. 4.2. Teil einer Herzmuskelzelle aus dem rechten Ventrikel des Meerschweinchens. Die Myofibrillen (*MF*) (Bündel aus Myofilamenten) sind hier längs geschnitten. Demnach erscheinen die transversalen Tubuli (T-Tubuli, *T*), die die Myofibrillen etwa in Höhe der Z-Linien (*Z*) zirkulär umfassen, hier im Querschnitt. Beachte das weite Lumen der T-Tubuli (Extrazellulärraum). *Pfeilköpfe* weisen auf die Lamina externa (Basalmembran), die sich von der Außenfläche der Herzmuskelzelle bis in die T-Tubuli hinein fortsetzt. Das sarkoplasmatische Retikulum (*SR*) ist im Gegensatz zur Skelettmuskelzelle hier nur spärlich ausgebildet. *M*, Mitochondrien. Vergrößerung 30600fach.

(Aufnahme aus dem Anatomischen Institut der Universität Kiel).

tionsänderung der Membran oder pharmakologische Beeinflussung bestimmter Membranbestandteile sich auf die räumliche Anordnung auswirken (s. unten).

Herzglykoside werden an die ***Na-K-ATPase***, die Ionenpumpe, gebunden. Die Bindung des Glykosids erfolgt von außen an die ATPase während eines bestimmten Stadiums des Pump-Zyklus, der schnell durchlaufen wird. Durch diese Anlagerung, die außerhalb der aktiven Zentren erfolgt, wird die ATPase in diesem Konformationszustand fixiert und damit inaktiviert. Die Arretierung in dieser Konformation bedeutet aber vor allem eine Konformationsänderung der die ATPase umgebenden Lipidmoleküle (ein ATPase-Zentrum besteht aus 1 Molekül Eiweiß und ~ 1000 Molekülen Phosphatidylserin). Durch diese Strukturänderung wird die Calcium-Bindungskapazität der Membran und die Labilität der Ca-Bindung erhöht und pro Aktionspotential damit vermehrt Ca^{2+} freigesetzt; es ergibt sich eine verbesserte elektromechanische Kopplung und somit ein positiv inotroper Effekt. Eine kausale Verknüpfung zwischen der Hemmung des Na-K-Transportes und der therapeutischen Wirkung der Herzglykoside besteht also nicht (Abb. 4.**3**).

Um die ***funktionelle Bedeutung der verminderten ATPase-Aktivität*** in Anwesenheit von Herzglykosiden ermessen zu können, muß der Na-K-Umsatz der Herzmuskulatur kurz erörtert werden. Die intrazelluläre Natrium-Konzentration von Herzgewebe liegt im Bereich zwischen 15 und 40 mmol/kg Zelle, die Kalium-Konzentration zwischen 95 und 135 mmol/kg. Der Zuwachs an Natrium durch ein Aktionspotential beträgt um 0,04 mmol/kg, also ~0,1% der enddiastolischen Konzentration. Damit wird die Na-K-ATPase nur unwesentlich zusätzlich über ihre Normalaktivität hinaus belastet, die zur Kompensation des Ruhe-Na-Einwärtsstroms notwendig ist, um die an-

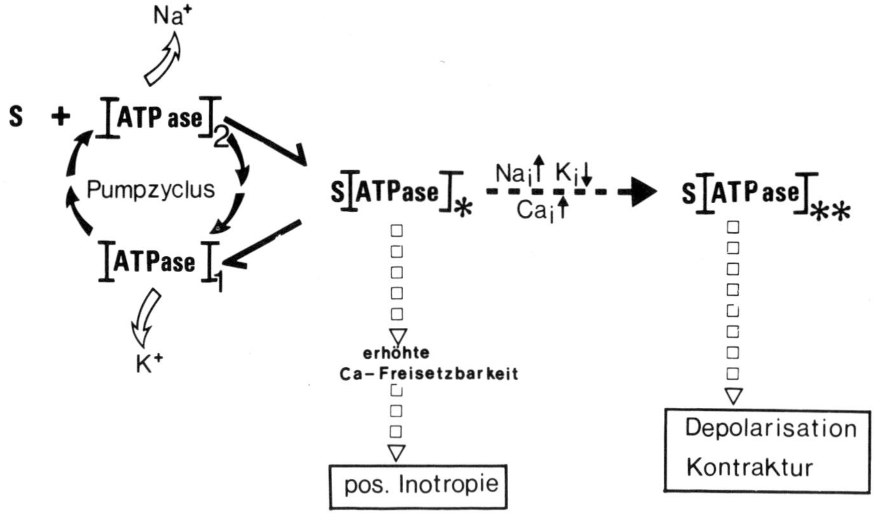

Abb. 4.3. Schematische Darstellung der Wechselwirkung zwischen einem Herzglykosid und der Na-K-ATPase. Die ATPase besteht aus einem Proteinanteil und mehreren Tausend Phospholipidmolekülen, die in die Plasmamembran integriert sind (angedeutet durch das Symbol I). Beim Ionentransport durchläuft die ATPase einen Konformationszyklus; nur eine kurzfristig vorhandene Konformation ($ATPase_2$) vermag g-Strophanthin (S) zu binden. Durch die Anlagerung des Glykosids wird diese Konformation fixiert, die räumliche Anordnung der Phosphatidylserinmoleküle an der Innenseite der Membran ändert sich (gekennzeichnet durch$_\star$) mit der Folge, daß vermehrt Calcium labil, d.h. durch Depolarisation freisetzbar gebunden wird. Es resultiert eine verbesserte elektromechanische Kopplung: positiv inotroper Effekt. Die Konzentration an Strophanthin-ATPase-Komplex (S $ATPase_\star$) ist abhängig von der Konzentration an Strophanthin und von der ATPase-Aktivität (Konzentration $ATPase_2$), die wiederum von der Schlagfrequenz und den extrazellulären Ionenkonzentrationen gesteuert wird. Wird die Pumpleistung der verbleibenden, funktionierenden ATPase-Moleküle überfordert, steigt die intrazelluläre Na-Konzentration an, die K-Konzentration fällt ab, zusätzlich nimmt die zelluläre Ca-Konzentration zu. Diese Veränderungen schädigen die Plasmamembran irreversibel (S $ATPase_{\star\star}$), die Membran depolarisiert und der Muskel geht in Kontraktur.

gegebenen Konzentrationen aufrechtzuerhalten. Das durch ein Aktionspotential gestörte Gleichgewicht wird durch die ATPase schnell ausgeglichen. Die intrazelluläre Änderung der Na-Konzentration kann in Form einer Bateman-Funktion (s. auch S. 27) simuliert werden. Unter physiologischen Bedingungen besteht ein erheblicher Sicherheitsabstand zwischen dem Abschluß der ionalen Restitution und dem Einfall der nächsten Erregung (Abb. 4.**4**). Erst wenn die Frequenz unphysiologisch erhöht wird, treffen die Aktionspotentiale auf einen erhöhten enddiastolischen Natrium- und verminderten Kalium-Gehalt. Die Geschwindigkeit („Evasionskonstante"), mit der das „Erregungs-Natrium" aus der Zelle herausgepumpt wird, ist abhängig von der Anzahl funktionsfähiger ATPase-Moleküle. Wie oben ausgeführt wurde, werden Herzglykoside an die ATPase gebunden und hemmen ihre Funktion. Bei einem therapeutischen Effekt ist nur ein Teil der ATPase-Moleküle besetzt, der verbleibende Anteil an ATPase reicht aus, um bei normaler Schlagfrequenz die zelluläre Natrium-Konzentration konstant zu halten. Nur wenn unter dieser Bedingung die Schlagfrequenz erhöht wird, tritt eine ***Überforderung des Ionenpump-Systems*** auf, und zwar bei niedrigeren Frequenzen als unter normalen Bedingungen (s. Abb. 4.**4**). Wird die Konzentration an Herzglykosiden weiter erhöht, steigt die prozentuale Besetzung der ATPase-Moleküle und damit sinkt die kritische Frequenz, bei der das Pumpsystem überfordert wird. Immer wenn die ATPase überfordert wird, steigt die intrazelluläre Natrium-Konzentration an und fällt die Kalium-Konzentration entsprechend ab: ***toxischer Glykosid-Effekt.***

Hieraus ergeben sich Konsequenzen für die Zellfunktion: Absinken des Membranpotentials mit zunehmender Neigung zur Spontanaktivität, Deformation der Aktionspotentiale und verminderte Fortleitungsgeschwindigkeit. Es resultiert eine funktionelle Beeinträchtigung der Membraneigenschaften, die unter anderem zu einer Zunahme der passiven Permeabilität für Natrium und Kalium, zu einer Hemmung des Calcium-Auswärtstransportes und zu einer Akkumulation von Calcium in der Zelle führt. Aus letzterem ergibt sich eine verzögerte Erschlaffung, ein Kontraktionsrückstand und schließlich eine Kontraktur. Ein derartig fortgeschrittener Zustand ist dann irreversibel.

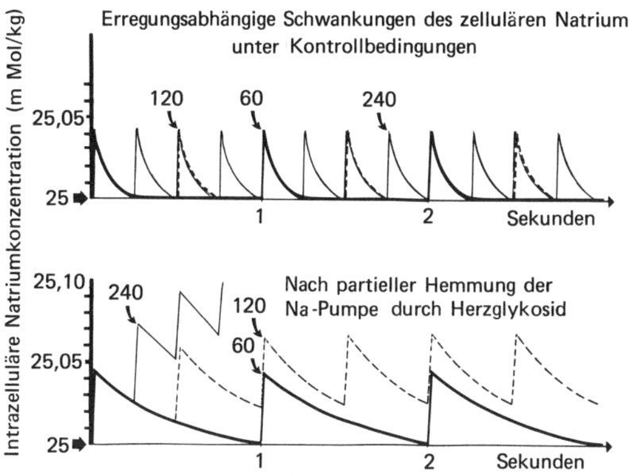

Abb. 4.4. Schematische Darstellung der erregungsabhängigen Schwankungen des intrazellulären Natrium-Gehaltes im Herzmuskel. Während jedes Aktionspotentials fließt zusätzlich zum Ruhe-Natrium-Einstrom eine gewisse Menge Na in die Zelle ein. Diese Menge ist bezogen auf die intrazelluläre Natrium-Konzentration (markiert ist der enddiastolische Wert bei 25 mMol/kg durch den Pfeil) sehr klein (beachte die Ordinate), so daß der Zuwachs schnell durch die ATPase ausgeglichen wird. Daher ist unter Kontrollbedingungen eine Überforderung der ATPase durch Frequenzsteigerung kaum möglich, wie es im oberen Teil der Abbildung durch die Zunahme der Schlagfrequenz von 60 auf 120 und 240 pro Minute dargestellt ist. Bei partieller Hemmung der Na-K-ATPase durch ein Herzglykosid ist der Auswärtstransport von Na verlangsamt, so daß die kritische Schlagfrequenz, bei der die Natrium-Pumpe überfordert wird, bei erheblich niedrigen Schlagfrequenzen liegt. In dem gerechneten Beispiel führt die Frequenz 120 pro Minute bereits zu einem leichten Rückstau, die hohe Schlagfrequenz läßt die zelluläre Natrium-Konzentration drastisch ansteigen. Näheres siehe Text, vergleiche auch Abb. 4.5.

4.1.1.2. Therapeutische Wirkung

Die Hauptwirkung der Herzglykoside und ihrer Genine besteht in einer Förderung der ***Kontraktionskraft*** der Herzmuskulatur. Dieser positiv inotrope Effekt kann in vivo und am isolierten Herzgewebe in vitro nachgewiesen werden. In der Abb. 4.**5** ist ein Versuch am isolierten Vorhof des Meerschweinchens dargestellt, der den positiv inotropen Effekt und die toxischen Symptome von g-Strophanthin in Abhängigkeit von der Schlagfrequenz demonstrieren soll, ferner enthält die Abbildung Angaben über den zellulären Natrium- und Kalium-Gehalt unter den entsprechenden Bedingungen. Ein Experiment, die Glykosid-Wirkung an einem Herzen in situ zu zeigen, ist in der Abb. 4.**6** wiedergegeben. Synoptisch sind die therapeutischen und toxischen Wirkungen der Herzglykoside und die zugrunde liegenden Mechanismen in der Abb. 4.**8** zusammengefaßt.

Die Stärke des positiv inotropen Effektes ist davon abhängig, welche Kontraktionsamplitude der Herzmuskel vor Zusatz des Glykosids bzw. Genins aufwies. Ein gut kontrahierender Muskel kann seine Kontraktionsamplitude prozentual weniger steigern als ein Muskel, der primär eine verminderte Kontraktionskraft aufweist, daher ist der Glykosideffekt besonders gut am insuffizienten Herzmuskel zu demonstrieren (Abb. 4.**6**). Auf Grund des positiv inotropen Effektes wird ein insuffizientes Herz durch die Herzglykoside folgendermaßen beeinflußt: Kontraktionskraft und -geschwindigkeit (s. dP/dt in Abb. 4.**6**) nehmen zu, die Herzkammern werden besser entleert. Die Herzgröße und das diastolische Restvolumen nehmen ab. Die venöse Blutmenge, die in jeder Diastole aufgenommen wird, steigt an, dadurch sinkt der Venendruck. Die direkte Wirkung auf das Herz ist der eigentliche therapeutische Effekt der Herzglykoside.

Dieses rein muskuläre Ereignis wird noch weiter günstig durch eine ***Abnahme der Herzfrequenz*** beeinflußt, die unter der Glykosidtherapie auftreten kann. Dadurch steht der Füllung des Herzens während der Diastole mehr Zeit zur Verfügung, auch die Herzdurchblutung bessert sich (während der Systole fließt das Blut nicht im Koronarkreislauf). Der negativ chronotrope Effekt therapeutischer Dosen ist vorwiegend eine Folge der verbesserten Herz- und Kreislaufsituation: der enddiastolische Ventrikeldruck und der erhöhte zentrale Venendruck mit entsprechender Vorhofdehnung sinken ab. Eine direkte Beeinflussung der Schrittmacherfrequenz ist nur angedeutet vorhanden. Der Tonus des N. vagus ist erhöht (wohl im wesentlichen als Folge einer Sensibilisierung des Carotissinus) und damit an der Frequenzabnahme beteiligt. Ausgeprägt ist die Wirkung auf das Reizleitungsgewebe: die Leitungsgeschwindigkeit nimmt ab und damit die Überleitungszeit zu (im EKG längere PQ-Zeit). Die Refraktärperiode des Herzmuskels ist verkürzt.

Während der positiv inotropen Wirkung leistet das Herz mehr Arbeit, ohne daß der ***Sauerstoffverbrauch*** entsprechend ansteigt. Bei vorher insuffizientem Herzen wird mehr Arbeit geleistet, ohne daß der Sauerstoffverbrauch ansteigen muß. Man spricht daher von einer Ökonomisierung der Herzarbeit oder von einer Verbesserung der Energieausnutzung unter dem Einfluß von Herzglykosiden.

Die chronische Herzmuskelinsuffizienz geht mit

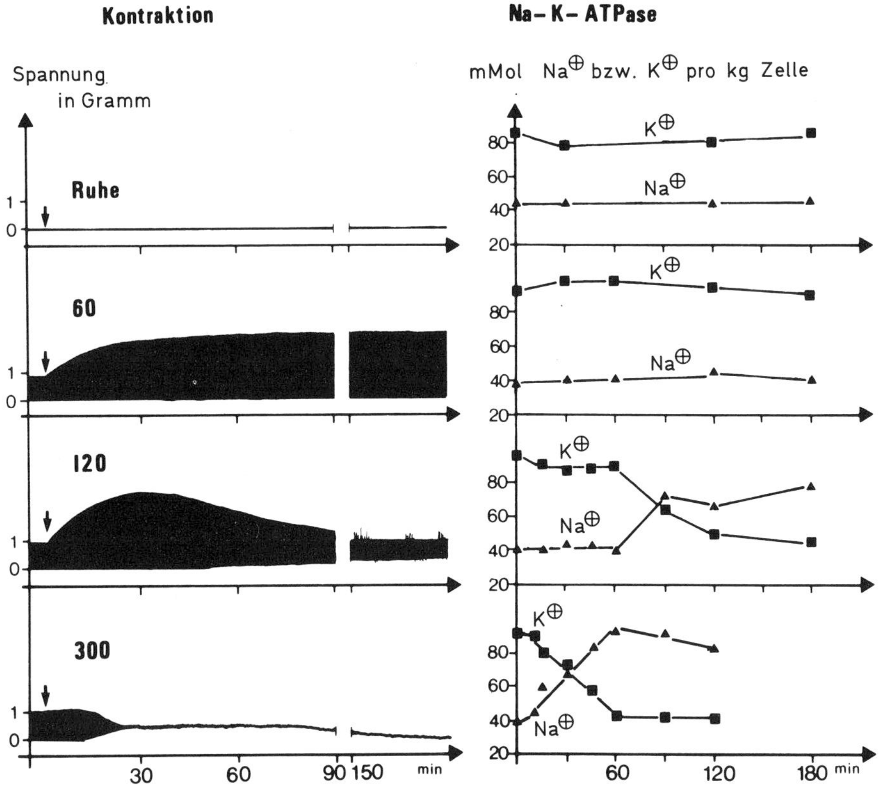

Abb. 4.5. Einfluß einer bestimmten Konzentration von g-Strophanthin (4×10^{-7} m) auf die Kontaktilität und den Natrium- und Kalium-Gehalt isolierter linker Vorhöfe von Meerschweinchen bei verschiedenen Schlagfrequenzen (0, 60, 120 und 300/Minuten). Abszisse: Zeit in Minuten nach Zusatz von g-Strophanthin (im linken Teil der Abb. markiert durch den Pfeil, im rechten Teil schneidet die Ordinate zum Zeitpunkt O die Abszisse). Ordinaten: links Spannungsentwicklung des Muskels in Gramm, rechts zellulärer Natrium- und Kalium-Gehalt in m Molen pro kg Zelle;
Bei ruhenden Muskeln beeinflußt g-Strophanthin weder die Grundspannung noch die Ionenkonzentrationen.
Bei der Schlagfrequenz 60 pro Minute ruft g-Strophanthin einen starken positiv inotropen Effekt über die gesamte Versuchsdauer (180 Minuten) hervor, der Natrium- und Kalium-Gehalt der Zellen bleiben unverändert bzw. der Kalium-Gehalt steigt sogar vorübergehend an.
Bei der Schlagfrequenz 120 pro Minute tritt ein vorübergehender inotroper Effekt auf, der von einer Abnahme der Kontraktionskraft (etwa ab der 45. Minute), Anhebung der diastolischen Grundspannung und Extrasystolen gefolgt wird (toxische Glykosidwirkung). Die zellulären Natrium- und Kalium-Konzentrationen bleiben während der ersten Stunde der g-Strophanthin-Einwirkung etwa konstant, erst dann steigt die Natrium-Konzentration schnell an, die Kalium-Konzentration fällt entsprechend ab. Bei der höchsten Reizfrequenz (300 pro Minute) ist ein positiv inotroper Effekt nicht mehr zu beobachten, die Intoxikation beginnt schnell. Der Muskel geht schon nach ~15 Minuten in Kontraktur, die Ionengradienten brechen unmittelbar nach Zusatz von g-Strophanthin zusammen.

einer Wasser- und Natriumretention einher. Während der Herzglykosidtherapie werden das retinierte Wasser und die Salze ausgeschieden. Diese „***diuretische***" ***Digitaliswirkung*** ist nicht renal bedingt, sondern auf die vermehrte Herzleistung und die darauffolgende Besserung des Kreislaufs zurückzuführen.

Der ***therapeutische*** Effekt der Herzglykoside bzw. Genine spielt sich ***ausschließlich*** am ***Herzen*** selbst ab. Glatte und Skelettmuskeln oder parenchymatöse Organe werden nicht beeinflußt. Die einzige extrakardiale Wirkung bei therapeutischen Dosen bildet das Glykosiderbrechen, das bei einem bestimmten Prozentsatz von Patienten auftritt. Es wird durch Einwirkung der Herzglykoside auf die Chemorezeptoren im dorsolateralen Vaguskern (Area postrema, die nicht hinter der Blut-Hirn-Schranke liegt) ausgelöst und ist damit unabhängig von der Applikationsform. Bei oraler Verabreichung der Herzglykoside sind infolge der lokalen Reizwirkung mit größerer Wahrscheinlichkeit Erbrechen, Nausea, Oberbauchbeschwerden und Diarrhoen zu erwarten. Zubereitungen der gesamten Droge (z.B. Folia digitalis) wirken auf Grund der Begleitsubstanzen zusätzlich schleimhautreizend.

4.1.1.3. Toxische Wirkung

Die ***therapeutische Breite*** der Herzglykoside ist gering: ernste toxische Symptome treten auf, wenn die volltherapeutische Dosis um das 1,5 bis 3fache überschritten wird. Auf Grund der individuell recht unterschiedlichen Empfindlichkeit können bei Patienten auch schon Nebenwirkungen (Arrhythmien, Erbrechen) auftreten, wenn der volle therapeutische Wirkspiegel noch nicht erreicht ist. Die toxischen Wirkungen manifestieren sich beim Menschen vor allen Dingen am Herzen.

Als Beispiele für eine Intoxikation von Herzmuskulatur durch Herzglykoside sind in den Abb. 4.5 und 4.7 Versuche an isolierten Vorhöfen dargestellt. Zwei Vergiftungssymptome sind zu erkennen: die ***Irregularitäten*** und eine ***Kontraktur***. Als Ursache für die Störung der elektrischen Eigenschaften der Membran sind die oben beschriebenen Einflüsse der Herzglykoside auf die Ionenpermeabilitäten und die Hemmung aktiver Transportvorgänge anzusehen. Die Kontraktur des Herzmuskels ist durch eine Überflutung des Intrazellulärraumes mit Calcium-Ionen bedingt. –

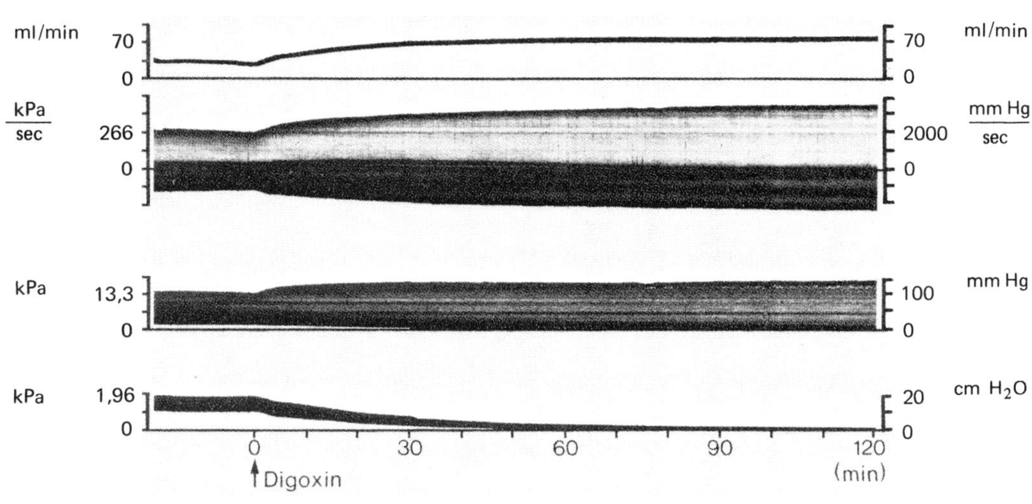

Abb. 4.6. Einfluß von Digoxin auf die Kontraktionskraft des Herzens und auf hämodynamische Größen eines Herz-Lungen-Präparates der Katze. Das Herz war vor Gabe von Digoxin durch Zufuhr von Hexobarbital in den Zustand einer Insuffizienz versetzt. Von oben nach unten sind dargestellt: Herzminutenvolumen in ml/min.; Änderung des linksventrikulären Druckes nach der Zeit, dP/dt in mm Hg/sec. bzw. in kPa/sec.; linksventrikulärer Druck in mm Hg bzw. kPa und der zentrale Venendruck in cm H_2O bzw. kPa; Abszisse: Zeit in Minuten nach Injektion von 0,03 mg Digoxin in die obere Hohlvene. Als Folge der Glykosidwirkung steigt trotz weiterer Anwesenheit des Barbiturates das Herzminutenvolumen an, ebenso die Kontraktionsgeschwindigkeit und die Kontraktionsamplitude, der zentrale Venendruck fällt stark ab. Etwa 60 Minuten nach Gabe von Digoxin ist das Herz wieder suffizient.

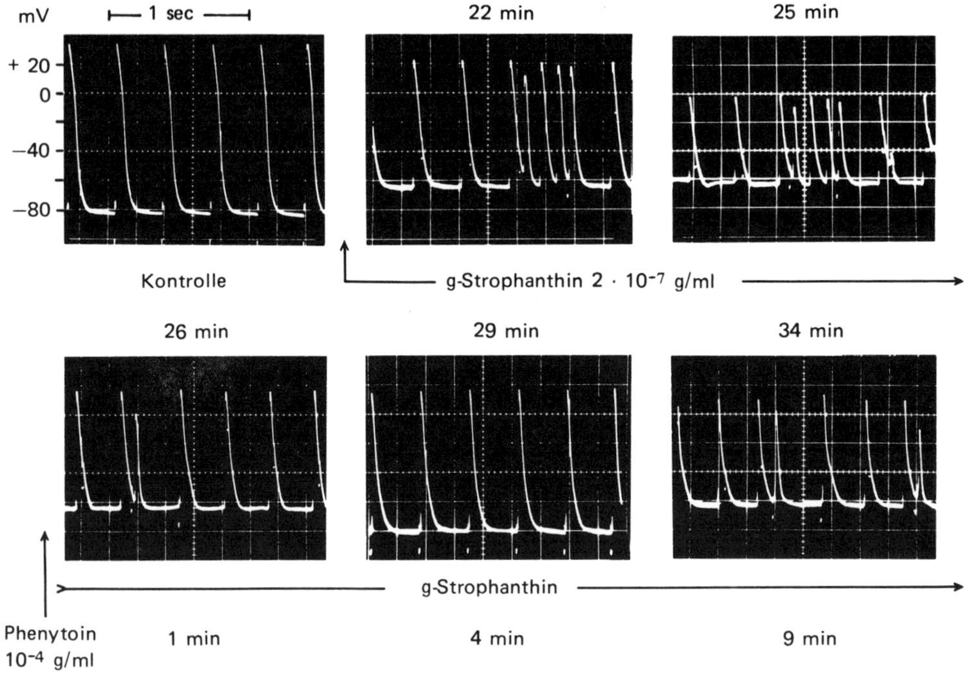

Abb. 4.7. Toxische Wirkung von g-Strophanthin an der Membran der Herzmuskelzelle. Versuch am isolierten Vorhof des Meerschweinchens, Ableitung der Aktionspotentiale und der Membranpotentiale mittels intrazellulärer Mikroelektroden. Das Präparat wird mit konstanter Frequenz gereizt (4 Hz). Das Kontrollbild zeigt ein Membranpotential von etwa − 82 mV und ein Überschußpotential von etwa +30 mV. Dann wird das Organbad mit einer Tyrodelösung perfundiert, die eine toxische g-Strophanthinkonzentration ($2 \cdot 10^{-7}$ g/ml) enthält. Die beiden nächsten Bilder demonstrieren die Glykosidvergiftung nach 22 bzw. 25 Minuten Einwirkungszeit: Abnahme des Membran- und des Überschußpotentials, Labilität des Membranpotentials, die sich in spontanen Aktionspotentialen äußert. Zwischen dem 3. und 4. Bild wird Phenytoin in das weiter mit strophanthinhaltiger Lösung perfundierte Bad injiziert, in wenigen Minuten bessern sich die „elektrischen Eigenschaften" der Membran erheblich: Das Membranpotential normalisiert sich, die Extrasystolie verschwindet. Dieser Phenytoineffekt tritt auf, obwohl weiterhin g-Strophanthin anwesend ist. Nach dem Auswaschen von Phenytoin tritt die g-Strophanthinintoxikation wieder auf (letztes Bild).

Prinzipiell gleichartig wie in vitro verläuft die Glykosidintoxikation in vivo. Je nach Schwere der Vergiftung treten Senkung der ST-Strecke, Extrasystolen (meistens ventrikulären Ursprungs), partieller bzw. totaler Block und Tachykardien (im schwersten Fall ventrikuläre Tachykardie) auf. Die Arrhythmien werden ausgelöst durch die verzögerte Erregungsausbreitung im spezifischen Leitungssystem in Verbindung mit der verkürzten Refraktärperiode der Arbeitsmuskulatur. Der Tod wird meistens durch ein Kammerflimmern verursacht, bei der Obduktion wird das Herz in kontrahiertem Zustand vorgefunden. Der Kaliumgehalt des Herzmuskels ist vermindert, der Natriumgehalt erhöht. Bei Versuchstieren zeigten sich nach länger dauernder Glykosidvergiftung (Kumulation!) morphologisch faßbare, teilweise irreversible degenerative Veränderungen der Herzmuskelzellen.

Neben diesen Herzsymptomen treten bei der Vergiftung auch ***extrakardiale*** Glykosidwirkungen auf. Als Ursache kann im allgemeinen eine Hemmung der Na-K-ATPase angesehen werden, da dieses enzymatische Pumpsystem ubiquitär und stets Herzglykosid-hemmbar ist. Vom Zentralnervensystem her kann es neben leichten Erscheinungen, wie Benommenheit, Nausea, Kopfschmerzen, Farbensehen, Neuralgien, auch zu schweren Krankheitsbildern kommen (Konfusion, Sehstörung, Halluzinationen, Delirien, Krämpfe).

In diesem Zusammenhang mag darauf hingewiesen werden, daß es Spezies gibt, deren Herz digitalisresistent ist: so stirbt zum Beispiel die Ratte nach Zufuhr hoher Dosen eines Glykosids nicht an der Herzvergiftung, sondern auf Grund der Hirnschädigung (Lähmung des Atemzentrums). – An einer Reihe anderer Gewebe läßt sich ebenfalls in vivo die oben beschriebene Ionenpumpenhemmung feststellen: die Skelettmuskulatur (Symptom: Muskelschwäche) und die Erythrozyten verlieren Kalium und nehmen Natrium auf. In den Tubuluszellen der Niere werden ebenfalls aktive Transportvorgänge gehemmt. In toxischen Konzentrationen haben Herzglykoside einen „saluretischen" Effekt. Wie oben ausgeführt wurde, ist die bei der Therapie einer Herzinsuffizienz auftretende Wasser- und Salzausschwemmung nicht renal, sondern kardial bedingt.

Therapie der Glykosid-Vergiftung. Das Leben eines mit diesen Glykosiden vergifteten Menschen wird durch die obengenannten Symptome von seiten des Herzens bedroht. Da die Calcium-Ionen synergistisch zu den Herzglykosiden wirken, kann sich bei der Glykosidvergiftung eine Senkung der Calcium-Ionen-Konzentration durch Infusion von Äthylendiamintetraessigsäure als Natriumsalz[1] oder durch Infusion von 3,8%iger Natriumcitratlösung (die maximal mögliche Zufuhr wird durch Auftreten von tetanischen Symptomen begrenzt) günstig bemerkbar machen.

Besondere Beachtung bei der Glykosid-Vergiftung verdient der ***Kalium-Haushalt***. Durch die Hemmung der Na-K-ATPase verlieren die Zellen

[1] Idranal®, Komplexon III®, Titriplex III®

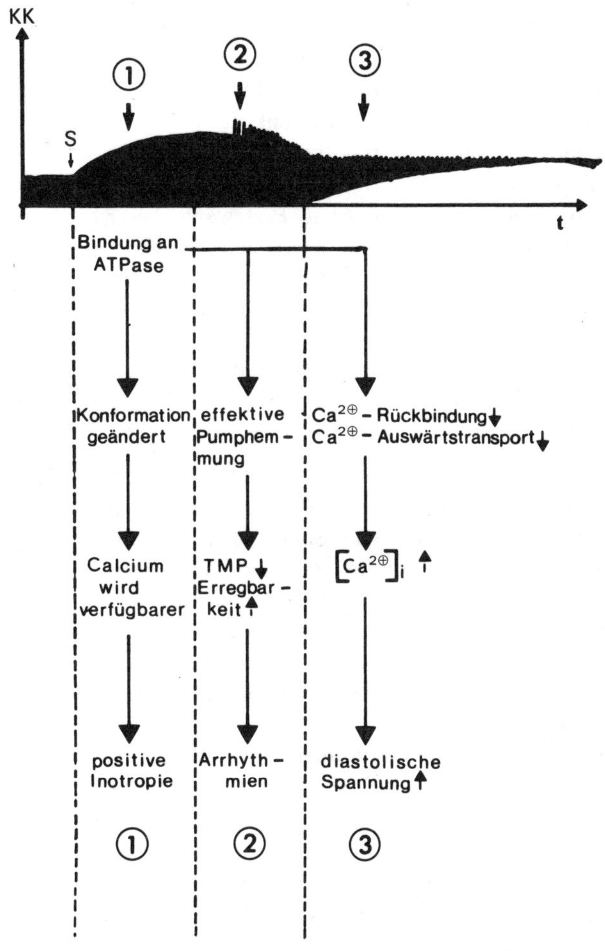

Abb. 4.8. Synoptische Darstellung der therapeutischen und toxischen Herzglykosidwirkungen. Das Mechanogramm eines Herzmuskels (isolierter Vorhof des Meerschweinchens) zeigt nach Zusatz von g-Strophanthin (S) drei Phasen: (1) In der ersten Phase wird ein Teil der ATPase-Moleküle besetzt, die Konformationsänderung der Umgebung ergibt eine erhöhte Ca-Bindungskapazität und eine labilere Ca-Bindung, das Aktionspotential setzt vermehrt Calcium-Ionen frei, es resultiert ein positiv inotroper Effekt. (2) Nimmt die Besetzung der ATPase-Moleküle zu, so wird die Pumpenhemmung bezüglich der zellulären Natrium- und Kalium-Konzentrationen effektiv, das Transmembranpotential (TMP) sinkt ab, die Erregbarkeit steigt, es treten Arrhythmien auf. (3) In der dritten Phase werden die Calcium-Ionen-Rückbindung und der Calcium-Auswärtstransport beeinträchtigt, die Calcium-Ionenkonzentration im Cytosol steigt an $[Ca^{2\oplus}]_i$, es entwickelt sich eine Kontraktur, die (weitgehend) irreversibel ist.

Kalium. Tritt die Vergiftung sehr schnell ein (z. B. nach Einnahme einer großen Anzahl von Tabletten aus suizidaler Absicht), steigt die Kaliumkonzentration im Plasma zuerst an. Da aber auch die Transport-ATPasen in der Niere gehemmt werden, macht sich der renale Kalium-Verlust immer stärker bemerkbar, bis es zu einer ausgeprägten Hypokaliämie kommt, die eine erniedrigte extrazelluläre Kalium-Konzentration reflektiert. Dieser extrazelluläre Kaliummangel verstärkt die Herzglykosid-Vergiftung. Eine der wichtigsten therapeutischen Maßnahmen ist daher die Infusion von Kalium-Lösungen (~ 0,3 %iges Kaliumchlorid in 5 %iger Glucose-Lösung). Da renal ungewöhnlich viel Kalium verloren geht, muß ständig durch Messung des Serum-Kalium-Spiegels eine Kontrolle der Infusionstherapie erfolgen. Jedoch kann aus einer Normalisierung der Serum-Kalium-Konzentration nicht auf eine Normalisierung des zellulären Gehaltes geschlossen werden, da durch die andauernde ATPase-Hemmung der physiologische Kalium-Gradient nicht aufgebaut werden kann; das Membranpotential der Herzmuskelzelle bleibt erniedrigt. Ein Anhaltspunkt für die intrazellulären Kalium-Konzentrationen kann durch die Bestimmung des Kalium-Gehaltes der Erythrozyten gewonnen werden. Erst wenn dieser Wert sich normalisiert hat, kann damit gerechnet werden, daß auch die Muskelzellen wieder normale Kalium-Gradienten besitzen. Zusätzlich zu der Substitutionstherapie besitzen die Kalium-Ionen noch dadurch Bedeutung, daß sie die Neigung zu heterotoper Reizbildung vermindern. Die Therapie hat unter Kontrolle einer EKG-Schreibung zu erfolgen und ist individuell zu gestalten.

Zusätzlich können ***symptomatische*** Maßnahmen erwogen werden (Hemmung der „Vagussensibilisierung" durch Atropin, bei Herzblock Adrenalinverwandte, bei drohendem Kammerflimmern Lidocain[2] oder Procainamid[3] intravenös, Sedierung des Patienten). Nach neueren Erfahrungen lassen sich die Herzirregularitäten bei Glykosid-überempfindlichen Patienten durch gleichzeitige Gabe von Phenytoin[4] recht gut unterdrücken. Ein tierexperimentelles Beispiel ist in der Abb. 4.7 dargestellt: Die schwere Glykosidintoxikation kann durch Phenytoin fast völlig normalisiert werden. Es sind Gaben von 0,1 bis 0,2 g per os täglich notwendig, falls eine hochakute Wirkung nicht benötigt wird. Ist dies jedoch der Fall, kann eine vorsichtige Infusion durchgeführt werden. Bei behutsamer Dosierung, die eben gerade ausreicht, um die Membraninstabilität aufzuheben, wird übrigens der positiv inotrope Effekt der Glykoside nicht oder nur unwesentlich abgeschwächt. Infolge von Verteilungsphänomenen sinkt der Phenytoinspiegel im Blut nach i.v. Injektion in der 1. bis 2. Stunde fast auf Null ab. Schnelle Injektion großer Dosen von Phenytoin (0,4 bis 0,6 g) schädigt den Herzmuskel. Bei akuter oraler Vergiftung mit apolaren Herzglykosiden kann versucht werden, einen Teil der noch im Magen-Darm-Kanal befindlichen Glykoside an Adsorbentien zu binden, um sie der enteralen Resorption zu entziehen. Für diesen Zweck eignen sich hohe Dosen Carbo medicinalis.

4.1.1.4. Indikationen

Die Herzglykoside sind unübertroffen in der Therapie der ***Herzmuskelinsuffizienz***. Der therapeutische Erfolg ist aber weitgehend von der Ursache abhängig, die zur Insuffizienz geführt hat. Besonders günstig sprechen Fälle an, die infolge einer Arteriosklerose, eines Hochdrucks, eines Klappenfehlers, infolge von Vorhofflattern bzw. -flimmern oder infolge einer akuten Barbituratvergiftung aufgetreten sind. Weniger gut kann ein Herzmuskelversagen nach einer rheumatischen Myokarditis beeinflußt werden. Kaum therapeutische Wirkung haben die Herzglykoside bei Insuffizienzen durch Diphtherietoxine oder Hyperthyreoidismus. Ein peripherer oder zentral bedingter Kreislaufkollaps ist primär keine Indikation für die Herzglykoside. Zusätzlich wird die Therapiechance noch jeweils davon mitbestimmt, ob es sich um eine tachykarde oder bradykarde Herzmuskelinsuffizienz handelt.

Da die Herzglykoside auch auf suffiziente Herzmuskulatur eine kontraktionsfördernde Wirkung ausüben, lassen sie sich prophylaktisch immer dann sinnvoll anwenden, wenn dem Herzen eine schwere Belastung zugemutet werden muß. Dies gilt besonders für Operationen mit kardialem Risiko.

---

[2] Xylocain® [3] Novocamid®, Pronestyl®

[4] Epanutin®, Phenhydan® (Lösungen), Zentropil® (Tabletten)

Eine weitere Indikation für die Herzglykoside ist ***Vorhofflimmern*** ohne Myokardinsuffizienz. In diesem Fall ist die Hemmung der Membranfunktion (Erhöhung der Flimmerschwelle), nicht der positiv inotrope Effekt gewünscht. Falls andere Therapieversuche gescheitert sind, kann eine kurzfristige Behandlung mit hohen Dosen von Digoxin intravenös versucht werden. Eine Sinustachykardie bei suffizientem Herzen wird durch Digitalis nicht beeinflußt.

4.1.1.5. Schicksal im Organismus

Die ***enterale Resorption*** der verschiedenen Herzglykoside ist nach oraler Gabe sehr unterschiedlich. Das Ausmaß der Resorption variiert von Patient zu Patient; dadurch wird die exakte Dosierung bei allen Glykosiden unsicher, die nicht völlig resorbiert werden. Außerdem sind Geschwindigkeit und Ausmaß der Resorption von der pharmazeutischen Zubereitung abhängig, z. B. von der Zerfallsgeschwindigkeit der Tablette, der Korngröße der Wirksubstanz und der Gegenwart von Adsorbentien (s. Biologische Verfügbarkeit S. 36). Im folgenden sind Mittelwerte zur groben Orientierung angegeben. Es wird etwa folgender Prozentsatz einer einzelnen oralen Dosis resorbiert: Digitoxin als Reinsubstanz 100%, Digitoxin aus Zubereitungen von Digitalisblättern nur um 20%, genuine Digitalis-lanata-Glykoside 50 bis 60%, Digoxin 50 bis 70%, Acetyldigoxin 60 bis 80%, β-Methyldigoxin 60 bis 90%, Proscillaridin 20 bis 40%, Lanatosid C 20 bis 40%, g- und k-Strophanthin um 2%.

Die Schnelligkeit des ***Wirkungseintrittes*** und die ***Abklinggeschwindigkeit*** sind ebenfalls sehr unterschiedlich für die einzelnen Glykoside. Eine Zusammenstellung der für die Therapie wichtigsten Daten ist für äquieffektive Dosen in der Tabelle 4.**2** gegeben:

Tab. 4.**2**. Zeitliches Wirkungsmaximum und „Eliminationsgeschwindigkeit" von verschiedenen Glykosiden (Anhaltswerte für individuell stark schwankende Größen)

Glykosid	Applikation	Einsetzen der Wirkung Minuten	Maximum der Wirkung Stunden nach Gabe	Ausscheidung pro die in %
Digitoxin	per os	–	12	10
Digitoxin	i. v.	30–60	8	10
Digoxin	per os	–	8	≈ 30
Digoxin	i. v.	5–20	3	≈ 30
g- oder k-Strophanthin	i. v.	3–10	1	≈ 60–90

Wie aus der Größe des Wirkungsverlustes hervorgeht, kumulieren die Glykoside verschieden stark. Besonders ausgeprägt ist die Kumulation bei Digitoxin, praktisch gar nicht vorhanden bei Strophanthin. In der Abb. 4.**9** sind Blutspiegelkurven nach einmaliger Gabe einiger Glykoside dargestellt.

Da die Niere das Hauptausscheidungsorgan für Herzglykoside bzw. deren Metaboliten ist, führt eine Niereninsuffizienz zu einer verzögerten Elimination und damit zu höheren Plasmaspiegeln. Dies tritt am wenigsten bei Digitoxin in Erscheinung, bei dem die renale Ausscheidung ohnehin extrem langsam ist. Die „schlechte Verträglichkeit" der übrigen Herzglykoside bei Nierenkranken ist dadurch plausibel.

Zwischen der Eliminationsgeschwindigkeit der Herzglykoside (und ihrer Metaboliten) und der klinisch beobachteten Abklinggeschwindigkeit des therapeutischen Effektes besteht häufig eine Diskrepanz. Sie ist dadurch bedingt, daß auf der einen Seite das tatsächliche Verschwinden der Pharmaka aus dem Organismus gemessen wird, auf der anderen Seite aber die Geschwindigkeit beobachtet wird, mit der sich die Herzinsuffizienz wieder entwickelt. Eine vorübergehende Suffizienz eines mäßig insuffizienten Herzens muß die gesamte Kreislaufsituation aber für längere Zeit bessern, als es der Anwesenheit des Glykosids entspricht, da die kardialen Ödeme ausgeschieden sind und der zentrale Venendruck abgesunken ist.

Die Herzglykoside verteilen sich gleichmäßig im Organismus, im Herzgewebe findet ***keine selektive Anreicherung*** statt. Das Verteilungsgleichgewicht zwischen dem Blut und dem Herzgewebe stellt sich relativ schnell ein, viel schneller jedenfalls, als der Blutspiegel durch Elimination ab-

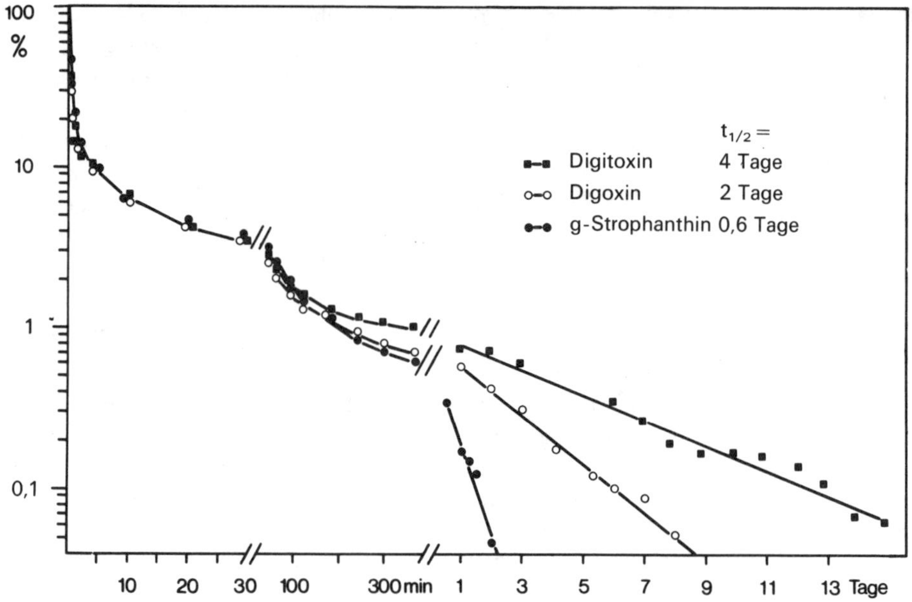

Abb. 4.9. Verlauf des Blutspiegels nach einmaliger intravenöser Injektion von verschiedenen Herzglykosiden.

Versuche am Meerschweinchen. Die logarithmisch unterteilte Ordinate gibt an, wieviel Prozent der applizierten Dosis im gesamten Blutvolumen zu bestimmten Zeitpunkten vorhanden sind. Die Abszisse ist zweifach unterbrochen und gibt die Zeit nach der Injektion in Minuten bzw. Tagen an. Von Digitoxin, Digoxin und g-Strophanthin wurden vergleichbare Mengen (zwischen 0,0045 und 0,0077 mg/kg) injiziert. Die Blutspiegelkurven zeigen drei Phasen an: eine erste Phase, die eine schnelle Verteilung, und eine zweite Phase, die eine langsamere Äquilibrierung zwischen Blut und Gewebe reflektiert; erst die dritte terminale (β) Phase entspricht der eigentlichen Elimination. Diese läßt sich, wie bei der vorliegenden halblogarithmischen Darstellung zu erkennen ist, für jedes Glykosid als „exponentieller" Prozeß beschreiben. Die Eliminationsgeschwindigkeiten werden durch die angegebenen Halbwertzeiten ($t^1/_2$) charakterisiert; die Werte sind denen ähnlich, die beim Menschen gefunden werden.

nimmt. Daraus folgt, daß für die Dauer der Herzwirkung allein die Elimination verantwortlich ist. Der Herzmuskel besitzt keine spezielle „Haftfestigkeit" für einzelne Glykoside. Im Blut werden sie zum Teil an die Albumine gebunden: Digitoxin ~95%, Digoxin ~35%, Strophanthin < 5%. Der Plasmaspiegel von Herzglykosiden läßt sich mit Hilfe neuer Methoden bestimmen. Dabei haben sich bei therapeutischem Dosierungsschema z.B. für Digoxin Werte im Bereich von 0,5–1,5 Nanogramm/ml ($0{,}5–1{,}5 \times 10^{-9}$ g/ml) und für Digitoxin von 10–25 ng/ml ergeben. Die Einstellung eines Patienten auf einen bestimmten Plasmaspiegel bietet aber keine Garantie für einen wirksamen bzw. unschädlichen Plasmaspiegel.

Die einzelnen Herzglykoside verhalten sich dem metabolischen Abbau gegenüber recht verschieden. g-Strophanthin wird vom menschlichen Organismus nicht verändert, obwohl es aufgrund der vielen Sauerstoff-Funktionen chemisch gesehen besonders labil ist. Wahrscheinlich kann aber das Strophanthinmolekül wegen seiner hydrophilen Eigenschaften nicht in die metabolisch aktiven Kompartimente der Leberzellen eindringen. Es wird ausschließlich renal ausgeschieden. Digoxin verliert seine Herzwirksamkeit durch Kopplung. Die Kopplungsprodukte sind gut wasserlöslich und werden nach ihrer Entstehung in der Leber teils mit der Galle ausgeschieden, teils diffundieren sie in das Blut zurück und werden dann über die Niere ausgeschieden. Die Kopplungsprodukte, die in den Darm gelangen, werden während der Darmpassage langsam gespalten, ein Teil des wiederentstandenen Digoxin wird rückresorbiert, ebenso wie das Digoxin, das von der Leber unverändert in die Galle abgegeben worden ist. Dem kompliziertesten Abbau unterliegt Digitoxin. Wie die Abb. 4.**10** demonstriert, konkurrieren drei Prozesse miteinander: 1. Zuerst eine Zuckerabspaltung, so daß nacheinander Bis-digitoxoside, Mono-digitoxoside und schließlich Genine entstehen. 2. eine C-12-Hydroxylierung, damit ist ein Übergang von der Digitoxigenin-Reihe in die Digoxigenin-Reihe eingetreten (dieser Prozeß mag bei einer Enzyminduktion in der Leber beschleunigt werden), und 3. eine Kopplung der Metaboliten. Der metabolische Abbau von Digitoxin erfolgt wesentlich schneller, als die Wirkung einer Gabe dieses Glykosids abklingt. Diese scheinbare Diskrepanz findet ihre Erklä-

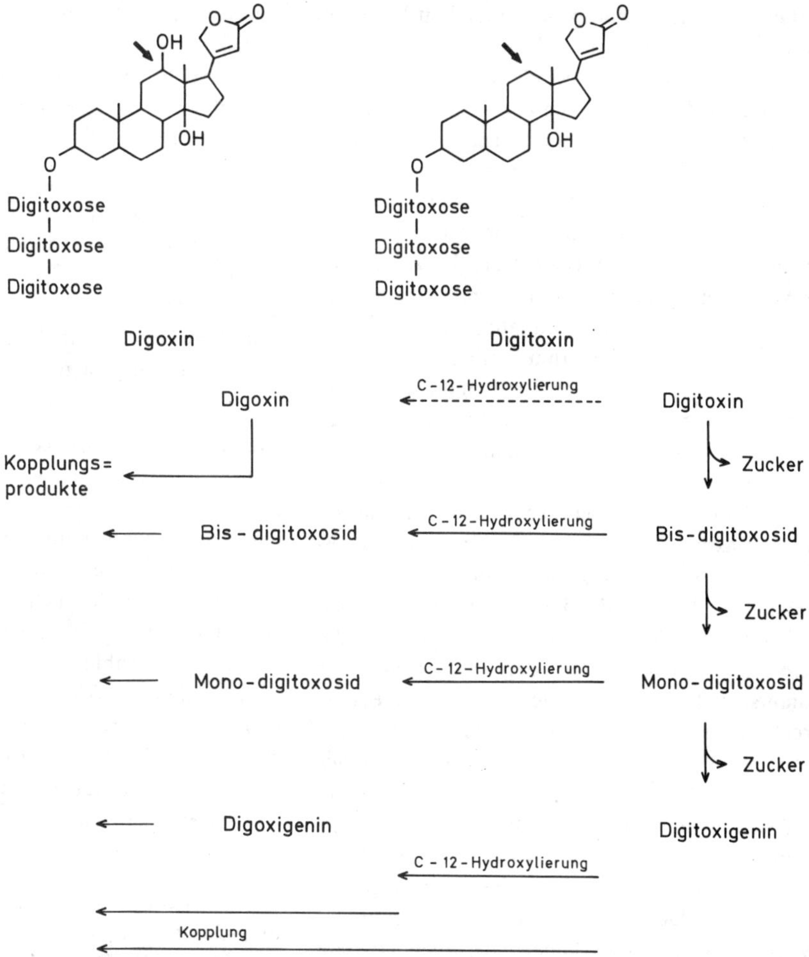

Abb. 4.10. Schematische Darstellung der metabolischen Veränderungen von Digoxin und Digitoxin.

rung durch das Auftreten herzwirksamer Metabolite, die Bis- und Monodigitoxoside von Digoxigenin, die relativ stoffwechselstabil sind. Unverändertes Digitoxin kann den Organismus kaum verlassen, denn biliär sezerniertes wird vom Darm quantitativ resorbiert und glomerulär filtriertes Digitoxin unterliegt ebenso einer völligen tubulären Resorption. Die Digitoxinmetaboliten werden wiederum an Säuren gekoppelt und vorwiegend mit der Galle ausgeschieden, im Darm aber wieder gespalten und weitgehend rückresorbiert (enterohepatischer Kreislauf). Die Kopplungsprodukte können den Organismus als wasserlösliche Substanzen aber über die Nieren verlassen. Die lange Wirkungsdauer von „Digitoxin" (10% Wirkungsverlust/Tag) wird wesentlich durch das Auftreten herzwirksamer und relativ stoffwechselstabiler Metaboliten mitbestimmt. Weiterhin bedingen drei Phänomene sozusagen eine Depotwirkung: 1. Die hohe Plasmaeiweißbindung, die eine glomeruläre Filtration weitgehend einschränkt, 2. Digitoxin wird sich sofort nach Gabe aufgrund seiner Hydrophobie in den verschiedenen Geweben anreichern und nur langsam bei abfallendem Blutspiegel in das hydrophile Plasma übertreten, und 3. ein größerer Anteil der im Organismus vorhandenen Glykosidmenge ist ständig im enterohepatischen Kreislauf unterwegs und damit einer Ausscheidung entzogen.

4.1.1.6. Dosierung der Herzglykoside

Die Reinglykoside sind den Zubereitungen aus den Drogen vorzuziehen. Die Wahl des Präparates wird sich vor allem nach der Dringlichkeit richten, mit der der Effekt gewünscht wird. Die beiden Extreme sind Strophanthin intravenös (Wirkungsmaximum nach 1 Stunde) und Digitoxin per os (Wirkungsmaximum nach 12

Stunden). Die Abklinggeschwindigkeit bestimmt die Höhe der Erhaltungsdosis. Je kleiner diese Geschwindigkeit ist, um so kleiner ist auch die Erhaltungsdosis im Vergleich zur Dosis, die am Beginn der Therapie gegeben werden muß, um die volle Digitalisierung zu erreichen. Für den praktischen Gebrauch ist unter Berücksichtigung des täglichen Wirkungsverlustes und der täglich notwendigen Zufuhr der Begriff der ***Vollwirkdosis*** (Wirkspiegel) nützlich. Sie liegt zum Beispiel für Digitoxin, Digoxin und Lanatosid zwischen 1,2 und 2 mg, für Strophanthin, Scillaglykoside und Convallatoxin bei etwa 0,7 mg. Jedoch darf bei der Dosierung nicht zu schematisch vorgegangen werden. Bei hydropischer Herzmuskelinsuffizienz ist eine schnelle „Volldigitalisierung“ nicht zu empfehlen, da die unter dieser Bedingung ausgelöste massive Wasser- und Elektrolyt-Ausscheidung eine schwere Belastung für den Patienten bedeutet. Entscheidend für das Dosierungsschema muß der klinische Erfolg sein. Da die Glykosidempfindlichkeit der Patienten sehr unterschiedlich ist und die Herzglykoside eine recht geringe therapeutische Breite aufweisen, muß möglichst individuell dosiert werden: ***Jeder Patient muß eingestellt werden!*** Da nur Digitoxin vollständig und deshalb berechenbar resorbiert und sehr langsam eliminiert wird, sind nur bei diesem Glykosid Schwankungen des Wirkspiegels zu vermeiden. Deshalb sollte Digitoxin bevorzugt werden. Andererseits haben sich auch Digoxin und β-Acetyldigoxin in der Praxis bewährt. Allerdings muß berücksichtigt werden, daß die Digoxin-Resorption von der Darmdurchblutung und von der Geschwindigkeit der Darmpassage abhängig ist. Liegt eine beschleunigte Passage vor (wie auch bei einer Stauungsenteritis), muß mit einer verminderten Resorption gerechnet werden. Hierin ist die Ursache zu suchen für die klinische Beobachtung, daß Digoxin bei Rechtsherzinsuffizienz „schlecht“ wirksam ist. Auch Pharmaka, welche den Transport im Magen-Darm-Kanal beeinflussen, fördern bzw. vermindern die Digoxin-Resorption.

Nur zwei Situationen erfordern andere Glykoside:

❶ Bei hochakutem Herzversagen ist Strophanthin wegen seines schnellen Wirkungseintrittes indiziert, und

❷ bei zentralem Erbrechen nach einem bestimmten Glykosid in Dosen, die unterhalb des benötigten Wirkspiegels liegen, sind andere Herzglykoside zu probieren.

Das an einem Zucker acetylierte Digoxin (α- oder β-Acetyldigoxin[8]) ist etwas hydrophober als Digoxin und scheint besser resorbiert zu werden. Hinsichtlich des Metabolismus und der Herzwirksamkeit verhält sich Acetyldigoxin ebenso wie Digoxin. Dies wird auch dadurch dokumentiert, daß eine Herstellerfirma unter demselben Firmennamen in Tablettenform β-Acetyldigoxin und in Ampullen Digoxin verkauft[9]. Auch das β-Methyldigoxin[10] wird aufgrund seiner höheren Hydrophobie schneller resorbiert als Digoxin, aber deshalb auch stärker im Zentralnervensystem angereichert. Zentrale Vergiftungssymptome sind häufiger als nach Digoxin.

In der Tabelle 4.**3** sind die Einleitungs- und Erhaltungsdosen der wichtigsten Herzglykoside zusammengefaßt. Die ***Erhaltungsdosis muß stets nach dem Effekt eingestellt werden!***

Falls während einer Therapie das Herzglykosid gewechselt werden soll, ist jeweils die typische Abklinggeschwindigkeit des einen und der Wirkungseintritt des zweiten Glykosid zu beachten, damit weder eine Pause noch eine Überdosierung auftritt (z. B. Übergang von Strophanthin auf Di-

Tab. 4.3. Anfangs- und Erhaltungsdosen einiger Glykoside

Herzglykosid	Beginn der Therapie (mg/die) oral	intravenös	Erhaltungsdosis in mg/die oral
Digitoxin[5]	0,5–1,2	0,5–1,0	0,1 –0,2
Digoxin[6], Acetyldigoxin	1,0–2,0	0,5–1,0	0,25–0,6
g- oder k-Strophanthin[7]	–	(0,25)–0,5	–

[5] Digimerck®, Purpurid®
[6] Lanicor®
[7] Purostrophan® bzw. Kombetin®
[8] α-Dioxonin®, Gladixol®, Novodigal®, Sandolanid®
[9] Novodigal®
[10] Lanitop®

gitoxin und umgekehrt). – Zwischen den meisten Herzglykosiden und Calcium-Ionen besteht ein Synergismus; aus diesem Grunde muß vermieden werden, bei voll digitalisierten Patienten Calcium intravenös zu geben, da toxische Symptome auftreten können.

4.1.1.7. Herzunwirksame Begleitsubstanzen der herzwirksamen Glykoside

In den Drogen, z. B. Folia digitalis, die Herzglykoside enthalten, sind Substanzen vorhanden, die in die Zubereitungen aus der Gesamtdroge übergehen. Es handelt sich um Saponine, von denen als Beispiel Digitonin zu nennen ist. Sie sind stark oberflächenaktiv (gewebsreizend und hämolytisch) und besitzen keinerlei therapeutische Wirkungen. Ihre Anwesenheit in diesen Zubereitungen erschwert die Resorption von Digitoxin im Darm entscheidend. Außerdem tragen sie durch die Schleimhautreizung zur Unverträglichkeit derartiger Zubereitungen bei. Aus diesen Gründen ist die Verordnung von Herzglykosiden in Zubereitungen aus der Gesamtdroge, wie Tinct. Fol. digitalis, heute obsolet.

4.1.2. Calcium-Ionen

Tierexperimentell läßt sich eine direkte Abhängigkeit der Kontraktionskraft des Herzmuskels von der extrazellulären Calcium-Ionen-Konzentration nachweisen (Abb. 6.**5**, S. 159), das heißt erhöhte extrazelluläre Calcium-Ionen-Konzentration wirkt positiv und verminderte extrazelluläre Calcium-Ionen-Konzentration negativ inotrop. Der Änderung der extrazellulären Calcium-Ionen-Konzentration gehen entsprechende Veränderungen des zellulären Calcium-Gehaltes parallel. Bei anästhesiologischen und cardiochirurgischen Notfällen kann die Injektion von Calcium-Salzen kurzfristig die Kontraktionskraft des Herzens entscheidend bessern.

Der kontraktionskraftfördernde Effekt von Calcium-Ionen läßt sich therapeutisch sonst nur begrenzt ausnutzen, zumal andere Qualitäten der Herzfunktion (Reizbildung und Reizleitung) ebenfalls beeinflußt werden (Abb. 6.**4**, S. 158). Zwischen den Wirkungen von Calcium-Ionen und Herzglykosiden besteht ein Zusammenhang. Die Wirkungsstärke anderer herzwirksamer Substanzen (z. B. Adrenalin, Kalium-Ionen) hängt ebenfalls von der Calcium-Ionen-Konzentration ab.

4.1.3. Katecholamine

Die Wirkung des Adrenalin bzw. Noradrenalin auf den Kreislauf ist kompliziert und wird an anderer Stelle besprochen (s. S. 68). Das Herz selbst wird in sehr komplexer Weise beeinflußt: neben der positiv chronotropen, dromotropen und bathmotropen Wirkung und der Steigerung des Sauerstoffverbrauches besitzen die Katecholamine einen stark positiv inotropen Effekt. Sie erhöhen nämlich während der Dauer des Aktionspotentials die Permeabilität der Zellmembran für Calcium. Dadurch steigt die Calcium-Ionen-Konzentration im Zellinnern vorübergehend stärker an als unter Kontrollbedingungen. So führen die Katecholamine zu einer maximalen Aktivierung des kontraktilen Systems. Die Rezeptoren, durch deren Stimulierung die Kontraktionskraft gesteigert wird, gehören dem β_1-Typ des adrenergen Systems an. Die positiv inotrope Wirkung des Adrenalin bzw. Noradrenalin läßt sich von den anderen Effekten nicht isolieren, sie hat therapeutisch keine besondere Bedeutung.

4.1.4. Purin-Derivate

Theophyllin und in geringerem Ausmaß Coffein steigern die Kontraktionskraft der Herzmuskulatur, diese Wirkung ist aber nicht sehr ausgeprägt und läßt sich nicht zur Therapie einer Herzmuskelinsuffizienz verwerten. Bei der Anwendung der Purinkörper für andere Indikationen (s. S. 150) wird die positiv inotrope Wirkung aber als angenehme „Nebenwirkung" in Kauf genommen werden können.

4.2. Antifibrillatorische Substanzen; Antiarrhythmika

Diese Arzneimittelgruppe enthält Substanzen, die die ***Erregbarkeit*** des Herzens mehr oder minder spezifisch herabsetzen. Sie sind geeignet zur Therapie von Übererregbarkeitszuständen des Herzens, wie Vorhofflattern und -flimmern, paroxysmaler Tachykardie und eventuell prophylaktisch nach einem Herzinfarkt oder bei Eingriffen am Herzen, die zu Arrhythmien oder Kammerflimmern führen können. Über die Wirkung von Herzglykosiden bei Vorhofflimmern s. S. 115.

Die ***Ursache einer Rhythmusstörung*** kann vielfältig sein und ist im allgemeinen der Symptomatik nicht zu entnehmen; daher ist auch häufig keine sichere Voraussage über die Wirksamkeit eines bestimmten Antiarrhythmikum zu machen. Das therapeutische Vorgehen muß aus diesem Grunde darin bestehen, die antifibrillatorischen Substanzen nach der Wahrscheinlichkeit ihrer für den speziellen Einzelfall günstigen Wirkung anzuwenden und beim Versagen auf die jeweils nächste Substanz überzugehen. Da es immer wieder Fälle von Rhythmusstörungen gibt, die nicht oder schlecht auf Antiarrhythmika der ersten Wahl ansprechen, ist ein Rückgriff auf Substanzen mit geringerer therapeutischer Breite oder noch unzureichend untersuchte Verbindungen notwendig. Zur letzteren Gruppe gehören die Substanzen: Ajmalin und Prajmalin, die Leberschäden hervorrufen können, und Aprindin nach dessen Anwendung Störungen der Leukopoese und Parkinson-artige Zustände beobachtet werden; ferner Disopyramid, über das noch nicht genügend Erfahrungen vorliegen.

Wirkungsmechanismus. Die Erregbarkeit und die Leitungsgeschwindigkeit werden von Membraneigenschaften der Muskelzelle bestimmt. So ist die Refraktärperiode eine Funktion der Dauer des Aktionspotentials, die Leitungsgeschwindigkeit eine Funktion der Depolarisationsgeschwindigkeit des Aktionspotentials. Die antifibrillatorischen Substanzen vermindern die Depolarisationsgeschwindigkeit (Verzögerung der Zunahme der Natriumleitfähigkeit) und damit die Leitungsgeschwindigkeit. In der Abb. 4.**11** ist ein Versuch dargestellt, in dem mit intrazellulärer Mikroelektrodenableitung die Verminderung der Anstiegsgeschwindigkeit einzelner zellulärer Aktionspotentiale gemessen wurde. Die nächste Abbildung (Abb. 4.**12**) demonstriert die Verlängerung der Repolarisationsphase und damit der Refraktärperiode. Auch diesem Effekt liegt ein Einfluß auf die Ionenpermeabilität der Membran zugrunde.

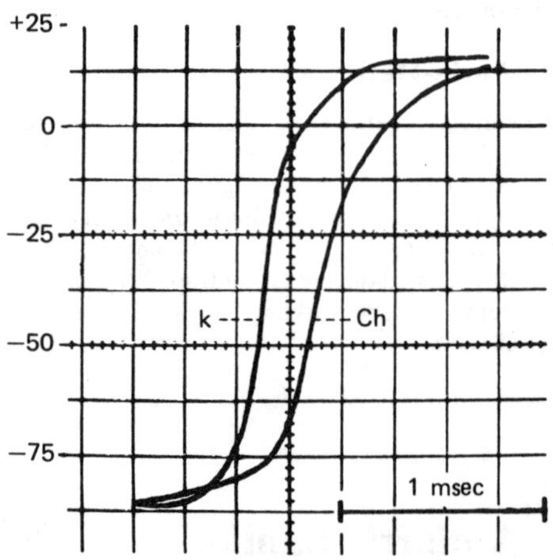

Abb. 4.11. Einfluß von Chinidin auf die Depolarisationsgeschwindigkeit. Versuch am isolierten Vorhof des Meerschweinchens. Die Aktionspotentiale sind mit intrazellulären Mikroelektroden von einer Zelle abgeleitet. Dargestellt ist nur die Depolarisationsphase. Beachte die hohe Ablenkgeschwindigkeit des Kathodenstrahles (vgl. die Zeitschreibung). k Depolarisationsphase vor und Ch nach Zusatz von Chinidin 2× 10^{-5} g/ml. Chinidin vermindert die Depolarisationsgeschwindigkeit.

4.2.1. Chinidin

Chinidin ist ein Alkaloid aus der Rinde des in Mittelamerika beheimateten Chinabaumes, es ist stereoisomer mit Chinin. Es beeinflußt alle Qualitäten der Herzfunktionen negativ:

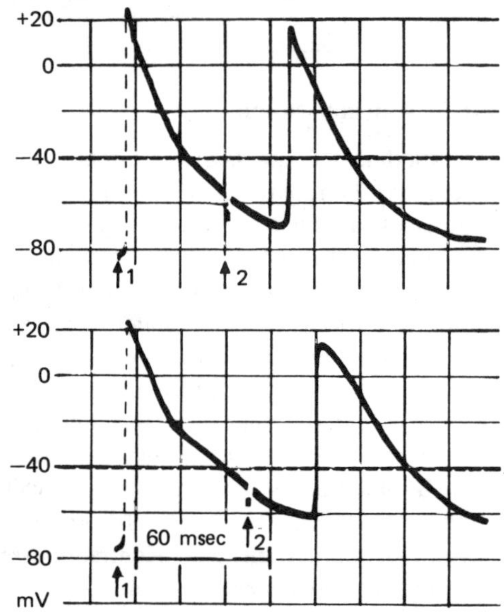

Abb. 4.12. Wirkung von Chinidin auf Aktionspotentiale vom isolierten Herzohr der Ratte. Die Potentiale werden mittels intrazellulärer Mikroelektroden von einzelnen Zellen abgeleitet. Die Aktionspotentiale werden mit kurzen Rechteckstromstößen ausgelöst. Der erste Pfeil bezeichnet jeweils den regulären Reiz der regelmäßigen Reizung mit der Frequenz 1 Hz, der zweite Pfeil kennzeichnet einen extrasystolischen Reiz. Im vorliegenden Versuch wurde der zeitliche Abstand zwischen regulärem und extrasystolischem Reiz so gewählt, daß eine neue Erregung eben gerade auslösbar war: Ende der Refraktärperiode! Oben: Breite des Aktionspotentials und Dauer der Refraktärperiode unter Kontrollbedingungen, unten in Anwesenheit von Chinidin 10^{-5} g/ml. Beachte die Verbreiterung des Aktionspotentials und damit der Refraktärperiode.

Die Erregbarkeit wird herabgesetzt, die Leitungsgeschwindigkeit vermindert, die Refraktärperiode verlängert, die Kontraktionsamplitude verkleinert. Es darf also nicht übersehen werden, daß Chinidin die Herzfunktion beeinträchtigt. Für die Therapie einer Übererregbarkeit mit Chinidin gilt daher die Forderung: Die Herzmuskulatur muß suffizient sein!

Chinidin setzt den zentralen Vagus-Tonus herab, dadurch wird das Auftreten einer Tachycardie begünstigt und die atrioventrikuläre Überleitung beschleunigt. Die verbesserte Überleitung kann beim Vorliegen von Vorhofflattern zu einer synchronen Mitbeteiligung der Kammern führen (***paradoxer Chinidin-Effekt***). Dies kann sehr ungünstig sein und einen Herztod auslösen. Auch für diese spezielle Bedingung ist die gleichzeitige Zufuhr von Herzglykosiden günstig (vagale Stimulierung).

Indikation: Chinidin kann zur akuten Behandlung von Rhythmusstörungen Verwendung finden, z.B. Vorhofflimmern und -flattern, ventrikuläre Tachykardie, paroxysmale supraventrikuläre Tachykardie. Für diesen Zweck ist eine hohe Dosierung für kurze Zeit angebracht. Chinidin läßt sich ebenfalls für die langdauernde prophylaktische (Intervall-)Therapie bei anfallsweisen Rhythmusstörungen wie der paroxysmalen Tachykardie benutzen. Unter diesen Bedingungen genügt eine geringere Dosierung.

Kontraindikationen sind außer Myokardinsuffizienz vor allem ein totaler oder partieller AV-Block mit Schrittmacherbildung im AV-Knoten oder Ventrikel. Chinidin kann unter diesen Bedingungen zu einem Herzstillstand führen.

Dosierung: Da nach Chinidin-Zufuhr allergische Reaktionen wie nach Chinin auftreten können, ist es empfehlenswert, eine Therapie mit einer kleinen Testdosis (0,2 g per os) zu beginnen. Die Tagesdosis soll 2,0 g nicht überschreiten. Tritt nach 4 bis 5 Tagen keine Besserung des Zustandes ein, so muß der Versuch abgebrochen werden. Als Erhaltungsdosis kann bei erfolgreicher Therapie 2 bis 4mal 0,2 g pro die gegeben werden oder bei Anwendung eines Retard-Präparates[11] eine entsprechende Tagesdosierung.

[11] Chinidin-Duriles®

Pharmakokinetik. Chinidin wird enteral gut resorbiert, die maximale Wirkung wird nach 1 bis 3 Stunden erreicht. Die biologische Halbwertzeit beträgt bei größeren individuellen Schwankungen ~ 5 Stunden. Die Plasmakonzentration bei therapeutischen Dosen liegt bei 3–6 ng/ml. Ein Teil des Chinidin wird an Albumin und Gewebsproteine gebunden. Die Substanz wird renal in 24 Stunden ausgeschieden, davon etwa 10 bis 50% als Metabolite.

4.2.2. Ajmalin, Prajmalin

Ajmalin kommt als Nebenalkaloid in der Droge Radix Rauwolfiae vor (Hauptalkaloid Reserpin). Die Wirkung von Ajmalin[12] auf das Herz entspricht der des Chinidin: Herabsetzung der Erregbarkeit und negativ inotrope Wirkung! Für diese Substanz gilt also auch die Forderung, daß eine bestehende Herzinsuffizienz zuerst beseitigt werden muß, ehe die antifibrillatorische Therapie eingeleitet wird. Nach den bisherigen Erfahren scheinen Ajmalin und Propylajmalin (Prajmalium[13]) dem Chinidin gegenüber keine Vorteile zu besitzen. Mit cholestatischem Ikterus ist bei beiden Substanzen zu rechnen.

4.2.3. Disopyramid[14]

Disopyramid wirkt am Herzen wie Chinidin und besitzt dieselben Indikationen und Kontraindikationen. Disopyramid wird vom Magen-Darm-Kanal resorbiert und im wesentlichen renal ausgeschieden. Nach intravenöser Zufuhr betrug die Halbwertzeit 80–120 Minuten. Die übliche tägliche Dosierung liegt bei 400 mg, evtl. ist eine Steigerung auf 800 mg notwendig.

Nebenwirkungen beruhen auf anticholinergen Wirkungen: Mundtrockenheit, Akkomodationsstörungen, Harnverhaltung. Ferner wurden Magen-Darm-Störungen, Benommenheit und Allergisierung beschrieben.

4.2.4. Lokalanästhetika

Die Lokalanästhetika wirken hemmend auf die Herzfunktionen (s. unter den „Nebenwirkungen der Lokalanästhetika", S.189). Das 4-Aminobenzoesäureamid-Derivat ***Procainamid***[15] weist gegenüber dem analogen 4-Aminobenzoesäureester

[12] Arytmal®, Gilurytmal®

[13] Neogilurytmal®

[14] Rhythmodul® = Bis-[isopropylamino]-α-phenyl-α-(pyrid-2-yl)butanamid

[15] Novocamid®, Pronestyl ®

Procain folgende Vorteile auf: Es wird nur sehr langsam abgebaut, die Wirkung dauert dementsprechend länger. Es hemmt die Erregbarkeit des Herzens und setzt die Leitungsgeschwindigkeit herab.

Werden äquivalente antifibrillatorische Dosen von Procainamid und Chinidin verglichen, so ist die negativ inotrope Wirkung von Procainamid geringer als die von Chinidin. Trotzdem ist auch für die Procainamidtherapie die Suffizienz der Herzmuskulatur Voraussetzung.

Procainamid kann Überempfindlichkeitsreaktionen wie Procain auslösen. Es empfiehlt sich die Gabe einer Testdosis. Nach oraler Applikation reizt Procainamid die gastrointestinale Schleimhaut (Nausea, Erbrechen, Diarrhöen). Langdauernde Zufuhr führt gelegentlich zu einem Krankheitsbild, das dem akuten Lupus erythematodes ähnelt.

Die Therapie kann mit einer intramuskulären Injektion (0,5 bis 1,0 g) oder bei dringenden Fällen mit einer intravenösen Infusion (0,025 bis 0,05 g/min insgesamt 0,3 bis 0,5 g) begonnen werden. Um eine zu starke Hemmung der Herzfunktion sofort beheben zu können, sollte als Antagonist Adrenalin bereitgehalten werden. Die orale Erhaltungsdosis von Procainamid beträgt 4–6 × 0,5–1,0 g pro die.

Lidocain[16], ein gebräuchliches Lokalanästhetikum, läßt sich ebenfalls als antifibrillatorische Substanz verwenden. Die Gefahr einer Blutdrucksenkung scheint nach dieser Substanz geringer als nach Procainamid zu sein. Lang wirksame Lokalanästhetika haben den Vorteil der gleichmäßigen Wirkung, können aber bei hoher Dosierung zu zentral bedingten Krämpfen führen. Wenn nötig, kann Lidocain intravenös injiziert werden, die Dosis liegt zwischen 50 und 100 mg. Die Wirkung klingt in 10 bis 20 Minuten ab. Eine konstantere Wirkung kann durch eine intravenöse Infusion erreicht werden, die Dosierung beträgt 0,5 bis 3,5 mg/min beim Erwachsenen. Um einem Patienten, der durch eine Arrhythmie gefährdet ist, während des Transportes zur Klinik einen Schutz durch Lidocain zu geben, ist eine intramuskuläre Injektion (200–300 mg) möglich.

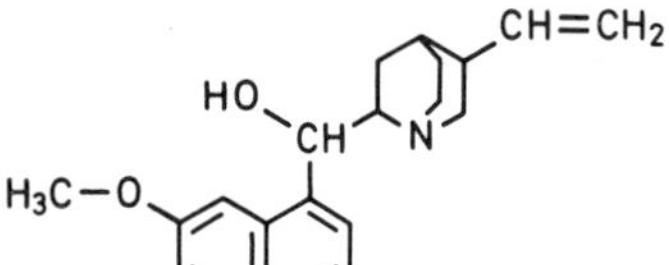

Chinidin

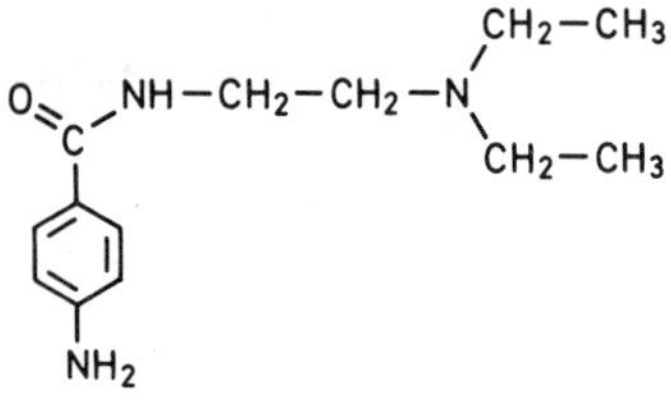

Procainamid
p-Aminobenzoesäure-2-diäthylamino-äthylamid

4.2.5. Phenytoin[17]

Wie bei der Therapie der Herzglykosidvergiftung näher ausgeführt wurde, besitzt dieses Hydantoinderivat (Formel s. S. 231) eine antiarrhythmische Wirkung. Der Wirkungsmechanismus scheint sich von dem der obengenannten Substanzen zu unterscheiden. Die Depolarisationsphase ist weniger betroffen als das Ruhemembranpotential, daher ist die Leitungsgeschwindigkeit auch nicht beeinträchtigt. Phenytoin erhöht das Membranpotential, vor allem dann, wenn es abgesunken und damit instabil geworden ist. Es scheint sich bei der Glykosidvergiftung zu bewähren. Über die Dosierung s. S. 114.

4.2.6. β-Rezeptoren-blockierende Substanzen

Viele der bisher untersuchten Verbindungen dieser Gruppe besitzen neben der sympatholytischen auch lokalanästhetische und chinidinartige Wirkungen; das Verhältnis zwischen diesen beiden Eigenschaften ist von Substanz zu Substanz verschieden. Für zahlreiche Stoffe dieser Gruppe wurde übrigens nachgewiesen, daß die sympatholytische Wirkung nur dem optisch linksdrehenden, die kardiodepressive beiden optischen Isomeren zukommt. Gewisse therapeutische Erfolge mit β-Blockern auch bei Herzirregularitäten, die nicht durch Katecholamine erzeugt sind, mögen auf der chinidinartigen Wirkung beruhen.

[16] Lignocain, Xylocain®

[17] Epanutin®, Phenhydan® (Lösungen), Zentropil® (Tabletten)

4.2.7. Verapamil

Verapamil wirkt stark membranstabilisierend. Dieser Effekt kann zur Therapie von ventrikulären Arrhythmien ausgenutzt werden, wenn andere Maßnahmen nicht zum Erfolg geführt haben. Wegen dieser membranstabilisierenden Wirkung ist immer auch mit einer entsprechenden Reduktion der Kontraktionskraft des Herzmuskels zu rechnen (s. auch S. 125).

4.2.8. Aprindin[18]

Aprindin ist stark lokalanästhetisch und antiarrhythmisch wirksam. Es ist im Gegensatz zu anderen Antiarrhythmika auch bei ventrikulärer Extrasystolie und Tachykardie mitunter effektiv.

Pharmakokinetik. Die Substanz wird nach oraler Zufuhr gut resorbiert. Das Maximum des Blutspiegels ist nach 75 Minuten erreicht, die Plasmahalbwertzeit beträgt 20 Stunden (bei Differenzen von 13–58 Stunden). Mit Kumulation und ungleichmäßiger Wirkungsstärke ist also zu rechnen. Wirksame Plasmakonzentrationen liegen zwischen 0,75 und 2,0 mg/ml.

Die ***Nebenwirkungen*** sind z. T. schwer: Schwindel, Übelkeit, Ataxie und vor allem feinschlägiger Tremor können vorkommen. Diese Symptome treten ab einer Tagesdosis von 100 mg verstärkt auf und verschwinden nach Verminderung der Dosis oder Absetzen des Mittels. Außerdem kann es zu Agranulozytosen und zu cholestatischem Ikterus kommen.
Wegen der langen Halbwertzeiten ist eine optimale Einstellung schwierig. 1–2 × 50 mg täglich werden empfohlen und sollten nicht überschritten werden. Die Schwere der Nebenwirkungen schließt eine routinemäßige Anwendung von Aprindin aus; nur wenn eine therapieresistente schwere Dysrhythmie besteht, kann Aprindin unter ständiger Kontrolle des Blutbildes angewendet werden, um eine Knochenmarksschädigung möglichst frühzeitig zu erkennen.

4.2.9. Anwendung der Antiarrhythmika bei Dysrhythmien

Obwohl die genannten Antiarrhythmika auf Leitungsgeschwindigkeit, Refraktärperiode und Erregbarkeit einwirken, werden diese Parameter von den einzelnen Substanzen in unterschiedlichem Ausmaß beeinflußt. Auf Grund dieser relativen Differenzen haben sich für die Therapie bevorzugte Indikationen ergeben, die im folgenden zusammengestellt sind.

❶ Vorhofflimmern (kreisende Erregungen) Ziel: Verlängerung der Refraktärperiode und Verlangsamung der Erregungsausbreitung, daher: Chinidin, Procainamid, wenn erfolglos Digoxin.

❷ Ektopische, ventrikuläre Extrasystolen (Infarkt), labile Membranpotentiale, daher: Kalium, Lidocain, Phenytoin. Vorsicht mit Katecholaminen, da teildepolarisierte Zellen aktiv werden.

❸ Paroxysmale supraventrikuläre Tachykardie a) Herabsetzung der Anfallshäufigkeit: Chinidin, β-Blocker b) Durchbrechung eines langdauernden Anfalls: Digoxin, Elektrokonversion.

---

[18] Amidonal® = 1-Diäthylamino-3-[α-(2-indanyl)-anilino]-propan

4.3. Mittel gegen Angina pectoris

Die Aufgabe des Koronarkreislaufs besteht darin, die Herzmuskulatur adäquat mit Sauerstoff und Nährstoffen zu versorgen und die Stoffwechselendprodukte abzutransportieren. Von einer Koronarinsuffizienz wird gesprochen, wenn zwischen dem myokardialen Sauerstoffbedarf und dem coronaren Sauerstoffangebot ein Mißverhältnis vorliegt. Ein solcher Zustand kann verschiedene Ursachen haben:

❶ eine mangelhafte Durchblutung wie bei Arteriosklerose oder auf Grund (psychisch-) vegetativer Fehlsteuerung, Absinken des Blutdrucks oder eine örtlich begrenzte Anoxie bei Myokardinfarkten
❷ ein Sauerstoffmangel des Blutes wie bei einer Anämie oder Methämoglobinbildung,
❸ eine Steigerung der Herzarbeit mit entsprechender Zunahme des Sauerstoffbedarfs,
❹ ein pathologisch erhöhter Sauerstoffbedarf der Herzmuskulatur, wie bei der Hyperthyreose.

Ein absoluter oder relativer Sauerstoffmangel der Herzmuskulatur, der meistens schmerzhaft ist, wird mit dem deskriptiven Sammelbegriff ***Koronarinsuffizienz*** bezeichnet. Das naheliegende therapeutische Ziel bei der Behandlung einer Koronarinsuffizienz bzw. einer Angina pectoris war eine Verbesserung der Koronardurchblutung. Da aber bei diesen Krankheitszuständen die Koronararterien meistens ihre maximal mögliche Weite haben, kann von einer nur koronargefäßerweiternden Substanz keine Zunahme des koronaren Zeitvolumens erwartet werden. Daher muß das therapeutische Ziel darin bestehen, den ***Sauerstoffbedarf*** des Herzmuskels zu senken, d. h. die Herzarbeit zu vermindern. Bereits eine leichte Blutdrucksenkung verringert die Herzarbeit erheblich, ohne die Koronardurchblutung einzuschränken. Therapeutisch brauchbar sind nur diejenigen Mittel, die sich gerade so dosieren lassen, daß durch eine leichte Blutdrucksenkung das Herz entlastet wird. Neben einer Blutdrucksenkung und einer Verminderung des venösen Rückflusses führt auch eine Herabsetzung der Herzfrequenz und eine Verbesserung der Herzdynamik über eine Abnahme des enddiastolischen Drucks zur Verminderung des Sauerstoffverbrauches. Der Nachweis eines koronarerweiternden Effektes am Versuchstier und am herzgesunden Menschen ist für die therapeutische Wirksamkeit bei Angina pectoris ohne wesentliche Bedeutung.

4.3.1. Salpetersäureester (Nitrate)

Die früher verwendeten Salpetrigsäureester („Nitrite") spielen keine Rolle mehr, z.B. Amylnitrit.

Der wichtigste Salpetersäureester ist Glyceryltrinitrat, üblicherweise „Nitroglycerin" genannt. Diese Bezeichnung ist nicht korrekt, da bei den Nitro-Verbindungen die Stickstoffatome der Nitro-Gruppe direkt am Kohlenstoffatom gebunden sind; z.B.: $R–CH_2–NO_2$. Bei den Salpetersäureestern ist jedoch das Kohlenstoffatom über ein Sauerstoffatom mit dem Stickstoffatom verbunden; z.B.: $R–CH_2–O–NO_2$.

Dem Aufbau von Glyceryl-trinitrat entsprechend sind die mehrwertigen Alkohole Erythritol, Mannit und Isosorbit mit einer unterschiedlichen Anzahl Salpetersäure-Molekülen verestert: Erythritoltetranitrat, Mannitolhexanitrat und Isosorbitdinitrat. Diese Substanzen werden durch Abspaltung von Nitrat-Gruppen und durch Konjugation an Glucuronsäure eliminiert.

Die Nitrate wirken gefäßerweiternd durch eine direkte Beeinflussung der glatten Gefäßmuskeln. Vor allem sind die peripheren Venen betroffen. Durch die Erweiterung von Kapazitätsgefäßen wird der Rückstrom zum Herzen vermindert. Ventrikelvolumen und myokardiale Wandspannung werden reduziert. Zusätzlich wird der Blutdruck durch Verminderung des arteriellen Widerstandes gesenkt.

Die Koronargefäße und die Hautgefäße des Kopfes und Halses sind besonders empfindlich, nach höheren Dosen sprechen auch andere Gebiete an, damit sinkt der Blutdruck. Die ***koronare Durchblutung*** bei Herzgesunden ist gesteigert, solange der Blutdruck nicht wesentlich absinkt. Bei der erfolgreichen Therapie der Angina pectoris spielt die Verminderung der Herzarbeit (Senkung des Sauerstoffverbrauches) und die Verminderung des venösen Rückstromes die entscheidende Rolle. Diese Nitratwirkung auf „Vorlast" und „Nachlast" des Herzens wird auch bei akutem und chronischem Versagen des linken Ventrikels ausgenutzt, besonders wenn Herzglykoside nicht ausreichend wirksam sind. Der Tonus glatter Muskeln anderer Organe wird von den Nitraten ebenfalls erniedrigt, zum Beispiel der der Bronchialmuskeln.

Die absolute Wirksamkeit und die Schnelligkeit, mit der die Wirkung der einzelnen Präparate eintritt, sind sehr unterschiedlich, Glyceryl-trinitrat[19] und Isosorbitdinitrat[20] sind am besten untersucht und am häufigsten verwendet. Ihre Wirkung ist nach perlingualer Zufuhr bei Nitroglycerin innerhalb von einigen Minuten, bei Isosorbitdinitrat mit leichter Verzögerung zu erreichen. Es wurde längere Zeit diskutiert, ob Nitrate, insbesondere auch die „Langzeitnitrate", die obengenannten Ester mit mehrwertigen Alkoholen nach Zufuhr durch den Magen wirksam wären; denn organische Nitrate werden enzymatisch in der Leber abgebaut. Dieser Abbau in der Leber kann bei wiederholter Zufuhr noch gesteigert werden, so

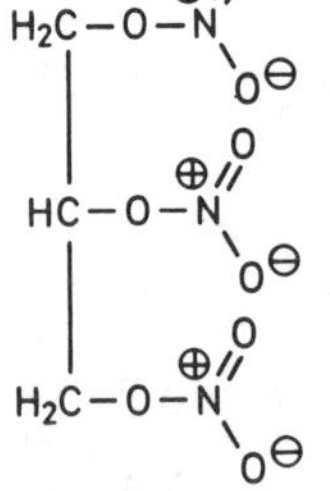

Glyceryl-trinitrat
Nitroglycerin 0,2–1,0 mg perlingual

---

[19] z.B. Nitrolingual®

[20] Isoket®, Iso Mack®, Maycor®, Sorbidilat®

daß die biologische Verfügbarkeit der Nitrate noch mehr verringert ist.
Es hat sich nun gezeigt, daß durch Zufuhr großer Dosen von Nitraten, die aber individuell auszutesten sind, therapeutische Wirkungen erzielt werden können. In diesen Fällen wird der Abbau-Mechanismus der Leber überspielt. Die Gabe von Nitroglycerin in Form von Retard-Tabletten ist sinnlos, da die Mengen, die pro Zeiteinheit freigegeben werden, – die Retard-Tabletten enthalten nur die dreifache Menge wie eine Zerbeiß-Kapsel – quantitativ in der Leber abgefangen werden.

Über den eigentlichen ***Wirkungsmechanismus*** der Nitrate ist nichts bekannt. Ferner ist bisher unklar, ob die Substanzen als solche oder in veränderter Form wirksam werden.

Die bei normaler Dosierung auftretenden ***Nebenwirkungen*** der Nitrate sind durch die Hauptwirkung bedingt: Absinken des Blutdruckes mit Kopfschmerzen (und selten Ohnmacht) und reflektorische Tachykardie. Der intraokulare Druck scheint nicht, wie lange angenommen, erhöht zu werden. Die Nitrate bilden Methämoglobin, bei therapeutischen Dosen spielt diese Wirkung keine Rolle.

4.3.2. Nifedipin[21]

Nifedipin ist eine Substanz, die ähnliche Wirkungen auf die Koronar- und Kapazitätsgefäße besitzt wie Nitroglycerin. Die Wirkdauer ist aber erheblich länger. Bei bestimmten Angina pectoris-Formen scheint Nifedipin die Anfallshäufigkeit und Schwere der Anfälle zu reduzieren, dies scheint besonders für spastische Formen (Prinzmetal-Angina) zuzutreffen.

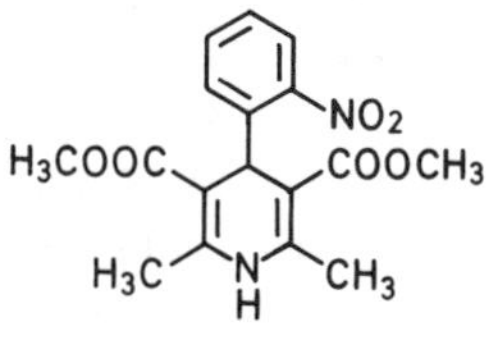

Nifedipin[21]
1,4-Dihydro-2,6-dimethyl-4-(2-nitro-phenyl)-pyridin-3,5-dicarbonsäure-dimethylester

[21] Adalat®

4.3.3. Unsichere Antianginosa

Prenylamin[22], ein Diphenylpropyl-amphetamin, wirkt schwach indirekt sympathomimetisch und hemmt die Aufnahme der Katecholamine in das Herz und in andere Gewebe. Es wird zur Behandlung von Koronarerkrankungen verwendet. Ob hier ein Zusammenhang mit der „Antispeicherwirkung" besteht, ist nicht geklärt.

„Calcium-antagonistisch" wirkende Verbindungen wie ***Verapamil***[23] vermindern die Kontraktionsamplitude und Frequenz des Herzens und senken daher den Blutdruck. In geeigneter Dosierung „ökonomisieren" sie dadurch das Verhältnis Herzarbeit zu Sauerstoffverbrauch. Es ist zu bedenken, daß diesem Effekt eine funktionelle Beeinträchtigung des Herzmuskels zugrunde liegt, die sich mit ansteigender Schwere folgendermaßen äußert: Bradycardie, Blutdruckabfall, Überleitungsblock und schließlich Herzstillstand. Daraus ergeben sich Kontraindikationen für die Anwendung von Verapamil: Herzmuskelinsuffizienz, Neigung zu oder Vorliegen von Überleitungsstörungen, Vorbehandlung eines Patienten mit β-Blockern oder Herzglykosiden. Trotz der geringen therapeutischen Breite findet Verapamil bei Arrhythmien Verwendung, es sollte aber nicht Mittel der ersten Wahl sein.

Dipyridamol[24] hat im Tierversuch und am herzgesunden Menschen eine nachweisbare koronarerweiternde Wirkung. Sie beruht auf einer Erhöhung der extrazellulären Konzentration von Adenosin, das bei Anoxie intrazellulär entsteht, aus der Zelle heraus diffundiert und die Gefäßerweiterung bewirkt. Bei mäßigen Dosen von Dipyridamol bleibt der Blutdruck meistens unverändert, höhere Dosen senken den Blutdruck. Neben dieser Gefäßwirkung scheint dies Pharmakon noch direkt in den Stoffwechsel einzugreifen, die Herzmuskulatur entnimmt dem Koronarblut relativ weniger Sauerstoff. Dieser Effekt hat für die Funktion des koronarkranken Herzens keine Bedeutung. Die therapeutischen Erfolge sind nach größeren, wohl kontrollierten klinischen Untersuchungen trotz des vasodilatatorischen Effektes bei Angina pectoris enttäuschend. Dipyridamol wurde sogar als Angina pectoris-Diagnostikum empfohlen, da es bei Koronarinsuffizienz einen Angina pectoris-Anfall auslösen kann.

[22] Hostaginan®, Segontin®, Synadrin®
[23] Iproveratril, Isoptin® = 2-Methyl-3-cyano-3-(3',4'-dimethoxyphenyl)-7-[N-methyl-N-2-(3',4'-dimethoxyphenyl)äthyl] = amino-hexan
[24] Persantin®

Lidoflazin[25] und ***Hexobendin***[26] verstärken die Wirkung von Adenosin. Bei langfristiger Gabe scheint Lidoflazin die Anfallshäufigkeit bei der Angina pectoris herabzusetzen. Lidoflazin ist kontraindiziert bei Infarkten und bei Reizbildungs- und -leitungsstörungen. Die Wirkung der drei genannten Stoffe wird in gleicher Weise wie die von Adenosin durch Coffein und Theophyllin, also auch durch Kaffee- und Teegenuß aufgehoben. Auch ***Carbochromen***[27] erweitert wie die oben erwähnten Substanzen die Koronargefäße, es wirkt ohne Vermittlung durch Adenosin. Der therapeutische Wert ist fraglich, dasselbe gilt für ***Fendilin***[28] und ***Perhexilin***[29], das bei chronischer Zufuhr zu systemischen Nebenwirkungen (Leberschäden, periphere Neuropathie) führen kann.

[25] Clinium® [26] Reoxyl®, Ustimon®

[27] Intensain® [28] Sensit® [29] Pexid®

4.4. Anhang

4.4.1. Therapie des Herzinfarktes

Je nach der Pathogenese, der Schwere des Infarktes und der individuellen Situation kann das Spektrum der therapeutischen Maßnahmen unterschiedlich zusammengesetzt sein. Ein simples, immer anwendbares Behandlungsschema läßt sich daher nicht angeben. Jeder Patient, der einen Herzinfarkt erleidet, muß auf jeden Fall in eine Klinik gebracht werden. Nur hier können die in einem hohen Prozentsatz drohenden Rhythmusstörungen (Kammerflimmern!) schnell genug erkannt und behandelt werden. Die Vorbereitung des Infarkt-Patienten für den Transport deckt sich im allgemeinen mit dem unter 1 angegebenen therapeutischen Vorgehen.

Folgende therapeutische Prinzipien sind je nach Lage des Falles anzuwenden:

❶ ***Maximale Schonung*** des Herzens durch a) starke Sedierung des Patienten, damit Wegfall überflüssiger Motorik mit entsprechender Anforderung an den Kreislauf, b) Unterbrechung des psychischen Einflusses auf die Herzfunktion durch „psychovegetativ entkoppelnde" Psychopharmaka und c) Ausschaltung von Schmerzen durch Opiate. Folgende Pharmaka sind geeignet: zur starken Sedierung Phenobarbital[30], für die Entkopplung der Herzfunktion von psychischen Einflüssen Diazepam[31] in hoher Dosierung (Chlorpromazin[32] und verwandte Verbindungen sind nicht geeignet, weil die frequenzsteigernde Wirkung nachteilig sein kann) und als Analgetikum Pethidin[33]. In vielen Behandlungszentren wird die Entlastung des Herzens auch durch leichte Gefäßerweiterung angestrebt. Dazu wird entweder Glycerin-trinitrat oder in neuerer Zeit meist Nitroprussidnatrium als gut steuerbare Dauerinfusion gegeben. Der Blutdruck darf dabei nur wenig absinken.

❷ Bei ***Insuffizienz*** der Arbeitsmuskulatur des Herzens Strophanthin[34] oder Digoxin mehrere Male 0,125 mg intravenös.

❸ Gegen sich ausbildendes oder bestehendes ***Lungenödem*** sind neben allgemeinen klinischen Maßnahmen (Absaugen, fraglich jedoch Aderlaß) notwendig: vorsichtige Osmotherapie mit Mannitlösung[35] oder Salurese mit Furosemid[36], ferner niedermolekulares Dextran[37], das zusätzlich die Mikrozirkulation verbessert, und volle und schnelle Digitalisierung.

❹ Bei Vorliegen einer ***Arrhythmie*** ist zu differenzieren: a) Sinustachykardie, wahrscheinlich durch Adrenalin bedingt, kann meistens durch β-Rezeptorenblocker beherrscht werden. Es sollten Verbindungen gewählt werden, die eine möglichst geringe kardiodepressive, chinidinartige Wirkung besitzen (s. S. 81). b) Vom AV-Knoten ausgehende Arrhythmien lassen sich häufig günstig durch β-Rezeptoren-erregende Substanzen

[30] Luminal®, Phenaemal® [31] Valium®
[32] Largactil®, Megaphen®, Thorazin®

[33] Dolantin® [36] Lasix®
[34] Kombetin®, Purostrophan® [37] Rheomacrodex®
[35] Osmofundin®

beeinflussen, wie Isoproterenol[38] oder Orciprenalin[39]. c) Gegen die prognostisch ungünstigeren ventrikulären Arrhythmien sollen möglichst frühzeitig antifibrillatorische Substanzen wie Lidocain[40] gegeben werden; auf Grund seines anderen Wirkungsmechanismus kommt auch Phenytoin[41] (bis 0,25 g als Dauerinfusion, dann Übergang zu oraler Gabe etwa 0,2/die) in Betracht.

❺ Der im Gefolge eines Herzinfarktes auftretende ***kardiogene Schock*** zeigt folgende Eigenschaften: sehr kleine Blutdruckamplitude, vermindertes Schlagvolumen, erhöhter peripherer Widerstand und stark angestiegener zentralvenöser Druck (also Zentralisation), als Folge periphere Acidose und schließlich irreversible Schädigung. Obgleich der Blutdruck niedrig ist, erweist sich der naheliegende Versuch, ihn mittels Blutdruck-steigernder Substanzen, wie Adrenalin oder Angiotensin zu normalisieren, oft als falsch, denn die „kreislaufbedingte" Situation des Herzens kann dadurch noch schlechter werden (zentraler Venendruck mit entsprechender Vorhofdehnung nimmt weiter zu). Notwendig sind eine wirksame periphere Vasodilatation und eine Volumenauffüllung (unter Kontrolle des zentralvenösen Druckes). Die Vasodilatation kann durch β-Rezeptor-stimulierende Pharmaka, wie Isoproterenol[38] oder Orciprenalin[39], erzwungen werden. Wird auf Grund der Vasodilatation der venöse präkardiale Druck gesenkt, sinkt auch die Herzfrequenz ab. Dieser Effekt ist stärker als die den β-Stimulantien innewohnende positiv chronotrope Wirkung. Durch die β-Stimulierung wird die Zentralisation durchbrochen und die „kreislaufbedingte" Situation des Herzens wesentlich gebessert (Abnahme des peripheren Widerstandes, des zentralen Venendruckes, der Vorhofdehnung und der Frequenz!). Eventuell erweist sich auch die Gabe von Dopamin als nützlich. Durch die Vasodilatation entsteht ein Volumenmangel, der am besten mit niedermolekularem Dextran[42] aufgefüllt wird, zumal sich dadurch die Mikrozirkulation bessert. Der systolische Blutdruck braucht übrigens nicht auf „normale Werte" gebracht zu werden, sondern kann durchaus niedriger liegen.

[38] Isoprenalin, Aludrin® [39] Alupent®

[40] Lignocain, Xylocain®

[41] Epanutin®, Phenhydan® (Lösungen), Zentropil® (Tabletten) [42] Rheomacrodex®

Zwei widerstreitende Gesichtspunkte sind hier entscheidend: Der Blutdruck sollte genügend hoch sein, um alle Organe ausreichend zu versorgen, aber so niedrig wie möglich sein, um den Herzmuskel zu schonen. Um das interstitielle Ödem, das sich während der Zentralisation ausgebildet hat, beschleunigt zu mobilisieren und zur Ausscheidung zu bringen, können akut wirkende Saluretika (Furosemid[43]) mit Vorsicht gegeben werden. Auf die selbstverständliche Kontrolle der Elektrolyte und des Säure-Basen-Haushaltes und die entsprechenden therapeutischen Maßnahmen sei hier nur hingewiesen. Beim kardiogenen Kreislaufschock ist immer mit der Möglichkeit der Ausbildung einer Schockniere zu rechnen. An die frühzeitige Prophylaxe und Therapie mit Osmotherapeutika sei daher erinnert (s. S. 149 und 150).

Über die Rezidivprophylaxe des Herzinfarktes durch Antikoagulantien s. S. 137 und durch β-Blocker s. S. 79. Die Möglichkeit einer in den ersten Stunden nach dem Infarkt zu beginnenden fibrinolytischen Therapie sei angedeutet. Nach überstandenem Herzinfarkt wurde in einem groß angelegten Doppelblindversuch beobachtet, daß im folgenden Jahr die plötzlichen Todesfälle auf die Hälfte absanken, wenn die Kranken von dem Urikosurikum Sulfinpyrazon $4 \times 0{,}2$ g täglich eingenommen hatten. Die Rate der Reinfarkte und der Angina pectoris-Anfälle wurde nicht verändert. Der Mechanismus ist ungeklärt.

4.4.2. Therapie der Angina pectoris

Arzt und Patient müssen sich darüber klar sein, daß die unten angegebene Therapie der Erkrankung nur ein Teil des gesamten Therapie-Programms ist. Beseitigung von Risikofaktoren (z. B. Rauchen, Übergewicht), Vermeidung von auslösenden Faktoren (schwere Mahlzeiten etc.), Behandlung von Hypertonie, Hyperthyreose, Tachyarrhythmien und Anämie sind notwendig.

Es ist zu unterscheiden zwischen der Therapie des akuten Anfalls und der chronischen Behandlung zur Verminderung der Anfallshäufigkeit bzw. -stärke.

Der ***akute Anfall*** erfordert die schnelle Beseitigung der Schmerzen 1. durch eine hämodynamische Entlastung des Herzens mittels Nitroglycerin oder Isosorbitdinitrat perlingual und 2.

[43] Lasix®

durch eine analgetisch sedative Behandlung mit Opiaten und Psychopharmaka entsprechend der Schwere des Falles. Die letztgenannten Pharmaka senken zusätzlich durch die Ruhigstellung des Patienten den Sauerstoffverbrauch des Organismus und damit die Anforderung an das Myokard.

Dosierung der Nitrate. Nitroglycerin[44] anfangs 0,2 mg, Kapsel zerbeißen. Wenn nötig nach 5 Min. wiederholen. In 15 Minuten nicht mehr als 0,6 mg, nur bei erprobter Notwendigkeit sofort 0,8 mg zuführen. Dosierung von Isosorbitdinitrat[45] sublingual 2,5–5,0 mg.

Für die ***chronische Behandlung***, deren Ziel eine dauernde Entlastung des Herzmuskels sein muß, eignen sich neben dem häufig unentbehrlichen Nitroglycerin oder bei drohendem Anfall Isosorbitdinitrat[45] perlingual oder oral (bei ausreichender enteraler Resorption), dann aber in hoher Dosierung (bis 80 mg/die), auch β-Blocker, um Einflüsse des Sympathikus (Streß-Situationen) auszuschalten. Die Langzeittherapie mit β-Blockern hat sich in vielen Fällen bewährt, wenn die Kontraindikationen beachtet werden (näheres s. S. 80). Das Herz wird durch β-Blocker so weit entlastet, daß der Nitroglycerin-Bedarf evtl. beträchtlich vermindert werden kann. Im Sinne einer Schonung des Herzens wirkt sich auch die Behandlung mit Tranquillantien aus. Eine vorsichtige Dauertherapie mit Nifedipin[46] scheint sich bei manchen Angina pectoris-Formen zu bewähren. Die Beurteilung der pharmakologischen Wirksamkeit der chronischen Therapie ist schwierig, weil auch Scheinmedikamente bei jedem zweiten Patienten erfolgreich sein können. Bei gleichzeitigem Vorliegen einer Herzmuskelinsuffizienz sind Herzglykoside angezeigt und β-Blocker zu vermeiden.

[44] Nitrolingual® [45] Isoket®, Maycor®, Sorbidilat®

[46] Adalat®

5. Blut

5.1. Anämien

5.1.1. Eisenmangelanämien

5.1.1.1. Eisenstoffwechsel

Der gesunde menschliche Organismus enthält 4,0 bis 5,0 g Eisen, davon ist etwa die Hälfte in das Hämoglobin eingebaut. Eisen ist weiterhin Bestandteil lebenswichtiger Fermente (z. B. der Cytochrome). Unter normalen Bedingungen ist der tägliche Verlust an Eisen sehr klein, somit auch der ***tägliche Bedarf***, er beträgt 0,5 bis 2 mg. Bei Eisenmangel resorbiert die Darmschleimhaut größere Mengen, falls sie ihr angeboten werden. Aus dem Intestinaltrakt wird nur soviel Eisen resorbiert, wie notwendig ist, um den täglichen Verlust auszugleichen. Die Fähigkeit der Mucosa bei genügend hohem Eisenvorrat des Körpers, den Durchtritt von Eisen zu erschweren, wird auch „Mucosablock" genannt. Die Resorption geschieht teilweise direkt in Form eines niedermolekularen Komplexes und durch Vermittlung eines in der Darmschleimhaut vorhandenen spezifischen Eiweißkörpers: Apoferritin-Ferritin. Eisen wird in zweiwertiger Form resorbiert, im Plasma mit Hilfe des einzigen für die Ferrooxydation verantwortlichen kupferhaltigen Plasmaenzyms Coeruloplasmin oxydiert und an das eisenbindende Protein (Siderophilin, Transferrin) gebunden. Das Ausmaß der Resorption wird weitgehend vom Plasma-Eisen-Spiegel bestimmt, aber auch, jedenfalls im physiologischen Bereich durch den Ferritin-Mechanismus. Wird dieses Regulativ durch orale Zufuhr exzessiver Mengen oder durch parenterale Eisenzufuhr umgangen, treten toxische Symptome und eine Siderose auf, wenn die Bindungskapazität des Transferrins überschritten wird.

Ein ***Eisenmangel*** kann auf zwei Wegen zustande kommen: entweder ist der Eisenverlust größer als normal und kann nicht aus der Nahrung ersetzt werden, oder es ist die Resorption von Eisen gestört bzw. das Eisenangebot zu klein, so daß auch bei normalem, täglichem Verlust ein Mangel auftritt. Zu der ersten Möglichkeit sind die Blutungs- und die Schwangerschaftsanämie, zur zweiten die achylische Anämie und die Trimenonreduktion bei Säuglingen zu rechnen.

5.1.1.2. Wirkung von Eisenverbindungen

Es muß bezüglich ***lokaler Wirkung*** und Resorbierbarkeit zwischen zweiwertigen (Ferro-) und dreiwertigen (Ferri-)Eisen-Salzen unterschieden werden. Die ***Ferriverbindungen*** wirken adstringierend und in höheren Konzentrationen ätzend. Sie können von der Darmschleimhaut nicht resorbiert werden. Ferrisalze sind daher für die orale Therapie von Eisenmangelzuständen ohne Bedeutung. ***Ferrosalze*** besitzen diese lokale Reizwirkung nicht in dem gleichen Ausmaß. Nach Einnahme therapeutischer Mengen von Ferroverbindungen treten jedoch auch häufig Störungen der Magen- und Darmfunktion auf (Dyspepsien, Obstipation). Bei akzidenteller oraler Vergiftung kann die Schleimhautreizung bei Kindern so schwer sein, daß ein letaler Ausgang auf Grund der hämorrhagischen Gastroenteritis möglich ist.

Die Wirkung ***oraler Eisen-Zufuhr*** beim Vorhandensein einer Eisenmangelanämie zeigt sich in folgenden Symptomen: einige Tage nach Beginn der Therapie steigen Retikulozytenzahl und Hämoglobingehalt an. Während sich die Retikulozytenzahl auch bei weiterer Zufuhr von Eisen wieder normalisiert, steigt der Hämoglobingehalt bis zur Norm an. Wenn eine orale Eisentherapie wirkungslos bleibt, so ist (falls die Diagnose stimmt) zu versuchen, die Resorption des Eisens durch gleichzeitige Gabe von Acida zu bessern. Ist auch diese Therapie ohne Erfolg, so ist eine parenterale Eisentherapie zu erwägen.

Die ***parenterale Eisentherapie***, die heute immer mit dreiwertigen komplexen Eisenverbindungen durchgeführt wird, bietet Schwierigkeiten, da das Eisenbindungsvermögen des Plasmas sehr niedrig ist: nur 3 bis 4 mg Eisen können von 1 l Plasma physiologisch gebunden werden (entspricht maximal ~ 20 mg/Erwachsenen). Alles Eisen, das nicht bei parenteraler Zufuhr in diese Form gebracht werden kann, wirkt toxisch und ist praktisch für den Organismus verloren (Hämosiderose). Da auf der anderen Seite zur Bildung von 1,6 g Hämoglobin (entspricht 10% des normalen Hämoglobingehaltes/100 ml Blut) ~ 8 mg Eisen bzw. pro Mensch dann ~ 0,3 g Eisen erforderlich sind, müssen mehr als zehn Injektionen in zeitlich genügendem Abstand verabfolgt werden, um dieses therapeutische Ziel zu erreichen.

Nach parenteraler Zufuhr von Ferriverbindungen können folgende akute ***Vergiftungssymptome*** auftreten: Kopfschmerzen, Hitzegefühl, Übelkeit, Erbrechen, Herzschmerzen, eventuell Kollaps. Die Gefäßwände werden durch die intravenöse Injektion geschädigt; mit einer Thrombophlebitis und Thrombosierung muß gerechnet werden. Wie aus diesen Ausführungen hervorgeht, muß die parenterale Eisentherapie ganz speziellen Fällen vorbehalten bleiben und eine gleichzeitige orale Eisentherapie bei der Dosierung berücksichtigt werden. Vergiftungen sind bei Kleinkindern nach oraler Aufnahme größerer Mengen von Eisenpräparaten aufgetreten, die Therapie mit Desferrioxamin (s. S. 389) war in diesen Fällen erfolgreich.

5.1.1.3. Wahl der Präparate

Für die ***orale*** Therapie kommt eine große Anzahl von Ferroverbindungen in Frage, so zum Beispiel Ferrum sulfuricum (0,1 bis 0,3 g mehrmals täglich), Ferrum chloratum oxydulatum ($FeCl_2$, Dosierung ebenso), Ferrolactat, -gluconat oder -tartrat sind ebenfalls brauchbar; Ferrum reductum ist dagegen obsolet. Gut bewährt haben sich Ferroverbindungen, die durch Zusatz von Ascorbinsäure gegen die sonst leicht eintretende Oxidation geschützt sind[1]. Die enterale Resorption wird durch Verwendung von Eisensalzen organischer Säuren (Aspartat, Fumarat, Succinat etc.) nicht gefördert. Die Verwendung von Retard-Präparaten ist nicht sinnvoll, da $Fe^{2\oplus}$ nur im oberen Abschnitt des Magen-Darm-Kanals resorbiert wird. Bei schweren Fällen von Eisenmangel ist die intravenöse Zufuhr angebracht; hierfür steht eine komplexgebundene Ferriverbindung[2] zur Verfügung, von der maximal eine Menge injiziert werden darf, die 20 mg Eisen enthält. Die Anwendung eines Eisen-Dextran-Komplexes[3] zur intra-

---

[1] Ceferro®, Eryfer®, Ferro 66®
[2] Ferrum injectabilis „Vitis"®
[3] Imferon®, Myofer®

muskulären Injektion ist belastet durch den Befund, daß bei manchen Tierspezies am Injektionsort Sarkome entstanden sind. Es sollte daher nicht angewendet werden, zumal dieser Befund in zwei Fällen auch bei Menschen beobachtet wurde. Andere organische Eisenverbindungen wie der Ferri-Sorbit-Citrat-Komplex[4] rufen unter gleichen Bedingungen keine Neoplasmen hervor.

5.1.2. Anaemia perniciosa

Die perniziöse Anämie ist ebenfalls eine Mangelanämie, es fehlt ein ***Nahrungsfaktor*** (extrinsic factor), der zur Reifung der Erythroblasten notwendig ist. Heute ist dieser Faktor als Vitamin B_{12} oder Cyanocobalamin erkannt. Um das Cyanocobalamin der Nahrung resorbieren zu können, bedarf es eines ***Magenfaktors*** (intrinsic factor), der beim Menschen in der Fundusschleimhaut gebildet und abgesondert wird. Es handelt sich um ein Mucoproteid, das aus Galaktose, Hexosamin und 13 verschiedenen Aminosäuren besteht. Bei der perniziösen Anämie liegt die primäre Störung in einer Degeneration der Magenschleimhaut (histaminrefraktäre Achylie!), die keinen intrinsic factor mehr bildet, und/oder in der Entstehung eines Antikörpers gegen intrinsic factor; damit kann dann auch kein Vitamin B_{12} mehr resorbiert werden.

Cyanocobalamin[5] ist in seiner Struktur aufgeklärt, es hat die Summenformel $C_{63}H_{90}CoN_{14}O_{14}P$ (Mol.-Gew. 1356) und zeichnet sich durch den Gehalt an Cobalt aus, das chelatartig mit einer Haupt- und vier Nebenvalenzen an Stickstoffatome gebunden ist; die zweite Hauptvalenz trägt eine Cyan-Gruppe. Diese Gruppe ist nicht wichtig für die Wirkung. Sie kann durch andere Substituenten ersetzt werden, zum Beispiel durch eine Hydroxygruppe. Das dadurch entstandene Hydroxocobalamin (Vitamin B_{12a})[6] ist qualitativ ebenso wirksam wie Cyanocobalamin. Es wird aber etwas langsamer von der Injektionsstelle aus resorbiert.

Synthetisiert werden kann Vitamin B_{12} ausschließlich von Mikroorganismen. Für die kommerzielle Herstellung werden Kulturen von Streptomyces griseus benutzt. Besonders reich an Cyanocobalamin ist die Leber von Säugetieren (~ 0,5 mg/kg); auch hieraus kann es gewonnen werden. Der Gehalt der Leber an Cyanocobalamin erklärt die heute überholte, aber erste erfolgreiche Therapie der Anaemia perniciosa mit sehr großen Mengen Leber (bis zu 500 g/die) oder die Wirksamkeit von Leberextrakten, die parenteral zugeführt werden mußten.

Der ***Tagesbedarf*** eines Erwachsenen an Cyanocobalamin liegt bei 1 bis 2 μg. Es wird im unteren Ileum resorbiert. Das von Mikroorganismen im Dickdarm synthetisierte Vitamin B_{12} kann nicht mehr resorbiert werden und geht mit den Faeces verloren. Der Organismus besitzt einen recht erheblichen Vorrat an Vitamin B_{12} (~2 mg insgesamt). Da die tägliche Ausscheidung im Harn außerordentlich niedrig ist (< 0,0003 mg), macht sich eine mangelhafte Aufnahme von Cyanocobalamin erst nach längerer zeit, evtl. Jahren bemerkbar. Beim Kranken, der an perniziöser Anämie leidet, ist der Gehalt des Blutes und der Gewebe an Cyanocobalamin sehr viel niedriger als beim Gesunden. Daher muß die ***Therapie*** bei einem voll ausgebildeten Krankheitsbild mit häufigen parenteralen Dosen begonnen werden, um die Depots wieder aufzufüllen. Dabei ist die oft geübte hohe Dosierung nicht zweckmäßig, da bei täglicher Gabe von 0,1–1 mg der größte Teil schnell renal eliminiert wird. Um den Effekt zu erhöhen, sind also nicht höhere Dosen, sondern häufigere Injektionen zweckmäßig.

Dosierung: Anfangs bei schweren Fällen 1–2–3 mal täglich für einige Tage 20–50 μg intramuskulär, je nach Reaktion dann später täglich 100 μg für 2 Wochen. Danach genügen als Erhaltungsdosis 2 μg täglich, entsprechend 15 μg pro Woche oder 60 μg pro Monat. Da ***Nebenwirkungen*** auch allergischer Art von Cyanocobalamin bisher nicht bekannt wurden, liegt ein therapeutisches Risiko auch bei höherer Dosierung nicht vor.

Eine ***orale Therapie*** mit Cyanocobalamin ist bei der perniziösen Anämie nicht sinnvoll, da ja gerade die Resorptionsstörung die entscheidende Ursache ist. Durch eine starke Überhöhung der oralen Dosis (statt der Erhaltungsdosis von 2 μg/die etwa 200 μg) kann zwar eine geringe Resorption erzwungen werden, deren Ausmaß aber unsicher ist. Auch die Kombination von Ma-

---

[4] Jectofer®
[5] Cytobion®, Docigram®, Rubivitan®
[6] Aquo-Cytobion®

genfaktor und mäßig hohen Dosen Vitamin B_{12} hat sich nicht so gut bewährt, wie die parenterale Zufuhr von reinem Cyanocobalamin. Der resorptionsfördernde Effekt einer Zubereitung aus Schweinemagen nimmt im Laufe der Therapie ab.

Die ***Wirkung*** von Cyanocobalamin auf eine Anaemia perniciosa besteht darin, daß das Blutbild normalisiert wird (erstes Zeichen Retikulozytose). Im Knochenmark beginnt wieder die Ausreifung der Erythroblasten, die Megaloblasten verschwinden. Die Störungen der Darmfunktion und die atrophische Schleimhautentzündung der Zunge werden gebessert, die Magenschleimhautatrophie und die histaminresistente Achylie bleiben jedoch bestehen. Ebenso bilden sich die Störungen von seiten des Zentralnervensystems zurück, wenn sie nicht zu weit fortgeschritten sind. Die Rückbildung dauert allerdings sehr lange. Der Gesamtzustand der Patienten bessert sich so weit, daß von einer symptomatischen Heilung gesprochen werden kann.

Da aber das Grundleiden (Fehlen an intrinsic factor) nicht geheilt wird, muß die Substitutionstherapie mit Cyanocobalamin ständig fortgeführt werden. Nach Versuchen an Mikroorganismen (z. B. Lactobacillus lactis) muß Vitamin B_{12} ein Wachstumsfaktor sein, der in die Synthese der Nucleinsäure-Vorstufen (u.a. Thymidin-Synthese) eingreift; unter anderem aktiviert es auch die Überführung von Methyl-malonyl-Coenzym A in Succinyl-Coenzym A. Es ist zunächst noch unklar, warum bei Vitamin-B_{12}-Mangel besonders die blutbildenden Gewebe und das Nervensystem betroffen werden.

5.1.3. Cyanocobalaminresistente, makrozytäre Anämien

Neben der perniziösen Anämie kommen ***makrozytäre Anämieformen*** vor, die sich dadurch auszeichnen, daß keine Atrophie der Magenschleimhaut (kein Mangel an intrinsic factor!) vorliegt und daß Vitamin B_{12} keine therapeutische Wirkung besitzt. Zu diesen Erkrankungen zählen die Megaloblastenanämien der Kinder und Schwangeren und Blutbildungsstörungen im Gefolge von Sprue und Mangelernährung. Ferner gibt es Megaloblastenanämien als Arzneimittelnebenwirkung (z. B. bei Antiepileptika und selten nach Kontrazeptiva). Hier wird, wie wahrscheinlich auch in der Gravidität und beim Alkoholismus, die in der Nahrung vorhandene Polyglutaminfolsäure während der Darmpassage nicht im ausreichenden Maße in die resorbierbare Monoglutaminfolsäure umgewandelt. Es ist verständlich, daß diese Megaloblastenanämien durch Folsäure günstig zu beeinflussen sind.

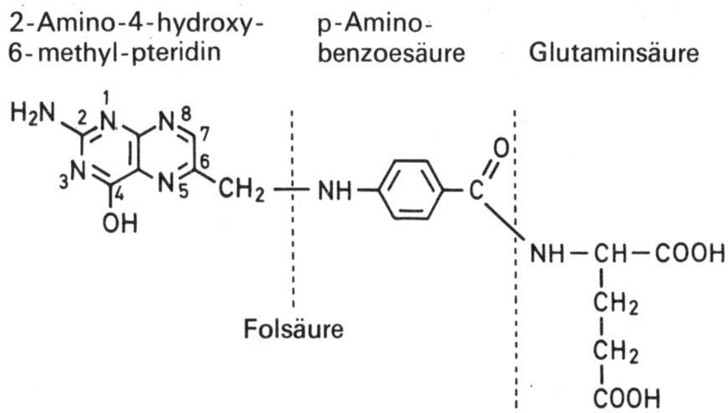

In der ***Folinsäure*** trägt das N-Atom in 5-Stellung einen Formyl-Rest $-C(=O)H$, das Pteridin ist teilweise hydriert (keine Doppelbindung in Positionen 5–6 und 7–8). Diese Verbindung bewirkt als „aktivierter Formaldehyd" eine Übertragung von C_1-Resten und ist damit für die Nucleinsäuresynthese von Bedeutung.

Folsäure kommt weitverbreitet in Blättern vor. Sie wird vom Darm gut resorbiert und im Organismus zum Teil in die eigentlich biologisch wirksame Form, die Folinsäure, überführt. Der tägliche Bedarf von gesunden Erwachsenen scheint bei Mengen unter 1 mg zu liegen. Ein Folsäuremangel ist durch eine Hemmung der Zellteilung, besonders in der erythropoëtischen Reihe, charakterisiert. Eine Leukopenie kann ebenfalls auftreten. Folsäuremangel ist extrem selten, kann aber durch Folsäureantagonisten (wie Aminopterin, eine zytostatische Substanz) imitiert werden (Näheres s. „Antimetabolite", S. 368).

Die obengenannten makrozytären Anämieformen werden beim Erwachsenen durch orale Gabe von 10 bis 20 mg Folsäure[7] pro Tag gebessert. Die hämatologischen Befunde der Anaemia perniciosa und die Glossitis werden ebenfalls günstig beeinflußt, die neurologischen Symptome dage-

[7] Cytofol®, Folinor®, Folsan®

gen nicht. Es ist daher falsch, eine perniziöse Anämie mit Folsäure zu behandeln. Außerdem kann es gefährlich sein, Folsäure ständig mit Polyvitaminpräparaten zuzuführen, weil damit das Auftreten einer Anaemia perniciosa nicht nur verschleiert, sondern sogar begünstigt werden kann, da Folsäure den Vitamin-B_{12}-Spiegel im Blut senkt.

5.1.4. Aplastische und hämolytische Anämien

Beide Anämieformen können sehr verschiedene Ursachen haben. Unter anderem treten sie als Nebenwirkungen von Arzneimitteln auf. Eine einheitliche spezifische Therapie gibt es nicht, sie wird meistens darin bestehen müssen, die auslösende Ursache auszuschalten oder eine symptomatische Behandlung durchzuführen. Über einen möglichen Entstehungsmechanismus der hämolytischen Anämie als Arzneimittelnebenwirkung s. auch S. 37.

5.2. Blutgerinnung

Die sehr komplizierten Vorgänge bei der Blutgerinnung interessieren unter pharmakologischen Gesichtspunkten nur insoweit, als sie Angriffspunkte für Pharmaka aufzeigen. Wie aus dem hier stark vereinfachten Schema (Abb. 5.**1**) hervorgeht, stehen drei verschiedene Mechanismen zur Verfügung, von denen zwei sofort auslösbar sind, während der dritte (Synthesehemmung in der Leber) erst nach einer längeren Latenz wirksam wird.

5.2.1. Calcium-Entionisierung

Die Blutgerinnung erfordert an verschiedenen Stellen die Anwesenheit von Calcium-Ionen. Gelöstes, komplex gebundenes Calcium genügt nicht. Die Blutgerinnung verhält sich damit ebenso wie die motorische Endplatte und das Herz. In jedem Fall ist die ***Konzentration an Calcium-Ionen*** entscheidend. Dementsprechend läßt sich die Blutgerinnung durch jede Reaktion, die Calcium entionisiert, unterdrücken. Dabei kann das Calcium entweder durch das Natriumsalz der Äthylendiamintetraessigsäure (Na-EDTA) und Natriumcitrat komplex gebunden oder durch Natriumoxalat gefällt werden. Diese Methode, das Blut ungerinnbar zu machen, läßt sich natürlich nur in vitro praktisch durchführen, da durch den Calciumentzug eine Tetanie ausgelöst würde. In Notfällen kann aber einem Patienten eine mäßige Menge Blut, das mit Natriumcitrat ungerinnbar gemacht ist, infundiert werden. Die Sicherheitsgrenze liegt bei einer Infusionsgeschwindigkeit von ~ 1 mg Citrat/min · kg Körpergewicht.

Zur Hemmung der Blutgerinnung in vitro wird meistens Natriumcitrat verwendet. Es werden 4 Volumina Blut mit 1 Volumen 3,8% (isotoner) Natriumcitratlösung gemischt. Gegenüber dem Zusatz von Heparin hat dieses Verfahren den Vorteil, daß die Gerinnung beliebig lange unterdrückt, durch Zufügen von Calcium-Ionen aber jederzeit wieder in Gang gebracht werden kann.

5.2.2. Heparin

Heparin ist eine körpereigene Substanz, die in hoher Konzentration in den Ehrlich-Mastzellen, welche im perikapillären Bindegewebe besonders reichlich vorkommen, neben Histamin enthalten

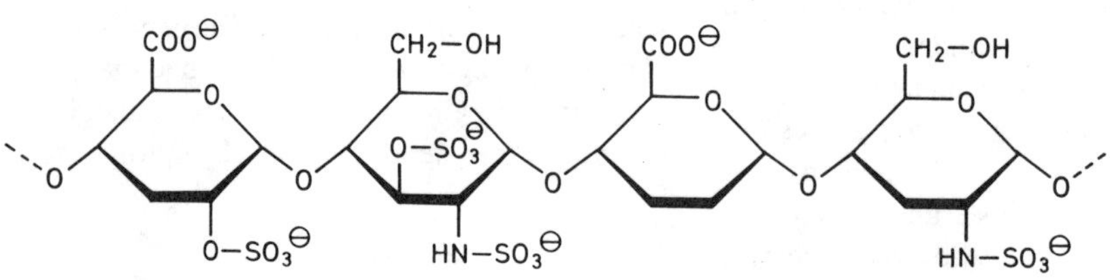

Heparin

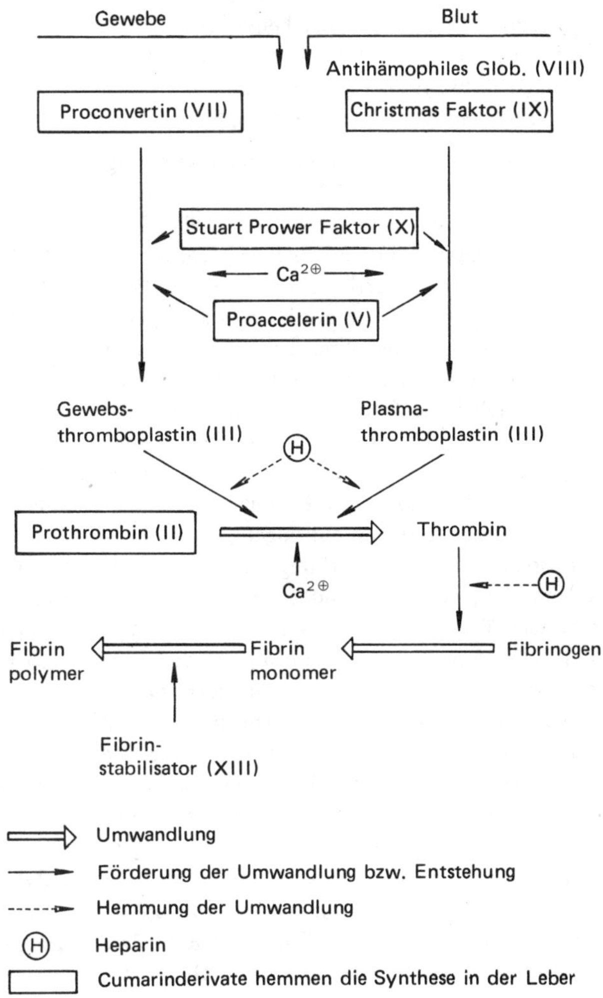

Abb. 5.1. Vereinfachte, schematische Darstellung der Blutgerinnung und der pharmakologischen Einflußmöglichkeiten.

ist. Als Mucoitinschwefelsäure läßt sich Heparin mit Toluidinblau in diesen Zellen spezifisch anfärben. Besonders reich an Heparin sind Leber, Lunge und das Bauchfell. Heparin ist eine hochpolymere Substanz, deren Molekulargewicht bei 20000 liegt. Die kleinste Einheit ist ein Tetrasaccharid, das mit Schwefelsäure verestert ist. Die Zahl der Schwefelsäurereste pro Tetrasaccharideinheit scheint nicht konstant zu sein. Heparin ist somit als Substanz chemisch nicht völlig determiniert.

Heparin ist auf Grund der vielen Schwefelsäurereste die stärkste organische Säure, die im Säugetierorganismus vorkommt. Diese starke negative Ladung scheint für die gerinnungshemmende Wirkung notwendig zu sein; der genaue Mechanismus ist aber bisher nicht bekannt. Salzbildung mit organischen Kationen wie Protamin hebt die Wirkung von Heparin prompt auf.

Wahrscheinlich hat Heparin die ***physiologische*** Aufgabe, kleine Mengen freigesetztes Thromboplastin (Thrombokinase) und auch Thrombin zu inaktivieren und damit Thrombosen zu verhindern, obgleich Plättchenaggregation und Mikroembolien sich durch Heparin nicht verhindern lassen. Es aktiviert ferner die Fibrinolyse. Aus diesen Wirkungen ergeben sich die Indikationen für die Anwendung in vivo: zur ***Thromboseprophylaxe*** und ***-therapie***, bei ***Verbrauchskoagulopathie*** und bei ***Embolie.*** Da Heparin im Organismus relativ schnell abgebaut wird, muß es im Abstand einiger Stunden erneut zugeführt werden.

In niedrigen Konzentrationen hemmt Heparin die Aktivierung von Faktor X, ohne die Gerinnungsfähigkeit zu beeinträchtigen. Es eignet sich daher zur post-operativen Thromboseprophylaxe.

Die ***Dosierung*** bei Thromboseprophylaxe beträgt im allgemeinen (25 bis) 50 bis 150 mg Heparin[8] alle 2 bis 4 Stunden parenteral, bei Embolien kann eine Dauerinfusion intraarteriell angelegt werden (mit 10 bis 40 mg/Stunde). Zum Zweck der Bluttransfusion wird das Blut mit Heparinlösung aufgefangen (etwa 5 mg Heparin pro 100 ml Blut). Diese Heparinmenge ist so gering, daß die Gerinnungsfähigkeit des Blutes beim Empfänger nicht verringert wird. Heparin, dem Blut in vitro zugesetzt ist, verliert auch unter dieser Bedingung langsam seine Wirksamkeit. Es muß daher in größeren Zeitabständen erneut zugefügt werden. – Für eine langdauernde Wirkung von Heparin, wie sie zum Beispiel zur Verminderung der Rezidivgefahr nach einem Myokardinfarkt gewünscht wird, stehen Depotpräparate[9] zur Verfügung, die jeden bzw. jeden 2. Tag intramuskulär injiziert werden. Zur Prophylaxe postoperativer Thrombosen und Lungenembolien hat sich die subcutane Injektion von Heparinat[10] bewährt (5 Tage lang 12stündlich 50 mg, 1 Stunde vor der Operation beginnend). Bei höherem Thromboserisiko sind die Dosen zu erhöhen und/oder die Intervalle zu verkürzen. Ohne Zunahme der Blutungsgefahr wird die Zahl der Thrombosen beträchtlich reduziert. Die Thromboseprophylaxe kann evtl. durch die zusätzliche Gabe von Dihydroergotamin (0,5 mg 2 × täglich) verbessert werden, weil der Tonus der Venenmuskulatur erhöht wird.

Neben der Beeinflussung der Blutgerinnung hat Heparin eine ***Klärwirkung*** auf lipämisches Blut in vivo. Der zugrunde liegende Mechanismus scheint an eine Aktivierung von Lipasen gebunden zu sein. Die für diesen Effekt benötigte Heparinkonzentration ist niedriger als die für die Beeinflussung der Blutgerinnung. Der Versuch, die Arteriosklerose des Menschen dadurch günstig zu beeinflussen, daß mittels Heparin die Lipoproteide im Serum verändert werden, hat zu keinem überzeugenden Ergebnis geführt. Dagegen lassen sich alle Erscheinungen der essentiellen xanthomatösen Hyperlipämie durch kontinuierliche Heparinbehandlung gut zurückbilden.

Bei der Anwendung von Heparin sind eine Reihe von ***Kontraindikationen*** zu beachten, die alle durch die erhöhte Blutungsneigung bedingt sind: offene Wunden, Uterusblutungen, Magen- und Darmulzera, starke Hypertonie, Operationen am Zentralnervensystem, Leber- und Nierenerkrankungen, Alter über 70 Jahre. Treten bedrohliche Blutungen auf, so kann die Heparinwirkung sofort durch die langsame Injektion von ***Protaminchlorid***-Lösung (5 ml 1 %ig) aufgehoben werden. Protaminsulfat soll nicht verwandt werden, da dieses Salz sich in der Ampulle zersetzt.

Die Nebenwirkungen des Heparin hängen weitgehend von der Reinheit des Präparates ab. Bei allen nicht höchstgereinigten Chargen besteht eine Sensibilisierungsgefahr. Es empfiehlt sich daher nicht, nach einer Pause von 1 bis 2 Wochen die Behandlung erneut zu beginnen. Manchen mit Heparin behandelten Patienten fallen die Haare aus; aber nach 2 bis 3 Monaten wachsen sie meist wieder, so daß nur selten eine Glatze bestehenbleibt. Nach monatelanger Heparin-Zufuhr in Tagesdosen über 150 mg kann sich eine Osteoporose entwickeln.

5.2.2.1. Heparinoide

Unter diesem Terminus werden halbsynthetische Polyschwefelsäureester von Sacchariden verstanden, die ebenfalls die Blutgerinnung hemmen. Die bisher untersuchten Verbindungen besitzen aber alle eine wesentlich geringere therapeutische Breite als Heparin, so daß ihre Anwendung in der Humanmedizin nur mit Einschränkungen empfohlen werden kann.

5.2.2.2. Hirudin

Damit der Blutegel aus der von ihm erzeugten Hautwunde seines Opfers genügende Mengen Blut entnehmen kann, enthält sein Drüsensekret eine Substanz, die mit Thrombin reagiert, es unwirksam macht und auf diese Weise die Blutgerinnung verhindert. Diese als Hirudin bezeichnete Verbindung wird in Salbenform[11] geliefert; wieweit eine perkutane Resorption stattfindet und damit eine Beeinflussung einer lokalen Thrombophlebitis möglich ist, mag dahingestellt bleiben. Falls ein psychotherapeutischer Effekt gewünscht wird, ist das Ansetzen von Blutegeln zu erwägen.

---

[8] Heparin-Novo®, Liquemin®, Thromboliquin®; 1 mg Heparin der internationalen Pharmakopoe enthält mindestens 100 I.E.

[9] Depot-Heparin Novo®, Depot-Thrombophob®, Longheparin®

[10] Calciparin®, Liquemin 5000®

[11] Hirudin-Salbe-Itting®

5.2.2.3. Ancrod[12]

Eine aus dem Gift einer malaiischen Grubenotter, Agkistrodon rhodostoma, gewonnene Fraktion reduziert Fibrinogen im Plasma schneller, als es synthetisiert werden kann. Die Wirkung hält tagelang an, sie ist unabhängig von dem Koagulations- bzw. Fibrinolysesystem. Nach intravenöser Infusion bilden sich Mikrogerinnsel, die schnell verschwinden. Die klinische Verwendung bei arteriellen und venösen Thrombosen erscheint aussichtsreich. Erfolge bei Thrombose der V. centralis der Retina wurden beschrieben. Die Fließeigenschaften des Blutes lassen sich durch wöchentliche subkutane Injektionen bei chronischen arteriellen, peripheren Durchblutungsstörungen verbessern.

5.2.3. Hemmung der Gerinnungsfaktorensynthese in der Leber

5.2.3.1. Abhängigkeit der Synthese von den K-Vitaminen

Prothrombin und die Faktoren VII, IX und X werden in der Leber gebildet. Die Synthese kann nur stattfinden, wenn Substanzen, die unter dem Sammelbegriff der Vitamine K zusammengefaßt werden, in der Leber vorhanden sind. Diese Vitamine scheinen die prosthetische Gruppe (Coenzym) eines Enzymsystems zu sein, das für die Bildung dieser speziellen Bluteiweißkörper notwendig ist. Die natürlich vorkommenden Vitamine werden als K_1 (Phytomenadion)[13] und K_2 bezeichnet. Es sind Naphthochinon-Derivate, die in Position 2 eine Methyl-Gruppe und in Position 3 eine lange, ungesättigte Kette tragen. Sie sind nicht wasserlöslich und können im Darm nur resorbiert werden, wenn genügend Galle vorhanden ist. Die Untersuchung einfacherer Verbindungen ergab für die ***Strukturwirkungsbeziehung*** folgendes: Der wirksame Bestandteil des Moleküls ist das 2-Methyl-1,4-naphthochinon (Vitamin K_3, Menadion). Fehlt die Methyl-Gruppe, so ist die Verbindung unwirksam, eine Kettenverlängerung in Position 2 führt zum Wirkungsverlust. Kurzkettige Substituenten in Position 3 heben ebenfalls die Wirkung auf. Nur sehr langkettige Substituenten, wie in den natürlichen K-Vitaminen, ergeben wieder ein wirksames Molekül.

Der tägliche Bedarf an Vitamin K läßt sich nicht exakt ermitteln, weil es nicht nur mit den Nahrungsmitteln (Gemüse, pflanzliche Öle etc.) aufgenommen, sondern auch von der Darmflora in großen Mengen gebildet wird. Ein ***Vitamin-K-Mangel*** kann unter folgenden Bedingungen auftreten: ungenügende Resorption auf Grund fehlender Galle (bei Gallengangverschluß etc.), Abwesenheit von Vitamin K-synthetisierenden Mikroorganismen im Darm (häufige Nebenwirkung von Breitbandantibiotika und physiologisch bei Neugeborenen, bis der Darm besiedelt ist).

Für Vitamin K ergeben sich damit folgende ***Indikationen:***

❶ Bei allen Leber- und Gallenerkrankungen, bei denen es durch eine mangelhafte Resorption der natürlichen, nur fettlöslichen K-Vitamine zum Absinken des Prothrombingehaltes kommen kann. Für diesen Zweck sind die wasserlöslichen Präparate vorzuziehen, da sie leicht resorbiert werden.

❷ Bei der Hypoprothrombinämie der Neugeborenen (nach Möglichkeit prophylaktisch am Ende der Schwangerschaft geben).

❸ Bei Sterilisierung des Darmes durch Breitbandantibiotika und der damit verbundenen Unterbindung der Vitamin-K-Synthese.

❹ Bei allen chronischen Funktionsstörungen des Darmes, die mit einer Fettresorptionsbehinderung einhergehen (z. B. Sprue).

❺ Als Antidot zu den Cumarin-Derivaten (s. unten).

❻ Zur Behebung von Pharmakanebenwirkungen (z. B. Salicylat-Therapie S. 296).

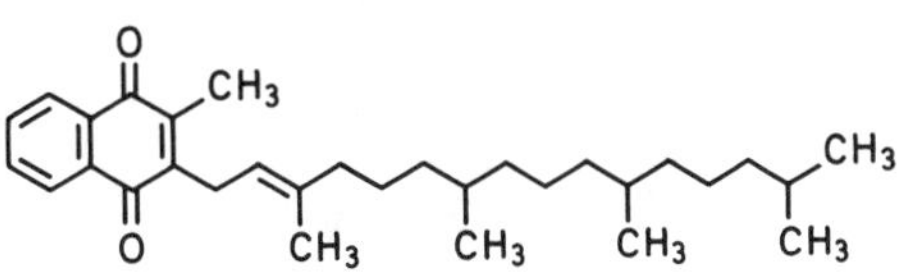

Vitamin K_1 Phytomenadion
2-Methyl-3-phytyl-1,4-naphthochinon

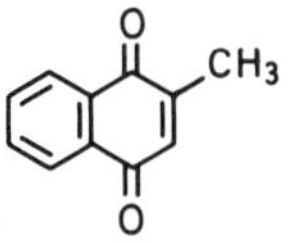

Vitamin K_3, Menadion
2-Methyl-1,4-naphthochinon

[12] Arvin®, Arwin® [13] Konakion®

Die ***Dosierung*** für den Erwachsenen liegt bei 15 bis 50 mg/die, bei Überdosierung von Cumarinderivaten müssen höhere Dosen (z. B. 200 mg Vitamin K_1 parenteral) verwandt werden. Bei Neugeborenen ist sehr vorsichtig zu dosieren, 1 mg insgesamt parenteral ist ausreichend. Größere Mengen können bei Neugeborenen und Frühgeborenen zu ***ernsten Nebenwirkungen*** führen. Es sind hämolytische Anämien und Todesfälle an Kernikterus nach hohen Dosen von Vitamin-K-Präparaten beschrieben worden.

5.2.3.2. Wirkung der Cumarin-Derivate (Dicumarole)

Die Cumarin-Derivate sind Vitamin-K-Antagonisten. Sie besitzen eine Affinität zu dem Apoenzym, dessen Coenzym Vitamin K ist. Zwischen Vitamin K und den Cumarin-Derivaten besteht eine Konkurrenz um das Apoenzym (s. die Ähnlichkeit der chemischen Strukturen); die Cumarin-Apoenzym-Verbindung ist aber biologisch unwirksam, so daß keine Gerinnungsfaktoren synthetisiert werden können. Die Hemmung dieser Synthese ist sehr spezifisch; denn andere Leberfunktionen werden nicht beeinträchtigt. Aus dem ***Wirkungsmechanismus*** der Cumarin-Derivate ergibt sich, daß sie nur in vivo, nicht dagegen wie Citrat und Heparin auch in vitro wirksam sind. Außerdem erklärt der Mechanismus den langsamen Wirkungseintritt: Die im strömenden Blut vorhandenen Gerinnungsfaktoren müssen erst im Laufe von 1 (Faktor VII) bis 3 Tagen (Prothrombin) durch Alterung verschwinden, ehe sich der mangelnde Nachschub aus der Leber durch eine Senkung der Gerinnungsfaktoren im Blut bemerkbar macht. Aus der Konkurrenzreaktion läßt sich ferner die sehr unterschiedliche Empfindlichkeit einzelner Individuen gegenüber den Cumarin-Derivaten ableiten: je reicher die Leber an Vitamin K ist, um so unempfindlicher verhält sie sich gegenüber Dicumarolen und umgekehrt. Die Empfindlichkeit der einzelnen Patienten auf Cumarin-Derivate wird u. a. von der Menge an Vitamin K, die mit der Nahrung zugeführt wird, abhängig sein. Wird die Zufuhr der Cumarine unterbrochen, so beginnt die Leber wieder, Gerinnungsfaktoren zu synthetisieren. Die Blutgerinnung wird im Laufe einiger Tage normalisiert. Bei Überdosierung von Cumarin-Derivaten kann die Synthese der Gerinnungsfaktoren durch Gabe großer Mengen Vitamin K_1 (Phytomenadion) schneller, aber keineswegs momentan aktiviert werden.

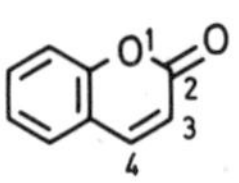

Cumarin (Duftstoff aus Melilotus-Arten und Waldmeister = Asperula odorata)

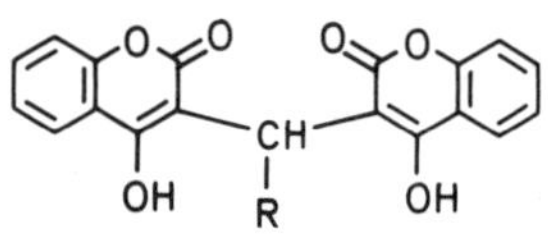

R = H

Bishydroxycoumarin, Dicoumarolum[14]
3,3'-Methylen-bis-(4-hydroxycumarin)

R = $-COOC_2H_5$

Ethylbiscoumacetat, Äthyldicumarin[15]
Bis-[4-hydroxy-cumarinyl-(3)]-essigsäureäthylester

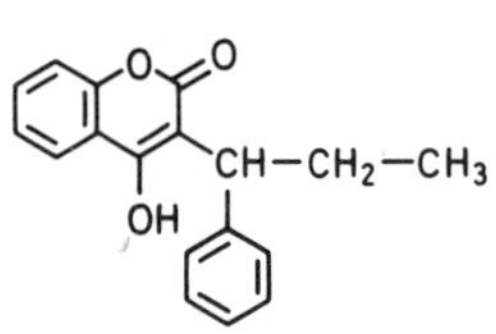

Phenprocoumarol[16]
3-(1'-Phenylpropyl)-4-hydroxycumarin

Die Dicumarole sind ein eindrucksvolles Beispiel für die ***Anfälligkeit*** einer Substanzgruppe ***gegenüber Interferenzen*** durch andere Arzneimittel. Die enterale Resorption wird durch die gleichzeitige Einnahme von Adsorbentien (z. B. Antacida, Carbo medicinalis) vermindert. Der Blutspiegel der Cumarin-Derivate sinkt ab, wenn durch andere Pharmaka eine Enzyminduktion (s. S. 20, 40) in der Leber hervorgerufen wird, die zu einem beschleunigten Abbau führt. Die beiden Interferenztypen bewirken eine effektive Unterdosierung. Dagegen verursachen alle Pharmaka, die mit der Plasma-Eiweißbindung der Dicumarole konkurrieren, eine effektive Überdosierung. So ist eine erhöhte Blutungsneigung zu erwarten nach Sulfonamiden, oralen Antidiabetika, Phenylbutazon und Verwandten, Säure-Analgetika, Clofibrat.

Die ***Indikationen*** für die Cumarin-Derivate sind

[14] Dicumarol® [15] Tromexan® [16] Marcumar®

ähnlich wie die für Heparin, also Verhütung von Thrombosen und Embolien nach Operationen und Behandlung thrombotischer und thrombophlebitischer Zustände. Bei Herzinfarkt ist eine Rezidivprophylaxe mit diesen Substanzen durchführbar. Die Langzeitprophylaxe ist jedoch mit Risiken belastet und im Erfolg fraglich, wenn die Gerinnungsfaktorenaktivität nicht genügend gesenkt wird. Muß eine Therapie sofort einsetzen, so ist sie mit Heparin einzuleiten, gleichzeitig damit beginnt die Zufuhr von Cumarin-Derivaten, die je nach Dosierung und Präparat erst in 1 bis 3 Tagen wirksam wird. Die Therapie mit Cumarin-Derivaten darf nicht schematisch durchgeführt werden, sondern muß ***individuell*** unter Kontrolle der Gerinnungsfaktoren im Blut erfolgen. Dabei soll der sogenannte Quick-Wert zwischen 15 und 25% des Normalwertes liegen. Nach plötzlichem Absetzen der Zufuhr besteht die Gefahr der überschießenden Gerinnungsfähigkeit des Blutes, die Therapie ist daher ausschleichend zu beenden.

Die ***Nebenwirkungen*** ergeben sich vorwiegend aus der gewünschten Hauptwirkung, nämlich der Verhinderung der Blutgerinnung. So können Blutungen in allen Hohlorganen auftreten (Magen-Darm-Kanal, ableitende Harnwege), subkutane Blutungen und Wundblutungen wurden beobachtet. Cumarin-Derivate passieren im Gegensatz zu Heparin die Placenta. Schwangerschaft und Laktation sind Kontraindikationen; Stillen ist erst 5 bis 8 Tage nach Absetzen der Cumarin-Derivate ungefährlich. Ferner kommen Überempfindlichkeitsreaktionen, wie Diarrhoen und Urtikaria, vor. Auch können die Haare ausfallen wie bei der Therapie mit Heparin. Die Kallusbildung kann verzögert sein. Die Cumarin-Derivate können auch die Kapillaren schädigen: Petechien, multiple Ekchymosen mit Gewebsnekrosen und eine Verquellung der Glomerulusschlingen treten auf. Wie weit ein kausaler Zusammenhang zwischen der mangelnden Gerinnungsfähigkeit des Blutes und der Schädigung der Kapillarfunktion besteht, ist nicht klar. Relative Überdosierungen sind bei gleichzeitiger Gabe anderer Medikamente beobachtet worden (s. oben).

Die obengenannten Blutungen sind fast immer Folge einer ***Überdosierung*** und eines zu starken Absinkens des Prothrombinspiegels. Eine Überdosierung kann durch Zufuhr großer Dosen Vitamin K_1 (Phytomenadion[17]) beschleunigt behoben werden. Sofort läßt sich ein Mangel an Prothrombin und Gerinnungsfaktoren nur durch eine Frischbluttransfusion, einfacher aber durch ein Prothrombinkonzentrat kompensieren.

Eine größere Anzahl von Cumarin-Derivaten steht in ***Handelsformen*** zur Verfügung, zwischen ihnen bestehen prinzipiell keine Unterschiede. Sie werden lediglich verschieden schnell ausgeschieden, so daß die jeweils benötigten Erhaltungsdosen und die Abklinggeschwindigkeiten sehr differieren. Die hier üblichen Präparate seien in der Reihenfolge der größten zur geringsten Abklinggeschwindigkeit aufgezählt (die Prozentzahlen geben etwa an, wieviel Prozent der Initialdosis die Erhaltungsdosis beträgt): Äthyldicumarin[18] (≈50%), Acenocoumarol[19] (≈45%), Dicoumarolum[20] (≈25%) und Phenprocoumarol[21] (≈15%). Weltweit verbreitet ist Warfarin[22].

Die Wirkung der Cumarin-Derivate wurde entdeckt, als in Kanada und den nördlichen Staaten der USA eine Viehkrankheit auftrat, die sich durch eine verstärkte Blutungsneigung auszeichnete. Als Ursache konnte immer festgestellt werden, daß das Vieh verdorbenen Süßklee gefressen hatte. Aus diesem Futter wurden allein etwa 40 Substanzen mit Vitamin K antagonistischen Eigenschaften isoliert. Die einfachste molekulare Struktur, die synthesehemmend wirkt, ist das 4-Hydroxycumarin; durch Substitution in Position 3 steigt die Wirksamkeit. Neben den Cumarin-Derivaten sind auch Abkömmlinge des 1,3-Indandion als Vitamin-K-Antagonisten wirksam. Die nahe strukturelle Verwandtschaft mit 4-Hydroxycumarin liegt auf der Hand. Das in die Therapie eingeführte Phenindion[23] sollte wegen schwerster, eventuell tödlicher Nebenwirkungen nicht benutzt werden.

---

[17] Konakion®, Vit. K_3 = Hemodal®

[18] Tromexan®

[19] Sintrom® = 3-[2-Acetyl-1-(4-nitro-phenyl)-äthyl]-4-hydroxycumarin

[20] Dicumarol®

[21] Marcumar®

[22] 4-Hydroxy-3-(3-oxo-1-phenylbutyl)-2-H-chromen-2-one

[23] Thrombasal® = 2-Phenylindan-1,3-dion

5.3. Fibrinolyse

Das Fibrin frischer Thromben kann durch die Aktivität des Ferments Plasmin (Fibrinolysin) in ***Polypeptide*** gespalten und damit aufgelöst werden. Plasmin ist ein Umwandlungsprodukt des Plasminogen, das in der Globulinfraktion des Plasma vorhanden ist. Die Umwandlung von Plasminogen in Plasmin kann durch einen Aktivator gefördert werden, der von verschiedenen Stämmen hämolytischer Streptokokken produziert und daher Streptokinase genannt wird. Die ***intravenöse Infusion*** von hochgereinigten Streptokinasepräparaten[24] kann manchmal mit Erfolg benutzt werden, um bei thromboembolischen Erkrankungen und Koronarthrombosen zu versuchen, das Gerinnsel möglichst in den ersten Stunden nach seiner Entstehung aufzulösen. Auch einige Tage, Wochen oder Monate später werden mitunter bei arteriellen und venösen Thrombosen noch Rekanalisierungen beobachtet, anscheinend weil die Organisierung der Thromben doch nicht das ganze Lumen betraf. Wenn die Thromben regelrecht organisiert sind, haben Plasmin und damit auch Streptokinase keine Wirkung mehr, da intakte Zellen nicht angedaut werden können. Die ***Dosierung*** der Streptokinase ist verhältnismäßig schwierig, da sie sich nach der Menge von zirkulierenden Antikörpern richten muß. Die individuelle Empfindlichkeit kann bestimmt werden, indem die Anzahl der Streptokinaseeinheiten gemessen wird, die nach Zusatz zu Patientenblut eine Koagulation in bestimmter Zeit rückgängig machen kann. Der sinnvolle Gebrauch von Streptokinase ist also an in-vitro-Untersuchungen eines Gerinnungslabors gebunden. Die Folgen einer ***Überdosierung*** von Streptokinase, die eine zu starke Fibrinolyse nach sich zieht, können durch Zufuhr von ε-Aminocapronsäure[25] oder besser von p-Aminomethyl-benzoesäure bzw. die im Ring durchhydrierte Verbindung = Tranexamsäure[26] durchbrochen werden. Nach der intravenösen Infusion von Streptokinase sind Fieberreaktionen mit Schüttelfrost, Kopf- und Gelenkschmerzen, Übelkeit und allgemeinem Krankheitsgefühl häufig. Die gleichzeitige Gabe von Glucocorticoiden mildert diese ***Nebenwirkungen*** ab.

Kontraindikationen. Jeder Zustand, in dem die Blutgerinnung unversehrt sein muß und das Vorhandensein von Fibrin notwendig ist, also nach Blutungen und bei Ulcera verschiedener Genese, im Anschluß an Operationen und invasive Methoden der Diagnostik und Therapie, auch intramuskuläre Injektionen, erhöhte Blutungsneigung und schwere Hypertonie, stellen eine Kontraindikation für Streptokinase dar. Vor Anwendung dieses Plasminogenaktivators ist daher ein genauer Blut- und Gerinnungsstatus aufzustellen. Therapeutische Versuche mit aus menschlichem Harn gewonnener ***Urokinase*** haben

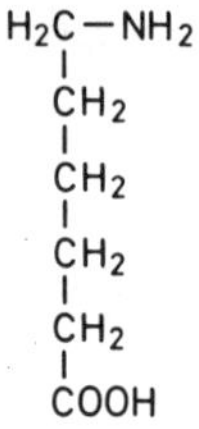

ε-Aminocapronsäure = Aminohexansäure

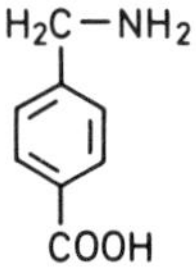

p-Aminomethyl-benzoesäure, PAMBA

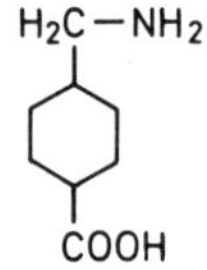

p-Aminomethyl-cyclohexancarbonsäure, AMCHA, Tranexamsäure

bisher günstige Ergebnisse gebracht. Die Kontraindikationen sind dieselben wie die von Streptokinase.
Der Einfluß von Heparin auf die Fibrinolyse ist an anderer Stelle kurz erwähnt (s. S. 133).

Während für die intravenöse Applikation hochgereinigte Präparate vorliegen müssen, genügen für ***lokale Anwendung*** weniger reine Zubereitungen, die außerdem noch ein zweites Ferment aus hämolysierenden Streptokokken, die Streptodornase, enthalten. Sie spaltet Nukleoproteide in Purinbasen und Pyrimidinnukleoside und führt so zum Beispiel zur Verflüssigung von Eiter. Die Nukleoproteide des Eiters stammen aus den zugrunde gegangenen Zellen (Leukozyten, Gewebszellen). Die ***Kombination***[27] von ***Streptokinase*** und ***Streptodornase***, die beide intakte Zellen nicht beeinträchtigen können, wird benutzt, um fibrinöse oder purulente Exsudate in Körperhöhlen und auf nekrotischen Wunden aufzulösen. Diese Präparate dürfen nur lokal, zum Beispiel in den Lumbal- und Pleuraraum, in Gelenkhöhlen, oder oberflächlich auf Wunden appliziert werden. Frische Blutungen sind eine ***Kontraindikation***, weil der Gerinnungsvorgang gehemmt wird, ebenso hat die Fermentkombination keinen Sinn bei frischen Entzündungen ohne fibrinöse oder eitrige Absonderung.

5.3.1. Hemmstoffe einer gesteigerten Fibrinolyse

Der Zustand, wie er im Anschluß an eine Therapie mit Streptokinase auftritt, kann durch Gabe von ε-Aminocapronsäure oder Tranexamsäure behoben werden. Bei einigen internen Erkrankungen, zum Beispiel Pneumonien, Colitiden, Hämobla-

---

[24] Kabikinase®, Streptase®
[25] Epsamon®, Epsikapron®
[26] Anvitoff®, Cyklokapron®, Ugurol®

[27] Bistreptase®, Varidase®

stosen, nach Operationen (vor allem nach Prostatektomie, bedingt durch die fibrinolytisch wirksame Urokinase) und nach Geburten kann es infolge gesteigerter Fibrinolyse zu schweren Blutungen kommen. Bei Zwischenfällen dieser Art normalisiert sich das Gerinnungssystem in kurzer Zeit nach Zufuhr von Tranexamsäure oder p-Aminomethyl-benzoesäure, schwächer und kürzer wirksam ist die ε-Aminocapronsäure. Diese Substanzen können ihrerseits zu Glomerulathrombosen, aber auch zu Blutungen führen. Andererseits können die menstruellen Blutverluste vermindert sein, weil die lokale fibrinolytische Aktivität während dieser Periode erhöht ist. Eine weitere Möglichkeit, eine übersteigerte Fibrinolyse zu hemmen, besteht darin, die Aktivität von Plasmin und von den Aktivatoren des Plasminogens zu reduzieren. Zu diesem Zweck wird Aprotinin[28] verwendet.

[28] Antagosan®, Trasylol®

5.4. Thrombozytenaggregation

Die Thromboseneigung kann durch eine Verminderung der Aggregation von Blutplättchen reduziert werden. Dieser Vorgang wird durch einige Substanzen z.B. Acetylsalicylsäure, Dipyridamol und auch niedermolekulares Dextran (s. u.) möglicherweise ausreichend stark gehemmt. Aus diesem Grunde wird versucht, durch Zufuhr von Acetylsalicylsäure thrombotische Prozesse zu verhindern. Der Erfolg einer solchen Prophylaxe ist nach wie vor nicht nachgewiesen, obgleich viele einschlägige Untersuchungen durchgeführt worden sind. Dieselbe Unsicherheit besteht gegenüber der klinischen Wirksamkeit von Sulfinpyrazon[29] und Dipyridamol[30]. Beide Substanzen sind in-vitro-Hemmstoffe der Thrombozytenaggregation.

[29] Anturano® [30] Persantin®

5.5. Verbesserung der Mikrozirkulation

Bei vielen Formen der Kreislaufinsuffizienz und bei einer gesteigerten Thromboseneigung ist die Verbesserung der Mikrozirkulation eine notwendige prophylaktische oder therapeutische Maßnahme. Prinzipiell könnte die Mikrozirkulation durch folgende Veränderungen gebessert werden:

❶ Erweiterung des Endstrombettes,
❷ Steigerung des Perfusionsdruckes (Blutdrukkes) und
❸ Verminderung der Blutviskosität.

Eine Vasodilatation führt meistens aber zu einer weiteren Verschlechterung des Zustandes, da durch die zwangsläufig auftretende Blutdrucksenkung die vis a tergo weiterhin abnimmt. Der zweite Mechanismus schließt sich als praktische Möglichkeit im allgemeinen aus. Ausnutzen läßt sich dagegen möglicherweise die dritte Größe, die den peripheren Widerstand bestimmt, nämlich die Viskosität des Blutes.

Eine Möglichkeit, die Viskosität des Blutes zu vermindern, besteht darin, niedermolekulares Dextran[31] (Mol. Gew. um 40000) zu infundieren.

[31] Rheomacrodex®

Zur Anwendung kommen 100–500 ml einer 10%igen Lösung. Diese verdünnt das Blut und verbessert die „Fließlichkeit". Hinzu kommt, daß Dextran die Adhäsivität der Erythrozyten und Thrombozyten reduziert und damit auch ihre Neigung zu aggregieren. Die „Geldrollenbildung" von Erythrozyten wird eventuell rückgängig gemacht.

Eine weitere, bisher aber nicht genügend experimentell erhärtete Möglichkeit, die Viskosität des Blutes zu reduzieren, geht von der Vorstellung aus, die Flexibilität der Erythrozyten zu vergrößern, um ihre Fortbewegung im Kapillarlumen zu erleichtern. Falls es gelingen würde, die Verformbarkeit der roten Blutzellen zu erhöhen, müßte die Mikrozirkulation tatsächlich verbessert werden. Eine derartige Wirkung wird dem Theobromin-Derivat Pentoxyfyllin[32] zugeschrieben.

[32] Trental 400®

5.6. Blutersatzmittel, Volumenersatzmittel

Bei dem Ersatz fehlenden Blutes ist zu berücksichtigen, ob ein lebensbedrohlicher ***Mangel an Erythrozyten*** oder eine Funktionsstörung auf Grund ***mangelnden Volumens*** vorliegt. Ist durch einen akuten Blutverlust der Sauerstofftransport in die Gewebe nicht mehr gewährleistet, weil die Zahl der Erythrozyten eine mit dem Leben nicht mehr verträgliche Grenze unterschritten hat, so muß als notwendige Therapie Frischblut, konserviertes Blut oder Erythrozytenkonzentrat zugeführt werden. Dieselbe Therapie ist auch angezeigt, wenn sich eine lebensbedrohliche Anämie langsam entwickelt hat.

In allen Fällen, in denen nicht die Bedrohung durch Erythrozytenmangel, sondern vielmehr eine Kreislaufschädigung durch einen absoluten oder relativen Volumenmangel (Schock) im Vordergrund steht, genügt es, statt Blut Plasma oder erythrozytenfreie ***Plasmaersatzmittel*** zu infundieren. Da sich die Plasmaersatzmittel viel einfacher herstellen und lagern lassen als Blutkonserven, kann diese Therapie in Katastrophenfällen als einzige „Blutersatzmaßnahme" praktiziert werden. Bei den häufig vorkommenden Mischformen von Volumen- und Erythrozytenmangel ist es notwendig, einige Stunden nach der Zufuhr eines Plasmaersatzmittels, das der akuten Überbrückung gedient hat, eine Blutinfusion nachfolgen zu lassen.

An ein Plasmaersatzmittel müssen folgende ***Forderungen*** gestellt werden: Der kolloidosmotische Druck muß ebenso wie der osmotische Druck dem des Plasma entsprechen. Das Kolloid muß biologisch indifferent sein und wieder aus dem Organismus verschwinden. Bisher ist es aber nicht gelungen, Präparate zu entwickeln, die völlig frei von Nebenwirkungen sind. Das Kolloid muß lange genug in der Blutbahn bleiben, um eine genügend lange Kreislaufauffüllung zu gewährleisten. Isotone Salzlösungen, wie physiologische Kochsalzlösung, Ringer- oder Tyrode-Lösung verschwinden sehr schnell aus dem Kreislauf, weil das Wasser auf Grund des fehlenden kolloidosmotischen Druckes aus den Gefäßen in das Gewebe aufgenommen wird. Es liegen mehrere Präparate vor, die aus ganz verschiedenen Grundkörpern aufgebaut sind; ihnen gemeinsam ist aber ein Molekulargewicht, das im Bereich 25 000 bis 70 000 liegt, sie werden deshalb, wenn auch langsam, gerade noch von der Niere durch Filtration ausgeschieden. Bei der Schockbekämpfung scheint sich der Volumenmangel besser durch Dextran[33] als durch Polyvinylpyrrolidon[34] oder Gelatinederivate[35] beheben zu lassen.

5.6.1. Dextran

Dextran ist ein Polysaccharid, das von dem Bacterium Leuconostoc mesenteroides gebildet wird.

[33] Macrodex® [34] Periston® [35] Haemaccel®

Das native Produkt enthält rund 200000 Glucosemoleküle vorwiegend in 1–6-glykosidischer Bindung. Durch hydrolytische Spaltung werden Bruchstücke vom Molekulargewicht um 60000 gewonnen. Die Handelslösung von Dextran[36] enthält 6% der Substanz und 0,9% Natriumchlorid. Es ist ein gutes Plasmaersatzmittel, die Wirkungsdauer beträgt 6 bis 8 Stunden; es wird zum Teil durch die Niere ausgeschieden (etwa 50% in 24 Stunden); der Rest kann im Organismus sehr langsam abgebaut werden (die für das Säugetier und den Menschen ungewöhnliche 1–6-glykosidische Verknüpfung verhindert den sofortigen Abbau). Dextran hat keinen nachteiligen Einfluß auf die Funktion der parenchymatösen Organe. Es kann gelegentlich Antigeneigenschaften besitzen, die vom Reinheitsgrad des Präparates abhängig zu sein scheinen. Die neueren, besser gereinigten Chargen lösen Überempfindlichkeitsreaktionen (Hautjucken, Urticaria, Blutdruckabfall, auch mit tödlichem Ausgang), seltener aus. Ferner kann eine verlängerte Blutungszeit bei unveränderter Gerinnungszeit und eine Beschleunigung der Blutkörperchensenkungsgeschwindigkeit auftreten.

Eine 10%ige Lösung von niedermolekularen Dextran[37]-Molekülen (Mol.-Gew. um 40000) kann benutzt werden, um Erythrozyten- und Thrombozytenaggregationen (sludge-Bildung) aufzulösen; dadurch wird eine Besserung der Mikrozirkulation erreicht (s. S. 139).

Dextran stellt ein gutes Beispiel für die Tatsache dar, daß es Tierspezies gibt, die ungewöhnlich und unvorhersagbar auf eine Substanz reagieren: für die Ratte ist Dextran ausgesprochen giftig! In der experimentellen Medizin benutzt man die Injektion von Dextran in die Rattenpfote, um ein reproduzierbares lokales Ödem auszulösen, das nun wiederum durch „Antiphlogistika" beeinflußt werden kann. Schon dieses eine Beispiel zeigt, wie wichtig es ist, neue als Heilmittel in Aussicht genommene Substanzen an verschiedenen Tierspezies zu prüfen, ehe sie am Menschen untersucht werden können.

5.6.2. Polyvinylpyrrolidon

Diese Substanz ist ein rein synthetisches Polymeres, das mittlere Molekulargewicht beträgt 30000. Eine Handelslösung[38] enthält 4% Poly-(1-vinyl-2-pyrrolidon) in physiologischer Kochsalzlösung, als Plasmaersatz ist es ähnlich geeignet wie Dextran. Es besitzt keinerlei Antigeneigenschaften.

3 Tage nach der Infusion sind 50 bis 75% des zugeführten Polyvinylpyrrolidon ausgeschieden, ein Teil wird aber von den Makrophagen aufgenommen. Diese Substanz kann vom Organismus nicht abgebaut werden. Eine funktionelle Schädigung des retikulo-endothelialen Systems durch die Speicherung ist bisher nicht festgestellt worden. Beim Vergleich von Polyvinylpyrrolidon und Dextran wird ersterem die Eigenschaft, nicht abgebaut werden zu können (Dauerspeicherung) als Nachteil, keine Antigeneigenschaften zu haben als Vorteil angerechnet. Das physikochemische Verhalten des Plasma und der Erythrozyten wird von Polyvinylpyrrolidon ebenso verändert wie vom Dextran.

5.6.3. Gelatine

Eine 6%ige Gelatinelösung in physiologischer Kochsalzlösung läßt sich prinzipiell als Plasmaersatzmittel verwenden. Da die Lösung aber vor der Infusion erst durch Erwärmen auf 50 °C verflüssigt und während einer längerdauernden Infusion auch auf dieser Temperatur gehalten werden muß, hat sich diese Substanz nicht durchsetzen können. Neuerdings ist es gelungen, durch thermischen Abbau der Gelatine auf Bruchstücke von 12000 bis 15000 Mol.-Gewicht und deren Vernetzung über Harnstoffbrücken Polymerisate mit Mol.-Gewichten von 35000 herzustellen[39], deren 3,5%ige Lösung bis 4 °C flüssig bleibt. Wegen des hohen Gehaltes an Calcium ist bei volldigitalisierten Patienten Vorsicht geboten. Die Halbwertzeit im Kreislauf wird mit etwa 4 Stunden angegeben, Dextran und Polyvinylpyrrolidon verhalten sich in dieser Hinsicht sehr ähnlich. Bei allen Gelatinepräparaten besteht die Möglichkeit einer anaphylaktischen Reaktion.

5.6.4. Hydroxyläthylstärke

Dieses Kolloid ist wie Dextran ein Polysaccharid, es wird durch Hydroxyäthylierung von Amylopectinhydrolysaten gewonnen. Das Molekül ist stark verzweigt, die Bindungen sind vorwiegend 1–4 glykosidisch (wie im Glykogen), die 2-Hydroxyäthyl-Gruppe steht in 2-Position der Glucose. Das mittlere Molekulargewicht der abgewandelten Stärkemoleküle in der Infusionslösung liegt bei

[36] Macrodex® [37] Rheomacrodex® [38] Periston®

[39] Haemaccel®, ähnlich Gelifundol®

450000, erst im Blut werden sie von der α-Amylase in kleinere Bruchstücke zerlegt, die dann bei Unterschreiten der glomerulären Filtergröße renal ausgeschieden werden.

Da es sich um eine Neuentwicklung handelt, kann der Wert der Hydroxyäthylstärke[40] als Plasmaexpander im Augenblick noch nicht endgültig beurteilt werden. Anaphylaktische Reaktionen werden beobachtet.

5.6.5. Serum- und Plasmapräparate

Ein Volumenmangel läßt sich sowohl durch eine Bluttransfusion als auch durch Infusion einer Lösung menschlicher Bluteiweißkörper behandeln. Blut- und Plasmaübertragungen sind allerdings nicht risikofrei. Für diesen Zweck sind entsprechende Präparate[41] verfügbar. Eine Zubereitung mit praktisch unbegrenzter Haltbarkeit ist gefriergetrocknetes Plasma, das pulverförmig ist und wieder gelöst werden kann (Trockenplasmakonserve). Für die einfache Therapie eines Volumenmangels sind diese Zubereitungen meistens nicht notwendig (und zu teuer), sie sind speziellen Indikationen vorbehalten (parenterale Eiweißsubstitutionstherapie, Eiweißmangelzustände etc.).

[40] Plasmasteril®

[41] Humanalbumin, Humanserum = Seretin®

5.7. Lipidspiegel im Blut

Der gesamte Lipidstoffwechsel ist außerordentlich kompliziert, da unter anderem eine wechselseitige Beziehung mit dem Kohlehydrat- und Protein-Stoffwechsel besteht. Auf Grund der Komplexität des Fettstoffwechsels ist vorauszusehen, daß eine gezielte pharmakologische Beeinflussung sehr schwer möglich ist. Ebenso komplex scheint der Zusammenhang zwischen den Blutspiegeln der verschiedenen Lipidfraktionen und dem Auftreten arteriosklerotischer Gefäßveränderungen zu sein. Bei Betrachtung dieses Problems ist zu unterscheiden zwischen primär genetisch bedingten Lipidstoffwechselanomalien (Hyperlipidämien Typ IIa und IIb nach Fredrickson) und dem Verhalten des großen Kollektivs mit primär normal funktionierendem Lipidstoffwechsel. Bei diesem Kollektiv können die Blutspiegel der unterschiedlichen Lipidfraktionen unterschiedlich hoch liegen und über längere Zeit pathologische Werte einnehmen. Bisher konnte ein kausaler Zusammenhang zwischen abnormen Werten einzelner Lipidfraktionen und dem Auftreten arteriosklerotischer Veränderungen einschließlich ihrer Folgeerkrankungen (Angina pectoris, Herzinfarkt, Cerebralsklerose, Durchblutungsstörungen) nicht nachgewiesen werden. Die isolierte Betrachtung nur einer Komponente, wie z.B. der Triglycerid- oder der Cholesterin-Konzentration im Blut läßt keine Voraussage auf die Entstehung einer Arteriosklerose oder deren Folgekrankheiten zu. Daraus ergibt sich, daß die isolierte Beeinflussung einer der Komponenten von zweifelhaftem Wert ist, wie aus größeren Untersuchungen über die isolierte Senkung der Triglyceride und dem freien Cholesterin im Plasma hervorgeht. Nach neueren Befunden besteht am ehesten noch ein Zusammenhang zwischen einer pathologischen Senkung des high density Lipoprotein-Cholesterin und der Häufigkeit einer Coronarsklerose. Bei den primär genetischen Fettstoffwechselstörungen existiert ein klarer statistischer Zusammenhang zwischen einer ausgeprägten Erhöhung des low density Lipoproteins und dem gehäuften Auftreten von Gefäßschäden. Die kausale Verknüpfung ist unklar. Während das Normalkollektiv diätetisch zu behandeln ist, bedürfen die genetisch bedingten Lipidstoffwechselanomalien einer zusätzlichen Pharmakotherapie.

5.7.1. Clofibrat

Clofibrat[42] senkt den Triglyceridspiegel, vor allem dann, wenn dieser pathologisch erhöhte Werte zeigt. Der Cholesterinspiegel wird wenig beeinflußt, es wird aber eine Verschiebung des Verhältnisses der einzelnen Lipoprotein-Fraktion zueinander gefunden. Der zugrundeliegende Wirkungsmechanismus ist unklar. Es gibt Anhaltspunkte dafür, daß der Lipidstoffwechsel in der Leber verändert wird. Es sei auf ein vermehrtes Auftreten von Peroxysomen in den Leberzellen hingewiesen. Die Verweildauer der very low density Lipoproteine im Plasma wird bei Clofibrat-Therapie verkürzt.

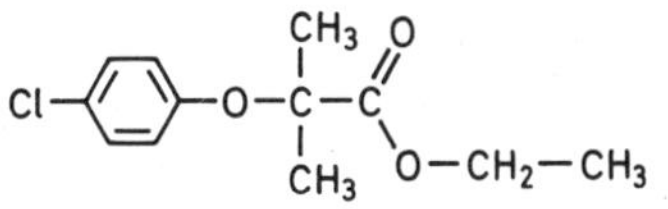

Clofibrat
2-(4-Chlor-phenoxy)-isobuttersäureäthylester

Clofibrat wird in einer täglichen ***Dosierung*** von 1,5 bis 2 g per os gegeben und gut resorbiert. Der Ester wird relativ schnell gespalten, so daß im Blut vorwiegend 4-Chlorphenoxy-isobuttersäure („Clofibratsäure") vorliegt, die sehr stark an Plasmaeiweiße gebunden ist (die Möglichkeit von Arzneimittelinterferenzen ist zu beachten). Die Plasmahalbwertzeit beträgt 12 bis 15 Stunden. Wenn Clofibrat indiziert ist, handelt es sich um eine Dauertherapie, die jahrelang durchgeführt werden muß. Die Clofibratsäure wird über die Nieren ausgeschieden, zum größten Teil als Glucuronid. Bei eingeschränkter Nierenfunktion ergeben sich daher höhere Blutspiegel und damit auch häufigere Nebenwirkungen.

Bei der chronischen Therapie mit Clofibrat werden folgende ***Nebenwirkungen*** beobachtet: Muskuläre Symptome (Myalgien und Muskelschwäche), gehäuftes Auftreten von Gallensteinen (möglicherweise Ausdruck einer veränderten Leberfunktion) und Libidoverlust. Bei coronaren Risikopatienten besteht bei der Anwendung von Clofibrat die Gefahr, Thromboembolien, periphere Durchblutungsstörungen, Angina pectoris-Anfälle und Herzrhythmusstörungen auszulösen. Der ***prophylaktische Wert*** der Clofibrat-Zufuhr bei Patienten ohne genetisch bedingte Fettstoffwechselstörung ist nicht erwiesen, vielmehr sollte hier die Einhaltung einer strikten Diät und die Ausschaltung anderer Risikofaktoren (Übergewicht, Nicotinabusus, optimale Einstellung eines Diabetes mellitus) im Vordergrund stehen. Bei bestehender Arteriosklerose einschließlich ihrer Folgeerkrankungen ist die Clofibrat-Therapie ohne überzeugenden Erfolg. Die Anwendung von Clofibrat bei genetisch bedingten Hyperlipidämien scheint günstig zu sein, denn die Konzentration von Triglyceriden und Cholesterin im Blut sinkt ab und Lipidablagerungen (Xanthome) können sich zurückbilden.

5.7.2. Nicotinsäure (und 3-Pyridyl-carbinol)

Nicotinsäure[43] und ***Pyridylcarbinol***[44], das im Organismus in die Nicotinsäure umgewandelt wird, senken primär die Konzentration an freier Fettsäure im Blut aufgrund einer verminderten Freisetzung aus dem Fettgewebe. Der Leber stehen damit weniger Fettsäuren zur Synthese von Triglyceriden zur Verfügung, was sich in einer Abnahme ihrer Konzentration im Blut bemerkbar macht. In geringem Ausmaß nimmt auch der Cholesterin-Blutspiegel ab. Die benötigten täglichen ***Dosen*** liegen zwischen 1.5 und 6 g, die im Vergleich zur täglich benötigten Menge von Nicotinsäureamid (Vit. B_6) von 20 bis 40 mg schon demonstrieren, daß es sich bei der Beeinflussung des Fettstoffwechsels nicht um eine Vitamin-Wirkung handelt. Die Nicotinsäure wird gut resorbiert und schnell renal ausgeschieden, die Plasmahalbwertzeit beträgt nur 1 Stunde. Da die Nicotinsäure gefäßdilatierend wirkt, ist das Auftreten von ***Nebenwirkungen*** von Seiten des Kreislaufs nicht verwunderlich. Mit Regelmäßigkeit findet sich eine Erweiterung der Hautgefäße (flush) und eine Blutdrucksenkung mit entsprechenden Folgen für das Allgemeinbefinden ein. Daneben treten häufig Pruritus und gastrointestinale Störungen auf. Bei der Hälfte der Patienten ergibt sich eine Hyperglykämie mit verminderter Glucosetoleranz. Unter der Therapie können Gichtanfälle auftreten (Interferenz der Nicotinsäure mit dem aktiven Harnsäuresekretionsprozeß). Die

---

[42] Atheropront® Clofibrat-Stada®, Dura-Clofibrat®, Regelan®, Skleromexe®, Atherolip® = Aluminiumbisclofibrat

[43] Niconacid® [44] Ronicol®-Retard

Anwendung von Nicotinsäure ist selbst bei genetisch bedingten Hyperlipidämien von zweifelhaftem Wert.

5.7.3. Cholestyramin

Cholestyramin[45] ist ein basischer Ionenaustauscher, der enteral nicht resorbiert wird und, unter anderem, Gallensäuren zu binden vermag. Durch diese Bindung wird der Körpervorrat an Gallensäuren vermindert, da ihr enterohepatischer Kreislauf unterbrochen wird. Dies hat eine beschleunigte Umwandlung von Cholesterin in Gallensäuren zur Folge. Zusätzlich ist die gallensäureabhängige Fettresorption gestört, was wiederum zur Senkung der Blutlipide beitragen mag. Die Senkung des Körpervorrats an Cholesterin, wie sie nach Gabe von Cholestyramin auftritt, wird häufig durch eine gesteigerte Cholesterinsyntheserate kompensiert. Die Anwendung von Cholestyramin ist nur bei der genetisch bedingten Hypercholesterinämie (Typ IIa nach Fredrickson) sinnvoll und sollte mit einer entsprechenden Diät verbunden werden. Die ***Nebenwirkungen*** von Cholestryramin ergeben sich aus der chemischen Eigenschaft der Substanz: Die Störung der Fettresorption zieht eine Beeinträchtigung der Resorption fettlöslicher Vitamine nach sich. Daher müssen prophylaktisch gleichzeitig die Vitamine A, D und speziell K gegeben werden. Darmstörungen wie Obstipation und Steatorrhoe können auftreten. Es ist daran zu denken, daß die enterale Resorption von anderen Pharmaka durch Cholestyramin beeinträchtigt wird.

[45] Cuemid®, Quantalan®

5.7.4. D-Thyroxin[46]

D-Thyroxin, das optische Isomer des Schilddrüsenhormons, ist zur Senkung des Cholesterinspiegels nicht geeignet, da es in Dosen, die für diesen Zweck benötigt werden, bereits thyreotoxische Symptome auslöst. Dies wirkt sich besonders nachteilig auf die coronar-geschädigten Herzen aus, so daß die Gefährdung des Patienten sogar über die durch das Grundleiden bedingte hinausgeht.

[46] Dynothel®, Eulipos®, Nadrothyron®-D

6. Niere und Elektrolyte

6.1. Niere

6.1.1. Grundzüge der Harnbereitung

Um pathophysiologische Zustände der Niere bzw. des Elektrolythaushaltes und ihre therapeutische Beeinflussung verstehen zu können, erscheint es zweckmäßig, die Funktion der Niere unter diesem speziellen Gesichtspunkt vorzustellen. Das Nephron, die funktionelle Grundeinheit der Niere ist in der Abb. 6.1. schematisch dargestellt. Von besonderem Interesse sind die folgenden Nephronabschnitte:

❶ die glomeruläre Kapillarschlinge mit ihrer Filterfunktion
❷ das proximale Tubulusepithel,
❸ die Henle'sche Schleife mit dem Gegenstromprinzip,
❹ das distale Tubulusepithel
❺ das Sammelrohrsystem.

Im folgenden soll auf die Funktion der einzelnen Abschnitte und ihre pharmakologische Beeinflußbarkeit eingegangen werden.

Das Glomerulum. Die zuführende Kapillare, das Vas afferens, bildet im Glomerulum eine Kapillarschlinge. Diese Gefäße sind fenestriert, in den Fenestrae wird der Blutraum vom Harnsystem lediglich durch eine Basalmembran getrennt (Abb. 6.2.). Diese Basalmembran stellt ein Molekularsieb dar, das Substanzen bis zu einem Molekulargewicht von ~70000 durchläßt. Die Durchtrittsgeschwindigkeit von Wasser und gelösten Teilchen, die Filtrationsrate, wird von den Podozyten beeinflußt, da sie die Weite der Filtrationsschlitze verändern können. Das in den Glomerula entstehende Ultrafiltrat (Primärharn) besteht aus Wasser und allen im Plasma gelösten Substanzen, deren Molekulargewicht unterhalb 70000 liegt. Beim Erwachsenen beträgt die Menge an Primärharn 150–200 l pro Tag, dagegen die tägliche Urinausscheidung nur um 1,5 l, was auf die ausgeprägte Resorptionsleistung der Niere hinweist. Die Ultrafiltration ist eine Funktion des hydrostatischen Druckes, bei Unterschreitung eines kritischen Druckes (etwa einem diastolischen Blutdruck von 40 mm Hg in der Nierenarterie) vermindert sich die Primärharnproduktion. Unter physiologischen Bedingungen ist die glomeruläre Filtrationsrate weitgehend unabhängig vom Blutdruck, weil das renale Gefäß-System eine Autoregulation besitzt (Durchblutung unabhängig vom Blutdruck im Bereich von 80–180 mmHg systolisch). Bei gegebenem Blutdruck führt eine Verengung der Vasa afferentia zu einer Einschränkung der Filtratmenge. Diese Vasokonstriktion spielt bei der Auslösung und Unterhaltung des renalen Schocks eine entscheidende Rolle. Ferner stellt der onkotische Druck des Plasmas eine Einflußgröße auf die Filtrationsrate dar. Unter pathologischen Bedingungen (Wasserverlust) und im Gefolge einer Pharmakon-Therapie (Diuretika) kann der onkotische Plasmadruck ansteigen und die Filtrationsrate entsprechend vermindern.

Proximaler Tubulus. Der Primärharn, der auf das Epithel des proximalen Tubulus trifft, ist plasmaisoton. Die Hauptaufgabe des Epithels dieses Nephronabschnittes besteht in einer Wasser- und Substanzresorption, nach Passage dieses Abschnittes ist das Ultrafiltrat bereits um mehr als die Hälfte reduziert. Um diese Aufgabe erfüllen zu können, besitzt die proximale Tubulusepithelzelle eine auffallend stark vergrößerte Oberfläche: Zum Lumen hin den sogenannten Bürstensaum (Microvilli), zum Interstitium hin das basale Labyrinth (Abb. 6.**3**). Die Grenze zwischen der tubulären und der interstitiellen Flüssigkeit wird durch die apical gelegenen Zonulae occludentes gebildet, so daß mit Ausnahme der zum Tubuluslumen gerichteten Zelloberfläche die Zelle allseitig Kontakt mit der interstitiellen Flüssigkeit hat.

Der Hauptanteil des filtrierten Natrium wird durch einen aktiven Prozeß mittels einer ATPase, die aus dem Zellinnern in das Interstitium transportiert, aus dem Primärharn entfernt. Mit diesem Natrium-Transport ist ein Chlorid- und Wasser-Strom gekoppelt. Die Natrium-Ionen dringen von der luminalen Seite leicht auf Grund von aufrechterhaltenen Gradienten und der guten Na-

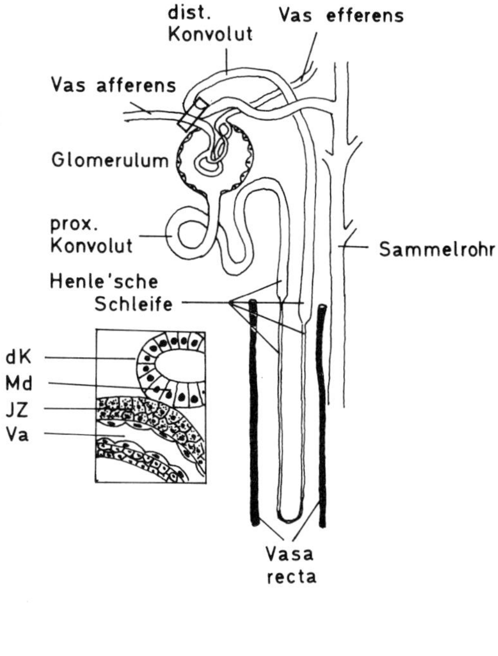

Abb. 6.1. Schematische Darstellung der funktionellen Grundeinheit der Niere, des Nephron. Die Ausschnittvergrößerung zeigt die Kontaktstelle zwischen einem distalen Konvolut (dK) und einem Vas afferens (Va) mit der Macula densa (Md) und den juxtaglomerulären Zellen (JZ).

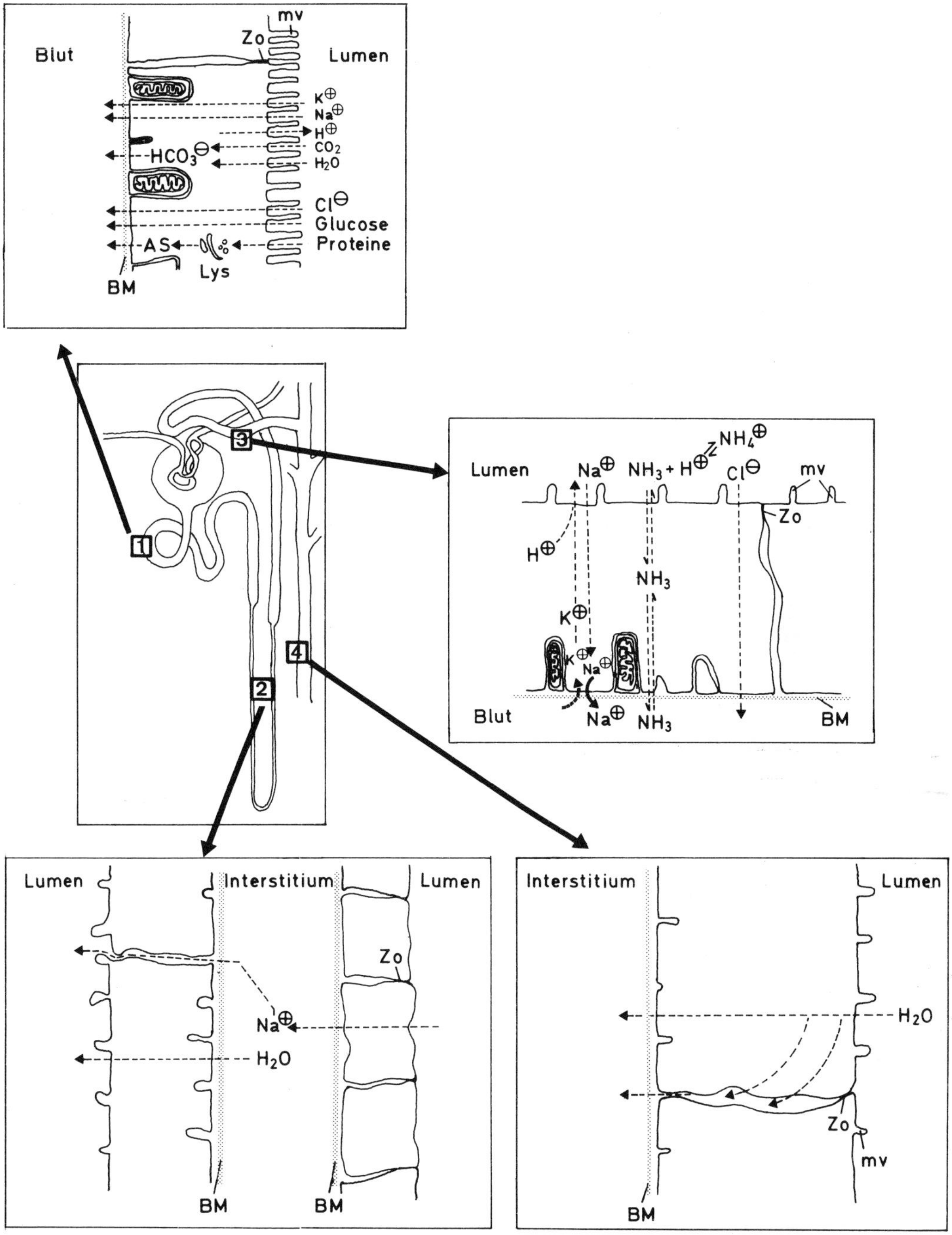

Abb. 6.3. Schematische Darstellung einiger Tubulusabschnitte und deren Lokalisation im Nephron.
mv = Microvilli,
Zo = Zonula occludens,
Lys = Lysosomen
AS = Aminosäuren,
BM = Basalmembran

① Epithelzelle aus einem proximalen Konvolut.
② Ausschnitt aus der Henle'schen Schleife; links absteigender, rechts aufsteigender Schenkel.
③ Epithelzelle aus einem distalen Tubulus.
④ Epithelzelle aus einem Sammelrohr.
Näheres siehe Text.

(z. B. Aminosäuren) stattfindet. Damit stehen diese Bausteine dem Organismus wieder zur Verfügung.

Neben der dargelegten resorptiven Funktion besitzt das Epithel des proximalen Tubulus auch exkretorische Fähigkeiten. Dies gilt insbesondere für organische Säuren, wie z. B. die Harnsäure. Auch körperfremde Säuren können in diesen Mechanismus eingeschleust werden, wie z. B. Penicilline, Probenecid, Analgetica vom Säuretyp.

Haarnadelgegenstromprinzip. Die in die Markzone herabsteigenden Schenkel der Henle'schen Schleife erhalten isotonen Harn. Die Permeabilitäten für Wasser und Natrium sind in den beiden Schenkeln unterschiedlich: Das Epithel des absteigenden Schenkels läßt Wasser und Natrium-Ionen aus dem Interstitium in das tubuläre Lumen leicht permeieren, vorwiegend wohl auf Grund der weiten Interzellular-Abstände ohne Zonulae occludentes (Abb. 6.**3**). Im Gegensatz dazu besitzt das Epithel des aufsteigenden Schenkels einen aktiven Natrium-Transport-Mechanismus von der luminalen zur interstitiellen Seite bei geringer Wasserpermeabilität. Aus dem funktionellen Unterschied der beiden Tubulusabschnitte ergibt sich eine Anreicherung von Natrium im Interstitium der Markzone, die fortschreitend bis zur Spitze Werte von 1,400 m osmolar erreichen kann. Die parallel zur Schleife verlaufenden Vasa recta besitzen die übliche Permeabilität für Wasser und Natrium. Da ein starker Konzentrationsgradient vom Interstitium in das Gefäß hinein besteht, transportieren die Vasa recta fortlaufend Wasser und Natrium aus der Markzone ab. Damit stellt dieses System einen weiteren effektiven Mechanismus zur Rückgewinnung von Natrium und Wasser während der Zubereitung des Endharnes dar. Die Effektivität des Haarnadelgegenstromprinzips wird entscheidend von der Durchblutungsgröße der Markzone moduliert.

Sammelrohre. Die Funktion der Nephrone in der Markzone kann nur dann verstanden werden, wenn auch das System der Sammelrohre mit in die Betrachtung einbezogen wird. Den Sammelrohren wird hypotoner (-isotoner) Harn (immer noch 15–30 l pro Tag) zugeleitet, der in der letzten Phase der Endharnbildung weiter mengenmäßig vermindert werden muß. Die für diesen Schritt notwendige Permeabilität der Sammelrohrepithelien für Wasser hängt von dem Hypophysenhinterlappenhormon Vasopressin (Adiuretin, ADH) ab. Bei Fehlen des Hormons sind die Epithelien praktisch wasserundurchlässig (Diabetes insipidus), während in seiner Anwesenheit Wasser auf Grund des starken osmotischen Gradienten zwischen Lumen und Interstitium in das Interstititum der Markzone gezogen wird. Die passive Wasserresorption aus den Sammelrohren ist also nur möglich, weil das Haarnadelgegenstromprinzip die hohe Natrium-Konzentration im Interstitium aufbaut und damit einen osmotischen Gradienten unterhält. Auf Grund dieses Zusammenhanges wird verständlich, daß eine vermehrte Durchblutung der Markzone und daraus resultierendes Absinken der Natrium-Konzentration im Interstitium (Auswascheffekt) eine verminderte Rückresorption von Wasser aus dem Sammelrohrsystem nach sich zieht: vermehrte Ausscheidung von hypotonem Urin (wie z. B. nach Coffein).

Distaler Tubulus. Nach Verlassen der Henle'schen Schleife ist der Harn hypoton. Im distalen Tubulus erfolgt die Feineinstellung der Natrium-, Kalium- und Protonenkonzentrationen, wie es zur Aufrechterhaltung des Elektrolyt- und Säure-Basen-Haushaltes erforderlich ist. Die Rückresorption von Natrium, Chlorid und Wasser ist hier abhängig von der Anwesenheit des Nebennierenrindenhormons Aldosteron und betrifft nur wenige Prozente der im Primärharn ursprünglich vorhandenen Natrium-Menge. Die Natrium-Rücknahme im distalen Tubulus ist an den Austausch gegen andere Kationen wie Kalium und Protonen gekoppelt. Je höher die Natrium-Konzentration in diesem Nephron-Abschnitt ist, umso größere Mengen von Kalium und Protonen müssen in das Tubuluslumen abgegeben werden. Dies erklärt z. B. die hypokaliämische Alkalose bei massiver Anwendung von Natriuretika.

Renin- und Angiotensinmechanismus. Das in den juxtaglomerulären Zellen der Niere freigesetzte Renin beeinflußt die Durchblutung der Niere durch Bildung von gefäßverengerndem Angiotensin (Abb. 6.**1**). Die Renin- bzw. Angiotensinbildung ist abhängig vom Natriumgehalt des Harnes oder wahrscheinlicher des Resorbats im distalen Konvolut. Injektionen von hypertonischen Natriumchloridlösungen in diesen Teil des Nephron bewirken auf dem Wege über die hier gelegenen Zellen der Macula densa eine isolierte Vasokonstriktion und Unterbrechung der Harnbildung dieses einen ***Nephron***, ein Zeichen für einen lokalen Einfluß der Macula densa auf die benachbarten reninproduzierenden juxtaglomerulären Zellen. Durch diesen Mechanismus kann es bei einer vorübergehenden Verminderung der Harnbildung, zum Beispiel im Schock, zu einer langanhaltenden Unterbrechung der Durchblutung der Nephrone kommen, auch wenn der allgemeine Blutdruck wieder normalisiert ist. Um bei einem eingetretenen Schock möglichst frühzeitig die Entstehung der Schockniere zu verhindern, ist mit einem osmotischen Diuretikum (Mannit) für eine forcierte Diurese, d.h. Senkung der Elektrolyt-Konzentration an der Macula densa, zu sorgen.

Der geschilderte, lokal ablaufende vasokonstriktorische Mechanismus wird noch überlagert von einer zweiten Eigenschaft des Angiotensin, nämlich einer Aldosteronfreisetzung aus der Zona glomerulosa der Nebennierenrinde.

6.1.2. Diuretika

Als Diuretika bezeichnete man ursprünglich Substanzen, die eine vermehrte Harnausscheidung verursachen. Da aber bei der klinischen Anwendung etwa zur Ausschwemmung von Ödemen nicht die Ausscheidung von Wasser allein zum Erfolg führt, sondern nur die Ausscheidung von Natrium, ist es besser, Diuretika solche Stoffe zu nennen, die durch eine direkte Wirkung an der Niere die Ausscheidung von Natrium erhöhen. Sie werden mitunter auch „Natriuretika" genannt oder im Hinblick auf die Eliminierung von Salzen auch „Saluretika". Infolge der Verminderung von Natrium und entsprechender Anionen im Extrazellulärraum kommt es zur Ausschwemmung von Wasser und zum Verschwinden vorhandener Ödeme. Aber auch bei ödemfreien Menschen kann der Extrazellulärraum verringert werden. Forcierte Diuresen sind nicht ungefährlich, weil vor allem bei älteren Patienten durch Blutdrucksenkung, Plasmavolumenverminderung und Bluteindickung Thrombo-Embolien entstehen können. Es muß eine ausreichende Flüssigkeitszufuhr gewährleistet sein.

Im folgenden werden auch noch einige Diuretika besprochen, die im Laufe der Entwicklung von besser wirksamen und weniger giftigen Pharmaka abgelöst wurden. Trotzdem finden sie Erwähnung, weil ihre Wirkungen auf Prinzipien beruhen, die physiologisch-pharmakologisch interessant erscheinen, und weil sie unter bestimmten Bedingungen auch heute noch als Arzeimittel verwandt werden können. – Auf Grund ihrer starken saluretischen Wirkung und ausreichenden therapeutischen Breite haben die Benzothiadiazinderivate und weitere neu entwickelte Substanzen eine sehr große Bedeutung gewonnen und stehen im Vordergrund der Therapie mit Diuretika.

6.1.2.1. Osmotische Diuretika

Ähnlich wie bei einem dekompensierten Diabetes mellitus große Mengen von Glucose im Harn zu einer Ausscheidung beträchtlicher Mengen von Wasser führen, läßt sich durch intravenöse Zufuhr von ***Mannit***[1] (Mannitol), einem sechswertigen Alkohol, eine gesteigerte Harnausscheidung erzeugen. Da Mannit im Gegensatz zu Glucose nicht rückresorbiert wird, erscheint er mit einer entsprechenden Menge Wasser im Endharn. Derartige osmotische Diuretika haben nur einen geringen saluretischen Effekt. Mannit ist aber außerordentlich wertvoll, um die Ausbildung eines Nierenversagens im Schock zu verhindern (s. S. 149). Weitere wichtige Indikationen für die Zufuhr hypertonischer Mannit-Lösungen (20%ig) sind akute Organödeme, wie Hirnödeme, die eventuell schnell mobilisiert und renal eliminiert werden. Bei kardial bedingtem Lungenödem ist wegen der zusätzlichen Belastung des Herzens Vorsicht geboten. Ferner kann die renale Ausscheidung von Giften beträchtlich gesteigert werden. Dieser Effekt läßt sich zum Beispiel bei einer Barbiturat- oder Salicylatvergiftung ausnutzen. Um eine kräftige osmotische Diurese auszulösen und zu unterhalten, werden 0,5 bis 2 Liter 10%ige Mannitlösung in 6 Stunden infundiert (Vorsicht! Exsikkosegefahr!). Beim Vorliegen einer Anurie oder einer schweren kardialen Dekompensation ist diese Behandlung kontraindiziert. In analoger Weise kann ein anderer sechswertiger Alkohol, ***Sorbit***, verwendet werden. Früher wurde ***Harn-***

[1] Osmofundin®

stoff in Tagesdosen von 30 bis 60 g per os als osmotisches Diuretikum verwendet. Diese Behandlung ist heute verlassen.

6.1.2.2. Purinderivate

Theophyllin, Coffein und Theobromin wirken schwach diuretisch. Die glomeruläre Filtrationsrate wird auf Grund einer Vasodilatation geringfügig erhöht, die tubuläre Natrium-Rückresorption etwas vermindert. Wichtiger ist jedoch die vermehrte Markdurchblutung, die die Effektivität des Gegenstromprinzips durch Senkung der Natrium-Konzentration im Interstitium vermindert. Das Volumen des Endharn ist dementsprechend vermehrt. Theophyllin ist stärker wirksam als Coffein und Theobromin. Die Wirkung ist unsicher und läßt bei Wiederholung häufig nach, so daß eine erfolgreiche diuretische Therapie mit dieser Substanzgruppe nicht durchgeführt werden kann.

6.1.2.3. Quecksilberdiuretika

In früheren Zeiten wurde die diuretische Wirkung von Mercurochlorid (Kalomel, Hydragyrum chloratum, Hg_2Cl_2) für die Therapie ausgenutzt. Aber die Wirkung ist unsicher und die therapeutische Breite sehr gering. Erst die Einführung von organischen Verbindungen mit kovalent-gebundenem Quecksilber, die in Lösung keine Quecksilber-Ionen abgeben, führte zu wirksamen Diuretika, die heute jedoch obsolet sind.

6.1.2.4. Carboanhydrasehemmstoffe

Oben wurde bei der Besprechung der Grundzüge der Harnbereitung geschildert, wie unter der Wirkung des Fermentes Carboanhydrase Natriumbicarbonat aus dem Tubuluslumen verschwindet. Eine große Gruppe von Sulfonamiden vermag die Carboanhydrase zu hemmen, z. B. Acetazolamid[2]. Der Erfolg dieser Hemmung ist, wie theoretisch zu erwarten:

a) Es werden weniger Wasserstoff-Ionen zum Austausch zur Verfügung gestellt
b) Der Austausch Natrium-Ionen gegen Wasserstoff-Ionen ist vermindert.
c) Im Harn erscheinen vermehrt Natrium-Ionen, Kalium-Ionen, Bicarbonat-Ionen und Wasser.
d) Die Ammonium-Ionen-Ausscheidung ist vermindert (daher ist die Anwendung von Carboanhydrasehemmstoffen bei Leberzirrhose kontraindiziert)
e) Es entsteht infolge des Basenverlustes eine Acidose im Organismus
f) Diese Acidose hemmt die weitere Wirkung der Carboanhydrasehemmstoffe, so daß der diuretische Effekt nur 6 bis 12 Stunden anhält.

Aufnahme, Ausscheidung. Während der Harn unmittelbar nach der intravenösen Injektion von Acetazolamid alkalisch wird, beginnt die Wirkung nach oraler Zufuhr etwa nach 30 Minuten und erreicht das Maximum nach ca. 2 Stunden. Die Substanz wird durch tubuläre Sekretion zu 80% in 8 bis 12 Stunden und vollständig in 24 Stunden unverändert ausgeschieden.

Anwendung. Carboanhydrasehemmstoffe vom Typ des Acetazolamid haben nach der Einführung der Benzothiadiazin-Derivate nur noch ein beschränktes Anwendungsgebiet. Ihre natriuretische Wirkung ist verhältnismäßig schwach (2–4% der ultrafiltrierten Natrium-Menge) und geht bei täglicher Zufuhr immer mehr zurück. Zur Ausschwemmung kardialer Ödeme werden sie nicht mehr benutzt, dagegen mitunter zur Unterstützung der Therapie des akuten Glaukoms. Dieser Effekt beruht auf einer Verminderung der Kammerwassersekretion. Ob die antiepileptische Wirkung auf der auch sonst oft wirksamen allgemeinen Acidose beruht oder ob grundsätzlich ein Carboanhydrase-Hemmeffekt bei der Liquorproduktion eine Rolle spielt, ist nicht bekannt. Sulthiam[3], ein weiterer Carboanhydrasehemmstoff, wird gelegentlich ebenfalls zur Epilepsiebehandlung eingesetzt. Die Tagesdosen von Acetazolamid per os liegen zwischen 250 mg und 1 g.

Nebenwirkungen. Mit Ausnahme der Glaukom- und Epilepsie-Behandlung ist eine längere Therapie mit diesen Substanzen nicht mehr üblich. Als Nebenwirkungen müssen erwähnt werden: Allergien, Dösigkeit, Parästhesien und andere Erscheinungen von Seiten des Nervensystems. Darüberhinaus kommt es zu Nebenwirkungen, die durch die mit der Hauptwirkung in Zusammenhang stehenden Veränderungen des Elektrolytstoffwechsels bedingt sind.

6.1.2.5. Benzothiadiazin-Derivate, „Thiazide“

Bei dieser Gruppe handelt es sich um eine Fortentwicklung aus den Carboanhydrase-Hemmstoffen vom Typ des Acetazolamid. Die SO_2-NH_2-Gruppe am Ring ist erhalten geblieben, ebenso eine gewisse Carboanhydrase-Hemmwirkung. Aber für die ***zusätzliche neue*** und ***wesentliche Wirkung*** ist ein Chloratom (oder CF_3) in unmittelbarer Nachbarschaft am Ring notwendig.

Durch folgende Veränderungen des Chlorothiazidmoleküls wird die Wirkung zum Teil beträchtlich verstärkt (s. Formeln):

❶ Einführung von 2 Wasserstoffatomen an der 3,4-Doppelbindung (Hydrochlorothiazid[4])
❷ Austausch des Chloratoms in Stellung 6 gegen eine CF_3-Gruppe
❸ Substitution des Wasserstoffs in Stellung 3 durch verschiedene organische Radikale.

---

[2] Diamox® = 2-Acetylamino-1,3,4-thiadiazol-5-sulfonamid

[3] Ospolot® [4] Esidrix®

1,2,4-Benzothiadiazin-Derivate

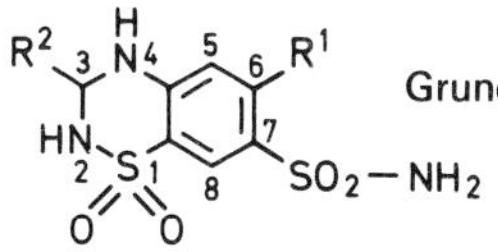

Grundgerüst

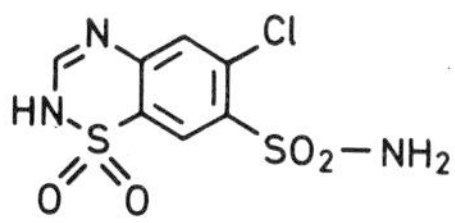

Chlorothiazid[5]
7-Aminosulfonyl-6-chlor-1,2,4-benzothiadiazin-1,1-dioxid (mittlere Dosierung 2 × täglich 250–500 mg)

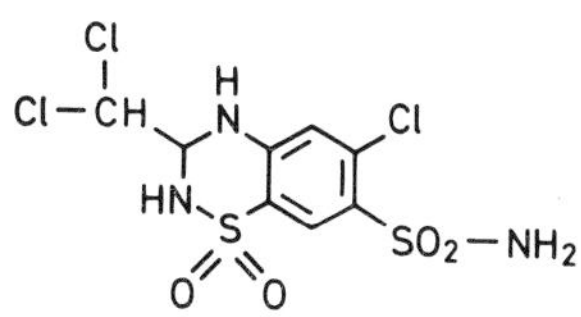

Trichlormethiazid[6]
7-Aminosulfonyl-6-chlor-3-dichlormethyl-3,4-dihydro-1,2,4-benzothiadiazin-1,1-dioxid
(mittlere Dosierung 2–8 mg/die)

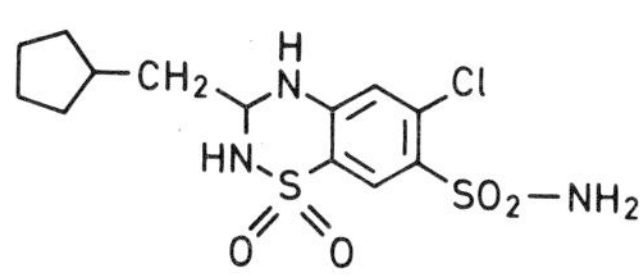

Cyclopenthiazid[7]
7-Aminosulfonyl-6-chlor-3-cyclopentylmethyl-3,4-dihydro-1,2,4-benzothiadiazin-1,1-dioxid
(mittlere Dosierung 0,5–1 mg/die)

Benzothiadiazin-Analoga

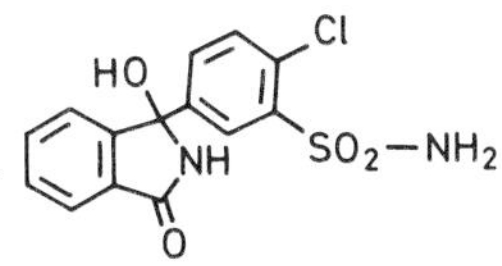

Chlorthalidon[8]
3-(3-Aminosulfonyl-4-chlor-phenyl)-3-hydroxy-1-oxo-isoindolin (mittlere Dosierung 100–300 mg/die)

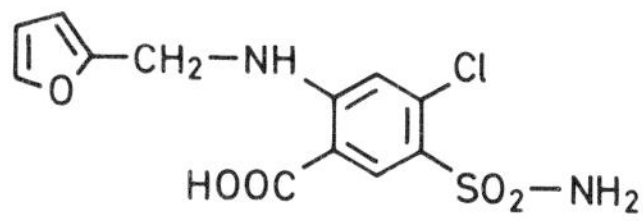

Furosemid[9]
N-Furfuryl-4-chlor-5-aminosulfonyl-anthranilsäure
(mittlere Dosierung 40–80 mg/die)

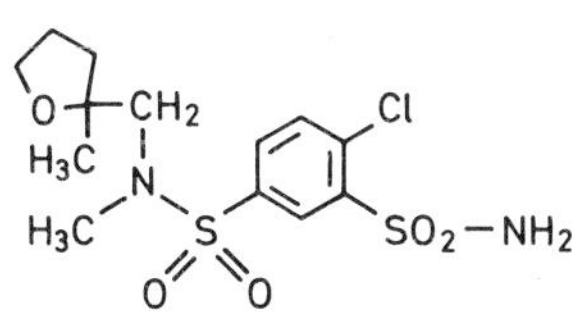

Mefrusid[10]
N-(3-Aminosulfonyl-4-chlor-benzolsulfonyl)-N-methyl-N-(2-methyl-tetrahydrofurfuryl)-amin
(mittlere Dosierung 25–75 mg/die)

Wirkungsmechanismus. Die wichtigste Wirkung der Benzothiadiazin-Derivate ist die Hemmung der Resorption von Natrium und passiv von Chlorid vorwiegend ***im distalen aufsteigenden Tubulus-Abschnitt*** außerhalb der Markzone. Sie beruht auf einer Verminderung des aktiven Transportes von Natrium aus dem Tubuluslumen in das Interstitium. Da über diesen Mechanismus normalerweise ~30% der filtrierten Natrium-Menge rückresorbiert werden können, ist der maximale natriuretische Effekt der Thiazide auf diese Quantität begrenzt. Erst nach hohen Dosen ist ***zusätzlich*** eine Carboanhydrase-Hemmwirkung im proximalen Tubulus zu beobachten, so daß der Harn bei gleichzeitiger Ausscheidung von Hydrogencarbonat alkalisch wird. Die dann eingeschränkte Sekretion von Protonen bzw. Verminderung der Ammonium-Ausscheidung (Vorsicht bei Leberzirrhose) ist in den distalen Teil des Nephron zu lokalisieren. Die Kalium-Ausscheidung wird nicht nur in diesen Carboanhydrase-hemmenden Dosen vermehrt, sondern auch bei niedrigeren Dosen, weil im distalen Teil des Nephron mehr Natrium für den Austausch gegen Kalium zur Verfügung steht.

---

[5] Chlotride® [6] Esmarin® [7] Navidrex® [8] Hygroton® [9] Lasix® [10] Baycaron®

Die antihypertonische Wirkung dieser Substanzen wird vorwiegend auf die vermehrte Ausscheidung von Natrium bezogen, der Effekt übertrifft den einer kochsalzarmen Diät. Die Verkleinerung des Extrazellulärraumes geht trotz erhaltener antihypertoner Wirkung nach einiger Zeit zurück, sie ist also nicht Voraussetzung, aber vielleicht an der Wirkung beteiligt. Wichtig scheint die Verminderung der intrazellulären Na-Konzentration zu sein, die zu einer Stabilisierung des Membranpotentials der Gefäßmuskulatur und zu einer verminderten Ansprechbarkeit auf erregende Substanzen führt. Eine direkte den Gefäßtonus mindernde Wirkung ist wahrscheinlich (s. bei Furosemid). Außerdem wurde eine direkt gefäßerweiternde Substanz aus dieser Gruppe hergestellt, s. dazu Diazoxid S. 89.

Aufnahme, Verteilung. ***Chlorothiazid***, die am wenigsten lipoidlösliche Substanz, wird beim Menschen nur zu 10 bis 20% (beim Hund 100%) aus dem Darm resorbiert. Dies ist der eine Grund für die schwächere Wirkung im Vergleich zu allen anderen Chlorothiazid-Derivaten, die schnell und vollständig vom Darm resorbiert werden. Außerdem ist aber die Verteilung auf Extra- und Intrazellulärraum in Abhängigkeit von der Lipoidlöslichkeit verschieden stark. Es scheint so, als ob die besser lipoidlöslichen, in die Nierenzellen eindringenden neueren Derivate auch deshalb einen stärkeren Effekt haben als Chlorothiazid. Alle Substanzen werden im proximalen Tubulus durch aktive Sekretion ausgeschieden. Daher liegen sie in den Tubulusepithelzellen in besonders hoher Konzentration vor, was die vorwiegende oder ausschließliche Wirkung am Nephron erklärt. Die Wirkungsdauer beträgt bei den 1,2,4-Benzothiadiazinen im allgemeinen 8 bis 12 Stunden, eine Ausnahme ist ***Trichlormethiazid***, dessen Wirkung bis zu 24 Stunden anhält.

Anwendung. Diese Mittel haben sich zur Ausschwemmung kardialer Ödeme wegen der geringen Nebenwirkungen bewährt. Auch manche Ödemformen bei nephrotischem Syndrom lassen sich beeinflussen. Zur Entwässerung bei Leberzirrhose sind sie wegen der Gefahr des Kaliumverlustes und der Ammoniakretention (Leberkoma) weniger geeignet. Alle Mittel dieser Gruppe sind qualitativ gleich wirksam. Da auch die therapeutische Breite gleich ist, bringt es keinen Vorteil, die Mittel zu verordnen, die, in Milligramm ausgedrückt, die stärkste Wirkung haben. Diese Mittel sind je nach Schwere der Erkrankung allein oder in Kombination mit anderen antihypertonen Substanzen zur Behandlung des Hochdrucks geeignet (s. S. 101). Bei nephrogenem Diabetes insipidus können sie mitunter Durst und Harnmenge beträchtlich vermindern (Näheres s. S. 157).

Nebenwirkungen. Magenbeschwerden, Erbrechen und Durchfälle kommen manchmal vor. Bei zu starker und schneller Entwässerung kann durch zu abrupte Änderungen der Elektrolytzusammensetzung im Organismus eine Muskelschwäche und ein Gefühl der Abgeschlagenheit bei den Patienten ausgelöst werden. Durch die Hämokonzentration tritt eine Verschlechterung der Herz-Kreislauf-Situation ein. Dabei ist die Thrombosegefahr größer, wenn keine mobilisierbaren Ödeme vorliegen oder wenn keine ausreichende Flüssigkeitszufuhr gewährleistet ist. Die wesentlichste und unter Umständen gefährliche Nebenwirkung ist die Hypokaliämie, die allein die Kaliumverluste durch die Niere zu beziehen ist. Sie kann in Extremfällen mit einer Alkalose verbunden sein. Digitalisüberdosierung, Nebennierenrindenhormone, Laxantienabusus etc. können diese Erscheinungen verschlimmern. Kaliumreiche Diät und orale Zufuhr von verdünnten Kaliumsalzen organischer Säuren, bei Hypochlorämie von Kaliumchlorid vermindert diese Gefahren (s. S. 158). Es kommt zu einer meist bedeutungslosen und nach Absetzen reversiblen Retention von Harnsäure, weil deren Sekretion im Tubulus vermindert wird. Nur bei Disposition zu Gicht können Anfälle ausgelöst werden. Ferner wird mitunter die Glucosetoleranz vermindert, der zugrunde liegende Mechanismus ist wahrscheinlich in einer Hemmung der Insulin-Inkretion der β-Zellen des Pankreas zu suchen. Dadurch können prädiabetische oder diabetische Zustände entsprechend verschlechtert werden. Auch diese Wirkung ist reversibel. Die diabetogene Wirkung kann eventuell durch Kaliumzufuhr abgeschwächt werden. Auch mit Hyponatriämie und Hypomagnesiämie ist gelegentlich zu rechnen, dagegen wird die renale Calcium-Ausscheidung vermindert. Dieser Effekt kann zur Therapie einer Hypercalciurie ausgenutzt werden. Schwere Erscheinungen, wie Purpura, Agranulozytose und das Bild eines Hyperparathyreoidismus, sind äußerst selten.

6.1.2.6. Benzothiadiazinanaloga

Chlorthalidon[11], **Mefrusid**[12] und ***Quinethazon***[13] enthalten dieselben Wirkgruppen wie Chlorothiazid und besitzen daher qualitativ ähnliche Wirkungen. Chlorthalidon wird sehr langsam vom Darm aus resorbiert. Im Blut ist es an Albumin und die Erythrozyten gebunden. Dadurch wird die renale Ausscheidung verzögert. Diese Tatsachen zusammengenommen erklären wohl die etwa zwei Tage andauernde Wirkung einer einmaligen Gabe. Bei täglicher Gabe besteht Kumulationsgefahr.

Anwendung und ***Nebenwirkungen*** von Quinethazon und Mefrusid sind dieselben wie von Benzothiadiazin-Derivaten. Bei Versagen dieser Mittel kann Furosemid noch wirksam sein. Chlorthalidon ist immer dann indiziert, wenn eine langdauernde, mäßig starke saluretische Wirkung gewünscht wird, wie z.B. bei der Hochdrucktherapie oder der „Ödemtherapie" im Senium.

6.1.2.7. Forciert wirkende Diuretika

Von den Benzothiadiazinen unterscheiden sich die Saluretika ***Furosemid***[14], das nah verwandte ***Bumetanid***[15] und die ***Etacrynsäure***[16] durch ihre besondere Wirkungsstärke und ihren Wirkcharakter. Sie hemmen den aktiven Natrium-Transport in allen Tubulusabschnitten mit ***besonderer Betonung des gesamten aufsteigenden Schenkels der Henle'schen Schleife,*** („Schleifendiuretikum"). Ihre Wirkung tritt außerordentlich prompt ein und erreicht ein Ausmaß, wie es durch andere Diuretika nicht erzielt werden kann. Die saluretische Wirkung, die mit einer Steigerung der Nierendurchblutung einhergeht, ist weitgehend unabhängig vom Säure-Basen-Haushalt. Auch nach oraler Gabe setzt die Salurese schnell ein. Die Wirkung klingt in Abhängigkeit von der Applikationsart (intravenös oder oral) nach 2 bis 4 Stunden ab. Daher eignen sich diese Substanzen nicht zur Dauertherapie des Hochdruckes.

Aufgrund des starken diuretischen Effektes steigt der osmotische Druck im Blut, was sich auf die Gewebe auswirkt. Dieser Effekt kann therapeutisch ausgenutzt werden, um bei Vorliegen eines Organödems die ***Flüssigkeit zu mobilisieren*** und zur Ausscheidung zu bringen. Dabei sprechen kardial, renal oder hepatisch bedingte Ödeme an. Besonders wertvoll ist diese ödemmobilisierende Wirkung bei akut lebensbedrohenden Ödemen der Lunge und des Gehirns.

Neben den renal bedingten Kreislaufwirkungen übt Furosemid einen ***direkten Einfluß auf Kapazitäts- und Nierengefäße*** aus, die es unmittelbar nach intravenöser Gabe von 50–100 mg erweitert, was zur Therapie des Herzversagens bei Lungenödem und eventuell bei Herzinfarkten ausgenutzt werden kann.

Bei ***drohender Anurie*** während eines akuten Nierenversagens kann durch die Zufuhr von extrem hohen Dosen von Furosemid versucht werden, die renale Wasser- und Elektrolytausscheidung wieder zu steigern. Bei Versagen dieses Therapieversuches darf die Zufuhr von Furosemid nicht fortgesetzt werden.

Eine lebensbedrohende ***Hyperkalzämie*** kann durch Furosemid vermindert werden. Dazu werden Dosen von 100 mg stündlich intravenös benötigt: Die hierbei zwangsläufig auftretenden Wasser- und Elektrolytverluste (Natrium, Kalium, Magnesium) müssen konsequent ersetzt werden.

Die akuten ***Nebenwirkungen*** von Furosemid, Bumetanid und Etacrynsäure ergeben sich aus ihren Hauptwirkungen: die Eindickung des Blutes erhöht die Viskosität und damit den peripheren Strömungswiderstand. Daraus ergibt sich auch eine erhöhte Thromboseneigung. Ebenso folgt eine eventuell erhebliche Störung des Elektrolythaushaltes. Bei chronischer Zufuhr sind analoge Nebenwirkungen wie nach Anwendung von Benzothiadiazinen zu erwarten. Zu beachten ist auch eine mögliche Beeinträchtigung des Hörvermögens, die mit einer veränderten Elektrolytzusammensetzung der Endolymphe einhergeht (Cave: gleichzeitige Gabe ototoxischer Antibiotika). Bei der Therapie mit den forciert wirkenden Diuretika werden Magen-Darm-Beschwerden einschließlich Diarrhöen beobachtet. Ferner ist mit einem Anstieg des Harnsäurespiegels zu rechnen.

---

[11] Hygroton® [12] Baycaron®

[13] Aquamox® = 6-Sulfamyl-7-chlor-2-äthyl-1,2,3,4-tetra-hydro-4-oxo-chinazolin

[14] Lasix®

[15] Fordiuran® = (3-Butylamino-4-phenoxy-5-sulfamoyl-benzoesäure)

[16] Edecrin®, Hydromedin®

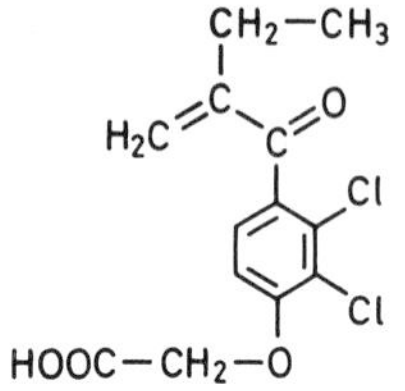

Etacrynsäure
2,3-Dichlor-4-(2-methylen-butanoyl)-phenoxyessigsäure
(mittlere Dosierung 50–150 mg/die)

6.1.2.8. Aldosteronantagonisten

Im letzten Abschnitt des distalen Tubulus werden Natrium- gegen Kalium-Ionen und Protonen ausgetauscht. Für die Effektivität dieses Mechanismus ist die Anwesenheit des Nebennierenrindenhormons Aldosteron notwendig. Es resultiert eine Einsparung von Natrium und folglich von Chlorid und Wasser, während Kalium und Wasserstoff-Ionen vermehrt ausgeschieden werden (s. S. 149 und S. 281). Schon bei der Therapie mit hohen Dosen von Progesteron wurde beobachtet, daß dieser Aldosteron-abhängige Mechanismus gestört war. Die systematische Suche nach Aldosteron-Antagonisten führte zur Entwicklung von ***Kanrenoat*** und ***Spironolacton***, die selektiv die Wirkung von Aldosteron und anderen Mineralocorticoiden in der Niere hemmen.

Aus dem ***Wirkungsmechanismus*** der Aldosteron-Antagonisten ergibt sich, daß sie die Mittel der Wahl bei verschiedenen Formen von Hyperaldosteronismus sind. Sie sind indiziert bei dieser hormonellen Störung, aber auch wenn eine natriuretische Wirkung ohne Kalium-Verluste gewünscht

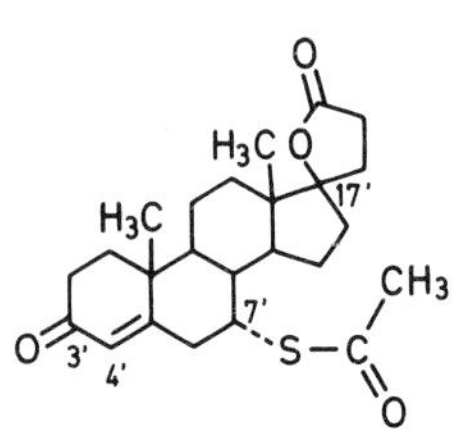

Spironolacton
3-(3'-Oxo-7'α-acetylthio-17'β-hydroxy-$\Delta^{4'}$-androsten-17'α-yl)-propansäurelacton

wird. Da diese Antagonisten der Aldosteron-Wirkung den Natrium-Kationen-Austausch hemmen, werden nach ihrer Zufuhr Natrium-Ionen vermehrt und Kalium-Ionen und Protonen vermindert ausgeschieden. Der Effekt wird umso größer sein, je mehr Natrium dem distalen Tubulusepithel angeboten wird (z. B. nach Gabe eines Saluretikum vom Thiazid-Typ) und je stärker die aktuelle Aldosteronwirkung ist.

Die Indikationen für die Aldosteron-Antagonisten ergeben sich aus dem Wirkungsmechanismus. Neben ihrer Anwendung beim primären Hyperaldosteronismus werden die Antagonisten vor allem mit Erfolg beim sekundären Hyperaldosteronismus verschiedener Genese angewendet:

❶ Zur Ausschwemmung von Ödemen bei chronischer Herzmuskelinsuffizienz, die mit einer kombinierten Therapie von Herzglykosiden und Benzothiadiazinen nicht oder nur unzureichend ausgeschwemmt werden konnten
❷ Mobilisierung von Ödemen bei Leberzirrhose, die zum Teil bedingt sein können durch einen erhöhten Aldosteronspiegel auf Grund einer reduzierten Abbaugeschwindigkeit des Mineralocorticoids in der Leber
❸ Bei Elektrolyt-Störungen mit begleitenden Ödemen im Gefolge von chronischen Flüssigkeitsverlusten aus dem Darm. Diese Zustände können sich entwickeln bei chronischen Entzündungen der Darmschleimhaut (z. B. Ileitis terminalis, Colitis ulcerosa) und bei chronischem Abusus von Laxantien.

Im letzteren Fall ist natürlich die Unterbrechung der Laxantieneinnahme notwendig. – Ferner ist es zweckmäßig, die bei nephrotischem Syndrom durch die notwendige Zufuhr von Glucocorticoiden auftretenden Mineralocorticoid-Wirkungen durch die Aldosteron-Antagonisten zu blockieren. Bei der Therapie der Hypertonie ist es häufig sinnvoll, die Saluretika vom Thiazid-Typ mit Kalium-sparenden Diuretika zu kombinieren. In erster Linie sollten hier aber Triamteren oder Amilorid angewendet werden, weil unter diesen Bedingungen eine vom Aldosteron-Mechanismus unabhängige Einschränkung des Natrium-Kalium-Austausches zweckmäßiger erscheint.

Dosierung. Spironolacton[17], das wegen mangelnder Wasserlöslichkeit nur per os gegeben werden kann, wird in Tagesdosen von 0,4 g zu Beginn und

[17] Aldactone®, Osyrol®

mit 0,2 g bis 0,05 g zur Dauertherapie gegeben. Zur Injektion steht Kanrenoat[18] zur Verfügung, die anfängliche Dosierung beträgt 0,2 bis 0,8 g. Die Wirkung tritt bei beiden Substanzen erst nach einigen Tagen ein und unterliegt starken individuellen Schwankungen. Der langsame Wirkungseintritt macht eine parenterale Zufuhr fragwürdig. Erst wenn sich die Wirkung voll ausgebildet hat, kann über die endgültige Erhaltungsdosis entschieden werden.

Nebenwirkungen. Die schweren Nebenwirkungen ergeben sich aus der Hauptwirkung: eine Kalium-Vergiftung insbesondere beim Vorliegen einer Nieren- oder Leberinsuffizienz. Eine Hyponatriämie kann sich vor allem bei der Kombination mit Natriuretica ausbilden. Den Aldosteron-Antagonisten sind noch gewisse Hormonwirkungen eigen, so wurden vereinzelt Fälle von Gynäkomastie und von Amenorrhoen beobachtet. Gelegentlich traten flüchtige Exantheme auf.

Kontraindikationen. Da die Therapie mit Spironolacton oder Kanrenoat mit einer Erhöhung des Serum-Kalium-Spiegels einhergehen kann, ist vorsichtige Anwendung bei niereninsuffizienten Patienten geboten. Bei Lebererkrankungen gilt ähnliches, in beiden Fällen muß der Elektrolythaushalt ständig kontrolliert werden. Bei schwersten Leberinsuffizienzen können die Aldosteron-Antagonisten eine Verschlechterung des Allgemeinzustandes bis hin zum Koma auslösen (Ammoniak-Retention).

6.1.2.9. Kalium-sparende Diuretika

Diese Substanzen wirken ausschließlich im distalen Tubulus auf den Austausch von Natrium gegen Kalium bzw. Protonen. Sie hemmen den Eintritt der Natrium-Ionen in die Tubulusepithelzellen und reduzieren damit die Austauschgeschwindigkeit. Der Wirkungsmechanismus dieser Kalium-sparenden Diuretika ist unabhängig von der Anwesenheit von Aldosteron. Das Ergebnis der Pharmakonwirkung besteht in einer vermehrten Natrium-Ausscheidung und einer Einsparung von Kalium. Das Ausmaß des Effektes kann maximal 2 bis 3% der primär filtrierten Natrium-Menge betragen.

[18] Kaliumsalz der 3-(3-Oxo-17β-hydroxy-4,6-androstadien-17α-yl)-propansäure = Aldactone® pro inj., Osyrol® pro inj.

In die Therapie sind als Kalium-sparende Diuretika Triamteren und Amilorid eingeführt. ***Triamteren*** wird ausschließlich per os verabreicht, enteral gut resorbiert, ist im Blut zu ~ 70% an Plasma-Eiweiße gebunden und wird in etwa 24 Stunden renal eliminiert. Die höchste Konzentration von Amilorid in der Niere wird ~ 2 Stunden nach Einnahme gefunden, gleichzeitig ist der Höhepunkt der diuretischen Wirkung erreicht. Im Gegensatz zu den Thiazid-Diuretika verursacht Triamteren keine Harnsäureretention. Die Dosierung von Triamteren liegt zwischen 0,1 bis 0,2 g pro Tag, meistens genügt als Dauermedikation 0,1 g täglich.

Ein Teil der **Nebenwirkungen** von Triamteren resultiert aus seiner Hauptwirkung, der Kalium-Retention und der daraus resultierenden Hyperkaliämie. Daneben werden Störungen von Seiten des Magen-Darm-Kanals beobachtet.

Der Wirkungsmechanismus von ***Amilorid*** scheint dem von Triamteren zu gleichen. Es wird üblicherweise ebenfalls nur per os gegeben, die enterale Resorption ist niedrig (zwischen 15 und 30%) und individuell recht unterschiedlich (eventuell schlechte Steuerbarkeit). Amilorid wird zum größten Teil unverändert renal ausgeschieden. Das Wirkungsmaximum ist nach ~ 6 Stunden erreicht, die Wirkung ~ 24 Stunden nach Einnahme abgeklungen. Die Dosierung liegt zwischen 5 und 10 mg pro Tag. Die **Nebenwirkungen** entsprechen denen, die vom Triamteren angegeben sind. Im Gegensatz zu Triamteren vermindert Amilorid die Durchblutung der Niere nicht.

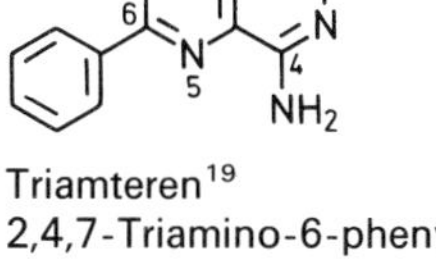

Triamteren[19]
2,4,7-Triamino-6-phenyl-pteridin

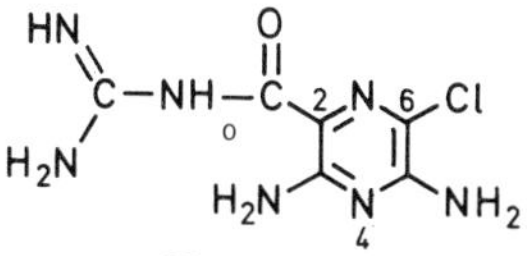

Amilorid[20]
6-Chlor-3,5-diamino-pyrazin-2-carbonsäure-guanidid

[19] Jatropur®; kombiniert mit Hydrochlorothiazid im Dytide®

[20] Arumil®; kombiniert mit Hydrochlorothiazid im Moduretik®

Die vorwiegende ***Indikation*** für die Kalium-sparenden Diuretika ist die Langzeitbehandlung in Kombination mit Natriuretika vom 1,2,4-Benzothiadiazin-Typ bei der Therapie der Hochdruckerkrankung. Die Gefahr, eine Hypokaliämie durch die Thiazid-Saluretika auszulösen, wird durch die Gabe von Triamteren oder Amilorid kompensiert, während die natriuretischen Effekte sich addieren. Es ist darauf zu achten, daß bei der (entweder freien oder fixen) Kombination eines Natriuretikum mit einem Kalium-sparenden Diuretikum Substanzen und Dosierungen gewählt werden, die pharmakokinetisch zusammenpassen. Bei einer Therapie mit Kalium-sparenden Diuretika dürfen natürlich wegen der Gefahr des Auftretens einer Hyperkaliämie keine Kaliumsalze zugeführt werden, wie es bei der Anwendung der Natriuretika notwendig werden kann.

6.1.3. Vasopressin (Adiuretin, ADH)

Von dem Volumen des Glomerulumfiltrates erreichen noch ~ 20% das Sammelrohrsystem. Beim Vorliegen eines Gleichgewichtes im Wasser- und Elektrolythaushalt werden diese 15 bis 30 l eingeengt auf ~ 1,5 l Endharn pro Tag. Die für diese Einengung notwendige Wasser (und Elektrolyt-)Resorption steht unter dem Einfluß des Hypophysenhinterlappenhormons Vasopressin (S. 260). Das Fehlen von Vasopressin ist Ursache des (hypophysären) Diabetes insipidus, der mit einer täglichen Urin-Ausscheidung bis zu 20 l einhergeht. Der physiologische Reiz für die Höhe der Vasopressin-Inkretion ist vorwiegend die Osmolarität im Plasma. Jeder Anstieg des osmotischen Druckes im Blut wird mit einer vermehrten Ausschüttung beantwortet und veranlaßt in der Niere eine entsprechende Wassereinsparung.

Wirkungsmechanismus. Entscheidend für die Regulation des Wasser- und Elektrolythaushalt ist das Ausmaß der Rücknahme von Wasser aus dem Sammelrohrsystem in das hyperosmotische Interstitium der Markzone. Gleichzeitig wird damit die Osmolarität des Endharnes geregelt, die zwischen 0,2 und 1,4 osmol/l (entspricht einem spez. Gewicht des Urins zwischen 1005 und 1035) schwanken kann. Da die Sammelrohrepithelien primär wasserundurchlässig sind, ist eine Wasserrücknahme überhaupt nur in Anwesenheit von Vasopressin möglich. Adiuretin erhöht nämlich die Wasserpermeabilität der luminalen Seite der Sammelrohrepithelien und läßt damit den osmotischen Gradienten effektiv werden (Abb. 6.**3**). Daraus resultiert eine Wassereinsparung und die Möglichkeit, den Harn zu konzentrieren. Es mag von Interesse sein, daß der Vasopressin-Mechanismus während der Phylogenese zu dem Zeitpunkt entwickelt wurde, als die Tiere das „Wasser verließen und das Land als Lebensraum eroberten" und damit gezwungen waren, Wasser zu sparen.

Bezüglich des Wirkungsmechanismus von Vasopressin auf zellulärer Ebene liegen folgende Befunde vor: Unter dem Einfluß von Vasopressin, nur wenn es von der interstitiellen Seite angeboten wird, steigt der Gehalt an zyklischem 3',5'-AMP in den Epithelien an. Gleichzeitig erhöht sich die Wasserpermeabilität der luminalen Zelloberfläche. Dieser Vasopressineffekt kann experimentell durch das Angebot von Zyklo-3',5'-AMP imitiert werden. Auf welche Art und Weise der zelluläre Gehalt an 3',5'-AMP mit der Wasserpermeabilitätsänderung verknüpft ist, bleibt unklar.

Der hypophysäre Diabetes insipidus ist die wichtigste ***Indikation*** für Vasopressin (Substitutionstherapie). Weitgehend gereinigte Präparate[21] sind für diese Therapie meistens durch weniger teure Gesamtextrakte[22] ersetzbar, weil das darin noch enthaltene Oxytocin nicht stört. In manchen Fällen kommt man ohne Injektionen aus, wenn ein gereinigtes Präparat als Schnupfpulver[23] mehrmals täglich genommen wird. (Wirkungsdauer 6 bis 12 Stunden). Sehr zweckmäßig ist Vasopressintannat[24] in Öl, das wegen stark verzögerter Resorption nur jeden 2. bis 5. Tag in einer Dosis von ca. 5 I.E. intramuskulär gegeben werden muß. Desmopressin[25], ein Abwandlungsprodukt des Vasopressins, das 1-Desamino-8-D-argininvasopressin, hat sich zur Therapie des Diabetes insipidus bei intranasaler Applikation von 0,01–0,02 mg bewährt. Pressorische Nebenwirkungen fehlen völlig.

---

[21] Tonephin
[22] Hypophysin®, Pituigan®
[23] Pituigan-Schnupfpulver®
[24] Pitressintannat®
[25] Minirin®, DDAVP

Vasopressin kann für diagnostische Zwecke ausgenützt werden, indem die Konzentrationsfähigkeit der Niere nach 5 bis 10 I.E. intramuskulär geprüft wird. Der Effekt dieser Dosis entspricht etwa 18 Stunden Dursten.

Saluretika der verschiedenen Gruppen (Thiazide und Etacrynsäure) vermindern bei Diabetes insipidus Durst und Harnmenge. Von Hydrochlorothiazid[26] sind zum Beispiel Tagesdosen von anfangs 100 mg per os, später 25 mg wirksam. Der Effekt ist sowohl bei der hypophysären Form der Erkrankung vorhanden als auch bei der renalen Form, bei der die Niere gegen Vasopressin resistent ist. Die Wirkung der Saluretika ist möglicherweise durch eine Verminderung der Filtratmenge zu erklären, die ein vermindertes Angebot von Wasser im distalen Tubulus zur Folge hat, und eine Verminderung der beim Diabetes insipidus zwangsläufig vorhandenen Polydipsie. Phenylbutazon[27] in oralen Tagesdosen von 0,4 g allein oder in Kombination mit Saluretika bessert manchmal den Zustand. Auch einige orale Antidiabetika sind in analoger Weise wirksam.

[26] Esidrix®

[27] Butazolidin®

6.2. Elektrolyte

Im folgenden soll die pharmakologische Bedeutung einiger Elektrolyte besprochen werden. Wir können uns dabei auf Kalium, Calcium und Magnesium beschränken; denn die anderen Ionen, die in den Körpersäften in wesentlicher Konzentration vorhanden sind, wie etwa Natrium- und Chlorid-Ionen, sind kaum als Pharmaka benutzbar oder anzusprechen.

6.2.1. Kalium

6.2.1.1. Hyperkaliämie

Nach oraler Zufuhr von Kaliumsalzen wird trotz guter Resorption infolge schneller Verteilung im Gewebe und schneller Ausscheidung durch die Niere der Plasma-Kalium-Spiegel kaum erhöht. Dagegen kommt es bei Hämolyse, nach ausgedehnter Gewebszertrümmerung, nach parenteraler Zufuhr von Kaliumsalzen, ferner bei Niereninsuffizienz auch nach oraler Kalium-Zufuhr zu bedrohlichen Symptomen der Hyperkaliämie: Muskelschwäche, eventuell Parästhesien, Beeinträchtigung der Atmung, vor allem aber Veränderungen der Herzfunktion, wie Überleitungsstörungen, Verschlechterung der Kontraktionen. Diese Symptome sind teilweise ähnlich wie nach Vagusreizung oder Acetylcholin-Zufuhr; sie sind jedoch nicht durch Atropin zu beseitigen. Dagegen ist es manchmal möglich, die Symptome der Kalium-Vergiftung durch Zufuhr von Calcium-Ionen aufzuheben; denn in gewissen Grenzen kommt es für eine ausgeglichene Herzfunktion weniger auf den absoluten Gehalt des Serum an Kalium-Ionen an, sondern eher auf die Relation Kalium-Ionen zu Calcium-Ionen. Kalium-Zufuhr beseitigt mitunter Herzarrhythmien (s. auch S. 113 und 123). Außerdem kann durch Infusion von Glucose und Insulin gleichzeitig mit der vermehrten Bildung von Glykogen eine vermehrte intrazelluläre Speicherung von Kalium bewirkt werden. Calcium-beladene Ionenaustauscher[28] vermögen im Magen-Darm-Kanal Calcium gegen Kalium auszutauschen. Nach oraler Gabe dieser Kunstharze sinkt der erhöhte Kaliumgehalt im Blut ab.

Die Folgen der Hyperkaliämie lassen sich im EKG gut erkennen (Abb. 6.**4**). Es kommt zunächst bei ~ 7 mmol Kalium/l Serum zu einer Erhöhung der T-Zacke, dann bei über 8 m mol/l zusätzlich zu einer Senkung von ST bei normaler, leicht verkürzter oder verlängerter QT-Zeit. Höhere Konzentrationen können Block, Stillstand oder Kammerflimmern erzeugen.

6.2.1.2. Hypokaliämie

Hier soll nur auf hypokaliämische Zustände hingewiesen werden, die durch Pharmaka, wie Saluretika, Glucocorticoide, Digitalis in hohen Dosen, Insulin und Glucose bei der Behandlung des Coma diabeticum und chronischen Gebrauch von Abführmitteln ausgelöst werden können. Eine evtl. lebensgefährliche Hypokaliämie kann sich

[28] Zeo Karb 225®

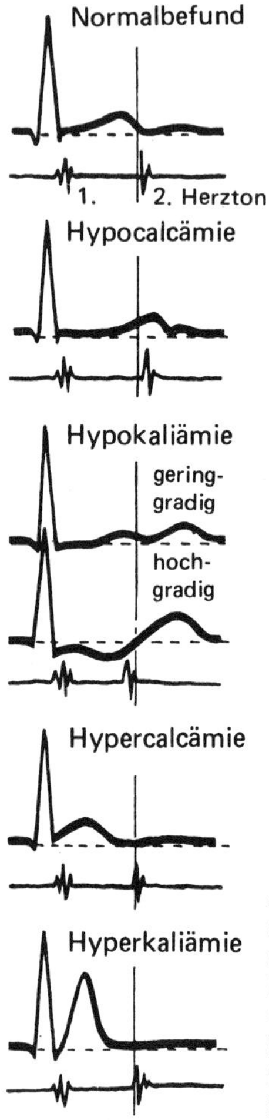

Abb. 6.4. Schematische Darstellung der typischen EKG-Befunde bei Veränderungen des Calcium- und Kaliumgehaltes im Blut. Aufgezeichnet ist ferner die Lage des 1. und 2. Herztones.

entwickeln, wenn bei einer schweren Form der Megaloblastenanämie die Therapie mit Folsäure oder Vitamin B_{12} zu einem drastisch erhöhten Bedarf Anlaß gibt, weil die vielen, neugebildeten Zellen sich mit Kalium beladen. Die Erscheinungen der Hypokaliämie betreffen dieselben Organe wie bei Hyperkaliämie. Es kommt gleichfalls zu Muskelschwäche mit Atemstörungen bis zur Lähmung, Erschlaffung der glatten Muskeln und am Herzen zur Verschlechterung der Leistung und typischen Veränderungen im EKG (Abb. 6.**4**). Die Hypokaliämie läßt sich durch orale Zufuhr von Kaliumsalzen (täglich 4 bis 6 bis 8 g Kalium entsprechend) verhindern oder beseitigen. Kaliumsalze in darmlöslichen Kapseln können an der Stelle, an der die Kapsel sich auflöst, zu schweren Schädigungen der Darmschleimhaut (Ulzerationen mit nachfolgender Stenose) führen; dies ist auch für Retard-Präparate beschrieben. Es ist daher empfehlenswert, Kaliumsalze verdünnt in größeren Volumina zu verabreichen. Bei akuten bedrohlichen Zuständen muß ein Kaliumsalz intravenös zugeführt werden (nicht mehr als 1 g Kalium pro Stunde). Eine gleichzeitige Gabe von Saluretika und Kaliumsalzen (Kombinationspräparat) ist nicht zweckmäßig, da durch den akuten saluretischen Effekt das Kalium sofort wieder ausgeschieden wird.

6.2.2. Calcium

Zwischen dem Verhalten der Alkali-Ionen und dem Calcium besteht im Organismus ein wichtiger Unterschied: Die Natrium- und Kalium-Ionen sind immer (ob intra- oder extrazellulär) fast völlig frei beweglich, vom Calcium dagegen ist nur ein Teil ionisiert, der andere Teil gebunden an Komplexbildner (z. B. organische Säuren) oder Proteine. Der ionisierte Anteil beträgt im Serum etwa 40%; intrazellulär scheint er erheblich niedriger zu liegen. Zwischen den Fraktionen besteht ein Gleichgewicht; ein Teil des Calcium ist relativ fest gebunden und kann in manchen Strukturen angereichert sein (neben den Knochen z. B. an Plasmamembranen und im sarkoplasmatischen Retikulum der Skelettmuskulatur). Der Calciumstoffwechsel selbst ist recht kompliziert geregelt. Er unterliegt endokriner Steuerung (Nebenschilddrüse, s. S. 266) und ist von Vitaminzufuhr (Vitamin D, s.S.316) abhängig. Verschiedene Gesichtspunkte machen das Calcium für die Pharmakologie interessant:

❶ die Substitutionstherapie mit Calcium,

❷ die spezifischen pharmakologischen Wirkungen des Calcium,

❸ die Möglichkeit, die Wirkungen anderer Pharmaka durch Veränderung der zellulären Calciumverteilung zu erklären (s. z.B. Abb. 6.**6**) und

❹ die Therapie einer Hypercalcämie.

Die ***Substitutionstherapie*** ist immer dann angebracht, wenn akut oder chronisch ein Mangel an Calcium besteht. Ein akutes Defizit an Calcium-Ionen löst eine ***Tetanie*** aus. Unabhängig von der Ursache, läßt sich durch intravenöse Zufuhr von Calcium dieser Zustand sofort beheben. Dieser augenblickliche Erfolg enthebt aber nicht der Verpflichtung, die Ursache dieser Calciumstoffwechselstörung festzustellen, um dann eine kausale Therapie durchführen zu können. Ein chronisches Defizit ist diätetisch oder durch vermehrten Bedarf (Wachstumsalter, Gravidität und Lactation) bedingt. Therapeutisch oder prophylaktisch werden entsprechende Mengen eines Calciumsalzes per os eingenommen (um 5 g Calcium täglich für den Erwachsenen). Die intravenöse Injektion muß, falls überhaupt notwendig, sehr langsam erfolgen, da sonst die Konzentration, die das Herz erreicht, so hoch ist, daß toxische Symptome auftreten. Statt des lokal reizenden Calciumchlorid werden zweckmäßigerweise organische Salze verwendet (Gluconat u. ä.). Diese können intramuskulär zugeführt werden.

Die ***spezifisch-pharmakologischen Wirkungen*** des Calcium sind wohl als eine Steigerung seiner physiologischen Funktion aufzufassen. Während sich ein Calciummangel in einer Instabilität der Zellmembran bemerkbar macht (z. B. Spontanaktivität der motorischen Endplatte bei der Tetanie), erhöht zugeführtes Calcium die ***Stabilität der Membranen.*** Weiterhin ist dieser stabilisierende Membraneffekt an der Durchlässigkeit der Kapillaren festzustellen: Calcium vermindert die ***Kapillarpermeabilität***; dies ist therapeutisch besonders bei erhöhter Durchlässigkeit der Gefäßwände (z. B. bei Histaminfreisetzung im allergischen Reaktionsablauf) ausnutzbar.

Calcium besitzt eine allgemeine Bedeutung für die ***Übertragung von Erregungsprozessen*** der Plasmamembran ***auf die intrazellulär lokalisierten Funktionsstrukturen.*** In der Muskulatur vermitteln Ca-Ionen die Kopplung der Erregung mit den kontraktilen Proteinen, wie es auf S. 106 ausführlicher für den Herzmuskel dargestellt ist (Abb. 6.5 u. 6.6). Aus den Enden der motorischen und der vegetativen Nervenfasern erfolgt die Freisetzung der Überträgersubstanzen (Acetylcholin und Noradrenalin) ebenfalls durch Vermittlung von Calcium: Als Folge des Aktionspotentials steigt die Calcium-Ionen-Konzentration in der Nervenendigung an, die Oberflächenladung der Speichervesikel und der Innenseite der Plasmamembran ändern sich so, daß eine Verschmelzung der Vesikel mit der Plasmamembran möglich wird, daraus resultiert eine Freisetzung durch Exozytose. Ein vergleichbarer Prozeß liegt der Freisetzung von Adrenalin aus der Nebennierenmark-Zelle zu grunde. Auch die Abgabe der Hypophysenhinterlappen-Hormone aus ihren Speichergrana wird durch Calcium vermittelt. Dies gilt wahrscheinlich im Prinzip ebenfalls für die sekretorische Tätigkeit der Speicheldrüsen und exokrinen Zellen des Pankreas. Calcium kann also als ***intrazelluläre Überträgersubstanz*** angesehen werden.

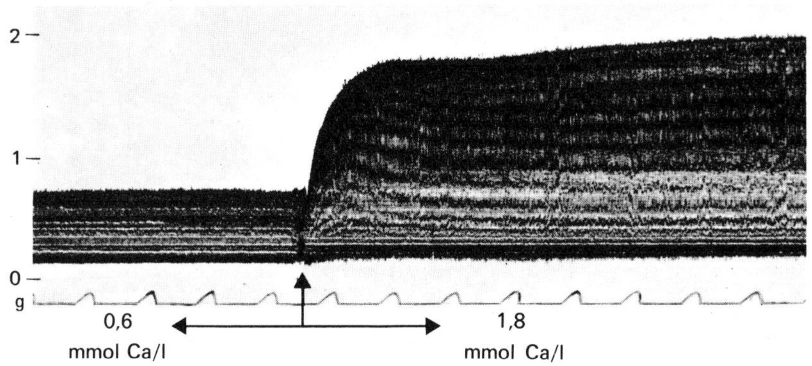

Abb. 6.5. Abhängigkeit der Kontraktionsamplitude von der extrazellulären Calciumkonzentration. Versuch am isolierten Vorhof des Meerschweinchens, Registrierung mittels eines Dehnungsmeßstreifens auf einem Direktschreiber. Der Vorhof wird mit einer Frequenz von 2,5 Hz gereizt, Zeitschreibung in Minuten. Beim Pfeil wird die Calcium-Ionen-Konzentration von 0,6 auf 1,8 mmol/l Tyrodelösung erhöht, die Kontraktionskraft nimmt erheblich zu.

Beim Vorliegen einer (lebensbedrohenden) ***Hyperkalzämie*** ist es zwingend, die Calcium-Ionen-Konzentration im Serum zu senken und die Calcium-Ausscheidung zu erhöhen. Für diesen Zweck eignen sich das Natrium-Salz der Äthylendiamintetraessigsäure (Na-EDTA)[29], Natriumphosphat und Natrium-citrat als kontrollierte intravenöse Infusionen. Auf die günstige Wirkung hoher Dosen von Furosemid auf einen überhöhten Serum-Calcium-Spiegel sei nochmals hingewiesen. Diese akuten therapeutischen Maßnahmen müssen von dem Versuch einer kausalen Therapie dieses Zustandes abgelöst werden.

6.2.3. Magnesium

Magnesium ist ein lebensnotwendiges Element, ein Magnesiummangelzustand kommt sehr selten vor. Es sind bisher drei Gelegenheiten bekannt, bei denen ein Magnesiummangel gemessen worden ist:

❶ Die normocalcämische Tetanie, bei der der Serumspiegel von Magnesium-Ionen unter 0,2 Mol/l abgesunken ist. Da ursächlich eine verminderte Resorption von Magnesium aus dem Darm vorliegt, führt nur die parenterale Magnesiumzufuhr zur sofortigen Besserung.

❷ Beim Alkoholiker besteht häufig eine Hypomagnesiämie. Beim Delirium tremens ist der Gehalt der Erythrozyten und des Plasma an Magnesium ebenfalls reduziert. Die parenterale Gabe von Magnesiumsalzen fördert die Besserung.

❸ Bei Herzinsuffizienz und chronischer Zufuhr von Saluretika und Herzglykosiden sinkt der Magnesiumgehalt im Skelettmuskel, evtl. auch im Plasma und den Erythrozyten bei Vorliegen eines Hyperaldosteronismus ab.

Zur intramuskulären oder auch intravenösen Injektion eignen sich Magnesiumchlorid oder Magnesiumascorbinat[30] in 5- bis 10%igen Lösungen. Durch Zufuhr größerer Mengen von Magnesium-Ionen werden das Zentralnervensystem und die motorische Endplatte gehemmt; es tritt ein narkoseähnlicher Zustand mit einer neuromuskulären Lähmung auf. Beide Funktionen sind durch intravenöse Injektion von Calcium-Ionen sofort zu normalisieren, so daß es naheliegt, die Magnesiumwirkung auf eine Verdrängung von Calcium aus spezifischen, für die Funktion notwendigen Bindungen zurückzuführen. Die „Magnesiumnarkose" läßt sich praktisch nicht anwenden, weil die vegetativen Zentren und die Atemmuskulatur gelähmt werden.

6.2.4. Anhang

Infusionslösungen

Die konsequente Beobachtung des Elektrolythaushaltes bei vielen Erkrankungen und Eingriffen hat zu der Erkenntnis geführt, daß die Heilungschancen ganz erheblich besser werden, wenn durch Zufuhr geeigneter Elek-

[29] Idranal®, Komplexon-III®, Titriplex III®

[30] Magnorbin®

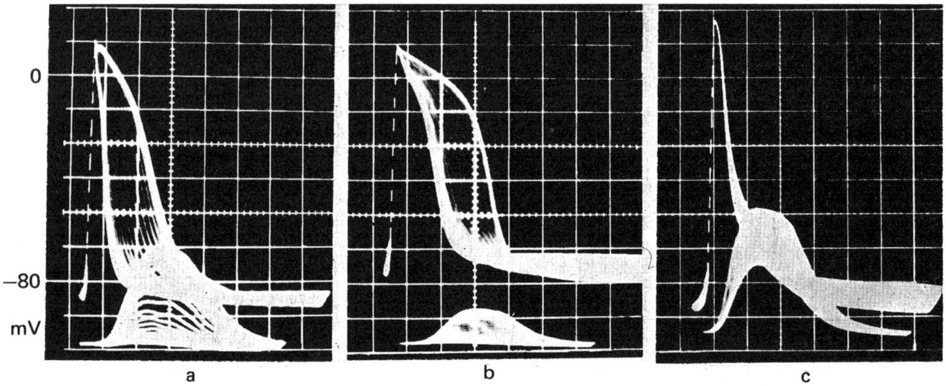

Abb. 6.6. Veränderungen von Aktionspotentialdauer und Kontraktionsamplitude eines isolierten Meerschweinchenvorhofes unter ACh-Einwirkung (10^{-7} g/ml) bei verschiedenen extrazellulären Calciumkonzentrationen. Methodik und Art der Darstellung sind in Abb. 2.5 beschrieben. –
a) Calciumgehalt der Tyrodelösung (1,8 mMol/l), Acetylcholin verkürzt die Aktionspotentialdauer und reduziert die Kontraktionsamplitude (Versuch identisch mit Abb. 2.5).
b) verminderter Calciumgehalt der Lösung (0,6 mMol/l): das Aktionspotential ist verbreitert, die Kontraktionskraft ist reduziert, Acetylcholin wirkt wie unter normalen Bedingungen
c) erhöhter Calciumgehalt der Lösung (9,0 mMol/l) verkürzt die Aktionspotentialdauer, trotzdem kontrahiert sich der Muskel stärker als unter Kontroll-Bedingungen. Acetylcholin kann das Aktionspotential nicht mehr wesentlich verkürzen, auch der negativ inotrope Effekt ist nur schwach ausgeprägt.

trolytlösungen Störungen in der Zusammensetzung der Körperflüssigkeiten normalisiert werden können. Je nach Lage des Einzelfalles müssen isotone Salzlösungen mit wechselndem Verhältnis zwischen Natrium-, Kalium- und Calcium-Ionen oder isotone Zuckerlösungen (Glucose, Lävulose) oder Mischungen aus den verschiedenen Lösungen angewendet werden. Im Handel sind eine ganze Reihe von Infusionslösungen zu erhalten[31]. Die Lösungen werden im allgemeinen intravenös appliziert. Falls dies nicht möglich ist, kann die subkutane Zufuhr durch Zusatz von Hyaluronidase[32] wesentlich erleichtert und beschleunigt werden. Dieses Ferment spaltet die Hyaluronsäure, eine Mucopolysaccharidsäure, die ein wesentlicher Bestandteil der Bindegewebskittsubstanz ist. Durch die Aktivität der Hyaluronidase wird das Gewebe aufgelockert. Zur Verteilung und Resorption infundierter Lösungen steht dann ein größerer Raum zur Verfügung. Jede derartige Infusionstherapie erfordert eine ständige Kontrolle des Elektrolyt- und Wasserhaushaltes. Fruktose (Lävulose) darf wegen der Gefahr der Laktazidämie und Leberschädigung nicht in unbeschränkten Mengen infundiert werden.

Eine Erhöhung des osmotischen Druckes im Extrazellulärraum führt zu einer Verschiebung von Wasser in diesen Raum und dadurch in das Gefäßsystem. Am besten geeignet für diesen Zweck ist Mannit, der zusätzlich noch eine osmotische Diurese auslöst (S. 150). Eine solche ***Osmotherapie*** bewährt sich zur Senkung des Liquordruckes bei Hirnödem, während operativer Eingriffe am Gehirn, bei akutem Glaukomanfall usw. Es werden von der 20%igen Lösung bis maximal 500 ml intravenös infundiert. Für denselben Zweck läßt sich auch Glycerin (10%) intravenös verabreicht verwenden. Eine wirksame Osmotherapie des Glaukom kann übrigens auch durch orale Gabe von Glycerin (1,5 g/kg mit Wasser verdünnt) durchgeführt werden.

[31] Infusionslösungen Nr. 1–14 „Braun“®, Biosteril®, Elomel®, Eufusol®, Ionosteril®, Sterofundin®

[32] Apertase®, Kinetin®, Luronase®

7. Verdauungskanal

7.1. Adstringentien

Adstringentien sind Substanzen, die bei Einwirkung auf Schleimhäute (und Wunden) durch eine Eiweißfällung ganz oberflächlicher Schichten eine Abdichtung und leichte Schrumpfung des Gewebes hervorrufen. Sie sind indiziert zur lokalen Behandlung entzündlicher Schleimhäute (und Wunden); die entzündungshemmende Wirkung von Adstringentien ist unspezifisch und kann eine spezifische Therapie nicht ersetzen.

Zwei Gruppen von Adstringentien finden therapeutische Anwendung:

❶ gerbstoffhaltige Präparate, wie Tannin[1] und eine Reihe von galenischen Zubereitungen (Tinctura Ratanhiae und Tinctura Myrrhae);

❷ verdünnte Lösungen von Metallsalzen (z.B. Argentum nitricum, Zincum sulfuricum, Bismutum subgallicum, Aluminium aceticum). Die Konzentration der Metallsalzlösung ist genau zu beachten, da höhere Konzentrationen ätzend wirken.

[1] Acidum tannicum, oder als Albuminat = Tannalbin® (Antidiarrhoicum)

7.2. Mittel zur Steigerung der Schleimproduktion

Liquiritia, Süßholz, wurde in Form von Succus liquiritiae mit zweifelhaftem Erfolg zur Therapie des Magenulkus verwendet. Erst die Gewinnung einiger Inhaltsstoffe, vor allem der Glycyrrhetinsäure, die mineralocorticoidartige Nebenwirkungen besitzt, führte zu Behandlungserfolgen. Das Hemisuccinat dieser Säure, **Carbenoxolon**[2], steigert bei direktem Kontakt die Schleimproduktion der Mukosa und verlängert die Lebensdauer der Mucosazellen. Dieser Effekt trägt bei ambulanten Patienten zur Verkürzung der Heilungsdauer eines Magenulkus bei. Bei Duodenalulkus läßt sich eine Wirkung nicht nachweisen. Im übrigen sind Leberfunktions- und Elektrolytstörungen wie nach Zufuhr von Mineralocorticoiden ***(Pseudo-Conn-Syndrom)*** bei längerdauernder Carbenoxolon-Therapie beobachtet worden.

[2] Biogastrone®

7.3. Antacida

Antacida sind Pharmaka, die **überschüssig produzierte Magensäure abbinden**, sie sind indiziert bei Hyperacidität und mit Hyperacidität einhergehendem Ulcus ventriculi oder duodeni. ***H_2-Antihistaminika*** (s. S. 97) wirken dagegen nicht wie Antacida, sondern ***hemmen*** die ***Salzsäureproduktion des Magens.***

Die Antacida vom adsorbierenden Typ, die an sich zu empfehlen sind, adsorbieren unspezifisch und können auch gleichzeitig verabreichte Arzneimittel binden und sie damit der enteralen Resorption entziehen. Ferner ist zu bedenken, daß durch die orale Zufuhr von Alkali über eine Änderung des Urin-pH-Wertes die Ausscheidungskinetik einer Reihe von Arzneimitteln beeinflußt wird.

Calcium-Salze als Antacida sind nicht zu empfehlen, da Calcium bereits während der Neutralisierungsphase über eine Steigerung der Gastrin-Freisetzung die Magensaft- und -säureproduktion stimuliert.

Aluminiumhydroxidgel[3]. $Al(OH)_3$ reagiert mit Salzsäure zu $AlCl_3$, dabei bindet 1 g getrockneten Gels etwa 250 ml 0,1 n HCl. Durch die adstringierende Wirkung von Aluminiumchlorid und dessen basischen Umwandlungsprodukten, die im Darm entstehen, kann eine leichte Verstopfung auftreten. Auf Grund der großen Oberfläche des $Al(OH)_3$-Gel ist mit einer Adsorption von Arzneimitteln und von Fermenten zu rechnen, die damit der physiologischen Funktion entzogen werden. Außerdem wird die Resorption von Phosphaten aus dem Darm vermindert, was zu einer systemischen Phosphatverarmung (unter dem Bilde einer Myopathie) führen kann. Monatelange Zufuhr von $Al(OH)_3$ kann die Entstehung von Phosphatsteinen im Nierenbecken verhindern.

Dimagnesiumtrisilikathydrat[4] $Mg_2Si_3O_8 \cdot nH_2O$. Diese anorganische Verbindung reagiert mit Salzsäure zu $MgCl_2$ und SiO_2, 1 g verbraucht bis zu 150 ml 0,1 n HCl. Der Wirkungseintritt ist langsamer als nach Aluminiumhydroxidgel.

Aluminium-Magnesium-hydroxid-carbonathydrat[5] $[Mg_6Al_2(OH)_{16}CO_3 \cdot 4\,H_2OI]$. Die Neutralisationskapazität liegt höher als die der bisher genannten Antacida, die CO_2-Produktion ist wesentlich geringer als nach entsprechender Umsetzung von Natriumhydrogencarbonat. Als Reaktionsprodukte entstehen Aluminium- und Magnesiumchlorid. Die neutralisierende Wirkung tritt wenige Minuten nach Einnahme auf.

Natriumhydrogencarbonat (Natriumbicarbonat) $NaHCO_3$. Im Gegensatz zu den oben genannten Verbindungen, die langsam die Salzsäure neutralisieren, reagiert Natriumhydrogencarbonat sehr schnell mit der Salzsäure unter Bildung von Kohlendioxid:

$$HCl + NaHCO_3 \rightarrow NaCl + CO_2 + H_2O.$$

Wird Natriumhydrogencarbonat im Überschuß gegeben, so wird die Reaktion im Magen alkalisch, dies gibt Anlaß zu einer erneuten, kompensatorischen Säureproduktion. Natriumhydrogencarbonat wirkt dementsprechend nur kurzfristig, hinzu kommt die störende Gasproduktion. Außerdem werden Natrium-Ionen (cave: Hypertoniker) und nicht umgesetztes Natriumhydrogencarbonat resorbiert. Letzteres führt zu einer Erhöhung der Alkalireserve, weil Hydrogencarbonat-Ionen zum Teil als Kohlendioxid abgeatmet werden. Die Therapie der Hyperacidität mit Natriumhydrogencarbonat ist daher wenig empfehlenswert.

---

[3] Aludrox®

[4] Gelusil®, Masigel® [5] Talcid®

7.4. Acida

Bei mangelhafter oder fehlender Salzsäureproduktion werden die Nahrungseiweiße im Magen ungenügend angedaut, da die im Magen wirksamen Enzyme ihr Wirkungsoptimum im sauren Bereich haben. Ferner werden die notwendigen reflektorischen Mechanismen, die die Motorik und die Sekretion von Verdauungssäften steuern, ungenügend aktiviert. Daher treten Verdauungsstörungen auf. Für den Therapieversuch dieses Zustandes stehen zwei Möglichkeiten zur Verfügung:

❶ Zufuhr von Säuren, zum Beispiel in Form von Acidum hydrochloricum (25%, davon 15 bis 40 Tropfen auf ein Glas Wasser) oder besser Acidum citricum (kristallines Pulver, Einzeldosis 0,25 bis 1,0 g)[6].

❷ Gabe von Proteinasen, die ein Wirkungsoptimum bei neutraler oder schwach saurer Reaktion haben[7].

Ferner kann versucht werden, reflektorisch oder durch direkte Einwirkung auf die Magenschleimhaut die Magensaftproduktion zu steigern. Dazu eignen sich alkoholische Lösungen von Bitterstoffen (Tinctura amara) und die sogenannten „Magenbitter".

An dieser Stelle sei darauf hingewiesen, daß Histamin und Gastrin (ein aus Pankreas und Magenschleimhaut extrahierbares, auch synthetisch herstellbares Peptid aus 17 Aminosäuren) die Magensaftsekretion sehr stark anregen. An Stelle von Gastrin ist auch Pentagastrin[8], das die letzten essentiellen Aminosäurereste des Gastrin enthält, brauchbar. Über die Bedeutung dieser Substanzen bei der Diagnosestellung der Anaemia perniciosa s. S. 95. Gastrin und Pentagastrin erhöhen den ***Tonus im Kardiateil*** des Ösophagus und erniedrigen ihn im Gebiet des Sphincter ileocoecalis. Der Ösophagusreflux wird dementsprechend durch Gastrin verhindert, diese Wirkung kann beim Vorliegen einer Reflux-Ösophagitis therapeutisch ausgenutzt werden. Bei erhöhter Säurekonzentration im Magensaft ist der Gastrinspiegel im Serum erniedrigt.

---

[6] Citretten®

[7] Arbuz®, Combizym®, Enzynorm®, Nutrizym®, Okipan® u. a.

[8] Gastrodiagnost®

7.5. Laxantien

Vorbemerkungen zur Funktion des Magen-Darm-Kanals

Bei normaler Ernährung werden täglich ~ 2 l Wasser einschließlich Nährstoffen aufgenommen. Über diese Menge hinaus werden dem Darmepithel aber noch weitere 7 l Verdauungssäfte (Speichel, Magen-, Pankreas-, Darmsaft und Galle) zur Verarbeitung angeboten. Die Menge an Darmsaft wird bestimmt durch den osmotischen Druck des Chymus, der während der Passage durch den Dünndarm auf Isotonie eingestellt werden muß. Dieses Volumen von annähernd 10 l muß eingeengt werden, denn die tägliche Fäces-Produktion beträgt bei normaler Ernährung um 150 g. Die Darmschleimhaut ist dementsprechend als ein vorwiegend resorptives Organ anzusehen, wie es sich auch in der starken Vergrößerung der inneren Darmoberfläche (Zotten, Microvilli) widerspiegelt. Eine entsprechende Resorption von Wasser, Elektrolyten und Nährstoffen ist nur gewährleistet, wenn

❶ die Verdauungssäfte in adäquater Menge und Zusammensetzung geliefert werden;

❷ die zellulären Resorptionsmechanismen intakt sind,

❸ der Forttransport des Darminhaltes durch Tonus und Motilität der Darmmuskulatur den Anforderungen entsprechend geregelt wird.

Zum Verständnis der Wirkung von Laxantien und von Antidiarrhoica ist bedeutsam, daß der Chymus im Dünndarm vorwiegend fortbewegt wird (Aufenthaltsdauer um 6 Stunden), während im Dickdarm die Pendelbewegungen vorherrschen, was eine starke Wasserrückresorption bei der normalen Verweildauer von mindestens 24 Stunden ermöglicht. Der Defäkationsreflex wird ausgelöst, wenn Colon descendens und Sigmoid eine entsprechende Füllung aufweisen. Die Fre-

quenz, mit der Defäkationen ausgelöst werden hängt wesentlich von dem Gehalt an unverdaulichen Ballaststoffen der Nahrung ab, je geringer dieser ist, umso seltener ist eine Defäkation notwendig und möglich. Die „moderne" Ernährung (bis hin zur Astronautenkost) zeichnet sich durch einen Mangel an Ballaststoffen aus.
Wie aus Vorhergehendem abzuleiten, kann eine Obstipation unterschiedliche Ursachen haben. Nur wenige Formen stellen aber eine echte Indikation für den Gebrauch von Laxantien dar. Laxantien sind Pharmaka, die eine baldige Defäkation veranlassen. Die Abführmittel haben zwei grundsätzlich verschiedene Indikationen:

❶ Die Anwendung bei ***akuten Anlässen.*** Bei oralen Vergiftungen ist die Gabe von dünndarmwirksamen Laxantien mit schnellem Wirkungseintritt angezeigt, um durch Verkürzung der Kontaktzeit die Resorption des toxischen Agens zu vermindern. Indiziert sind Laxantien ferner bei Gelegenheiten, wo die Mitbeteiligung einer starken Bauchpresse am Defäkationsvorgang vermieden werden muß, z. B. bei Herzinfarkt, zerebralen Insulten und nach Operationen. Auch zur Vorbereitung von Patienten zu operativen Eingriffen und bei Röntgen-Kontrast-Darstellungen des Magen-Darmkanals ist die Anwendung von Laxantien notwendig.

❷ Die Therapie der ***chronischen Obstipation.*** Der Gebrauch von Abführmitteln für diese Indikation ist (bei Laien) außerordentlich weit verbreitet. Die Aufgabe des Arztes muß sicher häufiger darin bestehen, diese „Therapie" zu beenden, als eine solche Anwendung der Laxantien zu empfehlen, zumal sich bei langdauerndem Gebrauch Funktionsstörungen des Darmes („Abführmittelkolon" der Röntgenologie) ausbilden können. Bei chronischem Gebrauch von Dosen, die Diarrhöen erzeugen, können die damit verbundenen Natrium- und Kaliumverluste zu Muskelschwäche und Darmatonie führen, die ihrerseits wiederum die Obstipation unterhält. Infolge ständiger Eiweißverluste kann selbst die Plasma-Eiweiß-Konzentration absinken. Die Eiweiße stammen vorwiegend aus den abgeschilferten Darmepithelien, deren Proteine unter diesen Bedingungen nicht rückresorbiert werden.

Da einer ***chronischen Obstipation*** verschiedene Ursachen zugrunde liegen können, ist eine diagnostische Klärung der Ursache Voraussetzung für eine kausale Therapie. Vor allem sind organische Störungen wie Strikturen und Tumoren auszuschließen. Verbunden mit einer Arzneimitteltherapie kann sich ebenfalls eine Obstipation entwickeln. Hier ist an die Gruppe der Psychopharmaka, insbesondere der Neuroleptika, zu denken. Erst wenn organische und iatrogene Ursachen ausgeschlossen sind, ist mit einer funktionellen Genese der chronischen Obstipation zu rechnen. In diesem Fall sollte eine Therapie ohne Laxantien versucht werden (Änderung der Lebensgewohnheiten, Einüben eines bedingten Reflexes usw.). Dabei ist der Patient, der täglich Laxantien nimmt, vor allem auf die Tatsache hinzuweisen, daß nach Absetzen eines Abführmittels eine kompensatorische Pause in der Defäkations-Frequenz auftreten muß. Wenn der Darm entleert ist, bedarf es einiger Tage, um den Enddarm so weit zu füllen, daß der Defäkationsreflex wieder einsetzt.

Übrigens ist die moderne, schlackenarme Ernährung die häufigste Ursache für die „chronische Obstipation". Sie hat ihre Ursache nur in dem Mißverhältnis zwischen den Erwartungen der Laien und dem Angebot an Ballaststoffen.

Eine echte Indikation für den chronischen Gebrauch von Laxantien ist durch Analleiden und das Vorliegen von Hernien gegeben. In diesen Fällen ist es wichtig, daß die Fäces weichbreiig sind.

7.5.1. Darmirritierende Laxantien

7.5.1.1. Mit vorwiegender Wirkung auf den Dünndarm

Oleum Ricini (aus dem Samen von Ricinus communis) enthält als Hauptbestandteil das Triglycerid der Ricinolsäure (12-Hydroxy-ölsäure):

$$H_{13}C_6-\underset{\displaystyle OH}{\overset{|}{CH}}-CH_2-CH=CH-(CH_2)_7-COOH$$

Das Triglycerid ist unwirksam; erst nach Hydrolyse durch die Lipasen der Verdauungssäfte wird die wirksame Ricinolsäure frei. Der laxative Effekt der Ricinolsäure wird durch eine Reizung der Dünndarmschleimhaut mit intraluminaler Ansammlung von Flüssigkeit und Elektrolyten ausgelöst, reflektorisch treten Kontraktionen auch der Gallenwege auf. – Rizinusöl hat in therapeutischen Dosen (10,0 bis 30,0 ml oral) keine Nebenwirkung, eventuelles Darmgrimmen ist Ausdruck des therapeutischen Effektes. Die Wirkung ist sicher, eine gründliche Entleerung des gesamten Darmes tritt nach 1 bis 4 Stunden auf. Für den chronischen Gebrauch ist Ricinusöl nicht geeignet.

7.5.1.2. Mit Wirkung auf Dünn- und Dickdarm

Zu dieser Gruppe gehören die ***Harzdrogen***, die als Drastika bezeichnet werden müssen. Ihre Anwendung ist nicht empfehlenswert, da die Schleimhautreizung bis zu einer Enteritis führen kann; bei Graviden sind Abort oder fetale Mißbildungen zu befürchten. Durch Hydrolyse der Harze werden Oxyfettsäuren frei, die auf Gemeinsamkeiten mit dem Rizinusöl hinweisen. Als Harzdrogen werden folgende Naturprodukte bezeichnet: Resina Jalapae, Podophyllin und Fructus Colocynthidis.

7.5.1.3. Mit vorwiegender Wirkung auf den Dickdarm

Anthrachinon-Derivate mit laxierender Wirkung kommen in einer Reihe von Drogen vor: Folia Sennae, Rhizoma Rhei, Cortex Frangulae, Cascara sagrada, Aloe. Sie liegen an Zucker gebunden vor, sind also Glykoside. Das nach Abspaltung des Zuckers verbleibende Anthrachinonderivat wird als Emodin bezeichnet. Beispiele für zwei Emodine sind als Formeln dargestellt.

Nach oraler Gabe werden die Glykoside langsam im Darm gespalten und die entstandenen Anthrachinone zu den Anthronen reduziert, die sich wiederum zu den Anthranolen umlagern. Diese sind die wirksamen Substanzen. Sie werden zum Teil resorbiert und im Harn (Verfärbung des alkalischen Urins!) und mit der Milch (laxierende Wirkung beim Säugling!) ausgeschieden. Die Emodine hemmen die Resorption von Wasser und Elektrolyten im Dickdarm und steigern damit ausschließlich die Peristaltik dieses Darmabschnitts. Die Wirkung tritt erst nach 6 bis 10 Stunden auf, da die Passage durch den Dünndarm bzw. die Resorption im Dünndarm und die Ausscheidung im Dickdarm diese Zeit in Anspruch nehmen. Für alle Indikationen, bei denen es nicht auf eine prompte Wirkung ankommt, sind die Emodine zu empfehlen. Eine Ausnahme bildet Aloe, das neben dem Glykosid darm- und nierenreizende Gifte enthält, es sollte nicht verwendet werden.

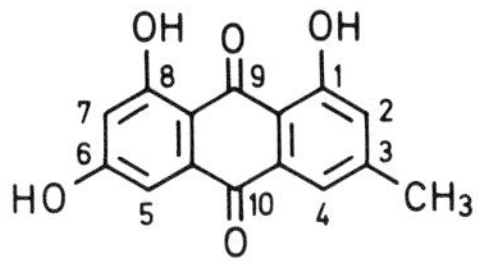

Emodin aus Cortex Frangulae
1,6,8-Trihydroxy-3-methyl-9,10-anthrachinon

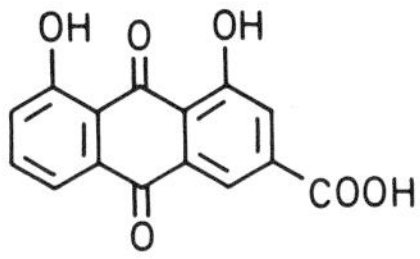

Emodin aus Rhizoma Rhei
1,8-Dihydroxy-9,10-anthrachinon-3-carbonsäure

Neben den galenischen Zubereitungen der Drogen sind die Reinglykoside aus Sennablättern als Präparat[9] erhältlich. Das synthetisch hergestellte 1,8-Dihydroxyanthrachinon[10] ist verhältnismäßig schwach wirksam.

Phenolphthalein erregt ebenfalls vorwiegend den Dickdarm, auch seine Wirkung tritt nach einer Latenz von 6 bis 8 Stunden auf. Nebenwirkungen kommen nur sehr selten in Form von allergischen Reaktionen vor (Exantheme, Lupus erythematodes, Stevens-Johnson-Syndrom, eventuell Kollaps). Sehr viel häufiger werden Verwandte des Phenolphthalein verwendet, z.B. ***Bisacodyl***[11]. Diese Substanz ist praktisch frei von systemischen Nebenwirkungen. Bei Anwendung in Zäpfchenform können lokale Reizerscheinungen auftreten. Der Schwefelsäureester des Bisacodyl, ***Natriumpicosulfat***[12], besitzt einen schnelleren Wirkungseintritt (2 bis 4 Stunden) als die Muttersubstanz. Oxyphenisatin und Triacetylphenisatin, die sich in vielen Mischpräparaten befinden, können zu Leberschädigung Anlaß geben, die unter dem Bild einer ***chronischen Hepatitis*** ablaufen und in eine Leberzirrhose übergehen können. Die Isatin-Laxantien dürfen nicht mehr verwendet werden.

Schwefel, der im Dickdarm durch Bakterien zu Schwefelwasserstoff reduziert wird, regt ebenfalls die Peristaltik an. Die Menge des entstehenden H_2S hängt von der Größe der reagierenden Oberfläche ab, daher darf nur Sulfur depuratum, nicht aber Sulfur praecipitatum (geringere Korngröße!) verordnet werden. Der resorbierte Schwefelwasserstoff kann das Allgemeinbefinden stören, daher ist Schwefel heute obsolet.

Gallensäuren. Für Gallensäuren besteht ein enterohepatischer Kreislauf, sie werden fast vollständig

[9] Pursennid® [10] Istizin®
[11] Dulcolax®, Stadalax® = Bis-[4-acetoxy-phenyl]-pyridyl-(2)-methan
[12] Laxoberal®

im Dünndarm rückresorbiert. Der kleine Anteil (~ 5%), der in den Dickdarm gelangt, beeinträchtigt die Wasser- und Elektrolyt-Resorption und ist damit an der Regulation des Wassergehaltes der Fäces beteiligt.
Ein Mangel an Gallensäuren im Dickdarm führt zu einer übermäßigen Eindickung des Enddarminhaltes und zu einer Erschwerung der Defäkation. Zusätzliche orale Gaben von Gallensäuren (getrocknete Ochsengalle Fel tauri siccata) kann diesen Zustand eventuell bessern. Eine mangelhafte Resorption von Gallensäuren im terminalen Ileum (Zustand nach Resektion oder bei Morbus Crohn) führt dementsprechend zu einer chologenen Diarrhoe.

7.5.2. Füllungsperistaltik-auslösende Mittel

Der physiologische Reiz zur Auslösung peristaltischer Wellen und damit zum Weitertransport des Darminhaltes ist der Füllungsdruck des Darmes. Wird der Innendruck erhöht, dadurch die Dehnung der glatten Darmmuskulatur verstärkt, so tritt eine gesteigerte Peristaltik der Muskulatur auf. Auf diesem physiologischen Mechanismus beruht die Wirkung der Pharmaka dieser Gruppe. Zusätzlich spielt die Freisetzung von Cholezystokinin aus der Darmwand durch die zweiwertigen, nicht resorbierbaren Ionen eine Rolle für die Anregung der Peristaltik. Daraus resultiert die humoral vermittelte Stimulation der Gallenblase.

7.5.2.1. Osmotisch wirkende Laxantien

Ein Salz kann nur dann eine abführende Wirkung besitzen, wenn wenigstens eine der in wäßriger Lösung entstehenden Ionenarten die Schleimhaut des Darmes praktisch nicht durchdringen kann, also schwer resorbierbar längere Zeit im Darmlumen verbleibt. Falls nur das Anion (z. B. $SO_4^{2\ominus}$) nicht resorbierbar ist, muß eine äquivalente Menge Kationen ebenfalls zurückbleiben. Da der Organismus das Bestreben hat, alle Körperflüssigkeiten, auch den Darminhalt, auf den osmotischen Druck des Blutes einzustellen, wird er nach Einnahme eines salinischen Abführmittels entweder Wasser in das Darmlumen abgeben, wenn die Lösung hypertonisch war, oder bei hypotoner Salzlösung Wasser resorbieren. Der Wirkungseintritt nach Einnahme von salinischen Laxantien hängt also nicht nur von der Menge des Salzes, sondern auch von dem eingenommenen Flüssigkeitsvolumen ab. Nach Einnahme hypertoner Lösung dauert es länger, bis die Dehnungsreflexe stimuliert werden, als nach Einnahme derselben Salzquantität in einem großen Flüssigkeitsvolumen (optimal ist eine etwa isotone Lösung). Außerdem kann durch hypertone Lösungen auf reflektorischem Wege kurzfristig eine Defäkation eingeleitet werden. Bei Verabreichung hypertoner Lösungen wird dem Körper Wasser entzogen.

Die Salze, die sich am besten eignen, sind ***Natriumsulfat*** (Glaubersalz, Na_2SO_4, 10,0 bis 20,0 g, isotone Lösung 3,2%) und ***Magnesiumsulfat*** (Bittersalz, $MgSO_4$, 10,0 bis 20,0 g, isotone Lösung 4%). Diese Laxantien wirken sehr sicher, schnell und sind ohne Nebenwirkungen, wenn der Darm entleert werden kann. Es ist aber daran zu denken, daß eine gewisse Menge Natrium nach Gabe von Glaubersalz resorbiert wird. Ein bestehender Hochdruck und eine manifeste Herzinsuffizienz sind daher Kontraindikationen. Der wirksame Bestandteil der Karlsbader Trinkkuren besteht im Gehalt der Brunnen an Natriumsulfat. Bei Anwendung von Bittersalz führen die resorbierten Magnesium-Ionen nur dann zu Störungen, wenn die enterale Resorption durch Schleimhautschäden erleichtert oder die renale Ausscheidung von Magnesium beeinträchtigt ist. Diese Störungen bestehen in einer Erschwerung der cholinergen Übertragung (Muskelschwäche) und einer Verwirrtheit als Ausdruck einer beginnenden ***„Magnesium-Narkose“***.

Andere Salze, wie Kalium-Natriumtartrat und Dinatriumphosphat, sind überflüssig, Kaliumbitartrat kann bei Patienten, die kochsalzarm ernährt werden sollen, gegeben werden. Auch Zitrate sind schwer resorbierbar. In analoger Weise wie die genannten Salze wirken grundsätzlich gleichartig auch die schwer resorbierbaren sechswertigen Alkohole **Mannit** und **Sorbit** und das nicht spaltbare Disaccharid ***Lactulose***[13]. Auch nach effektiver Gabe dieser Substanzen kann es zu enteralen Kalium-Verlusten kommen. 200 g Mannit in 1 l Wasser (~ 3fach isoton) innerhalb von 2 Stunden per os führen zu einer diarrhoischen Entleerung von fast 4 l. Dieser Eingriff ist bei Versagen von Diuretika anstelle einer Dialysebehandlung als Notmaßnahme wirksam, wenn eine ausgeprägte Flüssigkeitsretention ohne wesentliche Rest-N-Erhöhung besteht.

7.5.2.2. Füll- oder Quellstoffe

Nichtresorbierbare Substanzen, die unter Wasseraufnahme eine Volumenvergrößerung erfahren, lösen ebenfalls eine gesteigerte Peristaltik aus. Geeignet sind Agar-Agar (10,0 g mehrmals täglich) und Carboxymethylcellulose. Diese Quellstoffe müssen mit großen Mengen Flüssigkeit genommen werden, weil sonst eine Verkleisterung des Darmlumens (Ileusgefahr) droht. Vegetabile Nahrung mit sehr hohem Cellulosegehalt erfüllt denselben Zweck (z. B. Leinsamen[14], Semen Lini).

7.5.3. Gleitmittel

Paraffinum subliquidum ist eine Mischung flüssiger aliphatischer Kohlenwasserstoffe, die unverdaulich sind. Auf Grund ihres öligen Charakters wird der Enddarm-

[13] Bifiteral®, Lactulose-Saar®, Laevilac®
[14] Linusit®

inhalt durchweicht und besser gleitend. Paraffinum subliquidum hat jedoch Nebenwirkungen, die seine Anwendung auf kurze Zeiträume beschränken sollte. Es treten Appetitlosigkeit und Verdauungsstörungen auf. Daneben können Paraffintröpfchen in großer Menge resorbiert werden, wenn das Paraffin emulgiert vorliegt. Dies kann zu Fremdkörperreaktionen im Bauchraum Anlaß geben. Bei der Einnahme von Paraffin kann ein kleiner Teil jeweils in den Respirationstrakt gelangen. Dies trifft besonders bei Kindern und bei alten Menschen zu. Da die Paraffin-Tröpfchen nicht aus dem Bronchialbaum herausbefördert werden können, treten Fremdkörperreaktionen in der Lunge auf. Bei chronischer Gabe von Paraffinum subliquidum ist mit einer verminderten Resorption fettlöslicher Vitamine zu rechnen. In der Gravidität sollte dieses Mittel grundsätzlich vermieden werden. Eine nicht resorbierbare oberflächenaktive Substanz, **Na-dioctylsulfosuccinat**, kann ebenfalls benutzt werden, um die Gleitfähigkeit des (Dick-)Darminhaltes zu erhöhen und die Fäces weicher zu machen. Die benötigten Dosen liegen im Bereich von 50–200 mg. Die Substanz ist in einigen laxierend wirkenden Kombinationspräparaten enthalten.

7.6. Antidiarrhoika

Unter einer Diarrhoe wird die Entleerung von wäßrigen Fäces in einer Menge über etwa 600 g pro Tag verstanden. Eine Diarrhoe kann sehr unterschiedliche Ursachen haben

❶ funktionelle Gründe, die auf einer Fehlsteuerung der vegetativen Innervation beruhen. Hierzu sind psychische und ein Teil der Arzneimittel-bedingten Diarrhoen zu rechnen

❷ Akut-entzündliche Veränderungen, wie sie im Gefolge von bakteriellen Infektionen oder allergischen Reaktionen auftreten

❸ chronisch-entzündliche Alterationen wie sie bei der Colitis ulcerosa oder auch bei malignen Prozessen auftreten

❹ Stoffwechselstörungen wie z.B. bei Achylie, Pankreasinsuffizienz, einer Malabsorption und der Steatorrhoe.

Eine Diarrhoe ist immer verbunden mit einer Störung des Wasser- und Elektrolyt-Haushaltes. Obwohl einer Diarrhoe immer eine zu schnelle Passage des Darminhaltes zugrundeliegt, kann der ursächliche Mechanismus unterschiedlich sein:

❶ Ein Überwiegen der Propulsiv-Motorik der Darmmuskulatur über die Pendelbewegungen. Daraus resultiert u.a. eine mangelhafte Wasserresorption wegen der verkürzten Kontaktzeit.

❷ Eine Lähmung der Dickdarmmuskulatur, so daß dieser Darmabschnitt als starres Rohr funktioniert, was zur Verkürzung der Verweildauer des Inhaltes im Dickdarm führt.

Unabhängig von der Ursache ist es häufig notwendig, eine Diarrhoe symptomatisch zu behandeln, vor allem dann, wenn es sich um eine funktionelle Diarrhoe handelt. Für diesen Zweck eignen sich Opium, Loperamid und eventuell noch Diphenoxylat.

Opium, das die Gesamtalkaloide des Mohnsaftes enthält (s. S. 197), steigert die Pendel- und hemmt die Propulsiv-Bewegung des Darmes. Von der Tinctura Opii werden Dosen von 0,5 bis 1,0 g bei Erwachsenen, vom Opium pulveratum 0,05 bis 0,1 g benötigt. Opium unterliegt der BTM-Vorschrift.

Diphenoxylat[15]. Diese dem Pethidin chemisch verwandte Substanz hemmt in kleinen Dosen (2,5 mg als Einzeldosis) die Darmmotilität, so daß es als symptomatisches ***Antidiarrhoikum*** benutzt werden kann. In höheren Dosen (ab 40 mg) wirkt es morphinartig und ruft damit euphorische Zustände hervor. Um die mißbräuchliche Anwendung von Diphenoxylat zu verhindern, ist den Tabletten des Handels Atropin zugesetzt. Es ist zugunsten von Loperamid wegen seiner zentralen Wirkung verlassen worden.

Loperamid[16]. Nach bisherigen Erfahrungen besitzt Loperamid im Gegensatz zu Diphenoxylat

[15] Reasec® enthält 4-(4-Äthoxycarbonyl-4-phenylpiperidino)-2,2-diphenylbutyronitril und Atropin

[16] Imodium® [2,2-Diphenyl-4-[4-hydroxy-4-(4-chlorphenyl)-piperidino-butansäure-dimethylamid]

keine Opiat-artigen zentralen Nebenwirkungen. An der Darmmuskulatur steigert Loperamid wie ein Opiat die Pendelbewegungen. Beim Erwachsenen liegt die Einzeldosis bei 2 mg, eventuell mehrmals täglich.

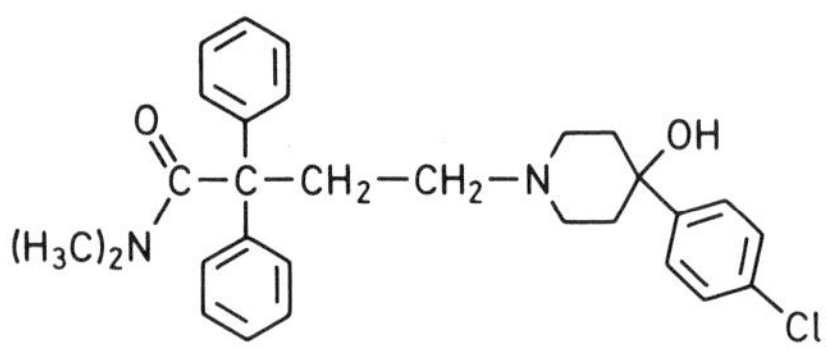

Loperamid

Für spezielle Diarrhoe-Fälle stehen weitere ***Therapiemöglichkeiten*** zur Verfügung. Für die Adsorption von Toxinen und anderen Giftstoffen ist manchmal die Gabe größerer Mengen medizinischer Kohle (Carbo medicinalis, 10 bis 30 g pro die) geeignet. Bei einem Teil der entzündlich bedingten Diarrhoen ist die Anwendung des adstringierend und damit antiinflammatorisch wirksamen Tannalbins (2 bis 5 g pro die) erfolgreich.

Einen Sonderfall in der Therapie stellen die Diarrhoen im Gefolge von Infektionen mit Vibrio cholerae, Escherischia coli, Staphylococcus aureus, Clostridium perfringens und Shigellen dar. Diese Diarrhoen sind gekennzeichnet durch eine enorme Steigerung der Wasser- und Elektrolyt-Sekretion durch das Darmepithel bei ungestörter Resorptionsfähigkeit. Die Patienten sind durch den Wasser- und Elektrolyt-Verlust akut gefährdet. Aus diesem Mechanismus ergibt sich, daß die Zufuhr großer Mengen von Wasser nebst Elektrolyten und Glucose auf parenteralem oder notfalls oralem Wege lebensrettend wirkt. Daneben ist selbstverständlich die spezifische antiinfektiöse Therapie durchzuführen. Im Rahmen dieser durch Bakterientoxine ausgelösten funktionellen Diarrhoen sind Antidiarrhoika primär nicht indiziert.

Bei chologenen Diarrhoen, z.B. infolge von Ileumresektionen oder -erkrankungen kann die Gabe von Cholestyramin[17], welches Gallensäuren zu binden vermag, zu einer Besserung des Zustandes führen.

[17] Cuemid®, Quantalan®

7.7. Carminativa

Unter Carminativa werden Substanzen zusammengefaßt, die den Zustand des Meteorismus bessern sollen. Hierher gehören Drogen wie Kümmel (Fructus Carvi), Anis (Fructus Anisi), Pfefferminz (Folia Menthae piperitae), die auf Grund ihres Gehaltes an ätherischen Ölen eine spasmolytische Wirkung auf den Darm ausüben und damit einen gewissen carminativen Effekt besitzen.

Eine Ursache des Meteorismus liegt in einer zu feinblasigen Verteilung des Gases im Chymus. Dieses Gas-Flüssigkeits-Gemisch erschwert den Forttransport, was zu einer weiteren Gasentwicklung Anlaß gibt. Durch die Gabe oberflächenaktiver Substanzen gelingt eine Entschäumung, das heißt eine Entmischung der beiden Phasen. Daraus resultiert ein erleichterter Forttransport des Darminhaltes und eine Besserung des Meteorismus. Eine derartige oberflächenaktive Substanz ist das Dimethylpolysiloxan (Dimethicone[18]), das in Dosen von 40 bis 100 mg gegeben und nicht resorbiert wird.

[18] Bicolon®, Ceolat®, Lefax®, SAB®

7.8. Anthelminthika

Anthelminthika sind Chemotherapeutika, die spezifisch gegen parasitären Wurmbefall wirksam sind. Da in unseren Breiten nur der Befall des Darmes praktisch eine Rolle spielt, wird im folgenden ausschließlich diese Therapie besprochen. Als Parasiten kommen in Betracht: Bandwürmer (Cestodes) und Rundwürmer (Nematodes).

Der experimentellen Forschung stehen einige Möglichkeiten zur Verfügung, die Wirksamkeit von Substanzen an Würmern zu untersuchen. So zeigen manche Würmer in einem geeigneten Milieu in vitro mechanische Aktivität, die registriert werden kann. Anthelminthika rufen meistens zuerst eine Erregung, dann eine Lähmung dieser Versuchsobjekte hervor. Außerdem kann die künstliche Infektion großer Laboratoriumstiere mit Darmparasiten benutzt werden, um die anthelminthische Wirksamkeit zu prüfen.

7.8.1. Mittel gegen Bandwürmer

Mit ***Niclosamid***[19] steht ein sehr gutes Bandwurmmittel zur Verfügung. Es wird nicht resorbiert. Die einzige störende Nebenwirkung scheint eine Schleimhautreizung des Magens zu sein, die Tabletten (4 × 0,5 g pro die) sollen daher nach dem Essen gegeben werden. Die Gabe eines Laxans ist nicht notwendig. Niclosamid hemmt die Glucoseaufnahme in den Parasiten, es fördert die Glykolyse und blockiert den Zitronensäurezyklus. Dadurch steigt die Milchsäurekonzentration im Bandwurm an. Ferner werden die Schutzstoffe des Wurmes gegen die Proteasen des Darmes unwirksam. Als Mittel der zweiten Wahl gilt das Antibiotikum ***Paromomycyn***[13], das sich insbesondere bei Infektionen mit dem Zwergbandwurm Hymenolepis nana bewährt. Die Dosierung beträgt 4 × 0,25 g am 1. und 7. Tag der Behandlung.

7.8.2. Mittel gegen Rundwürmer

Mebendazol. Das wirksamste und am besten verträgliche Anthelminthikum gegen die üblichen Nematodeninfestationen (Ascariden, Oxyuren) in unserer Region scheint ***Mebendazol***[21] zu sein. Die Substanz hemmt die Glukose-Aufnahme durch den Parasiten, was zum Absterben der Würmer führt. Die übliche Dosierung beträgt 2 × täglich 100 mg per os für 3 Tage. Nur ein sehr kleiner Teil der verabreichten Dosis wird enteral resorbiert und dann renal ausgeschieden. Während der Therapie braucht die Nahrungsaufnahme nicht eingeschränkt zu werden, eine Gabe von Laxantien erübrigt sich. Als einzige Nebenwirkung sind bisher gelegentlich Leibschmerzen berichtet worden.

Piperazin. Ein Pharmakon, das zur Therapie von Nematodeninfektionen ebenfalls empfohlen werden kann, ist ***Piperazin***[22]. Nach elektrophysiologischen Untersuchungen stabilisiert es das Membranpotential der Wurmmuskulatur, so daß eine dem Curare-Effekt vergleichbare Wirkung zustande kommt. Diese Substanz ist eine Base, sie wird in Form eines Salzes benutzt. Obgleich Piperazin gut aus dem Darm resorbiert wird, genügt die nach oraler Einnahme im Darmlumen verbleibende Konzentration, um auch Oxyureninfektionen zum Verschwinden zu bringen. Die Dosierung beträgt für Erwachsene 1,0 g 2mal täglich für einige Tage (Erfolg in über 90% der Fälle bei Ascaridenbefall), bei Oxyureninfektion wird dieselbe Kur nach 1 Woche wiederholt (Erfolg dann in 95% der Fälle). Während der Kur ist Fasten oder eine laxierende Behandlung nicht notwendig. Piperazin verursacht sehr selten Nebenwirkungen, wie leichte Diarrhoe, Urtikaria und Symptome einer Beeinträchtigung des Zentralnervensystems (Tremor, Ataxie, Akkommodationsstörung). Bei zerebralgeschädigten Kindern sind die zentralen Nebenwirkungen häufiger. Sogar Krampfanfälle kommen vor. Dauerschäden sind unbekannt. Alkohol sollte während der Piperazin-Einnahme vermieden werden.

Pyrantel-Pamoat. Dieses Anthelmintikum wirkt im Gegensatz zum Piperazin depolarisierend auf die motorische Endplatte des Wurmes und hemmt seine Cholinesterase, der Erreger zeigt eine spa-

[19] Yomesan® = N-(2 -Chlor-4 -nitrophenyl)-5-chlor-salicylamid

[20] Humatin®

[21] Telmin®, Vermox®

[22] Eraverm®, Uvilon®, Vermicompren®

stische Lähmung. Die Substanz wird schlecht resorbiert, so daß systemische Nebenwirkungen wie Kopfschmerzen und Dösigkeit selten sind. Magen-Darm-Beschwerden können nach Gabe von Pyrantel auftreten. Schwangeren und Kleinkindern soll die Substanz nicht verabreicht werden. Die Dosierung beträgt maximal 1,0 g am 1. und am 14. Tage der Behandlung. Pyrantel ist wirksam gegen Ascariden und Oxyuren.

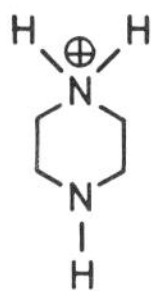

Piperazin-Salz

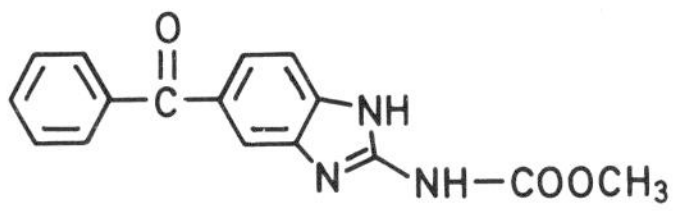

Mebendazol
Methyl-N-(5-benzoyl-2-benzimidazolylcarbamat

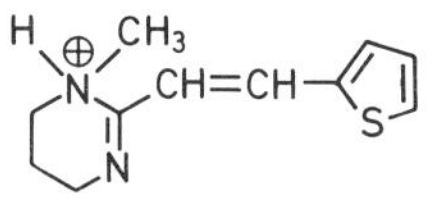

Pyrantel[23]
1-Methyl-2-[2-(2-thienyl)-vinyl]-1,4,5,6-tetrahydropyrimidin-Salz

[23] Helmex®

Pyrvinium-Pamoat. Besser als Piperazin ist der Cyaninfarbstoff ***Pyrvinium-Pamoat***[24] gegen Oxyuriasis (Erreger: Enterobius vermicularis) wirksam, es blockiert Fermente im Oxydationsstoffwechsel der Parasiten. Nebenwirkungen (Nausea und Erbrechen) sind sehr selten. Die Fäces werden rot gefärbt. Für Kinder und Erwachsene beträgt die Dosis 1mal 5 mg/kg per os.

Gegen Hakenwürmer, vor allem Ankylostoma, ist neben Mebendazol ***Bephenium-hydroxy-naphthoat***[25] wirksam. Bei ***Massenerkrankungen*** mit Ankylostoma duodenale und Necator americanus haben sich in den Tropen Tetrachlorkohlenstoff und das relativ weniger giftige Tetrachloräthylen bewährt. Bei einzelnen Erkrankungen ist die oben geschilderte Therapie vorzuziehen. ***Thiabendazol***[26] zeigt im Vergleich mit anderen Anthelminthika ein breiteres Wirkungsspektrum. Neben Ascariden und Oxyuren werden auch Trichuris trichuria und Strongyloides stercoralis beseitigt. Selbst bei einigen Fällen von Trichinose wurde über Erfolge berichtet. Nebenwirkungen von seiten des Magen-Darm-Kanals sind häufig, verschiedene zentralnervöse Störungen kommen vor. Thiabendazol sollte nur in den erwähnten Spezialfällen, nicht dagegen bei Ascariden – oder Oxyuren-Infestationen angewandt werden.

[24] Molevac®
[25] Alcopar® = N-Benzyl-N, N-dimethyl-N-(2-phenoxyäthyl)-ammonium-3-hydroxy-2-naphthoat
[26] Mintezol®, Minzolum® = 2-(4-Thiazolyl-)benzimidazol

7.9. Anhang

7.9.1. Leber

Die therapeutischen Möglichkeiten bei einer ***Leberparenchymerkrankung*** sind begrenzt. Die Gabe großer Mengen Glukose (beim Coma hepaticum bis 400 g in 24 Stunden) ist eine symptomatische Maßnahme. Zur intravenösen Infusion werden 5%ige, zur oralen Gabe 8%ige Lösungen verwendet. Eine sogenannte „Leberschutztherapie" mit Cholin oder Methionin hat nur dann Sinn, wenn auf Grund mangelnder Nahrungsaufnahme bzw. mangelhafter Zusammensetzung der Diät ein Defizit an diesen Substanzen besteht. Ein echter Heileffekt, der über die reichliche Eiweißzufuhr hinausgeht, ist nicht nachweisbar. Ein therapeutischer Effekt von Silymarin[27] oder ungesättigten Fettsäuren[28] bei Lebererkrankungen ist bisher nicht überzeugend nachgewiesen. Die Gabe von Leberextrakten und -hydrolysaten stellt eine Scheintherapie dar, Vitaminpräparate sind nur bei Vitaminmangel sinnvoll. Gute symptomatische Wirkung bei Virushepatitis und manchen Fällen von chronisch-aggressiver Hepatitis besitzen die Glucocorticoide, ein Coma hepaticum mag durch große Dosen von Prednisolon überbrückt werden können.

[27] Legalon® [28] z.B. Essentiale®

Über die Senkung des Ammoniakgehaltes im Blut durch Neomycin siehe S. 350. Über die Bedeutung der Leber für die Biotransformation von Pharmaka siehe S. 20.

Die ***Gallensekretion*** in der Leber kann durch Gabe gallenpflichtiger Substanzen gesteigert werden. Das wirksamste „Choleretikum" ist die **Dehydrocholsäure**[29] welche die Sekretion stark verdünnter Gallenflüssigkeit auslöst. Bei Leberparenchymerkrankungen sollte Dehydrocholsäure nicht verwendet werden, weil die erhöhte Ausscheidungsleistung eine zusätzliche Belastung der Leber darstellen könnte. Von der Darmschleimhaut wird Dehydrocholsäure gut resorbiert. Daher ist es nicht sinnvoll, diese Gallensäure bei Verschlußikterus oral in der Absicht zu geben, die Resorption von Fetten, Vitaminen etc. zu verbessern. Die resorbierte Dehydrocholsäure trägt dazu bei, den Gehalt des Blutes und der Gewebe an Gallensäure weiter zu erhöhen. Ein Choleretikum wie Dehydrocholsäure scheint nur indiziert zu sein, wenn aus „hydrodynamischen" Gründen ein vermehrter Gallenfluß in den ableitenden Gallenwegen gewünscht wird (wie z. B. beim Vorliegen von Gallensteingrieß im Ductus choledochus). Die langzeitige Zufuhr von ***Chenodesoxycholsäure***[30] führt bei einem Teil der Patienten mit Cholesterin-Gallensteinen zu einer Verkleinerung und eventuellen Auflösung der Konkremente. Diese Wirkung beruht nicht auf einer Verbesserung der Löslichkeit von Cholesterin in der Galle, sondern auf einer Hemmung der Cholesterinsynthese. Voraussetzung für eine erfolgreiche Therapie ist eine funktionsfähige Gallenblase (radiologisch kontrollierbar). Die Therapie muß lebenslang fortgesetzt werden, da sonst mit Rezidiven zu rechnen ist. Da häufig Störungen von Seiten des Gastrointestinaltrakts nach längerdauernder Zufuhr von Chenodesoxycholsäure auftreten, ist der Wert dieser Therapie limitiert. Die Anwendungsbreite ist zusätzlich durch eine größere Reihe von Kontraindikationen eingeschränkt: Leber- und Nierenleiden. Die Erfahrung hinsichtlich der Wirkungen in der Gravidität sind noch ungenügend, so daß sich eine Anwendung bei Frauen im gebärfähigen Alter verbietet. Die Indikation von Chenodesoxycholsäure beschränkt sich auf alle Fälle, in denen eine Operation vermieden werden soll. Die Dosierung beträgt 750 mg/die.
Eigelb und salinische Abführmittel bewirken vom Dünndarm aus eine Entleerung der Gallenblase (Cholekinetikum). **Cholestyramin**[31], ein nicht resorbierbares Anionenaustauscherharz, bindet nach oraler Gabe Gallensäure im Magen-Darm-Kanal und verhindert damit teilweise die Rückresorption im enterohepatischen Kreislauf. Es senkt primär den erhöhten Gallensäurespiegel im Blut und beseitigt dadurch Begleitsymptome des Ikterus, vor allem den Pruritus. Nach einiger Zeit steigt der Gallensäurespiegel im Blut jedoch wieder an. Trotzdem muß bei einer längeren Behandlung mit Cholestyramin mit einer Störung der enteralen Fettresorption und entsprechenden Folgen gerechnet werden.

7.9.2. Pankreas

Bei der akuten (oder chronisch rezidivierenden) ***Pankreatitis*** muß das therapeutische Ziel darin bestehen, die Sekretion der exokrinen Drüsen so weit wie möglich zu reduzieren, da die freigesetzten Verdauungsenzyme bei der vorliegenden Entzündung in das Parenchym gelangen und zur Selbstverdauung führen. Diesem Ziel dient die absolute Nahrungskarenz und das ständige Absaugen des Magensaftes, um jede reflektorische und hormonelle Stimulierung der Bauchspeicheldrüse zu vermeiden. Pharmakologisch werden die Maßnahmen durch die Gabe hoher Dosen von **Atropin** (etwa 2 mg/die) unterstützt, das die Sekretion der exokrinen Pankreas-Zellen ebenso wie die anderer exokriner Drüsen hemmt. Um die enzymatische Aktivität der Pankreas-Proteinasen – die Kallikrein aktivieren, welches seinerseits wiederum Kinine freisetzt – zu hemmen, wird mit z. T. gutem Erfolg Aprotinin[32] in hoher Dosierung (täglich 800000 E) gegeben. Dieses Polypeptid reduziert die Aktivität von Kallikrein, Trypsin, Chymotrypsin. Durch eine konsequente Therapie kann die Mortalität erheblich gesenkt werden (so z.B. in einer gut dokumentierten Serie von ~30 auf ~ 7%). Die angegebene Therapie muß natürlich durch evtl. notwendige Antibiotika, Wasser- und Elektrolyt-Gabe und parenterale Ernährung ergänzt werden.

Bei der ***exkretorischen Pankreasinsuffizienz*** ist die orale Zufuhr von Pankreasenzympräparaten[33] in ausreichenden (hohen) Dosen gut wirksam. Ein Teil der Enzymaktivität geht durch die Salzsäure im Magen verloren. Antacida oder ein H_2-Antihistaminikum kann diese Beeinträchtigung vermindern.

7.9.3. Magen, Duodenum

Bei einer Gastritis und einem Ulcus ventriculi (oder duodeni) müssen folgende Gesichtspunkte berücksichtigt werden:

❶ Mögliche Ausschaltung der auslösenden Ursache. In Frage kommen Schleimhaut-reizende Ernährung oder Getränke (konzentrierte Alkoholika, Kaffee), Rauchen, eine ganze Reihe von Arzneimitteln (Corticosteroide, einige Analgetika, Reserpin) und unregelmäßige oder hektische Lebensführung.

❷ In der akuten Phase Linderung der Schmerzen a) durch Senkung der Azidität des Magensaftes mittels Einnahme von Antazida (Aluminiumhydroxid, Dimagnesiumtrisilikat oder Hydrotalcit) und durch Gabe des H_2-Antihistaminikum Cimetidin[34] (s. S. 97) und b)

[29] Decholin®
[30] Chenofalk®, Hekbilin®
[31] Cuemid®, Quantalan

[32] Antagosan®, Trasylol®
[33] z.B. Gillazym®, Nutrizym®, Panpur®, Pankreon forte®, Pankreatan forte®
[34] Tagamet®

durch Einnahme von schmerzlindernden Mitteln, z.B. Dextropropoxyphen.

❸ In der akuten und besonders der Heilungsphase Erhöhung der Schleimhautresistenz gegen die Magensäure durch Einnahme von Carbenoxolon (verstärkt die Schleimbildung) und durch Adstringierung mit Tannalbin oder ähnlichen Präparaten. – Der Wert einer Atropin-Behandlung zur Ruhigstellung des Magens ist zweifelhaft, weil nach Gabe von Parasympatholytika die Säurekonzentration im Magensaft zunimmt, da die Magensaftproduktion relativ stärker vermindert wird als die Säuresekretion. Die Gabe von Atropin erfordert also eine besonders konsequente Behandlung mit Antacida. – Wesentlich für die Heilung sind Bettruhe, eine entsprechende Diät und die Unterlassung aller schleimhautreizender Maßnahmen. Eventuell ist eine Sedierung des Patienten vorübergehend notwendig. Rauchen ist zu unterlassen.

❹ Blutungen aus Magen- und Dünndarmgeschwüren können mit dem Antifibrinolytikum Tranexamsäure günstig beeinflußt werden. Die im Bereich der Ulcera gesteigerte Fibrinolyse, die mit einer erhöhten Blutungsneigung einhergeht, wird durch Tranexamsäure gehemmt.

III. Motorisches System

8.1. Motorische Endplatte

Die motorische Endplatte ist die Verknüpfungsstelle zwischen motorischer Nervenfaser und Skelettmuskelzelle. (Abb. 8.**1**). Da die fortgeleitete Erregung die anatomische Diskontinuität nicht zu überspringen vermag, ist eine chemische Überträgersubstanz zwischengeschaltet. Die motorische Endplatte als Kontaktstelle zwischen zwei verschiedenen Geweben ist in ihrer Ausdehnung sehr klein, durch Auffaltung der Membranen enthält sie aber eine große Oberfläche. Der Spaltraum (Breite in der Größenordnung von ~ 500 Å) wird von ***Acetylcholin*** (Formel s. S. 54), das durch die ankommende Erregung aus vesikulären Speichern der Nervenendigung explosionsartig freigesetzt wird, durch Diffusion überwunden. In der myogenen Endplattenmembran verändert dann Acetylcholin den ***Membranwiderstand für Ionen***. Vor allem nimmt die Natriumleitfähigkeit zu; damit kommt es zur Endplattendepolarisation (s. schematische Abb. 8.**2**, 8.**3**), die ihrerseits eine fortgeleitete Erregung der Muskelmembran auslöst, sobald die kritische Schwelle erreicht ist. In der Endplattenmembran sind Strukturen (Rezeptoren) vorhanden, die mit Acetylcholin reagieren und die beschriebenen Änderungen der Membraneigenschaften auslösen. Diese Eigenschaft ist auf die Endplatte begrenzt, die Muskelzellmembran außerhalb der Endplatte wird durch Acetylcholin nicht depolarisiert. Diese ***„Stabilität“*** der Muskelzellmembran geht nach ***chronischer Denervierung*** (beginnend etwa mit dem 3. Tag nach Durchschneidung des motorischen Nerven) verloren, die gesamte Muskelzelloberfläche reagiert dann „endplattenhaft“ (Abb. 8.**4**). Ein chronisch denervierter Skelettmuskel läßt sich daher in pharmakologischen Experimenten als „Endplat-

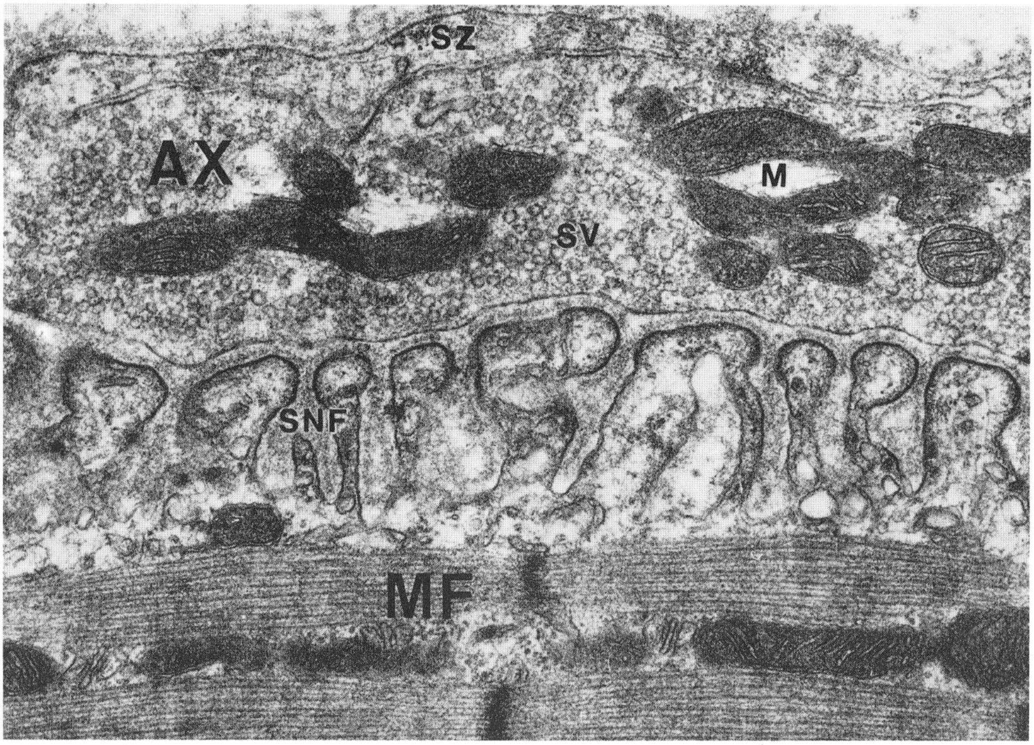

Abb. 8.1. Teil einer motorischen Endplatte im Zwerchfell der Maus. Das Axonende (*AX*) enthält zahlreiche synaptische Vesikel (*SV*). *M*, Mitochondrien; *MF*, Skelettmuskelfaser; *SNF*, subneuraler Faltenapparat; *SZ*, Schwannsche Zelle. Vergrößerung 39000fach. (Aufnahme aus dem Anatomischen Institut der Universität Kiel).

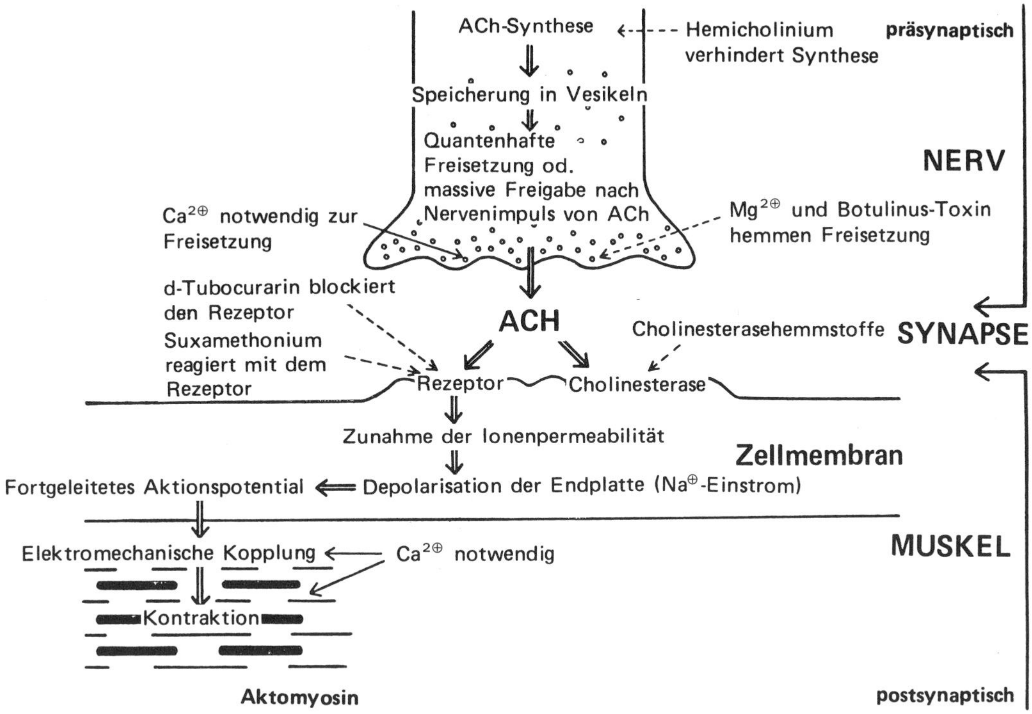

Abb. 8.2. Schematische Darstellung der Vorgänge im Bereich der neuromuskulären Synapse. Näheres siehe Text.

tenmodell" benutzen (Abb. 8.**4**, 8.**5**). Das durch Nervenreiz und das stets in kleinen Quanten spontan (Miniaturendplattenpotentiale) freigesetzte Acetylcholin wird außerordentlich schnell durch die in großer Menge in der Endplatte lokalisierte echte ***Cholinesterase*** hydrolysiert und dadurch biologisch inaktiviert (über „Cholinesterase" s. S. 55):

Dieses System der Erregungsübermittlung von Nerv auf Skelettmuskel kann ***präsynaptisch*** oder ***postsynaptisch*** in verschiedener Weise unterbrochen werden. Präsynaptisch kann entweder die Acetylcholinsynthese durch Hemicholinium gehemmt oder die Acetylcholin-Freisetzung verhindert werden. Dies kann durch einen Mangel an Calcium-Ionen, durch einen Überschuß an Ma-

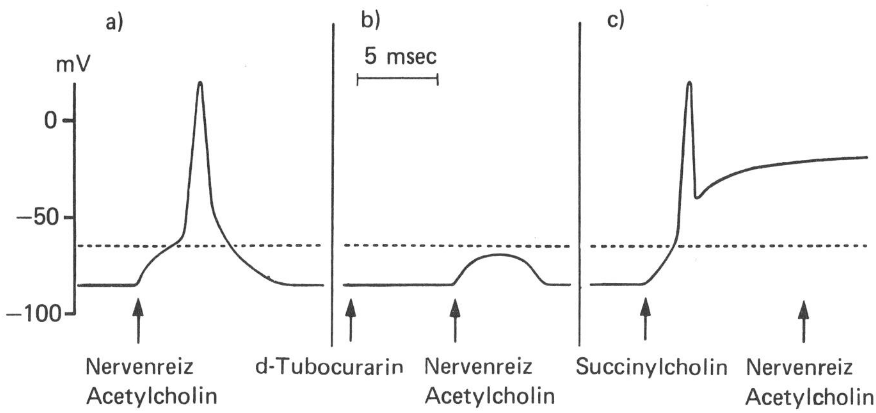

Abb. 8.3. Schematische Darstellung des Membranpotentials einer motorischen Endplatte; abgeleitet wird mittels einer intrazellulären Mikroelektrode. In a ist der Ablauf unter normalen Bedingungen, in b bei Anwesenheit der membranstabilisierenden Substanz d-Tubocurarin und in c in Gegenwart der depolarisierenden Verbindung Suxamethonium = Succinylcholin abgebildet. Näheres siehe Text.

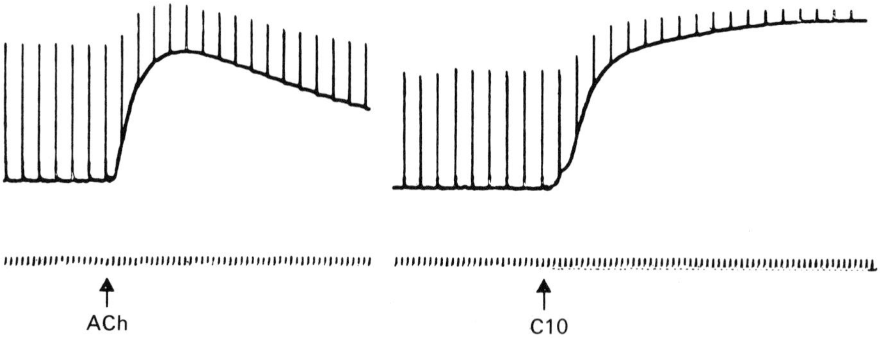

Abb. 8.4. Einwirkung von depolarisierenden Substanzen auf einen chronisch-denervierten Skelettmuskel. Die durch direkte Reizung ausgelösten Kontraktionen von isolierten Zwerchfellhälften der Ratte werden mittels Dehnungsmeßstreifens aufgenommen und auf einem Direktschreiber registriert. Die Reizfrequenz betrug 15/min und die Impulsdauer 15 msec. Die Zeitschreibung am unteren Rande in Sekunden. Die Zwerchfellhälfte wurde 8 Tage vor dem Versuch durch N.-phrenicus-Exhärese denerviert. Nach Zusatz von Acetylcholin 10^{-6} g/ml (ACh) und Dekamethonium 5×10^{-5} g/ml (C10) erfolgt jeweils eine Kontraktur des Muskels als Zeichen einer Depolarisierung der Zellmembranen.

gnesium-Ionen, durch starke Lokalanästhetika oder Botulinus-Toxin geschehen (s. Schema Abb. 8.**2**).

Für den praktischen Gebrauch sind in diesem System zwei Möglichkeiten gefunden worden, die sich therapeutisch ausnutzen lassen:

❶ Reaktion von Pharmaka mit dem Acetylcholinrezeptor (***Muskelrelaxantien***) und

❷ Reaktion von Pharmaka mit der Cholinesterase (***Inhibitoren***).

8.1.1. Muskelrelaxantien

Wirkungsweise. Die Reaktion von Substanzen mit den Acetylcholinrezeptoren in der Endplattenmembran kann zwei Ergebnisse auslösen. Entweder führt der Pharmakonrezeptorkomplex zu demselben Resultat wie der Acetylcholinrezeptorkomplex, also zu einer Depolarisation („intrinsic activity“ vorhanden), oder der neugebildete Komplex ist biologisch unwirksam (ohne „intrinsic activity“), verhindert aber die Reaktion der physiologischen Überträgersubstanz Acetylcholin mit dem Rezeptor (***kompetitive Hemmung, Verhinderung der Depolarisation***). Wird eine Depolarisation verhindert, so ergibt sich als Folge eine Lähmung des Sklettmuskels, da die Erregung der motorischen Nerven nicht mehr auf die Muskulatur übergreifen kann (Abb. 8.**3**b). Liegt der andere Reaktionstyp vor, tritt also eine ***Depolarisa-***

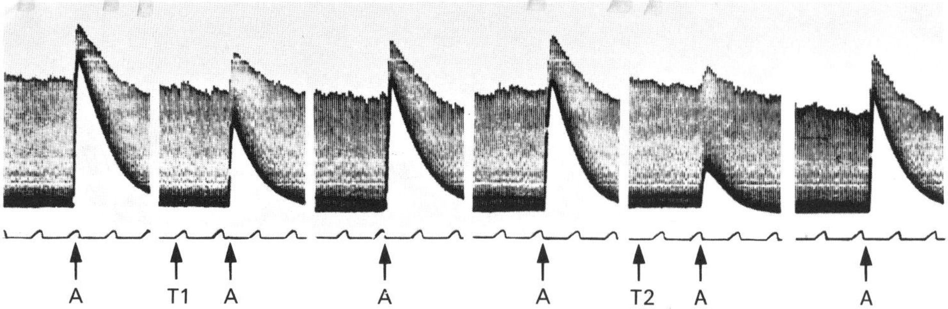

Abb. 8.5. Beeinflussung des Acetylcholin-Effektes am chronisch denervierten Skelettmuskel durch d-Tubocurarin. Methodische Einzelheiten wie in der vorhergehenden Abbildung, Registriergeschwindigkeiten jedoch langsamer, Zeitschreibung am unteren Rande in Minuten! Bei Unterbrechung der Registrierung werden jeweils die Pharmaka ausgespült. A Zusatz von Acetylcholin 10^{-6} g/ml, T1 bzw. T2 Zusatz von d-Tubocurarin 10^{-7} bzw. 3×10^{-7} g/ml. Acetylcholin als depolarisierende Substanz ruft eine Kontraktur hervor, die durch die Rezeptorenbesetzung durch d-Tubocurarin konzentrationsabhängig gehemmt werden kann.

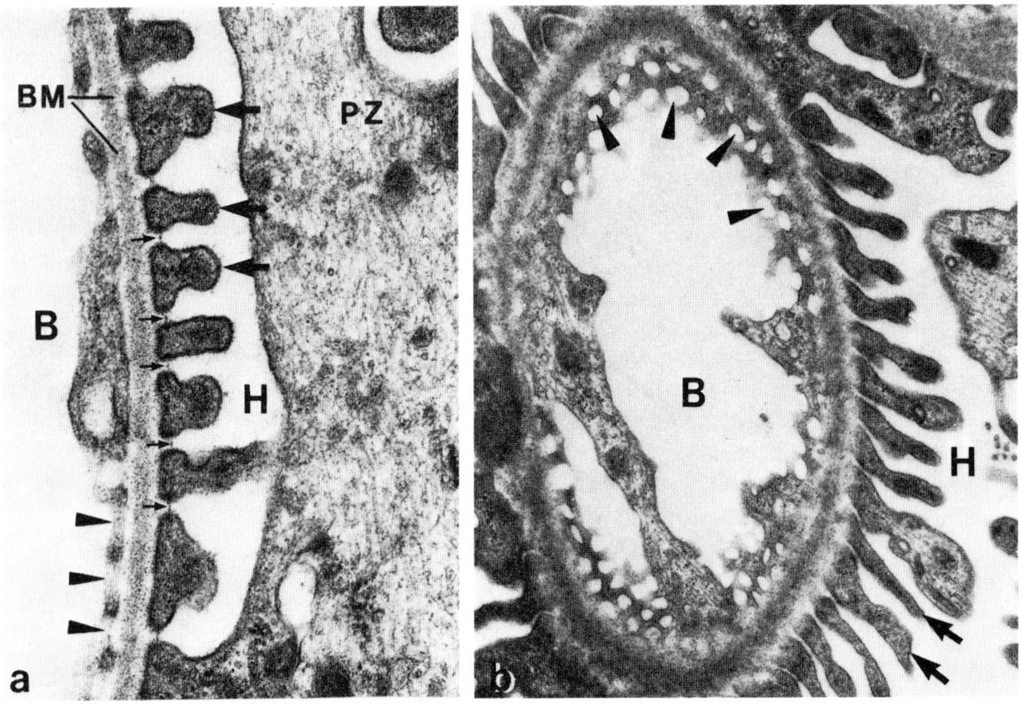

Abb. 6.2. Elektronenmikroskopische Darstellung der Blut-Harn-Schranke (Ratte).
a) Zwischen dem Lumen der Glomerulum-Kapillare (Blutraum, **B**) und dem Lumen der Bowmanschen Kapsel (Harnraum, **H**) liegen das gefensterte Kapillarendothel **(Pfeilköpfe)**, die Basalmembran **(BM)** und die Füßchen der Podozyten **(gr. Pfeile)** mit dem dazwischen ausgespannten Schlitzporen-Diaphragma **(kl. Pfeile)**. **PZ**, großer Fortsatz eines Podozyten. Vergrößerung 37000 fach.
b) Tangentialschnitt durch die Wand einer Glomerulum-Kapillare. Die Endothelfenster **(Pfeilköpfe)** stellen sich in Aufsicht dar; sie sind nicht durch ein Diaphragma verschlossen. **Pfeile** weisen auf schräg angeschnittene Füßchen von Podozyten. Vergrößerung 15000fach. (Aufnahmen aus dem Anatomischen Institut der Universität Kiel.)

trium-Permeabilität des Bürstensaumes in die Zelle ein. Etwa 60% des primär filtrierten Wassers und Natriumchlorids werden auf diese Art und Weise in diesem Nephronabschnitt resorbiert. Bei einem genügenden Angebot von Hydrogencarbonat (Bicarbonat) im Primärharn erfolgt eine zusätzliche Resorption von Natrium auf folgendem Wege (Carboanhydratase-Mechanismus): Aus den Hydrogencarbonat-Ionen werden über die Bildung von Kohlensäure und Kohlendioxid, das in die Zellen penetriert, enzymatisch Protonen gebildet, die zum Austausch gegen Natrium-Ionen zur Verfügung gestellt werden:

$$CO_2 + H_2O \leftrightarrows H_2CO_3 \leftrightarrows H^{\oplus} + HCO_3^{\ominus}.$$

Die gleichzeitig intrazellulär entstehenden Hydrogencarbonat-Ionen werden ins Interstitium abgegeben und bleiben dem Organismus als Alkali-Reserve erhalten. Die anderen physiologisch wichtigen Kationen Kalium, Calcium und Magnesium werden in diesem Nephronabschnitt quantitativ rückresorbiert.

Die für die Erhaltung des Organismus notwendigen niedermolekularen Substanzen, wie Glucose, Aminosäuren, Lipide usw. werden durch spezifische Transportmechanismen zurückgewonnen. Hierzu gehört auch die Harnsäure, die im Beginn des proximalen Tubulus durch einen Säuretransportmechanismus rückresorbiert wird (s. S. 16). Peptide und Proteine (unter Mol. Gewicht 70000) erfahren im Mikroklima der Buchten der Microvilli durch den transmembranären Flüssigkeitsstrom eine Konzentrierung (Abb. 6.**3**). Die Aufnahme in die Zelle erfolgt durch Pinozytose. Die pinozytotischen Vesikel verschmelzen mit Lysosomen, durch deren enzymatische Aktivität der Abbau in die betreffenden Bruchstücke

tion auf, so muß als erste Folge eine fortgeleitete Erregung entstehen. Die Muskelfaser durchläuft einen Kontraktionszyklus. Der weitere Verlauf hängt nun davon ab, wie schnell der Agonist aus der Biophase (dem Raum unmittelbar vor dem Rezeptor) verschwindet: im Fall von Acetylcholin spaltet die Cholinesterase dieses innerhalb von Millisekunden, so daß eine Repolarisation sofort möglich ist; die Endplatte ist wieder erregungsbereit. Findet der Abbau aber langsamer statt, so verharrt die Endplattenmembran im teilweise depolarisierten Zustand: das durch den nächsten Nervenreiz freigesetzte Acetylcholin trifft auf eine bereits depolarisierte Endplatte, die erneute Auslösung eines fortgeleiteten Aktionspotentials ist nicht möglich (Abb. 8.**3**). Damit ergibt sich ebenfalls eine neuromuskuläre Blockade mit einer Skelettmuskellähmung.

Die nach Applikation eines depolarisierenden Muskelrelaxans auftretende einmalige Erregung jeder einzelnen Muskelfaser löst keine wesentliche Spannungsentwicklung der gesamten Muskeln aus, weil die Kontraktionen der Muskelfasern zeitlich nicht koordiniert sind, es treten lediglich vorübergehend ***faszikuläre Zuckungen*** auf.

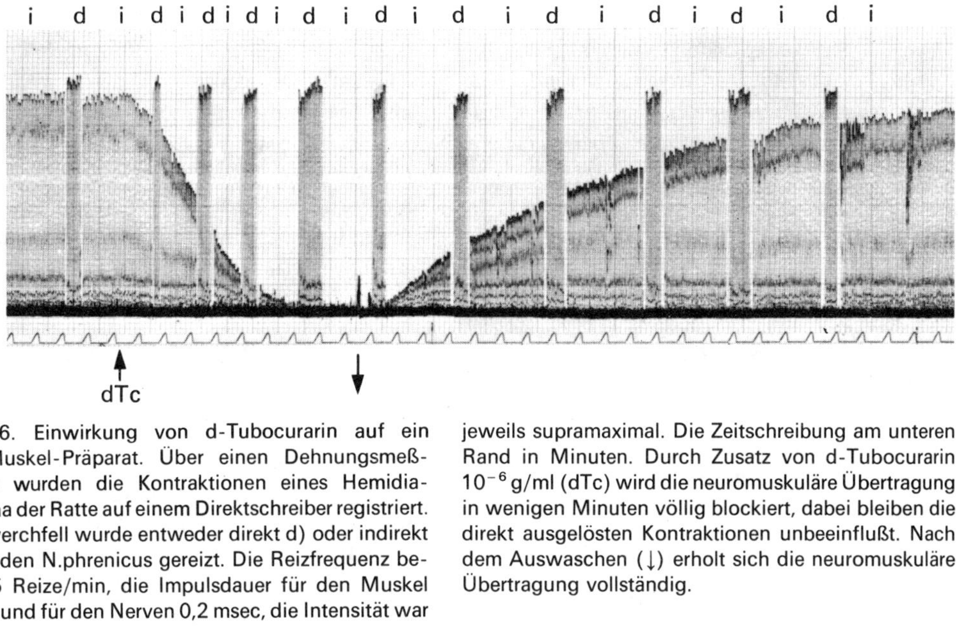

Abb. 8.6. Einwirkung von d-Tubocurarin auf ein Nerv-Muskel-Präparat. Über einen Dehnungsmeßstreifen wurden die Kontraktionen eines Hemidiaphragma der Ratte auf einem Direktschreiber registriert. Das Zwerchfell wurde entweder direkt d) oder indirekt i) über den N.phrenicus gereizt. Die Reizfrequenz betrug 15 Reize/min, die Impulsdauer für den Muskel 5 msec und für den Nerven 0,2 msec, die Intensität war jeweils supramaximal. Die Zeitschreibung am unteren Rand in Minuten. Durch Zusatz von d-Tubocurarin 10^{-6} g/ml (dTc) wird die neuromuskuläre Übertragung in wenigen Minuten völlig blockiert, dabei bleiben die direkt ausgelösten Kontraktionen unbeeinflußt. Nach dem Auswaschen (↓) erholt sich die neuromuskuläre Übertragung vollständig.

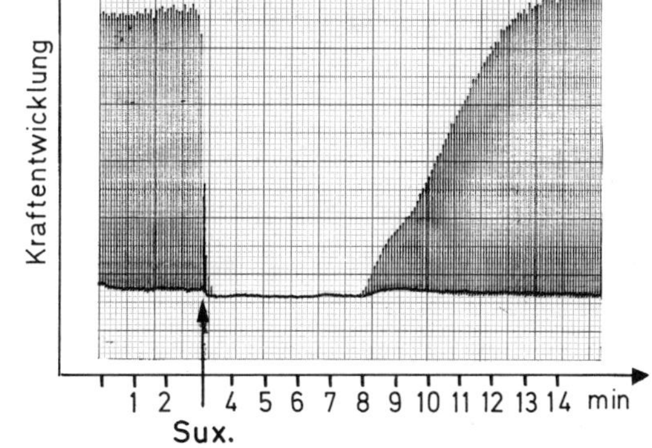

Abb. 8.7. Wirkung von Suxamethonium (1,6 mg/kg) nach intravenöser Gabe beim Menschen. Die über eine percutane Nervus ulnaris-Reizung ausgelöste Kontraktion von Handmuskulatur wird über einen Druckaufnehmer registriert. Die Reizung mit einem kurzen Rechteckimpuls erfolgt alle 5 Sekunden. Sofort nach der intravenösen Injektion von Suxamethonium (Sux.) sind faszikuläre Zuckungen kurzfristig zu beobachten, dann tritt ein totaler neuromuskulärer Block auf. Nach etwa 5 Minuten beginnt die neuromuskuläre Übertragung sich zu erholen und erreicht nach einigen weiteren Minuten ihre volle Funktionsfähigkeit wieder.

Die Hemmung der neuromuskulären Übertragung durch Muskelrelaxantien vom kompetitiven oder depolarisierenden Typ ist hoch spezifisch in der Endplatte lokalisiert. Der Muskel selbst bleibt voll funktionsfähig. Dies läßt sich experimentell an sogenannten ***Nerv-Muskel-Präparaten*** zeigen, bei denen durch ein Paar Elektroden der Nerv, dadurch der Muskel indirekt über den Endplattenmechanismus, und durch ein zweites Paar der Muskel direkt stimuliert werden. In der Abb. 8.**6** ist ein solcher Versuch mit dem isolierten N.-phrenicus-Zwerchfell-Präparat von der Ratte dargestellt. Ebenfalls läßt sich tierexperimentell sehr einfach zwischen den zwei Typen (kompetitiv oder depolarisierend) unterscheiden. Wie oben erwähnt, verhält sich der chronisch denervierte Skelettmuskel endplattenartig. Daher löst an diesem Objekt jede ***depolarisierende Substanz*** in vitro eine ***Kontraktur*** aus (s. Abb. 8.**4**), während kompetitiv-wirksame Pharmaka eine solche Kontraktur verhindern; ein Beispiel für ein derartiges Experiment ist in Abb. 8.**5** aufgezeichnet.

Anwendung. Die Muskelrelaxantien können immer dann verwendet werden, wenn eine Verminderung der motorischen Aktivität der Skelettmuskulatur erwünscht ist. Die Hauptindikation ist die moderne Narkose, bei der die notwendige Muskelerschlaffung nicht durch hohe Konzentrationen von Narkotika, sondern durch diese Substanzgruppe erreicht wird. Ferner sind die Muskelrelaxantien von großem Wert bei der Behandlung von Vergiftungen und Krankheiten, die mit einer erhöhten motorischen Aktivität einhergehen (Strychnin, Tetanus). Eine weitere Anwendung betrifft die Elektrokrampftherapie in der Psychiatrie. Die Muskelrelaxantien verhindern die möglichen Knochenfrakturen, die durch die große Kraftentwicklung der Skelettmuskulatur während des Krampfes zustandekommen können.

Bei der Anwendung von Muskelrelaxantien sollten ständig zwei ***Vorbehalte*** lebendig sein:

❶ Die Skelettmuskulatur verschiedener Körperregionen ist nicht absolut gleich empfindlich gegenüber diesen Pharmaka; die Atemmuskulatur oder Teile von ihr sind zwar meistens etwas unempfindlicher als andere Skelettmuskulatur, die Tätigkeit der Atemmuskulatur ist aber prinzipiell genausogut zu hemmen wie die der anderen Gruppen. Es muß daher bei jeder Applikation von Relaxantien mit einer ***Lähmung der Atemmuskulatur*** gerechnet werden. Die einzig sinnvolle Maßnahme bei dieser rein peripheren Atemlähmung ist die künstliche Beatmung. Zentrale Analeptika oder elektrische Reizung der Nn.phrenici sind sinnlos.

❷ Die Muskelrelaxantien haben keine Wirkung auf das Zentralnervensystem. Das ***Bewußtsein bleibt voll erhalten***. Daraus ergibt sich, daß die Muskelrelaxantien die Narkose nicht ersetzen! Außerdem ist daran zu denken, daß der Patient bei Lähmung der Atemmuskulatur die Hyperkapnie und den Sauerstoffmangel empfindet (Atemnot), aber nichts dagegen unternehmen kann! Die sehr unangenehmen subjektiven Empfindungen, die sich aus dem Mißverhältnis von erhaltenem Bewußtsein und Unfähigkeit zu jeder motorischen Aktivität ergeben, sind von Wissenschaftlern, die sich in Selbstversuchen vollständig curarisieren ließen, beschrieben worden.

8.1.1.1. Nicht depolarisierende Hemmstoffe

Curare ist der Name für das Pfeilgift südamerikanischer Indianer. Es enthält Alkaloide aus Strychnos- und Chondodendronarten, von denen das aus Tubocurare gewonnene ***d-Tubocurarin***[1] die größte Bedeutung für medizinale Zwecke gewonnen hat. Neben der kompetitiven Wirkung am postsynaptischen Acetylcholinrezeptor beeinflußt d-Tubocurarin auch geringfügig die präsynaptische Struktur: die pro Reiz freigesetzte Acetylcholinmenge wird reduziert. Aus einer anderen von den Indianern hergestellten Zubereitung, Kalebassencurare, läßt sich das ebenfalls neuromuskulär wirksame Alkaloid Toxiferin isolieren, dessen Allylderivat Alcuronium[2] relativ kurz wirksam ist.

Bei ***oraler Zufuhr*** ist ***d-Tubocurarin*** nicht wirksam, da die Resorption aus dem Darm noch langsamer als die Elimination bzw. Ausscheidung erfolgt. Nach ***parenteraler Applikation*** wird die Skelettmuskulatur gelähmt, am empfindlichsten

[1] Curarin „Asta“®, Curarin „HAF“® [2] Alloferin®

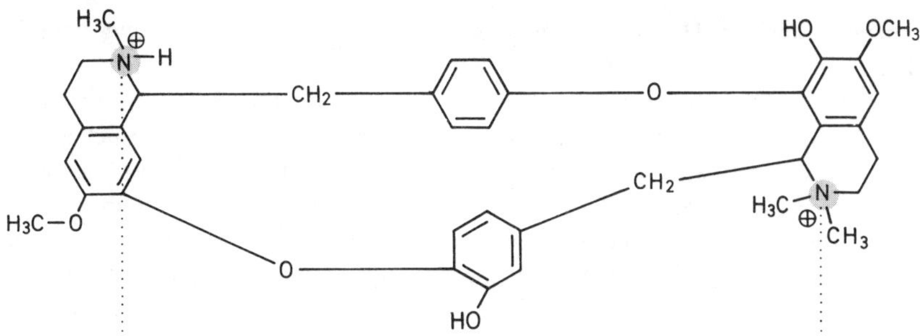

d-Tubocurarin

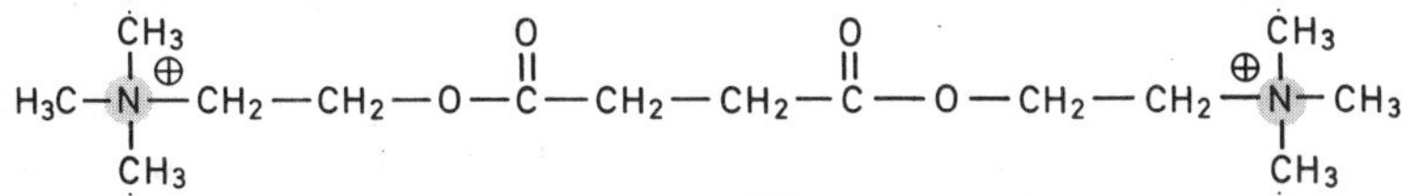

Suxamethonium = Succinyldicholin
Bernsteinsäure-bis-cholinester

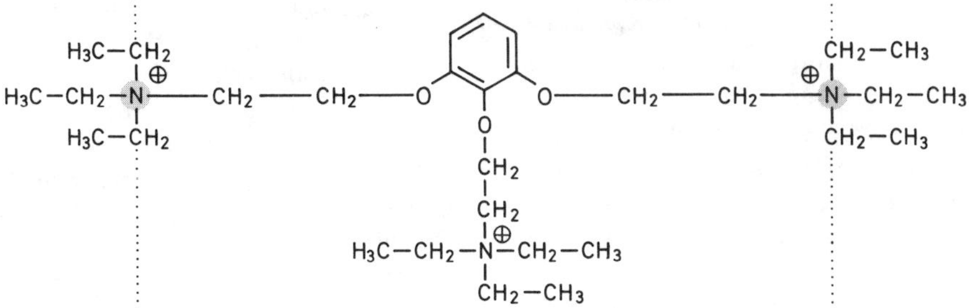

Gallamin
1,2,3,-Tris-(2-triäthylamino-äthoxy)-benzol

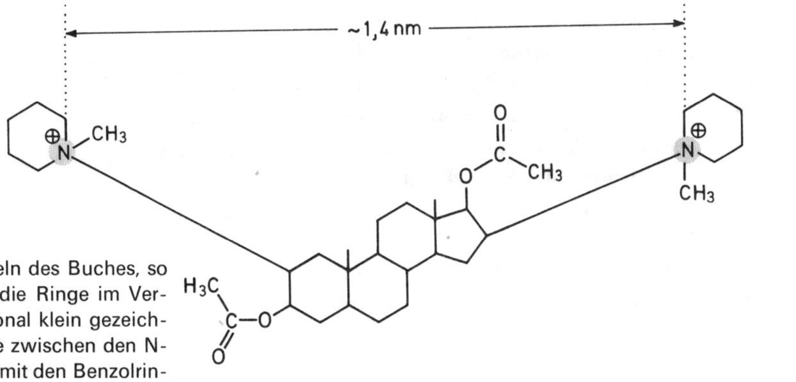

Anmerkung: Bei allen Formeln des Buches, so auch auf dieser Seite, sind die Ringe im Vergleich zu Ketten unproportional klein gezeichnet, vergleiche z. B. die Kette zwischen den N-Atomen im Suxamethonium mit den Benzolringen im d-Tubocurarin. Um dennoch den gemeinsamen Abstand von 1,4 nm (= 14 Å) zwischen den N-Atomen darzustellen, mußten überproportional lange Bindungsstriche an manchen Stellen in Kauf genommen werden, z. B. im d-Tubocurarin- und Pancuronium-Molekül.

Pancuronium
(3α,17β-Dihydroxy-androstan-2β,16β-ylen)-bis-(1-methyl-piperidinium)-diacetat

reagieren die von Hirnnerven innervierten Muskelgruppen, besonders die äußeren Augenmuskeln. Die größte Resistenz zeigt das Zwerchfell. Die Wirkung einer einmaligen Dosis (0,005 bis 0,03 g für den Erwachsenen intravenös), die zur völligen neuromuskulären Blockade führt, ist nach 20 bis 40 Minuten abgeklungen. Die Elimination verläuft aber verhältnismäßig langsam. Dies geht daraus hervor, daß eine erneute Injektion derselben Dosis bis zu 24 Stunden nach der Erstinjektion eine stärkere Wirkung als die Erstzufuhr hat. Der größere Teil des d-Tubocurarin wird im Organismus umgewandelt und dadurch biologisch inaktiv, etwa ein Drittel wird von der Niere unverändert ausgeschieden. Da die Empfindlichkeit der einzelnen Menschen gegenüber d-Tubocurarin recht unterschiedlich ist, wird individuell dosiert.

d-Tubocurarin hat äußerst selten einmal in therapeutischen Dosen eine ***Nebenwirkung***, die Anlaß zu störenden Zwischenfällen geben kann: es setzt Histamin aus den Gewebsspeichern frei. Diese Histaminfreisetzung kann Blutdrucksenkung, Steigerung der Sekretmenge in den Bronchien und vor allem den gefährlichen Bronchospasmus auslösen. Die ganglionäre Übertragung wird von den zur Muskellähmung notwendigen Mengen noch nicht beeinträchtigt.

Bei ***Überdosierung*** oder zur Verkürzung der Wirkung von d-Tubocurarin können als Antidot Cholinesterasehemmstoffe injiziert werden. Dadurch wird eine höhere Acetylcholinkonzentration an allen cholinergen Synapsen erzielt, das Gleichgewicht wird zugunsten des Agonisten verschoben. Gleichzeitig wird aber auch der parasympathische Tonus vermehrt. Für diesen Zweck eignen sich vor allem Neostigmin[3] und Edrophonium[4].

Ein synthetisches Derivat des d-Tubocurarin ist das ***Dimethyltubocurarin***[5] (Umwandlung der phenolischen OH-Gruppen in Methoxygruppen); es wirkt doppelt so stark wie die Ausgangssubstanz.

Das d-Tubocurarinmolekül hat interessante Überlegungen und Versuche über die ***Struktur-wirkungsbeziehung*** veranlaßt. Die biologisch aktiven Gruppen in diesem komplizierten Molekül sind die beiden vierbindigen Stickstoffatome, die durch Molekülbrücken von je 10 Atomen verbunden und etwa 1,4 nm (14 Å) voneinander entfernt sind. Die Synthese von Substanzen, die diese zwei strukturellen Eigenschaften besitzen, führte zur Gewinnung neuer Pharmaka, die ebenfalls eine spezifische Affinität zum Acetylcholinrezeptor der motorischen Endplatte aufweisen.

Zwei dieser Substanzen, die therapeutische Bedeutung erlangt haben und denselben Wirkungsmechanismus wie d-Tubocurarin besitzen sind ***Gallamin***[6] und ***Pancuronium***[7]. Gallamin ist absolut schwächer wirksam als d-Tubocurarin; daher werden etwa 5fach höhere Dosen benötigt. Die Wirkung klingt etwas schneller als die von d-Tubocurarin ab. Gallamin setzt kein Histamin frei, es kann aber Sinustachykardien auslösen. Pancuronium ist etwa 5-fach stärker wirksam als d-Tubocurarin. Es setzt ebenfalls kein Histamin frei. Der Blutdruck wird verhältnismäßig wenig beeinflußt, gelegentlich werden Tachykardien beobachtet. Im Vergleich zu d-Tubocurarin tritt die Wirkung von Pancuronium schneller ein, hält aber ebensolange an. Ein quantitativer Vergleich der Wirksamkeit einiger Muskelrelaxantien beim Menschen ist in Abb. 1.**3** (S. 6) dargestellt.

Manche Narkotika besitzen „curareartige Nebenwirkungen" an der motorischen Endplatte, dies gilt vor allem für Äther. Daher genügen in der ***Äther***-Narkose kleinere Mengen von d-Tubocurarin oder Analoga, um eine neuromuskuläre Blockade hervorzurufen, „normale" Dosen würden zu einer übermäßig starken Reaktion führen.

8.1.1.2. Depolarisierende Hemmstoffe

Bei der Untersuchung weiterer Substanzen, die dem vereinfachten Modell des d-Tubocurarin nachgebildet waren (2 positiv geladene Stickstoffatome, 14 Å Abstand, 10 Atome zwischen ihnen), gelangte man zu Substanzen, die ebenfalls mit dem Acetylcholinrezeptor der motorischen Endplatte reagieren, im Gegensatz zum d-Tubocurarin, aber nicht kompetitiv wirken, sondern wie

[3] Prostigmin® [4] Tensilon®
[5] Mecostrin®, Methyl-Curarin „HAF"®
[6] Flaxedil® [7] Pancuronium-Organon®, Pavulon®

Acetylcholin die Endplatte depolarisieren. Da diese Verbindungen sehr viel langsamer als Acetylcholin eliminiert werden, bleibt die Endplatte für längere Zeit depolarisiert und ist damit unerregbar.

Dekamethonium[8] ist eine sehr wirksame Substanz. Die für eine vollständige Muskellähmung benötigte Dosis beträgt für den Erwachsenen um 0,003 g intravenös, also etwa nur 20% der notwendigen d-Tubocurarinmenge. Die Wirkung hält für 10 bis 15 Minuten an, deshalb kumuliert es im Gegensatz zu d-Tubocurarin bei üblicher Anwendung nicht. Wie auf Grund des Wirkungsmechanismus zu erwarten ist, treten unmittelbar nach der Injektion kurzfristig Muskelfibrillationen auf. ***Neostigmin*[10] *ist kein Antidot***, sondern verstärkt die Wirkung von Dekamethonium. Dieses Muskelrelaxans wird unverändert von der Niere ausgeschieden. Bei gestörter Nierenfunktion muß mit einer verstärkten und verlängerten Dekamethoniumwirkung gerechnet werden. Gegenüber dieser Substanz sind die Extremitäten- und Halsmuskulatur besonders empfindlich; die Atemmuskulatur wird zuletzt gelähmt. ***Nebenwirkungen*** treten bei therapeutischen Dosen nicht auf. Wie Tierversuche zeigen, scheint Dekamethonium unter manchen Bedingungen eine dualistische Wirkung zu besitzen: kurz nach der Applikation steht immer die depolarisierende Wirkung im Vordergrund; daran mag sich dann aber eine zweite Phase anschließen, in der es als nicht-depolarisierender Hemmstoff wirkt (s. dazu S. 4).

Suxamethonium[9] (Succinyldicholin) wirkt am kürzesten von allen Muskelrelaxantien, die Wirkung einer lähmenden Dosis (0,05 bis 0,1 g intravenös) ist nach ~ 10 Minuten abgeklungen, da dieser Ester schnell spontan und durch die unspezifische Cholinesterase hydrolysiert wird (Abb. 8.**7**). Dabei wird als Durchgangsstufe der Monocholinester der Bernsteinsäure gebildet, der ebenfalls eine neuromuskulär blockierende Wirkung aufweist. Suxamethonium eignet sich besonders für sehr kurzdauernden Gebrauch (Elektroschocktherapie) und für Dauerinfusionen, die gut steuerbar sind. Bezüglich des Wirkungsmechanismus und dessen praktischen Folgen (Muskelfibrillationen, Neostigmin kein Antidot) verhält es sich genauso wie Dekamethonium. Eine häufig auftretende, aber harmlose ***Nebenwirkung*** besteht in muskelkaterartigen Schmerzen. Sie treten einen Tag nach der Injektion auf und können sämtliche Muskelgruppen betreffen. Diese Erscheinungen lassen sich durch eine Vorbehandlung mit d-Tubocurarin verhindern, die hierfür benötigten Mengen erzeugen selbst noch keinen neuromuskulären Block. Mit Nebenwirkungen von Seiten des Kreislaufs muß gerechnet werden: vorübergehende Bradykardie und anschließend Tachykardie und Blutdruckerhöhung, die wohl über eine ganglionäre Erregung zu erklären ist. Während der Suxamethonium-Zufuhr kann der Serum-Kalium-Spiegel bis zu toxischen Werten ansteigen. Sehr selten ist eine starke und langanhaltende neuromuskuläre Lähmung nach normaler Dosierung von Suxamethonium beobachtet worden (erworbener Mangel oder genetisch bedingte Abartigkeit der Cholinesterase). Dieser Zustand kann durch Injektion hochgereinigter Cholinesterase[10] verkürzt werden. Da Suxamethonium durch eine Kontraktur der äußeren Augenmuskeln den intraokulären Druck erhöht, ist es bei vielen Augenoperationen kontraindiziert.

8.1.2. Cholinesteraseinhibitoren

Der Wirkungsmechanismus dieser Substanzgruppe ist ausführlich auf S. 55 dargestellt. Hier soll nur die Anwendung dieser Pharmaka erwähnt werden, so weit sie in das Gebiet der neuromuskulären Übertragung fallen.

Cholinesterasehemmstoffe erhöhen an der motorischen Endplatte die Acetylcholinkonzentration. Ein solcher Effekt ist erwünscht bei einer d-Tubocurarinüberdosierung, zur Beendigung einer Curarisierung am Ende einer Narkose und bei der Myasthenia gravis. Diese chronische Erkrankung ist durch eine Insuffizienz der neuromuskulären Übertrag gekennzeichnet. Bei den Erkrankten sind Antikörper gegen das Acetylcholinrezeptor-Protein nachweisbar, diese Antikörper binden sich an die Rezeptoren der postsynaptischen Membran und vermindern die Zahl der funktionstüchtigen Acetylcholinrezeptoren. Eine Entfernung der Antikörper aus dem Blut der Erkrankten durch Plasmapherese bessert den Krankheitszustand für längere Zeit. Ein verminderter Abbau des freigesetzten Acetylcholin muß den Zustand verbessern. So kann bei Myasthenia-gravis-Patienten eine Zunahme der Muskelkraft nach Gabe von Cholinesteraseinhibitoren beobachtet

[8] Synacur®, Syncurin® = 1,10-Bis-trimethylammoniodecan

[9] Lysthenon®, Pantolax®, Succinyl-„Asta“®

[10] Serumcholinesterase Behring

werden. Im allgemeinen wird für diese Indikation Neostigmin[11], Edrophonium[12] oder das länger wirksame Pyridostigmin[13] (individuelle Dosierung, oral) verwendet; durch gleichzeitige Gabe von Parasympatholytika kann die störende Erregung des Parasympathikus abgemildert werden.

[11] Prostigmin® [12] Tensilon® [13] Mestinon®

8.2. Rückenmark

Der Tonus der Skelettmuskulatur wird durch ***polysynaptische Reflexe*** aufrechterhalten. Dementsprechend kann erwartet werden, daß Substanzen, die fördernd oder hemmend auf die polysynaptische Reflexausbreitung einwirken, die Funktion der Skelettmuskulatur beeinflussen. Ein Gift, das die Impulsausbreitung extrem zu steigern vermag, ist Strychnin. Da die Wirkung sich nicht nur auf das Rückenmark beschränkt, sondern auch in höheren Abschnitten des Zentralnervensystems nachweisbar ist, wird Strychnin bei den Analeptika erwähnt (s. S. 252). Dort wird auch bei der Therapie der Strychninvergiftung auf Substanzen aufmerksam gemacht, die hemmend auf die polysynaptische Reflexausbreitung einwirken.

Eine dieser Substanzen, ***Meprobamat***[14] (Formel s. S. 245) setzt auf Grund der Reflexhemmung im Rückenmark den Tonus der Skelettmuskulatur herab, an der Muskulatur selbst hat es keine curareartige Wirkung. Der dämpfende Effekt von Meprobamat ist nicht auf das Rückenmark beschränkt, sondern auch am Hirnstamm nachweisbar. Daraus ergibt sich, daß Meprobamat und verwandte Substanzen benutzt werden können, um zu „sedieren“. Was hier für Meprobamat gesagt wurde, gilt in verstärktem Maße für die Benzodiazepine, insbesondere **Diazepam** und **Nitrazepam** (s. S. 245).

[14] Aneural®, Cyrpon®, Miltaun®

Das N-Isopropylderivat vom Meprobamat, ***Carisoprodol***[15] genannt, kann zur Therapie eines pathologisch erhöhten Tonus der Skelettmuskulatur benutzt werden, wie er im Gefolge von spinalen oder zerebralen Prozessen oder als Symptom rheumatischer oder anderer entzündlicher Vorgänge vorkommt. Die Wirkung von Carisoprodol ist nicht auf das Rückenmark beschränkt; denn Benommenheit und verminderte Reaktivität als Ausdruck der Dämpfung höherer Abschnitte treten auf. Es ist deshalb kontraindiziert bei Autofahrern. Außerdem kommen Hautreaktionen vor. Eine andere Verbindung mit ähnlicher Indikation, aber wohl noch geringerer Wirksamkeit ist ***Chlormezanon***[16]. Eine Substanz mit ähnlicher Wirkung, aber ebenfalls abweichender chemischer Struktur ist ***Phenyramidol***[17]. Eine besondere Weiterentwicklung, die neben der muskelrelaxierenden Wirkung auch psychisch-entspannende Eigenschaften besitzt, ist die Gruppe der Benzodiazepinderivate, so vor allem ***Diazepam*** (s. S. 245). Die Benzodiazepine haben die obengenannten Substanzen abgelöst.

[15] Sanoma®

[16] Trancopal® = 2-(p-Chlorphenyl)-3-methyl-1,3-thiazan-4-on-1,1-dioxid

[17] Cabral® = 1-Phenyl-2-(2-pyridylamino)-äthanol

8.3. Extrapyramidales System

Antiparkinsonmittel

Der klassische Parkinsonismus ist ein komplexes Symptombild im Anschluß an Zelluntergänge in motorischen Kernen des Hirnstammes, bei dem Tremor und Muskelrigor im Vordergrund stehen. Dopaminerge Neurone, die in der Substantia nigra entspringen, üben einen hemmenden Einfluß auf cholinerge Neurone und Interneurone aus. Diese komplizierte Verknüpfung macht die Komplexität der Symptomatik und die Schwierigkeit einer gezielten pharmakologischen Beeinflussung verständlich. Bei Parkinsonismus ist der ***Dopamingehalt*** in den dopaminergen Neuronen des extrapyramidalen Systems vermindert. Dies kann folgende Ursachen haben:

❶ in der menschlichen Pathologie durch Untergang eines Teils der speichernden Neurone;

❷ nach Reserpingabe durch Verlust der Speicherfähigkeit der sonst vitalen Neurone,

❸ nach Anwendung von Chlorpromazin und Verwandten sowie Butyrophenonen durch Blokkade von Dopaminrezeptoren und erhöhten Dopaminumsatz.

Die Verarmung an Dopamin führt zu einer Störung des sonst vorhandenen Gleichgewichts zwischen den beiden Überträgersubstanzen Acetylcholin und Dopamin im extrapyramidalen System.

Levodopa. Es erscheint sinnvoll, den abgesunkenen Dopamingehalt durch Gabe von ***L-Dopa***[18] (Levodopa) wieder zu erhöhen (Dopamin vermag im Gegensatz zu seiner Vorstufe nicht ins Gehirn einzudringen). Die orale Therapie mit 3 bis 4 (bis 8) g/die kann überraschende Erfolge haben. Die Therapie ist trotzdem lediglich symptomatisch und bisher nicht restlos befriedigend, zumal sie nur bei Akinese und Rigor wirksam ist. Dopa ist bei medikamentös bedingtem Parkinsonismus unwirksam. Die Substanz wird aus dem Darm resorbiert und schnell in Form von Metaboliten renal ausgeschieden.

Nebenwirkungen sind besonders nach höheren Dosen häufig. Neben Nausea und Erbrechen stehen Dyskinesien im Vordergrund, in ~ 15% kommen psychische, selten psychotische Symptome vor. Diese Nebenwirkungen, aber auch die Hauptwirkung, lassen sich durch Gabe von Pyridoxin aufheben. Die besonders nach hohen Dosen auftretenden kardiovaskulären Nebenwirkungen sind auf das auch im peripheren Gewebe entstehende Dopamin zurückzuführen: β_1-Rezeptoren-Stimulation des Herzens, die vorwiegend die Neigung zu Irregularitäten erzeugt; α-Rezeptoren-Stimulation der Gefäße, die kaum zu Blutdrucksteigerung Anlaß gibt, da die Erregung dopaminerger Rezeptoren zu einer direkten Vasodilatation im mesenterialen und renalen Bereich führt (s. dazu auch S. 74).

Die Therapie mit Levodopa kann eventuell günstiger gestaltet werden, wenn die Umwandlung von L-Dopa in das pharmakologisch aktive Dopamin in der Peripherie behindert wird. Dies gelingt durch die gleichzeitige Gabe eines ***Decarboxylase-Hemmstoffes***, der nicht in das Zentralnervensystem einzudringen vermag. Für diesen Zweck sind Benserazid[19] und Carbidopa[20] geeignet, die in Kombinationspräparaten zusammen mit Levodopa im Handel sind. Diese Therapie ist allerdings mit starken Nebenwirkungen und Risiken behaftet. Auf die sich abzeichnende Möglichkeit, den Dopaminmangel durch Gabe des Dopamin-Agonisten Bromocriptin zu bessern, sei hingewiesen (s. S. 257).

Um das cholinerge System zu hemmen, das beim Parkinsonismus überwiegt, müssen die Alkaloide ***Scopolamin*** oder ***Atropin*** in recht hoher Dosierung gegeben werden (letzteres 0,005 und 0,02 g/die!). Hierbei treten starke Nebenwirkungen von seiten des peripheren autonomen Nervensystems auf (Sekretionshemmung der Speicheldrüsen, Akkommodationslähmung etc.). Stärker als die Reinalkaloide soll angeblich der Gesamtextrakt aus der Belladonnawurzel („bulgarische Kur")[21] wirken.

Neben den parasympatholytischen Alkaloiden (Scopolamin, Atropin) stehen eine Reihe synthetischer Pharmaka für einen Therapieversuch zur Verfügung. Die Ansprechbarkeit der einzelnen Kranken auf die verschiedenen Mittel ist sehr unterschiedlich, so daß häufig nur durch „Ausprobieren" das günstigste Medikament gefunden werden kann. Jeder Therapieversuch hat mit kleinen, dann langsam ansteigenden Dosen zu beginnen, bis entweder der gewünschte Effekt eintritt oder die Nebenwirkungen zu stark werden. Wenn auch eine drastische Besserung des Zustandsbildes meistens nicht erzielt werden kann, so ist eine

[18] Larodopa®

[19] 1 DL-Serin-2-(2,3,4-trihydroxybenzyl-)-hydrazid im Madopar® enthalten

[20] α-Hydrazino-α-methyl-3,4 dihydroxy-hydrozimtsäure im Nacom® enthalten

[21] Homburg 680®

Abschwächung der Symptome häufig zu erreichen.

Bei Vorliegen eines Rigor sind ***Trihexyphenidyl***[22] das nahe verwandte ***Biperiden***[23] oder ***Caramiphen***[24] in Erwägung zu ziehen, während gegen Tremor ***Profenamin***[25] und ***Benzetimid***[26] besonders wirksam sein sollen, eventuell auch Trihexyphenidyl. Die Nebenwirkungen dieser Substanzen, vorwiegend Hemmung des parasympathischen Systems und zentralnervöse Beeinträchtigung, sind weniger ernsthaft als vielmehr so störend, daß in manchen Fällen die Therapie mit ausreichenden Dosen undurchführbar wird. Profenamin ist chemisch ein naher Verwandter von Promethazin und Chlorpromazin (s. S. 237). Das ursprünglich als Virustatikum eingeführte ***Amantadin*** (Formel und Nebenwirkungen s. S. 362) bessert bei vielen Kranken subjektiv und objektiv Rigor und Tremor, aber nicht immer die Akinesie.

Eine Kombinationstherapie, die sowohl die dopaminerge als auch die cholinolytische Komponente berücksichtigt, erweist sich oft als zweckmäßig, zumal die Nebenwirkungen gering gehalten werden können. Dies gilt auch für die Kombination von Dopa mit Amantadin. Manchmal wirken auch zentral anregende Pharmaka, wie Coffein oder Methamphetamin[27], therapeutisch günstig.

---

[22] Artane® = 1-Cyclohexyl-1-phenyl-3-piperidino-propanol

[23] Akineton® = 1-(Bicyclo[2.2.1]hepten-2-yl)-1-phenyl-3-piperidino-propanol

[24] Parpanit® = 1-Phenyl-cyclopentan-1-carbonsäure-(2-diäthylamino-äthylester]

[25] Dibutil® = 10-(2-Diäthylamino-propyl)-phenothiazin

[26] Tremblex® = 1-Benzyl-4-(2,6-dioxo-3-phenyl-3-piperidyl)-piperidin

[27] Pervitin®

IV. Sensibles System

9.1. Lokalanästhetika

Unter Lokalanästhesie wird eine örtlich begrenzte, reversible Ausschaltung der Schmerzrezeptoren bzw. der ihnen zugehörigen afferenten Nervenfasern verstanden. Lokalanästhetika sind dementsprechend Pharmaka, die vorübergehend die Schmerzauslösung hemmen. Der Angriffspunkt dieser Substanzen, die immer örtlich begrenzt appliziert werden, liegt in den afferenten Nerven und sensiblen Endorganen. Die Lokalanästhetika sind keine Pharmaka, die die Funktion des Gehirns und damit die Schmerzperzeption beeinflussen. Bei Aufnahme in den gesamten Organismus sind die Lokalanästhetika recht toxisch, daher muß eine Resorption unbedingt vermieden werden.

Über den ***Wirkungsmechanismus*** der Lokalanästhetika ist folgendes bekannt: Die Impulsleitung im Nerven kommt im Aktionspotential zum Ausdruck, das in der Nervenzellmembran entlangläuft. Dieser elektrischen Erregung liegt ebenso wie am Muskel eine ***Permeabilitätsänderung für Kationen*** zugrunde. Der Anstieg des Aktionspotentials, also die Depolarisation, entspricht einer starken, schlagartigen Zunahme der Natriumpermeabilität, die von einem Einstrom von Natrium-Ionen in die Zelle, entsprechend dem Gradienten, begleitet wird. Ein damit vergleichbarer Prozeß spielt sich wahrscheinlich bei der Impulsbildung im sensiblen Endorgan ab. Die Lokalanästhetika ***erschweren*** diesen ***Natriumeinstrom***; daraus resultiert eine ***verminderte Erregbarkeit***, die sich bis zur völligen Unerregbarkeit steigern kann. Experimentell läßt sich zeigen, daß ein solcher Block durch einen Katelektrotonus durchbrochen werden kann (s. schematische Abb. 9.**1**).

Im Molekül eines typischen Lokalanästhetikum ist eine ***tertiäre*** oder ***sekundäre Amino-Gruppe*** enthalten, die in den handelsüblichen Lösungen als Salz vorliegt und sich bei physiologischem pH-Wert zum Teil in die ***freie Base*** umwandelt:

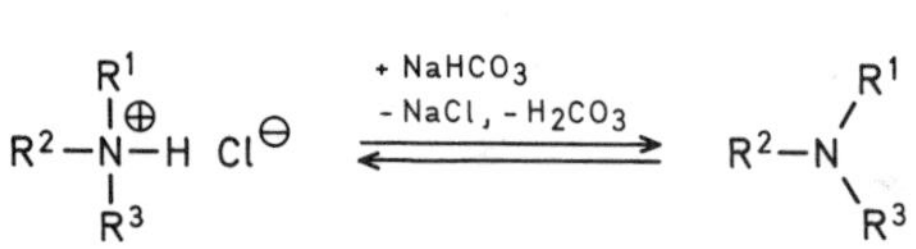

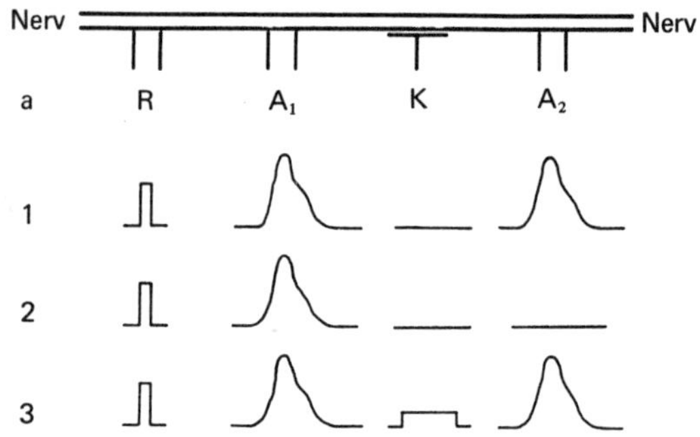

Abb. 9.1. Schematische Darstellung eines Versuches, in dem die Nervenleitung mit einem Lokalanästhetikum blockiert und durch kathodische Polarisation wiederhergestellt wird. In a wird die Versuchsanordnung erläutert: R Reizelektroden, A_1 und A_2 Ableitelektroden, K Stelle, wo das Lokalanästhetikum appliziert wird und gleichzeitig die Elektrode zur kathodischen Polarisation liegt. Versuch 1 ist die Kontrolle: Der Reizimpuls ruft eine fortgeleitete Erregung hervor, die von beiden Ableitelektroden gemessen wird. Versuch 2 erfolgt nach Applikation eines Lokalanästhetikum bei K: Der Reiz löst eine fortgeleitete Erregung aus, die nur von dem Elektrodenpaar A_1 abgeleitet wird, da der Nerv zwischen A_1 und A_2 unerregbar geworden ist; damit kann die Erregung nicht bis A_2 gelangen. In Versuch 3 wird zusätzlich zum Leitungsblock durch das Lokalanästhetikum mittels der Elektrode K ein kathodischer Impuls nach Reizung des Nerven bei R appliziert: jetzt läuft die Erregung durch die vorher blockierte Stelle, die Elektroden A_2 leiten wieder eine Erregung ab. Durch einen Katelektrotonus läßt sich die Lokalanästhetikumwirkung aufheben.

Nur die freie Base kann Gewebsbarrieren durchdringen (s. Abb. 9.**2**). Für die Reaktion mit den biologischen Strukturen scheint aber die kationische Form ausschlaggebend zu sein, in der das Stickstoffatom vierbindig ist:

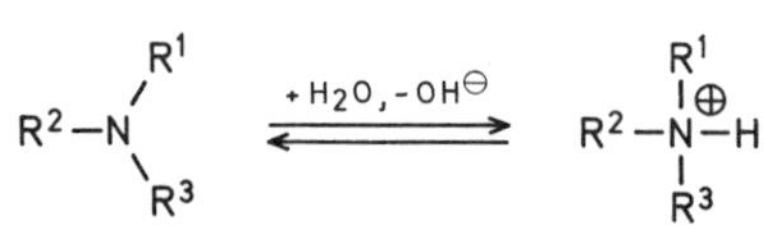

Die Wirksamkeit eines Lokalanästhetikum ist damit in erster Linie davon abhängig, wie groß der ***Anteil an freier Base*** ist, der im Gewebe geformt wird. Dies wiederum ist vom pH-Wert des Milieus und vom pK-Wert der Substanz abhängig (vergleiche S. 31): je alkalischer, um so mehr freie Base und umgekehrt (da im entzündeten Gewebe

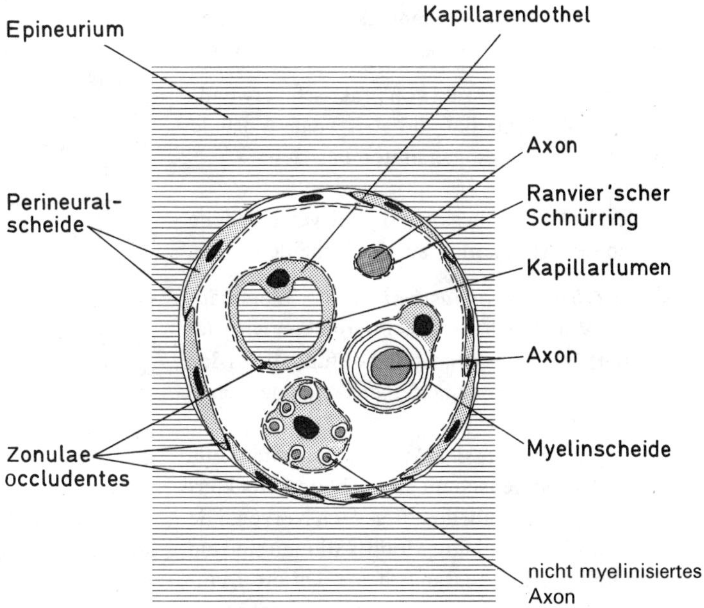

Abb. 9.2. Schematische Darstellung eines Nervenquerschnittes. Der Endoneuralraum mit den Axonen bildet ein Kompartiment, das sowohl vom Gefäßsystem wie vom umgebenden Extrazellulärraum durch kontinuierliche Barrieren abgeschlossen ist. Die Endothelien der Kapillaren und die der Perineuralscheide sind durch Zonulae occludentes (tight junctions) verbunden; daraus ergeben sich Schranken, die nur durch lipidlösliche Substanzen überwunden werden können. Über die Bedeutung der Perineuralscheide als Lipidbarriere für den Wirkungsmechanismus der Lokalanästhetika siehe Text und Abb. 9.**3**.

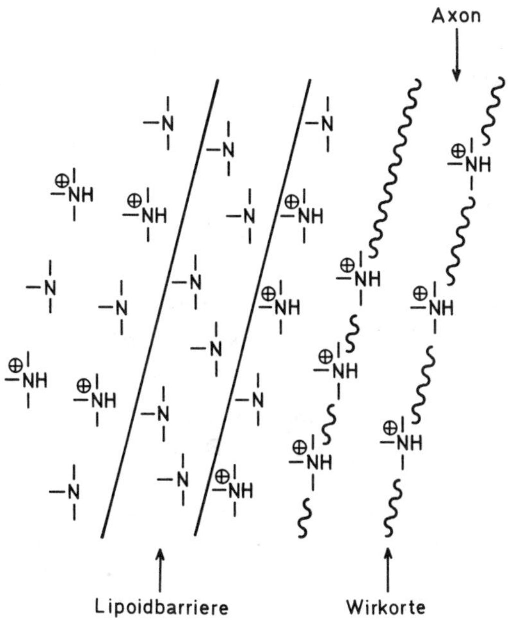

Abb. 9.3. Schematische Darstellung des Eindringens eines Lokalanästhetikum durch die Perineuralscheide zum Wirkort. Diffusionsrichtung in der Abbildung von links nach rechts gedacht.

ein mehr saurer pH-Wert herrscht, erklärt dies die geringere Wirksamkeit der Lokalanästhetika unter dieser Bedingung). Am Wirkort selbst (an der Zellmembran) findet die eigentliche Reaktion wohl mit der *„vierbindigen"* ***Form*** statt (Abb. 9.**3**); dies weist auf Analogien mit anderen vierbindigen Stickstoffverbindungen (z.B. Acetylcholin, Muskelrelaxantien, Ganglienblocker etc.) hin, die ebenfalls eine ausgeprägte Wirksamkeit an der Zellmembran aufweisen.

Ausgehend vom Cocain wurde seit etwa der Jahrhundertwende eine außerordentlich große Anzahl von lokalanästhetisch wirksamen Substanzen synthetisiert. Für den praktischen Gebrauch genügen einige wenige Pharmaka. Diesen Verbindungen gemeinsam ist eine bestimmte Atomgruppierung (s. Darstellung der Formeln), die auch dann vorliegt, wenn die Substanzen ganz verschiedenen chemischen Grundkörpern zugehören. Die notwendigen Gruppen für den klassischen Typ der Lokalanästhetika sind

❶ ***die sekundäre oder tertiäre Amino-Gruppe,***

❷ der ***polare Carboxy-Sauerstoff,*** der einem Ester oder einem Säureamid angehören kann (der Abstand zwischen den beiden aktiven Zentren beträgt 2 bis 4 Atome), und

❸ ein apolarer Ring.

Der Rest der Moleküle ist für die eigentliche lokalanästhetische Wirkung ohne größere Bedeutung, beeinflußt aber wesentlich physikochemische Eigenschaften, wie Löslichkeit, Diffusionsgeschwindigkeit, pH-Abhängigkeit der Bildung freier Basen und die Abbaufähigkeit im Gewebe.

Es gibt eine große Anzahl von praktisch verwendbaren Lokalanästhetika, die aber keine Vorteile gegenüber den unten genannten besitzen.

Bei der Lokalanästhesie sind drei verschiedene Formen der Applikation zu unterscheiden:

❶ Die ***Oberflächenanästhesie*** von Schleimhäuten (und Wundflächen). Das Pharmakon wird auf die Oberfläche aufgebracht und diffundiert zu den sensiblen Rezeptoren und feinen Ästen der sensiblen Nerven.
❷ Die ***Leitungsanästhesie.*** Das Anästhetikum wird an den Nervenstamm gebracht und blockiert die Leitung im Verlauf des afferenten Nerven. Die Spinalanästhesie und ihre Modifikationen sind ein Spezialfall der Leitungsanästhesie. Da die Lumbalanästhesie in Händen von wenig Erfahrenen mit einem größeren Risiko behaftet ist als eine Allgemeinnarkose, sollte dieses Vorgehen nur bei strenger Indikationsstellung gewählt werden. Zur Lumbalanästhesie werden im allgemeinen hyperbare Lösungen der Lokalanästhetika benutzt, um ein zu schnelles Abdiffundieren der Substanz vom Ort der Injektion im Liquorraum zu verhindern, da es zu schweren Zwischenfällen kommt, wenn das Lokalanästhetikum die Zentren in der Medulla oblongata erreicht.
❸ Die ***Infiltrationsanästhesie***. Das Lokalanästhetikum wird in das Gewebe injiziert, verteilt sich dort und gelangt an die sensiblen Endorgane und die feinen Äste der afferenten Nerven.
❹ ***Intravenöse regionale Anästhesie.*** Dieses Verfahren besteht darin, daß nach Erzeugung einer Blutleere und Anlegung einer Manschette (Unterbrechung der Durchblutung) eine intravenöse Injektion eines Lokalanästhetikum in die blutleere Extremität erfolgt. Zweckmäßig sind größere Volumina, um das kollabierte Gefäßsystem weitgehend wieder aufzufüllen. Es müssen Lokalanästhetika mit möglichst geringer systemischer Toxizität verwandt werden, z. B. Prilocain[1] in 0,5% Lösung. Je nach Größe der ausgeschalteten Region werden 40–80 ml der Lösung benötigt. Die lokale Anästhesie hat sich nach 10–15 Min. ausgebildet, die Blutleere darf für 30–40 Min. bestehen, nach Öffnung der Manschette klingt die Anästhesie in 2–5 Minuten wieder ab. Zur Verminderung systemischer Wirkungen des Lokalanästhetikum kann die Blutleere frühestens 15 Minuten nach Zufuhr des Pharmakon beendet werden. Bei diesem Verfahren dürfen der Lokalanästhetikum-Lösung keine vasokonstriktorischen Substanzen zugesetzt werden.

Die Lokalanästhetika blockieren ***nicht spezifisch*** die sensiblen Nerven; die motorischen Nervenfasern können ebenfalls ihre Leitfähigkeit verlieren. Die Empfindlichkeit der einzelnen Nervenfasern ist jedoch dem ***Faserdurchmesser korreliert:*** da die sensiblen Nervenfasern dünner sind als die motorischen, werden sie zuerst blockiert. Die Konzentration der Lokalanästhetika ist jeweils so gewählt, daß sie gerade ausreicht, die afferenten Fasern zu lähmen.

Manche gebräuchlichen Lokalanästhetika wirken ***gefäßerweiternd*** (so entsteht z. B. bei der Hydrolyse von Procain die vasodilatatorische Substanz Diäthylamino-äthanol). Sie müssen daher bei der praktischen Anwendung mit einer vasokonstriktorischen Substanz aus folgenden Gründen versetzt werden:

❶ Das operative Vorgehen im anästhetischen Bereich wird durch eine Blutleere erleichtert,
❷ bei verminderter Durchblutung des betreffenden Areals wird das Lokalanästhetikum nur langsam abtransportiert. Dies verlängert die Wirkungsdauer und reduziert die Systemtoxizität.

Als ***Vasokonstriktoren*** werden Noradrenalin[2] oder Adrenalin[3] zugesetzt. Die Dosierung dieser Zusätze muß sehr genau beachtet werden, da Katecholamine außerordentlich wirksame und nach Resorption toxische Substanzen sind. Insgesamt darf von Noradrenalin bzw. Adrenalin nicht mehr als 0,25 mg (entspricht 5 Tropfen der Lösung 1:1000) für eine einmalige Lokalanästhetikum-Anwendung benutzt werden, gleichgültig ob es sich zum Beispiel um die Injektion von 2,0 ml 2%iger Procainlösung zur Leitungsanästhesie oder um eine Injektion von 100 ml 0,5%iger Procainlösung zur Infiltrationsanästhesie handelt. Bei Patienten, die auf Katecholamine überempfindlich sind, können andere vaso-

[1] Citanest®, Xylonest®

[2] Arterenol® [3] Suprarenin®

aktive Substanzen zugesetzt werden, z.B. Vasopressin-Analoga.

Die Lokalanästhetika besitzen folgende ***Nebenwirkungen***, die zu schweren Zwischenfällen führen können:

❶ Eine ***hemmende Wirkung auf das Herz***, die vorwiegend dann zustande kommt, wenn momentan durch eine zu große Resorptionsgeschwindigkeit oder akzidentelle intravenöse Injektion eine zu hohe Konzentration im Herzen auftritt. Wie am Nerven ist vornehmlich die Erregungsausbreitung gehemmt. Es kann ein totaler atrioventrikulärer Block mit Kammerstillstand auftreten, der in wenigen Minuten zum Tode des Patienten an zentraler Anoxie führt (dann auch Auftreten anoxischer Krämpfe). Die ***Therapie*** muß darin bestehen, innerhalb der ersten Minute die Herzaktion wieder zu beleben. Die Pharmaka, die das Herz am stärksten stimulieren, sind Adrenalin, Isoproterenol und Orciprenalin (Abb. 9.**4**). Die beiden letztgenannten müssen unter dieser Bedingung intrakardial injiziert oder intravenös zugeführt werden, in beiden Fällen ist eine Herzmassage notwendig.

❷ Eine ***„erregende" Wirkung auf das Zentralnervensystem***, die durch eine Hemmung inhibitorischer Neurone ausgelöst wird. Dieser Effekt hängt vorwiegend von der resorbierten Gesamtmenge des Lokalanästhetikum ab. Leichte Symptome sind Ruhelosigkeit, Tremor und „nervöse" Angstzustände. Bei einer schweren Vergiftung treten klonische Krämpfe auf, welche die Atembewegungen unmöglich machen. Auch bei diesem Zustand besteht also die Gefahr zentraler Anoxie. Nach den klonischen Krämpfen kann das Atemzentrum gelähmt sein. Die ***Therapie*** dieser Krampfzustände besteht in der intravenösen (oder wenn nicht anders möglich intraperitonealen) Injektion eines schnell wirksamen Depressivum (am besten Hexobarbital). Dann kann und muß eine künstliche Beatmung vorgenommen werden, bis die Vergiftung (nach verhältnismäßig kurzer Zeit) abgeklungen ist.

Die unter 1. und 2. beschriebenen Vergiftungen können im äußeren Bild ähnlich sein (Ohnmacht, Zyanose, Krämpfe), erfordern aber ein völlig verschiedenes Handeln. Daher muß die Differentialdiagnose sofort gestellt werden (Herzaktion!).

❸ ***Allergische Reaktionen*** können vorkommen, deren Schwere von leichten Hauterscheinungen bis zum anaphylaktischen Schock variieren kann. Es sei an dieser Stelle darauf hingewiesen, daß Procain in Penicillin-Depot-Präparaten enthalten ist (s. S. 345). Die Therapie der allergischen Reaktion ist unabhängig vom auslösenden Agens.

❹ Bei einer Überdosierung der zugesetzten ***vasokonstriktorischen*** Amine reagiert das Herz mit

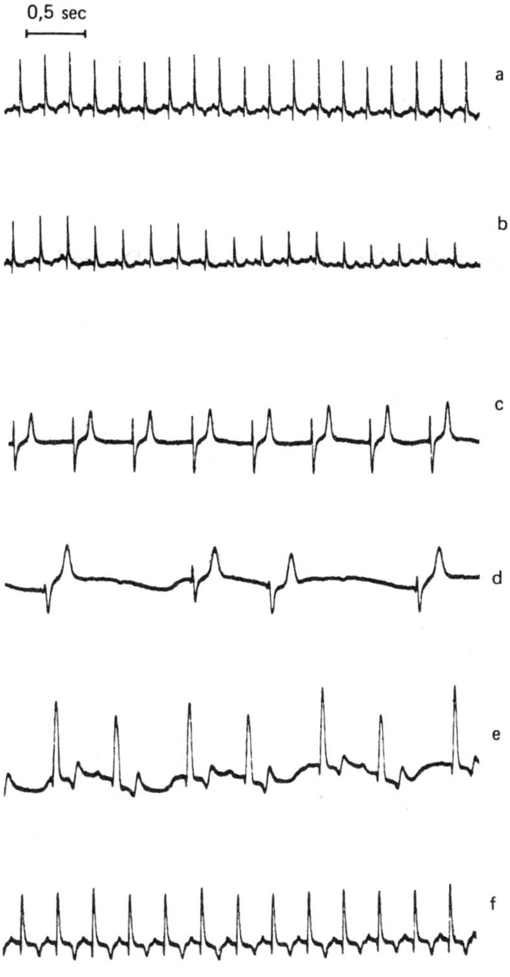

Abb. 9.4. EKG von einem narkotisierten Meerschweinchen. Intravenöse Infusion von Tetracain (20 mg/kg). Anschließend Injektion von Adrenalin (0,3 mg/kg).
a = EKG vor Beginn der Tetracaininfusion,
b–d = während der Infusion von Tetracain,
e + f = sofort und 2 Min. nach der Adrenalininjektion. Beachte die weitgehende Aufhebung der Tetracainvergiftung.

einer Übererregbarkeit, die sich je nach Schwere des Zustandes als Tachykardie, Extrasystolie und letztlich als Kammerflimmern manifestiert (s. S. 69).

Procain[4] ist das älteste und am häufigsten verwendete, injizierbare Lokalanästhetikum. Da es im Gewebe schnell von den Esterasen hydrolysiert wird, ist es relativ ungiftig und nur kurzfristig wirksam. Aus demselben Grunde kann es nicht als Oberflächenanästhetikum benutzt werden (Mißverhältnis zwischen Diffusions- und Abbaugeschwindigkeit). Je nach Anwendungszweck sind 0,5 bis 2,0%ige Lösungen angebracht.

Tetracain[5] ist etwa 10fach stärker wirksam als Procain. Es ist ein sehr effektives Oberflächenanästhetikum und sollte auf Grund seiner ebenfalls stärkeren Toxizität nur zu diesem Zweck angewendet werden. Das Tetracain wird fermentativ erheblich langsamer abgebaut als Procain, der Butylrest mag sterisch die Reaktion von Tetracain mit den Esterasen hindern. Die Wirkungsdauer ist daher relativ lang (2–4 Stunden). Es sollte immer mit Katecholaminzusatz verwendet werden. Die Maximaldosis beträgt (mit oder ohne Adrenalinzusatz) 20 mg! Zur Oberflächenanästhesie werden Konzentrationen zwischen 0,1 und 1,0% benötigt; falls eine 2%ige Lösung appliziert wird, ist die Maximaldosis mit 1,0 ml dieser Lösung erreicht!

Lidocain[6] wirkt rascher, der Abbau erfolgt dagegen langsamer. Somit wirkt es länger als Procain und ist auch als Oberflächenanästhetikum zu verwenden. Je nach Verwendungszweck sind 0,25- bis 1%ige Lösungen notwendig (2%ige Lösungen sollten vermieden werden). Die Gesamtmenge Lidocain, die pro Tag bei der Lokalanästhesie nicht überschritten werden darf, beträgt 0,5 g, falls Adrenalin zugesetzt ist, oder 0,2 g ohne Adrenalinzusatz. Siehe auch S. 22.

Prilocain[7] wirkt ähnlich wie Lidocain, der Effekt setzt langsamer ein und klingt langsamer ab. Für lokalanästhetische Zwecke werden Lösungen von 0,5 bis 2.0% benötigt.

[4] Novocain®
[5] Pantocain®
[6] Xylocain®
[7] Citanest® Xylonest® = 2-Propylamino-propansäure-2-methyl-anilid

Mepivacain[8] steht dem Lidocain nahe, seine Wirkung hält länger an. Es wird zur Leitungs- und Infiltrationsanästhesie benutzt, auf einen Zusatz von vasokonstriktorischen Substanzen kann meistens verzichtet werden. Daher ist Mepivacain für alle Fälle geeignet, bei denen ein Adrenalinzusatz Gefahren mit sich bringt. Eine nahe verwandte Substanz ist Bupivacain[9] (Ersatz der N-ständigen Methylgruppe durch einen Butylrest), es wirkt noch länger als Mepivacain.

Carticain[10] ist ein Lokalanästhetikum mit schnellem Wirkungseintritt (in 2 Minuten), verhältnismäßig langer Wirkungsdauer (1,5–3 Stunden) und guter Penetration in Knochengewebe hinein. Es wird für Terminal- und Leitungsanästhesie in 0,5–2% (–4%) Lösung verwendet. Die systemischen Wirkungen entsprechen denen anderer Lokalanästhetika.

Ester

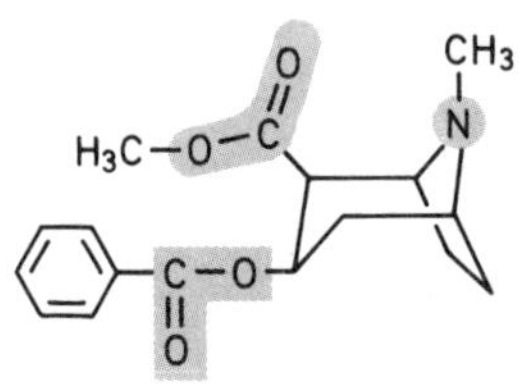

Cocain
1-Benzoyl-ekgoninmethylester

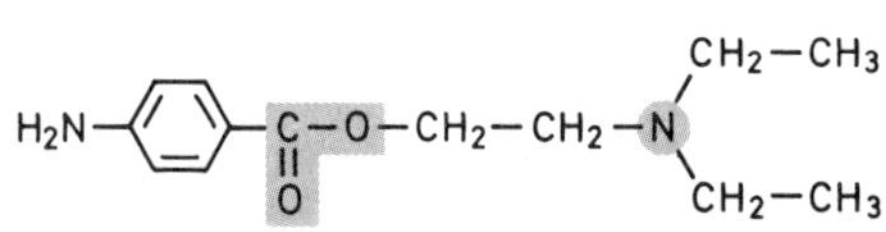

Procain
p-Aminobenzoesäure-2-diäthylamino-äthylester

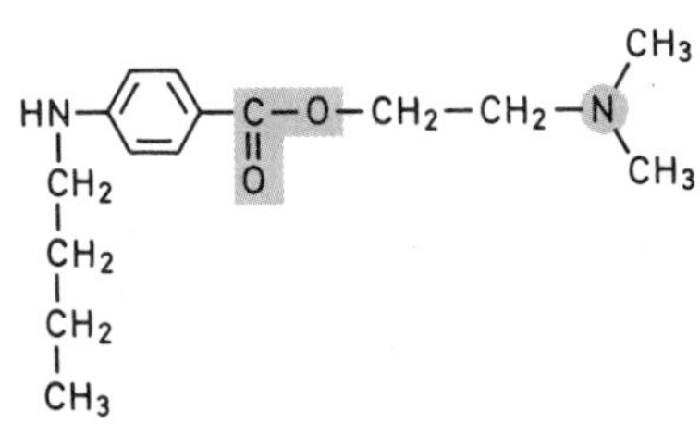

Tetracain
p-Butylamino-benzoesäure-2-dimethyl-amino-äthylester

[8] Carbocain®, Scandicain®
[9] Marcain®, Carbostesin® [10] Ultracain

Säureamide

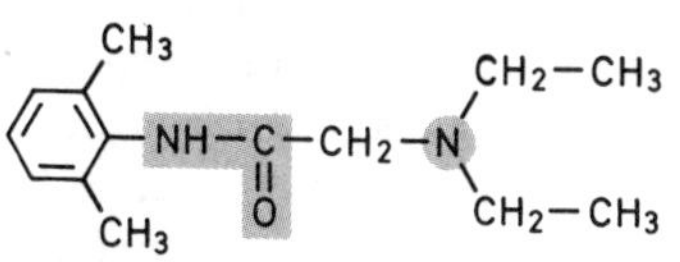

Lidocain, Lignocain
Diäthylamino-2,6-dimethyl-acetanilid

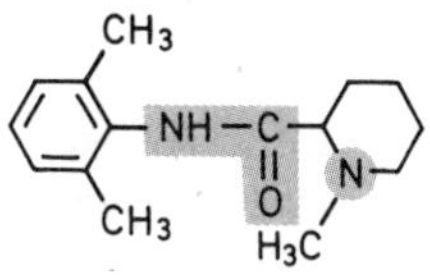

Mepivacain
1-Methyl-piperidin-2-carbonsäure-2,6-dimethyl-anilid

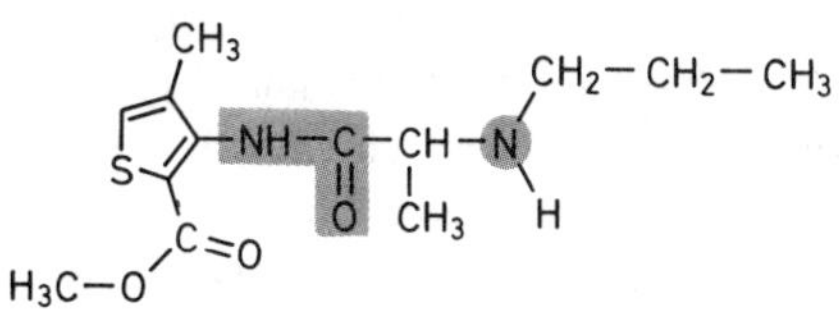

Carticain
4-Methyl-3-(2-propylamino-propanamido)-thiophen-2-carbonsäure-methylester

Cocain kommt in den Blättern von südamerikanischen Erythroxylonarten vor (Kauen von Coca-Blättern durch die Eingeborenen in Peru und Bolivien). Neben seiner lokalanästhetischen Eigenschaft besitzt das Cocain noch eine Reihe weiterer Wirkungen, so daß ein recht kompliziertes Symptomenbild resultiert. Es ist als Oberflächenanästhetikum nur $^1/_5$ bis $^1/_{10}$ so stark wirksam wie Tetracain. Im Gegensatz zu den synthetischen Lokalanästhetika hat Cocain einen vasokonstriktorischen Effekt, der auf die für (Nor-)Adrenalin sensibilisierende Wirkung dieses Alkaloids zurückzuführen ist (s. S. 74). Da Cocain auch an anderen Organen, zum Beispiel dem Herzen, sympathomimetisch wirkt, ist ein Zusatz von Adrenalin zur Lösung nicht nur nicht notwendig, sondern sogar toxizitätssteigernd. Bei resorptiver Vergiftung genügen manchmal schon 0,05 g Cocain, um lebensbedrohliche Zustände auszulösen. Neben den Symptomen einer Sympathikusübererregung ist bei einer akuten Cocainvergiftung die Funktion des Zentralnervensystems beeinträchtigt. Dies macht sich zuerst in einer Exzitation, dann in einer Depression der Hirnfunktion bemerkbar. Der Tod erfolgt nach epileptiformen Krämpfen durch zentrale Atemlähmung. Bei einer schweren Vergiftung muß sofort ein schnell wirksames Barbitursäurederivat (z. B. Hexobarbital[11]) injiziert und eventuell künstliche Beatmung durchgeführt werden. Bei einer leichten Intoxikation des Gehirns können bei bestimmten Personen Symptome auftreten, die zu einer psychischen Abhängigkeit bzw. Sucht führen: Euphorie, angenehme Halluzinationen, Gefühl großer Leistungsfähigkeit etc. Das Cocain wird bei Mißbrauch im allgemeinen geschnupft.

Cocain wurde wegen seiner akut toxischen und psychischen (suchterzeugenden) Wirkung von den synthetischen Lokalanästhetika zu Recht verdrängt. Eine Ausnahme mag die Anwendung am Auge sein, wenn gleichzeitig eine Mydriasis gefordert wird (einige Tropfen der 5%igen Cocainlösung, Maximaldosis 0,05 g).

[11]Evipan-Natrium®

9.2. Analgetika

Der Schmerz, der ein psychisches Erlebnis darstellt, kann pharmakologisch auf zwei somatischen Ebenen beeinflußt werden. In der ***Peripherie*** läßt sich die Empfindlichkeit sensibler Rezeptoren so weit verringern, daß ihre Irritation durch Schmerzreize vermindert oder aufgehoben wird. Die Folge wird eine Linderung oder Aufhebung der Schmerzempfindung sein. Eine andere Möglichkeit, eine Analgesie zu induzieren, ist rein ***zentral*** gelegen, indem die Projektion von im Thalamus eintreffenden Impulsen auf die sensible Hirnrinde gedämpft und damit das Bewußtwerden von Schmerzempfindungen abgeschwächt oder aufgehoben wird. Diese Eigenschaft besitzen die Opiate (Morphin und verwandte Substanzen), aber auch einige andere Psychopharmaka wie die Neuroleptika hemmen die Schmerzverarbeitung.

9.2.1. Schwache Analgetika

Schwache Analgetika sind geeignet, leichte bis mäßige Schmerzen zu lindern, bei stärksten Schmerzen müssen im allgemeinen Opiate verwendet werden. Schmerzen, die über das vegetative Nervensystem vermittelt werden, können durch Analgetika nur bedingt gebessert werden. Die schwachen Analgetika besitzen gegenüber den meisten Opiaten den Vorteil, auch bei chronischem Gebrauch keine Arzneimittelabhängigkeit oder Gewöhnung auszulösen. Ihre therapeutische Breite ist größer als die der Opiate.

Die aus Mikroorganismen frei werdenden pyrogenen Stoffe stimulieren das Wärmezentrum durch lokal freigesetzte Prostaglandine. Diejenigen Analgetika, die die Prostaglandin-Synthese -und Freisetzung beeinträchtigen und in das Zentralnervensystem einzudringen vermögen, wirken daher fiebersenkend ***(Antipyretika)***. Die normale Körpertemperatur oder eine Hyperthermie werden nicht beeinflußt. Als Antipyretika bewährt haben sich die Acetylsalicylsäure, Paracetamol und, mit den für diese Substanzgruppe geltenden Einschränkungen, die Pyrazol-Derivate.

9.2.1.1. Säuren

9.2.1.1.1. Salicylsäure

Die Salicylsäure, ursprünglich aus der Weide (Salix alba) isoliert, ist als Analgetikum obsolet, da die Verträglichkeit nach oraler Einnahme schlecht ist. Die Magenschleimhaut wird irritiert, punktförmige Blutungen treten auf (vergleiche auch die keratolytische Wirkung bei Anwendung auf der äußeren Haut, S. 379).

9.2.1.1.2. Acetylsalicylsäure[12]

Auch Acidum acetylosalicylicum reizt noch die Schleimhaut des Magens; es soll daher nicht auf nüchternen Magen gegeben werden. Die ***Resorption*** vom Magen und Darm erfolgt schnell und vollständig. Die Acetylsalicylsäure wird weitgehend gespalten. In der Leber wird die Salicylsäure zum Teil an Glykokoll oder Glukuronsäure gekoppelt, ein kleiner Teil zur Gentisinsäure oxydiert. Im Blut beträgt der Anteil an gekoppelter Salicylsäure nur wenige Prozent, im Urin dagegen kann der Anteil an Kopplungsprodukten sehr hoch sein. Die Ursache hierfür ist in der pH-abhängigen tubulären Rückresorption der freien Salicylsäure zu sehen. Je niedriger die Protonenkonzentration im Urin ist, desto geringer ist die Rückresorption und umso schneller verläuft die renale Elimination.

Die Acetylsalicylsäure ist ein gutes Analgetikum, das allerdings in Einzeldosen von 0,5 g eventuell mehrmals täglich gegeben werden muß. Bis zu einer Tagesdosis von 6,0 g treten Nebenwirkungen kaum auf. Die Geschwindigkeit, mit der die analgetische Wirkung eintritt, hängt von der Zubereitung ab: am schnellsten wirkt die Brausetablette, dann folgt die normale Tablette, während die mikroverkapselte Form auf Grund der langsamen Freisetzung des Wirkstoffes bei vergleichbarer Dosierung kaum den analgetisch wirksamen Blutspiegel erreicht. Acetylsalicylsäure liegt auch als injizierbares Präparat[13] vor, in dem die Säure mittels Lysin und Glycin neutralisiert ist und in Lösung gehalten wird.

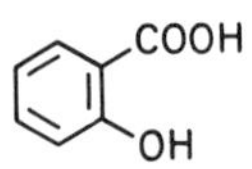

Salicylsäure

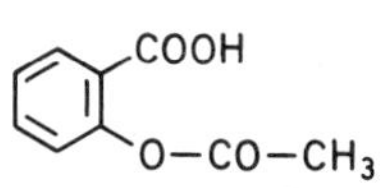

O-Acetylsalicylsäure

Wenn Acetylsalicylsäure als Analgetikum gegeben wird, handelt es sich im allgemeinen nur um eine kurzfristige Anwendung. Unter dieser Bedingung treten ***Nebenwirkungen*** selten auf und sind harmloser Natur: Oberbauchbeschwerden auf Grund einer Magenschleimhautreizung, eventuell muköse Mikroblutungen ohne klinische Relevanz. Sehr selten treten echte allergische Reaktionen wie z. B. Urticaria oder Asthma bronchiale auf. Bei längerer Anwendung und höherer Dosierung kommen Nebenwirkungen entsprechend häufiger vor (s. S. 296). Die Acetylsalicylsäure ist kontraindiziert bei Blutungsneigungen (auch bei

[12] Acetylin®, Aspirin®, Colfarit® (mikroverkapselt, die Freigabe der Acetylsalicylsäure erfolgt langsam, daher ist die Schleimhautreizung vermindert, aber auch die Resorptionsgeschwindigkeit. Daraus resultiert ein erniedrigter Wirkspiegel im Blut bei vergleichbarer Dosierung).

[13] Aspisol®

antithrombotischer Therapie mit Antikoagulantien), bei Gastritis oder bei Verdacht auf Ulcus ventriculi oder duodeni. Gegen die Anwendung von Acetylsalicylsäure in analgetischer Dosierung während der Schwangerschaft ist nichts einzuwenden, hohe Dosen sollen aber gegen Ende der Gravidität vermieden werden, weil der Geburtstermin herausgezögert wird.

Bei accidenteller und suicidaler Einnahme von mehr als 10,0 g Acetylsalicylsäure kann es zur ***Vergiftung*** kommen. Die Störung ist im Säure-Basen-Gleichgewicht des Blutes gelegen. Auf Grund einer starken, ***zentral ausgelösten Hyperpnoe*** sinken die CO_2-Spannung und kompensatorisch auch die Hydrogencarbonatkonzentration, der Harn wird alkalisch, im Blut ist der pH-Wert unverändert oder leicht zur alkalotischen Seite verschoben. Schließlich kommt es nach Durchlaufen eines Exzitationsstadiums zu Bewußtseinsverlust, Dyspnoe und Tod an zentraler Atemlähmung. Die ***Therapie*** der Vergiftung muß die Störungen im Säure-Basen- und Elektrolythaushalt möglichst schnell rückgängig machen. Sobald die respiratorische Alkalose durch Zusatz von CO_2 zur Atemluft überwunden ist, muß für die Beschleunigung der renalen Ausscheidung des Salicylates gesorgt werden. Dies geschieht unter Beachtung der Atmung und des Blut-pH durch Zufuhr von Natriumhydrogencarbonat oder -laktat. Ferner wird die renale Elimination durch Zufuhr von Mannitlösung gesteigert. Bei sehr schweren Vergiftungen können Austauschtransfusionen und eine Peritonealdialyse lebensrettend sein.

Die große Anzahl amphiphiler Säuren mit „analgetischer" Wirkung gehören in die Gruppe der Antiphlogistika (s. S. 294).

9.2.1.2. p-Aminophenol-Derivate

Phenacetin und besonders ***Paracetamol***[14] sind sehr gute Analgetika. Die ***Dosierung*** für den Erwachsenen beträgt 0,25 bis 0,5 g 2- bis 3mal täglich per os. Phenacetin wird schnell und vollständig resorbiert und im Organismus in Paracetamol überführt. Nur ein kleiner Teil des aufgenommenen Phenacetin wird in p-Phenetidin verwandelt, das als Anilin-Derivat ein Methämoglobinbildner ist. Bei normaler Dosierung spielt diese Reaktion bei Erwachsenen keine Rolle. Der Methämoglobinspiegel erreicht jedoch bei Säuglingen sehr viel höhere Werte. Aus diesem Grunde sollte Phenacetin wenigstens bei Säuglingen und Kleinkindern ersetzt werden durch Paracetamol, da die Methämoglobinbildung nach Gabe dieser Substanz vernachlässigt werden kann. In therapeutischer Dosierung lösen Phenacetin und Paracetamol bei Erwachsenen so gut wie nie akute Nebenwirkungen aus.

Chronische Zufuhr exzessiver Dosen von Phenacetin oder Paracetamol allein kommt kaum vor, dagegen aber in Kombination mit Substanzen, die auf die Psyche einwirken, wie Coffein plus Schlafmittel. Bei langdauernder Zufuhr Phenacetinhaltiger Mischungen können folgende Vergiftungssymptome auftreten: Anämie (Verkürzung der Lebensdauer von Erythrozyten), schmutziggraublaue Zyanose, Kopfschmerzen, psychische Störungen, interstitielle Nephritis und Nierenpapillennekrose; in der Leber finden sich Lipofuscineinlagerungen. Auch nach langdauernder Zufuhr von Paracetamol-haltigen Präparaten sind schwere Nierenschäden beobachtet worden.

Beim metabolischen Abbau von Paracetamol entsteht ein reaktiver Metabolit, der unter normalen Bedingungen sofort durch Konjugation entgiftet wird. Dieser Schritt setzt das Vorhandensein von SH-Gruppen voraus. Bei Einnahme übergroßer Dosen (mehr als 8,0 g) wird der Vorrat der Leber

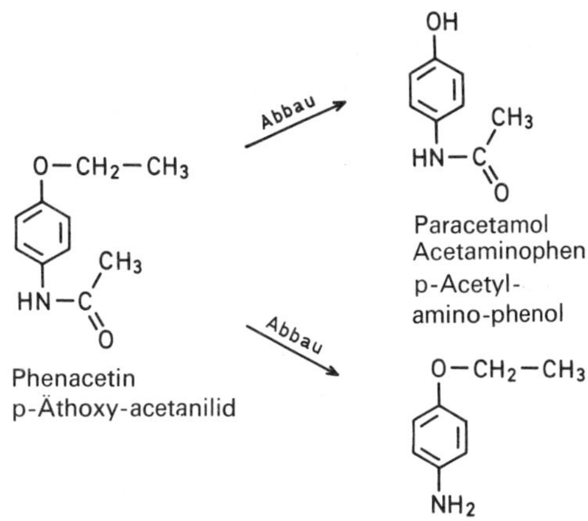

Paracetamol Acetaminophen p-Acetyl-amino-phenol

Phenacetin p-Äthoxy-acetanilid

p-Phenetidin

[14] ben-u-ron®, Homöolan®

an SH-Gruppen erschöpft, der toxische Metabolit kumuliert und die Leberzelle wird irreversibel geschädigt. Daher besteht die Therapie der Paracetamol-Vergiftung in einer möglichst früh (innerhalb von 10 Stunden nach Einnahme) durchgeführten Zufuhr von SH-Gruppen-Donatoren wie Methionin, Cysteamin oder N-Acetylcystein.

Die Anwendung von Paracetamol und Phenacetin kann unter folgenden Bedingungen empfohlen werden: Keine Kombination mit Hypnotika plus Psychoanaleptika, keine Anwendung bei Nieren- und Lebererkrankungen, ein Abusus muß verhindert werden.

9.2.1.3. Codein und Dextropropoxyphen

Codein ist ein Alkaloid aus dem Opium, es ist chemisch Methylmorphin. Seine analgetische Wirkung ist im Vergleich zu Morphin gering, es ist aber frei von den typischen suchterzeugenden Opiatwirkungen. Die analgetische Wirkung des Codein ist zentral bedingt. Die analgetische Wirksamkeit von 50 mg Codein entspricht etwa der Wirkung von 1,0 g Acetylsalicylsäure. Codein wird enteral gut resorbiert, seine Wirkung hält etwa 6 Stunden an. Die analgetische Wirkung von Codein kann zur Therapie banaler Schmerzen ausgenutzt werden, eventuell in Kombination mit den vorgenannten Analgetika Acetylsalicylsäure, Paracetamol oder Phenacetin. Über die antitussive Wirkung und mögliche Nebenwirkungen des Codein siehe S. 204.
Dextropropoxyphen ist chemisch nahe verwandt mit Levomethadon (s. Formeln S. 203), seine analgetische Wirkung entspricht etwa der des Codein oder der Acetylsalicylsäure. Fälle von Abhängigkeit kommen sehr selten vor.

9.2.1.4. Pyrazol-Derivate

Aus der Gruppe der Pyrazol-Derivate ist ***Aminophenazon*** die bekannteste Substanz. Es ist bekannt geworden, daß die Dimethylamino-Gruppe (s. Formel) unter besonderen Bedingungen in Dimethylnitrosamin umgewandelt werden kann. Diese Substanz ist stark cancerogen wirksam (S. 414). Aus diesem Grunde ist Aminophenazon aus dem Handel gezogen worden. Das besser wasserlösliche und damit auch injizierbare Sulfonat des Aminophenazon, das Metamizol ist weiterhin verfügbar. Für die orale Anwendung ist Aminophenazon durch Propyphenazon ersetzt, aus dem kein Nitrosamin entstehen kann.

Metamizol[16]. Dieses Mittel wird oral und parenteral angewendet. Es besitzt eine gute analgetische Wirkung. Die Einzeldosis für den Erwachsenen liegt im Bereich von 0,25 bis 0,5 g per os und für die intravenöse oder intramuskuläre Zufuhr. Im Handel liegen sogar injizierbare Kombinationspräparate[17] vor, die pro Einzeldosis 2,5 g Metamizol enthalten. Auch nach oraler Gabe setzt die Wirkung schnell ein. Bei normaler Dosierung ist die analgetische Wirkung nach ~6 Stunden abgeklungen.

Die Anwendung von Metamizol ist genau wie die von Aminophenazon belastet durch die Möglichkeit, eine Knochenmarksdepression auszulösen. Über die Häufigkeit dieser Nebenwirkung lassen sich exakte Angaben wegen der Dunkelziffer kaum machen, die Schätzungen liegen bei 0,1%, wovon etwa die Hälfte tödlich verlaufen soll. Aus diesem Grunde sind Aminophenazon und Metamizol in einer Reihe von Ländern nicht verfügbar. Von einer Anwendung dieser Pharmaka muß abgeraten werden. Besondere Aufmerkkeit ist den Kombinationspräparaten zu widmen, da ein großer Teil von ihnen Pyrazolderivate enthalten.

Propyphenazon. Dieses Pyrazol-Derivat ruft dieselben gruppenspezifischen Allergien und Knochenmarksdepressionen hervor wie Aminophenazon. Die analgetische Wirkung von Propyphenazon ist etwas geringer als die von Aminophenazon, so daß eher höhere Dosen benötigt werden. Die Häufigkeit der Knochenmarksschädigung ist bei allen Pyrazol-Derivaten abhängig von der Höhe der Dosierung und der Dauer der Behandlung. Propyphenazon ist mit denselben Vorbehalten zu betrachten wie Aminophenazon und Metamizol.

---

[15] Darvon®, Develin®, Doloxene®, Erantin®

[16] Novalgin®

[17] Baralgin®, Buscopan compositum®, Spasmex compositum®

Andere Pyrazol-Derivate wie Phenylbutazon und Abkömmlinge sind keine Analgetika im oben angegebenen Sinne, sondern gehören in die Gruppe der Antiphlogistika, siehe S. 294. Banale Schmerzen sind keine Indikation für Phenylbutazon.

9.2.1.5. Antineuralgische Mischpräparate

Es empfiehlt sich nicht, wenn langdauernde Zufuhr von Analgetika notwendig ist, dieselbe Substanz (rein oder in Mischpräparaten) längere Zeit zu geben. Ein turnusmäßiger Wechsel von Pharmaka aus verschiedenen chemischen Gruppen ist vorzuziehen.

Der Gabe einer Einzelsubstanz ist prinzipiell der Vorzug zu geben. In der Praxis läßt sich dieser Grundsatz aber nicht immer verwirklichen. Hier kann die Kombination von Acetylsalicylsäure, Paracetamol, Phenacetin und Codein untereinander bedingt befürwortet werden, da sich die analgetischen Effekte addieren, die Nebenwirkungen dagegen durch Reduktion der Mengen an Einzelkomponenten vermindert werden. Derartige Kombinationen sind z. B.: Acetylsalicylsäure plus

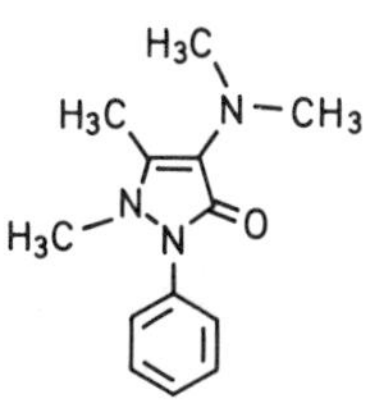

Amidopyrin[18]
Aminophenazon,
1-Phenyl-2,3-dimethyl-4-dimethylamino-5-pyrazolon

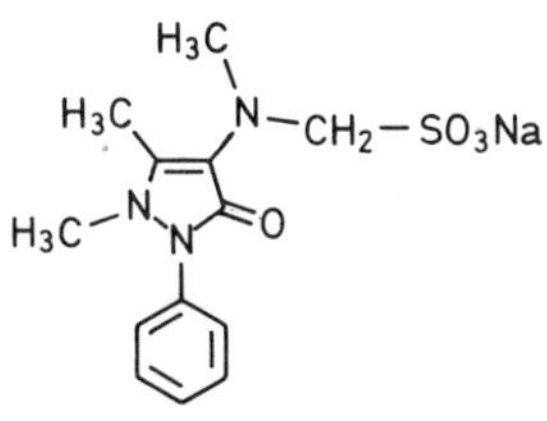

Metamizol[20]
Dipyrone
Novaminsulfon
Noramidopyrinium-methansulfonsäure

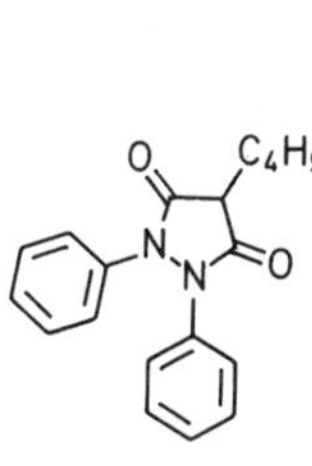

Phenylbutazon[19]
3,5-Dioxo-1,2-diphenyl-4-n-butyl-pyrazolidin

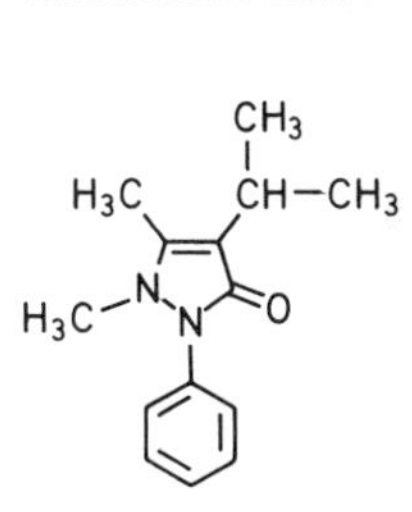

Propyphenazon
2,3-Dimethyl-4-isopropyl-1-phenyl-5-pyrazolon

Phenacetin plus Codein[21], Acetylsalicylsäure plus Paracetamol plus Codein[22]. Der Zusatz von Coffein, wie er in einer großen Anzahl von Präparaten enthalten ist, trägt nicht zur analgetischen Wirkung bei, fördert aber die Gewohnheitsbildung und ist somit nicht empfehlenswert. Der Zusatz von Hypnotika (Barbituraten oder Monoureiden) verstärkt den analgetischen Effekt nicht, kann jedoch zur Ausbildung einer Abhängigkeit beitragen. Die doppelte Kombination eines Analgetikum mit Coffein plus Barbiturat ist mit Entschiedenheit abzulehnen. Die hypnotische Wirkung des Barbiturates wird durch Coffein abgeschwächt, so daß sich dann die bei manchen Menschen vorhandene euphorisierende Wirkungskomponente der Barbiturate durchsetzen kann. Die anfängliche Besserung der Stimmungslage mag zwar zur Schmerzlinderung beitragen, kann aber zur Gewohnheitsbildung führen. Derartige Kombinationspräparate werden dann nur noch wegen des Gehaltes an Barbiturat plus Psychostimulans in steigender Dosierung genommen. Bei einem derartigen Abusus bildet sich dann die organschädigende Wirkung der Analgetika, besonders des Phenacetin aus.

9.2.2. Starke Analgetika, Opiate

Die analgetische Wirkung des Mohnsaftes (Opium) ist seit dem klassischen Altertum bekannt. Das analgetisch wirkende Hauptalkaloid Morphin wurde 1805 von F. W. A. Sertürner rein dargestellt und ist seither in die Therapie eingeführt. Es hat immer große Schwierigkeiten bereitet, die hohe spezifische Wirksamkeit – 10 mg Morphin pro Erwachsenen – zu erklären, zumal eine selektive Bindung an bestimmte Strukturen (Opiat- bzw. Opioid-Rezeptoren) nachgewiesen werden konnte. Diese unbefriedigende Situation hat sich wesentlich geändert, da es gelungen ist, körpereigene Substanzen im Gehirn und einigen anderen Organen nachzuweisen, die spezifisch an die Opiat-Rezeptoren gebunden werden und Morphin-Wirkungen auslösen.

So konnte ein Polypeptid mit 91 Aminosäuren isoliert werden, das als ***β-Lipotropin*** bezeichnet

18 Pyramidon® 19 Butazolidin® 20 Novalgin®

21 Antiopt® Andralgin® Contraneural® Gelonida® Praecimed®
22 Antiopt-N® Contraneural® Praecimed-N®

wird. Es enthält in seiner Aminosäurekette in den Positionen 61 bis 65 die Sequenz:

Tyr-Gly-Gly-Phe-Met

Des weiteren konnten Bruchstücke des β-Lipotropin aus Gewebe gewonnen werden. Sie werden Endorphine genannt, die fünf erwähnten Aminosäuren stehen in den Endorphinen endständig (s. Formeln). Wenn noch die vollständige Aminosäuresequenz des ursprünglichen β-Lipotropin von Position 65 bis 91 erhalten geblieben ist, spricht man vom **β-Endorphin**, (das sogenannte C-Fragment des β-Lipotropins), ist die Restkette ebenfalls verkürzt, ergeben sich α- und ***γ-Endorphin***. Die morphinartige Wirkung dieser Peptide ist lediglich an die fünf endständigen Aminosäuren gebunden, denn dieses Pentapeptid ***(Met-Enkephalin)*** besitzt bereits die volle Wirksamkeit. Die genannten körpereigenen Substanzen sind übrigens nur zentral wirksam, wenn sie direkt

61* 65 91	
H-Tyr-Gly-Gly-Phe-Met -----Glu-OH	β-Endorphin
76	
H-Tyr-Gly-Gly-Phe-Met -----Thr. OH	α-Endorphin
H-Tyr-Gly-Gly-Phe-Met-OH	Met-Enkephalin

* Die Nummern beziehen sich auf die ursprüngliche Sequenz im β-Lipotropin

Met-Enkephalin

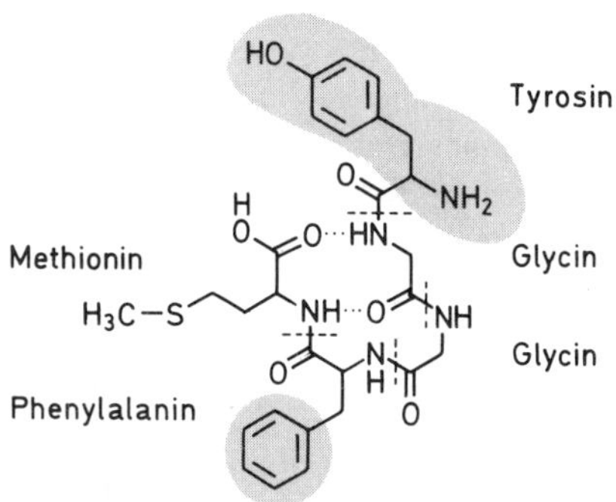

Morphin

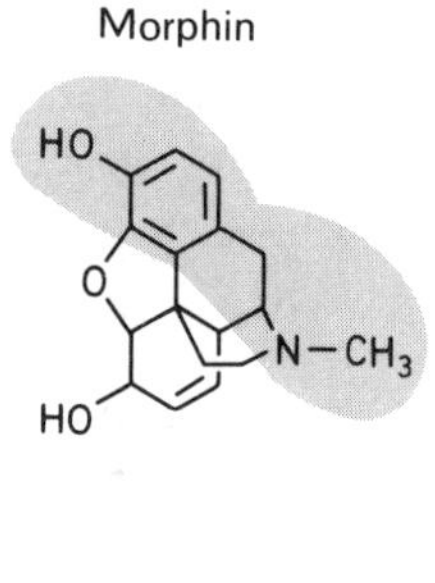

Fentanyl

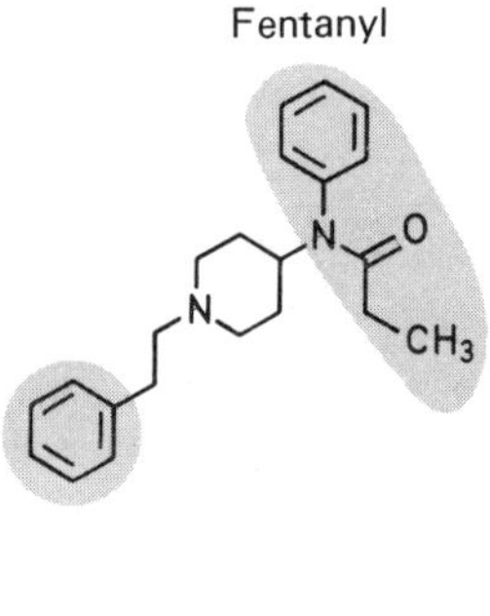

in den Liquor injiziert werden, lediglich β-Endorphin wirkt auch nach intravenöser Zufuhr. Die kleinen Peptide werden zu rasch im Blut abgebaut, um effektiv werden zu können.

Eine Verbindung zwischen dem Aufbau des Enkephalin und dem des Morphin bzw. der synthetischen Opiate läßt sich erst herstellen, wenn die Strukturformeln verglichen werden. Als das Gemeinsame wäre anzusehen: ein Amin-Stickstoff in Nachbarschaft zu einem Phenyl-Ring und bestimmte Sauerstoff-Gruppen in einem relativ starren Molekül. Letzteres trifft auch für Met-Enkephalin zu, da die in der Darstellung angedeutete Faltung durch Wasserstoff-Brücken fixiert wird. Enkephalin und Fentanyl besitzen in dem zweiten Phenyl-Ring noch eine zusätzliche Haftgruppe, was die stärkere molare Wirksamkeit der beiden Substanzen im Vergleich zu Morphin erklären mag.

Das Alkaloid ***Morphin*** scheint also in seiner Struktur zufällig körpereigene Substanzen so weit zu imitieren, daß es mit präexistenten Rezeptoren, an die sich normalerweise körpereigene Substanzen anlagern, zu interagieren vermag. Über die physiologische Bedeutung der Endorphine ist bisher wenig bekannt. Es wird spekuliert, daß ihre vermehrte Freisetzung die Schmerzschwelle erhöht. Da Opiat-Rezeptoren ebenfalls im limbischen System vorkommen, würden die Endorphine dort Einfluß auf die psychische Befindlichkeit und das affektive Verhalten ausüben. Dies würde in Analogie zu den Wirkungen von Morphin und anderen Opiaten zu setzen sein.
Wie für viele andere Rezeptortypen gilt auch für den Opiat-Rezeptor, daß folgende Typen von Bindungspartnern vorhanden sind:

❶ ***reine Agonisten:*** Endorphine; Morphin und andere therapeutisch benutzte Opiate;
❷ ***partielle Antagonisten:*** Nalorphin, Levallorphan, die Antagonisten bei einer Opiatvergiftung sind, aber analgetische und dysphorische Wirkung auslösen, wenn die Rezeptoren „frei" sind;
❸ ***reine Antagonisten:*** Naloxon, das keine intrinsic activity besitzt und daher ein Antidot ohne Eigenwirkung darstellt.

Unter dem Terminus Opiate, die mitunter auch Opioide genannt werden, sollen Pharmaka verstanden werden, die in ihrer Wirkung dem Hauptalkaloid des Opium, dem Morphin vergleichbar sind. Sie können wie Morphin nativ, halbsynthetisch und vollsynthetisch sein. Opiumalkaloide, die pharmakologisch keine Verwandtschaft mit dem Morphin besitzen, wie zum Beispiel Papaverin, fallen nicht unter den Begriff der Opiate.

9.2.2.1. Opiumalkaloide

Im eingetrockneten Saft der Mohnkapsel (Frucht von Papaver somniferum) sind verschiedene Alkaloide enthalten. Der Gehalt an den wichtigsten Alkaloiden schwankt um folgende Werte: Morphin 10%, Narcotin 6%, Papaverin 0,8%, Codein 0,5%, Narcein 0,3%, Thebain 0,2%. Das offizinelle Opium enthält 10%, und die Tinctura Opii 1% Morphin.

Die ***chemische Struktur*** des Morphin zeigt ein Phenanthrengerüst, in das ein Piperidin- und ein Tetrahydrofuranring eingelagert sind (Formel s. S. 203). Ebensogut läßt sich Morphin auch vom teilweise hydrierten Isochinolin-Ring herleiten.

Die phenolische OH-Gruppe scheint für die Wirkungsstärke mitverantwortlich zu sein: wird sie alkyliert, wie zum Beispiel im Methylmorphin (Codein) und Äthylmorphin[23], so nehmen die analgetische Potenz und sie suchterzeugende Wirkung ab, ist dagegen die phenolische OH-Gruppe verestert (z.B. acetyliert: Acetylmorphin), so wird die Morphinwirkung verstärkt. Noch stärker wird die analgetische und suchterzeugende Wirkung, wenn nicht nur die phenolische, sondern auch die alkoholische OH-Gruppe acetyliert ist (Diacetylmorphin = Diamorphin[24]). Wie fast alle Alkaloide ist Morphin als Base wasserunlöslich, in Salzform dagegen gut löslich. Ein Teil der synthetischen Opiate ist auf molarer Basis sehr viel stärker wirksam als Morphin. Das gilt schon für Diacetylmorphin (Heroin), besonders aber für Butyrophenone wie Haloperidol. Wahrscheinlich ist dafür eine zweite Haftgruppe verantwortlich, s. die Formeln auf S. 196. – Die Bindung an den Opiat-Rezeptor ist stereo-spezifisch, die linksdrehenden Enantiomeren sind die wirksamen Verbindungen.

9.2.2.2. Morphin

Wirkung. Die Hauptwirkung des Morphin ist der ***analgetische Effekt.*** Die Wirkung einer Normdosis hält beim nicht gewöhnten Patienten 5–6 Stunden an. Es wird weniger die Empfindung als die affektive Reaktion auf den Schmerz herabgesetzt. Die nozizeptiven Afferenzen zum limbischen System werden offensichtlich gehemmt. Die Perzeption aller anderen sensiblen und sensorischen Qualitäten ist nach Applikation einer normalen Dosis (0,01 g pro Erwachsenen) nicht beeinträchtigt. Dagegen haben sogar diese Morphinmengen in den meisten Fällen bereits eine hypnotische Wirkung und vermindern die geistige Aktivität des Patienten. Höhere Dosen rufen narkoseartige Zustände mit Bewußtseinsverlust hervor. Charakteristisch ist für Morphin, daß nach therapeutischen Dosen eine Veränderung der Stimmungslage des Patienten eintreten kann: Unlust- und Angstgefühl werden beseitigt, eine „rosige" Stimmung gewinnt die Oberhand, der Patient wird ***euphorisch.*** Bei normalgestimmten Personen tritt die Euphorie viel seltener auf, häufiger ist eine ausgesprochene Dysphorie. Manchmal kommt es auch zu Unruhe, Erregungszuständen und Gedankenflucht.

Das ***Atemzentrum*** wird von Morphin gehemmt. Schon nach therapeutischen Dosen kann eine Anhebung der Schwelle für den physiologischen Reiz (Kohlensäurespannung im Blut) festgestellt werden. Die Hemmung des Atemzentrums ist dosisabhängig: nach hohen Dosen von Morphin wird es völlig gelähmt. Der Tod tritt bei der Morphinvergiftung infolge zentraler Atemlähmung ein. Das Atemzentrum von Neugeborenen und Kleinkindern ist besonders empfindlich gegenüber Opiaten. Da diese Substanzen die Plazentarschranke durchdringen, verbietet sich die Anwendung von Opiaten während der Geburt. Ebenso wie das Atemzentrum wird auch das Hustenzentrum gehemmt.

Neben den vorstehend beschriebenen Effekten besitzt Morphin ***erregende Wirkungskomponenten am zentralen Nervensystem.*** So stimuliert es die Chemorezeptoren in der Area postrema. Dies führt in einem Teil der Fälle zu einer Erregung des eigentlichen Brechzentrums. Schon nach Gabe therapeutischer Dosen treten häufig Nausea und Erbrechen auf. Vagus- und Okulomotoriuszentrum werden erregt: Tonussteigerung im Darm, Bradykardie, Miosis.

Im ***Tierversuch*** läßt sich die zentralnervöse Wirkung des Morphin zeigen. Bei allen Warmblütern wirken Morphin und die anderen Opiate analgetisch. In den Abb. 9.**5** und 9.**6** sind Versuche dargestellt, in denen die Schwelle für thermische Schmerzreize unter dem Einfluß von Opiaten gemessen wurde. Die Reaktion gegenüber Opiaten ist sehr stark speziesabhängig: Je höher ein Tier organisiert ist, um so geringere Dosen werden

---

[23] Dionin®   [24] Heroin

zur Analgesie benötigt. Außerdem gibt es spezieseigentümliche Reaktionen. So wird zum Beispiel als Zeichen einer zentralen Erregung nach Opiaten bei Mäusen der Schwanz über den Rücken gehoben und S-förmig gebogen (Straub-Phänomen, Abb. 9.**7**). Bei der Katze scheint eine Änderung der Bewußtseinslage aufzutreten. Der Beobachter hat den Eindruck, daß das Versuchstier nach Morphingabe optische und akustische Halluzinationen hat. Reize aus der Umwelt können diesen Zustand nur kurzfristig unterbrechen. Beim Hund ist Morphin ein sicher wirkendes Brechmittel.

Morphin besitzt neben seinen zentralen auch ***periphere Wirkungen***, die vor allem in einer Tonussteigerung der glatten Muskulatur bestehen (z. B. des Intestinaltraktes: spastische Obstipation!). Von dieser Tonussteigerung sind besonders die Sphinktermuskeln betroffen, so zum Beispiel in der Harnblase (die Harnentleerung wird unmöglich, infolge der gleichzeitigen Analgesie wird die Blasenüberfüllung vom Patienten nicht bemerkt!)

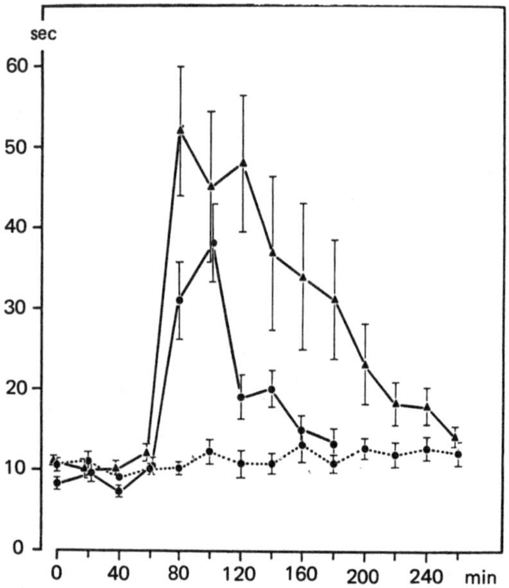

Abb. 9.5. Analgetische Wirkung von Morphin bei Mäusen. Die „Schmerzschwelle" wird auf folgende Weise geprüft: Die Mäuse werden auf eine warme Platte (57 °C) gesetzt und die Zeit in Sekunden gemessen, bis sie die Vorderpfoten anheben und belecken. Wie die Kontrollen zeigen, liegt dieser Zeitwert bei 10 Sekunden und bleibt trotz wiederholter Messungen über 4 Stunden konstant. Unter dem Einfluß von Opiaten ist die Schmerzschwelle heraufgesetzt, das heißt, es vergeht mehr Zeit, bis die Tiere reagieren. Wenn die Mäuse nach 60 Sekunden noch nicht reagiert hatten, wurde nicht länger gewartet, sondern der Meßwert 60 Sekunden angenommen. Jede Gruppe besteht aus 6 Tieren; angegeben ist jeweils der Mittelwert und die mittlere Abweichung des Mittelwertes ($\bar{x} \pm s_{\bar{x}}$). ●- - - - -● unbehandelte Kontrollgruppe, ●——● Morphin 0,006 mg/g Körpergewicht subkutan, ▲——▲ Morphin 0,02 mg/g Körpergewicht subkutan. Die analgetische Wirkung von Morphin ist bezüglich der Intensität und der Zeitdauer dosisabhängig.

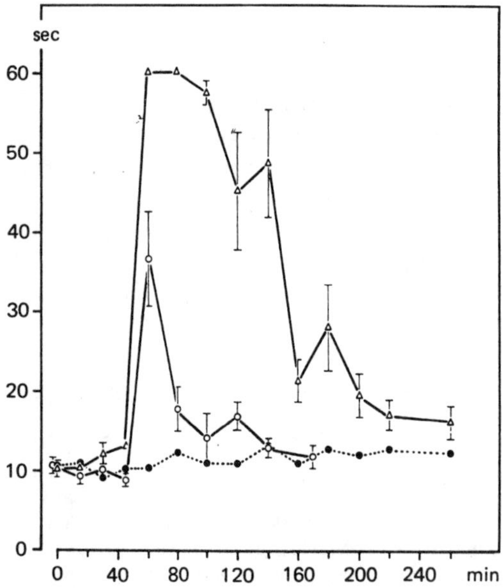

Abb. 9.6. Analgetische Wirkung von synthetischen Opiaten. Versuchsanordnung und Darstellung wie in Abb. 9.5. ●- - - - -● unbehandelte Kontrollgruppe, ○——○ Methadon 0,005 mg/g Körpergewicht subkutan, △——△ Pethidin 0,015 mg/g Körpergewicht subkutan. Die analgetische Wirkung von Methadon und Pethidin in der angegebenen Dosierung entspricht bei der Maus etwa den Morphineffekten, wie sie in der vorangehenden Abb. 9.5 aufgezeichnet sind.

Ferner ist der Muskeltonus des Magenausganges und im oberen Duodenum erhöht (Speisen verweilen länger im Magen). Morphin greift am Darm wohl vor allem am Nervenplexus in der Darmwand an. Die „therapeutische" Wirkung des Morphin auf entzündlich-spastische, schmerzhafte Zustände in den ableitenden Gallen- oder Harnwegen beruht nur auf dem analgetischen, nicht aber dem lokalen Effekt, denn es können sogar Spasmen ausgelöst werden. Da die erregende Wirkung des Morphin am glatten Muskel immer eine unerwünschte Nebenwirkung ist, empfiehlt sich die gleichzeitige Zufuhr von Atropin, das den spasmogenen Effekt teilweise aufhebt, oder von Opium concentratum[25]. Morphin und die anderen Opiate beeinflussen Tonus und Bewegung des Uterus während der Geburt nicht wesentlich. – Das kardiovaskuläre System wird von Morphin nur unerheblich beeinflußt. Erst bei Morphinvergiftung wird es sekundär in Mitleidenschaft gezogen.

Nach ***oraler Applikation*** ist die Morphinwirkung schwächer als nach parenteraler Zufuhr gleicher Dosen. Das Wirkungsmaximum ist nach 30 bis 60 Minuten erreicht; nach parenteraler Zufuhr tritt die Wirkung schneller ein. Zwischen 40 und 50% des resorbierten Morphin wird beim Menschen von der Niere ***ausgeschieden***, das meiste davon in konjugierter Form. Nur geringe Mengen finden sich in den Faeces. Die größte Ausscheidungsgeschwindigkeit ist in den ersten 6 Stunden nach der Applikation zu beobachten. Auch nach 24 Stunden ist noch eine Ausscheidung nachweisbar.

Indikation. Die ***Indikation*** für Morphin sind stärkste Schmerzen, die durch andere Maßnahmen oder Pharmaka nicht beeinflußt werden können. Wegen der Gewöhnung und vor allem der Suchtgefahr soll Morphin niemals leichtfertig verordnet werden. Bei Patienten, deren Genesung wahrscheinlich ist, darf Morphin nur kurzfristig (nicht länger als 14 Tage) und in gerade ausreichenden Dosen gegeben werden. Bei finalen Zuständen kann es unbedenklich angewendet werden. Morphin ist wegen der atemdepressiven Wirkung kontraindiziert, wenn die zentrale Atemregulation schon gefährdet (durch andere Pharmaka, Hirndruck usw.) oder wenn die Ansprechbarkeit des Atemzentrums durch das Vorliegen einer chronischen Gasaustauschstörung (Emphysem, länger bestehendes Lungenödem) herabgesetzt ist. Die atemdepressive Wirkung kann dagegen ausgenützt werden, wenn bei normaler Ansprechbarkeit des Atemzentrums eine unerwünschte Hyperventilation (Abb. 9.**8**) infolge einer akuten Gasaustauschstörung (hochakutes Lungenödem) auftritt. In einem derartigen Fall beseitigt Morphin die unökonomische Hyperventilation und bessert die pulmonale Kreislaufsituation.

Gewöhnung. Bei längerdauernder Zufuhr von Morphin entwickelt sich eine ***Gewöhnung.*** Die Morphingewöhnung ist nicht spezifisch, sondern trifft auch auf alle anderen halb- und vollsynthetischen Opiate zu. Eine Steigerung der Dosis wird nach etwa 3 Wochen langer täglicher Zufuhr von Morphin notwendig. Die Gewöhnung kann extreme Ausmaße annehmen (das 100fache der ursprünglichen Einzeldosis von 0,01 g). Der Mechanismus, welcher der Morphingewöhnung zugrunde liegt, ist nicht bekannt; sie läßt sich im Tierversuch ebenfalls auslösen. Ihre Ursache muß auf zellulärer Ebene liegen.

Vergiftung. Die Leitsymptome der ***akuten Morphin-Vergiftung*** sind, wie aus den obenstehenden

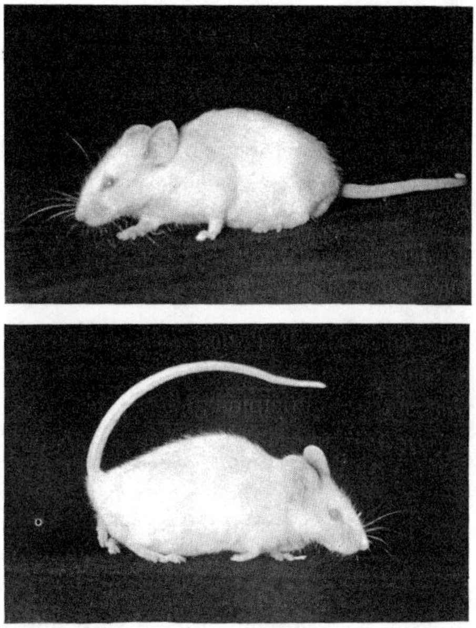

Abb. 9.7. Typisches Verhalten einer Maus nach Injektion eines Opiates. Das obere Bild zeigt eine unbehandelte Maus, die untere Aufnahme ein Tier, das 20 Minuten vor der Aufnahme 0,02 mg Morphin/g Körpergewicht subkutan erhalten hatte. Beachte die Haltung des Schwanzes (Straub-Phänomen) und die Stellung der Hinterbeine.

[25] z. B. Pantopon®

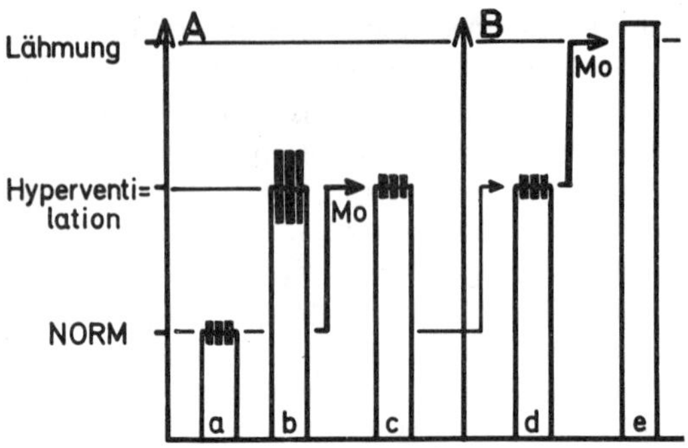

Abb. 9.8. Schematische Darstellung der Ansprechbarkeit des Atemzentrums bei akuter und chronischer Gasaustauschstörung. Ordinate: Reaktion des Atemzentrums auf steigende pCO_2-Werte (Säulen, mit symbolisierten Atembewegungen). A = normale Erregbarkeit des Zentrums: in a ungestörte Lungenfunktion, b akut eingetretene Gasaustauschstörung (zum Beispiel Lungenödem), der CO_2-Rückstau löst eine Hyperventilation aus, c durch Morphin wird die Schwelle des Atemzentrums für CO_2 heraufgesetzt, die Atmung normalisiert sich trotz erhöhtem pCO_2. B = herabgesetzte Erregbarkeit bei chronischen Gasaustauschstörungen (zum Beispiel Emphysem) durch Adaptation des Atemzentrums an ständig erhöhten pCO_2 (d). Unter dieser Bedingung kann Morphin e) die Schwelle so weit heraufsetzen, daß eine Lähmung entsteht.

Ausführungen zu entnehmen ist, das Koma, die Atemlähmung und die Miosis, die aber präfinal in eine Mydriasis übergehen kann. Das Prinzip der Therapie muß ebenso wie bei der akuten Barbituratvergiftung (s. S. 214) darin bestehen, den durch die ungenügende Atmung bedingten Sauerstoffmangel möglichst schnell zu beheben.

Antidote. Im Gegensatz zur Situation bei der Barbituratvergiftung gibt es bei der Opiat-Vergiftung spezifisch wirksame Antidote wie z.B. ***Nalorphin***[26] (Abb. 9.**9**). Nalorphin ist N-Allylnormorphin (der tertiäre Stickstoff trägt statt der Methyl- die Allyl-Gruppe: $-CH_2-CH=CH_2$). Es hebt die morphinbedingte Atemlähmung in Dosen zwischen 0,005 bis 0,03 g (je nach Schwere des Falles) auf. Die Wirkung dauert 2 bis 3 Stunden. Gegen die gleichzeitig bestehende Bewußtlosigkeit ist Nalorphin nicht so wirksam. Nalorphin hat selbst nur sehr schwache analgetische Wirkungen, ruft aber bei Versuchspersonen, die nicht unter Morphinwirkung stehen, zentrale Symptome hervor (Benommenheit, Ataxie, Halluzinationen, Dysphorie). Dieselbe antagonistische Wirkung besitzt das dem Nalorphin entsprechende Allylderivat des Levorphanol: das **Levallorphan**[27]. **Naloxon**[28] (N-Allyloxymorphan) ist im Gegensatz zu den erstgenannten Substanzen ein reiner Morphinantagonist ohne morphinartige Eigenwirkungen. Er kann z. B. benutzt werden, und eine Vergiftung mit Opiaten zu durchbrechen und um eine Neuroleptanalgesie zu beenden.

Sucht. Bei chronischer Zufuhr von Morphin oder anderen Opiaten kann es zur ***Sucht*** kommen. Der typische Verlauf einer Opiatsucht ist am Beispiel der Morphinsucht im folgenden dargestellt. Eine Voraussage, ob eine bestimmte Person morphinsüchtig wird oder nicht, kann niemals getroffen werden. Somit muß jeder Patient als gefährdet angesehen werden. Die Morphinsucht ist charakterisiert durch die nach der Applikation auftretende ***Euphorie***, den ***Morphinhunger*** und die ***Entziehungssymptome*** bei Unterbrechung der Morphinzufuhr. Die chronische Morphinvergiftung führt zu Anämie und frühzeitiger Alterung und auf Grund der Appetitverminderung zu Gewichtsverlust. Die psychischen Symptome sind abhängig von der Differenziertheit der Persönlichkeit und dem sozialen Milieu. Das ethische Niveau des Betreffenden sinkt meistens verhältnismäßig rasch. Dabei kann die Intelligenz noch lange erhalten sein. Der Morphinhunger und die Angst vor den Entziehungssymptomen treiben die Süchtigen dazu, illegale Wege zu beschreiten, um an das Opiat zu gelangen. Das Bild des Morphinsüchtigen wird daher nicht nur von pharmakologischen Wirkungen des Morphins bestimmt, sondern auch von dem Milieu des Betreffenden und von den Möglichkeiten der Opiatbeschaffung. Da die Angehörigen der medizinalen Berufe leichter an Opiate gelangen können als die anderer Berufsgruppen, stellt diese Berufsgruppe einen hohen Prozentsatz an Süchtigen, grobe Verstöße gegen die Legalität sind aber wohl prozentual seltener als bei Süchtigen aus niedrigem sozialen Milieu.

Entziehungssymptome. Sie treten bei Morphinsüchtigen auf, wenn die Opiatzufuhr unterbro-

[26] Lethidrone®

[27] Lorfan® [28] Narcanti®

chen wird. Sie beginnen 6 bis 12 Stunden nach der letzten Gabe mit starkem Morphinhunger. Anschließend entwickeln sich psychische und vegetative Symptome wie: Unruhe, Depression, Reizbarkeit; Schwäche, Diarrhöe, (eventuell lebensbedrohliches) Kreislaufversagen, Stenokardie, Erbrechen, Schwitzen, Tränenfluß usw. Dieser Zustand kann 1 bis 2 Wochen andauern. Durch eine Opiatzufuhr ist er jederzeit zu durchbrechen. Auch nach Nalorphin treten bei Süchtigen Entziehungssymptome auf, wenn sie unter Opiateinfluß stehen. Nach dem Abklingen der Abstinenzsymptome ist meistens auch die Gewöhnung überwunden, das heißt, eine Euphorie kann jetzt wieder durch normale Dosen ausgelöst werden. Morphingewöhnung und die Entziehungssymptome lassen sich auch bei höher entwickelten Tieren auslösen.

Eine ***Entziehungskur*** bei Opiatsüchtigen kann nur in geschlossenen Anstalten im Zusammenhang mit einer psychotherapeutischen Behandlung durchgeführt werden; Rückfälle sind häufig. Der Versuch, Morphin-(Heroin-)Süchtige durch (orale!) Gaben von Levomethadon[29] einer Besserung zuzuführen, scheitert in vielen Fällen. Die Betroffenen verlieren durch die niedrig gehaltenen Dosen ihre Angst vor Entzugssymptomen, bleiben aber abhängig. Nur unter strenger psychotherapeutischer Führung kann mit einer Resozialisierung gerechnet werden.

9.2.2.3. Morphin-Derivate

Alle Morphin-Derivate, deren Konstitution, Name und therapeutische Dosis in Tabelle 9.**1** zu-

[29] l-Polamidon®

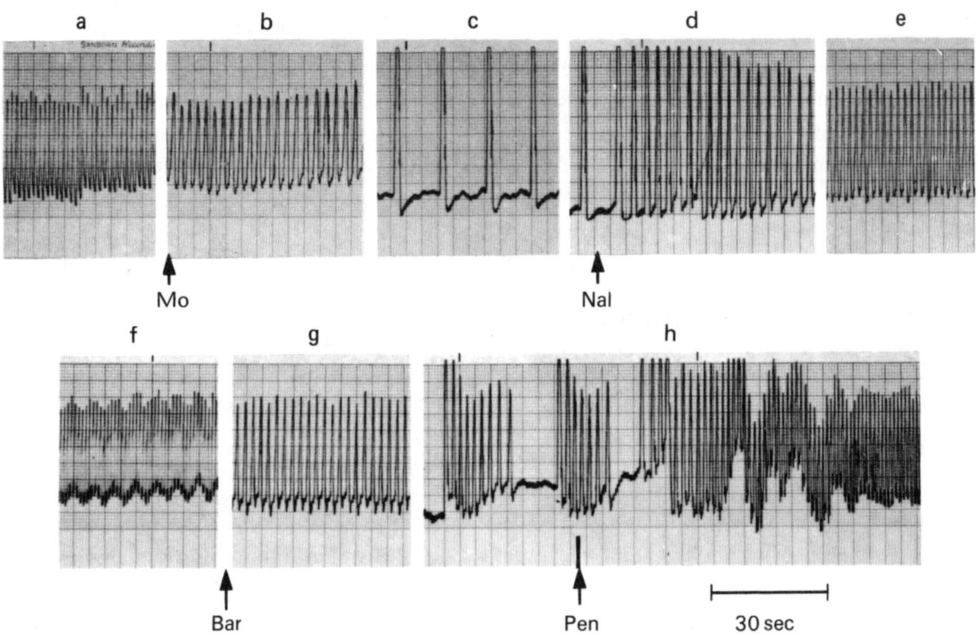

Abb. 9.9. Beeinflussung der Atmung durch Pharmaka. Auf einem Direktschreiber werden die Thoraxexkursionen eines Kaninchens registriert. Zwischen a und b wurden dem 2 kg schweren Kaninchen 10 mg Morphin intravenös injiziert (Mo), b sofort im Anschluß an die Zufuhr, c 5 Minuten, d 7 Minuten später. Eine ausgeprägte Hemmung des Atemzentrums ist die Folge. In d wurde 1 mg Nalorphin (Nal) intravenös verabreicht, die Atmung bessert sich sofort und erreicht einige Minuten später in e wieder die normalen Ausgangswerte. In der unteren Reihe ist ein entsprechender Versuch dargestellt, in dem zwischen f und g ein Barbiturat (Pentobarbital 90 mg intravenös) zu einer Atemdepression führt. g sofort im Anschluß an die Injektion, h 5 Minuten später (Cheyne-Stokes-Atmung). Bei Pen wurden 100 mg Pentetrazol intravenös injiziert, die Atmung erreicht die Normalwerte nach kurzer Zeit. (Beim Menschen ist die Behandlung einer Barbituratvergiftung durch Analeptika nicht optimal!)

Tab. 9.1. Zusammenstellung einiger Morphinderivate

Freiname	Handelsname	Chemische Konstitution	Therapeutische Einzeldosis
Hydrocodon	Dicodid®	Dihydrocodeinon	0,005–0,01 g p.o.
Thebacon	Acedicon®	Acetyl-dihydrocodeinon	0,0025–0,005 g p.o.
Oxycodon	Eukodal®	Dihydro-hydroxycodeinon	0,01–0,02 g s.c.
Hydromorphon	Dilaudid®	Dihydromorphinon	0,002 g s.c.
Levorphanol (vollsynthetisch)	Dromoran®	(-)-3-Hydroxy-N-methyl-morphinan	0,002 g s.c. oder p.o.
Diamorphin	Heroin	Diacetylmorphin	darf nicht angewendet werden

sammengefaßt sind, wirken qualitativ wie Morphin. Sie erzeugen ebenso wie Morphin Analgesie und Euphorie. Sie rufen Sucht hervor und ersetzen bei Morphinsüchtigen das Morphin vollständig. Dem Morphin gegenüber bieten sie generell keine Vorteile. Bei einzelnen Individuen sind manche Nebenwirkungen anderer Opiate geringer als nach Morphin, aber auch das Umgekehrte ist möglich.

Besonders hervorgehoben werden muß Diamorphin (Heroin). Die Suchtgefährdung ist sehr viel stärker als bei anderen Morphin-Derivaten ausgeprägt, außerdem kann es geschnupft werden. Es darf unter keinen Bedingungen als Pharmakon angewendet werden. Entziehungskuren bei Heroinabhängigen sind fast immer erfolglos. Eine Chance für eine Resozialisierung bietet nur in Ausnahmefällen und unter ständiger Überwachung die orale Zufuhr von Levomethadon. Die Patienten bleiben methadonabhängig.

9.2.2.4. Synthetische Opiate

Die synthetischen Substanzen Pethidin, Methadon, Ketobemidon, Dextromoramid und Levorphanol wirken wie Morphin, das heißt, sie können unter denselben Bedingungen und mit denselben Vorbehalten als Analgetika benutzt werden, wie es oben für Morphin angeführt wurde. Es sei nochmals darauf hingewiesen, daß die genannten synthetischen Opiate ***dieselben Nebenwirkungen wie Morphin*** besitzen: Lähmung des Atemzentrums, Euphorie, Suchtauslösung. Diese Substanzen besitzen qualitativ keine anderen Eigenschaften als Morphin, unterscheiden sich allerdings in ihren pharmakokinetischen Parametern, wie enterale Resorbierbarkeit oder Wirkdauer. Um für letztere Parameter zwei extreme Beispiele zu geben, seien die Wirkdauer von Fentanyl mit 20–30 Minuten und die für Acetylmethadol einschließlich seiner analgetisch wirksamen Metabolite mit vielen Tagen angegeben. Obwohl bisher alle Pharmaka, die so stark analgetisch wie Morphin wirken, atemdepressiv und suchterzeugend sind, scheint die Koppelung dieser Eigenschaften nicht zwangsläufig zu sein.

Bei ***akuten Vergiftungen*** sind Nalorphin und Naloxon als Antidote wirksam. Zur Befriedigung der Opiatsucht sind Morphin, die halbsynthetischen und synthetischen Opiate frei austauschbar. Dadurch ergibt sich, daß eine Sucht, die durch chronische Einnahme der synthetischen Opiate ausgelöst wird, genauso zu behandeln ist wie die Morphinsucht.

Pethidin[30] ist schwächer analgetisch wirksam als Morphin, die Einzeldosis für den Erwachsenen ohne Gewöhnung liegt um 0,05 g, sie ist äquivalent 0,01 g Morphin. Die Wirkung ist schneller als die von Morphin nach ~ 3 Stunden abgeklungen. Die Tonuserhöhung der glatten Muskulatur scheint nach Pethidin aber geringer zu sein als nach Morphin. Immerhin ist auch die Auslösung von Gallenkoliken auf Grund der Tonuserhöhung nach Pethidin berichtet worden. ***Levomethadon***[31] wirkt etwas stärker als Morphin. Es ist oral gut wirksam; Nausea und Erbrechen kommen häufig vor, daher wird es auch mit einer atropinartigen Substanz kombiniert[32]. ***Ketobemidon***[33] ist etwa

[30] Dolantin®, Meperidin [31] l-Polamidon®, das Racemat darf nicht mehr verschrieben werden
[32] l-Polamidon C® [33] Cliradon® = 4-(3-Hydroxy-phenyl-1-methyl)-4-(1-oxo-propyl)-piperidin

doppelt so analgetisch wirksam wie Morphin. Da die euphorisierende Wirkung besonders stark zu sein scheint, sollte diese Substanz nicht angewendet werden. Weil ***Dextromoramid***[34] nach den bisherigen Erfahrungen ebenfalls stark suchterzeugend wirkt, bietet diese Verbindung ebenfalls nur Nachteile. Das (linksdrehende) ***Levorphanol***[35] besitzt einen starken analgetischen Effekt, die Einzeldosis für den Erwachsenen liegt im Bereich von 1 bis 3 mg. Levorphanol wird von manchen Patienten vertragen, bei denen Morphin unverträglich ist. Die rechtsdrehende Form Dextrophan hat keine analgetischen und suchterzeugenden Wirkungen, hemmt aber den Hustenreflex. Das Methylderivat Dextromethorphan findet als Antitussivum Anwendung.

Tilidin[41] verhält sich wie ein typisches Opiat in Bezug auf Schmerzstillung, Euphorieauslösung und Suchtentstehung. Es bietet keinerlei Vorteile. Tilidin wurde dem Betäubungsmittelgesetz unterstellt.

Pentazocin[40] enthält in seinem Molekül noch große Teile des Morphingerüstes, die N-ständige Seitenkette besteht aber aus dem Dimethylallyl-Rest. Die Substanz wirkt analgetisch wie Morphin, aber der Seitenkette ist wohl zuzuschreiben, daß an Stelle der euphorisierenden eher eine dysphorische Wirkungskomponente vorhanden ist, wie sie ausgeprägt bei den allylsubstituierten Opiaten (z. B. Nalorphin) nachzuweisen ist. Auf Grund dieser Eigenschaften ist bei dieser Substanz jedenfalls bei oraler Zufuhr, nicht mit der Ausbildung einer Abhängigkeit zu rechnen. Damit scheint diese Verbindung einen wirklichen Fortschritt im Vergleich zu den bisherigen halb- und vollsynthetischen Opiaten darzustellen. Die Nebenwirkungen entsprechen etwa denen von Morphin, z. B. Nausea und Erbrechen. Bei Überdosierung wird das Atemzentrum gehemmt, Na-

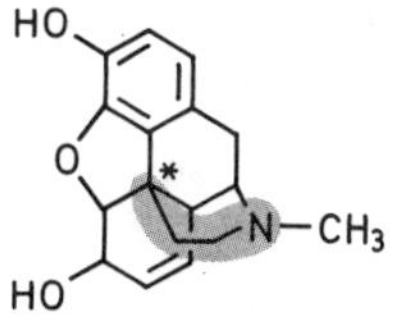

Morphin
Ther. Dosis 0,01 g

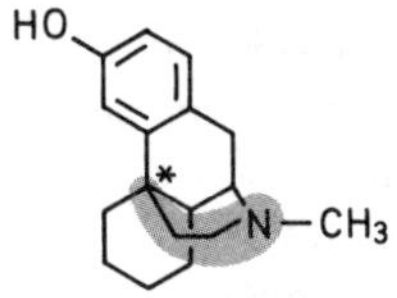

Levorphanol[35]
Ther. Dosis 0,002 g

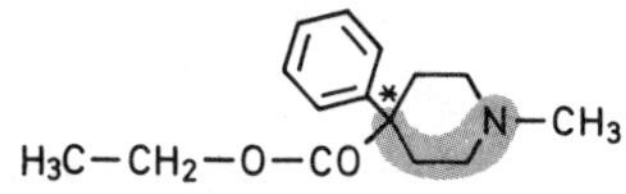

Pethidin[36]
1-Methyl-4-phenyl-piperidin-4-carbonsäureäthylester
Ther. Dosis 0,05 g

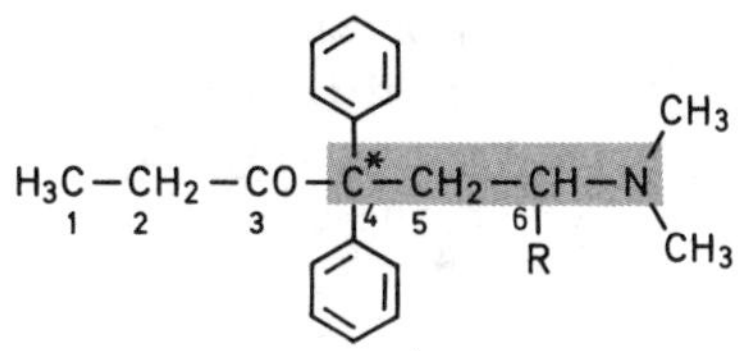

R = CH_3: l-Methadon[37] = Levomethadon
6-Dimethylamino-4,4-diphenyl-3-heptanon
Ther. Dosis von l-Methadon 0,005 g,
entspricht 0,01 g dl-Methadon

R = H: Normethadon[38]
6-Dimethylamino-4,4-diphenyl-3-hexanon
Ther. Dosis 0,007 g

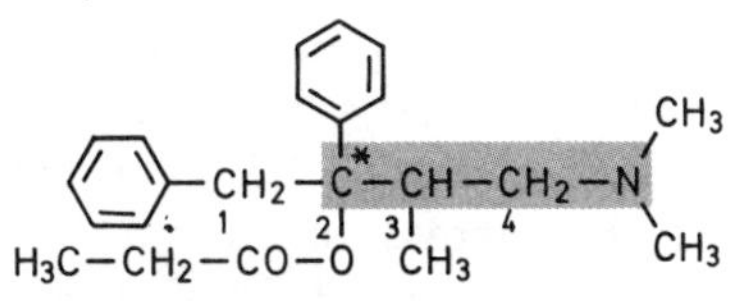

Propoxyphen[39]
4-Dimethylamino-1,2-diphenyl-3-methyl-2-propionyloxy-butan
Ther. Dosis 0,06 g

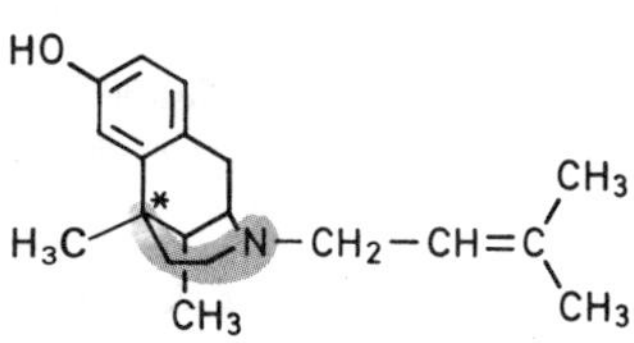

Pentazocin[40]
6,11-Dimethyl-8-hydroxy-3-(3-methyl-2-butenyl)-1,2,3,4,5,6-hexahydro-2,6-methano-3-benzazocin
Ther. Dosis 0,03 g

---

[34] Jetrium®, Palfium® = α,α-Di-phenyl-β-methyl-β-morpholino-butyrylpyrrolidin
[35] Dromoran®
[36] Dolantin®
[37] l-Polamidon®
[38] Wirkstoff aus Ticarda®
[39] Darvon®, Develin®, Doloxene®, Erantin®
[40] Fortral®
[41] Valoron® = DL-Trans-2-dimethylamino-1-phenyl-cyclohex-3-en-trans-1-carbonsäure-äthylester

lorphin ist kein Antidot. Bei schweren Schmerzen ist die Einzeldosis per os 50 (bis 100) mg.

9.2.2.5. Opium

Außer 10% Morphin enthält Opium die auf S. 176 genannten Nebenalkaloide. Wird eine analgetische Wirkung benötigt, so ist das Reinalkaloid Morphin dem Opium vorzuziehen. Wenn zusätzlich Papaverinwirkungen gewünscht werden, und dies wäre bei allen Schmerzzuständen, die mit Spasmen der glatten Muskulatur einhergehen, der Fall, sind injizierbare Opiumpräparate[41] vorzuziehen.

Betäubungsmittelgesetz. Die Verschreibung von Opiaten unterliegt besonderen gesetzlichen Vorschriften. Das im Augenblick gültige „Gesetz über den Verkehr mit Betäubungsmitteln" stammt vom 10. Januar 1972. Es regelt die von Ärzten und von Zahnärzten für einen Patienten oder für den Praxisbedarf verschreibbare Höchstmenge an einzelnen Opiaten. Die Verschreibung von Opiaten erfordert die Verwendung besonderer Rezeptformulare.

9.2.2.6. Anhang

9.2.2.6.1. Antitussiva

Hustenstillende Mittel oder Antitussiva sind Pharmaka, die den Hustenreflex im Scheitelpunkt des Reflexbogens (Hustenzentrum) hemmen. Der Husten kann peripher sowohl durch eine Irritation der Bronchialschleimhäute als auch durch eine Bronchokonstriktion ausgelöst werden. Ein zentral bedingter Husten kommt ebenfalls vor. Die Antitussiva sind zur Unterdrückung von trockenem Reizhusten, nicht dagegen beim Vorliegen größerer Mengen von Bronchialsekret indiziert.

Die Wirksamkeit von Antitussiva läßt sich beim Menschen durch Unterdrücken von Hustenstößen testen, die durch Einatmen von 5- bis 25%igen Zitronensäurelösungen ausgelöst werden.

Wie oben bei der Besprechung der aktiven Gruppen im Morphinmolekül ausgeführt wurde, wird durch Alkylierung der phenolischen OH-Gruppe die analgetische Wirkung des Moleküls erheblich abgeschwächt. Die Hemmung des Hustenzentrums bleibt aber weitgehend erhalten. Dadurch ergeben sich Substanzen, die einen ausgezeichneten antitussiven Effekt besitzen.

[41] Pantopon®

Bei ***Codein*** (Methylmorphin) steht in therapeutischen Dosen (0,03 bis 0,05 g für den Erwachsenen) die hemmende Wirkung auf das Hustenzentrum stark im Vordergrund. Der analgetische Effekt ist nur schwach ausgeprägt, Euphorie und Codeinsucht kommen bei oraler Zufuhr praktisch nicht vor. Die Nebenwirkungen, die bei der Anwendung von Codein als Antitussivum stören können, sind gelegentlich schwache Obstipation, Nausea und Atemdepression. – Die Injektion großer Mengen von Codein kann Opiatsüchtige befriedigen, da im Organismus durch ***Demethylierung*** kleine Mengen von ***Morphin*** entstehen. Der analgetische Effekt des Codein wird in einer Reihe von Mischpräparaten durch Kombination mit anderen Analgetika ausgenutzt. ***Narcotin***[42] (Noscapin) ist gut hustenstillend (0,05 bis 0,1 g), ohne die Darmfunktion und das Atemzentrum zu beeinträchtigen.

Dextromethorphan[43] hat keine analgetische Komponente und erzeugt keine Sucht, der antitussive Effekt ist gut (0,015 bis 0,03 g). Nebenwirkungen sind selten.

Normethadon (s. im Formelbild die Ähnlichkeit mit Levomethadon), das zusammen mit einem Sympathomimetikum als Antitussivum im Handel ist[44], hat typische Opiatwirkungen: neben Euphorie und Suchterzeugung, Analgesie und Atemdepression bewirkt es auch eine Hemmung des Hustenzentrums.

Codein
Methylmorphin

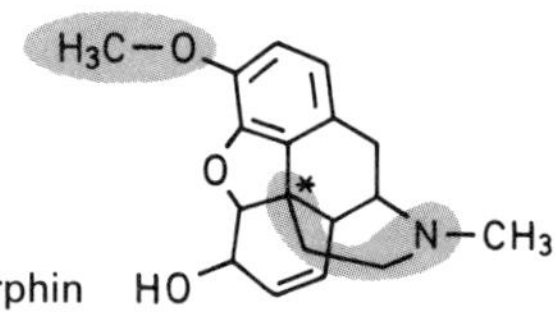

Narcotin
Noscapin

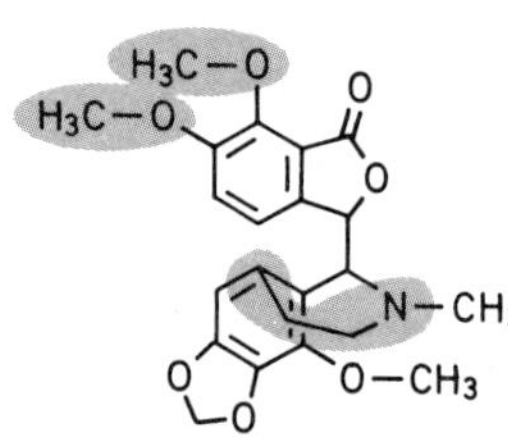

[42] Capval®, Lyobex®
[43] Romilar® (nicht in der BRD)
[44] Ticarda®

9.2.2.6.2. Expektorantien

Substanzen, die durch Verflüssigung des Bronchialsekretes (Sekretolytika) oder durch verstärkten Abtransport des Bronchialschleimes (Sekretomotorika) eine verstärkte Expektoration auslösen, werden in dieser Arzneimittelgruppe zusammengefaßt. Ihre Anwendung ist meistens rein empirisch, der Wirkungsmechanismus ist nicht immer belegt. Sie wirken nur nach reichlicher Flüssigkeitszufuhr; denn diese ist oft allein ausreichend. Wie überhaupt reichlich ***heißes Wasser*** das ***beste Expektorans*** darstellt, (gegen eine Geschmacksverbesserung mittels Lindenblüten, Fliederbeeren, Meersalz u. ä. ist nichts einzuwenden).

Eine gute Verflüssigung von Bronchialschleim läßt sich durch orale Gaben von ***Jodsalzen*** z. B. ***Jodkalium*** erzielen. Diese in angelsächsischen Ländern noch oft praktizierte Medikation sollte, wenn überhaupt, nur kurzfristig und stets mit Rücksicht auf die Nebenwirkungen z. B. auch auf die Schilddrüse (s. S.263) durchgeführt werden. Dasselbe gilt für die Jod-Therapie bei Asthma bronchiale.

Der Wirkungsmechanismus für eine Reihe von Substanzen ist wahrscheinlich in einer Magenschleimhautreizung zu suchen, die reflektorisch zu einer Vaguserregung führt (Steigerung der Bronchialsekretion). Vermutlich wirken verschiedene Salze (z. B. Ammoniumchlorid) und die saponinhaltigen Drogen auf diesem Wege (Radix Senegae, Radix Saponariae, Radix Primulae). Zuckerhaltige Präparate mögen über eine reflektorische Sekretionssteigerung von der Mundschleimhaut her wirken (Malzzucker, Succus Liquiritiae). Brechmittel, wie zum Beispiel Radix Ipecacuanhae wirken durch Reizung der Magenschleimhaut expektorierend, zum Teil aber auch, weil zum Syndrom der Nausea eine Sekretionssteigerung der Bronchialdrüsen gehört. Ätherische Öle zeigen einen schwachen spasmolytischen Effekt (Oleum Thymi, Oleum Anisi, Oleum Eucalypti). Eine Kombination von Expektorantien mit Antitussiva empfiehlt sich nicht, da die Herausbeförderung von Bronchialschleim immer auf einen funktionierenden Hustenreflex angewiesen ist.

Mucolytika. Aerosole von N-Acetylcystein-Lösungen[45] (10- bis 20%ig) verflüssigen zähen Bronchialschleim zum Beispiel bei Bronchiektasien und Mucoviscidosen. Der Wirkungsmechanismus beruht wahrscheinlich auf einer Disulfidbrückenspaltung der großen Schleimstoffmoleküle, dies verringert die Viskosität des Bronchialschleimes. Gleichfalls schleimlösend nach Inhalation und in großen Dosen auch nach oralen Gaben (3mal täglich 16 mg) soll auch Bromhexin[46] wirken.

[45] Mucolytikum Lappe®

[46] Bisolvon® = N-Cyclohexyl-N-methyl-(2-amino-3,5-dibrombenzyl)-ammoniumchlorid

V. Gehirn

10.1. Hypnotika

Die Gruppe der Hypnotika oder Schlafmittel ist keine scharf abgegrenzte Arzneimittelgruppe, es handelt sich vielmehr um einen „quantitativen Begriff": wird die richtige Dosis gewählt, so wirken die Schlafmittel hypnotisch, in geringen Mengen nur sedativ und in größeren Dosen narkotisch. Die Barbiturate sind ein Beispiel dafür: in kleinen Dosen (0,015 g) ist Phenobarbital ein Sedativum und in höheren (0,2 g) ein stark wirksames Hypnotikum. Orale Zufuhr von 0,25 g Hexobarbital wirkt hypnotisch, die intravenöse Applikation von 0,5 g Hexobarbitalnatrium ruft eine Narkose hervor. Somit läßt sich feststellen, daß jedes Hypnotikum bei entsprechender Dosierung als Sedativum zu verwenden ist. Dieser Satz ist jedoch nicht umkehrbar, da Pharmaka gefunden worden sind, die relativ wenig hypnotisch und nicht narkotisch wirken. Diese Substanzen werden nicht mit dem (altmodischen) Terminus Sedativa bezeichnet, sondern Tranquillantien (oder ähnlich) genannt und zu den Psychopharmaka gezählt. Wir besprechen daher diese Sedativa unter dem Oberbegriff Psychopharmaka (s. S. 244).

Über den Schlaf, seine Ursachen, Steuerung und pathologische Störungen ist wenig bekannt. Doch haben elektrophysiologische Aufzeichnungen wie Elektroenzephalogramme (EEG) und Elektrookulogramme (EOG) Erkenntnisse über die ***orthodoxen*** und ***paradoxen*** (spontane Augenbewegungen = REM = rapid eye movement) ***Schlafphasen*** und einige Aufschlüsse über Schlafstörungen ergeben. So können 4 Stadien bezüglich der Tiefe des orthodoxen Schlafes unterschieden werden. Die REM-Phasen scheinen dagegen Perioden erhöhter zerebraler Aktivität während des Schlafes darzustellen, in denen auch die Träume erlebt werden. Sie treten im Abstand von ca. 90 Minuten auf und machen 20–25% der Schlafzeit aus. Diese Phasen sind für die regenerative Funktion des Schlafes wohl von ebenso großer Bedeutung wie die Perioden des orthodoxen Schlafes. Ständige Unterdrückung des REM-Schlafes führt zu psychischen Störungen (evtl. Auftreten von psychotischen Symptomen). Hypnotika in üblicher Dosierung beeinflussen die REM-Phasen unterschiedlich.

Beeinflussung der Schlafqualität

Barbiturate. Werden Barbiturate oder andere ähnlich strukturierte Mittel (Glutethimid usw.) bei Schlaflosigkeit einige Zeit regelmäßig gegeben, so zeigt sich folgendes: Der REM-Anteil am Schlaf wird zunächst laufend verkürzt, pendelt sich dann aber auf einen bestimmten niedrigeren Wert ein. Gleichzeitig wird das Stadium 4 (E) des Tiefschlafs vermindert. Innerhalb einiger Tage entwickelt sich eine ***Toleranz*** gegen das Mittel. So bleibt die übrige Schlafzeit unter den in den ersten Tagen der Einnahme erreichten Werten. Nach ~ 14 Tagen werden die Barbiturate bei gleichbleibender Dosierung wirkungslos. Die Schlaflosigkeit ist nicht mehr beseitigt, obgleich der Betreffende das Mittel jeden Abend nimmt.

Bei plötzlichem Entzug des Schlafmittels kommt es häufig zu einer Erhöhung der im REM-Schlaf verbrachten Zeiten. Diese Phasen können mit Erregungszuständen, Angstträumen etc. einhergehen. Bei chronischer Barbituratzufuhr kommt es zu Unruhezuständen in den späten Stadien des Schlafs.
Wenn nach chronischer Zufuhr großer Dosen plötzlich das Mittel entzogen wird, so kann es zu einem ***Delirium tremens*** kommen, wie nach Entzug von Alkohol. Man hat diesen Zustand mit der Traumphase im REM-Schlaf verglichen.

Chloralhydrat hemmt in Dosen unter 1,0 g den REM-Schlaf nicht. Allerdings wird es bei täglicher Gabe nach einigen Tagen durch Enzyminduktion unwirksam.

Benzodiazepin-Derivate. Diese Substanzen werden zu den Tranquillantien gerechnet (s. S. 245). Allerdings werden zwei Vertreter dieser Gruppe ***Nitrazepam*** und ***Flurazepam*** häufig als Hypnotika verwendet. Besonders Flurazepam ist in Bezug auf seine Wirkung auf die Schlafphasen eingehend geprüft worden. In mäßigen Dosen unterdrückt es den REM-Schlaf nicht. Es ist auch bei täglicher Zufuhr noch nach 4 Wochen wirksam.

Flurazepam unterdrückt das Stadium (3-) 4 des orthodoxen Schlafs. Die Bedeutung dieser Wirkung ist nicht bekannt. Jedenfalls kann die Substanz Angst-Träume verhindern. Andererseits hemmt Flurazepam nicht die für Stadium 4 charakteristische Sekretion des Somatotropin (Wachstumshormon).

Indikationen

Ein Mensch ist nicht voll leistungsfähig, wenn eine chronische Schlafstörung vorliegt. Er muß ärztlich betreut und eventuell mit einem Schlafmittel behandelt werden. Bevor der Arzt Hypnotika verschreibt, sollte er versuchen, die Ursache der Schlafstörung zu erkennen. Diese kann sehr verschiedene Gründe haben, von denen einige angedeutet seien: schmerzhafte Zustände; inadäquate Umgebung zum Schlafen (zu laut, zu hell, zu warm usw.); ungesunde Lebensführung (zuviel erregende Mittel während des Tages, zu wenig körperliche Tätigkeit, zu große und zu schwer verdauliche Mahlzeiten während des Abends usw.); internistische (Herzinsuffizienz usw.), psychopathologische oder neurologische Prozesse. Die aufgezählten Ursachen erfordern primär eine kausale Therapie. Hiervon sind Schlafstörungen zu trennen, die durch geistige oder seelische Inanspruchnahme eines Menschen bedingt sind, die nicht ohne weiteres abgestellt werden können. Hierzu ist zum Beispiel die starke Anspannung, die manche Berufe im modernen Leben mit sich bringen (Managertum), oder seelischer Schmerz zu zählen. Grundsätzlich sollten Hypnotika erst verordnet werden, wenn eine kausale Therapie nicht möglich ist oder nicht erfolgreich war. Wenn eine chronische Zufuhr von Hypnotika nicht umgangen werden kann, so sollte wenigstens von Zeit zu Zeit das Mittel gewechselt werden. Das neue Pharmakon müßte einer völlig anderen chemischen Gruppe angehören, vor allem wären dann Benzodiazepine, z.B. Flurazepam zu erwägen (s. oben und S. 245). Gerade bei der oft mit Verzweiflung verbundenen Angst infolge chronischer Schlaflosigkeit dürften diese Mittel besonders geeignet sein.

Schon nach mäßig langer Anwendung von Schlafmitteln kann es viele Wochen dauern, bis der Schlafrhythmus und andere neurophysiologische Funktionen wieder normal sind.

Je nachdem, ob das Einschlafen oder das Durchschlafen erschwert ist, werden Einschlaf- und Durchschlafstörungen unterschieden. Diese beiden Typen erfordern unterschiedliche Pharmaka. Um das Einschlafen zu erleichtern, genügen kurzwirksame Pharmaka mit schnellem Wirkungseintritt; zur Therapie von Durchschlafstörungen bedarf es länger wirksamer Substanzen, der Wirkungseintritt kann dann verzögert sein.

Es besteht in der Bevölkerung ein erhebliches Bedürfnis nach rezeptfreien Schlafmitteln. Lange Zeit haben die Hypnotika vom Piperidin-Typ diese Funktion erfüllt. Nachdem diese der Rezeptpflicht unterstellt wurden, traten an ihre Stelle die Brom-haltigen Monoureide, die dann ebenfalls zu Recht rezeptpflichtig wurden. Daraufhin werden jetzt alte, längst vergessene Präparate reaktiviert und als rezeptfreie Schlafmittel angeboten. Eine derartige Substanz ist α-Allyl-α, α-diäthyl-acetamid[1], das 1904 auf den Markt gebracht wurde und seit ~40 Jahren wegen des Vorhandenseins besserer Mittel nicht mehr erhältlich war. Derartigen Substanzen gegenüber ist größte Skepsis am Platz wegen ihrer geringen therapeutischen Breite. Bei weiterer Verbreitung dieser Substanz ist mit einer entsprechenden Zunahme von Suizidversuchen mit dieser Verbindung zu rechnen: bereits 20 Tabletten enthalten eine potentiell letale Dosis. Die Therapie der Vergiftung ist dadurch erschwert, daß die renale Ausscheidung durch eine forcierte Diurese nicht wesentlich gesteigert werden kann. Zu allem Überfluß wird α-Allyl-α,α-diäthyl-acetamid auch noch in Kombination[2] mit einem sedierend wirkenden Antihistaminikum in den Handel gebracht.

10.1.1. Alkohole, Paraldehyd, Chloralhydrat

Äthanol hat in Abhängigkeit von der eingenommenen Menge hypnotische und narkotische Wirkungen. Bei manchen Menschen ruft Äthylalkohol Erregungssymptome hervor, die manchen Symptomen des Exzitationsstadiums von Äthernarkosen vergleichbar sind. Auf Grund seiner Eigenschaften läßt sich Äthanol nur selten als Hypnotikum gebrauchen. Es sei darauf hingewiesen, daß die verschiedenartigen alkoholischen Genußmittel bei ein und demselben Menschen recht unterschiedlich wirken können. Dies liegt nicht am Äthanolgehalt, sondern an den Substanzen, die zusätzlich in den Getränken enthalten sind. So wirkt Bier im allgemeinen eher sedativ, während manche Weine eher erregen. Als Genußgift

[1] Novonal® [2] Novo-Dolestan®

besitzt Alkohol toxikologisches Interesse, er wird daher im toxikologischen Abschnitt ausführlich besprochen (s. S. 404).

Paraldehyd. Stärker wirksam als Äthanol ist Paraldehyd, ein Polymeres aus 3 Molekülen Acetaldehyd. In der Dosierung 3 bis 10 ml (Reinsubstanz) oral, rektal oder intramuskulär in entsprechender Verdünnung appliziert, ist diese Substanz sehr gut zu verwenden, um agitierte Kranke zu sedieren.

Chloralhydrat. Durch Einführung von Halogenatomen in Alkohole entstehen hypnotisch wirksamere Verbindungen (s. auch bei „Narkotika"). Das Hydrat eines chlorhaltigen Aldehyd, das ein gutes Schlafmittel darstellt, ist ***Chloralhydrat***, es wird im Organismus in ***Trichloräthanol*** umgewandelt, das die Wirkung verlängert. Die hypnotische Dosis bei Erwachsenen beträgt 0,5 bis 1,5 g (vgl. mit der äquieffektiven Dosis von Äthanol: etwa 20 g!), Chloralhydrat wird schnell vom Intestinaltrakt resorbiert, die Wirkungsdauer beträgt etwa 5 Stunden, am Morgen ist der Patient frei von Katersymptomen. Ein Nachteil des Chloralhydrat ist die schleimhautreizende Wirkung, es sollte daher zweckmäßigerweise mit einem Emulgens (Traganth, Haferschleim, Milch) oder in Kapseln[3] verordnet werden. Neben der oralen Applikation ist auch die rektale Verabreichung möglich. Chloralhydrat verliert bei täglicher Zufuhr schnell an Wirksamkeit. – Da halogenhaltige Kohlenwasserstoffe leberschädigend wirken können, ist Chloralhydrat bei Lebererkrankungen kontraindiziert, auch bei Herzinsuffizienz soll es nicht gegeben werden. Auf Grund der lokalen Reizwirkung ist eine orale Anwendung bei Magenerkrankungen ebenfalls nicht angezeigt. Die Chloralhydratintoxikation wird genauso behandelt wie die anderen Schlafmittelvergiftungen (s. S. 214).

10.1.2. Harnstoff-Derivate

10.1.2.1. Monoureide

Im Gegensatz zu den zyklisierten Harnstoffderivaten (z. B. Barbituraten) faßt man die folgenden Substanzen als Monoureide auf. ***Carbromal***[4] und ***Bromisoval***[5] sind Brom-haltige Monoureide und als intakte Moleküle leichte Schlafmittel, sie werden schnell vom Magen-Darm-Kanal resorbiert; die Wirkung hält 3 bis 4 Stunden an, dagegen beträgt die Halbwertzeit des z. T. freigesetzten Broms, jetzt als Brom-Ion vorliegend, etwa 12 Tage, so daß mit einer Kumulation von Bromid zu rechnen ist. Es werden 0,5 bis 1,5 g als Einzeldosis benötigt.

[3] Chloraldurat®

[4] Adalin®; in zahlreichen Kombinationspräparaten enthalten

[5] Bromural® (α-Brom-isovalerianyl-harnstoff)

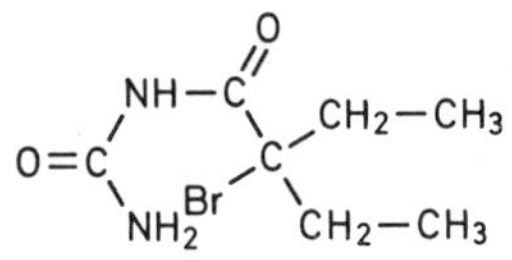

Carbromal
(α-Brom-diäthyl-acetyl)-harnstoff

Nebenwirkungen. Sie treten bei normaler Dosierung selten auf. Allerdings sind nach Carbromal Fälle von Purpura beobachtet worden. Die beiden Substanzen sind geeignet, leichte Schlafstörungen zu behandeln. Ebenso wie Barbiturate können auch diese Substanzen in seltenen Fällen zur Gewohnheitsbildung führen. Vor einer chronischen Zufuhr muß wegen der Gefahr des Bromismus gewarnt werden. Es sei daher auf die wesentlichen Symptome des Bromismus hingewiesen: Akne, Schnupfen, Konjunktivitis, zentralnervöse Symptome wie Apathie, Ataxie, Depressionen, Halluzinationen, Manie.

Ethinamat[6]. Dieses Carbaminsäure-Derivat wird in Dosen um 1,0 per os als Einschlafmittel gegeben und schnell resorbiert. Es hat eine mittlere Wirkungsdauer. Das Wirkungsbild gleicht dem eines schwachen Barbiturates.

10.1.2.2. Barbitursäure-Derivate, Barbiturate

Barbitursäure kann als Kondensationsprodukt von Harnstoff und Malonsäure aufgefaßt (und synthetisiert) werden:

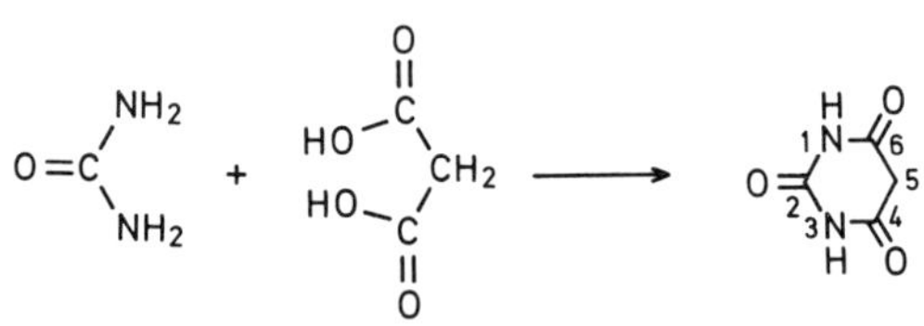

Harnstoff Malonsäure Barbitursäure = 2,4,6Trioxohexahydropyrimidin

Die Barbitursäure ist weitgehend dissoziiert und daher eine starke Säure, sie übertrifft die Essigsäure. Die ***hypnotische*** und ***narkotische Wirkung*** der Barbiturate ist an die ***freie, nichtdissoziierte Säure*** gebunden, die ionisierte Form ist pharma-

[6] Valamin® (1-Äthinyl-cyclohexyl-carbamat)

kologisch unwirksam. Die starke Dissoziation der Barbitursäure erklärt, weshalb diese Säure selbst unwirksam ist. Werden die Wasserstoffatome des Kohlenstoffatoms 5 substituiert, so wird die Resonanz im Pyrimidin-Ring verhindert, der Sauerstoff an Kohlenstoffatom 2 bleibt stärker negativ, die Dissoziation des Wasserstoffatoms wird zurückgedrängt:

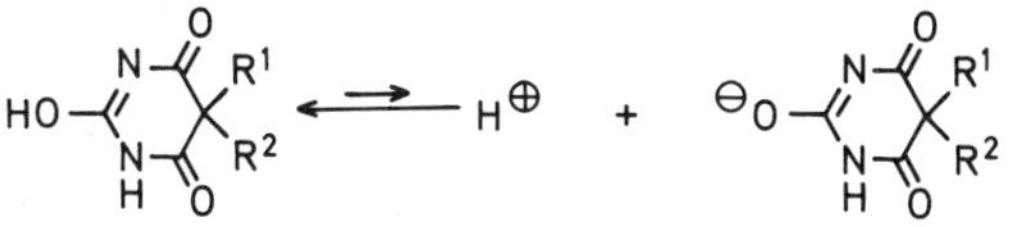

Durch einen zusätzlichen Eingriff am Molekül kann die Dissoziation des Barbiturates weiter reduziert werden. Dazu wird zum Beispiel der elektronenabstoßende (positiv induktive) Effekt einer Methyl-Gruppe am Stickstoffatom 3 benutzt:

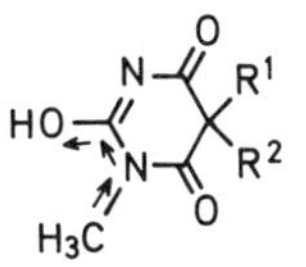

Zu diesem Typ der ***N-substituierten Barbiturate*** gehören die schnell und stark wirksamen Verbindungen Hexobarbital[7] und Methylphenobarbital[8]. Wie vorstehend ausgeführt wurde, ist ein Barbiturat nur als undissoziierte Säure pharmakologisch wirksam. Wahrscheinlich ist die unterschiedliche Fettlöslichkeit der undissoziierten Säure und des Barbiturat-Ion die Ursache für diese Erscheinung, denn nur die Säure besitzt eine genügende Lipoidlöslichkeit, um die Wirkorte zu erreichen. Eine andere Möglichkeit, die Fettlöslichkeit zu erhöhen, besteht darin, statt vom Harnstoff auszugehen, ***Thioharnstoff-Derivate*** zu benutzen:

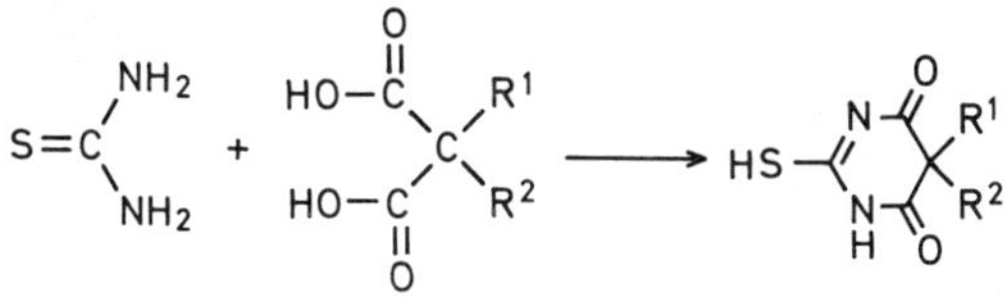

Thioharnstoff — substituierte Malonsäure — Thiobarbiturat (Enol-Form)

Der Wirkungseintritt der Thiobarbiturate ist sehr schnell, die Wirkungsdauer ebenfalls auf Grund der guten Lipoidlöslichkeit sehr kurz.

10.1.2.2.1. Struktur-Wirkungs-Beziehung

Der Effekt der Barbiturate wird von der Art der Substituenten am Kohlenstoffatom 5 beeinflußt. Ansteigende Kettenlänge bis zu 5 bis 6 Kohlenstoffatomen verstärkt die Wirksamkeit und vermindert die Wirkungsdauer; ungesättigte kurze Ketten sind wirksamer als vergleichbare gesättigte Substituenten. Verzweigte Ketten und zyklische Substituenten verkürzen die Wirkungsdauer. Sehr langkettige aliphatische Substituenten am Kohlenstoffatom 5 oder Substitution an den zwei Stickstoffatomen 1 und 3 führen zu Verbindungen, die nicht mehr hypnotisch, sondern erregend wirken (z. B. (+)-5-Äthyl-5-(1,3-dimethylbutyl)-barbitursäure, während die (−)-Form hypnotisch wirkt).

10.1.2.2.2. Wirkung der Barbiturate

Alle in die Therapie eingeführten Barbiturate wirken gleichartig, sie unterscheiden sich nur quantitativ. Ihre Hauptwirkung ist eine Hemmung des Zentralnervensystems, die als ***sedative, hypnotische*** oder ***narkotische Wirkung*** ausgenützt wird. Selbst bei Dosen, die ausgesprochen hypnotisch wirken, werden Funktionen anderer Organe kaum beeinträchtigt. Trotz sehr zahlreicher Untersuchungen mit biochemischer und physikalischer Methodik ist es bisher nicht gelungen, den eigentlichen Wirkungsmechanismus der Barbiturate und verwandter Hypnotika aufzuklären. Einige Befunde sprechen dafür, daß die Permeabilitäten der Plasma- und Zytomembranen von Hirnzellen vermindert werden.

Zu der zentralen Wirkung gehört auch eine ***antikonvulsive Wirkungskomponente*** der Barbiturate, die dosisabhängig ist und therapeutisch zur Behandlung von motorischen Übererregbarkeitszuständen (epileptischer Krampf, Vergiftungen mit Lokalanästhetika, etc.) ausgenutzt werden kann. Ein mehr spezifischer, ***antiepileptischer Effekt*** ist nur wenigen Barbituraten eigen (Methylphenobarbital[8] und Phenobarbital[9]). Die Barbiturate besitzen ***keine analgetische Komponente***, sind also keine Schmerzmittel. Unter bestimmten Bedingungen mag sogar eine Hyperalgesie auftreten. Im Rückenmark werden die Interneurone ge-

[7] Evipan®

[8] Prominal®

[9] Luminal® Phenaemal®

hemmt, erst sehr hohe Konzentrationen unterdrücken die ***spinalen Reflexe.*** Die Barbiturate hemmen die Tätigkeit des ***Atemzentrums***; bei rein hypnotischen Dosen spielt dieser Effekt noch keine Rolle (Vorsicht jedoch bei chronischem Emphysem).

10.1.2.2.3. Wahl der einzelnen Barbiturate

Je nach dem Typ der Schlafstörung ist als Hypnotikum ein Einschlaf- oder Durchschlafmittel zu wählen. Bei den Durchschlafmitteln wiederum spielt eine Rolle, wie lange ein Barbiturat wirken soll oder darf. So muß bei einem berufstätigen Menschen damit gerechnet werden, daß er nach 7 Stunden Schlaf frisch in den Beruf gehen sollte. Die Tabelle 10.**1** stellt die wichtigsten Barbiturate unter dem Gesichtspunkt der Indikation zusammen. Aus der großen Anzahl von Derivaten (viel mehr als 1000), die untersucht sind, haben sich nur wenige wirklich für die praktische Medizin als notwendig erwiesen.

10.1.2.2.4. Stoffwechsel der Barbiturate im Organismus

Die Barbiturate als Säuren oder Salze werden vom Magen-Darm-Kanal gut resorbiert. Im Blut werden sie in verschiedenem Ausmaß an Eiweiße gebunden. Nur die N-alkylierten Derivate und die Thiobarbiturate sind besonders gut lipoidlöslich (über die dadurch bedingten Umverteilungsphänomene, s. S. 225). Die übrigen Barbiturate verschwinden aus dem Körper durch Abbau und renale Ausscheidung; die Menge, die unverändert ausgeschieden wird, ist für die einzelnen Barbiturate sehr unterschiedlich. So werden vom Barbital[10] bis zu 90% unverändert, vom Hexobarbital[11] wird so gut wie nichts unverändert ausgeschieden. Der chemische Umbau der Barbiturate findet vorwiegend in der Leber statt. Folgende Abbauprozesse sind bekanntgeworden:

❶ Oxidation und Desalkylierung der Seitenketten (in 5-Stellung),

❷ Spaltung des Alkyl-Restes vom Stickstoff,

❸ in quantitativ geringem Ausmaß Ringspaltung und

❹ bei den Thiobarbituraten eine Desulfurierung.

Die Entgiftungsgeschwindigkeit ist sehr unterschiedlich für die einzelnen Derivate: das eine Extrem ist Phenobarbital bzw. Barbital, deren Konzentrationen im Organismus nur um etwa 15 bzw. 20% pro Tag fallen, das andere zum Beispiel Hexobarbital, dessen Abbau und Ausscheidung im Bereich von Stunden abgelaufen ist.

Enzyminduktion. Nach wiederholter Zufuhr werden die meisten Barbiturate schneller abgebaut als nach der ersten Gabe. Die Ursache hierfür liegt in einer Aktivitätszunahme der entsprechenden Fermente (***Enzyminduktion***, S. 20). Dieser Mechanismus führt zu der ***Barbituratgewöhnung***. Die Enzyminduktion ist einer der wenigen geklärten Grundvorgänge, die eine Gewöhnung bedingen. Da diese Enzyme recht unspezifisch sind, werden neben Barbituraten auch Substanzen aus anderen chemischen Gruppen, so auch körpereigene, schneller inaktiviert; (s. auch Arzneimittelinterferenzen S. 40).

10.1.2.2.5. Nebenwirkung der Barbiturate

Nach hypnotischen Dosen sind Nebenwirkungen selten. Es können gelegentlich ***allergische Überempfindlichkeitsreaktionen*** (Hautödeme, Arzneimittelexantheme etc.) auftreten. Nach Phenobarbital[12] sind Fälle von exfoliativer Dermatitis vorgekommen. – Bei überempfindlichen Personen können schon kleine Dosen zu langdauernden Katersymptomen führen. Bei intermittierender Porphyrie sind Barbiturate absolut kontraindiziert, da durch die Aktivierung der δ-Amino-Lävulinsäure-Synthetase die Porphyrinkörper-Entstehung ansteigt.

Erregung und Suchtgefahr. Bei manchen Menschen wirken Barbiturate nicht sedativ-hypnotisch, sondern ***erregend: paradoxe Wirkung.*** Diese Tendenz wird durch Einnahme von Coffein und anderen Stimulantien verstärkt. Die Erregung kann eine ***euphorische*** Komponente enthalten; damit sind die notwendigen Charakteristika für die Auslösung einer Sucht gegeben, die in zunehmendem Maße vorkommt. Barbituratsüchtige nehmen die Schlafmittel wegen der bei ihnen auftretenden Euphorie und Erregung und versuchen, die Symptome der zentralen Hemmung (wie Ataxie, Sprachstörung etc.) durch Psychoanaleptika

[10] Medinal®, Veronal® [11] Evipan®

[12] Luminal®, Phenaemal®

Tab. 10.1. Zusammenstellung von Barbituraten nach Wirkungsdauer. Individuelle Werte variieren stark.

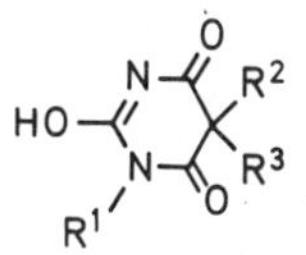

Name	R_1	R_2	R_3	Mittlere hypnotische Dosis p.o. in g	Hypnotische Wirkungsdauer	biologische Halbwertzeit
Hexobarbital[13]	$-CH_3$	$-C_2H_5$	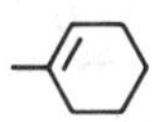	0,25–0,5	2–3 h	3–5 h
Pentobarbital[14]	–H	$-C_2H_5$	$-CH(CH_3)-(CH_2)_2-CH_3$	0,1	mittel	15–40 h
Heptabarbital[15]	–H	$-C_2H_5$	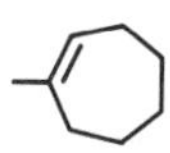	0,1–0,2	mittel	~7 h
Cyclobarbital[16]	–H	$-C_2H_5$	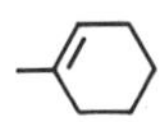	0,1–0,2	mittel	~11 h
Vinylbital[17]	–H	$-CH{=}CH_2$	$-CH(CH_3)-(CH_2)_2-CH_3$	0,1–0,2	lang	1 d
Phenobarbital[18]	–H	$-C_2H_5$	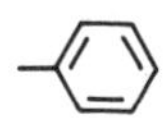	0,1–0,2	lang	2–4 d
Methylphenobarbital[19]	$-CH_3$	$-C_2H_5$	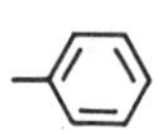	0,1–0,2	lang	1–3 d
Barbital[20]	–H	$-C_2H_5$	$-C_2H_5$	0,25–0,5	zu lang	4–5 d

zu kompensieren. Die Tatsache, daß zentralhemmende Substanzen auch erregend wirken können, ist nicht so überraschend wie es auf den ersten Blick aussehen mag. So wirken normale Barbiturate bei manchen Tierarten erregend; Narkotika rufen in niedriger Dosierung ebenfalls eine Erregung hervor (Exzitationsstadium); bestimmte Barbitursäurederivate exzitieren (s. S. 211) und ein chemisch nahe verwandtes β-substituiertes Glutarsäureimid wurde als Analeptikum verwendet (s. S. 252). Die hemmenden und erregenden Wirkungen liegen somit „dicht beieinander".

[13] Evipan®
[14] Nembutal®, Neodorm®
[15] Medomin®
[16] Phanodorm® [17] Speda®
[18] Luminal®, Phenaemal®
[19] Prominal®
[20] Medinal®, Veronal®, trotz der überlangen Wirkung immer noch in einer Reihe von Kombinationspräparaten enthalten (z. B. Migrexa®, Quadronox®)

10.1.2.2.6. Barbituratvergiftung

Da die Barbiturate leicht zugänglich sind, kommen ***akzidentelle*** und vor allem ***suizidale Barbituratvergiftungen*** relativ häufig vor. Die Schwere der Vergiftung hängt natürlich von der aufgenommenen Dosis ab, typische Symptome sind

❶ die Bewußtlosigkeit (der ein delirantes Erregungsstadium vorausgehen kann),

❷ die zentrale Atemhemmung mit Sauerstoffmangelsymptomen,

❸ ein Kreislaufversagen erst im letzten Stadium der Vergiftung;

❹ andere Körperfunktionen werden sekundär beeinflußt, wie die Nierenfunktion, die meistens eingeschränkt ist, oder die Körpertemperatur, die abfällt, aber auch infolge einer Bronchopneumonie ansteigen kann.

Der Tod tritt je nach Lage des Falles (verwendetes Barbiturat, Dosis, Gesundheitszustand des Vergifteten) nach 12 Stunden bis 4 Tagen an Gewebsanoxie, Kreislaufinsuffizienz, Störungen im Wasser- und Elektrolythaushalt oder Bronchopneumonie ein. Die Prognose ist unter anderem sehr stark davon abhängig, wieviel Zeit zwischen Einnahme des Barbiturates und Beginn der Therapie verstreicht.

Therapie der Vergiftung. Das unmittelbare Ziel der Therapie besteht darin, die Gefährdung des Vergifteten durch die ***zentrale Atemlähmung*** zu beseitigen. Die wichtigsten Maßnahmen sind die künstliche Beatmung (mit Sauerstoff) und die Freihaltung der Atemwege. Der Kreislauf sollte ständig überwacht und Störungen symptomatisch behandelt werden. Bei drohendem oder eingetretenem Schock sind Plasmainfusionen indiziert. Eine Magenspülung zur Entfernung des Aufgenommenen Barbiturates ist in vielen Fällen nützlich: Aspiration von Mageninhalt in die Trachea muß auf jeden Fall vermieden werden (Trachealtubus). Um bei sehr schweren Vergiftungen den Barbituratspiegel im Körper zu senken, sind forcierte osmotische Diurese durch Mannit[21], Austauschtransfusion und Hämodialyse mit Erfolg angewendet worden. Zusätzlich muß sorgfältig der Wasser- und Elektrolythaushalt (Gabe von Natriumhydrogencarbonat) im Gleichgewicht gehalten und eine Herzmuskelinsuffizienz durch Herzglykoside behandelt werden. Die früher ausschließlich und auch heute noch häufig geübte Therapie mit Analeptika (Pentetrazol[22], Bemegrid[23]) ist bei der oben geschilderten Therapie überflüssig geworden. (Näheres über das Für und Wider der Anwendung von Analeptika s. S. 252).

[21] Osmofundin® [22] Cardiazol®
[23] Eukraton®, Megimid®

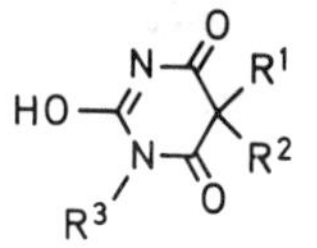

Barbitursäure-Derivate (Pyrimidin-Derivate) (s. Tab. 10.1)

Piperidin-Derivate

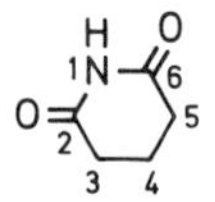

Glutarsäureimid
2,6-Dioxo-piperidin

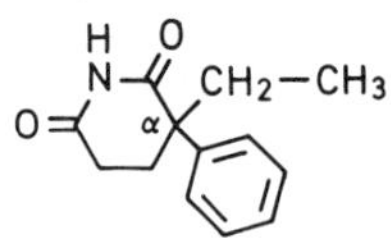

Glutethimid[24]
α-Äthyl-α-phenyl-glutarsäureimid oder
2,6-Dioxo-3-äthyl-3-phenyl-piperidin

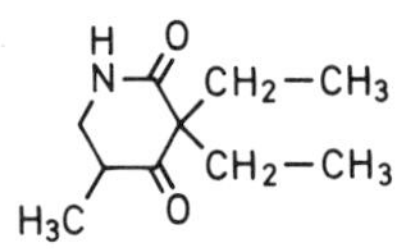

Methyprylon[25]
2,4-Dioxo-3,3-diäthyl-5-methyl-piperidin

Benzo-[e]-1,4-diazepin-Derivate

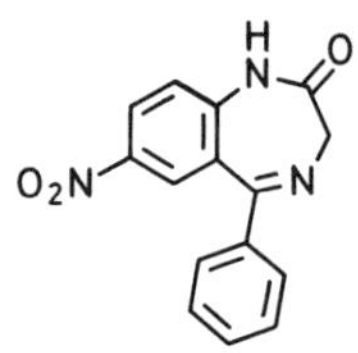

Nitrazepam[26]
7-Nitro-5-phenyl-1,2-dihydro-3H-(benzo-[e]-1,4-diazepin)-2-on

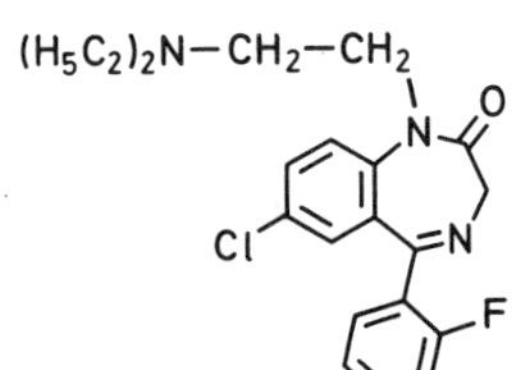

Flurazepam[26a]
7-Chlor-1-(2-diäthylamino-äthyl)-5-(2-fluor-phenyl)-2,3-dihydro-1H-(benzo-[e]-1,4-diazepin)-2-on

Chinazolinon-Derivat

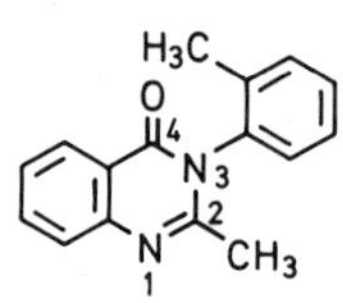

Methaqualon[27]
2-Methyl-3-o-tolyl-3H-chinazolin-4-on

[24] Doriden® [25] Noludar®
[26] Mogadan®, Mogadon® [26a] Dalmadorm®
[27] Dormigoa®, Normi-Nox®, Revonal®, Methaqualon ist weiterhin in mehr als 30 Kombinationspräparaten enthalten.

Wenn sie in Notfällen angewendet werden, sollte sich die Dosierung danach richten, ob die Atemfunktion wiederhergestellt ist (Abb. 9.**9**), und nicht danach, ob der Vergiftete das volle Bewußtsein erlangt hat. Die ***Prognose der Barbituratvergiftung*** ist durch die konsequente Durchführung der angedeuteten therapeutischen Maßnahmen im Vergleich zu der alleinigen Behandlung mit Analeptika sehr viel günstiger geworden. (In den skandinavischen Ländern konnte die Letalität auf ein Zehntel der früher erreichten herabgedrückt werden.)

10.1.3. Piperidin-Derivate

Die Schlafmittel Glutethimid[28] und Methyprylon[29] (s. Formelbilder) wirken qualitativ wie Barbiturate; die für die hypnotische Wirkung notwendigen Dosen liegen bei 0,2 bis 0,5 g. Sie sind also absolut etwas schwächer wirksam als die vergleichbaren mittellang wirksamen Barbiturate. Die Plasmahalbwertzeit liegt für Glutethimid bei ~ 10 Stunden, für Methyprylon bei 4 Stunden. Vorteile gegenüber den Barbituraten haben diese Verbindungen nicht, zumal bei chronischem Gebrauch sich gleichfalls eine Abhängigkeit mit allen Folgen entwickeln kann. Nach Glutethimid ist es bei regelmäßiger nicht unterbrochener Zufuhr zu heftigen Krampfzuständen gekommen.

10.1.4. Chinazolinon-Derivate

Methaqualon[30] ist ein Schlafmittel, das einer völlig anderen chemischen Gruppe angehört. Die pharmakologischen Wirkungen sind denen der Barbiturate ähnlich, es kann zu den mittellang wirkenden Hypnotika gerechnet werden. Der Blutspiegel sinkt in zwei Phasen mit Halbwertzeiten um 2,5–5 und 20–40 Stunden ab. Der REM-Schlaf wird nach einer Dosis von 150 mg nicht unterdrückt, einer Dosis, die meist überschritten wird (200–400 mg). Die Substanz löst gelegentlich Symptome gesteigerter Erregung aus. Bei Vergiftungen stehen, im Gegensatz zu anderen Schlafmittelvergiftungen, Hypermotorik, Hyperreflexie und Krämpfe im Vordergrund, dadurch wird die Therapie dieser Vergiftung schwierig.

Möglicherweise im Zusammenhang mit der erregenden Komponente steht der Mißbrauch von Methaqualon in Kombination mit Alkohol, Opiaten, Antihistaminika etc. Abhängigkeit, Entziehungssymptome und Delirium tremens kommen vor. Nach längerem Gebrauch von Methaqualon sind Polyneuropathien beschrieben worden, deren erste Symptome Parästhesien und motorische Schwäche in der unteren Extremität sind. Schwere Zwischenfälle sind bei gleichzeitiger Einnahme von Methaqualon-haltigen Präparaten und Alkohol aufgetreten. – Methaqualon sollte nicht, auch nicht in Kombinationspräparaten, verordnet werden. Zum steigenden Mißbrauch beigetragen hat wohl der populäre Glaube an eine Verbesserung der persönlichen Kontaktfähigkeit und an seine Wirksamkeit als Aphrodisiakum.

10.1.5. Benzodiazepin-Derivate

Alle Benzodiazepine haben als Tranquillantien (Näheres über diese Gruppe s. S. 244) schlaffördernde Eigenschaften.

Alle bisher verwendeten Benzodiazepine haben eine sehr lange Verweildauer im Körper. Dadurch ist ihre Brauchbarkeit als Schlafmittel nur dann gegeben, wenn ein sedierender, z. B. anxiolytischer Effekt auch tagsüber erwünscht ist.

Bei der Suche nach geeigneten Mitteln aus dieser Gruppe erwiesen sich ***Flurazepam***[31] und ***Nitrazepam***[32] praktisch als Hypnotika brauchbar, wenn sie in ***verhältnismäßig niedriger Dosierung*** gegeben werden. Problematisch sind aber die infolge der langen Plasmahalbwertzeiten noch etwa 10 bis 20 Stunden nach der Einnahme eindeutig nachweisbaren Spätwirkungen. Diese Erscheinungen können als „Kater“ empfunden werden. In manchen Fällen sind sie zwar in psychologischen Testen nachweisbar, werden aber subjektiv nicht bemerkt, zumal viele Menschen morgens koffeinhaltige Getränke zu sich nehmen. Eine merkliche Kumulation scheint bei längerem Gebrauch von Flurazepam nicht einzutreten.

10.1.6. Chronischer Schlafmittelabusus

Hier sind zwei verschiedene Zustände zu unterscheiden:

❶ Patienten, die auf Hypnotika normal reagieren, aber die Gewohnheit angenommen haben, jede Nacht größere Mengen einzunehmen („***Gewohnheitsbildung***“), und

[28] Doriden® [29] Noludar®
[30] Dormigoa®, Normi-Nox®, Revonal® und in vielen Kombinationspräparaten, so z. B. Mandrax® zusammen mit einem Antihistaminikum, und in Eatan mit Promazin.

[31] Dalmadorm® [32] Mogadan®, Mogadon®

❷ Menschen, die sich nach Einnahme von Schlafmitteln abnorm verhalten, d. h. in einen euphorischen Zustand geraten sind, dementsprechend ***süchtig*** werden können.

Das unter 1. beschriebene Verhalten ist relativ harmlos; es wird eigentlich immer gelingen, den Patienten von dieser schlechten Angewohnheit zu befreien. Sehr viel ernster zu beurteilen ist eine echte ***Barbiturat-*** oder ***Schlafmittelsucht.*** Sie weist als echte Sucht die Gewöhnung (Notwendigkeit der Dosissteigerung), den Medikamentenhunger und die Entziehungssymptome auf: Angst, Schwäche, Nausea, Tremor, epileptiforme Krämpfe. Die Behandlung hat zweckmäßigerweise auf einer psychiatrischen Abteilung zu erfolgen. Die Süchtigen können in seltenen Fällen an einem Delirium tremens erkranken, dessen Symptome nicht von einem Alkoholdelir zu unterscheiden sind.

10.1.7. Regeln für die Verschreibung von Schlafmitteln

Es sollten folgende Regeln eingehalten werden:

❶ Schlafmittel nur mit strenger Indikation verordnen,

❷ Schlafmittel wenn möglich, nur einige Tage einnehmen lassen.

❸ Sollte dies nicht möglich sein, so sind Benzodiazepine die Mittel der Wahl. Sie sind die einzigen Schlafmittel, für die auch nach mehr als 14tägigem Gebrauch noch eine Wirkung bewiesen wurde. In Betracht kommt z. B. Nitrazepam oder Flurazepam in niedrigen Dosen 15 (– 30) mg. Bei „Kater"-Symptomen am nächsten Morgen muß die Dosis verringert werden.

❹ Benzodiazepine zeigen eine wesentlich geringere akute Toxizität als andere Schlafmittel. Bei Suizidgefahr ist ihre Verordnung sicherer.

❺ Nur langsame Entwicklung von Toleranz und physischer Abhängigkeit bei Gebrauch von Benzodiazepinen.

10.2. Pharmaka gegen Agitiertheit

10.2.1. Scopolamin

Dieses Alkaloid hat neben seiner parasympatholytischen Wirkung (S. 59) einen ausgeprägten dämpfenden Effekt, der zur Beruhigung von erregten Geisteskranken ausgenutzt werden kann (Dosierung für diesen Zweck etwa 1 mg mehrmals täglich subkutan). Meistens tritt ein Dämmerzustand mit Apathie und nachfolgender retrograder Amnesie auf („Wahrheitsserum" der Laienpresse). Ausnahmsweise können auch einmal Erregungssymptome vorkommen. Der Angriffspunkt liegt wohl im Hirnstamm; hierfür spricht auch die günstige Wirkung des Scopolamin beim Parkinsonismus (s. S. 183).

10.2.2. Clomethiazol

Bei pharmakologischen Untersuchungen über die Bruchstücke von Thiamin zeigten einige Thiazolderivate zentral dämpfende Effekte. Die Substanz mit der günstigsten therapeutischen Wirkung ist Clomethiazol. Als Indikation gelten vor allem Erregungszustände bei Delirium tremens und Zerebralsklerose. Auch bei Agitiertheit anderer Genese kann das Mittel versucht werden. Clomethiazol ist bei Delirium tremens allen anderen Behandlungsmethoden überlegen. Es kann per os in Tagesdosen von 5 bis 8 g oder mit großer Vorsicht als intravenöse Dauerinfusion gegeben werden. Bei hoher Dosierung können Atemdepressionen auftreten, die eine künstliche Beatmung notwendig machen. Bei intravenöser Zufuhr kann der systolische Blutdruck um 10 bis 20 mm Hg absinken. Wegen der Gefahr der Entstehung einer Abhängigkeit ist die Therapie unter strenger Kontrolle und kurzfristig durchzuführen. Der Mißbrauch durch Süchtige aller Art ist nicht selten.

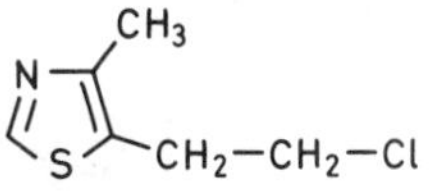

Clomethiazol[1]
Chlorethiazol
Chlormethiazol
4-Methyl-5-(2-chlor-äthyl)-1,3-thiazol

[1] Distraneurin®, Hemineurin®

10.2.3. Diazepam[2]

Dieses Benzodiazepin-Derivat (s. S. 245) scheint sich als Mittel gegen Agitiertheit zu bewähren. Bei Fällen von Delirium tremens, aber auch bei Tetanus traumaticus und Status epilepticus wird es zusammen mit der üblichen Therapie eingesetzt. Die entspannende und muskelrelaxierende Wirkung besteht auf einer Hemmung polysynaptischer Reflexe, s. dazu S.182.

[2] Valium®

10.3. Antiemetika

Antiemetika stammen aus folgenden Arzneimittelgruppen: Cholinolytika, Antihistaminika und Neuroleptika. Metoclopramid läßt sich allerdings nicht befriedigend einordnen. Die Antiemetika haben zur Verhinderung von Bewegungskrankheiten eine immer größere Bedeutung gewonnen. Weiterhin können die Antiemetika angezeigt sein, um Schwangerschaftserbrechen zu lindern.

Zur Therapie bzw. Prophylaxe der ***Bewegungskrankheiten*** (ausgelöst durch Schiffs-, Flugzeug-, Auto- oder Eisenbahnreisen) haben sich vor allem Scopolamin (~ 0,5 bis 1,0 mg per os 1 Stunde vor Antritt der Reise und alle weiteren 4 Stunden), Meclizin[1] und Dimenhydrinat[2] (~ 50 mg per os 30 Minuten vor Antritt der Reise, dann bis zu 100 mg alle 4 Stunden) bewährt. Genauer Angriffspunkt und Wirkungsmechanismus sind nicht bekannt. Dimenhydrinat und andere den Antihistaminika zuzurechnende Substanzen sollten während des ersten Drittels der Gravidität nur aus zwingenden Gründen verwendet werden.

Für Fälle von ***Hyperemesis gravidarum*** mit einer bedrohlichen Gefährdung des Elektrolytstoffwechsels werden Promethazin[3], Chlorpomazin[4] (~2mal 25 mg) und Perphenazin[5] (~3- bis 4mal 4 mg) angewendet, allerdings sind für diese Substanzen im Tierversuch auch Fruchtschädigungen nachgewiesen. Chlorpromazin hat keine gute Wirkung bei Bewegungskrankheiten. Als Wirkungsort von Chlorpromazin konnte das Chemorezeptoren-Feld der Area postrema wahrscheinlich gemacht werden, das als auslösende Zone für den Brechvorgang aufgefaßt werden kann. Die Piperazin-substituierten Chlorpromazin-Verwandten sind in noch stärkerem Maße als die Muttersubstanz auch bei ***Erbrechen anderer Genese*** wirksam.

[1] Bonamine®
[2] Dramamin®, Novomina®, Vomex A®

[3] Atosil®
[4] Largactil®, Megaphen®, Thorazin®
[5] Decentan®

Metoclopramid[6] blockiert Dopamin-Rezeptoren. Es besitzt einen antiemetischen Effekt durch Beeinflussung der Area postrema. Ebenfalls zentral bedingt fördert es die Magenentleerung. So verändert es die enterale Resorptionskinetik anderer Pharmaka. Es eignet sich zur symptomatischen Behandlung von Nausea, Erbrechen und Singultus und kann lebensgefährliches Erbrechen bei dringend notwendigen Narkosen und nicht entleertem Magen verhindern (Dosis 10–20 mg intramuskulär, sonst 10 mg per os). Als ***Nebenwirkungen*** werden extrapyramidale Störungen (Dyskinesien) berichtet, bei Kindern treten diese Störungen besonders leicht auf.

[6] Paspertin® = 2-Methoxy-4-amino-5-chlor-benzoesäure-2-diäthylamino-äthylamid

10.4. Narkotika

Der Begriff der Narkose läßt sich nicht exakt definieren, das klinische Bild einer Narkose aber beschreiben und charakterisieren. Verschiedenartige Substanzen, die auf Grund ihrer typischen Wirkung als Narkotika bezeichnet werden, ***führen im Zentralnervensystem zu Veränderungen, die reversibel sind und unter Erlöschen des Bewußtseins den Organismus in einen Zustand versetzen, in welchem chirurgische Eingriffe ohne Schmerzempfindung und Abwehrreaktion durchführbar werden.*** Das Fehlen einer exakten Definition der Narkose ist durch den Mangel an Wissen über die Vorgänge verursacht, die der Narkose zugrunde liegen. Trotz intensiver tierexperimenteller, physikochemischer und klinischer Forschung sind die durch Narkotika im Zentralnervensystem ausgelösten Veränderungen, die den typischen Zustand der Narkose hervorrufen, unerkannt geblieben. Die Tatsache, daß es eine ganze Reihe von Narkosetheorien gibt, sollte nicht über den Mangel an Wissen hinwegtäuschen. Ebenfalls darf die Anhäufung von Einzelbefunden, die über den Einfluß von Narkotika auf Hirngewebe in physikalischer, biochemischer und pharmakologischer Sicht gewonnen werden, nicht den Blick dafür verlegen, daß der Wirkungsmechanismus und der eigentliche Angriffspunkt der Narkotika nicht erkannt sind.

Wirkungsmechanismus. Die im Laufe der letzten 7 Jahrzehnte vorgetragenen ***Narkosetheorien*** sind zum Teil keine Theorien der Narkose, sondern der Verteilung bzw. Wirksamkeit von Narkotika, der andere (und modernere) Teil enthält Spekulationen darüber, wie man sich die Wirkungsweise der Narkotika vorstellen könnte. Aus pharmakologisch-didaktischer Sicht erscheint es uns nicht lohnend, an dieser Stelle auf die Narkosetheorien einzugehen, der interessierte Leser sei auf Monographien hingewiesen. Im Prinzip müssen alle Narkosetheorien dafür Erklärungen finden, wie Substanzen sehr verschiedener Art, von denen manche chemisch völlig inert (so z. B. das Edelgas Xenon), manche recht reaktionsfähig sind, die ***Funktion des Zentralnervensystems reversibel*** so verändern, daß der Zustand der Narkose, also Bewußtlosigkeit und Schmerzunempfindlichkeit eintritt. Bei der Vielzahl der Narkotika ganz unterschiedlicher Struktur (Edelgase, Alkohole, Äther, halogenhaltige und ungesättigte Kohlenwasserstoffe, Barbiturate, Steroide) ist ein gemeinsamer Wirkungsmechanismus zweifelhaft. Da inerte Gase narkotisch wirksam sind – Substanzen also, die nicht an irgendeiner chemischen Reaktion teilnehmen können – müssen Änderungen ***rein physikalischer Art*** in den Nervenzellen ausreichend sein, um die für eine Narkose notwendige Funktionsänderung zu erzielen. Änderungen der Zellmembranpermeabilitäten oder Besetzung aktiver Oberflächen stehen im Vordergrund dieser physikalischen Vorstellungen. Der

Wirkungsmechanismus reaktionsfähiger Narkotika wird dagegen eher in einer ***Hemmung enzymatischer Prozesse*** gesucht; bisher ist aber ein überzeugender Nachweis eines solchen für Narkotika spezifischen Mechanismus nicht erbracht worden. Es bleibt die Frage offen, ob es überhaupt eine umfassende Narkosetheorie geben kann. Vielleicht liegen der Narkose ganz verschiedene zelluläre Wirkungsmechanismen zugrunde. Die Narkose wäre dann nur eine monotone Reaktion auf sehr unterschiedliche Eingriffe in die Funktion der Nervenzellen.

Die Feststellung, daß Gasnarkotika ihre Wirkung durch einen physikalischen Mechanismus ausüben, bedeutet aber nicht eine Resistenz dieser Narkotika gegenüber ***metabolischen Veränderungen***. So konnte nachgewiesen werden, daß geringe Mengen des inhalierten Chloroform, Äther, Halothan und Methoxyfluran im Organismus, vor allem in der Leber chemisch verändert werden. Möglicherweise sind diese z. T. ***reaktionsfähigen Metabolite*** für Nebenwirkungen (Leberschädigung) verantwortlich.

Die Wirkung der Narkotika ist nicht auf die Nervenzellen des Zentralnervensystems beschränkt, sondern ***alle Körperzellen werden in ihrer Funktion betroffen.*** Die Entscheidung darüber, ob eine Substanz als Narkotikum angewendet werden kann, wird nur durch den Grad der höheren Empfindlichkeit der Hirnzellen im Vergleich zu anderen Zellen bestimmt. Außerdem müssen die Regionen des Zentralnervensystems in einer bestimmten Reihenfolge ansprechen: zuerst das Großhirn und das Rückenmark und erst mit Abstand die vegetativen Zentren im Hirnstamm.

An eine gute Narkose werden drei Forderungen gestellt:

❶ Bewußtlosigkeit des Patienten,

❷ völlige Analgesie und Fehlen der Schmerzreflexe,

❸ Muskelerschlaffung.

Bei einer einfachen (und altmodischen) Narkose, die ausschließlich mit einer Substanz unterhalten wird, muß soviel Narkotikum gegeben werden, daß auch der letzte Punkt erzwungen wird. Das bedeutet aber eine Überdosierung für die zwei anderen Punkte. Die diesbezüglichen Eigenschaften einiger Narkotika und einiger unterstützenden Pharmaka sind schematisch in der Abb. 10.**1** dargestellt. Die moderne ***Kombinationsnarkose*** stellt einen wesentlichen Fortschritt dar: die drei obengenannten Forderungen werden gezielt erfüllt.

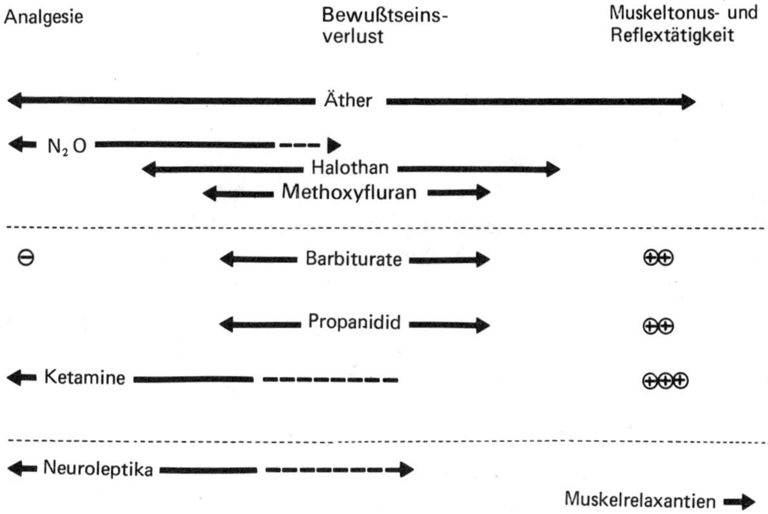

Abb. 10.1. Einfluß von Anästhetika und von Narkose-Zusatzmedikamenten auf drei wichtige Größen der Narkose: Analgesie, Bewußtseinsverlust und Muskeltonus. Die Pfeile deuten den Bereich der Wirksamkeit an.
⊕ = Erhöhung des Muskeltonus und der Reflextätigkeit.
⊖ = Senkung der Schmerzschwelle.

Tab. 10.2. Zusammenstellung einiger biophysikalischer Daten von Inhalationsnarkotika

	MAC in Vol.%	Löslichkeits-Koeffizient	Öl-H_2O Quotient	Partialdruck in der Atemluft %	Thermodynam. Aktivität
Halothan	0,77	2,5	330	0,5–1,0	0,02
Chloroform	0,64	7	110	1,0–1,5	0,01
Enfluran	1,68	1,9	120	1,0–2,0	–*
Äther	1,9	15	3	3–5	0,02
Stickoxydul (Distickstoffmonoxid)	80	0,5	3	max. 80	0,01

* unseres Wissens bisher nicht bestimmt.

Spalte 1 MAC = Minimale alveoläre Konzentration des Narkotikum, bei der die Hälfte der Patienten nicht mehr auf einen definierten Schmerzreiz reagieren (entspricht einer ED_{50})

Spalte 2 $\text{Löslichkeitskoeffizient} = \frac{\text{Konzentration im Blut}}{\text{Konzentration in der Luft}}$

Spalte 3 $\text{Öl-Wasser-Quotient} = \frac{\text{Konzentration in Öl}}{\text{Konzentration in Wasser}}$

Spalte 4 Partialdruck in der Atemluft während des narkotischen Gleichgewichts in % des Gesamtdrucks.

Spalte 5 Thermodynamische Aktvität P/P_0, P = Partialdruck des Narkotikum bei Lösung im Gehirn, P_0 = Dampfdruck des Narkotikum im flüssigen Zustand bei 37 °C.

Folgendes Beispiel möge diese Feststellung illustrieren: Durch ein Opiat wird die Analgesie hervorgerufen, ein Barbiturat bewirkt die Bewußtlosigkeit und d-Tubocurarin führt zur Muskelerschlaffung. Natürlich sind viele andere Kombinationen möglich. Da eine Kombinationsnarkose für den Patienten wesentlich schonender ist als eine Narkose mit einer einzigen Substanz, sollte dem kombinierten Verfahren möglichst immer der Vorzug gegeben werden.

10.4.1. Inhalationsnarkotika

Die Inhalationsnarkotika sind entweder Flüssigkeiten mit niedrigem Siedepunkt (Dampfnarkotika, wie Äther, Chloroform, Halothan, Chloräthyl) oder Gase wie Stickoxydul (Distickstoffmonoxid) und Cyclopropan. Prinzipielle Wirkungsunterschiede scheinen zwischen diesen beiden Gruppen nicht zu bestehen. Die thermodynamische Aktivität der einzelnen Narkotika im Hirn ist praktisch identisch für alle Substanzen, um ein Toleranzstadium zu unterhalten. Da die Narkotika aber sehr unterschiedlich wasser-, blut- und lipoidlöslich sind, bedarf es sehr verschiedener Konzentrationen in der Atemluft und im Blut, um die notwendige Konzentration im Zentralnervensystem zu erzielen. Die Daten für einige Narkotika im Gleichgewichtszustand zeigt Tabelle 10.2.

Wie die Spalten 1 bis 4 zeigen, sind die für die einzelnen Narkotika beschriebenen Größen quantitativ sehr unterschiedlich. So differieren die Löslichkeitskoeffizienten von Äther und Stickoxydul (Distickstoffmonoxid) um den Faktor 30, der Öl-Wasser-Quotient von Stickoxydul und Halothan um den Faktor 100 und der notwendige Partialdruck in der Atemluft von Halothan und Stickoxydul (Distickstoffmonoxid) ebenfalls um den Faktor 100. Dagegen sind aber unter äquinarkotischen Bedingungen die ***thermodynamischen Aktivitäten*** der einzelnen Substanzen ***fast identisch*** (Spalte 5). Dieser Befund und die absolute Größe dieses Quotienten sprechen sehr dafür, daß der Wirkungsmechanismus der Inhalationsnarkotika physikochemischer Art ist und nicht auf einem spezifischen Eingriff in den Zellstoffwechsel beruht.

Wie ferner aus der Tabelle zu entnehmen ist, müssen Narkotika mit schlechter Blut- bzw. Lipoidlöslichkeit unter einem hohen Partialdruck, Narkotika mit guter Löslichkeit dagegen nur unter geringem Partialdruck appliziert werden. Von der Größe des ***Partialdruckes*** und dem sich daraus ergebenden Gradienten hängt die Geschwindigkeit ab, mit der sich das Gleichgewicht zwischen Konzentration in der Atemluft und im Blut einstellt: je höher dieser Gradient, um so schneller ist das Gleichgewicht erreicht und umgekehrt. Das Gleichgewicht stellt sich bei den Gasnarkotika, die schlecht blutlöslich sind, innerhalb weniger Minuten ein; für die gut löslichen Dampfnarkotika liegt dieser Wert im Bereich von Stunden. Daraus ergibt sich, daß für die Gasnarkotika die zur Einleitung und zur Erhaltung einer Narkose benötigten Konzentrationen in der Atemluft identisch sind, während für die Dampfnarkotika zur Einleitung eine höhere Konzentration benötigt wird, um die Zeit bis zum Erreichen der benötigten Blutkonzentration zu verkürzen. Erst dann kann der Partialdruck in der Atemluft auf den Wert gesenkt werden, der zur Erhaltung des narkotischen Gleichgewichts notwendig ist. Für das Abklingen einer Narkose ist ebenfalls wieder der Gradient entscheidend: die Gasnarkotika sind im Zeitraum von Minuten aus dem Blut verschwunden (Abb. 10.**2**); dieser Prozeß dauert Stunden für die Dampfnarkotika (und kann nicht, wie bei der Einleitung, durch Manipulieren mit dem Gradienten abgekürzt werden).

Wie jedes Pharmakon durch eine therapeutische Breite charakterisiert ist, so kann auch jedem Narkotikum eine ***Narkosebreite*** zugeordnet werden. Sie ist definiert als der Abstand zwischen der letalen Konzentration und der Konzentration, die zur Unterhaltung eines Toleranzstadiums notwendig ist. (s. MAC-Werk in Tab. 10.**2**). Als Maß eignet sich der Quotient aus diesen beiden Konzentrationen. Man sollte sich ständig darüber im klaren sein, daß die Narkosebreite der verwendeten Narkotika sehr klein ist, der Quotient liegt in der Größenordnung 1,5, das heißt, wenn die notwendigen Konzentrationen um den Faktor 1,5 (oder um 50%) erhöht sind, so ist bereits die letale Konzentration erreicht. Hierzu seien im Vergleich die entsprechenden Quotienten der therapeutischen Breite einiger stark wirksamer Pharmaka angeführt: Morphin ~ 10, Atropin ~ 200, jedoch Digitoxin ~ 2,0!

Bei ***modernen Narkoseverfahren*** wird kaum noch ein Narkotikum allein verwendet, sondern die Bestrebungen gehen dahin, durch eine Prämedikation und Kombination verschiedener Substanzen die von jedem Narkotikum benötigte Menge bzw. Konzentration so niedrig wie möglich zu halten. Durch dieses Vorgehen ist es gelungen, das ***Narkoserisiko*** herabzusetzen, so daß nur etwa 1 ***Todesfall***, der dem Narkotikum zur Last gelegt werden muß, auf 100000 ***Narkosen*** zu kommen braucht. Diese Zahl gilt für ideale Bedingungen, die leider im täglichen Leben oft nicht erfüllt sind. Die Handhabung der Narkotika, das Funktionieren der Narkosegeräte und das Verhalten der an der Narkose beteiligten Personen entspricht nicht immer dem Ideal. Äußerst selten kann während jeder Form der Narkose eine genetisch bedingte (wahrscheinlich mit einer Myopathie verbundene) Hyperpyrexie auftreten, die meist tödlich verläuft.

10.4.1.1. Äther

Äther ist eine Flüssigkeit, deren Siedepunkt um 35°C liegt und die ein spezifisches Gewicht von rund 0,7 hat. Äther-Luft-Gemische sind explosibel! Für Narkosezwecke muß der Äther hoch gereinigt sein (Äther pro narcosi). Er wird nur in kleinen, braunen, lichtdicht verpackten Flaschen abgegeben, um die Entstehung von toxischen Peroxiden zu verhindern.

Äther reizt die ***Schleimhäute*** konzentrationsabhängig; so kommt es bei Einleitung der Narkose zu einem reflektorischen Atemstillstand auf Grund der Irritation der Schleimhaut. Die Schleimsekretion im gesamten Respirationstrakt steigt an. Diese Hypersekretion muß durch vorherige Gabe von Atropin oder Scopolamin unterdrückt werden.

Äther ist ein stark wirksames Narkotikum; zur Aufrechterhaltung des Toleranzstadiums sind ***3 bis 4 Vol. %*** in der Atemluft notwendig. Die Reflextätigkeit ist sehr stark gehemmt (gute Muskelerschlaffung). Bei Überdosierung werden Vasomotoren- und Atemzen-

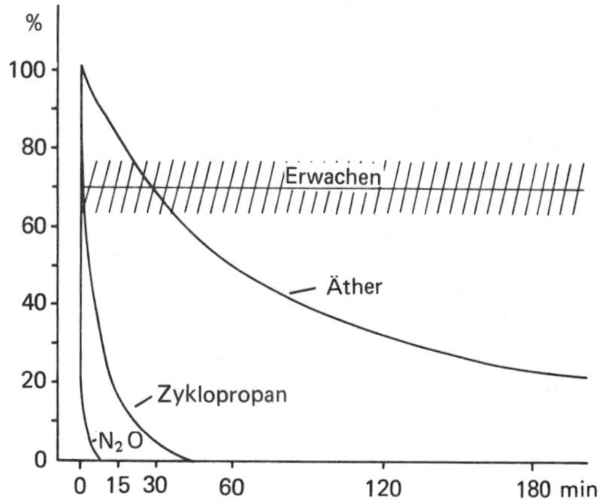

Abb. 10.2. Abklinggeschwindigkeit der Stickoxydul-, Cyclopropan- und Äthernarkose. Abszisse: Zeit in Minuten nach Absetzen des Narkotikums. Ordinate: Konzentration im Blut, 100% entsprechen der Konzentration des Narkotikums im Gleichgewichtszustand während des Toleranzstadiums. Der Patient erwacht bei einer Konzentration zwischen 60 und 80%. Beachte den Unterschied zwischen Stickoxydul (Distickstoffmonoxid), Cyclopropan und Äther.

trum als die letzten funktionierenden Hirnabschnitte ausgeschaltet. Das Atemzentrum bleibt unbeeinflußt bis etwa zur Mitte des Toleranzstadiums, erst bei weiterer Erhöhung der Ätherkonzentration tritt die depressive Wirkung in Erscheinung.

Der ***Kreislauf*** einschließlich ***Herz*** wird durch Äther wenig beeinflußt. Am Beginn der Narkose kann die Frequenz ansteigen (Adrenalinfreisetzung). Der Blutdruck ist während der Narkose leicht erhöht oder normal, erst bei sehr tiefer Äthernarkose fällt der Blutdruck ab, weil die Kontraktionskraft des Herzens abnimmt und eine allgemeine Vasodilatation auftritt. Die Hautgefäße sind schon früh erweitert, die Hauttemperatur steigt. Supraventrikuläre Extrasystolen und sinoaurikuläre Tachykardie können in der Äthernarkose auftreten. Dagegen werden ventrikuläre Rhythmusstörungen nicht verzeichnet, ebenso keine Sensibilisierung der Kammermuskulatur für das Auftreten ektopischer Reize; Äther unterscheidet sich in der Herzwirkung also in sehr günstigem Sinne von anderen Narkotika (Chloroform, Cyclopropan, Halothan).

Während der Äthernarkose ist der ***Skelettmuskeltonus*** sehr niedrig; neben der spinalen Reflexhemmung ist hierfür eine direkte Ätherwirkung auf die motorische Endplatte verantwortlich. Äther wirkt curareartig; daher genügen in der Äthernarkose geringere d-Tubocurarindosen zur neuromuskulären Blockade als bei anderen Narkosen.

Parenchymatöse Organe werden nur unwesentlich von Äther in ihrer Funktion beeinträchtigt. Die Motorik des Gastrointestinaltraktes und des Uterus wird gehemmt, der Stoffwechsel vermindert, das Säure-Basen-Gleichgewicht bei normalem Verlauf der Narkose nicht ungünstig beeinflußt; sind Sauerstoffversorgung und Abatmung der Kohlensäure jedoch unzureichend, entwickelt sich eine Acidose.

Auf Grund des geringen Gradienten zwischen Blut und Atemluft klingt die Äthernarkose nur langsam ab (Abb. 10.**2**). In dieser Zeit durchläuft der operierte Patient erneut das Exzitationsstadium mit folgenden, häufig auftretenden Symptomen: ***motorische Unruhe, Übelkeit, Erbrechen.*** Diese subjektiv sehr unangenehmen, aber auch die postoperative Pflege erschwerenden Nebenwirkungen sind neben der Explosibilität und der Schleimhautreizung die einzigen wirklichen Nachteile des Äthers. Dem stehen einige ***Vorteile*** gegenüber (relative Ungiftigkeit, einfache Anwendbarkeit), die Äther bei gleichzeitiger Atropingabe zu einem wertvollen Narkotikum machen, das auch durch die Einführung neuer Substanzen zu Recht nicht verdrängt ist. Bei den modernen Narkoseverfahren wird Äther häufig mit anderen Narkotika (Barbituraten, Stickoxydul Halothan) kombiniert.

10.4.1.2. Chloroform

Es ist eine Flüssigkeit, deren Siedepunkt bei 61 bis 62° C liegt. Die im Gleichgewichtszustand notwendige Chloroformkonzentration in der Atemluft liegt bei 1,0 Vol. %, die letale Konzentration beträgt etwa 1,4 Vol. %; die narkotische Breite ist also außerordentlich gering. Da auch im normalen Konzentrationsbereich Zwischenfälle und Schädigungen des Patienten vorkommen können, ist Chloroform heute als Narkotikum fast vollständig verlassen.

Auf das ***Atemzentrum*** wirkt Chloroform hemmend, bei Überdosierung tritt ein Atemstillstand auf. Auch im Toleranzstadium kann durch die zentrale Hemmung bereits ein Sauerstoffmangel bestehen, der die eigentliche Chloroform-Giftigkeit verstärkt. Für das ***Herz*** ist Chloroform erheblich toxischer als Äther; es hat eine so ausgeprägte negativ inotrope Wirkung, daß der Blutdruck während der Narkose abfällt. Zusätzlich erhöht Chloroform die Adrenalin-Empfindlichkeit des Herzens während des Narkosebeginns, durch die zu diesem Zeitpunkt auftretende Adrenalin-Ausschüttung kann gelegentlich Kammerflimmern ausgelöst werden. Außerdem können Vagusimpulse in der Einleitungsphase verstärkt werden. Im Extremfall wird dadurch ein Herzstillstand ausgelöst. Es ist daher eine Vorbehandlung mit Atropin notwendig.

Chloroform hemmt die ***Leberfunktion***, die Schädigung kann äußerst selten so ausgeprägt sein, daß das klinische Bild einer akuten gelben Leberatrophie auftritt. Wahrscheinlich sind diese schweren Vergiftungen aber mitbedingt durch eine schlechte Narkosetechnik (Überdosierung, Sauerstoffmangel).

10.4.1.3. Halothan[1]

Es ist ein halogenhaltiger Kohlenwasserstoff, der physikochemisch dem Chloroform nahesteht. Dieses ***stark wirksame Narkotikum*** wird seit einigen Jahren sehr häufig angewendet. Es siedet bei etwa 50°C und wird in Narkosegeräten mit eigens für diese Substanz konstruierten Verdampfern angewendet. Die Narkose tritt relativ schnell und subjektiv angenehm ein.

Das Toleranzstadium kann nicht ausschließlich mit Halothan allein unterhalten werden, da der Blutdruck zu stark absinkt. Halothan ist nur als Kombinationsnarkotikum geeignet, die Atemluftkonzentration soll 0,5 Vol. %* nicht überschreiten. Das Erwachen aus der Halothan-Narkose erfolgt schnell und ohne Exzitation. Die auch schon bei niedrigen Halothan-Atemkonzentrationen

[1] Fluothane®

* Alle Vol.%-Angaben beziehen sich auf die tatsächlichen Verhältnisse in der Atemluft, nicht dagegen auf Einstellknöpfe an den Narkosegeräten. Die eingestellten Prozentzahlen brauchen sich aus methodischen Gründen nicht unbedingt mit den tatsächlichen Werten in der Atemluft zu decken.

auftretende ***Blutdrucksenkung*** hat folgende Ursachen:

❶ es wirkt stark negativ inotrop durch eine Beeinträchtigung der elektromechanischen Kopplung,

❷ über eine Sensibilisierung der Barorezeptoren wird eine Bradykardie und Vasodilatation ausgelöst, und

❸ die Gefäßmuskulatur erschlafft unter dem direkten Einfluß von Halothan.

Halothan ist von allen Narkotika dasjenige mit der stärksten kreislaufschädigenden Wirkung! Höhere Konzentrationen (1,5 Vol.%) müssen – auch vorübergehend – vermieden werden, da Herzstillstände beobachtet worden sind. Bei wiederholter Narkose mit üblichen Halothankonzentrationen muß mit einer ***Leberschädigung*** gerechnet werden. Halothan wird zum Teil abgebaut, dabei treten reaktive Metabolite auf und es werden Brom-Ionen freigesetzt, deren Konzentrationen im Plasma bis 2 mmol/l ansteigen kann. Von diesen reaktiven Metaboliten, wie sie nach vielen halogenierten Kohlenwasserstoffen auftreten können, ist bekannt, daß sie die Leberzellen schädigen. Ob die im Verlaufe einer Narkose mögliche Hypoxie, Hyperkapnie und Hypotonie oder eine allergische Reaktion die Leberschädigung begünstigt, mag dahingestellt bleiben. Eine wiederholte Halothannarkose sollte wenigstens innerhalb von 3 Monaten vermieden werden.

Die ***analgetische Wirkung*** des Halothan ist erheblich ***schwächer*** als die von Äther oder Stickoxydul, auch aus diesem Grunde sollte eine reine Halothannarkose nicht durchgeführt werden. Eine Dauerexposition mit Halothan, wie sie in Operationsräumen vorkommen kann, muß vermieden werden, denn es wurde eine positive Korrelation zwischen Halothanbelastung und Häufung von Spontanaborten beobachtet.

10.4.1.4. Methoxyfluran[2]

Diese dem Halotahn chemisch nahe verwandte Substanz 2,2-Dichlor-1,1-difluor-1-methoxyäthan) verhält sich in bezug auf die narkotische Wirkung ähnlich wie Halothan. Eine Leberschädigung ist bisher nicht beschrieben

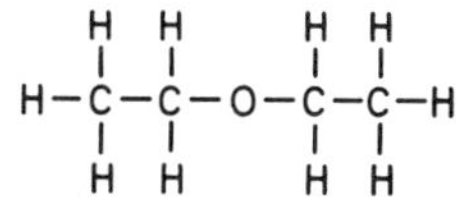
Äther, Diäthyläther

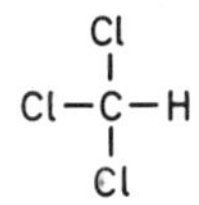
Chloroform, Trichlormethan

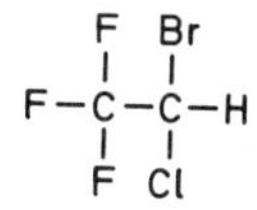
Halothan, 1,1,1-Trifluor-2-brom-2-chlor-äthan

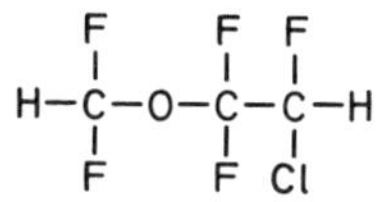
Di-Fluor-methyl-(1,1,2-trifluor-2-chlor-äthyl)-äther

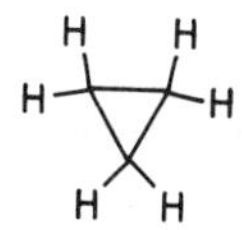
Cyclopropan

worden. Dagegen liegen alarmierende Berichte über relativ häufige und langanhaltende Nephropathien vor. Es entwickelt sich konzentrationsabhängig eine vasopressinresistente Polyurie mit Retention von Natrium, Harnstoff und Kreatinin. Die Schädigung kann nach einigen Tagen vorüber gehen, sich erst nach Wochen zurückbilden oder auch Jahre bestehen bleiben. Todesfälle sind vorgekommen. Zahlreiche Oxalatkristalle in Tubuli und Interstitium sind wahrscheinlich für die Dauerschädigung verantwortlich, während die Polyurie wohl auf der Anwesenheit von Fluorid-Ionen beruht, die im Blut und im Harn beträchtlich vermehrt sind. Aus den bisherigen Erfahrungen ergibt sich, daß dieses Narkotikum sich wohl nicht bewährt.

10.4.1.5. Enfluran[3]

Dieses neue Narkotikum ist ein halogenierter Äther, der ähnliche Eigenschaften wie Halothan und Methoxyfluran besitzt. Zur Unterhaltung des Toleranzstadiums werden bei Anwendung als Kombinationsnarkotikum 1–2 Vol.% empfohlen. Enfluran ist nicht explosibel, die ***Narkose tritt schnell ein.*** Da es den Muskeltonus herabsetzt, genügen zur Muskelrelaxierung geringe Dosen der nicht depolarisierenden Hemmstoffe. Bei Überdosierung treten die üblichen Vergiftungssymptome von Seiten des Kreislaufs und des Zentralnervensystems (Atemzentrum) auf. Enfluran scheint die Krampfneigung bei entsprechender Disposition zu erhöhen. Eine kritische Eigenschaft von Methoxyfluran (und von

[2] Pentrane®

[3] Ethrane®

Halothan) ist die Entstehung von reaktiven Metaboliten im Organismus (s. die oben beschriebene Nierenschädigung). Enfluran soll stabiler sein, aber immerhin werden 2,5% der eingeatmeten Menge als Metabolite im Urin wiedergefunden. Die cardiodepressive Wirkung von Enfluran ist ähnlich gering wie die von Äther und damit weniger ausgeprägt als die von Methoxyfluran und Halothan.

10.4.1.6. Chloräthan

Dieses Äthan-Derivat siedet bei ~ 13 °C, es wird daher in flüssiger Form in druckfesten Ampullen geliefert. Mit Chloräthan kann ***keine Narkose*** durchgeführt oder unterhalten werden, die Giftigkeit ist zu hoch. Da die Diffusionsgeschwindigkeit von Chloräthan aber groß ist, können in sehr kurzer Zeit Bewußtseinstrübung und Analgesie erzielt werden ***(Rausch)***. Sehr kurzdauernde Eingriffe der kleinen Chirurgie sind in diesem Rauschzustand durchführbar, aber auch diese Indikation ist durch die Gefahr der Herzschädigung (negativ inotrope Wirkung, ventrikuläre Arrhythmien) eingeschränkt. Chloräthyl sollte nicht mehr benutzt werden. ***Trichloräthylen*** ist ähnlich wie Chloräthan zu beurteilen.

10.4.1.7. Distickstoffmonoxid (Stickoxydul, Lachgas, N_2O)

Stickoxydul ist unter Normalbedingungen ein Gas, es wird für die Narkose hochgereinigt in Stahlflaschen flüssig unter hohem Druck zur Verfügung gestellt. Es ist, chemisch gesehen, ein träge reagierendes Gas, daher besteht keine Explosionsgefahr. Im Organismus geht es keinerlei chemische Reaktionen ein. Seine narkotische Wirkung muß also ebenfalls auf ***physikalischen Prozessen*** beruhen.

Die ***narkotische Kraft*** des Stickoxydul ist gering, da selbst ein Anteil von 80 Vol. %* in der Atemluft noch keine tiefe Narkose auslöst; die analgetische Wirkung ist dagegen relativ stark. Ein tiefes Toleranzstadium läßt sich also ohne eine zusätzliche Maßnahme nicht erreichen, Stickoxydul muß daher mit anderen Narkotika und (oder) Muskelrelaxantien kombiniert werden. Die früher durchgeführte Methode, eine Überdrucknarkose mit Lachgas zu unterhalten, ist wieder verlassen worden.

Der Bewußtseinsverlust tritt mit Stickoxydul außerordentlich rasch ein und klingt nach Absetzen ebenso schnell wieder ab. Während des Exzitationsstadiums können lebhafte ***Halluzinationen*** und ***Träume*** auftreten, die nach dem Erwachen vom Patienten als wirkliche Erlebnisse angesehen werden; um ungerechtfertigte Beschuldigungen gegen den Anästhesisten widerlegen zu können, sollte bei einer Stickoxydulnarkose wie auch bei anderen Narkosen immer eine dritte Person anwesend sein.

Solange eine genügende Sauerstoffzufuhr gewährleistet ist, wird die ***Atmung*** durch Distickstoffmonoxid nicht beeinflußt. Auf physiologische Reize vermag das Atemzentrum weiterhin zu reagieren. Der ***Blutdruck*** bleibt bei ausreichender Sauerstoffzufuhr unverändert. Am ***Herzen*** können supraventrikuläre Rhythmusstörungen auftreten. Andere Organsysteme werden von Stickoxydul nicht beeinflußt.

Stickoxydul ist ein sehr ***ungiftiges Narkotikum***, eine Schädigung des Patienten kann nur durch Unterschreiten der Sauerstoffkonzentration von 20% bei zu hoher Lachgasdosierung auftreten. Besondere Vorsicht ist bei alten, zerebral-sklerotischen Patienten aufzuwenden, weil ein kurzdauernder, geringer Sauerstoffmangel hier bereits zu zentralen Schäden führen kann.

Da sich Stickstoff und Lachgas in einigen physikalischen Parametern wesentlich unterscheiden, kann es bei der Einleitung und der Unterbrechung der N_2O-Narkose zu einer ***„physikalischen Interferenz“*** kommen. So betragen die Blut-Gaslöslichkeitskoeffizienten für Stickoxydul 0,47 und für Stickstoff 0,013; das bedeutet, daß bei der Einleitung der Narkose (z. B. mit 80 Vol.%) das Lachgas schneller in gasgefüllte Hohlräume des Körpers einzudringen vermag als der dort befindliche Stickstoff dieses Kompartiment verlassen kann. Die Folge ist eine Druck- bzw. Volumenzunahme in den Nebenhöhlen des Gesichtsschädels, im Mittelohr, im Gastrointestinaltrakt; besonders beachtet werden muß dieses Phänomen beim Vorliegen eines Pneumothorax oder nach einer Pneumenzephalographie. Beim Absetzen der N_2O-Narkose muß mit dem umgekehrten Effekt gerechnet werden.

Die narkotische Kraft des Stickoxydul reicht für eine chirurgische Narkose allein nicht aus. Es ist aber auf Grund seiner analgetischen Wirkung (20 Vol.% sollen ca. 15 mg Morphin entsprechen) ein

* s. Fußnote S. 200

ideales ***Kombinationsnarkotikum.*** N_2O wird zusammen mit Äther, Halothan oder Barbituraten verwendet, ferner mit Muskelrelaxantien. Für die Analgesie während der Geburt ist ein Gemisch von je 50% N_2O und Sauerstoff ausreichend.

10.4.1.8. Cyclopropan

Cyclopropan ist ein Gasnarkotikum vom Typ der nicht halogenierten Kohlenwasserstoffe, das erheblich stärker narkotisch wirksam ist als N_2O: 3 bis 5 Vol. % führen eine ***Analgesie***, 4 bis 7 Vol. % eine ***Bewußtlosigkeit*** und 20 bis 25 Vol. % das ***Toleranzstadium*** herbei, eine zentrale ***Atemlähmung*** tritt bei Konzentrationen von etwa 40 Vol. % ein.

Cyclopropan weist damit zwei Vorteile auf: Die narkotische Breite ist verhältnismäßig groß, und die benötigten Konzentrationen erlauben eine sehr hohe Sauerstoffzufuhr! Es sensibilisiert das Herz allerdings gegen Katecholamine.

Cyclopropan-Luft- (bzw. -Sauerstoff-)Gemische sind ***hoch explosibel***, es müssen daher besondere Vorsichtsmaßnahmen getroffen werden.

Reine und langdauernde Cyclopropannarkosen werden verhältnismäßig selten durchgeführt. Cyclopropan ist gut geeignet zur Einleitung von Narkosen bei Risikooperationen und in Kombination mit anderen Narkotika. Die früher erprobten Gasnarkotika Acetylen und Äthylen werden aus technischen Gründen nicht mehr verwendet.

10.4.2. Injektionsnarkotika

Nachdem frühere Versuche gescheitert waren, durch intravenöse Zufuhr eine Narkose durchzuführen (so z. B. mit Chloralhydrat, wäßrigen Lösungen von Äther oder Chloroform, Magnesiumsulfat), ergaben sich mit den Barbituraten, die schnell eliminiert werden, gute Möglichkeiten für eine „intravenöse Narkose“. Gegenüber der Inhalationsnarkose besitzt diese Form der Narkose einen prinzipiellen Nachteil: ***die Steuerbarkeit*** ist äußerst ***gering*** bzw. überhaupt nicht vorhanden. Die injizierte Narkotikummenge kann nur durch Elimination oder Verteilungsphänomene unwirksam gemacht werden, also durch Prozesse, auf die der Anästhesist kaum Einfluß nehmen kann.

Für die Injektionsnarkose kommen in Frage: ***N-alkylierte Barbiturate*** und ***Thiobarbiturate*** als wasserlösliche Natriumsalze sowie ***Propanidid*** und ***Ketamine***. Wie bei der Besprechung der Chemie der Barbiturate (s. S. 210) ausgeführt wurde, zeichnen sich diese durch schnellen Wirkungseintritt (geringe Dissoziation) und gute Fettlöslichkeit aus. Die N-methylierten Barbiturate werden außerdem sehr schnell in der Leber abgebaut, jedenfalls schneller als die Thiobarbiturate. Die kurze Zeitdauer ihrer Wirksamkeit wird durch zwei Prozesse bedingt: ***schneller Abbau*** der Substanz und besonders ***Umverteilungsphänomene*** im Organismus. Der erste Vorgang ist vor allem für die kurze Wirksamkeit der N-methylierten Barbiturate (z.B. Hexobarbital) verantwortlich, während die Thiobarbiturate auf Grund ihrer sehr guten Fettlöslichkeit schnell wieder aus dem Zentralnervensystem verschwinden, ohne abgebaut zu werden.

Nach der Injektion eines Thiobarbiturates wird auf Grund der sehr starken Hirndurchblutung ein relativ zu großer Teil ins Hirn und wegen der schlechten Durchblutung von Muskel- und Fettgewebe ein relativ zu kleiner Teil in diese Gewebe aufgenommen. Je mehr Zeit verstreicht, um so mehr gleicht sich dieses Mißverhältnis aus, das heißt, es findet eine Umverteilung vom Zentralnervensystem vornehmlich zum Muskel- und Fettgewebe hin statt. Im Hirn wird damit die narkotische Konzentration unterschritten, ohne daß die im Organismus vorhandene Gesamtmenge an Thiobarbiturat wesentlich abgenommen hat. Tierexperimentell läßt sich dies Verhalten sehr einfach zeigen: Gibt man Tieren zum Beispiel von Hexobarbital und Thiopental je gleichlang wirksame Mengen und wiederholt die Injektion in gleichmäßigen Abständen, so verlängert sich die Narkosedauer bei dem Thiobarbiturat mit jeder Injektion: die Umverteilung wird immer mehr erschwert, weil das Fettgewebe noch größere Mengen von den vorhergehenden Injektionen enthält.

Da die Barbiturate und Thiobarbiturate, die selbst die Leber nicht schädigen, in der Leber abgebaut werden, ist die ***Entgiftungsgeschwindigkeit*** von der Leberfunktion abhängig. Eine schon vorhandene Leberschädigung oder ein während der Narkose auftretender Sauerstoffmangel schränken die Abbaufähigkeit der Leber ein: Die Narkose ist bei gegebener Dosis tiefer und dauert länger als bei ungestörter Leberfunktion. Wenn bekannt ist, daß bei einem Patienten ein Leberschaden vorliegt, müssen Barbiturate und Thiobarbiturate vorsichtiger dosiert werden.

10.4.2.1. Barbiturate zur Injektion

Die Injektionslösung von ***Hexobarbital-Natrium***[4] muß stets frisch aus Trockenampullen be-

[4] Evipan-Natrium®

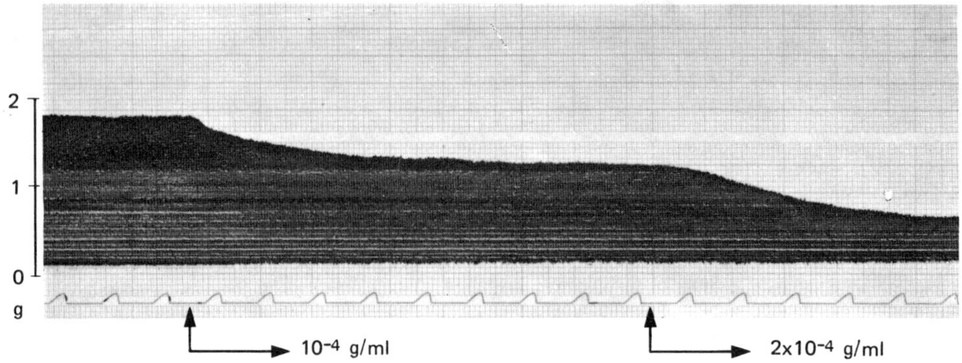

Abb. 10.3. Einfluß von Hexobarbital auf die Kontraktionskraft von Herzmuskulatur. Die Kontraktion des isolierten Vorhofs vom Meerschweinchen wird mittels Dehnungsmeßstreifens auf einem Direktschreiber registriert. Die Zeitmarkierung am unteren Rande in Minuten. Bei den Pfeilen Zusatz von 10^{-4} bzw. 2×10^{-4} g/ml Hexobarbitalnatrium, das die Kontraktionsstärke dosisabhängig reduziert.

reitet werden, in 10%iger Lösung werden zur Einleitung der Narkose 0,2 bis 0,4 g (2–4 ml) langsam injiziert (etwa 1 ml/min). Die Dosis von 1,0 g (= 10 ml) soll möglichst nicht angewendet werden, auch nicht, wenn die Gesamtmenge über einen großen Zeitraum verteilt wird. Akzidentelle, intraarterielle Injektion von Hexobarbitalnatrium hat weniger schwerwiegende Folgen als die von Thiobarbituraten.

Die Injektion muß langsam erfolgen, weil sonst die Konzentration, die den Herzmuskel erreicht, so hoch ist, daß eine Hemmung der Kontraktionskraft des Herzmuskels auftritt. Alle Barbiturate und Thiobarbiturate wirken ***negativ inotrop***; in der Abb. 10.**3** ist ein tierexperimentelles Beispiel für diesen Effekt dargestellt. Die Abnahme der Kontraktionskraft ist wahrscheinlich auf eine Beeinträchtigung der elektromechanischen Kopplung zurückzuführen. Während einer Erregung werden weniger Calcium-Ionen von der Plasmamembran freigesetzt, da Calcium in Anwesenheit von Barbituraten (und auch anderen Narkotika) fester gebunden wird.

Das ***Atemzentrum*** wird durch narkotische Dosen von Hexobarbitalnatrium und Verwandten beeinträchtigt (Abb. 9.**9**, S. 201). Die Atemfrequenz und die Atemtiefe werden vermindert. Bei Überdosierung wird das Atemzentrum völlig gelähmt (Näheres siehe unter Barbituratintoxikation bei den „Hypnotika“, S. 213). Durch einen Sauerstoffmangel im Gewebe erhöht sich die Giftigkeit der Barbiturate für verschiedene Organe erheblich: dies gilt vor allem für die Leber.

Bei der Einleitung der Narkose und während der Aufwachphase kann ein ***Exzitationsstadium*** durchlaufen werden. Auch eine reflektorische Übererregbarkeit (vornehmlich im Halsgebiet, möglicherweise über eine Karotissinuserregung), mag auftreten, die zu vagaler Fehlleistung am Herzen führen kann. Die Vagusübererregbarkeit wird durch Atropin- oder Scopolaminvorbehandlung verhindert.

Selbst bei langsamer intravenöser Injektion tritt der ***Bewußtseinsverlust*** sehr schnell ein. Die Patienten haben nur das Gefühl des Einschlafens. Je nach der Dosis erwachen die Patienten nach 10 bis 20 Minuten. Die „Straßenfähigkeit“ stellt sich aber erst nach erheblich längerer Zeit ein! Die ***muskuläre*** Erschlaffung ist bei reiner Hexobarbitalnarkose nicht besonders gut, die Abwehrreflexe sind nur mäßig gehemmt.

Eine reine Hexobarbitalnarkose kann nur für ***kurzdauernde*** Eingriffe empfohlen werden; die Unterhaltung einer langdauernden Narkose durch ständiges Nachinjizieren von Hexobarbital hat sich nicht bewährt. Hexobarbital ist aber ein sehr gutes Mittel zur ***Einleitung*** von Narkosen und zur Kombination mit Inhalationsnarkotika.

Ein Narkotikum, das ähnlich wie das Hexobarbital beurteilt werden muß, ist das ***Pentobarbital-***

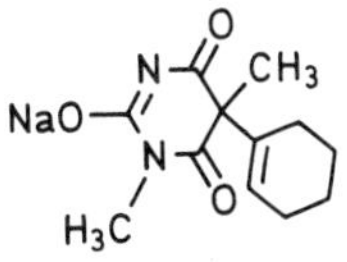

Hexobarbital-Natrium[5]
3-Methyl-5-methyl-5-(1-cyclohexenyl)-barbitursäure, Na-Salz

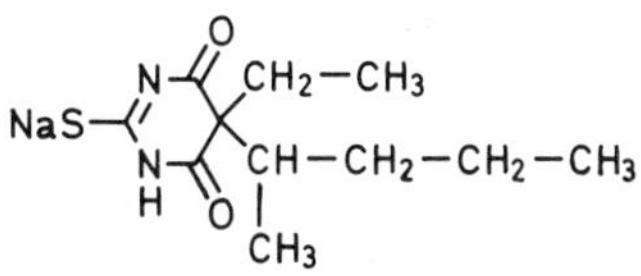

Thiopental-Natrium[6]
5-Äthyl-5-(2-pentyl)-thiobarbitursäure, Na-Salz

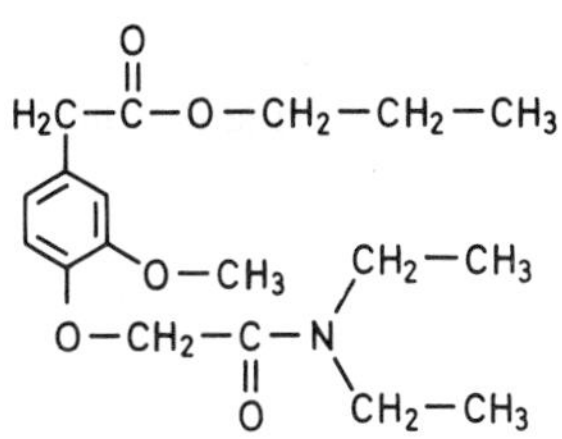

Propanidid[7]
3-Methoxy-4-(N,N-diäthyl-carbamoyl-methoxy)-phenylessigsäure-propylester

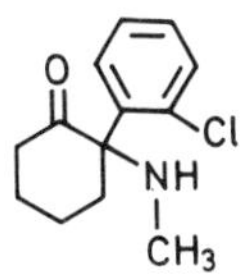

Ketamine[8]
2-(2-Chlorphenyl)-2-methylamino-cyclohexanon

Natrium[9], die Wirkungsdauer ist aber wesentlich länger.

Ein Derivat mit kürzerer Wirkungsdauer als Hexobarbital ist ***Methohexital-Natrium***[10]. Zur Einleitung einer Narkose genügen von dieser Verbindung 0,05–0,1 g für den Erwachsenen.

10.4.2.2. Thiobarbiturate zur Injektion

Thiopental-Natrium[11] liegt ebenfalls in Trockenampullen zur Herstellung von 2,5%iger (bzw. 5%iger) Lösung vor. Um eine Narkose einzuleiten, müssen 0,05 bis 0,1 g (2 bis 4 ml der 2,5%igen Lösung) injiziert werden.

Thiopental wirkt etwa so wie Hexobarbital, die Ausscheidung aus dem Organismus verläuft allerdings langsamer (über Umverteilung s. S. 225), obwohl das Erwachen ebenso schnell, vielleicht etwas schneller als nach Hexobarbital erfolgt. Die ***narkotische*** Breite scheint eher geringer zu sein als die von Hexobarbital. Ein tierexperimenteller Vergleich der beiden Substanzen bezüglich der Narkosebreite ist in der Abb. 10.**4** wiedergegeben. Thiopental und die anderen Thiobarbiturate sind verglichen mit Hexobarbital, stärker gewebstoxisch: bei akzidenteller intraarterieller Injektion treten schwere ***Durchblutungsstörungen*** und ***Gewebsschäden*** auf, die zum Verlust der Extremität führen können. Eine spezifische pharmakologische Gegenmaßnahme gegen diese lokale Vergiftung ist nicht bekannt.

Weitere Thiobarbituratderivate, die als Kurznarkotika Verwendung finden und wie Thiopental beurteilt werden müssen, sind ***Methitural***[12] und ***Buthalital***[13].

10.4.2.3. Propanidid[14]

Diese Substanz ist nicht wasserlöslich und wird daher durch einen relativ hoch konzentrierten Lösungsvermittler in Lösung gehalten. Für eine „Ultrakurznarkose" werden beim Erwachsenen in 2,5%- bzw. 5%-Lösung 0,5 g intravenös gegeben. Die Substanz wird vorwiegend hydrolytisch gespalten. Die Zeit, die für chirurgische Eingriffe zur Verfügung steht, beträgt 2 bis 5 Minuten, nach 5 bis 7 Minuten ist der Patient vollständig wach, nach 10 bis 15 Minuten gehfähig und nach 20 bis 30 Minuten völlig erholt. Nach einer anfänglichen Hyperventilation macht sich für einige Minuten eine Atemdepression bemerkbar. Der Blutdruck sinkt vorübergehend ab, die Herzfrequenz nimmt zu. Vereinzelt werden nach Abklingen der Narkose vegetative Regulationsstörungen (Erbrechen, Schwitzen, Laryngospasmus) und

[5] Evipan-Na® [7] Epontol®
[6] Trapanal® [8] Ketanest®
[9] Nembutal-Na®, Na-Salz der 5-Äthyl-5-(2-pentyl)-barbitursäure, analog zum Thipental
[10] Bremimytal®, Na-Salz der 3-Methyl-5-allyl-5-(1-methyl-pentinyl)-barbitursäure

[11] Trapanal®
[12] Thiogenal® = 5-(2-Methylthio-äthyl)-5-(2-pentyl)-thiobarbitursäure
[13] Baytinal® = 5-Allyl-5-(2′-methyl-propyl)-thiobarbitursäure
[14] Epontol®

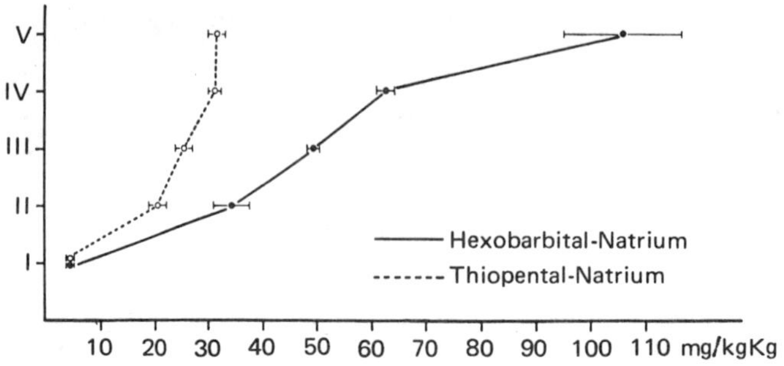

Abb. 10.4. Experimentelle Bestimmung der Narkosebreite von Hexobarbital und Thiopental am Meerschweinchen. Den Tieren werden die Substanzen fortlaufend infundiert und folgende Meßwerte festgestellt: I Seitenlage, II Verschwinden des Preyer-Ohrreflexes, III Verschwinden des Cornealreflexes, IV Verschwinden des Kneifreflexes und V Atemstillstand. Diese Meßwerte sind auf der Ordinate aufgetragen, die Abszisse zeigt die pro Körpergewicht infundierten Mengen. Der eingetragene Meßpunkt ist jeweils der Mittelwert von 6 Tieren mit der mittleren Abweichung des Mittelwertes ($\bar{x} \pm s_{\bar{x}}$). Beachte die wesentlich größere therapeutische Breite von Hexobarbital, verglichen mit der von Thiopental. Bei Thiopental tritt der Atemstillstand gleichzeitig mit dem Verschwinden des Kneifreflexes auf.

Reaktionen am Injektionsort beobachtet. Einige dieser Störungen mögen auf der manchmal beobachteten Histaminfreisetzung beruhen. Häufiger dagegen kommt es zu unwillkürlichen Bewegungen. Da mehrere ungeklärte Todesfälle bei Propanidid beobachtet worden sind, ist der klinische Wert dieses Narkotikums fraglich.

10.4.2.4. Ketamine[15]

Die narkotische Wirkung tritt schnell ein (Dosierung 2 mg/kg intravenös). Ketamine ist zur Durchführung kurzfristiger Eingriffe oder zur Einleitung länger dauernder Narkose geeignet. Es kann gegebenenfalls auch intramuskulär zugeführt werden, z. B. in Katastrophenfällen, um Verunglückte für den Transport ruhigzustellen. Die gute analgetische Wirkung überdauert das Erwachen aus der Narkose. Die Atmung wird meistens nur wenig beeinflußt. Vor allem zu Beginn der Narkose steigen die Herzfrequenz und der Blutdruck an (eventuell bis zu 200 mmHg bzw. 26 kPa systolisch). Die kardiovaskulären Wirkungen beruhen nicht auf einer eigenen adrenergen Wirkung, sondern sind durch Katecholamine vermittelt. Dementsprechend können überschießende Kreislaufreaktionen durch α-Blocker (Gefäße) und β-Blocker (Herz) vermindert werden. Die Muskulatur wird nicht erschlafft. In der Aufwachphase können traumhafte Erlebnisse unter Umständen beängstigend sein. Gleichzeitige Gabe von Neuroleptika verhindert diese Nebenwirkung. Strenge Kontraindikationen sind Hypertonie, Herzinsuffizienz und Arteriosklerose.

[15] Ketanest®

10.4.2.5. Etomidate[16]

Die Wirkung von Etomidate setzt nach intravenöser Gabe schnell ein und klingt rasch wieder ab. Bisherige Untersuchungen haben ergeben, daß die Kreislauffunktionen (bei hämodynamisch gesunden Patienten) kaum beeinträchtigt werden. Die narkotische Breite dieser Substanz scheint recht groß zu sein. Durch eine Dauerinfusion kann sogar eine Narkose unterhalten werden (Dosierung ~ 0,1 mg/kg × min). Weitere Erfahrungen mit dieser Substanz sind abzuwarten.

10.4.3. Narkoseprämedikation

Die Vorbehandlung des Patienten hat verschiedene Gründe:

❶ Die psychische Situation des Kranken, dem eine Operation bevorsteht, wird durch sedativ und analgetisch wirkende Pharmaka erleichtert.

❷ Die Einleitung der Narkose ist einfacher, es wird weniger Narkotikum verbraucht als ohne Vorbehandlung.

❸ Durch geeignete Vorbehandlung lassen sich Nebenwirkungen der Narkotika unterdrücken.

Aus der großen Anzahl von Medikamenten, die für diese Zwecke verwendet werden, seien fol-

[16] Hypnomidate®, (+)-Äthyl-[1-(α-methyl-benzyl)-imidazol-5-carboxylat]

gende genannt: Tranquillantien, Neuroleptika und Hypnotika wie Diazepam, Phenothiazin-Derivate und Barbiturate; Analgetika der Opiat-Gruppe; zur Verhinderung gefährlicher vagaler Reflexe als Parasympatholytikum Atropin oder auch Scopolamin, das gleichzeitig sedierend wirkt. Eine adäquate Prämedikation gehört zur modernen Narkose. Sie setzt die Gefährdung des Patienten herab, da Narkotika eingespart werden können. Eine Prämedikation mit Diazepam und ähnlich wirkenden Stoffen ändert die Empfindlichkeit der Patienten gegenüber Muskelrelaxantien.

10.4.4. Neuroleptanalgesie

Bei der Neuroleptanalgesie wird durch die ***Kombination*** eines morphinähnlich wirkenden starken ***Analgetikum*** und eines ***Neuroleptikum*** ein Zustand erzeugt, der etwa dem Stadium I der Narkose entspricht, in dem der Patient noch auf Reize reagiert. Es besteht eine völlige Analgesie mit nachfolgender Amnesie.

Grundsätzlich würde eine Dosis von ca. 60 mg Morphin eine solche Analgesie erzeugen. Die Wirkung würde aber viel zu lange anhalten. Dextromoramid, das zunächst für den genannten Zweck verwendet wurde, hat eine Wirkungsdauer von 2 bis 3 Stunden. Heute wird meistens ***Fentanyl*** gebraucht, dessen Wirkung nur 20 bis 30 Minuten anhält und deshalb besser steuerbar ist. Die Dosis für eine völlige Analgesie beträgt beim Erwachsenen 2 bis 3mal 0,1 mg intravenös. Ebenso wie Morphin lähmt auch diese Substanz das Atemzentrum.

Außer der Analgesie ist für die Durchführung eines operativen Eingriffes eine Dämpfung der psychischen Reaktionen notwendig, damit eine genügende psychische Indifferenz entsteht. Diese wird erzeugt durch Neuroleptika vom Typ der Butyrophenone. Da die Analgetika emetisch wirken können, ist der antiemetische Effekt der Butyrophenone von Vorteil.

Jedes stark wirksame Neuroleptikum mit guter

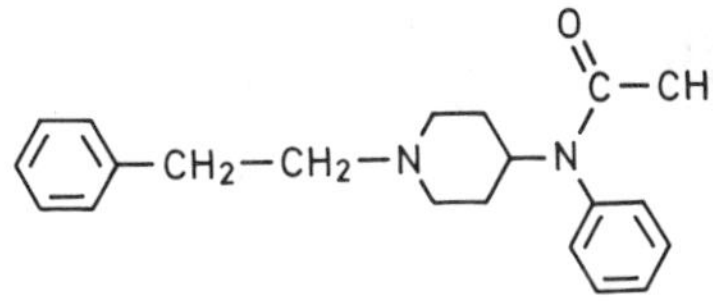

Fentanyl[17]
1-(2-Phenyl-äthyl)-4-(N-propionyl-anilino)-piperidin

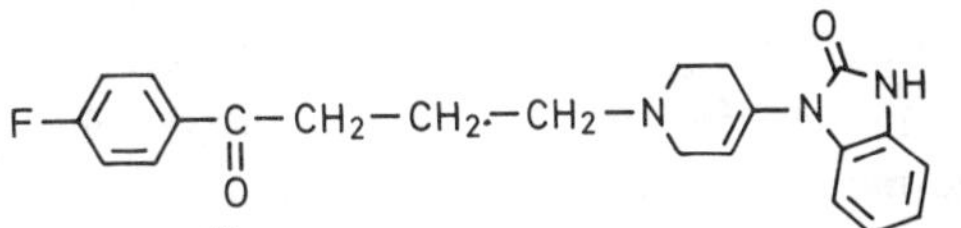

Droperidol[18]
1-[4-(4-Fluor-phenyl-4-oxobutyl] 4-(2-oxo-2,3-dihydro-1-benzimidazolinyl-) 1, 2, 3, 6-tetrahydropyridin

antiemetischer Wirkung könnte Verwendung finden. In der Praxis wird meist das Butyrophenonderivat ***Droperidol***[18] (10–25 mg intravenös) in der Kombination* mit Fentanyl angewandt. Im Gegensatz zur Fentanylwirkung hält der Effekt von Droperidol sehr lange an, es muß mit Restwirkungen bis zu 36 Stunden gerechnet werden. Die Butyrophenone sind in entsprechender Dosierung ebenfalls zur üblichen Narkoseprämedikation geeignet.

Der Vorteil der Neuroleptanalgesie besteht darin, daß die Patienten während der Operation ansprechbar bleiben. Dies kann besonders wünschenswert sein bei Hirn- und Innenohroperationen. Werden diese Substanzen als ***Basisnarkotika*** verwendet, genügen niedrige Konzentrationen von Stickoxydul, um eine ausreichende Narkosetiefe zu erzielen. Dieses kombinierte Verfahren ist besonders geeignet für Patienten mit kardiovaskulären Erkrankungen und im Greisenalter.

Bei der Anwendung der Neuroleptanalgesie ist zu bedenken, daß dieses „Narkoseverfahren" mit einer völligen Lähmung des Atemzentrums einhergeht und infolgedessen eine entsprechende Anästhesieausrüstung Voraussetzung ist. Es sollte speziellen Indikationen vorbehalten bleiben.

---

[17] Fentanyl-Janssen® [18] Dehydrobenzperidol®

* Die Kombination von Fentanyl und Droperidol im Präparat Thalamonal®

10.5. Antiepileptika

Unter Antiepileptika werden Pharmaka verstanden, die zur symptomatischen Therapie der verschiedenen Epilepsieformen geeignet sind, da sie die ***Krampfschwelle erhöhen***, ohne die sonstige motorische Erregbarkeit herabzusetzen; sie sollen eine möglichst geringe sedativhypnotische Wirkung besitzen.

Da die Epilepsie ein Leiden darstellt, das ständig und eventuell über Jahrzehnte behandelt werden muß, unterliegen Antiepileptika hinsichtlich der therapeutischen Breite besonders hohen Anforderungen. Daher konnte auch nur ein kleiner Teil der Substanzen, die im Tierversuch eine krampfvermindernde Wirkung besitzen, in die Therapie übernommen werden. Aber selbst die besten heute gebräuchlichen Antiepileptika besitzen nur eine ***geringe therapeutische Breite***, so daß in vielen Fällen eine ausreichende antiepileptische Behandlung für den Therapeuten und den Patienten ein schwieriges Problem darstellt. Die Wahl des Mittels wird wesentlich von dem Anfallcharakter (grand-mal-, petit-mal-Anfälle usw.) und der Abhängigkeit vom Tagesrhythmus (Schlaf-, Aufwach- und diffuse Epilepsie) beeinflußt, da die Antiepileptika eine gewisse Spezifität aufweisen.

Die Therapie sollte mit langsam ansteigenden Dosen begonnen werden, bis eine Anfallsfreiheit erreicht ist. Der Austausch eines Medikamentes gegen ein anderes ist tunlichst überlappend vorzunehmen. Plötzliches Absetzen der Arzneimittelzufuhr kann zu einer akuten Verschlechterung führen.

Die Therapie des Status epilepticus erfordert völlig andere Maßnahmen als die Behandlung des epileptischen Grundleidens (s. S. 234).

Die Behandlung des epileptischen Grundleidens. Eine Kombination verschiedener Antiepileptika erweist sich häufig als günstige therapeutische Maßnahme, da die gewünschten Wirkungen additiv, die Nebenwirkungen dagegen unterschiedlich und nicht additiv sind. Das Dosenverhältnis zwischen den einzelnen Substanzen muß jeweils individuell eingestellt werden. Auf Grund der zum Teil ernsten Nebenwirkungen muß während der Therapie mit Antiepileptika eine ständige Kontrolle des Patienten erfolgen (Blutbildüberwachung, Urinuntersuchung, Leberfunktionsproben je nach den speziellen Nebenwirkungen des verwendeten Pharmakon). Während die schweren Nebenwirkungen (Blutbildungsschädigung, Leberfunktionsstörungen usw.) zum Abbruch der Therapie oder zum Wechsel des Medikamentes zwingen, können die leichteren oder vorübergehend auftretenden Nebenwirkungen durch symptomatische Maßnahmen abgemildert werden (z. B. zentral erregende Mittel bei Schläfrigkeit, dunkle Brille bei Photophobie usw.).

Nach Zufuhr von Antiepileptika, die die unten aufgezeigte Grundstruktur aufweisen, ist der Gehalt an Folsäure in Serum und Liquor cerebrospinalis vermindert. Dieser Mangel, der mitunter zu Megaloblastenanämien führen kann, muß durch Zufuhr von Folsäure behoben werden, s. dazu auch S.131.

Fast alle „Klassischen" Antiepileptika besitzen in ihrer chemischen Konstitution die Atomgruppierung:

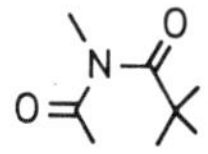

lediglich das Hexahydropyrimidin-4,6-dion-Derivat Primidon scheint eine Ausnahme zu bilden. Im Organismus wird diese Substanz aber auch zum Teil zum Barbiturat oxydiert. Neben den Barbitursäurederivaten sind als Antiepileptika besonders Abkömmlinge des Hydantoin und des Oxazolidin-2,4-dion wirksam, daneben Bernsteinsäureimid- und Acetylharnstoff-Derivate (s. Formeln). Es sei an dieser Stelle nochmals an eine mögliche antiepileptische Wirkung des Carboanhydrase-Hemmstoffes Acetazolamid erinnert (s. S. 150). Die antiepileptische Therapie mit Bromid ist heute obsolet.

Aus diesen Erörterungen ergeben sich Antiepileptika aus folgenden chemischen Gruppen:

❶ Barbiturate

❷ Hydantoine

❸ Oxazolidine

❹ Succinimide

❺ Acetylharnstoff-Derivate

Aber auch Substanzen anderer chemischer Grundstruktur sind als Antiepileptika zu verwenden:

❻ Benzodiazepine

❼ Carbamazepin, ein trizyklisches Dibenzo-[e]-1,4-azepin

❽ Valproinsäure

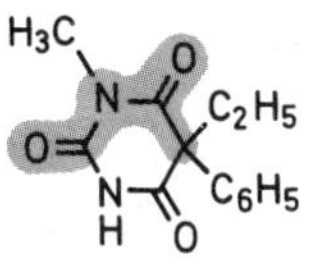

Barbitursäure-Derivate
(z. B. Methylphenobarbital = 3-Methyl-5-äthyl-5-phenylbarbitursäure)

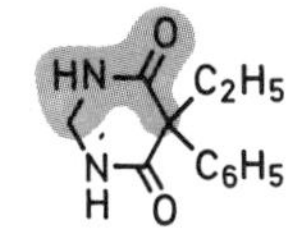

Hydropyrimidin-4,6-dion-Derivate
(z. B. Primidon = 5-Äthyl-5-phenyl-hexahydropyrimidin-4,6-dion)

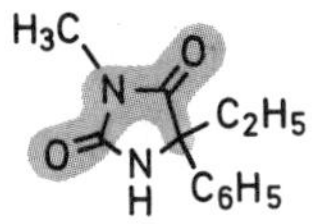

Hydantoin-Derivate
(z. B. Mephenyton = 3-Methyl-5-äthyl-5-phenyl-hydantoin)

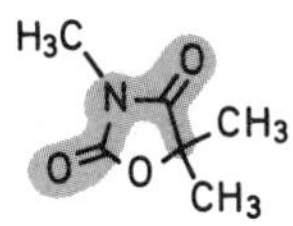

Oxazolidin-2,4-dion-Derivate
(z. B. Trimethadion = 3,5,5-Trimethyl-1,3-oxazolidin-2,4-dion)

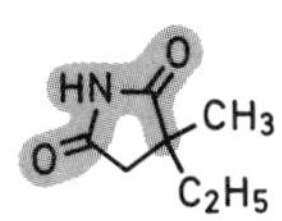

Bernsteinsäureimid-(Succinimid-) Derivate
(z. B. Ethosuximid = 4-Äthyl-4-methyl-succinimid oder 4-Äthyl-4-methylpyrrolidin-2,5-dion)

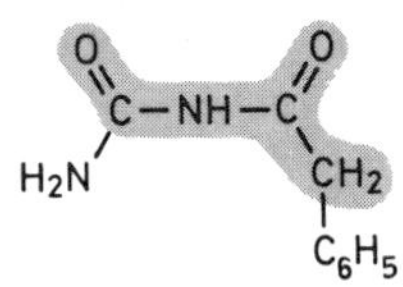

Acetylharnstoff-Derivate
(z. B. Phenacemid = Phenylacetyl-harnstoff)

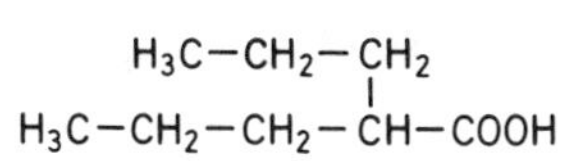

Carbonsäure
Valproinsäure
Dipropylessigsäure
2-Propyl-pentansäure

10.5.1. Barbitursäure-Derivate

Aus dieser Substanzgruppe sind am besten für eine antiepileptische Therapie ***Phenobarbital***[1] und ***Methylphenobarbital***[2] geeignet. Methylphenobarbital hat etwa dieselbe krampfhemmende Wirkung wie Phenobarbital, die hypnotische Wirkung, die bei der Behandlung der Epilepsie als unerwünschte Nebenwirkung anzusehen ist, ist dagegen wesentlich schwächer. Methylphenobarbital ist daher im allgemeinen vorzuziehen. Die Tagesdosierung liegt im Bereich zwischen 0,1 und 0,6 g. Schwere Nebenwirkungen sind selten (s. S. 213).

In der Wirkung vergleichbar mit Phenobarbital ist ***Primidon***[3] (Desoxyphenobarbital), das in Tagesdosen von 0,5 bis 1,0 (bis 1,5) g gegeben werden muß. Bei den Nebenwirkungen steht der hypnotische Effekt mit den entsprechenden Auswirkungen auf die Psyche (Benommenheit, Antriebsverarmung, Denkerschwerung etc.) im Vordergrund.

Die ***Hauptindikation*** für Methylphenobarbital, Phenobarbital und Primidon ist die Epilepsie mit dem grand-mal-Charakter; petit-mal-Fälle und psychomotorische Anfälle sprechen weniger gut an.

10.5.2. Hydantoin-Derivate

Die Substanzen ***Phenytoin***[4] und ***Mephenytoin***[5] besitzen eine starke krampfunterdrückende Wirkung, ohne zu ausgeprägte sedativ-hypnotische Eigenschaften aufzuweisen. Einen Hinweis auf den Wirkungsmechanismus der Hydantoine geben Befunde, bei denen eine Aktivierung von Hemmungen auf Rückenmarksreflexe und ein stabilisierender Einfluß auf die Membran peripherer Nerven und der Herzmuskulatur gezeigt wurde. Die benötigten Tagesmengen liegen zwischen 0,2 und 0,6 g, allerdings bestehen starke individuelle Unterschiede in der Empfindlich-

[1] Luminal®, Phenaemal® [2] Prominal® [3] Mylepsin®
[4] Epanutin®, Phenhydan®, Zentropil®, 5,5-Diphenyl-hydantoin
[5] Mesantoin®

keit. Da die Wirkung der Hydantoinderivate allmählich eintritt, hat die Therapie mit langsam ansteigenden Mengen zu beginnen. Neben den ***grand-mal-Anfällen*** lassen sich ebenfalls gut die ***psychomotorischen Epilepsieformen*** behandeln. Beim Vorliegen einer grand-mal-Epilepsie ist eine Kombination von Barbitursäure- und Hydantoinderivaten oft zweckmäßig.

Als ***Nebenwirkungen*** treten Dösigkeit und psychische Beeinträchtigung (konfuses Verhalten, depressive Verstimmung, paranoide Vorstellung etc.) auf, daneben kommen verhältnismäßig häufig Arzneimittelexantheme vor, manchmal auch gastrointestinale Störungen, Lupus-erythematodes-Syndrom, eine Lymphadenopathie und Hyperkinesen, sowie andere neurotoxische Symptome, die bei Fortsetzung der Therapie irreversibel sein können (Gangataxie, Diplopie). Eine spezifische Nebenwirkung, die wohl nur bei chronischer Zufuhr von Hydantoin-Derivaten (vor allem Phenytoin) beobachtet wird, besteht in einer Hyperplasie der Gingiva. Teratogene Wirkungen in Form von knöchernen Deformationen an den Händen von Neugeborenen wurden beobachtet. Durch Phenytoin und andere Antiepileptika wird der Vitamin-D-Stoffwechsel im Organismus und die enterale Calcium-Resorption beeinträchtigt, so daß bei Kindern und Erwachsenen Rachitis bzw. Osteomalazie entstehen können. Auf eine prophylaktische resp. therapeutische Zufuhr von Vit. D_3 ist daher zu achten. Es sei nochmals auf die Möglichkeit eines funktionellen Folsäuremangels hingewiesen.

10.5.3. Oxazolidin-Derivate

Die Verbindungen ***Trimethadion***[6] und ***Paramethadion***[7] sind besonders wirksam gegenüber Epilepsien von ***petit-mal-Charakter***; grand-mal- und psychomotorische Anfälle werden kaum beeinflußt. Die benötigten Tagesdosen liegen zwischen 0,9 und 2,4 g, die Einstellung auf diese Pharmaka hat ebenfalls einschleichend zu erfolgen.

Tolerable Nebenwirkungen der Oxazolidin-Derivate bestehen in Schläfrigkeit, Ataxie, Magenreizung, Nausea; dazu tritt häufig eine Photophobie mit Verminderung der Sehschärfe auf, die bei Fortsetzung der Therapie verschwinden oder sich wenigstens bessern kann. Eine irreversible Schädigung des Sehvermögens ist nicht beobachtet worden. Beim Auftreten von Hautschädigungen muß die Therapie mit Oxazolidin-Derivaten abgebrochen werden. Die schwerste Nebenwirkung, auf die durch regelmäßige Blutbildkontrollen geachtet werden muß, besteht in einer Schädigung des blutbildenden Markes.

10.5.4. Succinimid-Derivate

Das 1-Methyl-4-phenyl-succinimid ist wirksam gegen petit-mal-Anfälle, vor allem Absencen. Besser bewährt sich Ethosuximid[8], das bei kindlichen Absencen in über 50% der Fälle Anfallsfreiheit bewirkt. Große Anfälle werden nicht beeinflußt, striäre Hyperkinesen können ausgelöst werden. Blutbildkontrollen sind notwendig.

10.5.5. Phenacemid

Phenacemid (Phenylacetyl-harnstoff)[9] sollte nur bei Epilepsien angewendet werden, die gegenüber den anderen Medikamenten refraktär sind, da die Nebenwirkungen zu ausgeprägt sind (toxische Psychose, Leber- und Knochenmarkschädigung).

10.5.6. Carbamazepin[10]

Es steht chemisch den „klassischen“ Antiepileptika nicht nahe (es enthält das Ringsystem des Imipramin) und wird ebenso wie Phenytoin als Therapeutikum bei Trigeminus-Neuralgie verwendet. Carbamazepin hat sich bei manchen Fällen von Epilepsie als günstig erwiesen.

Es ist auffallend, daß Antiepileptika verschiedener chemischer Gruppen bei Trigeminus-Neuralgie und auch bei Migräne wirksam sein können.

10.5.7. Valproinsäure, 2-Propylpentansäure[11]

Die 2-Propylpentansäure (auch deklariert als Dipropylessigsäure, als Valproinsäure und auch als

---

[6] Tridione®
[7] Paradione®, 5-Äthyl-3,5-dimethyl-1,3-oxazolidin-2,4-dion

[8] Suxinutin®
[9] Phenuron®
[10] Tegretal® = 5-Carbamoyl-5H-dibenzo[b; f]-azepin
[11] Ergenyl®, Orfiril®

2-Propyl-valeriansäure) wirkt bei verschiedenen Formen antiepileptisch. Sie ***erhöht*** die zerebrale Konzentration der inhibitorischen Überträgersubstanz 4-Aminobuttersäure (GABA), möglicherweise durch Hemmung von deren Abbau. So könnte der therapeutische Effekt erklärt werden.

Das Mittel ist bei vielen Formen der Epilepsie wirksam; aber im einzelnen sind seine Vorzüge gegenüber den gebräuchlichen Antikonvulsiva nicht geklärt. Die ***Nebenwirkungen*** (Magenbeschwerden, selten Haarausfall, Thrombozytopenie) sind gering. Die häufig geübte Kombination mit anderen Substanzen sollte zu Gunsten einer übersichtlichen Monotherapie vermieden werden, zumal dann Störungen der Pharmakokinetik zu erwarten sind.

10.5.8. Benzodiazepine

Die Substanzen dieser Gruppe können unter Umständen auch zur Dauerbehandlung von Epileptikern beitragen. Sie hemmen nicht die Aktivität des Focus, wohl dagegen die Ausbreitung der pathologischen Erregungen. Für diesen Zweck kommen folgende Substanzen in Betracht: Diazepam[12], Nitrazepam[13] und Clonazepam[14]. Die Dosierung muß sich nach dem Effekt, der Verträglichkeit und der Notwendigkeit zur Kombination mit anderen Antiepileptika richten. Die drei genannten Verbindungen scheinen sich nur in ihrem pharmakokinetischen Verhalten zu unterscheiden.

10.5.9. Dexamethason

Bei Propulsiv-petit-mal der Säuglinge sind mitunter Behandlungsperioden mit dem Glucocorticoid Dexamethason[15] per os wirksam.

[12] Valium® [13] Mogadan®
[14] Rivotril® = 5-(2-Chlor-phenyl)-7-nitro-1,2-dihydro-3H-(benzo-[e]-1,4-diazepin)-2-on. Vergleiche mit Nitrazepam. [15] z. B. Decadron®, Fortecortin®

Tabelle 10.3. Übersicht über die *Pharmakotherapie verschiedener Epilepsie-Formen.* Die Dosen sind individuell anzupassen. Laufende Kontrollen des EEG sind notwendig, auf das Auftreten von Nebenwirkungen ist ständig zu achten.

Anfallscharakter	**Pharmaka**	**Erhaltungsdosis** Erwachsene (mg)
Grand mal fokale Anfälle	Phenytoin	200–400
	Primidon	500–1500
	Phenobarbital	60–300
	Carbamazepin	600–1200
Psychomotorische Anfälle	Carbamazepin	s.o.
	Primidon	s. o.
	Phenytoin	s. o.
Propulsivanfälle BNS*)-Krämpfe bei Säuglingen	Benzodiazepine	
	z. B. Clonazepam	0,2 mg später 0,5–1 mg
	Dexamethason	0,3(–0,7) mg/kg, später weniger
Myoklonisch astatische Anfälle bei Kleinkindern	Benzodiazepine	
	z. B. Clonazepam	anfangs 0,6 mg, später 1,5–3,0 mg
	Valproinsäure	3–10jährige 600–900 mg
Pyknoleptische Absencen bei Schulkindern	Succinimide z. B. Ethosuximid	10 mg/kg evtl. langsam bis zu 30 mg/kg steigern
	Valproinsäure	3–10jährige 600–900 mg
Myoklonische Anfälle bei Jugendlichen	Primidon	Dem Alter entsprechender Bruchteil der Erw.-Dosis
	Succinimide	

*) Blitz-, Nick- und Salaam-Krämpfe

10.5.10. Behandlung des Status epilepticus

Da der Status epilepticus unmittelbar lebensbedrohend ist, erfordert er eine sofortige Durchbrechung mittels einer „relaxierenden Narkose“. Als Methode der Wahl kommt die intravenöse Zufuhr eines Benzodiazepins in Frage. So müssen von Diazepam[16] 0,25–0,75 mg/kg langsam injiziert werden, auch Clonazepam[17] kann verwendet werden, diese Substanz steigert unter Umständen die Bronchial- und Speichelsekretion. Bei Versagen dieser Therapie muß auf die früher übliche Injektion eines Barbiturates zurückgegriffen werden (z. B. Hexobarbital-Natrium[18]).

[16] Valium®

[17] Rivotril®

[18] Evipan-Natrium®

10.6. Psychopharmaka

Die im folgenden besprochenen Psychopharmaka sind Substanzen, die auf die ***Psyche einwirken und einen therapeutischen Nutzen*** besitzen. Sie sind klar abzugrenzen von den Psychotomimetika (s. S. 409), die zwar auch die Psyche beeinflussen, aber keinerlei therapeutischen Wert aufweisen. Die Psychopharmaka sind ferner abzugrenzen von den Arzneimittelgruppen, die das Zentralnervensystem unspezifisch hemmen (Hypnotika, Narkotika) oder erregen (Analeptika). Der Vorteil der Psychopharmaka besteht in einer mehr differenzierten Beeinflussung psychischer Vorgänge. Ihre Wirkung kann sich zum Teil nur entfalten beim Vorliegen psycho-pathologischer Reaktionen, dies gilt zum Beispiel für die antipsychotische Wirkung der Neuroleptika und der Thymoleptika. Neben diesen mehr spezifischen Wirkungen besitzen alle Psychopharmaka unspezifische hemmende oder auch erregende Effekte auf das Zentralnervensystem.

Die ***Entwicklung der Psychopharmaka*** nahm ihren Ausgang von der Beobachtung ungewollter Wirkungen anderer Arzneimittelgruppen:

❶ Bei der Untersuchung einiger Antihistaminika (wie Promethazin) fiel eine zentral dämpfende Wirkung auf, die systematisch untersucht wurde und zur Entwicklung des Chlorpromazin und weiterer ***Neuroleptika*** führte.

❷ Bei der Analyse des Wirkungsspektrums bestimmter „Neuroleptika“ wurde eine stimmungsaufhellende Komponente beobachtet. Erkenntnisse über die Strukturwirkungsbeziehungen dieser Substanzen ermöglichten die Entwicklung der ***Thymoleptika*** (Antidepressiva).

❸ Bei der Anwendung zentral wirksamer Muskelrelaxantien (s. S. 182) konnte eine psychisch entspannende Nebenwirkung festgestellt werden. Die gezielte Suche nach Verbindungen, bei denen diese Wirkung akzentuiert vorhanden ist, resultierte in der Entwicklung der ***Anxiolytika*** bzw. Tranquillantien.

❹ Die chemische Abwandlung der Katecholamine in Substanzen mit gutem Penetrationsvermögen in das Zentralnervensystem führte zur Entwicklung vorwiegend zentral wirksamer indirekter Sympathomimetika ***(Psychoanaleptika)***.

Es sei darauf hingewiesen, daß die Untersuchung von Psychopharmaka tierexperimentell außerordentlich erschwert ist. Erstens fehlen die psycho-pathologischen Zustandsbilder beim Tier und zweitens gibt es keinen Zugang zur „Psyche des Tieres“, der Untersucher ist auf Analogieschlüsse angewiesen. So können am Tier eigentlich nur die unspezifischen Wirkungen der Psychopharmaka

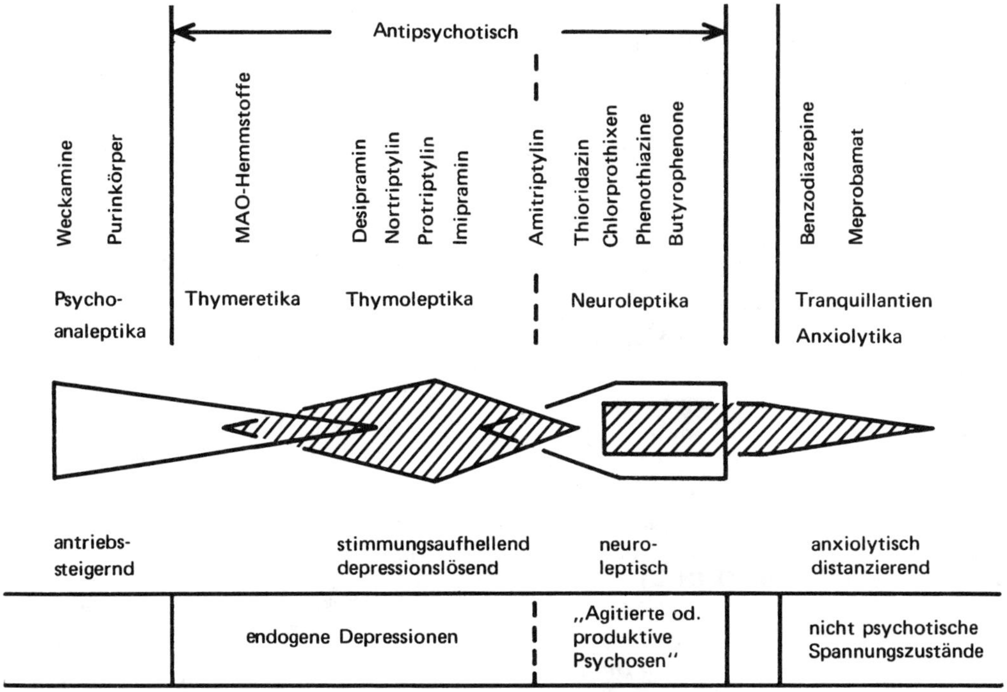

Abb. 10.5. Schematische Zusammenstellung der Wirkungsqualitäten von Psychopharmaka und ihren Indikationen.

und ihre somatischen Nebenwirkungen experimentell erfaßt werden.

Ungeachtet der zahlreichen praktischen Erfolge mit modernen Psychopharmaka wissen wir nur wenig über die ***Pathogenese*** der psychischen Erkrankungen und nichts über den ***molekularen Wirkungsmechanismus*** der bei diesen Erkrankungen wirksamen Pharmaka. Allerdings sprechen doch eine Reihe von Beobachtungen und Befunden dafür, daß zumindest ein Teil der Psychosen irgendwie mit Störungen im Stoffwechsel von Überträgersubstanzen verknüpft ist, in den die Psychopharmaka möglicherweise eingreifen.

Die ***Terminologie*** der Psychopharmaka ist bei verschiedenen Autoren unterschiedlich, die Zahl der Termini ist, wie immer in der Psychiatrie, beträchtlich. Man kann unterscheiden zwischen Neuroleptika („major tranquilizers"), Thymoleptika einschließlich der Thymeretika, Anxiolytika oder Tranquillantien („minor tranquilizers") und Psychoanaleptika. Die Grenzen zwischen den einzelnen Gruppen sind nicht scharf zu ziehen, aber aus Gründen der verschiedenen Indikationsstellungen zweckmäßig.

Um einen groben Überblick über die Wirkungsqualitäten und die Indikationen der therapeutisch wichtigen Psychopharmaka zu geben, sind in Abb. 10.5. schematisch die entsprechenden Eigenschaften zusammengestellt.

10.6.1. Neuroleptika, Neuroplegika

Wirkung. Die Besonderheit der Neuroleptika (Neuroplegika) liegt darin, daß sie auch in kleineren Mengen bereits starke Einflüsse auf die psychische Grundbefindlichkeit des durch Wahnideen und Halluzinationen erregten psychotischen Patienten haben. Es kommt zu einer affektiven Indifferenz, einer tiefen Beruhigung, Apathie und Schlaf, aber nicht zu einer Narkose: der Kranke bleibt erweckbar. Durch den dämpfenden Einfluß der Neuroleptika auf Affektivität, Psychodynamik und Grundbefindlichkeit wird der Kranke in die Lage versetzt, sich von seinem ***psychotischen Zustand zu distanzieren***, die psychotischen Wahrnehmungen verlieren an Aktualität und der Patient wird einer ärztlichen Therapie zugängiger. Die Neuroleptika sind keine Heilmittel für den Krankheitsprozeß, der der Psychose zu grunde liegt.

Es werden nicht Krankheiten, sondern ***„Zielsymptome“***, das heißt zum Beispiel psychomotorische Erregungszustände, hochgradige affektive Spannungen oder psychotische Erlebnisproduktionen behandelt. Die Dauer psychotischer Erkrankungen wird durch die Pharmakotherapie im allgemeinen nicht abgekürzt. Der Patient wird aber traktabler, die pflegerischen Aufgaben werden erleichtert. Aber nicht nur psychische Wirkungen, sondern auch körperliche Begleitsymptome sind bei allen verwendeten Mitteln zu erwarten. Es ist erwiesen, daß die körperlichen Nebenwirkungen (z. B. „Parkinsonismus“) für den Erfolg der antipsychotischen Therapie nicht nötig sind.

Die Neuroleptika und auch die Tranquillantien beeinflussen bei ***psychotischen und nichtpsychotischen*** Kranken die Wechselwirkung zwischen der Psyche und dem Vegetativum. Unter ihrem Einfluß werden die als Ziele psychischer Alteration dienenden Organe (Bronchialbaum, Magenschleimhaut, Gefäße, Herz usw.) „vegetativ dezentralisiert“ oder ***„psychovegetativ entkoppelt“***. Daher die erfolgreiche Anwendung dieser Medikamente auch in der inneren Medizin bei eventuell psychisch überlagerten Erkrankungen, wie Asthma, Ulcus ventriculi, Hypertonie, Arrhythmien, Stenokardien usw.

Zahlreiche Einzeluntersuchungen über den Angriffspunkt der Neuroleptika liegen vor. Sie haben aber bisher nicht zu einer befriedigenden Vorstellung geführt. Das Neuroleptikum-Molekül enthält ein hydrophobes Ringsystem und eine Amin-Gruppe in der Seitenkette. In dreibindiger Form (s. S. 31) trägt dieses Amin zur guten Lipidlöslichkeit bei, in protonisierter Form ist dagegen diese Gruppe hydrophil und verleiht dem Molekül ausgeprägte amphiphile Eigenschaften. Das Neuroleptikum mit dreibindigem Stickstoff kann leicht alle Lipidbarrieren überwinden. In amphiphiler Form wird es sich bevorzugt an Wasser-Lipid-Interphasen anreichern. Alle zellulären Membranen stellen derartige Interphasen dar. Dementsprechend werden diese Pharmaka in Membranen angereichert und führen zu rein physiko-chemisch bedingten Änderungen der Membranfunktionen. Über die Bedeutung dieser Einlagerung für die antipsychotische Wirkung der Neuroleptika besteht keine Klarheit, für einen Teil der Nebenwirkungen (cardiodepressiver und lokalanästhetischer Effekt) ist wohl die membranale Anreicherung verantwortlich zu machen. Die Neuroleptika hemmen die neuronale Wiederaufnahme von Noradrenalin und Serotonin im Cortex; sie blockieren in den Basalganglien, im Hypothalamus und im limbischen System die Dopamin-Rezeptoren und steigern den Dopamin-Umsatz.

Ob ein Zusammenhang zum antipsychotischen Effekt besteht, ist zweifelhaft, sicher wird jedoch durch die Beeinflussung des Dopaminstoffwechsels ein Teil der somatischen Nebenwirkungen (Parkinsonismus) erklärt.

Chemische Struktur. Als wichtigste Substanz und Prototyp der ganzen Gruppe erwies sich Chlorpromazin. Chlorpromazin, das selbst Antihistaminwirkung besitzt, ist den Antihistaminika mit Phenothiazin-Gerüst wie Promethazin chemisch nahe verwandt. Für die neuroleptische Wirkung sind folgende Struktureigentümlichkeiten charakteristisch. Das Molekül besteht aus einem massiven Körper von drei fast völlig in einer Ebene liegenden Sechsringen, der in 10-Stellung eine Dimethylamino-propyl-Seitenkette und in Position 3 ein Chloratom trägt. Während eine Substitution in Stellung 3 nicht obligat ist, taucht die Seitenkette in offener oder versteckter Form bei allen Substanzen dieser Arzneimittelgruppe wieder auf. Werden einzelne Atome im Ringsystem durch andere ersetzt, so ändern sich damit die biologischen Wirkungen nur unwesentlich oder gar nicht („Analogpräparate“, s. S. 5). Völlig verändert wird durch einen solchen „Atomtausch“ aber die Benennung. So wird aus dem Phenothiazin-Derivat Chlorpromazin durch Austausch des Stickstoffatoms gegen ein Kohlenstoffatom in Position 10 das Thiaxanthenderivat Chlorprothixen. (Es sei auf die Sammlung chemischer Grundstrukturen im Anhang S. 422) hingewiesen.) Wird das im Zentrum vorhandene S-Atom durch zwei Atome ersetzt (wie beim Imipramin, s. Formeln S. 238), so verliert das Ringsystem seine relativ flache Konfiguration. Es knickt um eine etwa in der Mitte liegende Achse ab, so daß der C-Ring fast senkrecht auf der Ebene steht, die durch die Ringe A und B gebildet wird. Interessanterweise besitzen diese Verbindungen thymoleptische Wirkungen.

Antagonismus gegen Überträgerstoffe. Da das Grundgerüst der Neuroleptika und der Thymoleptika aus einer Seitenkette mit protonisierbarem Stickstoff und einem aromatischen Ringsystem besteht, besitzen diese Substanzen Affinität zu den Acetylcholin- und Amin-Rezeptoren. Der erste Schritt bei der Anlagerung der physiologischen Agonisten (Acetylcholin, Katecholamine, Serotonin, Histamin) besteht in der elektrostatischen Attraktion zwischen dem positiv geladenen Stickstoff und dem anionischen Zentrum des Rezeptormoleküls (s. Abb. 2.**6**, S. 52; und 2.**18**, S. 68). Diese Reaktion spielt sich auch zwischen den Neuroleptika bzw. Thymoleptika und den Rezeptoren ab. Im Gegensatz zu den genannten Agonisten besitzen die Psychopharmaka aber keine intrinsic activity, das große apolare Ringsystem wird aber durch hydrophobe Kräfte an das Rezeptormolekül gebunden. Daraus resultiert eine antagonistische Wirkung an den entsprechenden Rezeptoren. Alle Neuroleptika und Thymoleptika wirken daher auch atropinartig und sind Histamin-, Serotonin- und Katecholamin-Antagonisten. Diese Eigenschaften sind bei den einzelnen Pharmaka in unterschiedlichem Ausmaß vorhanden. Bei der Therapie mit Neuroleptika und Thymoleptika ist aber immer mit Nebenwirkungen von Seiten der vegetativen Organe zu rechnen. Diese Wirkungen können so ausgeprägt sein, daß sich daraus Kontraindikationen ergeben, so z.B. durch die tachykarde (atropinartige) Wirkung der Neuroleptika oder durch die zentral adrenolytische Wirkung der Thymoleptika bei einer Clonidin-Therapie.

10.6.1.1. Chlorpromazin[1]

Chlorpromazin ist der Prototyp eines Neuroleptikum. Bei psychisch Erkrankten vermindert es die Aktualität psychotischer Wahrnehmungen, was den Einfluß der Psychose auf die Befindlichkeit des Patienten mildert, und für den Betroffenen eine wesentliche Erleichterung bedeuten kann. Für den Therapeuten wird der Zugang zum Patienten verbessert und die pflegerische Fürsorge erleichtert. Außer den antipsychotischen Wirkungen lassen sich weitere Einflüsse auf die Psyche, wie sie ebenfalls bei psychisch gesunden Patienten auftreten, feststellen. Sie bestehen in einer tiefen Beruhigung, Verminderung der Alertheit und in einer Schläfrigkeit. Auch bei psychisch Gesunden ist eine Distanzierung gegenüber Umwelteinflüssen zu beobachten. Dieser Effekt kann bei psychosomatischen Erkrankungen therapeutisch ausgenutzt werden. Ferner besitzt Chlorpromazin zentralnervöse somatische Wirkungen, die therapeutisch eingesetzt werden können: Hemmung der Trigger-Zone (Area postrema) des Brechzentrums und des Brechzentrums selbst (antiemetischer Effekt), funktionelle Ausschaltung des Wärme-Regulationszentrums im Thalamus. Die Körpertemperatur wird abhängig von der Umgebungstemperatur, so daß durch einen Wärmeentzug (Eispackungen) eine Hypothermie erzeugt werden kann, die z.B. bei manchen schwierigen Operationen gefordert wird.

Nach oraler Einnahme von 25 bis 50 mg Chlorpromazin erreicht die zentral dämpfende und distanzierende Wirkung in 1 Stunde das Maximum und hält etwa 5 Stunden an. Die Substanz wird wohl vorwiegend in der Leber abgebaut (Ringhydroxylierung); bei Lebererkrankungen ist die Wirkung von Chlorpromazin verstärkt. Etwa 10% werden im Harn als Sulfoxyd ausgeschieden. Eine gleichzeitige Gabe von Antacida vermindert die Resorption von Chlorpromazin.

Nebenwirkungen. Lokal wirkt Chlorpromazin zwar anästhetisch, aber gewebsreizend. Es sollte deshalb möglichst verdünnt und nicht subkutan injiziert werden. Die ***zentral dämpfende Wirkung*** von Chlorpromazin mag bei manchen ambulanten Patienten erwünscht sein, aber mit stärkeren Störungen ist nach gleichzeitigem Alkoholgenuß oder zusätzlicher Einnahme von Hypnotika zu rechnen (Vorsicht Autofahrer!). Nach langer Zufuhr (2 bis 3 Wochen) kann die sedierende in eine erregende Wirkung umschlagen. Verschiedene ***allergische*** Hautreaktionen können in etwa 10% der Fälle auftreten, daneben werden Fälle von systemischem Lupus erythematodes beobachtet. ***Störungen*** im ***vegetativen System*** wie Tachykardie besonders im Zusammenhang mit Blutdrucksenkung oder orthostatischem Kollaps, Trockenheit des Mundes und Schwellung der Nasenschleimhaut, Störungen der Funktion des Magen-Darm-Kanals und der Blase sind öfter zu beobachten. Zeichen von ***Parkinsonismus*** treten nach größeren Dosen und längerer Zufuhr häufig auf (s. S. 182), sie gehen nach Absetzen von Chlorpromazin im allgemeinen wieder zurück und lassen sich, solange sie funktioneller Natur sind, durch Anti-

[1] Largactil®, Megaphen®, Thorazin®

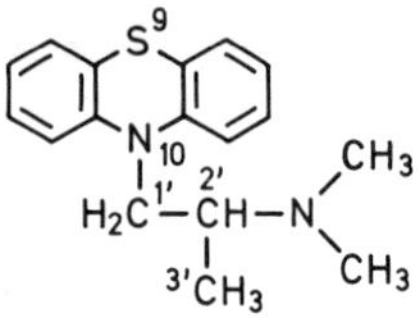

Promethazin[2]
10-(2-Dimethylamino-propyl)-phenothiazin

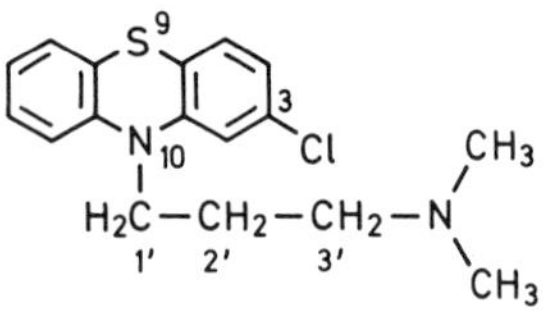

Chlorpromazin[3]
3-Chlor-10-(3-dimethylamino-propyl)-phenothiazin

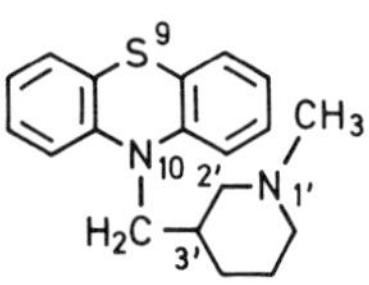

Pecazin[4]
10-(1-Methyl-piperid-3-yl-methyl)-phenothiazin

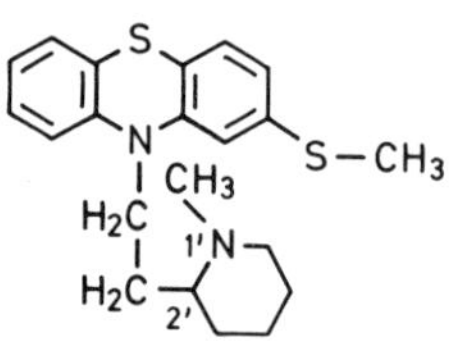

Thioridazin[5]
3-Methylmercapto-10-[2-(1-methyl-piperid-2-yl)-äthyl]-phenothiazin

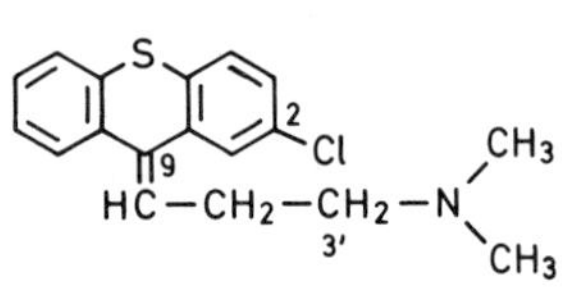

Chlorprothixen[6]
2-Chlor-9-(3-dimethylamino-propyliden)-thiaxanthen

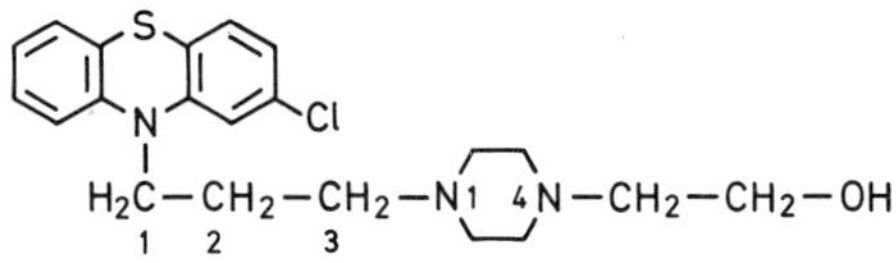

Perphenazin[7]
3-Chlor-10-{3-[4-(2-hydroxyäthyl)-piperazino]-propyl}-phenothiazin

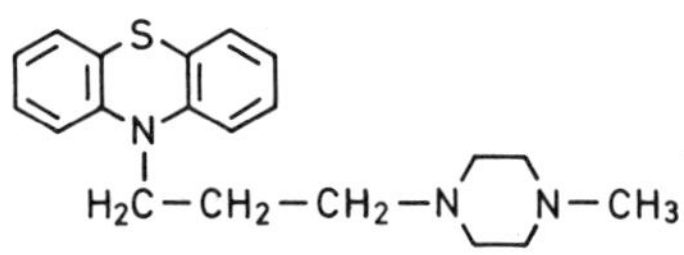

Perazin[8]
10-[3-(4-Methyl-piperazino)-propyl]-phenothiazin

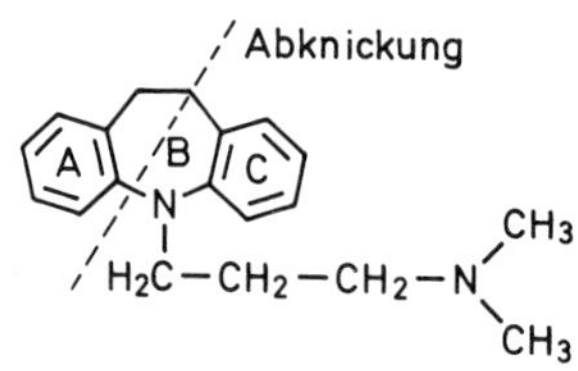

Imipramin[9]
5-(3-Dimethylamino-propyl)-10,11-dihydro-5H-dibenzo-[b;f]-azepin

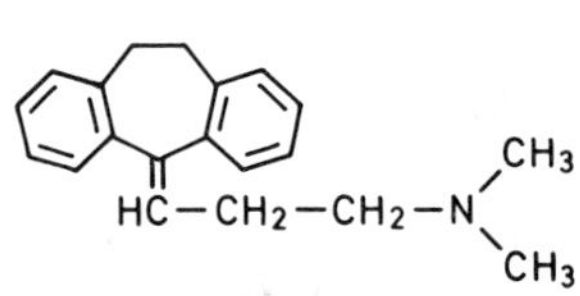

Amitriptylin[10]
5-(3-Dimethylamino-propyliden)-10,11-dihydro-5H-dibenzo-[b;d]-cycloheptatrien

---

[2] Atosil®, Phenergan®
[3] Largactil®, Megaphen®, Thorazin®
[4] Mepazin, Pacatal®
[5] Melleril®
[6] Taractan®, Truxal®

[7] Decentan®
[8] Taxilan®
[9] Tofranil®
[10] Laroxyl®, Saroten®, Tryptizol®

Parkinson-Mittel durchbrechen. Der Parkinsonismus bleibt in einigen Fällen auch nach Beendigung der Neuroleptikumzufuhr bestehen: ***persistierende Spät-Dyskinesie. Leberfunktionsstörungen*** sind auf Grund von Funktionsprüfungen und Biopsie in einem großen Teil der Fälle beobachtet worden. Sie gehen meistens trotz weiterer Chlorpromazinzufuhr zurück, aber in 0,5 bis 1% der Fälle kommt es zu einer cholestatischen Hepatose, die aber meistens nach Absetzen des Medikamentes reversibel ist. Bei einigen Patienten führte diese Erkrankung jedoch zum Tode (bei schon vorgeschädigter Leber?). In seltenen Fällen sind ***Agranulozytosen*** oder Thrombozytopenien vorgekommen. An den Erythrozyten sind Membranschädigungen nachweisbar, die u.a. die Blutkörperchen-Senkungsgeschwindigkeit beschleunigen können. Ebenfalls sehr selten werden auch Ödeme, Krämpfe, Lichtüberempfindlichkeit, Keratopathien, Hyperpigmentierung, Gynäkomastie bei Männern, Menstruationsstörungen und Lactation bei Frauen beobachtet; diese Störungen können auf eine gesteigerte Prolactinfreisetzung und eine Verminderung der Inkretion anderer Hypophysenvorderlappen-Hormone zurückgeführt werden. Plötzliche Todesfälle ungeklärter Ursache sind bei physisch gesunden Psychotikern nach langdauernder Zufuhr hoher Dosen beschrieben worden. Sie mögen eine ähnliche Ursache haben wie die Herzrhythmusstörungen bei „toxischen Kardiomyopathien", wie sie auch bei der Therapie mit trizyklischen Antidepressiva beobachtet werden.

Indikationen. In der ***Psychiatrie*** haben Chlorpromazin und Verwandte ein weites Verwendungsgebiet gefunden. Besonders bei Schizophrenie, bei manischen Zuständen, bei toxischen und senilen Psychosen haben sich die Mittel dieser Gruppe bewährt. Durch diese Substanzen werden die Geisteskrankheiten nicht geheilt und die sonstige psychiatrische Behandlung wird somit nicht überflüssig. Aber die Hospitalisierungszeit der Geisteskranken läßt sich seit der Einführung dieser Mittel in vielen Fällen beträchtlich abkürzen, und mancher Patient kann in die ambulante Behandlung entlassen werden, der ohne Neuroleptika-Therapie weiterhin stationärer Pflege bedürft hätte.

Chlorpromazin wird als Hilfsmittel bei Entziehungskuren von Alkoholikern und anderen Süchtigen verwendet. Bei Alkoholikern werden mit Rücksicht auf eine eventuell vorhandene Leberschädigung Chlorpromazinverwandte vorgezogen. Auch bei einer Reihe von ***nichtpsychiatrischen*** Erkrankungen haben sich Chlorpromazin und seine Derivate bewährt, zum Beispiel zur Prämedikation von Narkosen, bei Erbrechen (außer bei Bewegungskrankheiten), schwerem Singultus und bei einigen Krankheiten mit Beteiligung psychischer Faktoren, wie Asthma bronchiale, Kreislaufstörungen und Pruritus.

Dosierung. Die Tagesdosen von Chlorpromazin liegen meistens anfangs bei 400 mg per os (oder selten intramuskulär), später bei 150 bis 300 mg. Die Dosen bei den Indikationen der inneren Medizin sind 3 bis 4mal täglich 25 mg per os. Selten muß Chlorpromazin intravenös gegeben werden.

Kontraindikationen. Bei Leberschädigungen verschiedener Ursache sind ebenso wie bei komatösen Zuständen die Mittel dieser Gruppe kontraindiziert. Wegen der Gefahr des orthostatischen Kollapses sollten bei ambulanten Patienten diese Substanzen nicht parenteral und auch nicht in großen Dosen per os gegeben werden, besonders wenn eine zerebrale Arteriosklerose oder eine Koronarsklerose vorliegt.

10.6.1.2. Chlorpromazin-Verwandte

Um bei der großen Zahl von Chlorpromazin-Verwandten eine Übersicht zu gewinnen, ist es zweckmäßig, die Wirkungen dieser Mittel jeweils denen des Chlorpromazin als Vergleichssubstanz gegenüberzustellen. Dabei ist auch hier wie in allen anderen Fällen zu beachten, daß eine Wirksamkeit in kleineren Dosen noch nicht eine bessere klinische Brauchbarkeit bedeuten muß. Immerhin zeigt sich bei manchen Substanzen eine bessere Wirkung gegen bestimmte „Zielsymptome". So werden die mehr apathischen und in sich gekehrten Patienten anscheinend erfolgreicher mit Piperazin-substituierten Chlorpromazin-Derivaten behandelt. Andererseits kann bei agitierten und besonders älteren psychotischen Kranken gerade die Dösigkeit von Nutzen sein, die durch Chlorpromazin und seine nicht-Piperazin-substituierten Verwandten hervorgerufen wird.

Chlorpromazinverwandte ohne Piperazinsubstitution: Promazin[11] ist bis auf das Chloratom am Phenothiazin-Ring mit Chlorpromazin identisch. Die pharmakologischen Wirkungen der beiden Substanzen stimmen überein, aber Promazin hat schwächere Wirkungen und Nebenwirkungen. Eine Leberschädigung wurde bisher nicht beschrieben. ***Pecazin***[12] und ***Triflupromazin***[13] sind im ganzen wie Promazin, ***Thioridazin***[14] wie Chlorpromazin, allerdings mit einer gewissen thymoleptischen Komponente, zu beurteilen. Extrapyramidale Störungen sind nach Thioridazin seltener. Agranulozytosen und Störungen der Ejakulation sind ebenfalls beschrieben. Nach hohen Tagesdosen (mehr als 1,6 g) wurde bei manchen Kranken, wie auch nach einigen verwandten Verbindungen, eine Verminderung der Sehschärfe und Störung des Nachtsehens beobachtet. Diese Erscheinungen beruhen auf einer meistens irreversiblen Schädigung der Netzhaut, die unter dem Bilde einer Retinopathia pigmentosa verläuft. Thioridazin wird eventuell in der inneren Medizin verwendet. Im ***Thiaxanthenderivat Chlorprothixen***[15] ist das Stickstoffatom im Phenothiazin-Ring des Chlorpromazin durch ein Kohlenstoffatom ersetzt. Die Nebenwirkungen sind denen des Chlorpromazin ähnlich, im Wirkungsspektrum der Substanz ist eine gewisse thymoleptische Komponente enthalten.

Die ***piperazinsubstituierten Phenothiazinderivate*** sind auf die Dosis bezogen neuroleptisch und auch antiemetisch wirksamer als Chlorpromazin und die obengenannten Chlorpromazin-Verwandten. Aggressivität und Halluzinationen werden vermindert. Die Kranken werden trotz allgemeiner Beruhigung weniger schläfrig als nach entsprechend wirksamen Dosen der nicht-Piperazin-substituierten Verbindungen. Die antiemetische Wirkung schließt im Gegensatz zu Chlorpromazin auch die Bewegungskrankheiten ein. ***Nebenwirkungen*** sind im wesentlichen ähnlich wie nach Chlorpromazin, aber teilweise schwächer. Ein Ikterus ist sehr viel seltener. Agranulozytose ist wohl noch nicht vorgekommen. Störungen von Seiten des extrapyramidalen Systems sind häufiger und eventuell auch andersartig als nach Chlorpromazin. Dabei kommen drei Gruppen von Symptomen vor:

❶ Parkinsonähnliches Syndrom mit maskenartigem Gesicht, Rigor, Tremor, Salivation.

❷ Dyskinetisches Syndrom, das sich meistens vorwiegend im Kopf-, Hals- und Schultergebiet abspielt, zum Beispiel Schwierigkeiten beim Sprechen und Schlucken, periorale Spasmen mit Hervorstoßen der Zunge, Ticks, Krämpfe der Augen-, Hals- und Rückenmuskeln, aber auch anderer Muskelgebiete.

❸ Stärkste motorische Unruhe, dauernde Agitation, Rastlosigkeit, Unfähigkeit stillzusitzen oder zu schlafen.

Die Symptome verschwinden in den meisten Fällen nach Absetzen der Mittel oder nach Verringerung der Dosen. Trotz weiterer Zufuhr dieser Substanzen lassen sich diese sehr unangenehmen Nebenwirkungen in vielen Fällen durch gleichzeitige Gabe von Anti-Parkinson-Mitteln vermindern oder beseitigen (s. S. 182). Es sind aber auch irreversible Schädigungen bekanntgeworden, die gegen jede Therapie resistent sind. Eine genaue Beobachtung der ersten Symptome, besonders bei Patienten über 50 Jahre, ist deshalb notwendig. Es ist stets zu ermitteln, ob nach Abklingen der akuten Nebenwirkungen die Gabe von Neuroleptika wirklich noch nötig ist. Die Dosen von ***Perphenazin***[16] sollen bei ambulanten Kranken nicht höher als täglich 12 mg per os oder rektal sein, bei psychiatrisch-stationärer Behandlung können bis zu 24 mg unter dauernder Kontrolle gegeben werden. Das chemisch analoge ***Fluphenazin***[17] ($-Cl$ ist durch $-CF_3$ ersetzt) ist qualitativ wie Perphenazin zu behandeln. Die Dosen von ***Perazin***[18] liegen höher (2mal 50 bis 5mal 150 mg täglich per os).

Zahlreiche weitere Neuroleptika und Antidepressiva sind im Handel erhältlich, ohne daß ihre Notwendigkeit und ihr besonderer Wert nachgewiesen wurden. Es ist zweckmäßig, sich auf einige bekannte und wohluntersuchte Präparate zu beschränken.

Langzeitneuroleptika. Unter dem Begriff werden Substanzen verstanden, die entweder extrem langsam ausgeschieden oder von der Injektions-

[11] Verophen®
[12] Mepazin, Pacatal®
[13] Psyquil®
[14] Melleril®
[15] Taractan®, Truxal®

[16] Decentan® [17] Lyogen®, OMCA® [18] Taxilan®

stelle über lange Zeit freigegeben werden. Aus dieser Eigenschaft ergibt sich ihre Anwendung bei ambulanten, unzuverlässigen Psychotikern. Der beträchtliche Nachteil liegt in der Unmöglichkeit bei Auftreten von schweren Nebenwirkungen die Medikation schnell rückgängig zu machen. Ein Langzeitneuroleptikum der Phenothiazinreihe ist z.B. Fluphenazin-decanoat[19] als Depotpräparat mit einer Wirkungsdauer von 2–4 Wochen.

10.6.1.3. Butyrophenone

Haloperidol[20], Droperidol[21] und weitere Verwandte wirken stark neuroleptisch und können daher bei agitierten psychotischen Zuständen angewendet werden. Sie werden auch zur Prämedikation von Narkosen und zur Neuroleptanalgesie (s.S. 229) benutzt. Diese Substanzgruppe ist auch hinsichtlich der Nebenwirkungen mit den Neuroleptika vom Phenothiazintyp vergleichbar. Einige Butyrophenon-Derivate haben sich besonders für die (ambulante) Langzeittherapie bewährt: Pimozid[22] mit einer Wirkungsdauer von einem Tag und Fluspirilen[23] (nur intramuskulär applizierbar) und Penfluridol[24] mit Wirkungsdauer von einer Woche. Verglichen mit den Phenothiazinen ist die absolute Wirksamkeit dieser Substanzgruppe bemerkenswert, so beträgt die wöchentliche Dosis von Fluspirilen nur einige Milligramm.

10.6.1.4. Reserpin

Reserpin ist ein Antisympathotonikum mit zentralen und peripheren Angriffspunkten (Näheres s. S. 82). Neben seinem Hauptanwendungsgebiet, der Hypertoniebehandlung, fand es wegen seiner sedierenden und neuroleptischen Wirkung Anwendung bei Angst- und Spannungszuständen sowie chronischen Psychosen mit psychomotorischer Hyperaktivität und Aggressivität. Wegen zu starker Nebenwirkungen, die bei den für diesen Zweck benötigten hohen Dosen auftreten, ist diese Indikation für Reserpin verlassen worden.

10.6.2. Antidepressiva (Thymoleptika, Thymeretika)

Von den im wesentlichen dämpfend wirkenden Neuroleptika der Chlorpromazingruppe und von Reserpin sind Substanzen mit einer antidepressiven Wirkung zu unterscheiden. Wenn dieser Effekt vorwiegend antriebssteigernd oder hemmungslösend ist, werden die Substanzen ***Thymeretika*** genannt, falls sich ihre Wirkung eher depressionslösend oder stimmungsaufhellend auswirkt, werden sie als ***Thymoleptika*** bezeichnet. In der Gruppe der Thymoleptika gibt es Substanzen, die neben der depressionslösenden Hauptwirkung mehr psychomotorisch aktivierend und solche, die mehr psychomotorisch dämpfend wirken. Die Thymoleptika können bei Depressionen eine günstige Wirkung auf Grundstimmung und Verhalten haben.

Die ***Wahl des Mittels*** richtet sich nach dem Typ der vorliegenden Depression (s. Abb. 10.**5**.). Als Beispiel für ein Thymoleptikum mit psychomotorisch aktivierenden Komponenten gilt Desipramin, mit dämpfender Komponente Amitriptylin. Thymoleptika mit bipolarer Wirkung sind Imipramin und Nortriptylin. Bei Depressionen, vor allem bei agitierten und ängstlichen Formen, ist eine ausschließliche Antriebssteigerung nicht sinnvoll, sondern sogar gefährlich, weil Angst und Suizidgefahr erhöht würden. Das wesentliche jeder Depressionsbehandlung muß vielmehr die ***depressionslösende, stimmungaufhellende Therapie*** sein. Bei Einsatz von Thymoleptika mit antriebssteigernder Komponente muß diese eventuell durch gleichzeitige Gabe psychomotorisch dämpfender Mittel (Neuroleptika, Tranquillantien) kompensiert werden. Aus diesen Überlegungen geht hervor, daß die „Therapie" einer Depression mit Psychoanaleptika falsch ist, da diese Arzneimittel nur antriebssteigernd, aber nicht stimmungsaufhellend wirken (Zunahme der Suizidgefahr).

Manche Befunde sprechen dafür, daß die Antidepressiva die neuronale Wiederaufnahme freigesetzter Amine hemmen. Dabei wird für die ***Stimmungsaufhellung*** das dann vermehrt an den Re-

---

[19] Lyogen-Depot®

[20] Haldol® = 4-[4-(4-Chlor-phenyl)-4-hydroxy-piperidino]-1-(4-fluor-phenyl)-1-butanon

[21] Dehydrobenzperidol-Janssen®

[22] Orap = [1-[4,4 Bis-(4-fluor-phenyl)-butyl]-piperidino]-benzimidazolin-2-on

[23] Imap = 8-[4,4-Bis-(4-fluor-phenyl)-butyl]-4-oxo-1-phenyl-1,3,8-triaza-spiro[4.5]-decan

[24] Semap = 4-(4-Chlor-3-trifluormethyl-phenyl)-1-[3-(bis-[4-fluor-phenyl]-methyl)-propyl]-piperidin-4-ol

zeptoren der zentralen Synapsen zur Verfügung stehende Serotonin verantwortlich gemacht, für die ***Antriebssteigerung*** die Erhöhung der Noradrenalinkonzentration.

10.6.2.1. Thymoleptika, Tricyclische Antidepressiva

Imipramin[25]. Bei endogener Depression führt Imipramin nach einer anfänglichen Phase der Dämpfung zu einer Stimmungsaufhellung. Auch zur Therapie nichtpsychotischer Erkrankungen können Imipramin oder verwandte Substanzen Verwendung finden, wenn einem Leiden vorwiegend psychische Faktoren zugrunde liegen. Erfolgreich ist zum Beispiel die Therapie der Enuresis nocturna. Imipramin hemmt die Monoaminoxydase nicht. In der Peripherie ist neben der atropinartigen Wirkung eine Verstärkung der adrenergen Impulse und der Wirkung zugeführter Katecholamine (Vorsicht bei Lokalanästhesie!) bemerkenswert. Dieser Effekt läßt sich dadurch erklären, daß Imipramin und sein durch Demethylierung entstehender Metabolit Desipramin (Desmethylimipramin[26]) die Aufnahme von Katecholaminen in die Zellen hemmen. Damit erhöhen sie ebenso wie Cocain die aktuelle Konzentration an Katecholaminen im Extrazellulärraum. Desipramin wirkt im Gegensatz zu Imipramin stärker antriebssteigernd (s. Abb. 10.**5**). Imipramin und Desipramin senken infolge ihrer direkten vasodilatierenden Wirkung den Blutdruck.

Nebenwirkungen von Imipramin bzw. Desipramin. In den ersten Tagen kommen atropinartige Wirkungen an Schleimhäuten, Augen, Darm, Harnblase, Blutdrucksenkung und Tachykardie sowie Schwindel und Kopfschmerzen vor.

Auch psychische Wirkungen, z.B. Delirien, sind mitunter beschrieben worden. Weitere Nebenwirkungen stimmen teilweise mit den nach Neuroleptika beobachteten überein (s. S. 237). Dies gilt auch für die erhöhte Krampfneigung, die Herzschädigung und für die Blutzellschädigungen, die anscheinend nach ***allen*** trizyklischen Psychopharmaka vorkommen können.

Die schweren akuten Vergiftungen, die nach Suizidversuchen und akzidentell bei Kindern beobachtet werden konnten, sind durch Bewußtlosigkeit, choreatisch-athetotische Zustände, Krämpfe, Tachkardie und andere Zeichen eines überhöhten Sympathicotonus gekennzeichnet. Die schnelle Gabe des zentral gängigen Cholinesterasehemmstoffes Physostigmin hat sich als lebensrettend erwiesen. Die Injektionen müssen evtl. nach kurzer Zeit wiederholt werden, da Physostigmin erheblich schneller eliminiert wird als trizyklische Thymoleptika. Die Dosierung (0,5–2,0 mg i.v.*) und die Injektionsintervalle müssen sich nach dem Effekt richten (Herzfrequenz beobachten). Die günstige therapeutische Wirkung von Physostigmin bei dieser Vergiftung spricht dafür, daß die Katecholamin-Konzentration im Extrazellulärraum des Zentralnervensystems stark angestiegen ist und durch eine entsprechende Zunahme der Acetylcholin-Konzentration wenigstens z.T. kompensiert werden kann.

Die **Dosierung** von Imipramin liegt bei 100 bis 200 mg, von Desipramin bei 75 bis 150 mg täglich. Der therapeutische Effekt ist im allgemeinen der Höhe des Blutspiegels gut korreliert, die Höhe des Blutspiegels schwankt aber bei gleichem Dosierungsschema interindividuell sehr stark. Die Dosierung der Substanzen sollte daher weniger an einem starren Schema als am Effekt bzw. an den Nebenwirkungen orientiert werden.

Kontraindikationen von Imipramin und Desipramin sind: Agitiert ängstliche Depressionen mit Suizidgefahr, akute Vergiftungen mit Alkohol, Hypnotika und Opioiden, ferner Glaukom, Prostataadenom, Herz-, Leber- und Nierenschädigung.

Unterschiede zwischen den einzelnen Thymoleptika. Trotz großer chemischer Ähnlichkeit aller Thymoleptika ist doch das Verhältnis der einzelnen Wirkkomponenten zueinander von Substanz zu Substanz verschieden. Eine Betonung der antriebssteigernden Wirkung zeigen neben dem

[25] Tofranil® [26] Pertofran®

* Eine injizierbare Physostigmin-Lösung ist als Spezialität nicht erhältlich. Physostigminsalicylat ist aber offizinell und daher von jeder Apotheke als Injektionslösung (1 mg/ml) herstellbar.

schon genannten ***Desipramin***[27] auch ***Nortriptylin***[28] und ***Protriptylin***[29]. Umgekehrt ist die psychomotorisch-dämpfende Wirkung bei ***Amitriptylin***[30] und ***Doxepin***[31] herausgehoben. Substanzen mit psychomotorisch bipolaren Wirkeigenschaften neben der antidepressiven Hauptwirkung sind ***Imipramin, Clomipramin***[32] (ein chloriertes Imipramin) und ***Noxiptilin***[33]. **Nomifensin**[34] (eine tetracyclische Substanz) soll vornehmlich antriebssteigernd wirken. Weitere Erfahrungen müssen abgewartet werden.

10.6.2.2. Monoaminoxydasehemmstoffe

Thymeretische Wirkungen haben einige Substanzen, die in vitro und in vivo das Ferment Monoaminoxydase hemmen. Sie haben kaum noch eine therapeutische Bedeutung bei der Behandlung von Depressionen. Die Monoaminoxydasehemmstoffe gestatten aber Einblicke in adrenerge Mechanismen, speziell auch des Zentralnervensystems. Die Monoaminoxydase katalysiert den Abbau biologisch bedeutungsvoller Amine, zum Beispiel Noradrenalin und Serotonin (5-Hydroxytryptamin). Die meisten der bisher verwendeten Hemmstoffe dieser Gruppe sind Hydrazinderivate. Eine Ausnahme bildet Tranylcypromin[35], das auch nicht die für Hydrazin-Derivate typischen, nicht über die Monoaminoxydasehemmung bedingten Nebenwirkungen besitzt. Nach Zufuhr von Monoaminoxydasehemmstoffen ist der Gehalt verschiedener Teile des Hirnstammes an Noradrenalin und Serotonin erhöht. Im Tierversuch läßt sich durch diese Hemmstoffe die depressive Wirkung von Reserpin antagonistisch beeinflussen. Keine Substanz dieser Gruppe ist in ihren Wirkungen auf die Hemmung der Monoaminoxydase beschränkt. Auch andere Enzyme werden gleichzeitig gehemmt. Es ist nicht möglich, eine bestimmte therapeutische Wirkung dieser Stoffe auf eine Anhäufung eines bestimmten Amins in einem bestimmten Gewebe zu beziehen. Bemerkenswerterweise greifen Monoaminoxydasehemmstoffe und Imipramin-artige Verbindungen in die zelluläre Verteilung der Katecholamine ein.

Durch die Monoaminoxydasehemmstoffe können biogene Amine, die in der Nahrung enthalten sind und normalerweise abgebaut werden, zu gefährlichen Blutdruckkrisen führen. So sind nach dem Genuß von Käse, bestimmten Weinsorten, besonders Chianti, extreme Blutdrucksteigerungen beschrieben worden, analoge Erscheinungen wurden nach Zufuhr therapeutischer Gaben von Sympathomimetika, auch von L-Dopa beobachtet.

10.6.3. Lithium

Pharmakologische Wirkungen. Lithium-Ionen haben bei normalen Menschen in therapeutischen Dosen keine psychotrope Wirkung. Lithium-Ionen dringen wie Natrium-Ionen leicht in die Zellen ein, können aber nur sehr langsam wieder herausgepumpt werden. Dadurch bildet sich ein Li^+-Gradient von intra- nach extrazellulär aus. Lithium-Ionen beeinflussen das Verhalten von Überträgerstoffen in verschiedenen Abschnitten des Zentralnervensystems. Eine Erklärung für die therapeutische Wirkung geben diese Befunde nicht.

Wirkung bei Psychosen. Die Zufuhr von Lithium in Form von Salzen hat sich zur Prophylaxe rezidivierender manisch-depressiver Zustände in vielen Fällen bewährt. Die Phasenfrequenz nimmt ab. Es ist ferner, am besten in Kombination mit einem Neuroleptikum, zur Therapie akuter Manien wirksam. Schizophrene Krankheitsbilder lassen sich nicht beeinflussen. Die manischen Symptome werden ohne Beeinträchtigung der normalen psychischen Funktionen abgeschwächt. Der Patient wird nicht schläfrig, bei einer manisch bedingten Insomnia bessert Lithium das Schlafvermögen. Die volle Wirksamkeit entwickelt sich erst nach 6- bis 10tägiger, die rezidivverhindernde Wirkung erst nach 6- bis 12monatiger Lithiumzufuhr.

Pharmakokinetik. Lithium-Ionen werden nach oraler Zufuhr gut resorbiert. Die maximale Plasmakonzentration ist nach 1–3 Stunden erreicht, gefolgt von einem steilen 5–6 Stunden dauernden Abfall und einer langsameren Elimination in den nächsten 10–14 Tagen. Die Hälfte einer Dosis von Lithium wird in 24 Stunden ausgeschieden. Manches spricht dafür, daß der zweite Teil der Kurve die Elimination von intrazellulärem Lithium reflektiert. Die Hauptmenge des Lithium wird renal ausgeschieden.

Dosierung. Die Dosierung muß individuell angepaßt werden. ***Zur Prophylaxe*** wird ein Lithium-Plasma-Spiegel von 0,8–1,2 mmol/l eingestellt.

---

[27] Pertofran®
[28] Acetexa®, Nortrilen®
[29] Maximed®
[30] Laroxyl®, Saroten®, Tryptizol®
[31] Aponal®, Sinequam®
[32] Anafranil®
[33] Agedal®
[34] Alival®
[35] Jatrosom®, Parnate® 2-Phenyl-cyclopropylamin

Dies erfordert eine Dosis Lithiumacetat[36] von 3mal 0,5g täglich, wenn nötig mit einer Dosisreduzierung nach einer Woche. ***Zur Therapie*** ist derselbe Plasmaspiegel von 0,8–1,2 mmol/l notwenig. Die Dosen sind anfangs dieselben. Sie werden nach einer Woche, wenn nötig, korrigiert. Die Plasmaspiegel sind immer wieder zu kontrollieren und zwar jeweils morgens vor der ersten Lithiumgabe.

Nebenwirkungen. Da die therapeutische Breite gering ist, müssen die Nebenwirkungen besonders beachtet werden.

Leichte Nebenwirkungen besonders am Anfang sollten nicht zu einer Unterbrechung der Behandlung führen: Feinschlägiger Tremor, der auch später weiter anhalten kann, ist ziemlich häufig. Dieser Tremor läßt sich durch Propranolol[37] beseitigen, wenn keine Kontraindikation gegen diesen β-Rezeptoren-Blocker bestehen. Als weitere, meist leichte Nebenwirkungen sind zu nennen: gastrointestinale Störungen, Polyurie, Durstgefühl, Müdigkeit, leichte Muskelschwäche, vorübergehende EKG-Veränderungen, die eine Unterbrechung der Therapie nicht erfordern.

Ferner können auch eine Gewichtszunahme und in etwa 10% der Fälle eine euthyreote Struma auftreten, die am besten mit Gaben von Thyreoideahormon (s. S. 262) korrigiert werden kann.

Toxische Nebenwirkungen treten auf bei Lithium-Plasma-Konzentrationen von mehr als 1,4 mmol/l, meisten erst über 1,6 mmol/l; besonders bei Kalium- und Natriummangel (nach starkem Schwitzen oder Erbrechen) können schwere evtl. tödliche Vergiftungen vorkommen: Verstärkung der oben geschilderten Symptome, vor allem grobschlägiger Tremor der Hände, Durchfälle, Krampfanfälle mit entsprechenden EEG-Veränderungen, Ataxie, Rigor. Ein nephrogener Diabetes insipidus kann entstehen, weil Lithium die Vasopressinwirkung im distalen Nephron hemmt.

Kontraindikationen. Das Vorliegen einer Herz- oder Niereninsuffizienz erhöht das therapeutische Risiko erheblich. Bei jeder Störung des Na- und K-Haushaltes, wie sie bei einer diätetischen Na-Restriktion oder bei chronischer Gabe von Saluretika auftreten kann, verbietet sich die Anwendung von Lithiumsalzen. Eine bestehende Schwangerschaft ist ebenfalls als Kontraindikation anzusehen.

Therapie der Lithiumvergiftung. Das Ziel der ***Intoxikationsbehandlung*** muß darin bestehen, die Elimination von Lithium zu beschleunigen. Falls die Nieren ausreichend funktionstüchtig sind, ist eine forcierte Diurese durchzuführen; sonst kommt eine Dialysebehandlung in Frage. Während dieser Zeitspanne muß versucht werden, durch symptomatische Maßnahmen die vitalbedrohenden Vergiftungsfolgen zu kompensieren, Na- und K-Verluste sind unbedingt auszugleichen.

10.6.4. Anxiolytika, Tranquillantien

Anxiolytika, auch Tranquillantien genannt (englisch: minor tranquilizer), sollen ***Angst- und Spannungszustände*** lösen und auf ***Zwangsvorstellungen*** dämpfend wirken. Bei Dosierungen, die für diesen Zweck ausreichend sind, ist die hypnotische Wirkung schwächer ausgeprägt, als bei Sedativa und Hypnotika (z. B. Barbituraten), die im Prinzip ebenfalls geeignet sind, einen derartigen Effekt auszulösen. Wenn als Ursache einer Schlafstörung Angst- und Spannungszustände vorliegen, sind die Anxiolytika auch als Schlafmittel geeignet. In höherer Dosierung wirken die Anxiolytika hypnotisch. In entsprechend hohen Dosen führt ein Teil der Tranquillantien zu einer Tonussenkung der Skelettmuskulatur, die auf einer Hemmung der interneuronalen Erregungsausbreitung im zentral motorischen System beruht (zentrales Muskelrelaxans). Übrigens sind die Anxiolytika aus zentral wirkenden Muskelrelaxantien (wie Mephenesin) fortentwickelt, was an dem zuerst eingeführten Anxiolytikum Meprobamat chemisch und wirkungsmäßig noch zu erkennen ist.

Die jetzt gebräuchlichen Anxiolytika gehören zur Gruppe der ***Benzo-*****[e]-1,4-diazepine**, deren Wirkungsmodus folgendermaßen zu sein scheint: Bei niedriger Dosierung ist eine Wirkung vornehmlich in der Formatio reticularis und im limbischen System nachweisbar. Die elektrische Aktivität in diesen Gebieten wird vermindert. Dadurch wird

---
[36] Quilonum® Lithium-Duriles®
[37] Dociton®, Inderal®

der Einfluß äußerer Reize auf höhere psychische „Zentren“ und ihre psychische Verarbeitung reduziert. Da angenommen wird, daß die Befindlichkeit eines Menschen wesentlich vom limbischen System mitbeeinflußt wird, nimmt dieser Einfluß unter der Wirkung der Anxiolytika ab. Das Bewußtsein wird so von äußeren Erlebnissen und ihrer Verarbeitung distanziert. Gleichzeitig wird das Überspringen psychischer Alterationen auf das vegetative Nervensystem erschwert („psychovegetative Entkopplung“). Im Gegensatz dazu besitzen die Barbiturate eine allgemein dämpfende Wirkung, die ebenfalls das limbische System und die Formatio reticularis betrifft. In höheren Dosen hemmen die Benzodiazepine die interneuronale Ausbreitung ganz allgemein, was zur Therapie des Status epilepticus und anderer Krampfzustände (z.B. des Tetanus traumaticus) ausgenutzt werden kann. Im Unterschied zu den Neuroleptika und Thymoleptika besitzen die Anxiolytika keine antipsychotische Wirkung.

10.6.4.1. Meprobamat

Meprobamat[38] war das ersteTranquillans, an das kurze Zeit nach seiner Einführung viel zu große Erwartungen geknüpft worden sind. Meprobamat hemmt polysynaptische Reflexe. Bei Versuchstieren schützt es vor den krampferzeugenden Wirkungen von Strychnin und Penetrazol.

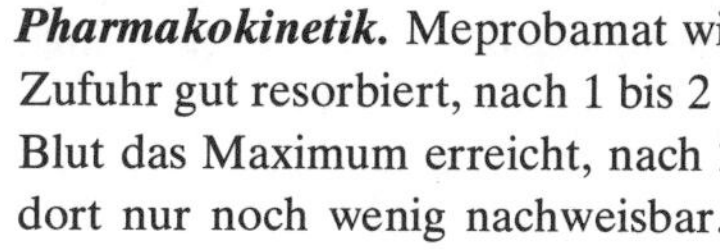

Meprobamat
2-Methyl-2-propyl-propan-1,3-diol-dicarbamat

Pharmakokinetik. Meprobamat wird nach oraler Zufuhr gut resorbiert, nach 1 bis 2 Stunden ist im Blut das Maximum erreicht, nach 24 Stunden ist dort nur noch wenig nachweisbar. 10% werden unverändert, der Rest als Stoffwechselprodukte, vor allem als Glucuronid und als unwirksames Hydroxymeprobamat ausgeschieden. Das Mittel wurde häufig bei seelischen Spannungszuständen und bei psychomotorischen Erregungszuständen gegeben. Die Dosierung ist 3 mal täglich 0,2 g bis 4 mal täglich 0,4 g per os.

Die mikrosomalen Enzyme in der Leber werden aktiviert. Allergische Reaktionen verschiedener Art können vorkommen. Nach ***größeren*** Dosen treten Dösigkeit und Störungen der intellektuellen Leistung und der Koordinationsfähigkeit auf, besonders bei Kombination mit Alkohol oder Hypnotika. In seltenen Fällen wurden nach langdauernder Zufuhr Gewohnheitsbildung und suchtähnliche Zustände beschrieben. Die Entziehungssymptome sind Schlaflosigkeit, Erbrechen, Angstzustände, Muskelzuckungen, epileptiforme Krämpfe; selbst Todesfälle sind beschrieben.

10.6.4.2. Benzodiazepine

Eine größere Anzahl von Benzodiazepinen sind als Therapeutika erhältlich, die chemisch nahe miteinander verwandt sind. Aus den einzelnen Substanzen entstehen im Stoffwechsel dieselben Metaboliten. Die Wirkdauer der betreffenden Verbindung kann wesentlich mitbestimmt werden durch die Pharmakokinetik der Metaboliten.

Der Hauptvertreter der Benzodiazepine ist Diazepam, das durch Demethylierung in Desmethyldiazepam und durch Hydroxylierung in Oxazepam überführt wird (Abb. 10.**6**). Desmethyldiazepam und Oxazepam sind anxiolytisch wirksam, erst letzteres wird durch Konjugation biologisch inaktiviert. Da die Überführung von Diazepam in Desmethyldiazepam schneller abläuft als dessen Umwandlung zu Oxazepam, staut sich Desmethyldiazepam an. Dieses spielt die zentrale Rolle auch für weitere Benzodiazepine, wie aus der Abb. 10.**6** hervorgeht: Chlorazepat, Medazepam, Chlordiazepoxid und Prazepam werden mehr oder weniger schnell zu Desmethyldiazepam umgewandelt, so daß auch deren biologische Halbwertzeiten durch diesen Metaboliten bestimmt werden. Flurazepam, das sich vom Diazepam durch einen längeren Substituenten an N_1 und durch ein Fluor-Atom am Phenyl-Ring unterscheidet, wird analog zum Diazepam abgebaut, so daß wiederum die Stufe des Desalkylflurazepam kumuliert. Eine Reihe weiterer Benzodiazepine wird unmittelbar, d.h. ohne Entstehung anxiolytisch wirksamer Metaboliten, biologisch inaktiviert. Nitrazepam und Clonazepam verlieren ihre Wirksamkeit durch die Reduktion der Nitro-Gruppe, Lorazepam durch

[38] Aneural®, Cyrpon®, Miltaun®

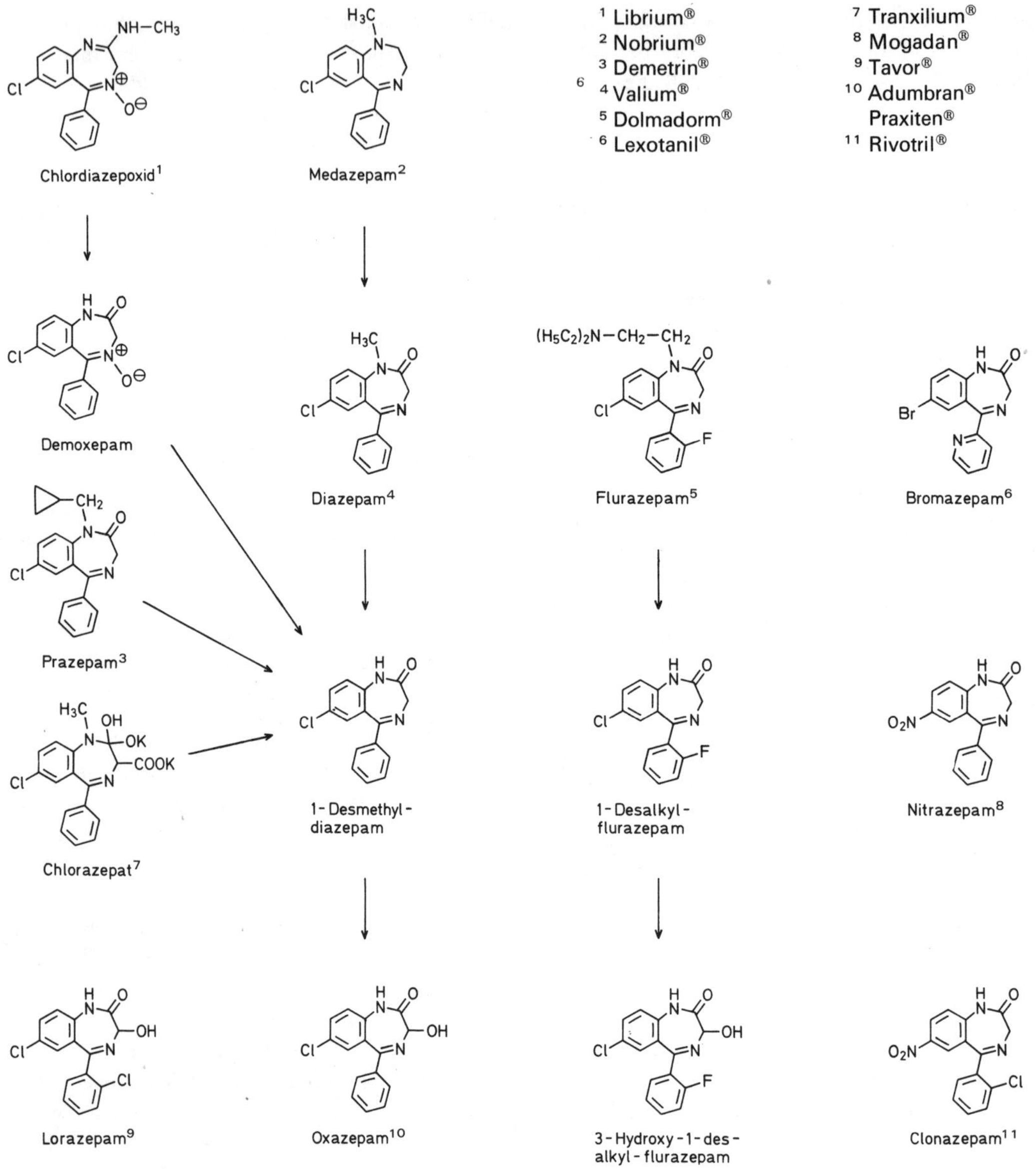

Abb. 10.6. Zusammenstellung der chemischen Formeln von Benzodiazepin-Derivaten. Die Pfeile deuten den metabolischen Umbau im Organismus an.

Konjugation und Bromazepam durch Ringspaltung (s. Abb. 10.**7**).

Aus dem Schema über den Metabolismus der Substanzen geht hervor, daß eine Reihe von Benzodiazepinen bzw. deren Metaboliten sehr stark zur Kumulation neigt. Zu ihnen gehören die weit verbreiteten Pharmaka Diazepam, Chlordiazepoxid und Flurazepam. Andere Benzodiazepine, die unmittelbar inaktiviert werden, wie Oxazepam, Lorazepam und das vorwiegend als Schlafmittel verwendete Nitrazepam besitzen eine Halbwertzeit von immer noch 12–24 Stunden.

Indikationen. Inadäquate Angst- und Spannungszustände sind keine Erkrankung per se, sondern Äußerungen einer psychischen Erkrankung. Handelt es sich um ein psychotisches

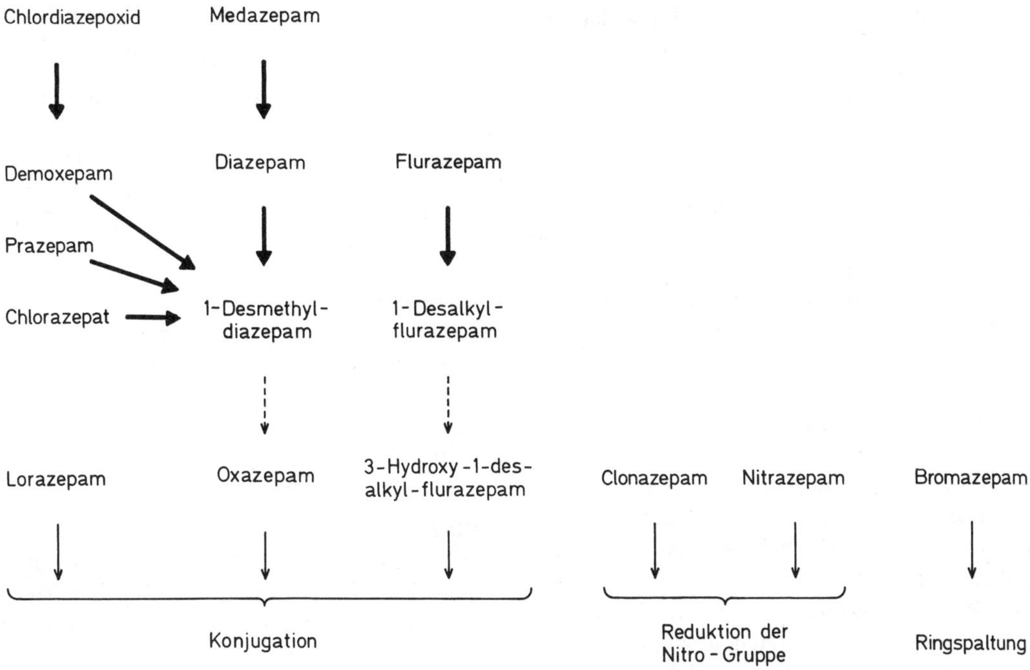

Abb. 10.7. Vereinfachtes Stoffwechselschema der Benzodiazepine. Die Stärke der Pfeile deutet die Geschwindigkeit der betreffenden Schritte an.

Grundleiden, sind die Anxiolytika nicht indiziert. Sind die Spannungszustände dagegen Folgen neurotischer Störungen, können die Anxiolytika vorübergehend benutzt werden, um die Einleitung und die Durchführung einer Psychotherapie zu erleichtern. Die Anxiolytika sind ferner nicht dazu geeignet, Probleme zu lösen, mit denen ein Mensch nicht fertig zu werden glaubt. Dies bringt ihren Mißbrauch in bedenkliche Nähe zum Alkoholabusus. Die Benzodiazepine können ein Hilfsmittel darstellen bei psychosomatischen Erkrankungen, um vorübergehend eine „psychovegetative" Entkopplung zu erreichen. Dies erklärt ihre Indikation in der Inneren Medizin und verwandten Gebieten. Für die genannten Indikationen werden z.B. von Diazepam Dosen zwischen 5 und 10 (20) mg pro die benötigt. Man muß sich darüber im Klaren sein, daß diese Dosis bereits eine Einschränkung der geistigen und körperlichen Leistungfähigkeit mit sich bringt. – Vorteilhaft lassen sich die Benzodiazepine zur Behandlung von Entzugssyndromen bei Alkoholikern und Arzneimittelabhängigen verwenden. Der anxiolytische und der muskelrelaxierende Effekt dieser Substanzgruppe werden bei der Narkosevorbereitung ausgenutzt. Für diesen Zweck werden Dosen von 10 mg Diazepam intravenös verabreicht. Für die Muskelrelaxierung während der Narkose werden dann geringere Mengen der stabilisierend wirkenden und größere Mengen der depolarisierend wirkenden Muskelrelaxantien benötigt. – Die Beeinträchtigung der interneuronalen Erregungsausbreitung durch die Benzodiazepine kann mit Erfolg ausgenutzt werden, wenn ein erhöhter Tonus oder tetanische Zustände im motorischen System vorliegen. So können ein Tetanus, spastische und athetotische Zustände und vor allem der Status epilepticus (s.S. 234) günstig beeinflußt werden.

Nebenwirkungen. Bei Gabe von anxiolytischen Dosen sind höhere geistige Funktionen in Mitleidenschaft gezogen. Alertheit und Initiative nehmen ab, es bildet sich eine Gleichgültigkeit und Wurschtigkeit aus.

Die Persönlichkeit wird eingeengt, der Mensch ist geistig nicht voll leistungsfähig. Das Reaktionsvermögen ist beeinträchtigt, was sich auch auf mechanische Tätigkeiten auswirken kann. Zusätzlich können Ataxien auftreten. Bei chronischer Einnahme besteht die Gefahr, daß sich eine Kumulation ausbildet und eine Arzneimittelabhängigkeit entwickelt, die mit einer Toleranzerhöhung einhergehen kann. Bei plötzlichem Absetzen können mit einer durch die Pharmakokinetik bedingten Latenz Entzugssymptome auftreten (Schlafstörungen, psychische Labilität). – Bei alten cerebralsklerotischen Patienten können paradoxerweise durch Benzodiazepine Erregungszustände ausgelöst werden. Bei Gabe von Benzodiazepinen vor und während der Geburt, treten die Substanzen auf den Fetus über und können, möglicherweise auf Grund ihrer zentralen Muskelrelaxierung, eine Apnoe des Neugeborenen verursachen. Bei Patienten mit Lebererkrankungen ist der metabolische Abbau der Benzodiazepine verzögert, so daß mit einer stärkeren und längeren Wirkung zu rechnen ist. Im Gegensatz zu einigen Barbituraten lösen die Benzodiazepine kaum eine Enzyminduktion in der Leber aus. – Bei gleichzeitiger Zufuhr von Anxiolytika und anderen sedativ hypnotisch wirkenden Pharmaka sowie von Alkohol tritt eine überadditive Wirkung auf. Da der Genuß von Alkohol bei anxiolytischer Therapie nicht selten vorkommt, ist dieser Kombinationseffekt besonders zu beachten, beispielsweise wenn es um die Fahrtüchtigkeit geht.

Weitere Nebenwirkungen. Bei größerer Empfindlichkeit und höherer Dosierung ist eine weitere Reihe von Nebenwirkungen zu beobachten: Hauterscheinungen, Schwindel, Obstipation, Libidoverlust, Menstruationsstörungen, Appetitsteigerung mit starker Gewichtszunahme. Nach Chlordiazepoxid sind auch Fälle von Agranulozytose und Gelbsucht berichtet worden.
Nebenwirkungen an Herz und Kreislauf sind jedenfalls nach oraler Zufuhr unbedeutend. Die Atmung wird nach therapeutischen Dosen nicht beeinträchtigt. Aber bei Patienten mit bronchopulmonalen Erkrankungen läßt sich eine Verminderung der Atmung und eine CO_2-Retention nachweisen.

Kontraindikationen. Bei Myasthenia gravis und bei Leber- und Nierenerkrankungen sollten diese Mittel nur mit großer Vorsicht oder gar nicht gegeben werden. Die Benzodiazepine dürfen nicht mit Alkohol kombiniert werden, weil sich die Wirkungen unkontrolliert verstärken.

Nach Chlordiazepoxid und auch nach Meprobamat wurde statistisch eine Häufung fetaler Mißbildungen bei Verabreichung in den ersten 6 Wochen der Schwangerschaft beobachtet. Alle Benzodiazepine sollten für diese Periode nicht verordnet werden.

Wahl des Mittels. Die Benzodiazepine wirken im Prinzip alle gleichartig, Unterschiede ergeben sich nur aus den Geschwindigkeiten des Wirkungseintrittes und der biologischen Inaktivierung. Aus diesen Parametern und der zu behandelnden Erkrankung ergeben sich die Indikationen für die einzelnen Substanzen:

❶ Bei ***Schlafstörungen*** auf Grund von Angst- und Spannungszuständen sind Präparate mit schnellem Wirkungseintritt und relativ schneller Elimination zur Verminderung einer morgendlichen Beeinträchtigung indiziert, z.B. Nitrazepam[39].

❷ Für die eigentlich ***anxiolytische Therapie*** sowie zur vorübergehenden Behandlung akuter ***Entzugssyndrome*** Arzneimittel- oder Alkoholabhängiger können Derivate verwendet werden, deren Wirkungseintritt und Inaktivierung langsam verläuft. Hierfür stehen eine größere Anzahl von Präparaten zur Verfügung, die sich auf Grund ihres Metabolismus ähnlich verhalten: Diazepam[40], Medazepam[41], Prazepam[42], Chlorazepat[43]. Chlordiazepoxid[44] und Oxazepam[45] zeichnen sich durch einen besonders langsamen Wirkungseintritt aus, das Maximum des Blutspiegels wird bei oraler Gabe erst nach ca. 4 Stunden erreicht.

❸ Zur ***Therapie des Status epilepticus*** (s. auch S. 234), bei der eine intravenöse Zufuhr hoher Dosen notwendig ist, sind Substanzen mit relativ schneller Elimination geeginet, z.B. Clonazepam[46], aber auch Diazepam wird für diesen Zweck verwendet, zumal nach Clonazepam eine gesteigerte Bronchialsekretion beobachtet wird. Auch bei anderen motorischen Erregungszuständen können diese Verbindungen

---

[39] Mogadan®, [40] Valium®, [41] Nobrium®, [42] Demetrin®, [43] Tranxilium®, [44] Librium®, [45] Adumbran®, Praxiten®, [46] Rivotril®

als zentral wirksame Muskelrelaxantien verwendet werden.

❹ Zur ***Narkoseprämedikation*** ist ein länger wirksames Benzodiazepin (wie z. B. Diazepam) durchaus zu empfehlen, da bei der notwendigen höheren Dosierung die anxiolytische und die den Skelettmuskeltonus senkende Wirkung die Operation überdauern, was sich postoperativ als günstig erweisen kann.

Die Wirkung der Benzodiazepine in ***niedrigen Dosierungen,*** wie sie für eine Anxiolyse benötigt werden, ist schwer zu objektivieren. Daher ist es zweifelhaft, ob zwischen den einzelnen Präparaten – wie immer wieder behauptet wird – echte Unterschiede bestehen. Es empfiehlt sich deshalb, neu eingeführten Präparaten gegenüber zurückhaltend zu sein. Wenn auch die akute therapeutische Breite (Abstand therapeutische Dosis zur Letaldosis) sehr groß ist, muß bei chronischer Anwendung mit psychischen Alterationen oder Veränderungen der Persönlichkeit durchaus gerechnet werden. Die Benzodiazepine sollten daher nur gezielt und so kurzfristig wie möglich angewendet werden.

10.6.5. Anhang

Indikationen zur Anwendung psychisch dämpfender Pharmaka:

❶ Ambulante Behandlung von nicht psychotischen Angst- und Spannungszuständen: Anxiolytika, Hypnotika niedrig dosiert, keine Neuroleptika.

❷ Schlafstörungen: Hypnotika, evtl. Anxiolytika. Wahl des Medikamentes nach gewünschter Wirkungsdauer (Einschlaf- bzw. Durchschlafmittel).

❸ Erregungszustände bei Psychosen (endogen oder toxisch): Neuroleptika, Scopolamin, Clomethiazol (vor allem Delirium tremens).

❹ Stationäre Behandlung wie 1 bis 3; bei Herzinfarkt Diazepam hoch dosiert, keine Neuroleptika; bei Coma hepaticum Scopolamin; bei psychisch vegetativ bedingten Fällen von Hypertonie, Bronchialasthma, Magen-Duodenal-Ulkus, Colitis ulcerosa etc.: Tranquillantien, Hypnotika und kurzfristig wenn nötig Neuroleptika (Cave!).

❺ Narkoseprämedikation: Neuroleptika, Barbiturate, Diazepam hoch dosiert, zusätzlich Opiate und Atropin.

❻ Erregungszustände zerebralsklerotischer Patienten: Clomethiazol[47], Haloperidol[48], Scopolamin; keine Barbiturate, Benzodiazepine oder Chlorpromazin-Verwandte.

[47] Distraneurin®, Hemineurin® [48] Haldol®

10.7. Psychoanaleptika

Aus der Gruppe der unspezifisch wirkenden Analeptika lassen sich diejenigen Substanzen ausklammern, die vorwiegend die „Psyche" anregen. Sie wirken im Gegensatz zu den Thymoleptika nicht antipsychotisch. Man faßt sie unter dem Terminus Psychoanaleptika zusammen. Synonyma sind: Psychostimulantien und Psychotonika. Bei starker Überdosierung sind diese Substanzen wie die Analeptika Krampfgifte.

10.7.1. Purinkörper, Methylxanthine

Von den drei Purinkörpern dieser Gruppe hat Coffein (1,3,7-Trimethyl-xanthin) die stärkste psychoanaleptische Wirkung. Theophyllin (1,3-Dimethyl-xanthin) ist etwas weniger wirksam, Theobromin (3,7-Dimethylxanthin) hat praktisch keinen zentral erregenden Effekt. Coffein kommt in einer Reihe von Pflanzen vor, die seit langen Zeiten als Genußmittel gebraucht werden: Coffea arabica, Thea sinensis, Cola vera, Ilex paraguayensis (Mate-Tee). Coffein wird außerdem heute großtechnisch synthetisiert. Es wird Erfrischungsgetränken zugesetzt.

Coffein. ***Es wirkt vornehmlich auf die Hirnrinde.*** Im Tierversuch lassen sich mit (sub-)letalen Coffeinmengen die für Analeptika typischen Krämpfe und auch eine Erregung des Rückenmarks demonstrieren.

Der kortikale Effekt therapeutischer Coffeinmengen (0,05 bis 0,2 g per os) ***hängt von der Ausgangslage des Menschen*** ab: Die Ermüdung verschwindet, die geistige Aufnahmefähigkeit, das Merkvermögen und die Denkfähigkeit werden gesteigert. Ist eine Person dagegen schon hellwach, so ist eine Coffeinwirkung im Sinne einer Verbesserung der geistigen und körperlichen Leistung kaum festzustellen. Theophyllin wirkt vergleichsweise weniger differenziert auf die Psyche. Die genannten Coffein-Dosen, die in 1 bis 3 Tassen Kaffee oder Tee enthalten sind, verhindern das Ein- bzw. Durchschlafen. Bei alten Menschen und manchmal bei Hypertonikern kann Coffein paradoxerweise das Einschlafen erleichtern. Eine sinnvolle Erklärung für diese Wirkung läßt sich bisher nicht geben. Höhere Dosen von Coffein erzeugen Ideenflucht, Ruhelosigkeit und Tremor, mitunter auch Herz-Irregularitäten.

Bei ***chronischer Zufuhr*** von Coffein (Kaffee- oder Teetrinken) läßt sich keine Schädigung des Organismus nachweisen, nur bei übertriebenem Genuß oder besonders Empfindlichen, die nicht ganz selten sind, treten „Nervosität" „Angstneurosen", Schlaflosigkeit und ähnliche Zeichen auf. Bei plötzlichem Entzug von Coffein können Kopfschmerzen auftreten, die nach Zufuhr von Coffein verschwinden. Sonst treten keine Abstinenzsymptome auf. Epidemiologische Untersuchungen haben keinen Anhaltspunkt dafür gegeben, daß der Genuß von Kaffee in „vernünftigen" Mengen das Herzinfarkt-Risiko erhöht.

Coffein und Theophyllin erregen in ***großen Dosen*** Gefäß- und Atemzentrum (s. Tab. 10.**4**). Trotzdem steigt der Blutdruck nicht an, weil auf Grund eines peripheren Angriffs die Gefäße von Haut, Niere und Herz erweitert werden. Die beiden Substanzen fördern die Glykogenolyse durch Hemmung der Phosphodiesterase, die den Abbau des 3',5'-AMP aktiviert (s. Abb. 2.**17**, S. 67). Ebenso wie die Glykogenolyse wird auch die Lipolyse durch 3',5'-AMP gefördert. Es kommt außerdem zu einer Freisetzung von Noradrenalin im Zentralnervensystem und von Adrenalin aus den Nebennieren.

Dadurch werden die oben genannten Wirkungen teilweise verstärkt. Die cranialen Gefäße werden durch direkte Wirkung auf die glatte Gefäßmuskulatur verengt (s. Migränetherapie S. 102).

Wirkung von Kaffee auf den Magen. Kaffee stimuliert die Magensekretion wesentlich stärker als

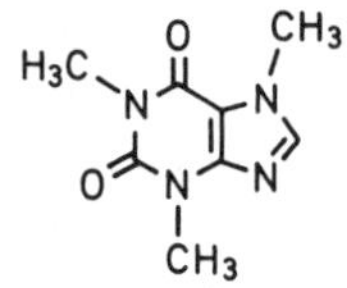

Coffein
1,3,7-Trimethyl-xanthin

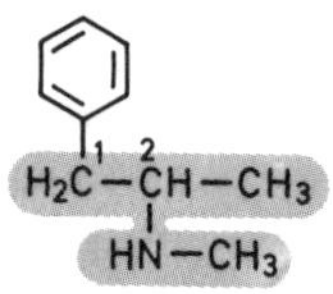

Methamphetamin[1]
1-Phenyl-2-methylamino-propan

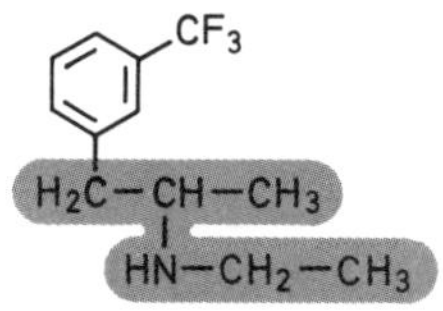

Fenfluramin[2]
1-(3-Trifluormethyl-phenyl)-2-äthylamino-propan
(das im Molekül verborgene Methamphetamin-Gerüst ist hervorgehoben)

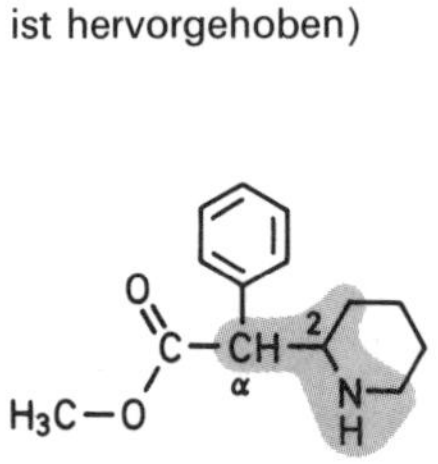

Methylphenidat[3]
α-Phenyl-α-piperidyl-(2)-essigsäure-methylester
(das im Molekül verborgene Methamphetamin-Gerüst ist hervorgehoben)

---

[1] Pervitin®
[2] Ponderax®
[3] Ritalin®

Tab. 10.4. Relative Wirksamkeiten von Coffein und Theophyllin.

	Erregung Gehirn	Erregung Medulla oblongata	Kardiale Stimulierung	Broncho-dilatation	Vasokonstr. Hirngefäße	Diurese
Coffein	+++	+++	+	+	+++	+
Theophyllin	++	++	+++	+++	+++	+++

reines Coffein. Bei Patienten mit Gastritis und Magenulkus ist dies zu beachten. Die Wirkung beruht auf den Röstprodukten des Kaffees, ist also auch bei coffeinfreiem Kaffee zu erwarten. Nach Kaffeegenuß steigt ferner der Tonus des unteren Ösophagussphincter an, nach Coffein nicht. Dem schwarzen Tee fehlen die Magenwirkungen des Kaffees.

Pharmakokinetik. Coffein wird schnell und vollständig vom Magen-Darm-Kanal resorbiert, nur ein kleiner Teil wird unverändert von der Niere ausgeschieden, der Abbau erfolgt teilweise durch Demethylierung und teilweise durch Oxydierung zu Harnsäure-Derivaten (z. B. 1-Methylharnsäure), nicht aber zu reiner Harnsäure. Der Harnsäurestoffwechsel des Gichtkranken wird somit nicht zusätzlich belastet. Ein Teil des Coffein wird bis zum Harnstoff abgebaut.

10.7.2. Amphetamin[4], Methamphetamin[5]

Diese beiden Substanzen sind Verwandte des Adrenalin und gehören in die Gruppe der Sympathomimetika. Neben einer deutlichen peripheren adrenergen Wirkung stimulieren diese „***Weckamine***" das Zentralnervensystem, in das sie im Gegensatz zu den Katecholaminen gut einzudringen vermögen. Sie setzen aus Speichern adrenerger Neurone Noradrenalin und Dopamin frei. Zwischen Amphetamin und Methamphetamin bestehen keine Wirkungsunterschiede. d-Amphetamin[6] wirkt bezogen auf den peripheren Effekt stärker erregend als l-Amphetamin.

Propylhexedrin[7], bei dem der Phenylrest des Amphetamin durch einen Cyclohexylrest ersetzt ist, hat analoge Wirkungen. Verknüpfung des Amphetaminmoleküls mit Theophyllin[8] führt zu einer Substanz, die ebenfalls zentral wirkt und mit derselben Vorsicht wie Amphetamin benutzt werden sollte, zumal sie häufig zu Mißbrauch führt. Dasselbe gilt für Amphetaminil[9], das Amphetamin in „larvierter" Form enthält.

Ebenso wie Coffein wirken die Amphetamine bei ermüdeten Personen deutlicher als im hellwachen Zustand. Nach Dosen von 3 bis 9 mg verschwindet die Müdigkeit; die Stimmungslage wird gehoben (eventuell Euphorie!). Durch Ermüdung herabgesetzte Leistungsfähigkeit wird für einige Stunden wiederhergestellt.

Mißbrauchgefahr. Während gegen die ***einmalige Anwendung*** von Amphetamin in extremen Situationen keine Einwände zu machen sind, muß ***vor einer länger dauernden Anwendung gewarnt*** werden, zumal die Verführung zum Abusus sehr groß ist. Der Organismus gerät in einen Erschöpfungszustand (Mangel an Schlaf und Nahrung), es tritt eine ***Gewöhnung*** ein, die mit Dosissteigerung beantwortet wird; eventuell kommt es zur ***Gewohnheitsbildung und Sucht***.

Bei der ***Sucht*** kann die täglich benötigte Menge 0,5 bis 2,0 g Amphetamin erreichen; dabei treten dann vereinzelt toxische Psychosen auf, besonders nach exzessiver intravenöser Zufuhr dieser und verwandter Substanzen.

10.7.3. Methylphenidat[10]

Methylphenidat hat im ganzen ähnliche Wirkungen wie Amphetamin, aber geringere periphere Nebenwirkungen als dieses. Zur Reduzierung des Appetits ist es nicht geeignet. Bei hyperkinetischen Kindern über 6 Jahren wurde ein günstiger Effekt erzielt. Diese Medikation ist

[4] Pervitin®
[5] Benzedrin®, Elastonon®
[6] Dexedrine®
[7] Eventin®
[8] Captagon®
[9] AN 1®, α-(1-Methyl-2-phenyl-äthyl-amino)-α-phenyl-acetonitril
[10] Ritalin®

bei langdauernder Durchführung nicht ohne Risiko für die psychische Entwicklung der Kinder. Daher sollten Methylphenidat (und Amphetamine), wenn überhaupt, nur im Rahmen einer streng geführten Psychotherapie gegeben werden. Eine kritiklose Anwendung dieser Mittel bei Problemkindern mit schlechten Schulleistungen und bei Legasthenie ist falsch. Es darf nicht übersehen werden, daß das Wachstum der behandelten Kinder retardiert werden kann und u. U. Halluzinationen ausgelöst werden.

10.7.4. Anorektika, Appetitzügler

Die Amphetamine und besonders die unten genannten Substanzen Phenmetrazin, Phentermin und Fenfluramin werden als Anorektika gegeben. Übergewicht wird fast immer durch eine Kalorienzufuhr bedingt, die den tatsächlichen Bedarf überschreitet; nur die sehr seltenen Fälle einer echten Stoffwechselentgleisung müssen hier ausgenommen werden. Dementsprechend läßt sich eine Abmagerung nur durch eine Reduzierung der Kalorienaufnahme erzwingen. Bei der Anwendung dieser Substanzen sollten folgende Gesichtspunkte berücksichtigt werden:

❶ Sie vermindern nicht in allen Fällen den Appetit.

❷ Sie sind lediglich Adjuvantien für eine diätetische und psychotherapeutische Behandlung einer Übergewichtigkeit.

❸ Nach einigen Wochen verlieren sie ihre Wirksamkeit.

❹ Sie sollen nur verwendet werden, wenn andere Methoden versagt haben.

❺ Sie dürfen nicht mit anderen Medikamenten kombiniert und nicht parenteral appliziert werden.

❻ Gewohnheitsbildung und Sucht können nicht ausgeschlossen werden.

❼ Da nach Gabe von Appetitzüglern (vor allem Aminorex) irreversible, eventuell tödliche pulmonale Hypertonien auftreten können, sollte an die Möglichkeit dieser Schädigung auch bei anderen Mitteln dieser Gruppe gedacht werden.

Phentermin[11]. Die appetitmindernde Wirkung ist unsicher. Da nahe verwandte Substanzen mit erheblichen Nebenwirkungen belastet sind, sollte es, wenn überhaupt, nur ganz kurze Zeit gegeben werden, zumal auch einzelne Fälle von Abhängigkeit und von pulmonaler Hypertonie bereits bekannt geworden sind.

Fenfluramin[12]. Es vermindert den Appetit im vergleichbaren Ausmaß wie die anderen Anorektika. Meistens wirkt es eher sedierend und erst in hohen Dosen erregend. Der Wirkungsmechanismus ist ungeklärt. Die appetithemmende Wirkung hält höchstens wenige Monate an.

Fenfluramin sollte, wenn überhaupt, nur als Hilfsmittel bei einer strengen Diät und höchstens 6–8 Wochen lang gegeben werden.

Auf Grund seiner psychischen Wirkung beeinträchtigt Fenfluramin eventuell die geistige Leistungsfähigkeit und das Konzentrationsvermögen. Es kann zu Beeinträchtigung der Berufsfähigkeit und Fahrtüchtigkeit Anlaß geben. Gleichzeitiger Alkoholgenuß verstärkt die Wirkung. Bei plötzlicher Unterbrechung der Fenfluramin-Einnahme können „Depressionen“ auftreten. Daher ist eine stufenweise Verringerung der Dosen („Ausschleichen“) notwendig. Ein Mißbrauch als Rauschmittel kommt bei Jugendlichen vor. Dabei werden Dosen von 80–400 mg = 4–20 Tabletten allein oder kombiniert mit anderen Rauschmitteln eingenommen.

[11] Mirapront® = 1-Phenyl-2-methyl-2-amino-propan
[12] Ponderax®

10.8. Analeptika

Analeptika sind Pharmaka, die in geeignetem Dosenbereich die Aktivität bestimmter Abschnitte des Zentralnervensystems steigern, in höherer Dosierung wirken sie als ***Krampfgifte***.

Eine Indikation für die Analeptika im engeren Sinne ist nur dann gegeben, wenn eine Hemmung des Vasomotoren- oder Atemzentrums vorliegt, die aus vitaler Indikation durchbrochen werden muß. *Der **therapeutische** Ef-*

fekt** der Analeptika* ***ist rein zentral, sie besitzen keine direkte Wirkung auf das Herz, die Gefäße oder die Atemmuskulatur. Ihre Indikationsbreite wurde im Laufe der Zeit weitgehend eingeschränkt: Bei zentraler Vasomotorenlähmung bewährt sich die Anwendung peripher angreifender Kreislaufmittel im allgemeinen besser. Bei Vergiftungen mit Barbituraten ist ihre Verwendung ebenfalls nicht mehr zu empfehlen, bei Vergiftungen mit Opiaten stehen spezifische Antidote zur Verfügung. Die Behandlung Barbiturat-Vergifteter besteht in der konsequenten künstlichen Beatmung einschließlich der adäquaten Wasser- und Salzgabe (s. S. 214). Nur wenn die angegebene Therapie nicht möglich ist, kann versucht werden, den Zustand des Vergifteten vorübergehend durch Analeptika zu bessern.

Im Tierversuch läßt sich die Wirkung der Analeptika demonstrieren. Für den Antagonismus gegenüber einer barbituratbedingten Atemdepression ist in der Abb. 9.**9** (S. 201) ein Beispiel gegeben. Ebenfalls lassen sich die nach Überdosierung auftretenden Krämpfe bei Versuchstieren einfach auslösen. Die Strychninwirkung besitzt einen anderen Charakter. Die Vergiftungsbilder am Versuchtstier und am Menschen decken sich; durch die früher übliche Anwendung von Pentetrazol in der Krampfbehandlung von Geisteskranken ist ein größeres Erfahrungsgut vorhanden. Während für den Wirkungsmechanismus von Strychnin experimentelle Hinweise vorliegen, ist jener der anderen Analeptika auf zellulärer Basis nicht aufgeklärt.

Kampfer (Camphora) ist das älteste Analeptikum; er ist heute obsolet.

Pentetrazol[13]. Bei normalen Versuchstieren treten nach Pentetrazol folgende Symptome auf: Ruhelosigkeit, verstärkte motorische Aktivität, gesteigerte Atmung. Nach hohen Dosen kommt es zu ***(tonisch-)klonischen Krämpfen***, die bei zu langer Dauer des einzelnen Krampfanfalls ***durch Anoxie zum Tode*** *führen*, da während eines solchen Anfalls eine reguläre Atemtätigkeit unmöglich ist. Die letale Dosis beträgt etwa das 2- bis 3fache der krampfauslösenden Dosis. Am narkotisierten Tier, vor allem bei zu tiefer Narkose, tritt die stimulierende Wirkung von Pentetrazol auf das Atemzentrum besonders deutlich hervor (Abb. 9.**9**).

Bemegrid[14]. Die Wirkung von Bemegrid ist der von Pentetrazol ähnlich: es löst eine zentrale Erregung mit einer Stimulierung des Atemzentrums aus; höhere Dosen erzeugen Krämpfe. Auf Grund der ***chemischen Verwandtschaft mit den Barbituraten*** wurde zuerst an einen spezifischen Antagonismus zwischen Bemegrid und den Barbitursäurederivaten gedacht. Genauere Untersuchungen haben aber gezeigt, daß die Wirkung von Bemegrid ebenso unspezifisch ist wie die der anderen Analeptika.

Auch die Mischung[15] von ***Crotethamid*** plus ***Cropropamid*** und ***Doxapram***[16] besitzen keinen therapeutischen Vorteil gegenüber den vorgenannten Substanzen.

Strychnin

Dieses Alkaloid aus dem Samen der „Brechnuß" (Strychnos nux vomica) hat keine therapeutische Bedeutung mehr (in Tonika oder gar als Weckmittel), besitzt aber für die experimentelle Pharmakologie größeres Interesse. Außerdem treten Strychninvergiftungen (Rattengift) auf, die eine spezifische Therapie erfordern.

Im Gegensatz zu den bisher besprochenen Analeptika entfaltet Strychnin seine ***Hauptwirkung am Rückenmark***. Nach mäßigen Dosen steigert es den Muskeltonus (Steife der Nackenmuskeln) und die Reflexerregbarkeit, nach normalen sensiblen Reizen tritt eine überschießende Reaktion auf. Das nächst stärkere Vergiftungssymptom ist eine vermehrte Ausbreitung der Reflexe im Rückenmark mit entsprechender Innervation großer Muskelgruppen. Das nächste Stadium ist durch tonische Krämpfe gekennzeichnet, die durch einen einzigen Stimulus ausgelöst werden. Bei Vergiftung mit noch höheren Dosen (0,03 bis 0,1 g) tritt ein Tetanus der gesamten Skelettmuskulatur auf, das Bewußtsein ist dabei erhalten, der Tod tritt durch eine Anoxie ein. Die aufgezählten Symptome haben ihre Ursache in einer extremen Steigerung des normalen Geschehens im Reflexbogen: ein einfacher sensibler Reiz breitet sich im Rückenmark aus und aktiviert eine viel zu große Zahl von motorischen Neuronen. Der „***verminderte synaptische Widerstand***" scheint durch eine Enthemmung der Interneurone bedingt zu sein, die unter der inhibitorischen Kontrolle der Renshaw-Zellen stehen. An dieser Stelle scheint die Aminosäure Glycin die inhibitorische Überträgersubstanz zu sein. Strychnin, ebenso wie Tetanustoxin hemmen die Freisetzung dieses Transmitters. Eine Einzeldosis Strychnin ist in etwa 12 Stunden vollständig eliminiert.

Das Ziel einer Therapie der Strychninvergiftung muß darin bestehen, die Krämpfe zu unterdrücken. Geeignet hierfür sind schnell wirksame Barbitursäurederivate (z. B. Hexobarbital[17]), und vor allem Diazepam[18]. Diese Substanz hemmt die polysynaptischen Reflexe, so daß die gesteigerte Erregungsausbreitung im Rückenmark unterbleibt. Alle Manipulationen (z. B. Magenspülung) haben so lange zu unterbleiben, bis die gesteigerte Reflexerregbarkeit unterdrückt ist.

[13] Cardiazol® (irreführender Suggestivname) = Pentamethylentetrazol

[14] Eukraton®, Megimide® = β-Äthyl-β-methyl-glutarsäureimid

[15] Micoren® [16] Dopram® = 1-Äthyl-4-[2-(morpholino)-äthyl]-3,3-diphenyl-pyrrolidin-2-on

[17] Evipan-natrium®, [18] Valium®

VI. Endokrine Drüsen

Das Endokrinium ist ein außerordentlich kompliziertes System. Die Inkretion der Hormone ist von verschiedenen Faktoren abhängig: Alter, Geschlecht, Funktionszustand des Organismus (Krankheiten, Gravidität, Psyche, Pharmaka usw.). Hinzu kommt die gegenseitige Wechselwirkung zwischen den einzelnen endokrinen Drüsen, die teils gleichgeordnet sind, teils im Abhängigkeitsverhältnis zueinander stehen und sich dann über einen Rückkopplungsmechanismus beeinflussen. Auf die Physiologie bzw. Biochemie des Endokrinium kann im Rahmen dieser Erörterungen nicht eingegangen werden. Bei zahlreichen Hormonwirkungen spielt das zyklische 3′,5′-AMP dieselbe Rolle als intrazelluläre Überträgersubstanz wie bei den Stoffwechselwirkungen des Adrenalin (s. S. 67). Dies gilt z. B. für Corticotropin, luteinisierendes Hormon, thyreotropes Hormon, Vasopressin, Glucagon, Parathyreoidea-Hormon.

Für die Pharmakologie und die Therapie ergeben sich drei Gesichtspunkte:

❶ Anwendung von Hormonen bei Ausfallerscheinungen (Substitutionstherapie),
❷ die Ausnutzung spezifischer Hormonwirkungen, die über die physiologische Wirkung hinausgeht, und
❸ Einfluß von Pharmaka auf die Hormonbildung und -abgabe.

11.1. Hypothalamische Freisetzungshormone und Hypophyse

Von den zwei ontogenetisch verschiedenen Teilen der Hypophyse nimmt der Vorderlappen eine Sonderstellung ein, weil hier Hormone synthetisiert und sezerniert werden, die anderen endokrinen Drüsen vorgeordnet sind (***organotrope Hormone***). Die Bildung und Inkretion dieser organotropen Hormone wie auch der direkt wirkenden Hormone ist ihrerseits abhängig von spezifischen Freisetzungsfaktoren aus der Eminentia mediana des Tuber cinereum. Diese Neurohormone („hypophyseotrope Hypothalamus-Hormone“) sind Oligopeptide. So besteht das Thyreotropin-freisetzende Hormon (TRH, thyreotropin releasing hormon) nur aus drei Aminosäureresten (l-Pyroglutamyl-l-histidyl-l-prolinamid). Weitere Freisetzungshormone sind für folgende Hypophysenvorderlappen-Hormone bekannt geworden: Corticotropin, follikelstimulierendes und luteinisierendes Hormon, ferner Somatotropin und Prolactin. Man kann annehmen, daß hormonale und pharmakologische Wirkungen primär über diese Faktoren möglich sind. Als Beispiel für einen solchen Mechanismus ist die Prolaktinfreisetzung und ihre Beeinflussung schematisch in der Abb. **11.1** dargestellt.

Neben den Hormonen, die ihrerseits in einem Zielorgan die Bildung bzw. Abgabe eines anderen Hormons stimulieren, sondert die Hypophyse auch Hormone ab, die ***unmittelbar*** auf Gewebe einwirken: Wachstumshormon (Somatotropin), Lactationshormon (Prolactin), follikelstimulierendes Hormon, Corticotropin bezüglich seiner lipolytischen Wirkung, Vasopressin und Oxytocin.

Zirkadianer Rhythmus. Für die Inkretion einiger von den Freisetzungshormonen abhängiger Hormone wurden zirkadiane Rhythmen nachgewiesen. Diese mögen primär gleichfalls vom Hypothalamus ausgehen. Während z. B. Somatotropin nachts die höchsten Plasmaspiegelwerte zeigt, liegt das Maximum für Hydrocortison zwischen 4 und 8 Uhr morgens. Es ist zweckmäßig, bei therapeutischen Maßnahmen auf den zirkadianen Rhythmus Rücksicht zu nehmen.

Somatostatin. Aus dem Hypothalamus von Schafen kann ein Peptid aus 14 Aminosäuren (Tetradekapeptid) isoliert werden, das die Wirkung des Somatotropin hemmt: Somatostatin. Die Hemmwirkung erstreckt sich außerdem auf Pro-

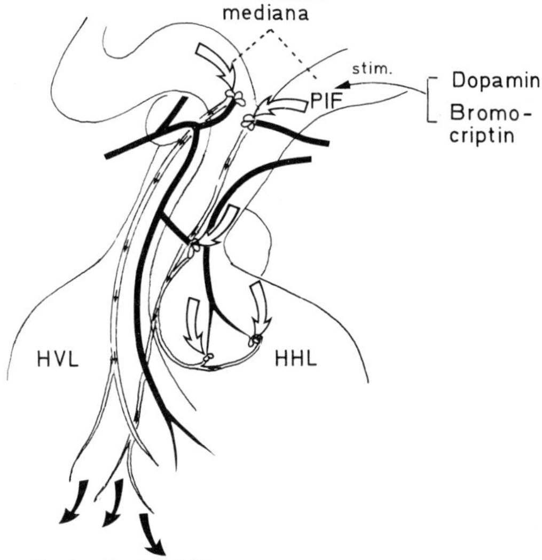

Abb. 11.1. Schematische Darstellung des Pfortaderkreislaufes der Eminentia mediana, wo die stimulierenden oder hemmenden Hormone in die Kapillaren eintreten, und der Hypophyse. Hier beeinflussen diese Hormone die Inkretion der verschiedenen Hypophysen-Hormone. Dies ist am Beispiel des „Prolactin-inhibiting-factors" (PIF) und des Prolactin demonstriert. Dopamin und Bromocriptin fördern die Freisetzung des „Prolactin-inhibiting-factor", so daß die Abgabe von Prolactin aus dem HVL gebremst wird.
Arterielle Gefäße schwarz,
venöse Gefäße nicht geschwärzt.
Offene Pfeile: Aufnahme der Hormone der Eminentia mediana in das Kapillarsystem;
geschlossene Pfeile: Austritt dieser Hormone aus dem zweiten Kapillarsystem in den HVL.

lactin, Glucagon und Gastrin. Die kurze Halbwertzeit seiner Wirkung läßt nicht sehr viel Hoffnung auf eine praktische Anwendung aufkommen.

11.1.1. Hypophysenvorderlappen

Die Hormone des Vorderlappens sind Polypeptide. Die Aminosäuresequenz des corticotropen Hormons ist aufgeklärt. Die organotropen Hormone sind weitgehend artunspezifisch, dagegen erweist sich das Wachstumshormon als artspezifisch. Im Gegensatz zu der großen physiologischen Bedeutung der Vorderlappenhormone ist die pharmakologische Anwendung auf eine kleine Anzahl von Indikationen beschränkt.

11.1.1.1. Somatotropes oder Wachstumshormon (Somatotropin)

Das Wachstumshormon vom Menschen hat ein Molekulargewicht von 21500 (188 Aminosäuren). Es wird wahrscheinlich in den acidophilen Zellen des Vorderlappens gebildet. Durch Zufuhr von Extrakten aus Vorderlappen von Schlachttieren läßt sich sowohl das Wachstum hypophysenloser Ratten als auch das normaler Ratten ***über die Normalgröße hinaus*** steigern. Beim Menschen sind diese Extrakte ***unwirksam***. Dagegen lassen sich bei Verwendung von Extrakten ***aus Menschen- oder Primatendrüsen*** auch beim Menschen Wachstumswirkungen erzielen. Der Unterschied des Effektes beruht auf der chemischen Differenz der Polypeptide.

Eine ***Überproduktion*** von Wachstumshormon führt zum akromegalen Riesenwuchs. Da die Inkretion von Somatotropin ebenso wie die von Prolactin durch einen dopaminergen Mechanismus gehemmt wird, läßt sich durch den Dopamin-Rezeptor-Agonisten Bromocriptin[1] (s. S. 93) die hypophysäre Abgabe von Wachstumshormon reduzieren. Diese Wirkung kann therapeutisch ausgenutzt werden.

Ein ***Somatotropinmangel***, der sich als hypophysärer Zwergwuchs äußert, läßt sich durch wöchentliche Injektionen von 2,5 bis 5,0 mg Wachstumshormon aus menschlichen Drüsen ausgleichen. Menschliches Somatotropin[2] steht jetzt zur Behandlung von hypophysärem Zwergwuchs bzw. Minderwuchs zur Verfügung. Außer den Wirkungen auf das allgemeine Körperwachstum fördert

[1] Parlodel®, Pravidel® [2] Crescormon®

das Hormon den ***Eiweißansatz*** und den ***Fettabbau***. Es ist ein Antagonist des Insulin. Diese diabetogene Wirkung wurde früher einer gesonderten Substanz zugeschrieben. Die laufende Zufuhr von somatotropem Hormon veranlaßt das Pankreas immer wieder zur Ausschüttung von Insulin, bis ein permanenter Diabetes mellitus auftreten kann, der auf eine Erschöpfung der Inselzellen zurückgeführt wird.

11.1.1.2. Thyreotropes Hormon, Thyreotropin, TSH

Das thyreotrope Hormon ist ein von basophilen Zellen des Vorderlappens produziertes und abgegebenes Glykoproteid, das die Tätigkeit der Schilddrüse anregt. Davon kann der Exophthalmus-produzierende Faktor abgegrenzt werden. Wie aus experimentellen und klinischen Erfahrungen bekannt ist, wirkt thyreotropes Hormon auf folgende ***Schilddrüsenfunktionen***: die Aufnahme von Jod und das Konzentrationsvermögen für Jod wird gesteigert, die Schilddrüsenhormone werden schneller synthetisiert, in erhöhtem Maße abgesondert, wobei das Schilddrüsenepithel auch morphologisch das Bild erhöhter Aktivität zeigt (lebhafte Zellteilung, hohes Epithel, Hyperplasie). Die Sekretion von thyreotropem Hormon aus dem Hypophysenvorderlappen ist vor allem eine Funktion der Konzentration, in der das Schilddrüsenhormon im Blut vorliegt; daher wird nach Zufuhr von Schilddrüsenhormon die Produktion und Abgabe des thyreotropen Hormons vermindert oder eingestellt. Infolgedessen wird die Glandula thyreoidea morphologisch und funktionell ruhiggestellt. Umgekehrt kommt es bei einer Verminderung der Schilddrüsensekretion durch Teilresektion oder durch Pharmakotherapie zu einer vermehrten Sekretion von thyreotropem Hormon und infolgedessen zu einer Hyperplasie der Schilddrüse.

Indikationen für thyreotropes Hormon[3] gibt es nur selten. Manchmal wird versucht, unter seiner Einwirkung die Aufnahme von J^{131} in die Schilddrüse bei Thyreoideatumoren oder deren Metastasen zu verbessern. Auch zur Funktionsdiagnostik mit J^{131} kann es zu Hilfe genommen werden.

LATS = Long Acting Thyreoid Stimulator. Dieses bei den meisten Patienten mit M. Basedow im Plasma auftretende IgG-Globulin wirkt wie Thyreotropin. Es besitzt eine Halbwertzeit von 30 Tagen und vermag die Plazentarschranke zu durchdringen.

11.1.1.3. Exophthalmus-produzierender Faktor

Dieser wohl nicht aus dem Vorderlappen entstammende, sondern zum autoimmunologischen Formenkreis gehörende Faktor ist mit dem thyreotropen Hormon nicht identisch. Ein erhöhter Blutspiegel läßt sich bei der endokrinen Ophthalmopathie nachweisen, die häufig bei einer Hyperthyreose auftritt, aber auch ohne diese vorkommen kann. Bewährt hat sich eine frühzeitig beginnende, langfristige ***Therapie*** mit Glucocorticoiden, z.B. mit Prednison in Dosen von 60 bis 140 mg pro Tag, die später auf 15 mg jeden 2. Tag gesenkt werden. Das früher verwendete D-Thyroxin ist wegen der Gefahr von Nebenwirkungen verlassen worden.

11.1.1.4. Corticotropin (ACTH)

Corticotropin[4] (adrenocorticotropes Hormon) ist ein in seiner chemischen Zusammensetzung bekanntes ***Polypeptid*** aus 39 Aminosäuren. Es hat eine spezifisch anregende Wirkung auf die Nebennierenrinde, die unter dem Einfluß von Corticotropin Glucocorticoide produziert und abgibt. Beim Menschen handelt es sich vorwiegend um Hydrocortison. Der Umfang der Corticotropinsekretion hängt wie bei den anderen organotropen Hormonen vom Blutspiegel der Hormone des endokrinen Erfolgsorganes ab, zusätzlich wird die Corticotropinabgabe aber noch stark von der physischen und psychischen Belastung geprägt (Katecholamine, Bakterienpyrogene, Stress!). Mit einem Bruckstück des Corticotropin, dem Tetracosactrin[4] lassen sich bereits die Corticotropinwirkungen erzielen. Der Gehalt der Nebennierenrinde an Cholesterin und Ascorbinsäure wird

---

[3] Thyratrop®, Thyreostimulin®

[4] Acetropan®, Cortiphyson®; ein synthetisches Corticotropin mit 24 Aminosäureresten ist Tetracosactrin (Synacthen®)

durch Corticotropin innerhalb weniger Stunden vermindert. Die ***biologische Standardisierung*** geschieht deshalb an hypophysektomierten Ratten durch Messung der Ascorbinsäureentleerung aus der Nebennierenrinde.

Corticotropin ist ***per os unwirksam***, bei intramuskulärer Injektion dauert die Wirkung wegen des schnellen Abbaues nur einige Stunden. Durch verschiedene Maßnahmen kann die Resorption vom Injektionsort verzögert werden, so daß einige ***Depotpräparate*** mit Wirkungsdauern von 12 bis 24 bis 48 Stunden hergestellt wurden. Da die einzige Wirkung von Corticotropin die Förderung der Bildung und Ausschüttung von Corticosteroiden aus der Nebennierenrinde ist, kann die Substanz pharmakologisch nur bei ***intakten Nebennieren*** Verwendung finden und nicht etwa bei Addisonscher Erkrankung.

Corticotropin kann in allen Fällen, in denen die Nebennieren funktionstüchtig und Glucocorticoide ***indiziert*** sind, die Nebennierenrindenhormone ersetzen. Sein Nachteil liegt in der Notwendigkeit der parenteralen Zufuhr, so daß im allgemeinen die Corticosteroide vorzuziehen sind. Bei Verwendung von Tetracosactrin ist die sonst vorhandene Gefahr der Allergisierung wohl seltener, aber auch hier ist mit lebensgefährlichen Reaktionen zu rechnen. Die noch manchmal empfohlene Zufuhr von Corticotropin zum Abschluß einer Glucocorticoidtherapie, um die dann eingetretene Rindenatrophie zu beseitigen, ist überflüssig, denn die Rinde nimmt spontan ihre Tätigkeit wieder auf.

Tägliche Corticotropininjektionen scheinen im Gegensatz zu Cortisol die Fähigkeit der Nebennieren, bei Stress-Situationen noch Hormon abzugeben, nicht zu beeinträchtigen. Corticotropin beeinflußt unabhängig von seiner Wirkung auf die Nebennierenrinde den Fettstoffwechsel. Es steigert die Lipolyse durch Aktivierung der Adenylzyklase. Es greift somit an demselben Enzym an wie die Katecholamine, die Wirkung läßt sich jedoch nicht durch β-Rezeptoren-blockierende Pharmaka hemmen.

Die Dosierung von ***Corticotropin*** liegt bei 40 bis 60 bis 150 IE. intramuskulär täglich auf 4 bis 6 Einzeldosen verteilt. Bei Anwendung von Depotpräparaten[5] genügen für denselben Effekt 4- bis 6mal so lange Abstände zwischen den Injektionen, dabei entspricht 1 mg Tetracosactrin[6] in Gel etwa 100 IE.

11.1.1.5. Gonadotrope Hormone

Drei Gonadotropine werden vom Vorderlappen und ein weiteres vom Chorionanteil der Plazenta gebildet. Im Gegensatz zu einigen anderen Hypophysenhormonen scheinen die Gonadotropine artspezifisch zu sein. Es handelt sich um Glykoproteide mit einem Molekulargewicht von 30000 bis 100000. Sie werden im Blut inaktiviert oder im Harn ausgeschieden. Die biologische Auswertung der Gonadotropine geschieht an hypophysektomierten oder infantilen Ratten durch Messung der Veränderungen an Keimdrüsen oder Prostata, Vesikulardrüsen bzw. Uterus.

❶ ***Follikelstimulierendes Hormon*** (Follikelreifungshormon). Es wird aus Serum schwangerer Stuten oder aus „Menopausenharn" gewonnen und regt das Wachstum und die Reifung des Ovarialfollikels und die Spermatogenese an.

❷ ***Luteinisierendes*** oder ***interstitielle Zellen stimulierendes Hormon*** bewirkt die Sekretion von Östrogen, die Ovulation und die Corpus-luteum-Bildung. Beim männlichen Individuum werden die interstitiellen (Leydigschen) Zellen stimuliert und die Inkretion von Androgen durch diese Zellen gefördert.

❸ ***Prolactin***, das auch beim Menschen nachgewiesene Lactationshormon, schafft die Voraussetzungen für die Entwicklung der Milchdrüsen und die Milchsekretion. An der Prolactin-Freisetzung ist ein dopaminerger Mechanismus mitbeteiligt. Der Dopamin-Agonist Bromocriptin[7] (s. S. 93) hemmt die Prolactin-Inkretion auf folgende Art und Weise:

a) er stimuliert im Hypothalamus die Freisetzung des „Prolactin-Sekretions-hemmenden Faktors" (PIF), und
b) er erschwert die Freisetzung von Prolactin aus den Hypophysenvorderlappenzellen (Mammotrope Zellen) (s. Abb. 11.**1**.).

Tägliche Dosen von 7,5 bis 15 mg Bromocriptin bringen die Milchsekretion im Puerperium zum

---

[5] z. B. Depot-Acethropan®, mit Polyphloretin und Phosphat gekoppeltes ACTH

[6] Synacthen [7] Parlodel®, Pravidel®

Versiegen. Umgekehrt führt die zentrale Dopaminverarmung durch Reserpin-Behandlung zu einer vermehrten Abgabe von Prolactin. Für die Wirkung von Prolactin auf die Milchdrüse sind andere Hormone, insbesondere das Wachstumshormon außerdem nötig. Prolactin ist ***nicht*** geeignet, akut die Milchsekretion oder -abgabe zu erhöhen; es hemmt die Effekte von Gonadotropin an den Keimdrüsen.

❹ ***Choriongonadotropin*** wird aus Schwangerenharn gewonnen, in dem besonders große Mengen während der ersten Graviditätsmonate vorkommen. Auch aus dem Serum schwangerer Stuten kann es extrahiert werden. Die Wirkung ist der des luteinisierenden Hormons ähnlich.

Indikationen. Bei ***Kryptorchismus*** können, wenn keine mechanische Behinderung vorliegt, Choriongonadotropin aus Schwangerenharn[8], oder auch Präparate aus Serum schwangerer Stuten[9], die vorwiegend follikelstimulierendes Hormon enthalten, gut wirksam sein. Die Dosen sind bei den erstgenannten Präparaten täglich 100 bis 300 IE. intramuskulär, bei den letztgenannten 2- bis 3mal wöchentlich 1000 bis 5000 IE. In Fällen von primärer und sekundärer ***Amenorrhoe*** kann versucht werden, das Ovarium in folgender Weise zur Tätigkeit anzuregen: Auf eine erste Serie von Injektionen des Stutenserumgonadotropin zur Follikelreifung folgt eine zweite Serie mit Choriongonadotropin zur Luteinisierung. Nach mehreren derartigen „Zyklen" wird abgewartet, ob der nächste Zyklus spontan abläuft.

Bei Zufuhr eines Gemisches von Gonadotropinen mit einem verhältnismäßig geringen Gehalt an Follikelreifungshormon besteht die Gefahr der ***Luteinisierung*** des Ovariums ohne Ausbildung reifer Follikel. Eine Ovulation kommt dann nicht mehr zustande. Dasselbe gilt für die alleinige Zufuhr von luteotropem Hormon oder Choriongonadotropin. – Extrakte aus menschlichen Hypophysen haben bei bis dahin unfruchtbaren Frauen zu Ovulationen und zur Geburt normaler Kinder geführt, aber auch häufig zu Mehrlingsgeburten und Aborten (kein Handelspräparat erhältlich).

Bei wiederholten Injektionen von ***Gonadotropin aus Pferdeserum*** bilden sich ***artspezifische Antikörper***, die zu einem Unwirksamwerden der später zugeführten Substanz führen. Darüber hinaus können nach großen Dosen nichtartspezifische Antihormone auftreten, die sogar die Wirkung des von dem eigenen Vorderlappen abgegebenen Hormons unwirksam machen. Da diese Erscheinung nur bei kontinuierlicher Zufuhr auftritt, ist es zweckmäßig, jeweils nach 2 Wochen die Behandlung für 2 Wochen zu unterbrechen.

11.1.2. Hypophysenhinterlappen

Die beiden Hormone ***Oxytocin*** und ***Vasopressin*** sind ***Oktapeptide***, die nach ihrer Bildung im Nucleus paraventricularis bzw. supraopticus und dem Transport über den Tractus supraopticohypophyseos im Hinterlappen vesiculär gespeichert und aus diesen Bindungsstellen bei Anwesenheit von Calcium exozytotisch freigesetzt werden können. Diese Hormone sind auch synthetisch herstellbar. Vasopressin ist identisch mit ***Adiuretin*** (ADH, antidiuretisches Hormon). Ein Abwandlungsprodukt ist Desmopressin (s. S. 157). Oxytocin hat bei allen Tierspezies dieselbe Struktur; nur das Vasopressin des Schweines unterscheidet sich von dem anderer Spezies (Ersatz von Arginin durch Lysin).

S———————————S
Cy · Tyr · Ileu · Glu(NH_2) · Asp(NH_2) · Cy · Pro · Leu · Gly(NH_2)

Oxytocin

S———————————S
Cy · Tyr · Phe · Glu(NH_2) · Asp(NH_2) · Cy · Pro · Arg · Gly(NH_2)

Argininvasopressin

Die ***biologische Standardisierung*** des Oxytocin wird am isolierten Uterus des virginellen Meerschweinchens durchgeführt. Die Vasopressinwirkung wird am Blutdruck von Hund oder Katze, die antidiuretische Wirkung an der Hemmung der Diurese von Ratten oder Hunden bestimmt. 1 I.E. (Internationale Einheit) = 1 Voegtlin-Einheit entspricht der Wirkung von 0,5 mg des internationalen Standardpulvers und 0,002 mg Oxytocinsubstanz.

Eine ***pharmakologische Beeinflussung*** der Abgabe von Hinterlappenhormon läßt sich für einige Substanzen nachweisen; zum Beispiel stimulieren Morphin, Barbiturate und kurzfristig auch Nicotin die Abgabe von Vasopressin aus dem Hinterlappen und hemmen damit die Wasserdiurese. Dagegen bremst Alkohol während des Anstiegs der Blutspiegelwerte die Vasopressinabgabe, so daß die Harnmenge vermehrt wird. Die pharmakologischen Wirkungen von Oxytocin und Vasopressin werden in den entsprechenden Kapiteln (s. S. 90 u. 156) besprochen.

---

[8] Primogonyl®, Predalon®, Prolan®

[9] Anteron®, Equoman®, Predalon-S®

11.2. Schilddrüse

11.2.1. Schilddrüsenhormone

In der Schilddrüse werden neben verschiedenen jodhaltigen organischen Verbindungen, die keine Hormonwirkungen besitzen, die stark wirksamen Hormone Thyroxin und Trijodthyronin gebildet. Sie kommen im Organismus nur in der optischen L-Form vor. Im Kolloid der Schilddrüsenfollikel sind die Hormone an Eiweiß gebunden (Thyreoglobulin). Sie können erst sezerniert werden, wenn unter dem Einfluß von TSH eine Aufnahme von Kolloid in die Follikelepithelzellen stattgefunden hat und hier durch proteolytische Enzyme die Abspaltung der Hormone erfolgt ist. Im Plasma sind die Hormone an α-Globulin gebunden. Die Hauptmenge des sezernierten und im Plasma gebundenen Hormons besteht aus Thyroxin, während Trijodthyronin zum Teil wohl erst durch Dejodierung von Thyroxin in den Geweben entsteht.

Zur Vorbereitung der Synthese der beiden Hormone werden unter Thyreotropin-Einfluß zirkulierende Jod-Ionen in der Schilddrüse „eingefangen", d. h. durch aktive Prozesse in den Zellen angereichert. Eine Peroxidase wandelt die Jod-Ionen in Jod um, das seinerseits in Tyrosinmoleküle eingebaut wird. Diese „Jodination" kann durch Pharmaka gehemmt werden.

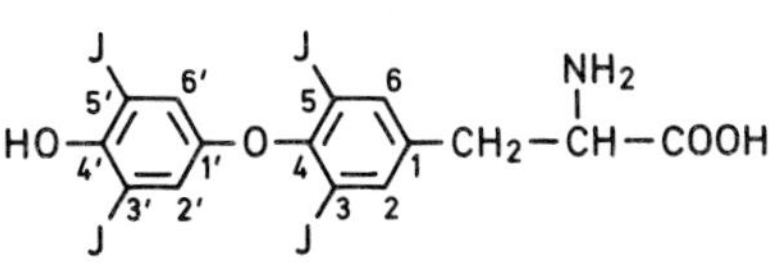

Thyroxin, Levothyroxin, T_4
3,5,3',5'-Tetrajodthyronin

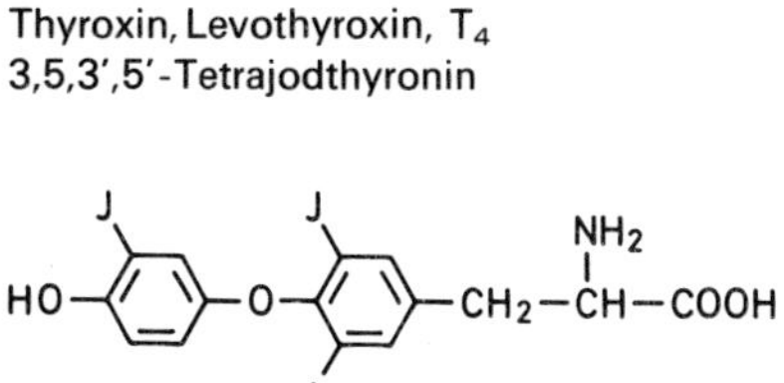

Liothyronin, T_3
3,5,3'-Trijodthyronin

Pharmakologische Wirkungen von Thyroxin. Aus den pathologisch-physiologischen Vorgängen bei Hypo- und Hyperthyreosen lassen sich die Effekte der Schilddrüsenhormone ableiten. Hier sollen nur die Wirkungen geschildert werden, die nach Zufuhr dieser Hormone auftreten. Thyroxin erhöht den Grundumsatz und den Gesamtstoffwechsel. Damit sind ein Gewichtsabfall und eine Steigerung des Sauerstoffverbrauches und der Kohlensäureproduktion verbunden. Das Hormon hat einen katabolen Effekt im Eiweiß-, Kohlenhydrat und Fettstoffwechsel. Das Leberglykogen wird vermindert. Die Blutlipidwerte sinken ab, die Clearance exogener Triglyceride wird erhöht. Die Herzfrequenz ist erhöht. Vorhofflimmern kann auftreten. Muskelschwäche, Nervosität, Überaktivität, Tremor, Kopfschmerzen, vasomotorische Störungen und Schwitzen sind übliche Symptome. Nausea, Leibschmerzen und Durchfälle kommen öfter vor. Infolge der dauernden Belastung des Herzens ist stets mit der Ausbildung einer Herzinsuffizienz zu rechnen, bei Koronarsklerose auch mit pektanginösen Erscheinungen. Herzzeitvolumen und Harnmenge sind vermehrt. Die Zuckertoleranz ist erniedrigt, die Empfindlichkeit gegen adrenerge Substanzen erhöht. Es kann zu Oligo- oder Amenorrhoe kommen.

Der ***Wirkungsmechanismus von Thyroxin*** ist nicht aufgeklärt. Der Angriffspunkt des Hormons liegt in den Körperzellen selbst bzw. in den Zellkernen. Nach Vorbehandlung von Tieren mit Thyroxin zeigen die isolierten Organe in vitro einen erhöhten Sauerstoffverbrauch. In hohen Konzentrationen führt Thyroxin zu einer Schwellung der Mitochondrien und zu einer Entkoppelung der oxidativen Phosphorylierungen. Dadurch mögen sich einige Symptome der Thyreotoxikose erklären lassen. Daß es sich dabei auch um den Grundmechanismus der Hormonwirkung handelt, ist unwahrscheinlich. Bei der physiologischen Hormonwirkung handelt es sich um anabole Vorgänge (beachte den Gegensatz zur katabolen Wirkung zusätzlich gegebenen Thyroxins).

Pharmakologische Wirkungen von Trijodthyronin. Diese Substanz zeigt qualitativ dieselben Effekte wie Thyroxin. Die Wirkung setzt erheblich

Tab. 11.1. Vergleichende Zusammenstellung der pharmakokinetischen Daten von Thyroxin und Trijodthyronin

Substanz	Dosenäquivalenz bei tägl. Zufuhr	Wirkungsverlust bei oraler Zufuhr	klinischer Wirkungseintritt	Wirkungsmaximum	Halbwertzeit* Plasmaspiegel	Halbwertzeit* des Wirkungsverlustes
Thyroxin	4	30–60%	nach Tagen	~ 9 Tagen	~ 6,5 Tagen	11–15 Tage
Trijodthyronin	1	15%	nach Stunden	~ 2 Tagen	1–2 Tage	~ 8 Tage

* Diese Werte gelten für Euthyreote, die Halbwertzeiten sind bei Hypothyreosen verlängert, bei Hyperthyreosen verkürzt.

schneller ein und klingt in kürzerer Zeit ab als die von Thyroxin. Da Trijodthyronin außerdem etwa 4mal wirksamer im Stoffwechsel ist als Thyroxin und die Umwandlung von Thyroxin in Trijodthyronin im peripheren Gewebe nachgewiesen werden konnte, ist Trijodthyronin wohl das eigentlich wirksame Hormon. Obgleich eine Erhöhung des Sauerstoffverbrauches isolierter Gewebe auch nach in-vitro-Applikation von Trijodthyronin nicht nachweisbar war, lassen sich jedoch mit dieser Substanz am isolierten Herzgewebe in vitro schon nach 20 bis 30 Minuten andere für Schilddrüsenhormon charakteristische Wirkungen auslösen.

Wirkungsdauer. Nach intravenöser Zufuhr einer bei Myxödem wirksamen Dosis von Thyroxin (5 mg) zeigt sich erst nach einigen Tagen ein Effekt, dessen Maximum nach ~ 9 Tagen erreicht ist. Die Wirkungsdauer beträgt ***3 bis 4 Wochen***, hängt aber von der gegebenen Dosis ab. Der Anstieg des Grundumsatzes ist nach 1 mg Trijodthyronin unter ähnlichen Bedingungen bereits nach einigen Stunden nachweisbar, das Maximum nach 2 bis 3 Tagen; die biologische Halbwertzeit beträgt für Thyroxin bei normaler Schilddrüsenfunktion 6 bis 7, bei Hyperthyreoidismus 3 bis 4 und bei Hypothyreose 9 bis 10 Tage und für Trijodthyronin je nach der Schilddrüsenfunktion 1 bis 2 Tage. Bei niedrigerer Dosierung ist der Eintritt der Wirkung später und die Dauer kürzer. Eine Zusammenstellung pharmakokinetischer Daten für die beiden Schilddrüsenhormone ist in der Tab. 11.**1** gegeben.

Indikationen. Diese Hormone sind indiziert zur ***Substitutionstherapie bei allen Formen von verminderter oder fehlender Thyreoideafunktion.*** Für diesen Zweck sind Präparate aus getrockneten Schilddrüsen[1] per os in Dosen von täglich 0,1 bis 0,2 (bis 0,3) g und zur Verkleinerung der ***blanden Struma*** in Tagesdosen von 0,05 (– 0,1) g für 1–2 Jahre geeignet. Die Inhaltsstoffe sind standardisiert, so daß mit gleichmäßiger Wirkung zu rechnen ist. Der Vorteil liegt in der guten oralen Wirksamkeit; reines Thyroxin verliert nämlich ~ 60% und reines Trijodthyronin ~ 15% seiner parenteralen Wirksamkeit. Wegen der langen Wirkungsdauer besteht bei Schilddrüsenpulver und Thyroxin wesentlich größere Kumulationsgefahr als bei Trijodthyronin. Auf eine Therapie mit reinem Thyroxin kann meistens verzichtet werden. Bei völligem Ausfall der Schilddrüsenfunktion sind von Trijodthyronin[2] täglich Erhaltungsdosen von 0,05 bis 0,1 mg per os nötig; bei Hypothyreose genügen Tagesdosen zwischen 0,005 und 0,025 mg. In manchen Fällen von männlicher ***Unfruchtbarkeit*** läßt sich nach Trijodthyronin (aber nicht nach Thyroxin) eine Erhöhung der Spermatozoenzahl und -motilität feststellen. Die immer wieder versuchte Therapie der ***Adipositas*** mit Schilddrüsenhormon ist nur für Fälle mit einer leichten Hypothyreose angemessen; sonst sollte sie wegen der immer bestehenden Gefahr einer Herzschädigung unterlassen werden.

Auch die Versuche, den Lipidspiegel im Plasma zur Prophylaxe der Arteriosklerose durch Thyreoideahormone zu senken, sind nicht erfolgreich gewesen, da häufig Angina-pectoris-Anfälle und andere Herzbeschwerden auftraten (s. S. 142).

11.2.2. Thyreostatika

Thyreostatika oder Antithyreoideasubstanzen vermögen die Hormonbildung in der Schilddrüse

[1] Thyreoidin® [2] Thybon®

zu hemmen und sind daher für die Therapie einer Überfunktion geeignet. Substanzen aus verschiedenen chemischen Gruppen haben diese biologische Wirkung, der Mechanismus dieser Hemmung mag unterschiedlich sein: a) Jodsalze, b) Perchlorat-Ionen, c) radioaktives Jod (J^{131}), d) organische schwefelhaltige Verbindungen.

11.2.2.1. Jod-Ionen

Der tägliche Jod-Bedarf eines gesunden Menschen liegt nach den Untersuchungen der Weltgesundheitsorganisation bei 0,15–0,2 mg. Da die Nahrung in der BRD häufig nur 0,03–0,07 mg pro die enthält, ist der hohe Prozentsatz an blanden Strumen bei sonst gesunden Menschen zu verstehen. In einigen anderen Staaten werden dem Kochsalz oder dem Brot Jodsalze zugesetzt, um den täglichen Jodbedarf der Bevölkerung zu decken. Auch in der BRD sollten die Ärzte dafür Sorge tragen, daß die Bevölkerung wenigstens freiwillig jodiertes Speisesalz gebraucht. Die gesetzlich erlaubte Menge von 3–5 mg Jod/kg sind z. B. enthalten in: Bad Reichenhaller Jodsalz, Lüneburger Vollsalz, Bayerischem Vollsalz (nur in Bayern), Düra-Vollsalz (nur in Baden-Württemberg).

Die Wirkung von Jod-Ionen auf die Schilddrüsenfunktion ist nicht leicht zu verstehen, denn sie erscheint widersprüchlich: Jodide verändern beim Gesunden in den weitaus meisten Fällen die Schilddrüsenfunktion nicht. In wenigen Fällen kann aber eine Jodthyreotoxikose ausgelöst werden. Nur in ganz seltenen Fällen wurden bei monate- und jahrelanger Zufuhr von Jod in Dosen von mehr als 5 mg täglich Kropf und Myxödem, bei Kindern auch Wachstumshemmung, beobachtet. Diese Schädigung ist bei Kindern nach langer Zufuhr eines jodhaltigen Asthmamittels* beobachtet worden: „Felsol®-Zwerg“. Bei einem schon bestehenden Morbus Basedow bewirkt die Zufuhr von größeren Dosen von Jodsalzen innerhalb einiger Tage eine beträchtliche, wenn auch nur wenige Wochen anhaltende Besserung des klinischen Bildes. Auch der pathologische Befund an der Schilddrüse wird vorübergehend gebessert. In Verbreitungsgebieten des endemischen Kretinismus ist eine Prophylaxe der Erkrankung möglich, wenn Graviden ausreichend Jod in den ersten Monaten der Schwangerschaft zugeführt wird.

Der ***Wirkungsmechanismus*** der Jodide ist zwar im einzelnen nicht aufgeklärt, ***Jodide*** scheinen aber die Synthese und den Umsatz der Hormone in der Schilddrüse zu beeinflussen. Durch den Mangel an thyreotropem Hormon während der Jodidzufuhr ist die Aufnahme von Jod durch die Schilddrüse gehemmt. Zugleich ist die Aktivität der Prozesse, die an der Hormonausschüttung beteiligt sind, vermindert. Die Folge ist eine erhöhte Speicherung von Kolloid in der Schilddrüse.

Indikationen. Eine Jodmangelstruma infolge unzureichenden Jodgehaltes der Nahrung kann mit einem Jodsalz, zum Beispiel Kalium jodatum, in wöchentlichen Mengen von 0,3 bis 1 mg verhindert werden. Thyreotoxische Erscheinungen sind vor einer Thyreoidektomie zu beseitigen; dies gelingt durch Zufuhr einer Kaliumjodidlösung oder Lugolschen Lösung nach Plummer** (Tagesdosen per os von 50 bis 100 mg Jod für maximal 10 Tage). Jodide müssen auch noch einige Tage nach der Operation zugeführt werden. Ein Verzicht auf die Operation führt trotz weiterer Jodbehandlung zur Verschlimmerung des Zustandes („Jod – Basedow“). Die genannten thyreostatischen Wirkungen von Jodid-Ionen lassen sich mit denselben Vor- und Nachteilen auch durch Dijodtyrosin erzeugen.

Nebenwirkungen. Jod-Ionen werden nach oraler Zufuhr schnell und vollständig vom Dünndarm ***resorbiert*** und zum größten Teil innerhalb von 12 Stunden im Harn ausgeschieden. Nur ein kleiner Teil wird vor allem in der Schilddrüse retiniert. Nach größeren Dosen von Jodiden treten Reizwirkungen an Haut und Schleimhäuten auf. Im einzelnen sind die Symptome des „***Jodismus***“ in individuell wechselndem Ausmaß zu beobachten: Schnupfen („Jodschnupfen“), Konjunktivitis, Bronchitis und verschiedene Exantheme, zum Teil infolge von Allergisierung. Die Wirkung auf die Bronchialschleimhaut hat dazu geführt, daß mitunter Jodsalze als Expektorantien zur Vermehrung bzw. Verflüssigung des Sekrets benutzt wurden (s. S. 205).

Bei Verdacht auf Tuberkulose sollten Jodsalze nicht verordnet werden, da der tuberkulöse Prozeß auf diese Weise aktiviert werden kann. Dies gilt natürlich auch bei Gefahr oder Verdacht der Entstehung einer Jodthyreotoxikose. Nach Zufuhr in der Schwangerschaft kann es zur Kropfbildung und schwerem Hypothyreoidismus beim Neugeborenen kommen.

Organische Jodpräparate enthalten meist Jod in Bindung an Fettsäure oder Eiweiß. Jod wird aus ihnen langsamer abgegeben. Sie haben für die Jodtherapie keine Vorteile vor den anorganischen Jodverbindungen. (Über „jodhaltige Röntgenkontrastmittel“ s. S. 400).

11.2.2.2. Perchlorate

Durch ***Perchlorate***, zum Beispiel als Natriumperchlorat[3] gegeben, wird die ***Jodidaufnahme in die Schilddrüse blockiert.*** Bei laufender Zufuhr von täglich etwa 1,6 bis 2,0 g per os, auf 3 bis 5 Einzeldosen verteilt, wird der hyperthyreote Grundumsatz in ca. 4 Wochen auf normale Werte gesenkt. Als Erhaltungsdosen genügen täglich 0,4 bis 0,6 bis 0,8 g. Wegen teilweise gefährlicher Nebenwirkungen ist diese Therapie selten geworden.

---

* Das Asthmamittel Felsol® enthält Phenazon, Phenyldimethyljodpyrazolon, Phenacetin, Coffein, Digitalin germ., Lobelia concentr.

**Jod 5,0, Kaliumjodid 10,0, Aqua destillata ad 100,0

[3] Irenat®

Nebenwirkungen. Die durch diese Therapie mögliche Hyperplasie der Schilddrüse läßt sich durch gleichzeitige Gaben von 0,02 bis 0,03 mg Trijodthyronin täglich per os verhindern. Diese Mengen reichen aus, um die Thyreotropinsekretion im normalen Bereich zu halten. Nach Perchlorat-Therapie sind aplastische Anämien aufgetreten. Perchlorat sollte nur angewendet werden, wenn andere Mittel nicht vertragen werden.

11.2.2.3. Radioaktives Jod, ^{131}J

Radiojod verhält sich chemisch wie gewöhnliches Jod und wird zum größten Teil in 1 bis 2 Tagen durch die Nieren ausgeschieden; ein Rest aber wird für längere Zeit in der Schilddrüse gespeichert. ^{131}Jod zerstört dort das Schilddrüsengewebe durch seine ***β-Strahlung***, während sich seine härtere ***γ-Strahlung*** für die transkutane Mengenbestimmung des in der Schilddrüse befindlichen strahlenden Materials ausnutzen läßt. Die physikalische Halbwertzeit von ^{131}Jod ist 8 Tage. Obgleich grundsätzlich eine Röntgenbestrahlung dasselbe leistet, kann durch Radiojod eine größere Strahlendosis ohne die Gefahr einer Hautschädigung zugeführt werden. Der Endzustand nach einer einmaligen Gabe wird bei Thyreotoxikose erst nach vielen Wochen erreicht. Da das Epithel weitgehend zerstört wird, verkleinert sich die Schilddrüse. Zwischen fibrösen Partien sind die übriggebliebenen Epithelien nicht normalisiert, sondern weiterhin hyperplastisch. Der Grundumsatz ist bei ausreichender Dosierung trotzdem normal.

Nebenwirkungen sind ähnlich wie nach Röntgen-Bestrahlung. Vorübergehende Entzündungen im Gebiet der Schilddrüse und der Umgebung kommen vor. Nach 4 bis 10 Tagen auftretende thyreotoxische Erscheinungen lassen sich durch Gaben von Jodsalz vermindern. Daß Keimschädigungen möglich sind, sollte in jedem Falle berücksichtigt werden. Da im Tierversuch nach ^{131}Jod in hohen Dosen nach längerer Latenzzeit Schilddrüsentumoren und beim Menschen auch nach thyreostatisch wirksamen Dosen Leukämien aufgetreten sind, muß auch mit diesem Risiko gerechnet werden. In einer beträchtlichen Zahl von Fällen kommt es erst nach Monaten oder Jahren zu der Entwicklung einer Hypothyreose, die nur bei frühzeitiger Erkennung durch Substitution aufgefangen werden kann.

Indikationen. Bei inoperablen Tumoren der Schilddrüse ist ^{131}J indiziert. Bei dieser Therapie können auch andere Organe geschädigt werden. Die bei Tumoren erheblich herabgesetzte Jodaufnahmefähigkeit kann durch Behandlung mit Thyreotropin oder Thyreostatika erhöht werden. Metastasen nehmen Radiojod besser auf, wenn die Schilddrüse operativ oder durch Bestrahlung ausgeschaltet wurde. Zur Behandlung der Hyperthyreose ist ^{131}J nur in Ausnahmefällen und bei älteren Menschen zu empfehlen. Zur Schilddrüsendiagnostik werden nur sehr kleine Mengen, zum Beispiel 30 Mikrocurie zugeführt.

Kontraindikationen. Radiojodbehandlung ist in der Schwangerschaft kontraindiziert. Sie sollte, wenn möglich, nur jenseits des 4. bis 5. Lebensjahrzehnts durchgeführt werden.

11.2.2.4. Schwefelhaltige Thyreostatika, Thiamide

Im Anschluß an die Beobachtung, daß verschiedene Kohlarten infolge ihres Gehaltes an schwefelhaltigen Verbindungen bei Kaninchen Kropf erzeugten, wurde systematisch nach schwefelhaltigen Thyreostatika gesucht. Ausgehend von ***Thioharnstoff*** wurden eine Reihe wirksamer Thiamide gefunden: Methylthiouracil[4], Propylthiouracil[5], Methimazol[6] und Carbimazol[7], ein Äthylcarboxylat des Methimazol, in das es im Körper langsam umgewandelt wird.

Wirkungsmechanismus. Die Thyreostatika dieser Gruppe ***verhindern den Einbau von Jod*** in die Aminosäuren bzw. das Thyronin. Sie vermindern die Bildung von freiem Jod durch ***Hemmung jodidoxydierender Enzyme*** der Schilddrüse. Die Aufnahme von Jodid und das Konzentrierungsvermögen der Drüse für Jodid wird nicht vermindert.

Die Reduktion der Thyroxinsekretion nach diesen Thyreostatika zeigt sich, gemessen an Grundumsatz und klinischen Erscheinungen, je nach Umständen und Dosierung erst nach einiger Zeit, weil die in Schilddrüse und Körpergeweben vorhandenen Thyreoideahormone langsam aufgebraucht werden müssen.

---

[4] Thyreostat® [5] Propycil®, Thyreostat II®
[6] Thiamazol, Favistan® [7] Neo-Thyreostat®

Das normalerweise im Körper kreisende Thyroxin wirkt dauernd ***hemmend auf Bildung*** und ***Sekretion von thyreotropem Hormon.*** Bei jeder verminderten Thyroxinproduktion (durch Jodmangel oder Thyreostatika) fällt diese Hemmung fort. Infolge der dann vermehrten Thyreotropinsekretion wird die Schilddrüse ***hyperplastisch***, es entwickelt sich ein stark durchbluteter Kropf. Die Fähigkeit zur Aufnahme von Jodid ist gesteigert. Bei zu hoher Dosierung über längere Zeit treten alle klinischen Erscheinungen eines Myxödems auf.

Nebenwirkungen. Außer der mehr oder weniger starken ***Kropfbildung*** ist öfter mit einer ***Allergisierung*** (und auch lebensbedrohenden Agranulozytosen) zu rechnen. Die Zahl der schweren Nebenwirkungen nach Propylthiouracil und Thiamazol liegt bei 1 bis 2%, nach Methylthiouracil bei ~ 10%. Carbimazol soll bezüglich seiner Nebenwirkungen etwas günstiger sein als Thiamazol. Dies ist auf Grund der metabolischen Umwandlung schwer verständlich, beruht aber vielleicht auf der üblicherweise niedrigeren Dosierung von Carbimazol. Eine ständige Überwachung der Patienten bezüglich der Schilddrüsenfunktion und der möglichen Nebenwirkungen (Kropfbildung, Verstärkung des Exophthalmus, Knochenmarkschädigung, Ikterus) ist notwendig. Durch längere Zufuhr von Thyreostatika dieser Gruppe kann die Entstehung von Schilddrüsenadenomen bzw. -karzinomen begünstigt werden. Durch Radiojod in kleinen Dosen wird diese Gefahr noch vermehrt.

Indikationen. Falls bei ***Hyperthyreosen*** eine Verkleinerung des funktionierenden Schilddrüsengewebes durch eine ***Operation*** nicht in Betracht kommt, ist die Anwendung von ***Thiamiden*** am meisten zu empfehlen. Nach einer Behandlung von einigen Monaten bis zu 3 Jahren ist in etwa 50% mit einer Dauerremission zu rechnen. Leichte Fälle sollten von dieser Therapie ausgeschlossen werden, zumal bei ihnen die Ergebnisse nicht befriedigen. Eine ***präoperative Behandlung*** ist wegen der Blutfülle des Kropfes unzweckmäßig. Durch Gaben von Glandulae Thyreoideae siccatae[8] (täglich 0,05 g per os) oder von Trijodthyronin läßt sich aber die Kropfbildung verhindern.

[8] Thyreoidin®

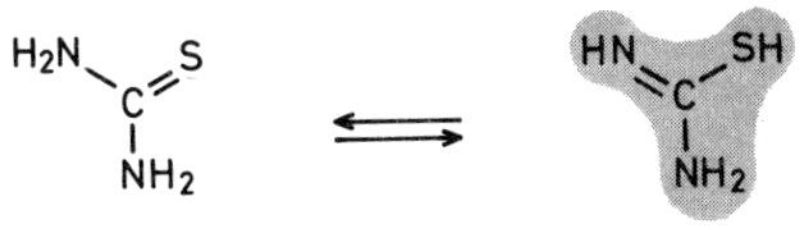

Thiohamstoff

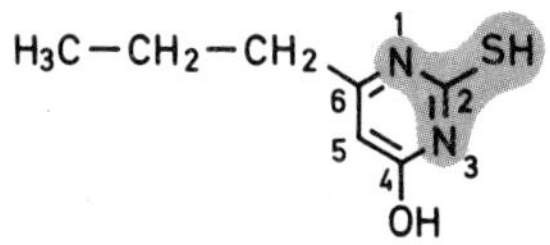

Propylthiouracil
2-Mercapto-4-hydroxy-6-propyl-pyrimidin

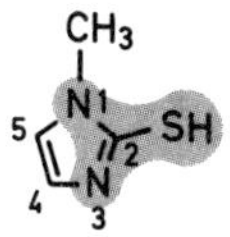

Thiamazol, Methimazol
1-Methyl-2-mercapto-imidazol

Dosierung. Die Dosis von Propylthiouracil[9] ist 50 bis 100 mg 3- bis 4mal täglich. Wegen des schnellen Abbaus der Substanz sind Pausen von mehr als 8 Stunden zu vermeiden. Die Dosen von Methimazol[10] sind anfangs 8stündlich 5 bis 10 mg, später 5 bis 10 mg täglich. Carbimazol[11] wird bis zum Erreichen eines euthyreoten Zustands in Tagesdosen von 10–40 mg (verteilt auf 4 Einzeldosen) gegeben, danach beträgt die Erhaltungsdosis 5–10 mg pro die. Propylthiouracil weist eine Plasmahalbwertzeit von ca. 2 Stunden, Methimazol von ~6 Stunden auf.

Kontraindikationen. Kontraindiziert sind diese Mittel bei ***retrosternaler Struma*** wegen der Gefahr der Kompression der Trachea infolge der Hyperplasie, ferner während der ***Lactation***, weil die Substanzen in die Milch übergehen und der Säugling Symptome von Thyroxinmangel bekommt. In der ***Schwangerschaft*** ist Vorsicht geboten, da bei Überdosierung das Neugeborene mit den Zeichen des Schilddrüsenmangels geboren werden kann.

[9] Propycil®, Thyreostat II®
[10] Favistan®
[11] Neo-Thyreostat®

11.2.2.5. β-Rezeptoren-Blocker bei Hyperthyreose

Die Ursache der bei Hyperthyreosen auftretenden Zeichen von Sympathikuserregung sind nicht geklärt. Immerhin lassen sich derartige Symptome durch einen β-Blocker, z. B. Propranolol mildern, besonders auch bei thyreotoxischen Krisen. Diese symptomatische Behandlung darf die eigentliche thyreostatische Therapie nicht ersetzen, sondern nur ergänzen.

11.2.3. Thyreocalcitonin[12]

Thyreocalcitonin, auch Calcitonin genannt, ein Polypeptid aus 32 Aminosäureresten mit einfacher Kettenstruktur, ist ein in den parafollikulären Zellen der Schilddrüse produziertes Hormon. Diese Zellen entsprechen entwicklungsgeschichtlich den Ultimobranchialkörpern der Vögel, in denen dasselbe Hormon gefunden wurde. Thyreocalcitonin senkt beim Menschen vor allem den erhöhten Calciumgehalt des Blutes und steigert die renale Calcium- und Phosphat-Ausscheidung. Auf die synergistische renale Wirkung mit Parathyreoideahormon sei hingewiesen. Es hemmt durch direkten Angriff resorptive Vorgänge im Knochen. Trotzdem scheint es bei menschlicher Osteoporose und bei Morbus Paget therapeutisch nicht sicher wirksam zu sein. In Tierversuchen ließ sich zeigen, daß ein erhöhter Blut-Calcium-Spiegel die Abgabe dieses Hormons stimuliert.

[12] Calcitonin®, Cibacalcin®, Miacalcic®

11.3. Nebenschilddrüse

Aus Nebenschilddrüsen gewonnene Extrakte beseitigen alle durch Entfernung oder Zerstörung dieser Drüsen entstandenen Symptome (parathyreoprive Tetanie). Für die Hormonwirkung ist ein Polypeptid mit einem Molekulargewicht von 8600 verantwortlich, das je nach der Sequenz der Aminosäuren in einer A-, B- und C-Form vorliegt. Nach parenteraler Zufuhr von Parathyreoideahormon (Parathormon) ***steigt der Calciumspiegel*** im Blut an. Eine vorher infolge eines erniedrigten Calcium-Ionen-Spiegels bestehende Tetanie wird dadurch beseitigt. Der normale Calciumspiegel wird auf übernormale Werte erhöht. Der Blut-Calcium-Wert steigt erst ~ 4 Stunden nach intravenöser Injektion an; die Wirkung dauert etwa 20 Stunden.

❶ ***Intestinale Wirkung.*** Im Darm wird die Resorption von Phosphat gesteigert und die von Calcium in Gegenwart des Vitamin D-Metaboliten 1,25-Dihydroxycholecalciferol wenig erhöht.

❷ ***Osteotrope Wirkung.*** In den Knochen bewirkt das Hormon ebenfalls in Gegenwart von Vitamin D-Metaboliten eine ***erhöhte Einschmelzung von Knochensubstanz*** durch die Osteoklasten. Infolgedessen kommt es neben der Erhöhung der Blut-Calcium-Werte auch zu einer gleichzeitigen Mobilisierung von Phopshat aus den Knochen. Dieser Effekt spielt sich unmittelbar an den Knochenzellen ab, da er auch in Gewebekulturen ausgelöst werden kann.

❸ ***Renale Wirkung.*** Während die Claciumwerte ansteigen, ***sinken die Phosphatwerte*** des Blutes ab, weil gleichzeitig die Phosphatausscheidung durch verminderte Rückresorption in den Nieren stark erhöht ist, während die tubuläre Rückresorption von Calcium gefördert wird. Hierbei handelt es sich anscheinend um einen weiteren direkten Angriffspunkt des Hormons.

Die Hormonabgabe scheint durch die Höhe des Blut-Calcium-Spiegels gesteuert zu werden. Möglicherweise sind die oben genannten oder auch weitere Peptide für verschiedene Parathyreoideahormonwirkungen verantwortlich; denn es fanden sich noch voneinander unabhängige Wirkungen auf Calcium- und Phosphatresorption im Darm sowie auf die Milchdrüse.

Bei wiederholter Zufuhr größerer Dosen in kurzen Abständen ist mit einer kumulativen ***Giftwirkung*** des Hormons zu rechnen. Infolge der ständig überhöhten Blut-Calcium-Werte wird Calcium in verschiedenen Geweben abgelagert; bevorzugt werden die Gefäße, besonders der Niere. Bei weiterer Verabreichung kann der Tod durch Niereninsuffizienz eintreten. Im Knochen erzeugt eine Überdosierung des Hormons das Bild einer Ostitis fibrosa. Bei einer Zufuhr von Parathyreoideahormon über längere Zeit ist mit einem Nachlassen des Effektes zu rechnen. Über die Beziehungen zum Vitamin-D-Stoffwechsel s. S. 316.

Indikationen. Obgleich dieses Hormon[1], parenteral gegeben, bei parathyreopriver Tetanie wirksam ist, sind seine Indikationen doch beschränkt. Um akute Wirkungen zu erzielen, ist die intravenöse Zufuhr von Calciumsalzen vorzuziehen, für die Dauerbehandlung die orale Verabreichung von Vitamin D_3 oder Dihydrotachysterin[2] (Näheres s. „Vitamin D", S. 316).

[1] Parathorm®

[2] A.T. 10®

11.4. Inselzellen des Pankreas

Der endokrine Anteil des Pankreas gibt drei Hormone ab: Insulin, Glucagon und Somatostatin. Die klinisch bedeutsamste Störung ergibt sich aus einem absoluten oder relativen Insulin-Mangel, der zum Krankheitsbild des Diabetes mellitus führt. Für die praktische Therapie dieses Zustandes ist die Unterteilung in einen Insulin-Mangel-Diabetes und in einen Diabetes mit bestehender Insulin-Produktion zweckmäßig. Zur ersten Gruppe gehören die Diabetes mellitus-Fälle, die bereits im kindlichen oder jugendlichen Alter und zum Teil in Erwachsenenalter auftreten, sowie sekundärer Diabetes wie nach Pankreatektomie. Die im Alter sich entwickelnden und ein Teil der im Erwachsenenalter auftretenden Diabetes-Fälle gehören der Gruppe mit erhaltener Insulin-Produktion an. Für die erste Gruppe gilt, daß ausschließlich eine ***Substitutionstherapie mit Insulin*** den Zustand bessern kann. Auch bei Fällen mit noch vorhandener Insulin-Produktion bessert die zusätzliche Gabe von Insulin den Zustand. Für die zweite Gruppe besteht allerdings noch eine weitere Therapiemöglichkeit durch die Zufuhr von sogenannten ***peroralen Antidiabetika*** vom Sulfonylharnstoff-Typ. Ein essentieller Bestandteil jeder Diabetes mellitus-Therapie ist die Diät.

11.4.1. Insulin

11.4.1.1. Insulin-Produktion und -Freisetzung

Am rauhen endoplasmatischen Reticulum der β-Zelle wird ***Proinsulin*** gebildet (Abb. 11.**2**). Im Golgi-Apparat erfolgt die Konzentrierung und Kompartimentierung in große Vesikel (B-Grana). Aus der Vorstufe Proinsulin wird die sogenannte C-Kette durch eine membrangebundene Protease abgespalten. Damit ist das eigentliche ***Insulinmolekül*** entstanden, das aus zwei Aminosäureketten (A- und B-Kette) besteht, welche durch zwei Disulfidbrücken miteinander verknüpft sind. Zusätzlich sind zwei Aminosäuren der A-Kette ebenfalls durch eine Disulfidbrücke verbunden. Das Insulinmolekül besitzt ein Mol.-Gewicht von 5734 und liegt hexamer in kristalliner Form koordinativ an Zink gebunden in den Vesikeln vor, Abb. 11.**2**a.

In der Zelle wandern die Insulinvesikel zur Zelloberfläche und stehen einer ***Exozytose*** zur Verfügung. Im Überschuß gebildete Vesikel samt Inhalt werden lysosomal abgeräumt. Die nahe der Zellmembran gelegenen Vesikel können bei adäquatem Reiz unmittelbar mit der Membran verschmolzen werden und ihren Inhalt in den Extrazellulärraum freigeben. Von dort gelangt Insulin schnell durch die gefensterten Kapillarwände ins Blut. Die der Membran fernerliegenden und frischen Vesikel bedürfen eines längeren Zeitraumes, um zur Exozytose zu kommen. Dies mag die Zweiphasigkeit der Insulin-Freisetzung nach starker Reizung erklären.

Das ***Ausmaß der Insulin-Inkretion*** hängt von verschiedenen Faktoren ab (Abb. 11.**2**b). Die β-Zelle steht unter der Kontrolle des vegetativen Nervensystems. Die parasympathische Erregung steigert über den üblichen cholinergen Mechanismus die Freigabe von Insulin. Eine sympathische Stimulation hemmt den Prozeß durch die Wirkung von Noradrenalin auf α-Rezeptoren. Die Erregung von α- und β-Rezeptoren durch zirkulierendes Adrenalin wirkt eher hemmend auf die Insulinsekretion, da die α-Erregung überwiegt. Daher resultiert als Folge einer Sympathicus-Er-

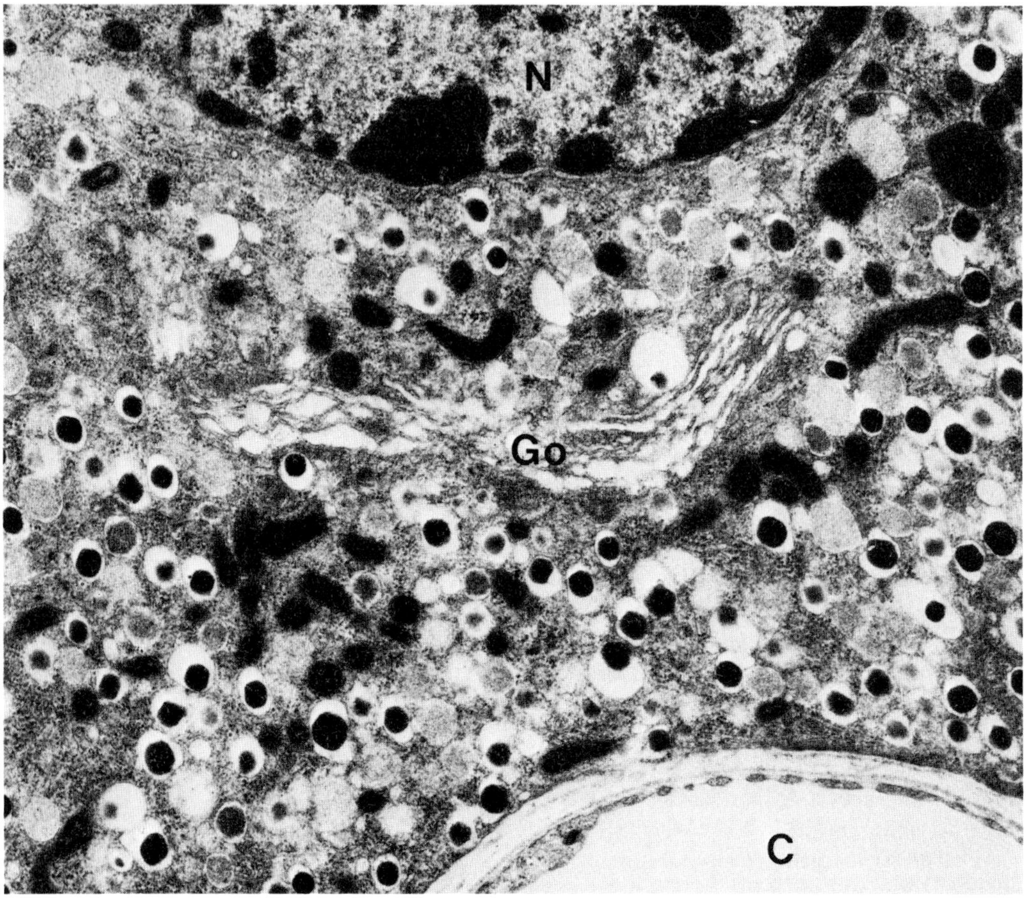

Abb. 11.2a. Insulin-bildende Zelle (β-Zelle) aus dem Pancreas der Ratte. Das Zytoplasma enthält zahlreiche Hormonspeichergranula.
Go, Golgi-Apparat *N*, Nucleus *C*, Kapillarlumen, ausgekleidet von einem gefensterten Endothel, Vergrößerung 19500fach. (Aufnahme aus dem Anatomischen Institut der Universität Kiel).

regung eine verminderte Insulin-Abgabe und somit ein erhöhter Glucosespiegel im Blut. Diese Wirkung addiert sich zur direkten Glucose-Mobilisierung durch Adrenalin. Der ***adäquate Reiz*** für die Insulin-Ausschüttung ist ein Ansteigen des Glucosespiegels im Blut und damit im Extrazellulärraum. Wenn der Anstieg durch eine perorale Aufnahme von Kohlehydraten ausgelöst wird, ist er wirksamer, als wenn derselbe durch eine intravenöse Gabe von Glucose verursacht ist. Der Grund hierfür liegt in einer Mitbeteiligung gastrointestinaler Hormone (z. B. „Darm-Glucagon", Sekretin, Gastrin, Pankreozymin), die bei der enteralen Resorption von Glucose freigesetzt werden und ihrerseits stimulierend auf die Insulininkretion wirken. Neben der Glucose stellen auch Konzentrationsanstiege von Fettsäuren und Aminosäuren einen Sekretionsreiz dar. Corticosteroide wirken hemmend auf den Exozytosemechanismus. Auch für die β-Zelle gilt, daß der Exozytosemechanismus der Calcium-Ionen und der Anwesenheit vom ATP bedarf. Wahrscheinlich wirken die einzelnen stimulierenden Reize über eine Erhöhung der zellulären Ca-Ionen-Konzentration.

Es ist möglich, die β-Zellen des Pankreas spezifisch zu schädigen. So gelingt es, durch Alloxan oder Streptozotocin tierexperimentell einen Diabetes mellitus zu erzeugen. Die Insulin-Freisetzung kann durch Diazoxid[1] gehemmt werden, daraus ergibt sich die Indikation für dieses Pharmakon beim Hyperinsulinismus (Insulinom).

---

[1] Proglicem®, identisch mit Hypertonalum®

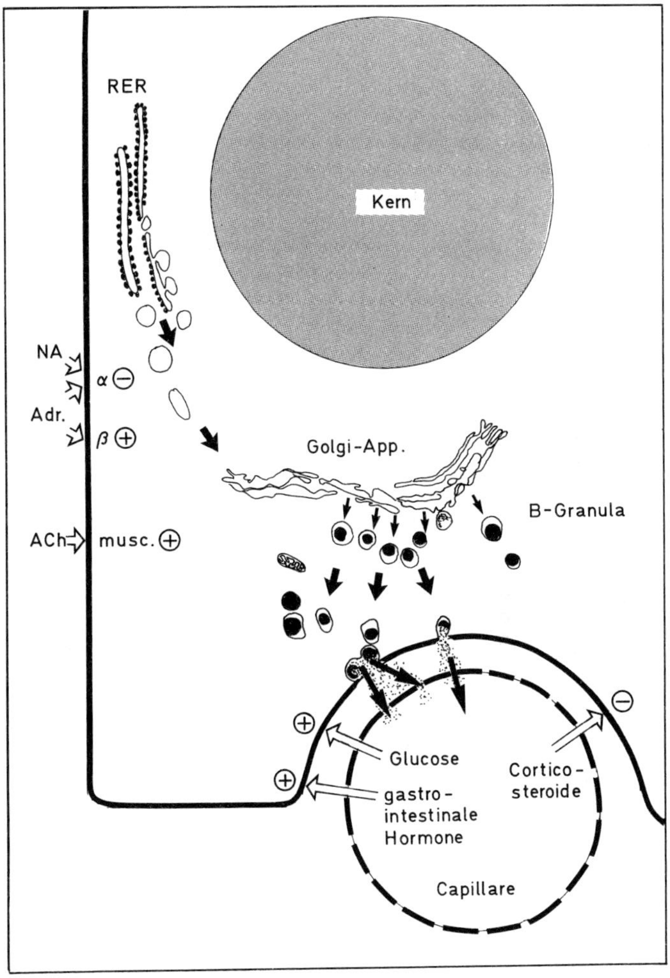

Abb. 11.2 b. Schematische Darstellung einer pankreatischen β-Zelle mit der Bildung und Exocytose von Insulin. RER, rauhes endoplasmatisches Reticulum. Die Wirkung von Glucose, gastrointestinalen Hormonen sowie sympathische und parasympathische Einflüsse auf die Insulininkretion und der Einfluß der Corticosteroide auf die Insulinfreisetzung sind durch + (Steigerung) oder – (Hemmung) dargestellt. Näheres siehe Text.

11.4.1.2. Wirkungsmechanismus von Insulin

Dieses Hormon hat seinen primären Angriffspunkt am Plasmalemm. Die Permeabilitäten für Glucose, Aminosäuren und Fettsäuren sowie für Kalium- und Magnesium-Ionen werden erhöht. Das Ausmaß dieser ***Permeabilitätssteigerung*** differiert zwischen den einzelnen Zelltypen, so ist der Effekt sehr ausgeprägt an der Skelettmuskelzelle und Fettzelle, geringer ausgebildet an der Leberzelle, dagegen unter in vivo Bedingungen nicht nachweisbar an den Hirnzellen (Blut-Liquor-Schranke). Die Änderung der Plasmalemm-Permeabilität führt zu weitreichenden Konsequenzen im Stoffwechsel der einzelnen Zellen. Im ***Hepatozyten*** führt die vermehrte Aufnahme von Glucose, Kalium (und Magnesium) unter dem Einfluß von Insulin zu folgenden Veränderungen: Der Glykogenaufbau wird gefördert, die Proteinsynthese gesteigert (anabole Wirkung) und die Triglycerid-Bildung vermehrt. Damit wird Energie in Form von Glykogen, Proteinen und Triglyceriden gespeichert. In der ***Skelettmuskelzelle*** wird vor allem die für diese Zellart typische Speicherung, in Form von Glykogen (und Proteinen), unter dem Einfluß von Insulin gefördert, die Triglycerid-Synthese spielt hier nur eine untergeordnete Rolle. Im ***Adipozyten*** wird neben der Glykogenbildung besonders die Triglyceridsynthese begünstigt. Als Folge der Insulinwirkung, nämlich der verstärkten Einschleusung der Substrate in die Zellen, sinken die Blutspiegel von Glucose, Aminosäuren und Fettsäuren ab.

Da die Blutspiegel der genannten Substrate starken Schwankungen auf Grund der unregelmäßigen Nahrungsaufnahme unterworfen sind, besteht die ***physiologische Aufgabe des Insulins*** darin, dem Ansteigen der Blutspiegel durch vermehrte Aufnahme der Substrate in die Zellen entgegenzuwirken und damit in den Zellen Energiedepots anzulegen. Die physiologisch notwendige Aktivierung dieser Depots erfolgt durch andere Regulationsmechanismen (Adrenalin, Glucagon).

Ein absoluter oder relativer ***Insulinmangel*** verursacht nach dem Vorhergesagten folgende Stoffwechselstörungen: Im Vordergrund steht die mangelhafte zelluläre Glucoseaufnahme, insbesondere der Skelettmuskulatur und des Fettgewebes: Daraus ergibt sich die ***Hyperglykämie***, die noch durch eine gesteigerte Gluconeogenese aus Proteinen und einem Verlust dieser Glucosemoleküle aus der Zelle verstärkt wird. Aus dem gesteigerten Proteinabbau resultiert das vermehrt anfallende Ammoniak, sowie der Harnstoff (Azoturie). Der verminderte Aufbau von Triglyceriden (Glycerophosphat-Mangel) führt zu einer Überforderung des Fettsäureabbaus. Die Säuren bleiben auf Zwischenstufen stehen und geben als Ketonkörper (Aceton, β-Hydroxybuttersäure und Acetessigsäure) zur Ketonämie und Ketonurie Anlaß. Gleichzeitig verlassen Fettsäuren vermehrt die Leberzellen, ihr Plasmaspiegel steigt dementsprechend an.

Dieser pathophysiologische Mechanismus liegt dem Krankheitsbild des ***Diabetes mellitus*** zu grunde. Die ständig überhöhten Blutspiegel an Glucose, Harnstoff und anderen osmotisch wirksamen Verbindungen lösen eine kontinuierliche Osmodiurese aus (Polyurie, Polydipsie), die Störungen des Wasser- und Elektrolythaushaltes nach sich zieht, wie sie charakteristisch für die Zuckerkrankheit sind. Bei stärkerer Ausprägung des Krankheitsbildes ergibt sich eine acidotische Stoffwechsellage. Ob die sich bei länger bestehenden Fällen von Diabetes mellitus entwickelnde Mikroangiopathie eine direkte Folge des pathologisch veränderten Stoffwechsels ist, bleibt bisher ungeklärt.

11.4.1.3. Pharmakokinetik von Insulin

Bei Stoffwechsel-gesunden Menschen werden täglich zwischen 30 und 50 internationale Einheiten (i.E.) Insulin von den β-Zellen abgegeben. Die pro Zeiteinheit freigesetzte Menge ist jedoch sehr wechselnd und richtet sich nach dem aktuellen Bedarf. Das vom ***Pankreas abgegebene Insulin*** liegt im Plasma zum größten Teil in freier Form vor, ein kleiner Teil ist an Globulin gebunden. Insulin wird von plasmalemmalen Bindungsstellen fixiert und ruft dort seine Wirkung hervor. Das freie Insulin wird aus dem Plasma mit einer Halbwertzeit von unter 10 Minuten, der plasmalemmal gebundene Anteil dagegen verzögert eliminiert (Halbwertzeit ~ 40 Minuten). Daher überdauert die Wirkung des Insulins seine Anwesenheit im Plasma. Der biologische Abbau der Insulinmoleküle findet in der Leber und in den Nieren statt.

Intravenös injiziertes Insulin verhält sich im Prinzip wie endogen freigesetztes Insulin. Ein adäquater Teil wird an die freien Bindungsstellen der Zelloberflächen gebunden, der verbleibende Teil wird mit einer Halbwertzeit von weniger als 10 Minuten eliminiert. Bei einer intravenösen Therapie (Coma hyperglycämicum) genügt es, soviel Insulin durch eine Dauerinfusion zuzuführen (etwa 6 I.E. pro Stunde), wie zellulär gebunden werden kann, da der überschüssige Anteil rasch verschwindet.

Die subcutane oder intramuskuläre Zufuhr von Altinsulin oder von abgewandelten (Depot-) Insulinen führt zu veränderter Blutspiegelkinetik, die mit Hilfe von Bateman-Funktionen beschrieben werden können: die Resorptionsgeschwindigkeit von der Injektionsstelle und die Ausscheidungsgeschwindigkeit bestimmen den aktuellen Blutspiegelverlauf. Im Falle von ***Altinsulin*** (amorphes Insulin) tritt eine schnelle Resorption aus dem injizierten Depot auf (Maximum der Wirkung nach 1 Stunde), die Wirkung ist nach Gabe von Normaldosen nach etwa 6 Stunden abgeklungen. Altinsulin ist die einzige Insulinzubereitung, die intravenös appliziert werden kann. Die Resorptionsgeschwindigkeit von Insulin kann durch Zusätze wie Zink oder Eiweiße oder durch grobkristalline Zubereitung des Insulins verzögert werden (***Depot-Insuline***). Neben dem kurzwirksamen Altinsulin unterscheidet man die mittellangwirksamen mit einer Wirkdauer von 18 bis 24 Stunden (Zink-, Protamin-, Globin-Insuline) und die langwirksamen Insuline (grob-kristallin) mit Wirkungen länger als 24 Stunden. Bei der Therapie eines Diabetes mellitus kann den individuellen Anforderungen durch Mischung verschiedener Insulinzubereitungen, durch Anwendung verschiedener Präparate oder von Kombinationsinsulinen entsprochen werden.

11.4.1.4. Herkunft der Insuline

Die Insuline der verschiedenen Säugetier-Spezies unterscheiden sich in ihrer Wirkung nicht voneinander, lediglich die Sequenz einiger Aminosäuren kann differieren. Daher können für die menschliche Therapie Insuline vom Rind und Schwein verwendet werden. Dies erklärt, weshalb eine Antigenität gegenüber hochgereinigten Insulinen anderer Spezies beim Menschen extrem selten zu beobachten ist. Die allergischen Reaktionen gegenüber Insulin sind im allgemeinen durch Verunreinigungen und durch das Vorhandensein von Proinsulinen verursacht.

11.4.1.5. Indikationen für Insulin

Bei der Therapie eines Diabetes mellitus durch Insulin handelt es sich um eine echte ***Substitutionstherapie.*** Die Dosierung richtet sich nach der Schwere des Falles und der individuellen Empfindlichkeit des Patienten. Jede Form des Insulinmangels (Kindlicher, Jugendlicher und Erwachsenen-Diabetes mellitus, sekundärer Diabetes nach Pankreatektomie) müssen mit Insulin behandelt werden. Auch beim Altersdiabetes ist Insulin als das Mittel der ersten Wahl anzusehen, falls eine Besserung durch eine strikte Diät nicht zu erreichen ist. Für die Substitutionstherapie werden im allgemeinen Dosen von 20 bis 80 I.E. pro die benötigt, in seltenen Fällen, z. B. beim Vorliegen von Insulin-Antikörpern, müssen höhere Dosen appliziert werden, um den Stoffwechsel zu normalisieren. Auch bei guter Einstellung eines Diabetikers durch eine Insulin-Therapie gelingt es nicht, die im Tagesverlauf auftretenden Schwankungen des physiologischen Insulinbedarfes optimal zu imitieren.

Bei der Therapie des ***Coma hyperglycämicum*** ist zu beachten, daß es sich nicht nur um den Zustand einer Hyperglykämie handelt, sondern eine tiefgreifende Stoffwechselstörung vorliegt, die sich u. a. in einer Ketoacidose und einer Hypovolämie (Dehydratation des Gehirns, Oliguric) bemerkbar macht. Daraus ergeben sich folgende therapeutische Konsequenzen:

❶ ***Zufuhr von Insulin,*** intravenös 1 I. E./kg und gleichzeitig 1 I. E./kg subcutan oder als intravenöse Dauerinfusion 0,1 I. E./kg × Stunde. Die Dauer der Zufuhr und auch die Menge an Insulin richten sich dann nach dem Verhalten des Blutzuckerspiegels. Im Verlauf von 6 bis 8 Stunden sollte ein Blutzuckerspiegel von etwa 300 mg% erreicht werden, dieser Wert sollte wegen der Gefahr einer Hypoglykämie nicht wesentlich unterschritten werden.

❷ ***Intravenöse Gabe von isotoner Kochsalzlösung*** zur Auffüllung des Volumens, dann, bei Vorliegen einer Hypovolämie, Übergang auf hypotone Kochsalzlösung, um der Bluteindikkung entgegenzuwirken, maßgebliche Parameter sind der Hämatokrit-Wert und die Urinausscheidung. Da mit dem Einsetzen der Insulinwirkung Kalium von den Zellen aufgenommen wird, kann sich eine Hypokaliämie ausbilden, die durch Zufuhr von Kaliumsalzen ausgeglichen werden muß.

❸ Eine beim Coma hyperglycämicum vorhandene lebensbedrohliche ***Acidose*** muß durch Gabe von ***Basenäquivalenten***, z. B. in Form von Natriumbicarbonat als Zusatz zu den Infusionslösungen, kompensiert werden.

Beim Coma hyperglycämicum zusätzlich auftretende Komplikationen (z. B. Schock) müssen entsprechend behandelt werden.

11.4.1.6. Nebenwirkungen

Bei den Nebenwirkungen von Insulin ist zu unterscheiden zwischen denen, die auf der eigentlichen physiologischen Funktion des Insulins beruhen, und allergischen Reaktionen. Bei ***absoluter*** oder ***relativer Überdosierung*** tritt eine ***Hypoglykämie*** auf. Als Folge der Hypoglykämie werden die Hirnzellen mangelhaft mit ihrem physiologischen Substrat, der Glucose, versorgt. Dies zieht ein Ödem der Ganglienzellen nach sich. Je nach Schwere des Zustandes und Güte der Hirndurchblutung (Arteriosklerose) bilden sich folgende Symptome aus: Verwirrtheit, Bewußtlosigkeit, Krämpfe. Gleichzeitig findet sich häufig ein erhöhter Sympathikotonus (Unruhe, Schwitzen, Tachykardie, Heißhunger). Die Therapie besteht grundsätzlich in der ***Zufuhr von Glucose***. Bei leichten Fällen, wie sie jedem Diabetiker bekannt sind, genügt die orale Einnahme von Glucose. Bei schweren Fällen muß die Glucose intravenös zugeführt werden. Gleichzeitig ist darauf zu achten, daß eine eventuell bestehende ***Hypokaliämie*** ausgeglichen wird. Falls sich bei schweren Fällen eines hypoglykämischen Schocks etwa 30 Minuten nach ausreichender Gabe von Glucose (25 bis 50 g) keine Besserung zeigt, ist mit dem Vorliegen eines Hirnödems zu rechnen. Dann muß eine Osmotherapie sowie eine Behandlung mit hohen Dosen eines Corticosteroids durchgeführt werden. Bei arteriosklerotischen Patienten können nächtlich auftretende hypoglykämische Episoden als Folge einer relativen Überdosierung von Langzeit-Insulinen und auch von oralen Antidiabetika zu einem beschleunigten Abbau cerebraler Funktionen Anlaß geben.

Die häufigste ***allergische Nebenwirkung*** ist eine ***lokale Reaktion*** vom Sofort-Typ oder vom verzögerten Typ (4–6 Stunden post inj.), es treten Zeichen der Entzündung auf. Die Reaktion vom Sofort-Typ wird bei ~1% aller Patienten beobachtet und kann durch Wechsel des Präparates meistens vermindert werden. Die Reaktion vom verzögerten Typ ist wesentlich häufiger und verschwindet im allgemeinen bei Fortsetzung der Therapie im Laufe einiger Monate. ***Systemische allergische Reaktionen*** sind extrem selten und entsprechen dem üblichen allergischen Erscheinungsmuster. Patienten können unter der Insulin-Therapie Insulin-Antikörper ausbilden, nur solche mit einer hohen Affinität zum zugeführten Insulin interferieren jedoch mit der Therapie. Bei diesen Patienten sind unter Umständen extrem hohe Dosen von Insulin für eine ausreichende Therapie erforderlich (mehr als 200 I. E. pro die). Die Insulin-Antikörper können die Plazentarschranke überwinden und geben damit Anlaß zu einer vorübergehenden Insulin-Resistenz des Neugeborenen. Ebenfalls bei Ausbildung von Antikörpern kann der Übergang zu anderen Insulin-Präparaten von Vorteil sein.

Eine weitere lokale Nebenwirkung von Insulin-Zubereitungen besteht in einer ***Lipodystrophie*** an häufig benutzten Injektionsstellen. Ebenso kann sich dort eine Induration ausbilden, die die Insulin-Resorption vom Injektionsort verzögert.

11.4.2. Glucagon

Glucagon[2] ist ein Polypeptid (Mol. Gew. ~ 3500), das von den α-Zellen des Pankreas gebildet wird. Es ist bezüglich des Glucose-Stoffwechsels ein ***funktioneller Antagonist des Insulins***. Der adäquate Reiz für eine gesteigerte Inkretion von Glucagon ist ein Absinken des Blutspiegels von Glucose und Fettsäuren. Es mobilisiert aus zellulären Energiedepots Glucose, besitzt also eine dem Insulin entgegengesetzte Wirkung. Dementsprechend wird die Freisetzung von Glucagon nach Mahlzeiten reduziert, während sie bei Hunger und plötzlichem Energiebedarf der Muskulatur oder im Fieber ansteigt. Ein Diabetes mellitus kann nicht nur durch einen absoluten Insulinmangel bedingt sein, sondern auch durch ein Mißverhältnis zwischen Insulin- und Glucagon-Inkretion.

Die Mobilisierung der zellulären Energiedepots scheint wie beim Adrenalin über eine Aktivierung der Adenylzyklase (s. S. 67) zustande zu kommen. Quantitativ spielt die Wirkung auf die Leberzellen die wichtigste Rolle. Der Stoffwechseleffekt von Glucagon läßt sich therapeutisch kaum ausnutzen. Am Herzen kann experimentell ein schwach ausgeprägter positiv inotroper Effekt nachgewiesen werden, auch dieser hat für die Therapie keine Bedeutung. Aus Tierversuchen ist bekannt, daß Glucagon autophagische Prozesse in den Hepatozyten stark stimuliert. Aus der Darmschleimhaut wird nach Nahrungsaufnahme eine Glucagon-ähnliche Substanz, Enteroglucagon, freigesetzt, die jedoch die Insulin-Inkretion stimuliert (s. S. 268).

11.4.3. Orale Antidiabetika

11.4.3.1. Sulfonylharnstoffverbindungen

Nach der Entdeckung der blutzuckersenkenden Wirkung von Sulfonamiden, die chemotherapeutisch angewendet werden sollten, ergab die syste-

---

[2] Glucagon-Lilly® bzw. -Novo®

matische Suche Verbindungen dieser Gruppe, die zur Blutzuckersenkung klinisch brauchbar sind. Die im Handel befindlichen Substanzen sind Tolbutamid[3], Glibenclamid[4], Glibornurid[5], Glisoxepid[6] und Chlorpropamid[7], das länger als die anderen Substanzen wirkt.

Sulfonylharnstoffe

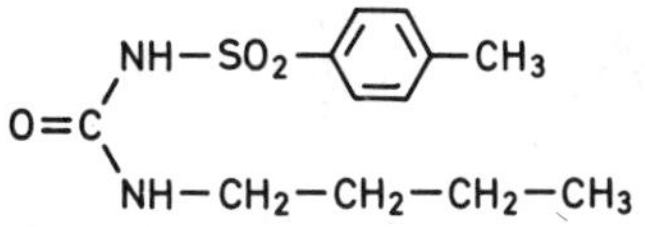

Tolbutamid[3]
N[1]-(4-Methyl-benzolsulfonyl)-N[2]-n-butyl-harnstoff

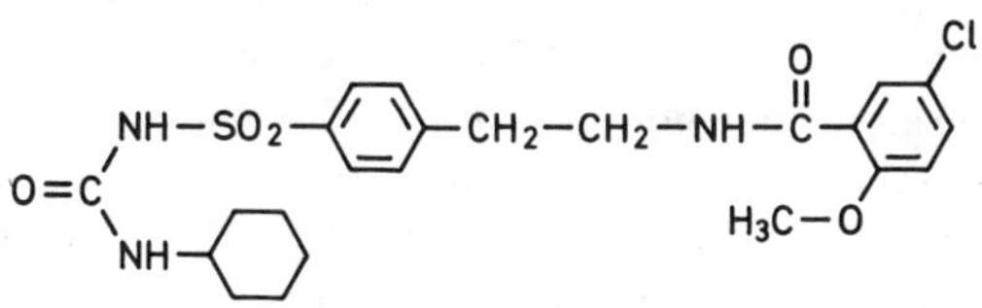

Glibenclamid[4]
N[1]-{4-[2-(5-Chlor-2-methoxy-benzamido)-äthyl]-phenyl-sulfonyl}-N[2]-cyclohexyl-harnstoff

Der ***Wirkungsmechanismus*** der Sulfonylharnstoff-Derivate scheint auf einer Sensibilisierung der β-Zellen gegenüber physiologischen Inkretionsreizen zu bestehen. Die Wirkung hat also zur Voraussetzung, daß

❶ eine Insulinproduktion abläuft und
❷ Glucose als natürlicher Stimulus im Extrazellulärraum vorhanden ist.

Unter gegebenen Bedingungen gibt die Anwesenheit von Sulfonylharnstoffderivaten Anlaß zu einer vermehrten Freisetzung von Insulin. Der molekulare Mechanismus, der dieser Sensibilisierung zu grunde liegt, ist unklar.

Alle wesentlichen Wirkungen dieser oralen Antidiabetika sind ***Insulineffekte***; sie setzen damit die Anwesenheit von Insulin voraus. Insulinfreie Organismen (schwerer juveniler Diabetes mellitus, nach Pankreatektomie usw.) sprechen nicht auf Sulfonylharnstoffe an.

Pharmakokinetik. Die genannten Substanzen werden nach oraler Zufuhr mit Ausnahme von Glibenclamid ***gut resorbiert.*** Die Eliminationsgeschwindigkeit schwankt individuell erheblich, siehe Tab. 11.2. Die Ausscheidung der aktiven und inaktiven Formen der Substanzen erfolgt vornehmlich durch tubuläre Sekretion.

Bei der ***Wahl*** eines Sulfonylharnstoff-Derivates für die Therapie sind die verschiedenen pharmakokinetischen Eigenschaften der Präparate zu berücksichtigen. ***Tolbutamid*** ist an sich schwach wirksam, daher müssen vergleichsweise hohe Dosen gegeben werden. Auch bei Überdosierung tritt wohl selten ein hypoglykämischer Schock auf, es besteht keine Kumulationsneigung. ***Chlorpropamid*** ist stark wirksam und neigt auf Grund der langsamen Eliminationsgeschwindigkeit zur Kumulation. Am stärksten wirksam ist ***Glibenclamid*** (beachte die Dosierung), es ist aber auch am wenigsten steuerbar und löst bei absoluter oder relativer Überdosierung hypoglykämische Schocks aus. Die therapeutische Breite dieser Substanz ist geringer als die von Tolbutamid. ***Glibornurid*** und ***Glisoxepid*** verhalten sich nicht wesentlich anders als Glibenclamid. Mit der Stärke der Wirksamkeit und dem Ausmaß der Eiweißbindung steigt das Risiko einer Arzneimittelinterferenz.

Nebenwirkungen. Für Tolbutamid und Chlorpropamid liegen Untersuchungen an einer sehr großen Anzahl von Patienten vor. Dabei ergab sich eine Nebenwirkungshäufigkeit für ***Tolbutamid*** von ca. 3%, in 1,5% der Fälle mußte die Tolbutamid-Therapie abgesetzt werden. Am häufigsten traten mit 1–1,5% Erscheinungen von Seiten der Haut und gastrointestinale Störungen auf, klinisch bedenklicher waren in 0,2% hämatologische Veränderungen. Für ***Chlorpropamid*** belief sich die Nebenwirkungshäufigkeit auf ca. 6%, wobei auch wieder die gastrointestinalen und cutanen Störungen im Vordergrund standen. Schädigungen der Blutbildung wurden mit ~ 0,6% der

---

[3] Artosin®, Orinase®, Rastinon®
[4] Euglucon®
[5] Gluborid® Glutril® = 1-(2-endo-Hydroxy-3-endo-bornyl)-3-(p-tolysulfonyl-)-harnstoff
[6] Pro-Diaban® = 1-(Hexahydro-1 H-azepin-1-yl)-3-(p-[2-(5-methyl-isoxazol-3-carboxamido)-äthyl]-phenylsulfonyl-)harnstoff
[7] Chloronase®, Diabetoral® = N[1]-(4-Chlor-benzolsulfonyl)-N[2]-propyl-harnstoff.

Tab. 11.2. Vergleichende Zusammenstellung der pharmakokinetischen Daten der gebräuchlichen oralen Antidiabetika.

	Dosisbereich mg	Wirksamkeit	Eiweißbindung	Plasmahalbwertzeit (in Stunden)	Ausscheidungsmodus
Tolbutamid	2–4 × tägl. 500	schwach, selten Hypoglykämie	40–50%	4	vorwiegend renal
Chlorpropamid	100–500	stark	90%	36	renal
Glibenclamid	2–3× tägl. 2,5–5	sehr stark	> 99%	~ 5	renal
Glibornurid	25–50	stark	96%	~ 8	renal u. mit den Faeces
Glisoxepid	2–4 × tägl. 2–4	stark	93%	~ 2	renal u. mit den Faeces

Fälle und cholestatische Hepatosen mit 0,4% angegeben. Bei ***Glibenclamid*** ist die Häufigkeit der unspezifischen Nebenwirkungen etwas geringer zu veranschlagen als bei den vorgenannten Verbindungen, sie liegen im Bereich von 1,5%. Hinzu kommt mit derselben Häufigkeit die Auslösung einer Hypoglykämie. ***Glibornurid*** und ***Glisoxepid*** zeigen geringere Neigung, eine Hypoglykämie auszulösen, Fälle von hypoglykämischen Schocks sind aber beschrieben. Die übrigen Nebenwirkungen sind gleich hoch zu veranschlagen wie bei den anderen Sulfonylharnstoffderivaten.

Die starke Wirksamkeit und schlechte Steuerbarkeit von Glibenclamid birgt die Gefahr in sich, daß sich eine ***relative Überdosierung*** ergibt, wenn entweder ein plötzlicher vermehrter Glucose-Verbrauch eintritt (ungewohnte körperliche Arbeit) oder die Kohlehydrataufnahme vermindert wird (z.B. Nahrungskarenz bei Infektionen). Ein weiterer Nachteil der stark wirksamen Antidiabetika besteht in der Möglichkeit des Auftretens von ***Arzneimittelinterferenzen.*** Besonders gefährlich ist die zusätzliche Einnahme von ***Sulfonamiden*** und von ***Analgetika-Antiphlogistika,*** die stark an Eiweiße gebunden werden. Diese Interferenzen können auf verschiedenen Mechanismen beruhen: Verdrängung aus der Eiweißbindung, Enzymhemmung und Konkurrenz um tubuläre Sekretionsmechanismen. Eine weitere Arzneimittelinterferenz ergibt sich aus der gleichzeitigen Anwendung von ***β-Sympatholytika***, die die Glucose-mobilisierende Wirkung des Adrenalin unterbinden. Protrahierte Hypoglykämien mit eventuell tödlichem Ausgang sind bei allen derartigen Kombinationen besonders zu fürchten. Da es sich bei der Diabetestherapie um eine Dauermedikation handelt und Diabetiker zu Infektionen (abführende Harnwege) oder Hypertonie neigen, ist die Gefahr einer Interferenz durch zusätzliche Gabe von Chemotherapeutika, Analgetika oder β-Blocker immer gegeben. – An eine andere Unverträglichkeitsreaktion muß bei Behandlung mit Sulfonylharnstoffen ebenfalls gedacht werden, dabei handelt es sich um die Ausbildung einer ***Alkohol-Intoleranz.*** Wie nach Gabe von Disulfiram (s. S. 408) wird der Äthanol-Abbau auf der Stufe des Acetaldehyd beeinträchtigt.

Der durch die stark wirksamen Antidiabetika ausgelöste ***hypoglykämische Schock***, wie er nach Überdosierung oder bei Arzneimittelinterferenzen hervorgerufen werden kann, zeichnet sich durch besonders lange Dauer und schlechtes Ansprechen auf therapeutische Maßnahmen aus. Im Prinzip besteht die Behandlung in der Zufuhr von Glucose und zusätzlichen symptomatischen Maßnahmen.

Sekundärwirkungen. Die Befürchtung, daß eine längere Behandlung mit Tolbutamid oder verwandten Substanzen zu einer ***Erschöpfung des Pankreas*** führen könnte, hat sich nicht bestätigt; sie war jedoch nicht unbegründet; denn durch andere Ausschüttungsreize, wie dauernde Blutzuckererhöhung oder Injektionen von Wachstumshormon, ließ sich bei Versuchstieren ein Diabetes erzeugen. Nur in 5 bis 10% der Fälle ist nach einem anfänglichen Ansprechen auf die Tolbutamidbehandlung mit einem sekundären Versagen zu rechnen. Hier könnte eine Erschöpfung eingetreten sein, oder es handelt sich um eine ohnehin fortschreitende Erkrankung. Bei den anderen Patienten ist nach Beendigung einer Tolbutamidbehandlung der Insulinbedarf oder die Glucosetoleranz nicht verändert.

Bisher ist nicht restlos geklärt, ob die Therapie mit oralen Antidiabetika in demselben Ausmaß ***Folgekrankheiten*** verhindert wie es der Fall ist bei einer konsequenten Therapie mit Diät und Insulin. Eine über mehr als 8 Jahre durchgeführte Großstudie hat Hinweise dafür erbracht, daß die Häufigkeit myokardialer Erkrankungen in der Gruppe niedriger war, die mit Diät und Insulin behandelt wurde im Vergleich zu Gruppen, die einer Therapie mit oralen Antidiabetika unterworfen waren.

Indikationen. Bei Altersdiabetes ist stets daran zu denken, daß eine kalorienarme Diät häufig allein ausreichend ist, um die Erkrankung zu normalisieren. Bei klinisch überwachten Fastenkuren wurden viele Altersdiabetiker gesund. Wenn notwendig, ist Insulin zusätzlich zu geben. ***Orale Antidiabetika*** sind ***nur indiziert***, wenn Diät bzw. Diät und Insulin vom Patienten abgelehnt werden.

Tolbutamid ist bei leichtem Altersdiabetes in Dosen von täglich 0,5 bis 1,5 g per os ausreichend wirksam. Eine weitere Erhöhung der Dosis führt zu keinem stärkeren Effekt. Eine Kombination mit Insulin ist sinnlos. Tolbutamid kann zur intravenösen Injektion verwendet werden, um die Funktionsfähigkeit des Pankreas (Insulinom) zu prüfen. Die stärker wirksamen Sulfonylharnstoff-Derivate sind nicht zu empfehlen, da sie bei absoluter und relativer Überdosierung und bei zufälliger Gabe von anderen Arzneimitteln (z. B. Analgetika, Sulfonamiden) zu Hypoglykämien führen (Arzneimittelinterferenz s. S. 40).

Kontraindiziert sind diese Substanzen bei jugendlichem und instabilem Diabetes, Acidose, präkomatösen Zuständen, Infektionen, Leber-, Nieren- und Schilddrüsenkrankheiten, Narkosen, Operationen und während der Schwangerschaft.

11.4.3.2. Biguanid-Derivate

Einen von den Sulfonylharnstoff-Derivaten unterschiedlichen Wirkungsmechanismus besitzen einige Biguanide, wie zum Beispiel Phenformin[8], Buformin[9] und, Metformin[10]. Diese Substanzen lagern sich an die Mitochondrienmembranen an und hemmen die Atmungskette, woraus eine verminderte ATP-Synthese und eine Beeinträchtigung des Zitrat-Zyklus resultiert. Als Folge wird der anaerobe Glucose-Abbau gesteigert, dessen Endprodukt Brenztraubensäure darstellt, die nicht über den Zitronensäure-Zyklus weiter verwendet werden kann, sondern nach Reduktion zu Milchsäure die Zelle verläßt. Dieser abnorme Stoffwechselweg spielt nur dann quantitativ eine Rolle, wenn Glucose in die Zellen aufgenommen werden kann, und dieser Prozeß ist wiederum abhängig von der Insulin-Anwesenheit. Für die blutzuckersenkende Wirkung der Biguanide ist vornehmlich der vermehrte Glucose-Verbrauch der Skelettmuskulatur verantwortlich. – Die Anlagerung der Biguanide an die Mitochondrienmembran stellt nur einen Sonderfall ihrer Eigenschaft dar, sich an zelluläre Membranen anzulagern und sie unspezifisch zu schädigen. Aus dieser zellulären Funktionsbeeinträchtigung ergibt sich auch die bei ihrer Anwendung beobachtete häufigste ***Nebenwirkung*** (25%): gastrointestinale Störungen (Resorptionbehinderung), die bei übergewichtigen Diabetikern zur Gewichtsreduktion ausgenutzt wurde. Auf Grund der Stoffwechselentgleisung steigt der Milchsäurespiegel im Gewebe und damit auch im Blut an ***(Lactatacidose).*** Der Lactatspiegel kann auch dann bedrohliche Höhen erreichen, wenn eine Niereninsuffizienz nicht vorliegt. Dieses Ereignis läßt sich nicht vorhersehen. Da die Therapie des lactatacidotischen Zustandes und besonders eines Koma sehr schwierig und häufig erfolglos ist und da die Wirkungen der Biguanide völlig unspezifisch sind, ***verbietet sich die Anwendung*** dieser Substanzgruppe in der Diabetes-Therapie.

---

[8] Dipar®, Glucopostin®

[9] Silubin®, Sindiatil®, Tidemol®

[10] Glucophage®, Haurymellin®

12. Steroidhormone

Die Hormone aus der Nebennierenrinde und aus den Gonaden bilden die Gruppe der ***Steroidhormone.*** Sie lassen sich auf das Cyclopentanoperhydrophenanthren-Gerüst zurückführen, das auch den Herzglykosidmolekülen zugrunde liegt. Während bei den letztgenannten die Ringverknüpfung in der sterischen Anordnung AB cis, BC trans, CD cis vorliegen muß, damit die Herzwirksamkeit vorhanden ist, sind die Ringe in den Steroidhormonen BC trans und CD trans verknüpft.

Die Steroidhormone lassen sich in vier funktionelle Gruppen einteilen. Jede dieser Gruppen hat bestimmte Struktureigentümlichkeiten im Molekül (s. Formeln).

❶ ***Corticosteroide:*** Eine Doppelbindung im Ring A, die in Konjugation mit der Bindung des Carbonylsauerstoffatoms in C 3 steht, ferner eine Kohlenstoffseitenkette am Ring D (C17), die in C 20 einen Carbonylsauerstoff und in C 21 eine Hydroxyl-Gruppe trägt. Die ***Glucocorticoide*** besitzen mehr Hydroxyl-Gruppen (z.B. in C 11 und C17) als die ***Mineralocorticoide***.

❷ ***Androgene:*** Eine konjugierte Doppelbindung im Ring A und ein Carbonylsauerstoffatom an C 3. Das C 17 trägt nur eine OH-Gruppe. Von den Östrogenen sind die Androgene durch eine Methylgruppe in C 10 und größere Sättigung des Ringes A unterschieden.

❸ ***Östrogene:*** Der Ring A ist aromatisch und trägt in C 3 eine phenolische OH-Gruppe, C 17 trägt eine OH-Gruppe und C 13 eine Methylgruppe. Die synthetischen Stilbenderivate mit östrogener Wirkung simulieren diesen Aufbau weitgehend.

❹ ***Gestagene:*** Wiederum eine mit der Bindung des Carbonylsauerstoffs an C 3 konjugierte Doppelbindung im Ring A, dazu eine Kohlenstoffkette an C 17, die in C 20 einen Carbonylsauerstoff trägt, dem aber im Gegensatz zu den Corticosteroiden keine OH-Gruppe in C 21 benachbart ist.

Wirkungsmechanismus. Für alle Steroidhormone haben sich analoge Befunde auf zellulärer Ebene

Corticosteroide

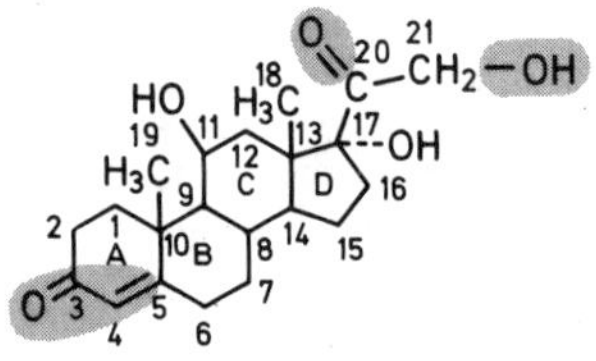

Hydrocortison
(Glucocorticoid)

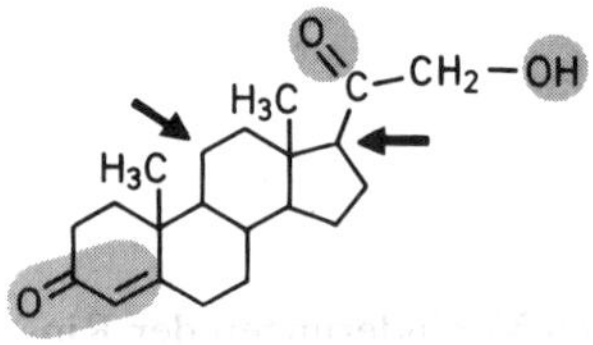

11-Desoxycorticosteron, Cortexon (Mineralocorticoid) Pfeile verweisen auf den Unterschied gegenüber den Glucocorticoiden

Androgen

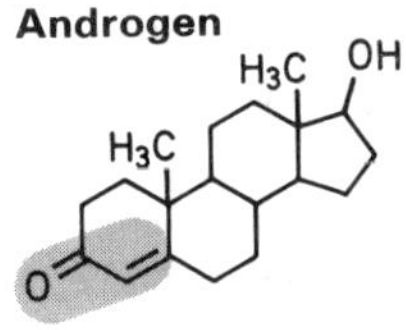

Testosteron

Östrogene

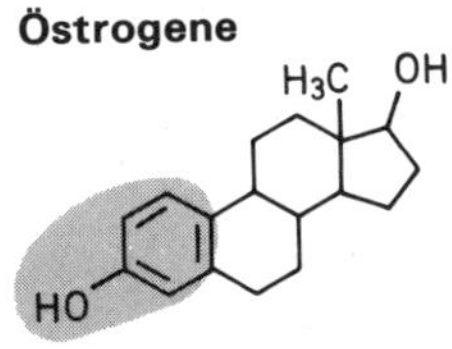

Östradiol-17β

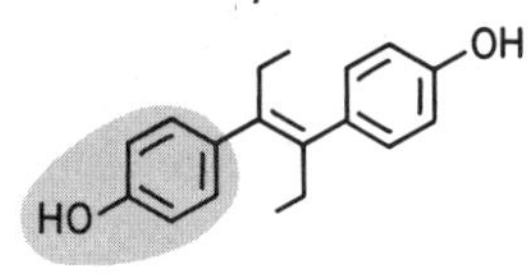

Diäthylstilböstrol
(synthetisch!)

Gestagen

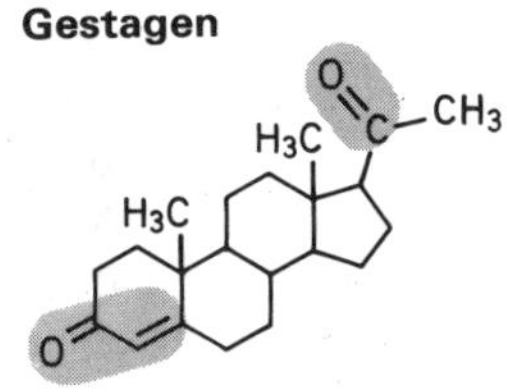

Progesteron
(Vergleiche Ähnlichkeit mit 11-Desoxycorticosteron)

erheben lassen. Die Hormone reagieren in dem „Zielorgan“ mit Rezeptorproteinen im Zytoplasma der jeweils empfindlichen Zellen und bilden ein Steroid-Rezeptor-Komplex. Nach dessen Konformationsänderung und Wanderung zum Zellkern wird die RNS-Transscription und schließlich die Synthese von spezifischen Proteinen stimuliert.

12.1. Nebennierenrinde

Aus der Nebennierenrinde läßt sich eine Reihe von „***Corticosteroiden***“ (***Corticoide***) isolieren, die untereinander chemisch verwandt sind, aber verschiedene physiologische bzw. pharmakologische Wirkungen haben. Einige dieser Steroide besitzen östrogene oder androgene Eigenschaften; bei pathologischen Veränderungen der Rindenfunktion können größere Mengen von Androgenen oder Östrogenen abgegeben werden. Andererseits hat Progesteron gewisse corticosteroidartige Wirkungen. Nach ihrer physiologischen bzw. pharmakologischen Wirkung lassen sich die Corticosteroide in zwei Gruppen einteilen, die ***Glucocorticoide*** und die ***Mineralocorticoide***. Die natürlich vorkommenden Glucocorticoide und Androgene werden in den beiden inneren Zonen, die Mineralocorticoide in der Zona glomerulosa gebildet.

12.1.1. Glucocorticoide

Diese Substanzen sind chemisch Abkömmlinge des 4-***Pregnen*** und tragen wie das Progesteron in C 3 und C 20 eine Ketogruppe. Durch Einführung von Hydroxy-Gruppen in C 11, C 17 und C 21 entsteht Hydrocortison, das, jedenfalls beim Menschen, die wesentliche in das Nebennierenvenenblut abgegebene Substanz mit Glucocorticoidwirkungen darstellt. Wird im Hydrocortison die Hydroxy-Gruppe an C 11 zu einer Oxo-Gruppe oxydiert, so entsteht Cortison. Durch Einführen einer weiteren Doppelbindung im Ring A erhält man aus Hydrocortison Prednisolon und aus Cortison Prednison (Formeln S. 279).

Alle bisher genannten Glucocorticoide haben auch Mineralocorticoidwirkungen, die durch Fluorierung in C 9α-Stellung noch verstärkt werden können. Wird aber gleichzeitig hiermit in 16α-Stellung eine Methylgruppe wie bei Dexamethason oder eine Hydroxy-Gruppe wie bei Triamcinolon eingeführt, so verschwindet die Mineralocorticoid-Wirkung bei erhaltener Glucocorticoid-Wirkung fast völlig.

Pharmakokinetik. Die Sekretion von Hydrocortison (Cortisol) wird durch Corticotropin (ACTH) aus dem Hypophysenvorderlappen angeregt. Dabei handelt es sich um einen direkten Effekt, da diese Wirkung auch an isoliert durchströmten Nebennieren nachzuweisen ist. Die physiologische Inkretion erfolgt im zirkadianen Rhythmus. Die gesamte Tagesproduktion an Glucocorticoiden beträgt beim Menschen 20–25 mg; davon werden ca. 80% in der Zeit von 4–8 Uhr morgens sezerniert. Neben der Ruhesekretion (der Plasmaspiegel schwankt zwischen 4 und 20 μg/100 ml) spielt die Steigerung der Corticotropinausschüttung mit entsprechendem Anstieg der Hydrocortisonabgabe eine besondere Rolle bei physischen und psychischen Belastungen (***Stress-Situationen***). Unter normalen Bedingungen ist ein Anteil von ca. 95% der Glucocorticoide an Transcortin, ein α-Globulin, und andere Plasmaeiweiße gebunden. Nur jeweils der freie Teil ist augenblicklich biologisch wirksam. Die Bindungskapazität liegt bei etwa 20 μg% und kann durch Gabe von Glucocorticoiden überschritten werden. Das nicht gebundene Hydrocortison wird schnell abgebaut, die Halbwertzeit dieses Prozesses beträgt bei Gesunden 80 bis 150 Minuten.

12.1.1.1. Pharmakologische Wirkung des Hydrocortison (Cortisol)

Substitutionstherapie. Hydrocortison ist ein ***lebenswichtiges Hormon***. Sein völliges Fehlen infolge Krankheit oder nach Nebennierenentfernung führt in einigen Tagen zum Tode. Um die unter dem Bilde der Addisonschen Erkrankung auftretenden Ausfallserscheinungen zum Verschwinden zu bringen, muß Hydrocortison oder eine ähnlich wirkende Substanz zugeführt werden. Bei einer derartigen ***Substitutionstherapie*** beseitigt Hydrocortison allein oder in Kombination mit einem Mineralocorticoid alle bei der Addisonschen Erkrankung auftretenden Erscheinungen.

Über die Substitutionstherapie hinaus haben die Glucocorticoide spezielle ***pharmakodynamische*** Wirkungen, die therapeutisch ausgenutzt werden können.

Zufuhr von Hydrocortison hemmt die ***Glucoseverwertung*** der peripheren Gewebe und erhöht die ***Gluconeogenese*** aus Aminosäuren. Dadurch kommt es zu einem verminderten Aufbau von Eiweiß und in der Bilanz zu einer Verminderung des Eiweißbestandes des Körpers: „***eiweißkatabole Wirkung***", infolgedessen ist auch das Körperwachstum vermindert. Auf Grund der vermehrten Zuckerneubildung steigt der Blutzuckerspiegel (eventuell Glukosurie) und die Glykogenbildung in der Leber. Diese Veränderungen des Kohlenhydratstoffwechsels entsprechen teilweise denen eines Insulinmangels. Es ist deshalb verständlich, daß ein experimentell erzeugter Diabetes mellitus durch Nebennierenentfernung gebessert wird.

Die Störung des ***Fettstoffwechsels***, bei der Ansatz und Verteilung des Körperfettes abnorm sind (Vollmondgesicht, Stiernacken), ist in ihrem Mechanismus bisher nicht geklärt.

Der ***Elektrolyt-*** und ***Wasserhaushalt*** wird durch Hydrocortison weniger als durch die Mineralocorticoide beeinflußt, aber bei längerer Zufuhr kann diese Nebenwirkung doch störend oder gefährlich werden: durch ***Natriumretention*** und gesteigerte ***Kaliumausscheidung*** kann sich eine hypokaliämische Alkalose entwickeln. Gleichzeitig mit den Natrium-Ionen wird Wasser retiniert. Der zugrunde liegende Wirkungsmechanismus im Elektrolythaushalt ist derselbe wie bei den Mineralocorticoiden. Die Glucocorticoide fördern die renale Calcium-Ausscheidung und reduzieren die enterale Resorption. Dies läßt sich akut zur Therapie einer Hypercalciämie ausnutzen. Über die chronische Auswirkung s. unter Nebenwirkungen.

Hydrocortison hemmt die Tätigkeit des ***lymphatischen Gewebes***. Infolgedessen kommt es zu Lymphopenie und Verkleinerung der Lymphknoten. Auch der für die Bildung der spezifischen individuellen Eiweißkörper wichtige Thymus wird bei längerer Zufuhr atrophisch. ***Antikörperbildung*** und Antigen-Antikörper-Reaktionen werden ebenfalls reduziert.

Pharmakodynamische Wirkungen. Ferner werden durch Hydrocortison das Wachstum und alle Reaktionen des mesenchymalen Systems gehemmt. Die bei Entzündungen ablaufende Freisetzung von zytotoxischen Enzymen aus den Lysosomen wird verhindert. Bei der ***antiphlogistischen*** und der ***antirheumatischen Wirkung*** mag die gleichzeitig beobachtete Erhöhung der fibrinolytischen Aktivität und Verminderung des Plasmafibrinogens eine Rolle spielen. Für die Pharmakotherapie handelt es sich dabei um die ***antiphlogistischen*** und ***antirheumatischen*** Wirkungen des Hydrocortison bzw. der Glucocorticoide. Bei dieser Wirkung spielt die Hemmung der Prostaglandin-Synthese eine Rolle. Bemerkenswert ist die Hemmung der Biosynthese saurer Mucopolysaccharide, die durch eine verminderte Aufnahme von S^{35} in die Gewebe gemessen werden kann.

12.1.1.2. Nebenwirkungen von Glucocorticoiden

Die Hemmung der ***mesenchymalen Reaktionen*** durch Glucocorticoide verschlimmert manchen Krankheitsablauf. Die Granulations- und Narbenbildung kann wesentlich verzögert sein. Geschwüre im Magen-Darm-Kanal können aktiviert werden oder auch entstehen, zumal die Säureproduktion des Magens meistens erhöht ist. Infektionen breiten sich leichter aus oder werden erst klinisch manifest (Tuberkulose!). Dies gilt auch für die lokale Therapie. Pankreasnekrosen sind beschrieben worden. Bei längerer Zufuhr können folgende dem ***Cushing-Syndrom*** ähnliche Symptome auftreten: Appetit- und Gewichtszunahme, abnorme Fettverteilung, Hypertriglyceridämie, Vollmondgesicht, Stiernacken, Natrium- und Wasserretention, eventuell mit Ödemen und Blutdrucksteigerung, Glucosurie, Glaukom, Linsentrübung, Hypokaliämie, Hypertrichosis bei Verminderung des Kopfhaares, Akne, Hautpigmen-

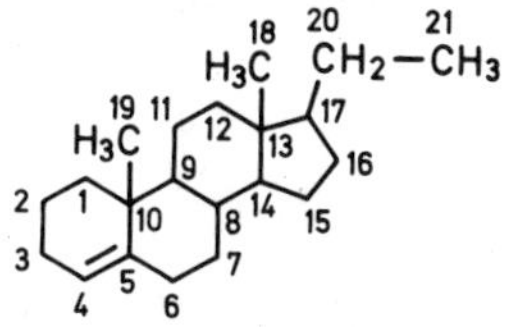

4-Pregnen (Δ^4-Pregnen)

(In den Formeln ist die räumliche Stellung α mit gestrichelten, die β-Stellung mit durchgezogenen Bindungen symbolisiert)

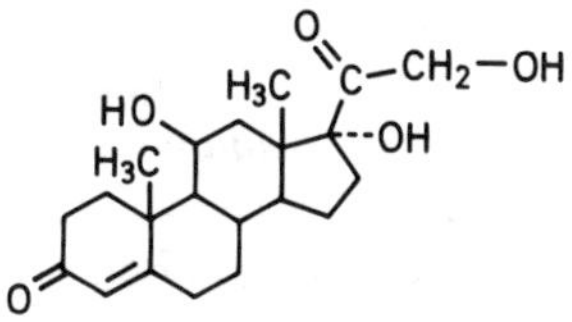

Hydrocortison, Cortisol
3,20-Dioxo-11β, 17α, 21-trihydroxy-4-pregnen

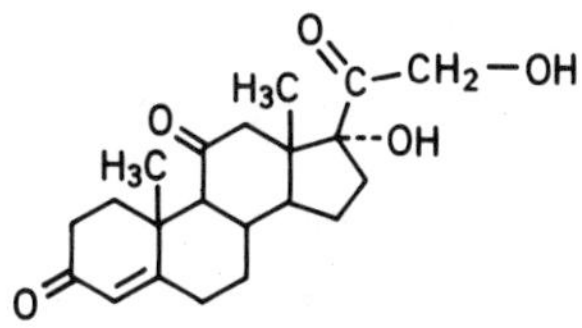

Cortison
3,11,20-Trioxo-17α, 21-dihydroxy-4-pregnen

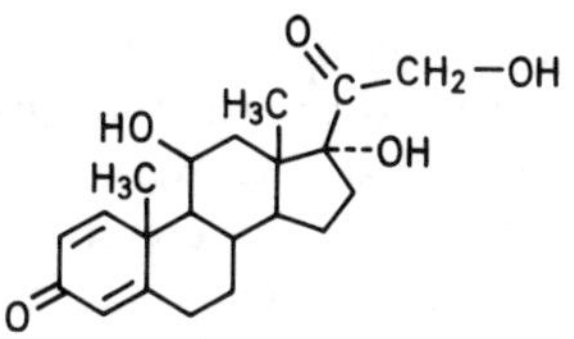

Prednisolon
3,20-Dioxo-11β, 17α, 21-trihydroxy-1,4-pregnadien

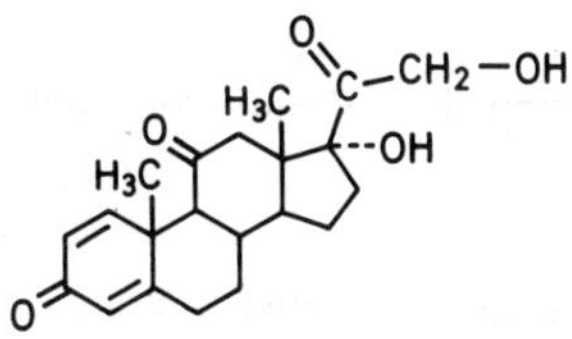

Prednison
3,11,20-Trioxo-17α, 21-dihydroxy-1,4-pregnadien

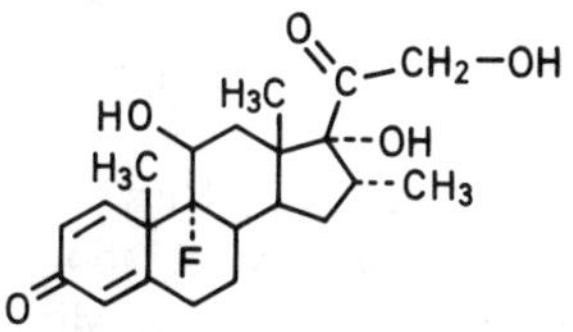

Dexamethason = 9α-Fluor-16α-methyl-prednisolon
Betamethason ist 9α-Fluor-16β-methyl-prednisolon

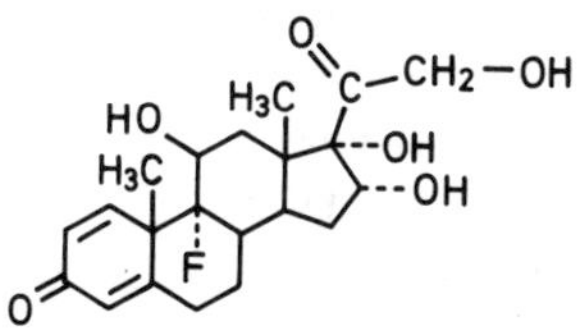

Triamcinolon
9α-Fluor-16α-hydroxyprednisolon

tierung, Striae, Hautblutungen, Thrombophlebitis, ferner negative Stickstoffbilanz, Calciumverluste über Darm und Nieren mit begleitender Osteoporose, die Spontanfrakturen zur Folge haben kann. Die fluorierten Steroide können zu morphologisch erfaßbaren Veränderungen im Skelettmuskel und entsprechender Muskelschwäche führen. Bei Glucocorticoidtherapie ist die Stimmungslage meistens erhöht, oder es kommt zu Euphorie, die mitunter zu Gewohnheitsbildung und Sucht führen kann. Auch sind Psychosen und bei Kindern Krampfanfälle beschrieben worden. Ebenso ist bei Kindern mit Wachstumsstörungen durch Beeinträchtigung der Wachstumszone in den Epiphysen zu rechnen.
Glucocorticoide hemmen die ***Sekretion von corticotropem Hormon***. Infolgedessen atrophiert die Nebennierenrinde. Bei plötzlichem Absetzen der Glucocorticoidzufuhr können bedrohliche Schockzustände auftreten, wenn der Patient einem „Stress" ausgesetzt ist. Um dies zu vermeiden, sollten Glucocorticoide ***schrittweise*** abgesetzt werden. Die Rindenatrophie geht nach Absetzen der Glucocorticoidzufuhr nämlich in einigen Tagen bis Wochen wieder zurück. Zur Frage der Verhinderung der Rindenatrophie durch Corticotropin-Injektionen s. S. 258. Bemerkenswerterweise beeinträchtigt die Verabreichung der gesamten Tagesdosis von 20 bis sogar 50 mg Prednison in den frühen Morgenstunden nicht den zirkadianen Rhythmus der Corticotropin- und Cortisolsekretion.

12.1.1.3. Wirkungsunterschiede zwischen verschiedenen Glucocorticoiden

Ein Vergleich der Wirkungen von Hydrocortison mit denen der verwandten Stoffe ergab quantitative Unterschiede, die in der Tabelle 12.1 zusammengestellt sind. Dies gilt auch für die antiallergische Wirkung, für die negative Beeinflussung der Stickstoff- und Calciumbilanz, die Störung des Kohlenhydratstoffwechsels und für die Erzeugung der Nebennierenrindenatrophie. Die Natriumretention und Kaliumausschwemmung sind nach Prednison und Prednisolon zwar geringer als bei Hydrocortison, aber besonders bei längerer Zufuhr doch noch beachtlich. Nach Triamcinolon und Dexamethason wird der Natrium- und Kaliumstoffwechsel meist nur wenig beeinflußt. Deshalb sind diese Substanzen zur Behandlung einer Nebenniereninsuffizienz nicht geeignet, bzw. die gleichzeitige Zufuhr eines Mineralocorticoids wäre notwendig. Sie sind andererseits dann vorzuziehen, wenn die antiphlogistische Wirkung gewünscht wird und eine Natrium- und Wasserretention schädlich sein könnte. Beide Substanzen erzeugen unter Umständen eine zunehmende Muskelschwäche bei normalem Kalium-Blutspiegel. Dies ist ein beunruhigendes Symptom, das vielleicht auf einer Schädigung der Muskelfasern beruht. Dexamethason wirkt wenig, Triamcinolon nicht euphorisierend. Letzteres vermindert im Gegensatz zu den anderen Glucocorticoiden den Appetit.

Tab. 12.1. Relative Wirkungsstärke der Glucocorticoide

Verbindung	Relative antiphlogistische Wirkung	Relative Natrium-retinierende Wirkung
Hydrocortison (Cortisol)	1	1
Prednison	4	0,8
Prednisolon	4	0,8
Cortison	0,8	0,8
Triamcinolon	5	0
Betamethason	25	0
Dexamethason	25	0

12.1.1.4. Indikationen

Die ***pharmakodynamischen*** Wirkungen der Glucocorticoide werden bei Nebennieren-Gesunden gegen verschiedene allergische und rheumatische Erkankungen und gegen andere im mesenchymalen Gewebe ablaufende Prozesse ausgenutzt. In allen Fällen ist die Therapie nur ***symptomatisch***, kann aber trotzdem den Zustand des Kranken oft entscheidend verbessern. Diese Art von Behandlung ist bei folgenden Erkrankungen indiziert: akutes rheumatisches Fieber, primär chronische Polyarthritis und andere rheumatische Erkrankungen, Iritis, Kollagenkrankheiten, akute Gichtanfälle, heftige allergische Reaktionen, wie zum Beispiel schweres Asthma bronchiale, insbesondere Status asthmaticus, allergische Agranulozytose, ferner Anaphylaxie und hyperergische Reaktionen im Verlaufe von Infektionskrankheiten, aber nur bei gleichzeitiger ausreichender antibakterieller Therapie. Weitere Indikationen sind nephrotisches Syndrom, lymphatische Leukämie, chronisch aggressive Hepatitis und schwere Schockzustände durch Unfall sowie Langzeitbehandlung chronisch obstruktiver Bronchitis. Zur Behandlung und Prophylaxe eines Hirnödems nach einem Trauma bzw. bei Hirnoperationen wird Dexamethason wegen seiner geringen Mineralocorticoid-Wirkung vorgezogen. Bei Dermatosen und entzündlichen und allergischen Erkrankungen des Auges genügt häufig die lokale Applikation von Glucocorticoiden, ebenso wie bei der Colitis ulcerosa und bei Asthma bronchiale als Aerosol-Inhalation.

Beim Vorliegen einer Nebenniereninsuffizienz (Morbus Addison) ist die Zufuhr von Hydrocortison eine echte ***Substitutionstherapie***, die zur Symptomfreiheit führen sollte. Um die Produktion androgen wirkender Nebennierenrindenhormone beim Adrenogenitalsyndrom zu hemmen, kann eine Therapie mit Glucocorticoiden versucht werden.

12.1.1.5. Kontraindikationen

Eine längere Behandlung kann unter anderem bei Hypertonie, Herzinsuffizienz, chronischer Nephritis, Diabetes mellitus, Myasthenia gravis, Ulzerationen im Magen-Darm-Kanal, bei thromboembolischen Prozessen, bei bakteriellen Infektionen ohne gleichzeitige wirksame antibakterielle Behandlung und bei Herpes corneae gefährlich werden. Die Mittel sollten im ersten Trimenon der Schwangerschaft vermieden werden.

12.1.1.6. Dosierung

Da diese Substanzen per os gut wirksam sind, wird dieser Zufuhrweg meistens gewählt. Empfehlenswert ist Prednison[1] oder Prednisolon[2], täglich per os beginnend mit 30 mg, später 5–20 mg; Erhaltungsdosen bei monatelanger Zufuhr 5–8 mg/die. Zur Vermeidung der Nebennierenrinden-Atrophie sollten die Tagesdosen bei chronischer Zufuhr morgens zwischen 6.00 und 8.00 Uhr gegeben werden. Nur bei akut bedrohlichen Zuständen, die hohe Dosen erfordern, ist die Tagesdosis wegen des schnellen Abbaus im Organismus auf 3 bis 4 Einzeldosen zu verteilen. 6-Methyl-prednisolon[3] wird etwas niedriger als Prednisolon dosiert. Die Dosen von Dexamethason[4] und Betamethason[5] liegen 6- bis 7mal niedriger als von Prednison; Triamcinolon[6] ist etwas niedriger zu dosieren als Prednison. Bei bedrohlichen Zuständen ist die intravenöse Zufuhr notwendig, zum Beispiel Infusion von Hydrocortison[7] 10 bis 12 mg/Stunde 8 Stunden lang oder Prednisolon-Natriumsuccinat[8] um 2,5 mg/Stunde. Bei Hirnödem wurden Erfolge nach intravenöser Zufuhr von 50 mg Dexamethason gesehen. Auch bei Schockzuständen werden sehr hohe Dosen von Prednisolon (1,0–2,0 g intravenös) gegeben. Zur intraartikulären Injektion mögen Kristallsuspensionen von Hydrocortison oder Prednisolon geeignet sein; zur lokalen Behandlung von Hauterkrankungen werden dieselben Substanzen mit und ohne antibakterielle Zusätze in Form von Salben benutzt. Zur Inhalation beim Asthma bronchiale wird Dexamethason-Aerosol[9] in jeweils angepaßter Dosierung verwendet.

12.1.2. Mineralocorticoide

Um die Unterschiede in der ***Wirkungsqualität*** zwischen Glucocorticoiden und Mineralocorticoiden zu demonstrieren, sind die typischen Wirkungen bei beiden Gruppen einander in der Tab. 12.**2** gegenübergestellt.

Aldosteron ist das Hormon der Nebennierenrinde, dessen Sekretion unter extremen Bedingungen zwar auch von Corticotropin abhängig ist, unter physiologischen Bedingungen aber durch Änderungen des Volumens und des ionalen Gehaltes des Extrazellulärraums beeinflußt wird. Die Wirkung von Angiotensin auf die Aldosteronsekretion wird auf S. 149 erwähnt. Aldosteron steigert die Rückresorption von Natrium im distalen Tubulus der Niere durch eine Förderung des Kationenaustausches. Es erhöht gleichzeitig die Ausscheidung von Kalium, über die Hemmung dieser Wirkung s. S. 154. Infolge der Natriumretention muß auch Wasser retiniert werden. Eine gewisse glucocorticoidähnliche Wirkung auf den Kohlenhydratstoffwechsel ist zu beobachten (Sauerstoffatom an C 11?), dagegen fehlen Effekte auf die mesenchymalen Reaktionen völlig.

Aldosteron

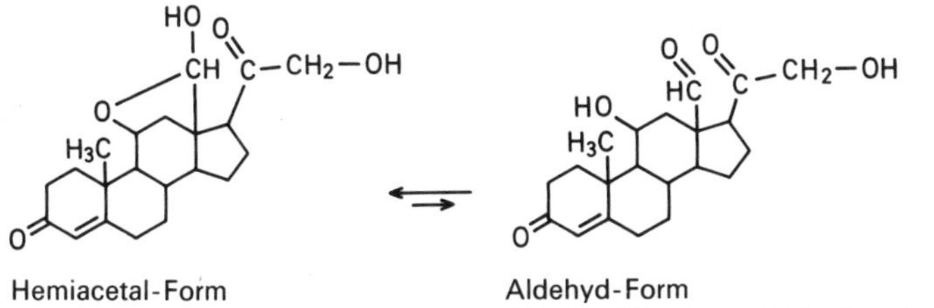

Hemiacetal-Form

Aldehyd-Form
11β, 21-Dihydroxy-3,20-dion-4-pregnen-18-al

Cortexon (11-Desoxycorticosteron) wirkt im wesentlichen wie Aldosteron. Bei gleichzeitiger Kochsalzgabe führt Cortexon in größeren Dosen zu Hypertension und Ödemen (eventuell mit Nekrosen in der Herz- und Skelettmuskulatur).

[1] Decortin®, Hostacortin®, Ultracorten®
[2] Decortin H®, Deltacortril®, Hostacortin H®, Ultracorten H®
[3] Medrol®, Urbason®
[4] Decadron®, Fortecortin® [5] Betnesol®, Celestan®
[6] Delphicort®, Volon®
[7] Hydrocortin Hoechst® zur Infusion
[8] Solu-Decortin H®
[9] Auxiloson®

Tab. 12.2. Relative Wirkungsstärke der Glucocorticoide und der Mineralocorticoide

Verbindung	Natrium-Retention	Glykogen-Anreicherung in Leber	Antiphlogistische Wirkung
Hydrocortison (Cortisol)	1	1	1
Cortexon	100	0	0
Aldosteron	3000	0,3	0
Predniso(lo)n	0,8	4	4
Triamcinolon	0	5	5

Zur Behandlung der ***Nebenniereninsuffizienz*** sind beim Menschen Mineralocorticoide allein nicht ausreichend. Allenfalls können in leichten Fällen Störungen des Mineralstoffwechsels beseitigt werden. Die Grundlage der Therapie müssen immer Glucocorticoide bilden, Mineralocorticoide mögen ergänzend hinzugefügt werden[10]. Da sie vom Gastrointestinaltrakt schlecht resorbiert werden, müssen sie injiziert werden. Cortexon kann auch perlingual gegeben werden.[11]. Die Dosen liegen meist bei 10 bis 20 mg pro die, später bei 2 bis 5 mg am Tage. Da Aldosteron[12] bei experimentellem Schock die Ansprechbarkeit der Gefäße auf pressorische Pharmaka verbessert, könnte auch beim Menschen ein entsprechender Versuch gerechtfertigt sein. Die Plasmahalbwertzeit liegt aber bei ca. 15 Minuten.

[10] als Depotpräparat: Cortiron-Depot®, ein Cortexonönanthat

[11] als Corteniletten®

[12] Aldocorten®

11-β-Hydroxylase-Hemmung. In der Nebennierenrinde wird als letzter Syntheseschritt eine Hydroxy-Gruppe am Kohlenstoffatom 11 eingeführt, dadurch entstehen vor allem Cortisol und Aldosteron. Dieser Schritt wird von dem Ferment 11β-Hydroxylase aktiviert. Durch einige Substanzen kann dieses Enzym selektiv gehemmt werden. Besonders wirksam ist Metyrapon[13], das beim Menschen die Entstehung von 11-Hydroxysteroiden verhindert. Es kann prinzipiell beim Hyperaldosteronismus angewendet werden. Die gleichzeitig dabei auftretenden Mangelerscheinungen müssen durch Glucocorticoidzufuhr ausgeglichen werden. In der praktischen Therapie ist diese Behandlung durch die Einführung der Aldosteronantagonisten (s. S. 154) meistens überflüssig geworden. Dagegen wurde Metyrapon in einigen Fällen von Morbus Cushing zur Unterdrückung der vermehrten Glucocorticoid-Inkretion mit Erfolg verwendet.

[13] Metopiron®, 1-Oxo-1,2-di-(3-pyridyl)-2-methylpropan

12.2. Gonaden

12.2.1. Androgene

12.2.1.1. Männliche Sexualhormone

Testosteron. Diese Substanz ist das von den Leydigschen Zwischenzellen gebildete Hormon des Hodens. Die Produktion wird von dem die interstitiellen Zellen stimulierenden (luteinisierenden) Hormon des Hypophysenvorderlappens angeregt. Manche dem Testosteron chemisch verwandte Substanzen haben eine mehr oder weniger testosteronähnliche Wirkung.

Das im Harn auftretende ***Androsteron*** entsteht im Stoffwechsel aus Testosteron. Es ist ein 17-Ketosteroid mit nur schwacher androgener Wirkung. Die übrigen 17-Ketosteroide des Harns stammen beim Mann wie bei der Frau aus der Nebennierenrinde. Diese Stoffe werden mit Testosteron zusammen zur Gruppe der ***Androgene*** gerechnet.

Testosteron stimuliert die Entwicklung der ***sekundären*** männlichen ***Geschlechtsmerkmale***. Die nach der Kastration auftretenden Ausfallser-

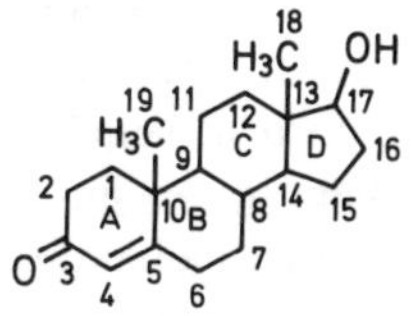

Testosteron
3-Oxo-17β-hydroxy-4-androsten

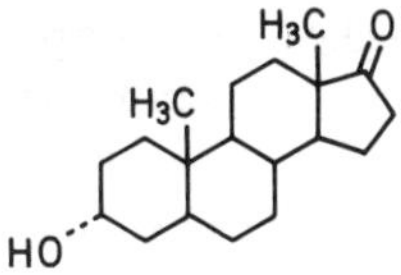

Androsteron, 3α-Hydroxy-17-oxo-androstron
Ausscheidungsprodukt im Harn

Depot-Präparate

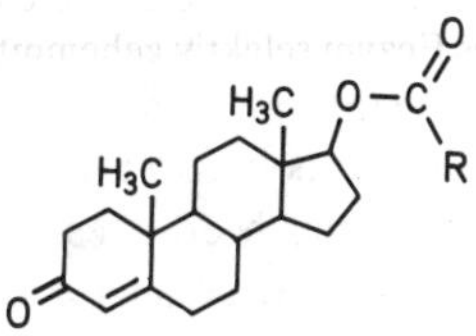

Testosteron-ester

R = $-CH_2-CH_3$ Testosteronpropionat[1]

R = $-CH_2-CH_2-$ 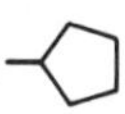 Testosteroncyclopentylpropionat[2]

R = $-CH_2-CH_2-(CH_2)_3-CH_3$ Testosteronönanthat[3] Testosteronheptanoat

per os wirksame Präparate

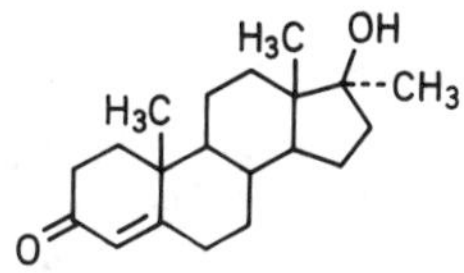

Methyltestosteron[4]
3-Oxo-17β-hydroxy-17α-methyl-4-androsten

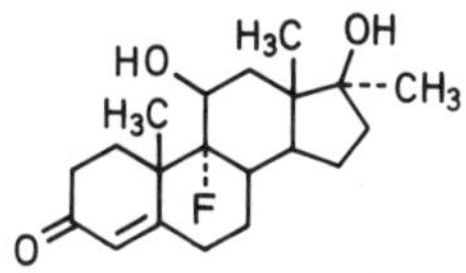

Fluoxymesteron[5]
3-Oxo-9α-fluor-11β, 17α-dihydroxy-17α-methyl-4-androsten

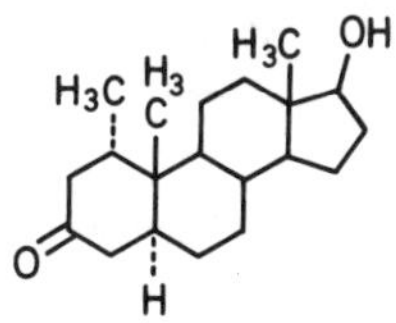

Mesterolon[6]
1α-Methyl-3-oxo-17β-hydroxy-5α-androstan

scheinungen werden bei ausreichender Substitution völlig beseitigt. Auch das psychische Verhalten wird entsprechend verändert. Im ***weiblichen*** Organismus kann Testosteron eine Virilisierung (Hirsutismus, Klitoriswachstum, tiefe Stimme, Acne vulgaris usw.) erzeugen, die mit Persönlichkeitsänderungen einhergehen kann. Oft wird über eine Vermehrung der Libido berichtet. Diese Veränderungen sind dosisabhängig. In Tierversuchen ist es gelungen, durch topische Applikation kleinster Mengen von Testosteron in bestimmte Hirnabschnitte Aggressivität oder Kopulationsverhalten auszulösen.

Testosteron ist im Plasma zu 98% an ein Globulin gebunden und wird in der Leber inaktiviert, es ist per os unwirksam. In den Zellkernen der Erfolgsorgane wird es in das noch wirksame ***Dihydrotestosteron*** enzymatisch umgewandelt.

Anabole Wirkung. Nach Testosteronzufuhr zeigt sich eine Vermehrung der Masse der Skelettmuskeln, die mit einer ***positiven Bilanz für Stickstoff***, Kalium, Calcium, Phosphat, Sulfat und Chlorid einhergeht. Der Mechanismus dieses vermehrten Eiweißansatzes („***anaboler Effekt***") ist unbekannt. Androgene fördern wie Östrogene das Skelettwachstum des wachsenden Organismus, führen aber dann zu einem Verschluß der Epiphysen, so daß die sonst zu erwartende Körperlänge zwar schneller erreicht, aber nicht überschritten wird. Bei erhöhtem Androgenspiegel kann es infolge vorzeitigen Schlusses der Epi-

[1] Perandren®, Testosid®
[2] Depovirin® [3] Testoviron-Depot®

[4] Perandren-Linguetten®, Testoviron-Tabletten®
[5] Ultandren® [6] Proviron®

physen auch zu vorzeitigem Wachstumsstillstand kommen (z.B. adrenogenitales Syndrom).

Durch ***große Dosen von Testosteron*** und anderen Androgenen wird über einen primär hypothalamischen Angriffspunkt die ***Bildung und Sekretion von Gonadotropin*** der Adenohypophyse ***gehemmt***, dadurch wird dann die Spermatogenese gedrosselt. Es kann zur Rückbildung der Hoden kommen. Diese Erscheinungen bilden sich nach Absetzen der Androgene zurück. Falls primär eine herabgesetzte Spermatogenese besteht, kann diese nach Beendigung einer vorübergehenden Testosteronzufuhr verstärkt in Gang kommen. Da die Bremsung der Gonadotropinsekretion geschlechtsunspezifisch ist, läßt sich der entsprechende Effekt auch am weiblichen Organismus beobachten. Die Östrogenproduktion wird gehemmt, die Ovulation unterdrückt, der Zyklus unterbrochen, und die oben erwähnte Virilisierung tritt auf. Bei gewissen Fällen von Mammakarzinom (Näheres s. „Zytostatika", S. 371) wirken die Androgene günstig; dabei ist die Bremsung der Hypophysensekretion wohl ebenfalls das wesentliche Moment.

Testosteron-Derivate sind hergestellt worden,

❶ um die ***Wirkungsdauer*** (etwa 1 Tag) des Testosteron zu verlängern,

❷ um die ***orale*** Zufuhr zu ermöglichen und

❸ um den ***anabolen Effekt*** bei möglichst weitgehender Verminderung der virilisierenden Wirkung auszunutzen.

Die ***Wirkungsdauer*** wird durch Veresterung der C 17-Hydroxyl-Gruppe verlängert. Testosteronpropionat ist einige Tage, Testosteroncyclopentylpropionat oder Testosteronönanthat sind für einige Wochen wirksam. In diesen Fällen wird die Resorption der Substanzen von der intramuskulären Injektionsstelle verzögert.

Die ***orale Wirksamkeit*** von Androgenen läßt sich durch zusätzliche Methylierung herbeiführen. Dies gilt zum Beispiel für Methyltestosteron, das allerdings zur Verbesserung der Resorption zweckmäßig perlingual bzw. bukkal verabreicht wird. Fluoxymesteron ist gut per os und stärker wirksam als Methyltestosteron. Mesterolon hemmt im Gegensatz zu anderen Androgenen nicht die Ausschüttung von Gonadotropinen; die Hodenfunktion wird deshalb nicht gebremst.

Indikationen. Bei jedem Mangel an Androgen ist die Substitutionstherapie erfolgreich. Bei primärem ***Hypogonadismus*** ist ununterbrochen ein Testosteronester mit langer Wirkungsdauer intramuskulär zu injizieren (z. B. Testosteronönanthat 0,25 g im Abstand von 3 bis 4 Wochen oder Testosteroncaprinoylacetat 0,3 g im Abstand von 6 bis 8 Wochen). In vielen Fällen ist eine Zufuhr von 2- bis 4 bis 8mal täglich 5 mg Methyltestosteron perlingual oder Fluoxymesteron täglich 2 bis 5 mg per os ausreichend wirksam. Bei sekundärem Hypogonadismus und auch bei Oligospermie sind Behandlungspausen einzulegen, um einen evtl. „rebound"-Effekt des Zwischenhirnhypophysensystems abzuwarten. Wenn ***Impotenz*** nicht auf einem Mangel an Hormon, sondern auf einer psychischen Störung beruht, ist die Zufuhr von Androgenen unwirksam. Beschwerden im ersten Stadium der Prostatahyperplasie werden nur subjektiv gebessert. ***Bei Frauen*** wird nach Androgenen eine ***Steigerung der Libido*** beobachtet, zum Beispiel nach täglich 5 bis 10 mg Methyltestosteron perlingual. Androgene hemmen manchmal das Wachstum von ***Mammakarzinomen*** für einige Zeit. Periphere ***Durchblutungsstörungen*** werden mitunter durch Androgene günstig beeinflußt.

Nebenwirkungen. Als Nebenwirkungen imponieren häufig die Symptome, die soeben als echte Hormonwirkungen geschildert wurden, wie zum Beispiel Virilisierungserscheinungen bei der Frau, Persönlichkeitsänderungen bei Kindern, Funktionsstörungen des Hypophysenvorderlappens, die zu einer Hemmung der Funktion und zur Atrophie der männlichen und weiblichen Keimdrüsen führen können. Dies gilt nicht für Mesterolon in mäßigen Dosen. Ein bestehendes Prostatakarzinom kann durch Androgenzufuhr im Wachstum angeregt werden. Mit Retention von Natrium und dem Auftreten von Ödemen ist zu rechnen. Nach oraler Zufuhr von Androgenen, die an dem Kohlenstoffatom 17 alkyliert sind, kann es gelegentlich bei hoher Dosierung zu cholestatischem Ikterus kommen. Dies gilt zum Beispiel für Methyltestosteron, Fluoxymesteron und vor allem für die anabolen Substanzen, aber wohl nicht für Mesterolon.

12.2.1.2. Antiandrogene

Cyproteron ist ein Steroid mit gewissen gestagenen, aber vor allem antiandrogenen Eigenschaften. Die Substanz wirkt in der Peripherie: Veränderung der Behaarung, Hemmung der Talgdrüsen und androgenabhängigen Geschlechtsdrüsen-Sekretion, sowie Hemmung der Spermatogenese. Cyproteron blockiert ferner im Hypothalamus die Androgen-sensiblen Rezeptoren, als deren Folge die Libido und sexuelle Reaktion gehemmt werden. Bei sexuellen Deviationen und Perversionen, besonders auch bei Triebverbrechern wurden Erfolge erzielt. Auch Knaben und Mädchen mit Pubertas praecox wurden günstig beeinflußt. Die Tagesdosen sind meist 100 mg. Die Effekte sind anscheinend voll reversibel.

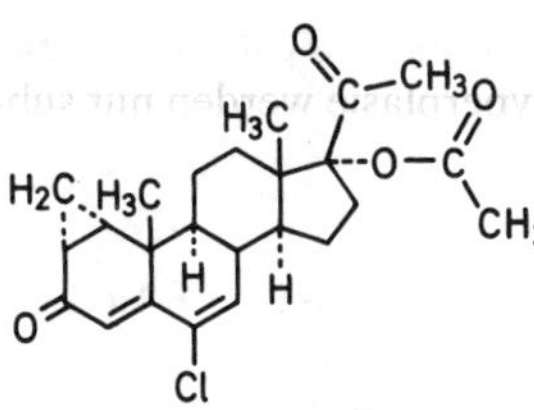

Cyproteron[7]
1α, 2α-Methylen-3,20-dioxo-6-chlor-17α-acetoxy-4,6-pregnandien

12.2.1.3. Anabole Substanzen, Anabolika

Das Verhältnis zwischen virilisierender und anaboler Wirkung kann zugunsten des Stoffwechseleffektes verschoben werden, wenn im Molekül die für Testosteron ***typische Konfiguration*** des Ringes A (Δ^4, 3-on, 10-methyl) verändert wird. Bei den Formeln für die Anabolika sind diese Abweichungen jeweils mit einem Pfeil markiert. Die virilisierende Wirkung dieser Substanzen ist so weit vermindert, daß sie bei therapeutischen Dosen nicht oder nur wenig in Erscheinung tritt. Nach größeren Dosen ist sie allerdings auch hier nicht zu vermeiden.

Indikationen. Bei relativem oder absolutem Eiweißmangel sind diese Stoffe nur indiziert, wenn die Diät allein nicht zum Erfolg führt. Es ist stets daran zu denken, daß der anabole Effekt nur so lange währt, wie die Substanzen gegeben werden.

[7] Androcur®

Anabolika

(Pfeile weisen auf die Unterschiede gegenüber den Androgenen hin)

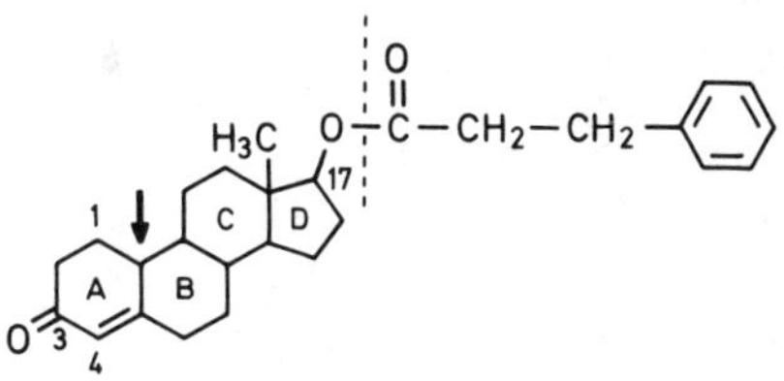

Nortestosteron-(phenylpropionat)[8]

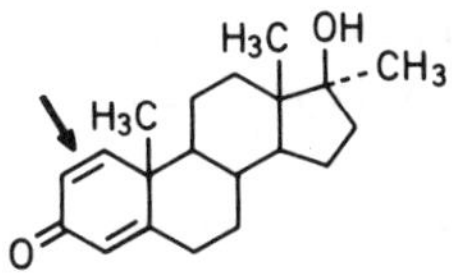

Methandrostenolon[9]
3-Oxo-17β-hydroxy-17α-methyl-1,4-androstadien

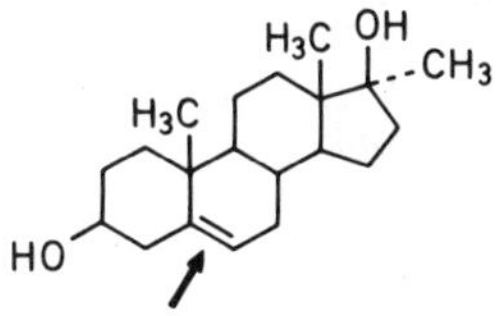

Methandriol[10]
3β,17β-Dihydroxy-17α-methyl-5-androsten

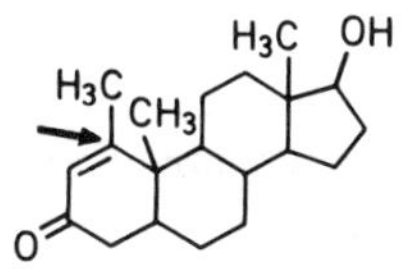

Methenolon[11]
1-Methyl-3-oxo-17β-hydroxy-1-androsten

Einzelne Indikationen sind Anorexia nervosa, iatrogener Hypercorticismus, kachektische Zustände bei chronischen Infektionskrankheiten und Tumoren, Osteoporose, Röntgenkater, schlecht heilende Knochenbrüche.

Ohne ärztliche Indikation werden Anabolika von männlichen und weiblichen Kraftsportlern zur Vermehrung der Muskelmasse benutzt. Die Anabolika unterliegen der Doping-Vorschrift. Ob die Muskelleistung tatsächlich durch die Zufuhr eines

[8] Durabolin®
[9] Dianabol®
[10] Notandron®
[11] Primobolan®

Anabolikum zunimmt, erscheint nach vergleichenden Untersuchungen zweifelhaft. Es sei darauf hingewiesen, daß die Plasmaspiegel an Testosteron und Cortisol unter der Anabolika-Behandlung absinken.

Nebenwirkungen. Sie entsprechen denen anderer Androgene mit 17-ständigen Alkylgruppen. Bei Frauen können Stimmveränderungen auftreten, die unter Umständen irreversibel sind. Nach oraler Applikation können selten cholestatische Hepatosen und Änderungen der Leberfunktion beobachtet werden. Bei Kindern sind während langdauernder Zufuhr Verzögerungen des Knochenwachstums und vorzeitiger Verschluß der Epiphyse vorgekommen. Die Anabolika sind bei Prostatakarzinom und wegen der möglichen Virilisierung der Frucht während der Gravidität ***kontraindiziert***.

12.2.2. Weibliche Sexualhormone

Von den Ovarien werden unter der Einwirkung von Gonadotropinen des Hypophysenvorderlappens zwei in verschiedener Weise wirksame Substanzen produziert: ***Östradiol*** und ***Progesteron.*** Östradiol wird unter dem Einfluß des die interstitiellen Zellen vermehrenden (luteinisierenden) Hormons wahrscheinlich von den Thekainterna-Zellen des Ovarium sezerniert. Progesteron wird vom Corpus luteum gleichfalls unter dem Einfluß des luteinisierenden Hormons abgegeben bzw. in der Plazenta gebildet. Östradiol und pharmakologisch ähnlich wirkende Substanzen werden ***Östrogene***, Progesteron und entsprechend wirkende Stoffe ***Gestagene*** (oder Progestagene) genannt.

12.2.2.1. Östrogene

Wirkungen. ***Östradiol*** bewirkt die für das ***weibliche Geschlecht charakteristische körperliche*** Entwicklung und die ***psychische*** Verhaltensweise. Das Wachstum der Uterusmukulatur wird angeregt. Das Endometrium entwickelt sich zur Proliferationsphase des Zyklus. Gleichzeitig laufen charakteristische Veränderungen im Zervixschleim und im Vaginalepithel ab. Die Entwicklung der Milchgänge der Mamma wird gefördert. Wird nach einer etwa 2 Wochen langen Östradiolbehandlung bei einer amenorrhoischen, nichtschwangeren Frau die Zufuhr des Östrogen plötzlich unterbrochen, so kommt es zu einer Entzugsblutung mit Abstoßung der proliferierten Schleimhaut. Fortgesetzte Zufuhr höherer Dosen von Östrogenen führt zu einer glandulär-zystischen Hyperplasie des Endometrium.

Östrogene hemmen in hohen Dosen über einen primär hypothalamischen Angriffspunkt die ***Sekretion der Gonadotropine*** des Vorderlappens (s. auch die Wirkung des Antiöstrogen Clomiphen S. 289). Infolgedessen atrophieren die Ovarien; Follikelbildung und Ovulation werden unterdrückt. Der Vorgang ist, falls die Behandlung nicht zu lange dauert, reversibel. Östradiol-Implantate im ventromedialen prämammillaren Hypothalamus von Kaninchen rufen trotz Hemmung der Ovarialfunktion Brunstverhalten hervor. Das Steroid hat eine direkte zentrale Wirkung, entsprechende Befunde sind auch mit Androgenen erhoben worden (s. S. 283).

Bei kastrierten oder unreifen weiblichen Ratten oder Mäusen kann die induzierbare Verhornung der Vaginalepithelzellen als Grundlage zur ***biologischen Auswertung*** von Östrogenen benutzt werden.

Östradiol wird im Körper schnell, vorwiegend in der Leber ***inaktiviert.*** Es ist deshalb per os kaum wirksam. Umwandlungsprodukte werden als Konjugate mit Schwefel- und Glucuronsäure im Harn ausgeschieden. Diese Metabolite sind vor allem Östron und Östriol. Bei Frauen mit einer Leberschädigung werden unter Umständen größere Mengen von Östradiol im Harn gefunden als bei Gesunden. Der Abbau von Östradiol erfolgt schneller, wenn in der Leber durch Medikamente oder Biocide eine Enzyminduktion erfolgt ist.

Die ***östrogene Wirkung*** von Östron und Östriol ist nur gering. Östriol hat keine Wirkung auf das Endometrium, aber einen östradiolähnlichen Effekt auf Zervix und Vaginalschleimhaut, möglicherweise, weil diese schon auf schwächer wirkende Östrogene ansprechen.

Östradiolderivate. Eine größere Zahl von Verbindungen mit östrogener Wirkung wurde hergestellt, um

❶ die nur kurze ***Wirkungsdauer*** des Östradiol zu verlängern und

❷ ***oral wirksame Substanzen*** zu gewinnen.

Verschiedene ***Östradiolester*** zeigen nach intramuskulärer Injektion eine Wirkungsdauer von einigen Tagen, wie zum Beispiel Östradiolbenzoat[12] und Östradioldipropionat[13]. Eine Wirkungsdauer von ca. 3 Wochen haben Östradiol-n-valerianat[14] und Östradiol-(3-cyclopentylpropionat)[15]. Qualitativ wirken alle diese Substanzen gleich. Äthinylöstradiol[16] ist sehr resistent gegen Inaktivierung in Magen-Darm-Kanal und Leber. Es ist deshalb per os und in sehr kleinen

ÖSTROGENE

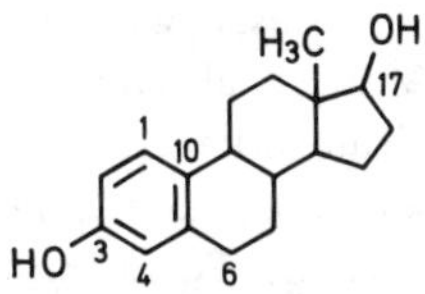

17β-Östradiol
3,17β-Dihydroxy-1,3,5¹⁰-Östratrien

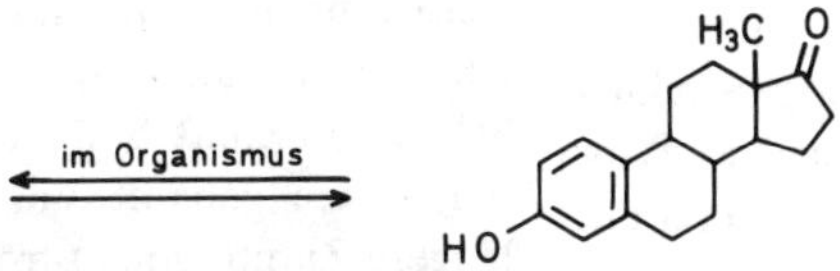

Östron
3-Hydroxy-17-oxo-1,3,5¹⁰-Östratrien

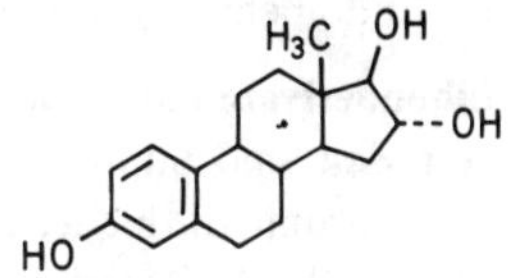

Östriol
3,16α,17β-Trihydroxy-1,3,5¹⁰-Östratrien

Depot-Präparate

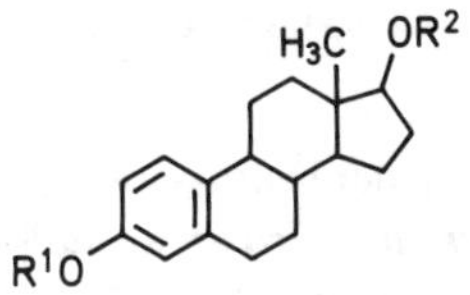

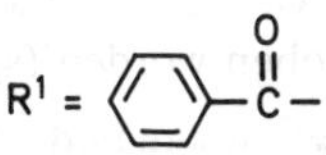

R^2 = H — Östradiolbenzoat[12]

R^1 = $H_3C-CH_2-C(=O)-$

R^2 = $H_3C-CH_2-C(=O)-$ — Östradioldipropionat[13]

R^1 = H

R^2 = $H_3C-(CH_2)_3-C(=O)-$ — Östradiolvalerianat[14]

R^1 = H

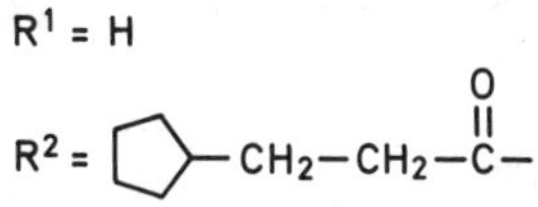

Östradiolcypionat[15]
β-Cyclopentylpropionsäureester des 17β-Östradiol

per os wirksames Präparat

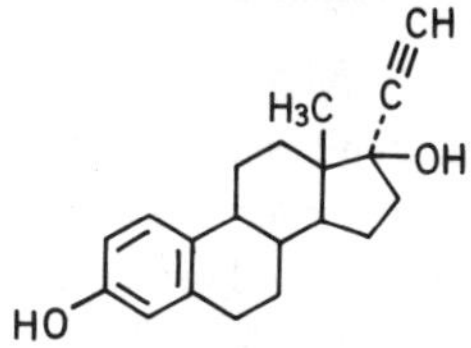

17α-Äthinyl-östradiol[16], der 3-Methyläther ist Mestranol[17]

---

[12] Progynon B oleosum®
[13] Ovocyclin®
[14] Progynon-Depot®
[15] Depofemin®
[16] Progynon C oder M®
[17] Delpregnin®, ferner ist Mestranol in einigen oralen Kontrazeptiva enthalten

Dosen gut wirksam. Ein Gemisch von aus Pferdeharn gewonnenen Östrogensulfaten[18] hat auch nach oraler Zufuhr einen milden Östrogen-Effekt. Dieser wird bei ***klimakterischen Beschwerden*** mitunter angestrebt. Längere Zufuhr ist jedoch wegen einer erhöhten Gefahr thromboembolischer Erkrankungen und des Auftretens von Endometriumkarzinomen nicht angezeigt.

Stilbenderivate mit östrogener Wirkung. Seit längerer Zeit sind Substanzen mit östrogener Wirkung bekannt, die nicht zu den Steroiden gehören, sondern die als Grundgerüst Stilben oder andere nahe verwandte Substanzen aufweisen. ***Diäthylstilböstrol***[19] zeigt in jeder Beziehung dieselben östrogenen Effekte wie Östradiol. Quantitativ ist es in derselben Größenordnung wirksam wie Östradiol, aber der Wirkungsverlust nach oralen Gaben ist gering. Wegen der kurzen Wirkungsdauer wurde die Substanz früher als Preßling implantiert. Heute werden in Analogie zu den Östradiolestern meistens Derivate mit längerer Wirkungsdauer vorgezogen, zum Beispiel Diäthylstilböstroldipropionat[20] oder Äther wie der Diäthylstilböstroldimethyläther[21]. Verbindungen ohne Doppelbindung zwischen den beiden zentralen Kohlenstoffatomen (Hexöstrol) oder auch mit 3 Kohlenstoffatomen zwischen den beiden Phenylresten (Benzöstrol) sind ebenfalls wirksam.

Nebenwirkungen. Über die mit der östrogenen Wirkung direkt zusammenhängenden Nebenwirkungen wie Hyperplasie des Endometrium und Hemmung der Ovarialfunktion wurde bereits berichtet. Östrogenzufuhr führt in der Frühschwangerschaft zu Deziduanekrosen und Störungen der Nidation. Östrogene scheinen in den meisten Fällen die Entstehung einer Schwangerschaft zu verhindern, wenn sie am Tage nach der Insemination und an den folgenden 4 bis 5 Tagen in großen Dosen gegeben werden: „morning after pill". Östrogene können zu ***Retention von Natrium*** und eventuell Ödembildung führen. Diese Erscheinungen lassen sich durch natriumarme Kost bzw. Saluretika ausgleichen. Wenn große Dosen von Stilbenen zu schnell resorbiert werden, können Nausea, Erbrechen, leichte Durchfälle und Kopfschmerzen auftreten. Bei den protrahiert wirkenden Stilbenderivaten sind diese Nebenwirkungen gering. Hauterscheinungen können vorkommen. Zur Gefahr der Entstehung thromboembolischer Erkrankungen siehe unter Indikationen und unter Kontrazeptiva. Auf eine Spätwirkung einer Östrogenbehandlung muß hingewiesen werden: bei jungen Mädchen, deren Mütter während der Schwangerschaft Stilben-Derivate erhalten hatten, traten gehäuft Vaginalkarzinome auf. Die längere Zufuhr von Östrogenen in der Postmenopause ist mit einem erhöhten Risiko der Erkrankung an einem Endometriumkarzinom assoziiert. Stilben-Derivate sollten wegen der oben genannten Gefahr vermieden werden mit Ausnahme der Behandlung des Karzinoms, bei der die Gleichwertigkeit der Steroid-Östrogene nicht erwiesen ist.

Indikationen und Anwendung der Östrogene. Bei allen Formen von ***ovarieller Insuffizienz*** werden Östrogene zur Substitution zugeführt. Sie müssen zyklusgerecht, das heißt etwa vom 8. bis 19. Tag des Zyklus gegeben werden, um Zyklusstörungen zu vermeiden. Auch Beschwerden der Postmenopause (senile Vaginitis, Kraurosis vulvae, Pruritus vulvae) werden oft erfolgreich behandelt.

Von Östradiolbenzoat genügen 25 bis 30 mg in 12 bis 14 Tagen gegeben, um bei einer kastrierten Frau das Proliferationsstadium zu erzeugen. Wenn dann anschließend 200 bis 250 mg eines Progesteron-Depot-Präparates[22] injiziert werden, so erfolgt nach weiteren 10 bis 14 Tagen eine menstruationsähnliche Abbruchblutung. An Stelle des kurz wirksamen Östradiolbenzoat können je nach Indikation Östradiol-Depot-Präparate angewendet werden.

Eine ***orale Therapie*** ist in leichten Fällen zum Beispiel bei klimakterischen Beschwerden mit einem konjugierten Östrogen[23], sonst am besten mit Äthinylöstradiol durchzuführen, das 10- bis 20mal geringer dosiert wird als Östradiol. In analoger Weise, aber in ähnlicher Dosierung wie bei Östradiolbenzoat ist auch Diäthylstilböstroldipropionat per os zu geben. Bei ***Prostatakarzinom*** und dessen Metastasen sind Östrogene in sehr hohen Dosen, eventuell in Kombination mit Kastra-

---

[18] Presomen®, Premarin®
[19] Cyren A®, Oestromon®
[20] Cyren B®
[21] Depot-Cyren®, Depot-Oestromon®

[22] Proluton-Depot® [23] Presomen®, Premarin®

tion, oft günstig wirksam. Das Karzinomwachstum wird für Monate oder einige Jahre weitgehend gehemmt. Die Therapie muß ununterbrochen durchgeführt werden. Auch bei Beseitigung aller Symptome ist eine Heilung nicht möglich. Die Dosen für diese Therapie sind, zum Beispiel von Diäthylstilböstroldipropionat, täglich 3 bis 5 mg, später 1,5 bis 3 mg per os; eventuell entsprechende Dosen derselben Substanz intramuskulär. Leider hat sich gezeigt, daß die Todesfälle an thromboembolischen Erkrankungen bei einer Östrogentherapie beträchtlich erhöht sind. Deshalb sind die Vor- und Nachteile dieser Behandlung abzuwägen. Auch die gelegentlich zum Abstillen gegebenen Östrogene erhöhen die Gefahr von Thromboembolien im Wochenbett. Sie sollten daher für diesen Zweck nicht verwendet werden. Östrogene sind auch gelegentlich bei Mammakarzinom wirksam.

Stilbenanaloga mit antiöstrogener Wirkung. ***Clomiphen***[24] ist chemisch den östrogenen Stilbenderivaten verwandt und zeigt im Tierversuch eine antiöstrogene Wirkung. Dieser „periphere" Effekt wird aber beim Menschen überlagert von einer Anregung des Zwischenhirn-Hypophysenvorderlappen-Systems, die sich durch eine vermehrte Gonadotropin-Ausschüttung bemerkbar macht. Es handelt sich wahrscheinlich um eine Aufhebung der vorher vorhandenen Bremswirkung des natürlichen Östrogens, auch dieser Effekt wäre demnach durch die antiöstrogene Eigenschaft des Clomiphen zu erklären. Die Substanz wurde bereits in manchen Fällen mit Erfolg zur Anregung der Ovulation bei Sterilität verwendet. Eine chemisch nahe verwandte Substanz mit ähnlichen Wirkungen ist ***Tamoxifen***[25].

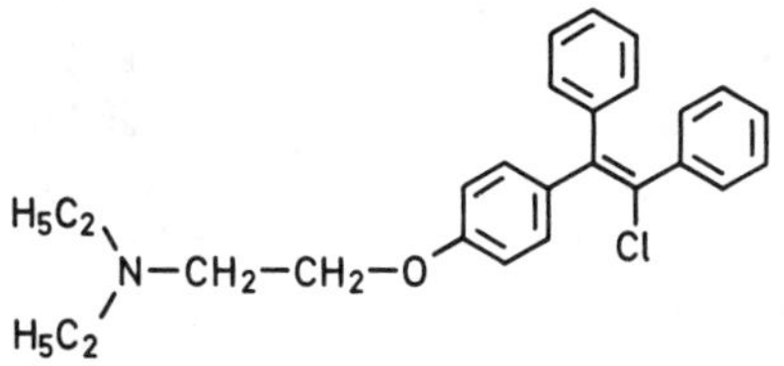

Clomiphen
1-[4-Diäthylamino-äthoxy)-phenyl-]-1,2-diphenyl-2-chlor-äthen (Vgl. mit der Stilböstrol Formel S. 276)

[24] Dyneric®

[25] Nolvadex® = 1-Äthyl-1,2-diphenyl-2-[4-(2-dimethyl-amino-äthoxy-)-phenyl]-äthen

12.2.2.2. Gestagene

Wirkungen von Progesteron. Es erzeugt am Endometrium die ***Sekretionsphase*** erst, nachdem die Proliferationsphase durch ein Östrogen vorbereitet wurde. Gleichzeitig wird die Basaltemperatur der Frau etwas erhöht. Nach plötzlichem Abfall des Progesteronspiegels im Blut am Ende des normalen Zyklus oder bei einer den Zyklus nachahmenden Behandlung mit Östrogen und Progesteron kommt es zur Abbruchblutung. In der Milchdrüse fördert Progesteron die Ausbildung der Alveolen. Ferner ist es für die Einbettung des Eies notwendig. Nur in den ersten beiden Monaten der Gravidität stammt das für die Erhaltung der Schwangerschaft verantwortliche Progesteron aus dem Corpus luteum, später aus der Plazenta. Progesteron reduziert in hohen Dosen ebenso wie Androgene und Östrogene die Gonadotropinse-

Gestagene

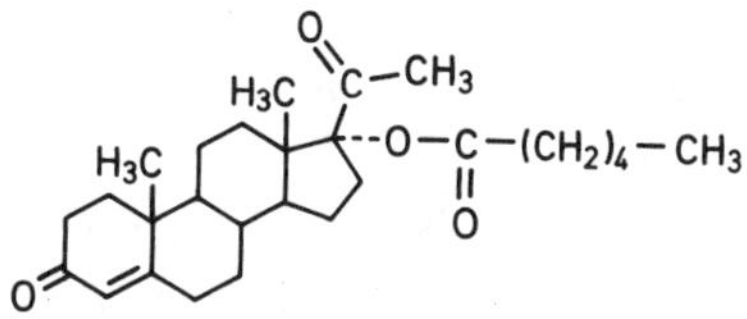

17α-Hydroxy-progesteron-capronat[26]
Progesteron-Formel s. S. 276

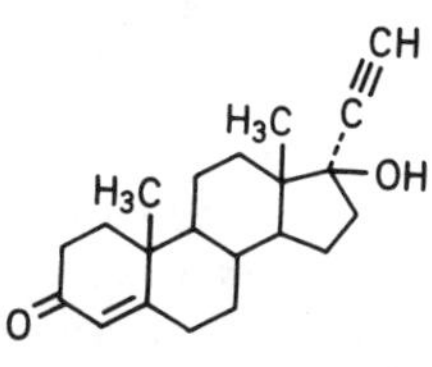

Ethisteron[27]
3-Oxo-17α-äthyl-17β-hydroxy-4-androsten
Äthinyltesteron

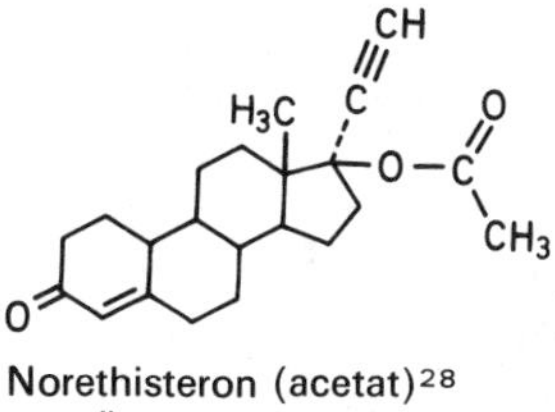

Norethisteron (acetat)[28]
17α-Äthinyl-19-nor-testosteron-acetat

[26] Proluton-Depot®

[27] Lutocyclin®, Proluton C®

[28] plus Äthinylöstradiol = Anovlar®

kretion. Damit hemmt es die Entwicklung bzw. Funktion der Gonaden. Praktisch bedeutungsvoll ist die ***Hemmung der Ovulation*** und des ***Zyklus***. Es entsteht ein der Schwangerschaft entsprechender Zustand ohne Fetus.

Progesteron verändert die Beschaffenheit des Zervikalschleims, dadurch wird die Passage der Spermien verhindert.

Progesteron hat seinem chemischen Aufbau entsprechend schwache ***androgene Wirkungen***, die sich aber im Gegensatz zu den Nortestosteronderivaten nicht in einer Maskulinisierung der Feten äußern. Andererseits haben auch Androgene gewisse gestagene Effekte. Beide Gruppen von Substanzen haben eine schwache antagonistische Wirkung gegenüber Östrogenen. Die Auswertung von Progesteron geschieht am Endometrium unreifer Kaninchen, die nach einer Vorbehandlung mit einem Östrogen mit Progesteron behandelt werden.

Die Substanz ist nach Gaben per os ungenügend wirksam, ausreichend dagegen nach perlingualer Zufuhr. Vorzuziehen ist die intramuskuläre Injektion. Im Körper, besonders in der Leber, entsteht als Umwandlungsprodukt vor allem Pregnandiol, das als Glucuronid im Harn ausgeschieden wird.

Wirkungen weiterer Gestagene. In analoger Weise wie bei Androgenen und Östrogenen führt die ***Veresterung*** am Kohlenstoff 17 mit langkettigen Fettsäuren zu einer beträchtlichen Verlängerung und Verstärkung der Wirkung, eine derartige Verbindung ist Hydroxyprogesteroncapronat. Diese Substanz, deren Wirkungsdauer je nach Dosis und Umständen 1 Woche und länger beträgt, widersteht dem normalen Abbaumechanismus des Progesteron; die Pregnandiolausscheidung im Harn steigt nicht an. Ebenso wie Progesteron und im Gegensatz zu den vom Nortestosteron abgeleiteten oralen Gestagenen führt es nicht zu einer Virilisierung der Feten.

In analoger Weise wie bei Östradiol ergibt auch bei Testosteron die Einführung eines Äthinyl-Restes eine ***gute orale Wirksamkeit***. Dabei geht jedoch die androgene Eigenschaft weitgehend verloren, es entsteht ein ***Gestagen: Ethisteron***. Der Äthinyl-Rest liefert nämlich die Kohlenstoffe 20 und 21, der Oxo-Sauerstoff an C20 vom Progesteron wird jetzt ersetzt durch eine Dreifachbindung: Dies ist ein weiteres Beispiel dafür, daß sich die Elektronenfiguration von Carbonyl-Sauerstoffatomen und Doppel- bzw. Dreifachbindungen ungefähr entsprechen und ähnliche biologische Effekte haben. Nahe verwandt und analog aktiv ist das entsprechende Derivat des 19-Nortestosteron: ***Norethisteron***[29]. Weitere Verbindungen mit qualitativ etwa denselben Wirkungen sind hergestellt worden; meistens unterscheiden sie sich nur durch Stellung und Zahl der Doppelbindungen im A-Ring des Steroidskeletts.

Nebenwirkungen. Eine Nebenwirkung der Gestagene kann als Hauptwirkung ausgenützt werden: Störung des Zyklus, Verzögerung der Menstruation, Unterdrückung der Ovulation. Bei zyklusgerechter Anwendung und Verwendung normaler Dosen sind Nebenwirkungen selten. Bei längerer Zufuhr von Gestagenen zur Unterdrückung der Ovulation und Menstruation ist in etwa 25% mit Störungen des Wohlbefindens zu rechnen. Es treten Spannungsschmerzen in den Milchdrüsen, Kopfschmerzen, Nausea, Erbrechen und Durchfälle auf, die Libido ist vermindert, eine Natrium- und Wasserretention kann auftreten, die zur Gewichtszunahme führt. In weniger als 10% der Fälle kommen bei den für die Unterdrückung der Ovulation üblichen Dosen und mit Östrogen kombinierten Präparaten Durchbruchsblutungen des Endometriums vor. Nach großen Dosen kann es bei disponierten Personen zu Verschlimmerung von Asthma bronchiale, Epilepsie oder Migräne kommen, mit einer reversiblen Beeinträchtigung der Leberfunktion ist zu rechnen. Bei der Verwendung oraler Gestagene in der Schwangerschaft zwischen der 8. und 13. Woche besteht die Gefahr der Maskulinisierung weiblicher Feten (nichtadrenaler Pseudohermaphroditismus). Auch bei Frauen können nach Einnahme von Äthinyltestosteronpräparaten Virilisierungserscheinungen vorkommen. Progesteron und Hydroxyprogesteroncapronat führen nicht zu Maskulinisierung. Bei Jugendlichen mit instabilem Zyklus, ferner bei Neigung zu Thrombosen und bei kürzlich überstandenem Ikterus sind Gestagene kontraindiziert.

Indikationen. Bei glandulär-zystischer Hyperplasie wird ein Progesteron-Depot-Präparat[30] in einer Dosis von 200 bis 250 mg zusammen mit einer kleinen Östrogendosis (sogenannte „Östrogenun-

[29] Primolut N®
[30] Proluton-Depot®

terschichtung") intramuskulär injiziert. Zum Aufbau der Sekretionsphase werden bei primärer und sekundärer Amenorrhoe vom 15. Behandlungstag an täglich 5 mg Progesteron intramuskulär oder ein entsprechendes Depotpräparat nach Vorbehandlung mit einem Östrogen gegeben. Die Wirksamkeit von Gestagenen bei habituellem und drohendem Abort wird angezweifelt, selbst wenn Zeichen für eine Corpus-luteum-Insuffizienz vorliegen, das heißt, wenn die Pregnandiolausscheidung im Harn vermindert ist. Für diese Indikation wird sehr hoch dosiert; es werden zum Beispiel von Hydroxyprogesteroncapronat wöchentlich 250 bis 500 mg intramuskulär gegeben. Orale Gestagene zur ***längeren Unterdrückung der Ovulation*** sind indiziert zum Beispiel bei Endometriose und eventuell zur Vermeidung von Blutverlusten bei der Therapie mit Antikoagulantien (Kontraindikation von Gestagenen s. unter Kontrazeptiva).

12.2.2.3. Antigestagene

Antigestagene. Bei Verkürzung des Abstandes der beiden aromatischen Ringe des Stilben auf ein C-Atom entstehen Substanzen mit schwach östrogener Wirkung, die aber einen starken Antigestageneffekt besitzen. Eine derartige Substanz ist ***Cyclofenil***[31]. Es hemmt die Progesteronwirkung, vor allem aber die Progesteronsynthese im Ovar. Diese periphere Wirkung wird in analoger Weise wie bei Clomiphen durch einen zentralen Effekt überlagert, der eine Ovulation auslöst.

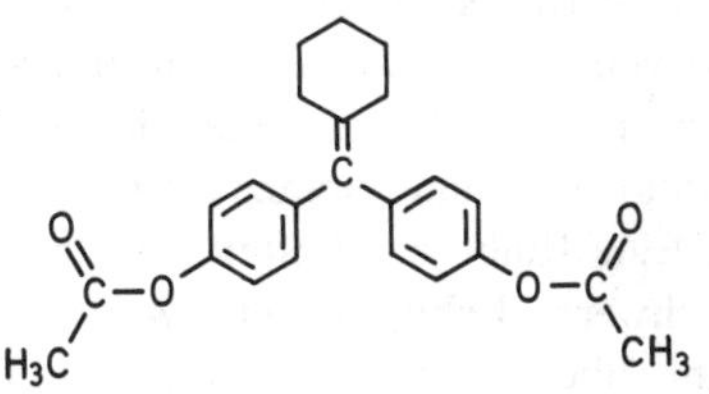

Cyclofenil
Bis(4-acetoxy-phenyl)-cyclohexylidenmethan

12.2.2.4. Orale Kontrazeptiva

Eine ***hormonale Konzeptionsverhütung*** ist möglich

❶ durch Ovulationshemmung auf dem Umweg über eine Hemmung hypothalamischer Zentren durch Zufuhr von Gestagenen oder auch Östrogenen,

❷ durch eine Beeinflussung der ***Zervix*** oder des ***Endometriums***: Gestagene verändern die Beschaffenheit des Zervikalsekretes und vermindern die Implantationsbereitschaft des Endometrium. Unter Umständen ist einer der beiden letztgenannten Faktoren für die Kontrazeption ausreichend. So kann ein Gestagen, allein gegeben, die Konzeption bei erhaltener Ovulation verhindern. Andererseits ist die alleinige Anwendung von Östrogen wegen der Nebenwirkungen nicht praktikabel.

Einphasenbehandlung. Die übliche antikonzeptionelle Therapie besteht in der Zufuhr beider weiblichen Sexualhormone und wird etwa auf den 5. bis 24. Zyklustag beschränkt. Einige Tage nach Absetzen tritt eine Abbruchblutung ein. Die spontanen Zyklen kehren wieder und Schwangerschaften sind möglich. Nach längerem Gebrauch von Kontrazeptiva kann die Ovulation 3 Monate oder länger auf sich warten lassen, dies kommt häufiger bei Frauen mit primär unregelmäßigen Zyklen vor. Das Risiko einer ungewollten Schwangerschaft ist recht niedrig, es beträgt etwa 1 Gravidität auf 1200 Zyklen bei sachgemäßer Anwendung, d. h. etwa 0,8 Schwangerschaften auf 100 „Frauenjahre", entspricht „Pearl-Index" 0,8. Der Abstand zwischen zwei Einnahmen darf 36 Stunden nicht überschreiten, weil die gewünschte Wirkung der Hormone nicht länger anhält. Bei einmaliger Überschreitung dieser Frist ist die Wirkung des Kontrazeptivum auch bei weiterer regelmäßiger Einnahme für den laufenden Zyklus unsicher. Ebenso ist die Wirkung bei Beginn der Behandlung im 1. Zyklus und nach vorübergehendem Absetzen und erneutem Beginn unsicher.

Zweiphasenbehandlung. Hierbei wird die Ovulation durch ein Östrogen unterdrückt und erst anschließend zusätzlich ein Gestagen gegeben (Sequentialtherapie). Fast allgemein wird die Einphasenbehandlung wegen der größeren Zuverlässigkeit bevorzugt. Außerdem wurde nach der Sequentialtherapie eine auffällige Häufung von Endometrium-Karzinomen beobachtet.

Reine Gestagenbehandlung. Durch ***regelmäßige*** Einnahme sehr kleiner Gestagenmengen läßt sich,

[31] Fertodur®

wie oben gesagt, die Befruchtung des Eies verhindern: „Minipille“ (z. B. D-Norgestrel[32]). Das Schwangerschaftsrisiko ist beträchtlich erhöht, wenn diese „Pille“ nicht stets zur selben Tageszeit genommen wird. Die Versuche, durch ***einmalige*** Injektion z. B. von Medroxyprogesteronacetat[33] für jeweils 1 Monat oder 3 Monate die Konzeption zu verhindern, sind mit einer größeren Unzuverlässigkeit oder der Gefahr der unregelmäßigen Blutungen und einer Atrophie des Endometrium belastet.

Nebenwirkungen. 20 Jahre lange Beobachtungen haben gezeigt, daß wesentliche Gesundheitsschäden bei summarischer Betrachtung selten entstehen. Jedoch haben statistische Analysen großer Kollektive ergeben, daß zumindest ein Krankheitsrisiko während des Gebrauchs von Kontrazeptiva erhöht ist: ***Thromboembolische Erkrankungen.*** Auf Grund prospektiver Studien lassen sich folgende Schlüsse ziehen: Die Sterblichkeit durch kardiovaskuläre Erkrankungen wird für Frauen, welche die „Pille“ eingenommen haben, etwa auf das Fünffache erhöht, bei einer über mehr als 5 Jahre ausgedehnten Einnahme sogar auf das Zehnfache. Die Sterblichkeit an cardiovasculären Erkrankungen war beträchtlich größer als durch Schwangerschaftskomplikationen. Das Risiko nimmt zu bei einem Alter über 30, besonders über 35 Jahre, bei Zigarettenraucherinnen, und bei den heute wohl kaum noch verwendeten höheren (0,05 mg übersteigenden) Östrogendosen[34]. Zu der erhöhten Gerinnungsneigung tragen die Zunahme von Gerinnungsfaktoren im Blut und eine gesteigerte Aggregationsneigung der Thrombozyten bei. Diese durch die Kontrazeptiva induzierten Änderungen bewegen sich bei gesunden Frauen im Normbereich, können aber bei primär pathophysiologischen Bedingungen (z.B. zerebrale Thrombosen bei jungen Frauen mit Neigung zu Ohnmachten) oder zusätzlichen Belastungen (wie operativen Eingriffen) oder Alter über 35 Jahren, bei dem das Risiko des Herzinfarktes erhöht wird, Bedeutung gewinnen. Eine gewisse Beeinträchtigung der Leberfunktion und eine Steigerung des Blutdrucks und des Plasma-Lipid-Spiegels läßt sich gelegentlich einmal diagnostizieren, extrem selten wurde über cholestatische Hepatosen, Candida-albicans-Vaginitis, Chloasma und Zahnfleischentzündung berichtet. Die Häufigkeit von Gallensteinerkrankungen wird verdoppelt, weil die Sättigung der Galleflüssigkeit mit Cholesterin zunimmt.

Die Zuverlässigkeit aller oralen Kontrazeptiva wird in Frage gestellt, wenn gleichzeitig Medikamente (wie Barbiturate, Hydantoine, Rifampicin) eingenommen werden, die eine Enzyminduktion in der Leber auslösen (s. unter Arzneimittelinterferenzen). Auch bei Diarrhöen (z. B. Reisediarrhöen) ist mit einem Versagen der Medikation infolge der Resorptionsstörungen zu rechnen. Wird die Zufuhr oraler Kontrazeptiva unterbrochen, tritt eine Amenorrhoe auf, die in 90% der Fälle spätestens nach 60 Tagen beendet ist. Nur 2–3% der Amenorrhöen dauern länger als 6 Monate. Wenn diese Fälle mit Gonadotropinen oder Clomiphen nicht erfolgreich behandelt werden können, führt eventuell die Zufuhr von Bromocriptin für einige Wochen zur Beendigung der amenorrhoischen Phase.

Kontraindikationen. Jugendliche mit instabilem Zyklus oder Amenorrhoe sollten kein Kontrazeptivum erhalten, weil eine dauernde Unfruchtbarkeit folgen kann. In der Frühphase einer nicht erkannten Gravidität besteht die Gefahr von fetalen Mißbildungen. Eine Reihe von bestehenden Erkrankungen (schwerer Leberschaden, Mammakarzinom) oder überstandenen Erkrankungen (Icterus gravidarum) verbieten die Anwendung von Kontrazeptiva. Werden durch die Einnahme der „Pille“ Migräne-Anfälle oder Sehstörungen ausgelöst, muß die Zufuhr abgebrochen werden.

Besondere Beachtung verdient die Neigung zu thrombotischen Prozessen, da hier mit einer Verschlimmerung gerechnet werden muß. Dasselbe gilt für eine „Herzanamnese“, da die Häufigkeit von Herzinfarkten bei Frauen um die „40“ gesteigert wird.

---

[32] Microlut®, Micro-30®

[33] Clinovir 100®

[34] Derartige Präparate mit mehr als 0,05 mg Östrogen pro „Pille“ sind Oraconal®, Ortho-Novum 1/80® und Ovulen®, sie können nicht empfohlen werden. Präparate mit weniger als 0,05 mg pro „Pille“ sind Microgynon®, Neorlest®, Ovysmen®, Stediril-d 30/150® und Yermonil®. Die anderen im Handel erhältlichen Präparate enthalten 0,05 mg Östrogen pro Dosis.

VII. Antiphlogistische Therapie

13. Antiphlogistische Therapie

Für das Verständnis der antiphlogistischen (antiinflammatorischen) Therapie ist die Darstellung einiger, den Entzündungsvorgängen zugrundeliegender Reaktionen hilfreich. Eine wesentliche Rolle beim Entzündungsgeschehen spielen die Prostaglandine. Daher soll zuerst die Chemie und pathophysiologische Bedeutung dieser Substanzgruppe kurz abgehandelt werden.

13.1. Prostaglandine

Unter diesem Begriff werden ***zyklisierte ungesättigte Fettsäuren zusammengefaßt***, die ursprünglich in der Samenflüssigkeit nachgewiesen wurden, aber in allen Organen und Gewebsflüssigkeiten vorkommen. Es gibt eine Vielzahl natürlich vorkommender Prostaglandine. Nach der Stellung und Art der Sauerstoff-Substituenten am Ring und dessen Hydrierungsgrad werden die verschiedenen Reihen mit Buchstaben (E, F, A, B, C, D) bezeichnet. Die Prostaglandine entstehen aus 3-, 4- oder 5fach ungesättigten Fettsäuren mit 20 Kohlenstoffatomen, die im Organismus ubiquitär sind. Der Syntheseweg von Prostaglandinen aus der E- und F-Reihe, die biologisch am bedeutsamsten sind, ist formelmäßig vereinfacht dargestellt.

Die Oxidation und Zyklisierung der Arachidonsäure wird durch ein Enzymsystem („***Prostaglandin-Synthetase***“) vermittelt, das ebenfalls in allen Geweben nachgewiesen werden kann und ***durch Antiphlogistika hemmbar ist***. Während die Prostaglandin-Synthese unter normalen Bedingungen sehr niedrig ist, führt jede Irritierung des Gewebes zu einer starken Steigerung der Synthese. Das als Durchgangsstufe entstehende zyklische Endoperoxid ist biologisch wirksam, aber chemisch labil, es geht in die Prostaglandine über. Eine zweite Umlagerungsreaktion scheint sich zusätzlich abzuspielen, die zur Bildung von Thromboxanen führt. Auch diese Substanzgruppe ist biologisch hoch aktiv.

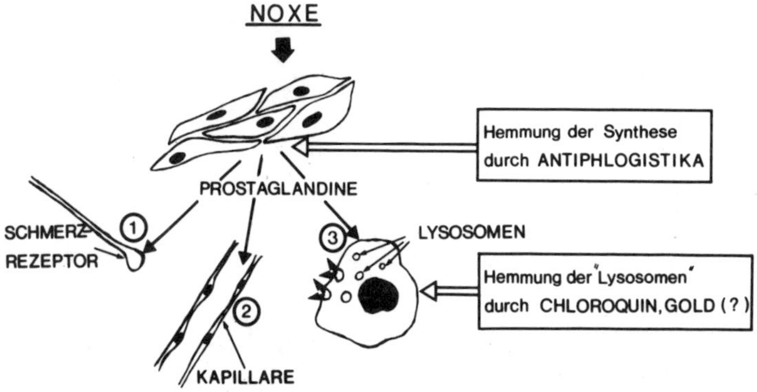

Abb. 13.1. Schematische Darstellung der Bedeutung von Prostaglandinen für das akute Entzündungsgeschehen. Durch „gewebsschädigende“ Einflüsse wird die Prostaglandin-Synthese und -Abgabe gesteigert. Dieser Prozeß wird durch Antiphlogistika gehemmt. Die Prostaglandine sensibilisieren 1. die Schmerzrezeptoren für adäquate Reize, erhöhen 2. die Kapillarpermeabilität und setzen 3. lysosomale Enzyme frei, die ihrerseits das Entzündungsgeschehen mit unterhalten. Die Funktionsfähigkeit der Lysosomen kann durch chronische Zufuhr von Chloroquin beeinträchtigt werden. Wahrscheinlich gilt derselbe Mechanismus für die chronische Behandlung mit Gold, das ebenfalls lysosomal gespeichert wird.

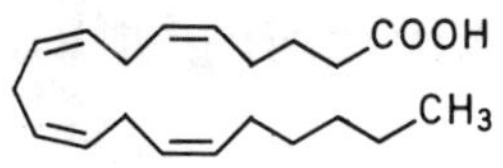

Arachidonsäure (Eicosatetraensäure)
4 fach ungesättigte C 20 -Fettsäure

„Prostaglandin-Synthetase"; (Oxidation u. Zyklisierung) — Hemmung durch Antiphlogistika

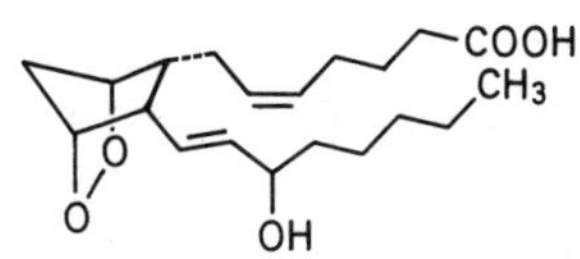

Zyklisches Endoperoxid
(50–450fach so wirksam wie Prostaglandine)

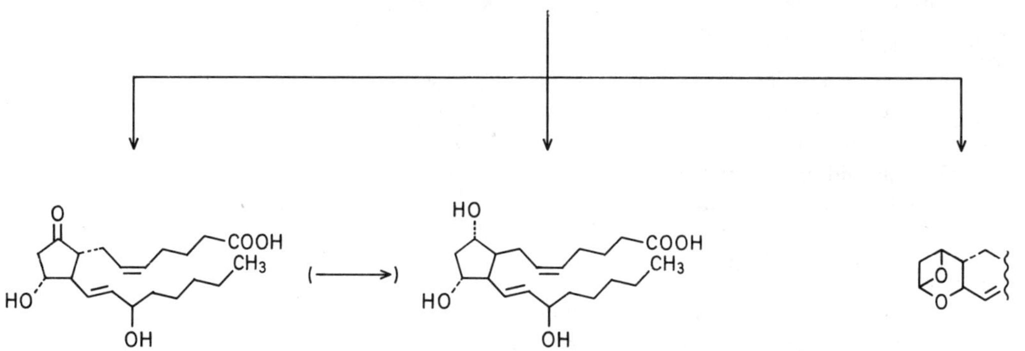

Prostaglandin E_2

Prostaglandin $F_{2\alpha}$

Thromboxane B (ebenfalls wirksamer als Prostaglandine)

Die einzelnen Prostaglandine unterscheiden sich in Hinsicht auf ihre biologische Wirkung quantitativ und qualitativ.

Besondere Bedeutung hat ihre Anwesenheit in entzündlichen Exsudaten. Prostaglandine sind an der ***Frühphase der Entzündungsreaktion beteiligt*** (Steigerung der Kapillarpermeabilität, Freisetzung von Lysosomen-Enzymen) und ***sensibilisieren die Schmerzrezeptoren*** für adäquate Reize (Abb. 13.**1**). Auch im Zentralnervensystem spielen sie eine wichtige Rolle, wie z. B. bei der Fieberentstehung und bei der Wirkung der Antipyretika (S. 192). Ferner hemmen sie die Spontanlipolyse und die Lipolyse, die durch Katecholamine, Glucagon oder Theophyllin stimuliert wird.

13.2. Wirkungen der Antiphlogistika

Entzündungsvorgänge können akut und/oder chronisch ablaufen. Bei der akuten Entzündung steht der ***„Prostaglandin-Mechanismus"*** im Vordergrund, bei der chronischen Entzündung sind es zusätzlich die mesenchymalen Reaktionen. Nach ihrem vorwiegenden Angriffsort lassen sich die Antiphlogistika unterteilen in diejenigen, die

❶ den Prostaglandin-Mechanismus hemmen,

❷ in solche, die die lysosomalen Funktionen beeinträchtigen, und

❸ in Stoffe, die die mesenchymale Reaktion beeinflussen.

13.2.1. Hemmstoffe des Prostaglandin-Mechanismus

Es gibt eine Reihe von Substanzen, die die Synthese und Freisetzung der Prostaglandine hemmen, so daß bei gegebener Noxe das entzündliche Geschehen vermindert oder unterdrückt wird. In dieser Hinsicht sind die amphiphilen organischen Säuren und die Pyrazol-Derivate wirksam.

13.2.1.1. Amphiphile Säuren

Die Ausgangssubstanz dieser Arzneimittelgruppe ist die ***Acetylsalicylsäure***, aus der im Organismus die Salicylsäure entsteht. Neben ihrer analgetischen Wirkung (s. S. 192) besitzt die Acetylsalicylsäure eine gute antiphlogistische Wirkung, die Dosierung muß jedoch häufig höher liegen als bei der Schmerztherapie.
Wenn Tagesdosen von 6 bis 8 g benötigt werden, ist mit dem zusätzlichen Auftreten folgender ***Nebenwirkungen*** zu rechnen: zentralnervöse Erscheinungen wie Schwindel, Ohrensausen, Schwerhörigkeit, Kopfschmerzen, Benommenheit. Die Schädigung der Magenschleimhaut ist dosisabhängig, so daß bei hoher Dosierung verstärkt Erosionen und Blutungen auftreten. Die Mucopolysaccharidsynthese der Schleimhaut kann beeinträchtigt werden. Salicylate hemmen in hohen Konzentrationen die Synthese der Gerinnungsfaktoren in der Leber. Diese Wirkung gewinnt besondere Bedeutung bei eingeschränkter Leberfunktion und bei Patienten, die chronisch mit Dicumarolen behandelt werden. Die hohe Dosierung und längere Anwendung von Acetylsalicylsäure während der Schwangerschaft verbietet sich, da auch beim Feten Blutungen im Magen-Darm-Bereich beobachtet werden können und weil der Geburtstermin hinausgezögert werden kann.

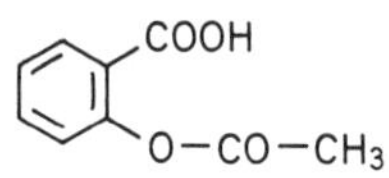

Acetylsalicylsäure

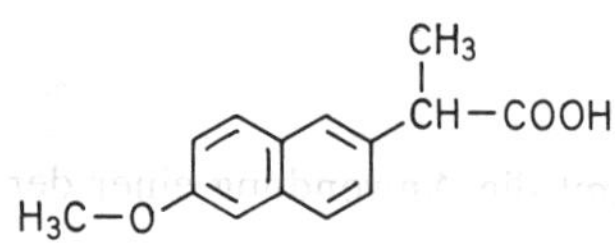

Naproxen

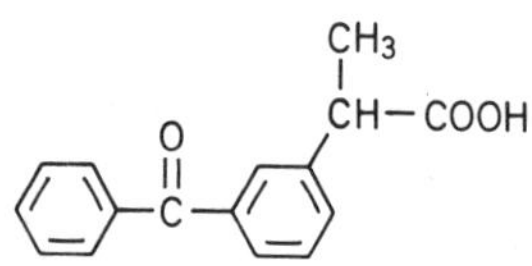

Ketoprofen

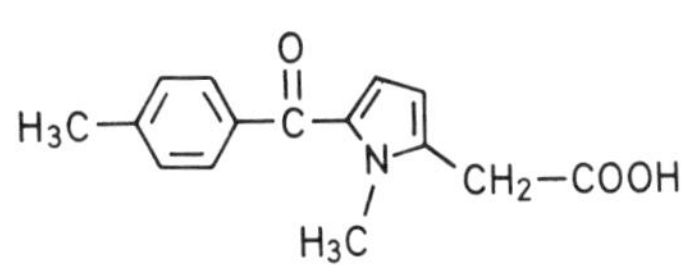

Tolmetin

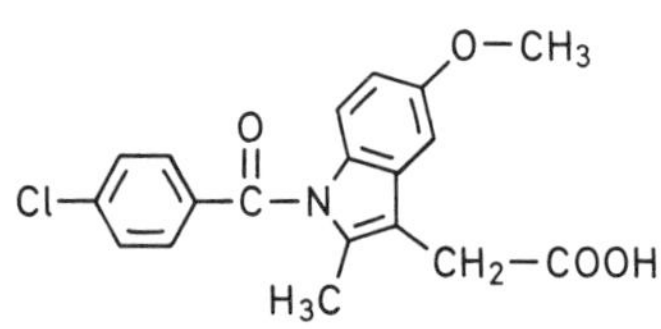

Indometacin

Die ***Eliminationsgeschwindigkeit*** der Acetylsalicylsäure hängt von der Höhe der Dosis ab. Im niedrigen Dosisbereich (bei ~2 g) beträgt die Plasma-Halbwertzeit 3 bis 6 Stunden, bei höherer Dosierung verlängert sich die Halbwertzeit bis zu 30 Stunden. Die Ursache liegt in einer Überforderung des metabolischen Abbaus der Salicylsäure.

Die Nebenwirkungen von Acetylsalicylsäure sind im allgemeinen nicht ernsthafter Natur und durch Reduktion der Dosis oder Absetzen rückgängig zu machen. Beim Vergleich des therapeutischen Wertes mit der Häufigkeit und Schwere der Ne-

Tab. 13.1. Dosierung und Wirkungsdauer einiger Säure-Antiphlogistika

Substanz	Plasmahalbwertzeit	Dosierung pro Tag
Tolmetin[1]	1 h	4 × 150–400 mg
Ketoprofen[2]	1,8 h	3 × 50–100 mg
Ibuprofen[3]	2 h	3 × 400 mg
Indometacin[4]	2,5 h	3 × 25–50 mg
Fenoprofen[5]	3 h	4 × 600 mg
Naproxen[6]	13 h	2 × 250 mg

* die angegebenen Dosierungen sind etwa äquieffektiv bezüglich der antiphlogistischen Wirkung.

benwirkung ergibt sich für die Acetylsalicylsäure ein sehr günstiges Verhältnis, so daß dieses Antiphlogistikum empfohlen werden kann und ein ***Mittel der ersten Wahl*** darstellt. Nur wenn die Acetylsalicylsäure vom Patienten nicht vertragen wird oder bei chronischem Leiden ein Wechsel notwendig ist, kommt die Anwendung einer der folgenden Substanzen in Frage.

Weitere Säure-Antiphlogistika. Ausgehend vom Prinzip der amphiphilen Säuren ist eine Vielzahl von Substanzen entwickelt worden, die auf prinzipiell gleiche Weise wie die Acetylsalicylsäure antiphlogistisch wirken.

Der ***molekulare Aufbau*** der amphiphilen Säure-Antiphlogistika ist recht einfach: eine Essig- oder Propionsäure ist mit einem hydrophoben aromatischen Rest substituiert. Dieser einfache Aufbau erklärt, daß es sehr viele derartige Wirkstoffe geben kann, und weist auf einen physikochemischen Wirkmechanismus hin (Anreicherung an der Lipid-Wasser-Interphase der Zellmembranen und damit eine Interferenz mit der Prostaglandin-Synthese bzw. -Freisetzung). Die ***klinische Anwendung*** der einzelnen Substanzen bei der Behandlung von akuten und chronisch-entzündlichen Prozessen hängt wesentlich von pharmakokinetischen Eigenschaften und der Schwere und Häufigkeit der Nebenwirkungen ab. Bei der Therapie chronischer Leiden (wie der rheumatoiden Arthritis) sollte Substanzen mit langsamer Eliminationsgeschwindigkeit der Vorrang gegeben werden, damit ein gleichmäßiger Blutspiegel unterhalten wird. Liegt dagegen ein akut entzündliches Geschehen vor (wie z.B. nach Zahnextraktionen), sind durchaus Substanzen mit schneller Elimination zu gebrauchen. Die Säure-Antiphlogistika können unter dem Gesichtspunkt der ***Wirkdauer*** geordnet werden. Jedoch würde eine derartige Reihung noch keine Wertung der Substanzen zulassen, da die ***therapeutische Breite*** der einzelnen Pharmaka unberücksichtigt bleibt. Wird zusätzlich noch dieser Aspekt in die Wertung mit einbezogen, ergibt sich etwa folgende Reihung: die kürzeste Wirkungsdauer besitzt Tolmetin, eine mittlere Position nehmen Ketoprofen, Ibuprofen und Fenoprofen ein, am längsten wirksam ist Naproxen. Weitere Säure-Antiphlogistika sind Mefenaminsäure und ihre Derivate Flufenaminsäure und Nifluminsäure sowie Glafenin und Diclofenac, deren therapeutische Breite geringer zu sein scheint als die der zuvorgenannten Pharmaka. Die Dosierung und Angaben über die Wirkdauer der wichtigeren Säure-Antiphlogistika sind in der Tab. 13.1. zusammengestellt.

Falls mit der Acetylsalicylsäure die Therapie nicht erfolgreich ist, sollte bei chronischen (rheumatischen) Entzündungen dem ***Naproxen*** der Vorzug gegeben werden. Es besitzt eine gute antiphlogistische Wirkung und eine geringe Neigung, Nebenwirkungen hervorzurufen. Beachtet werden muß, daß auch bei chronischer Zufuhr von Naproxen sehr selten massive gastrointestinale Blutungen beobachtet worden sind. Wie alle Substanzen dieser Gruppe hemmt auch Naproxen die Synthese von Gerinnungsfaktoren in der Leber (beachte Synergismus zu den Dicumarolen). Es ist stark eiweißgebunden (Verstärkung der Wirkung von Dicumarolen und oralen Antidiabetika) und beeinträchtigt die Mucopolysaccharid-Synthese in der Magenschleimhaut. Bei bestehender Allergie gegenüber der Acetylsalicylsäure ist damit zu

[1] Tolectin®, [2] Alrheumun®, Alrheumat®, Orudis®
[3] Brufen®, [4] Amuno®, Indozid® [5] Feprona®, Nalfon® [6] Naprosyn®, Naxen®, Flanax®, Proxen®

rechnen, daß eine Kreuzallergie gegenüber allen anderen Säure-Antiphlogistika einschließlich Naproxen bestehen kann. Von den mittellang wirksamen Antiphlogistika sind Fenoprofen und Ketoprofen am besten antiphlogistisch wirksam. Sie rufen aber häufiger Nebenwirkungen hervor als Ibuprofen, welches aber auch therapeutisch weniger wirksam ist.

Die Anthranilsäure-Derivate ***Mefenaminsäure***[7], ***Flufenaminsäure***[8] und ***Glafenin***[9] und die Analoga ***Nifluminsäure***[10] und ***Diclofenac***[11] besitzen eine geringere therapeutische Breite als die obengenannten Pharmaka. Ihre Nebenwirkungen sind ähnlich, besonders muß auf die Möglichkeit einer Nierenschädigung aufmerksam gemacht werden. Es können ferner ausgeprägte Blutungen im Magen-Darm-Bereich auftreten.

Indometacin sollte chronisch nur angewendet werden, wenn die Therapie mit Acetylsalicylsäure und den vorgenannten Säure-Antiphlogistika nicht zum Ziel geführt hat. Es besitzt stärker ausgeprägte Nebenwirkungen: Schleimhautschädigung im Magen-Darm-Bereich, in der Mundhöhle und Vagina, Störung der Leberfunktion, Auslösung von Bronchialasthma, renal bedingte Ödeme; ferner Einschränkung der Vigilanz, Störung des Sensorium, Sehstörung durch Retinaschädigung; am häufigsten sind Beschwerden von Seiten des Magen-Darm-Kanals, Kopfschmerzen und Schwindel. Bei therapeutisch-effektiver Dosierung treten Nebenwirkungen bei ca. 40% aller Patienten auf, die zum Abbruch der Indometacin-Therapie bei 20% aller Patienten zwingt. Auch Indometacin kann zu Kreuzallergien innerhalb der Gruppe Anlaß geben. Besonders hingewiesen werden muß auf die Möglichkeit einer Knochenmarksdepression, in deren Gefolge latente Infektionen aktiviert werden können. Bei Kindern ist besondere Vorsicht geboten.

Wirkungen und mögliche Gefahren der Säure-Antiphlogistika in der Perinatalphase. Ein nach der Geburt offen gebliebener Ductus arteriosus Botalli läßt sich in vielen, aber nicht in allen Fällen, durch Gabe von Prostaglandin-Synthetase-Hemmstoffe schließen, z.B. durch Indometacin oder Acetylsalicylsäure. ***Antiphlogistika können während der Schwangerschaft,*** besonders im letzten Stadium, ***fetale Entwicklungsstörungen*** bewirken. Epidemiologische Untersuchungen zeigten nach regelmäßiger mütterlicher Einnahme von Acetylsalicylsäure erhöhte perinatale Mortalität. Bei Rattenfeten zeigten sich Schädigungen der Hirnzellen nach Behandlung der Mutter mit Indometacin. Auch Versuche an Affen ergaben nach Indometacin ähnliche Ergebnisse.

Praktische Schlußfolgerungen: Antiphlogistika sollten während der Schwangerschaft gemieden werden, während der ersten drei und des letzten Monats nicht eingenommen werden.

13.2.1.2. Pyrazol-Derivate

Die Pyrazol-Derivate ***Phenylbutazon***[12] und ***Oxyphenbutazon***[13] sind, wie auf S. 195 ausgeführt wird, Antiphlogistika. Sie sind nur indiziert in besonderen Fällen von akuter oder chronischer Entzündung. Ihre therapeutische Breite ist wesentlich geringer als die der üblichen Antiphlogistika vom Säuretyp.

Eine ***Indikation*** für Phenylbutazon ist die Behandlung des akuten Gichtanfalls (s. S. 308). Da die Behandlungsdauer sich hierbei auf wenige Tage beschränkt, ist die Nebenwirkungshäufigkeit niedrig. Für die Therapie chronisch-entzündlicher Erkrankungen sollten Phenylbutazon und seine Derivate (Oxyphenbutazon, ein im Organismus entstehender Metabolit, und Nifenazon[14]) nur dann angewendet werden, wenn andere antirheumatische Therapiemaßnahmen nicht zum Ziel führen.

Phenylbutazon wird enteral gut resorbiert, es ist stark eiweißgebunden und wird langsam metabolisiert und renal ausgeschieden. Seine Plasmahalbwertzeit beträgt um 75 Stunden, daher kumuliert Phenylbutazon. Als Einleitungsdosis darf nicht mehr als 0,6 g und als Erhaltungsdosis nicht mehr als 0,4 g pro Tag gegeben werden. Die Anwendung soll so kurz wie möglich gehalten werden, während der Therapie müssen das Blutbild, das Körpergewicht und der Urin kontrolliert, sowie die Fäces auf okkultes Blut untersucht werden.

---

[7] Parkemed®, [8] Arlef®, [9] Glifanan®, [10] Actol®, [11] Voltaren® Voltarol®

[12] Butazolidin®, [13] Tanderil®, [14] Nicopyron®

Nebenwirkungen treten nach Gabe von Phenylbutazon und seinen Derivaten bei etwa einem Drittel aller Patienten auf, bei jedem zehnten Patienten muß die Therapie abgebrochen werden. Die Nebenwirkungen bestehen in Schädigungen des Blutbildes (Leukopenie, Agranulocytose) und der Schleimhäute des Gastro-Intestinaltraktes (Oberbauchbeschwerden, Reaktivierung alter Ulcera), eine Nierenfunktionsstörung führt zu Wasser- und Kochsalzretention (Gewichtszunahme des Patienten). Sehr selten sind Fälle von akutem Nierenversagen und von akuter Leukämie berichtet worden. Die ***intramuskuläre Injektion*** von Phenylbutazon* alleine oder in Kombination mit Aminophenazon[15] ist mit großer Skepsis zu betrachten, da immer mit einer Gewebsschädigung zu rechnen ist und irreversible Nervenschäden, z.B. des N. ischiadicus, beobachtet worden sind. Nach systemischer und lokaler Anwendung von Phenylbutazon und seinen Derivaten können, unabhängig von der Dosis, allergische Reaktionen auftreten, die sich vornehmlich an der Haut, aber auch als Knochenmarksdepression bemerkbar machen können. Eine Vergrößerung der Lymph- und Speicheldrüsen kann im Rahmen allergischer Reaktionen beobachtet werden. Im Laufe einer chronischen Therapie ist mit einer Leberzellschädigung zu rechnen.

13.2.2. Beeinflussung der lysosomalen Funktion

Während die Wirkung der Prostaglandin-Synthese-Hemmstoffe sofort einsetzt, müssen Substanzen, die in den Lysosomen gespeichert werden und ihre Funktion verändern, über längere Zeit zugeführt werden, ehe ein therapeutischer Effekt eintritt, Beim Entzündungsgeschehen werden lysosomale Enzyme freigesetzt und tragen zum Ablauf der Entzündung bei. Die beiden Substanzen, die für die Therapie eine Rolle spielen, sind Chloroquin und Goldpräparate. Beide Stoffe werden in den Lysosomen angereichert.

Als Goldverbindungen sind ***Aurothioglucose***[16], (Goldgehalt 50%), ***Aurothiomalat***[17], (Goldgehalt 46%) und ***Aurokeratinat***[18] (Goldgehalt 13%) eingeführt, in jeder dieser Substanzen ist das Goldatom über ein Schwefelatom an ein organisches Molekül gebunden. Die Pharmaka sind wasserlöslich und müssen intramuskulär zugeführt werden. Die Therapie hat mit kleinen Dosen zu beginnen, z.B. 10 mg der beiden erstgenannten Präparate in wöchentlichem Abstand; dann kann – falls sich eine gute Verträglichkeit erweist – die wöchentliche Dosis auf 20 bis 50 mg gesteigert werden, bis eine Gesamtmenge von einem Gramm (entspricht 500 mg Gold) im Laufe mehrerer Monate erreicht ist. Dieses ***Dosierungsschema*** ist notwendig, weil Überempfindlichkeitsreaktionen schon nach kleinen Dosen auftreten können und weil die Substanzen sehr stark kumulieren. Es dauert ~ 1 Jahr bis die verabreichte Goldmenge den Organismus wieder verlassen hat. Wenn sich nach Zufuhr von 1 Gramm Goldverbindung keine Besserung des Krankheitsbildes abzeichnet, muß die Behandlung abgebrochen werden. Falls dagegen die Gold-Therapie sich günstig auswirkt, genügt die Gabe einer Erhaltungsdosis von etwa 50 mg pro Monat und kann für Jahre fortgesetzt werden.

Die ***Nebenwirkungen der Goldtherapie*** können sehr ausgeprägt sein, ihr Auftreten muß frühzeitig erkannt werden, weil die Patienten sonst schwere Schädigungen erleiden. Beim Auftreten von Nebenwirkungen muß die Therapie sofort abgebrochen werden. Die Häufigkeit der Nebenwirkungen wird sehr unterschiedlich angegeben, sie hängt sicherlich vom Dosierungsschema, von der Auswahl der Patienten und den Erfahrungen der behandelnden Ärzte ab. Die Goldtherapie sollte Spezialärzten und -klinikern überlassen bleiben. Die häufigsten Nebenwirkungen sind eine Dermatitis mit vorausgehendem Pruritus, Nierenschädigung mit Hämaturie und Albuminurie, Knochenmarksdepression, die die Leuko- Erythro- und Thrombozytopoese betreffen kann. Häufig ist eine Eosinophilie erstes Anzeichen einer sich anbahnenden Intoxikation. Weniger häufig treten Schleimhautschäden im gesamten Verdauungstrakt einschließlich der Mundhöhle und Ablagerung von Gold in der Cornea auf. Am Beginn der Behandlung kann es vorübergehend

---

* beachte die Dosierung von 0,6 g pro Ampulle
[15] Irgapyrin® [16] Aureotan® [17] Tauredon®

[18] Auro-Detoxin®

zu einer Verschlechterung der entzündlich-rheumatischen Symptome kommen. Eine Kombination der Goldtherapie mit der Zufuhr von Penicillamin[19] verbietet sich, da Penicillamin ein Komplexbildner für Gold und andere Metalle ist (s. S. 389). Beim Vorliegen einer Gold-Vergiftung kann durch Gabe von Dimercaprol (s. S. 388) die Goldelimination stark beschleunigt werden, Penicillamin ist weniger effektiv.

Bei Versagen der anderen Therapiemaßnahmen kann bei ***chronischer rheumatischer Arthritis*** und auch bei Lupus erythematodes chron. discoides das Antimalariamittel ***Chloroquin***[20] versucht werden. Nach monatelanger Zufuhr von 0,25 g täglich war es in vielen Fällen symptomatisch wirksam. Es wird in den Lysosomen gespeichert. und beeinträchtigt wahrscheinlich deren Funktionsfähigkeit. Der günstige Effekt zeigt sich subjektiv erst nach einigen Wochen, objektiv nach mindestens 2 Monaten. Etwa 10% der Kranken vertragen die Behandlung nicht. Zahlreiche Nebenwirkungen sind zu beobachten, zum Beispiel von seiten der Haut Exantheme, Pigmentierung, Photosensibilisierung, Haarausfall, Grauwerden der Haare, daneben Muskeldegenerationen und -dystrophien und epileptiforme Krampfanfälle. Am Auge finden sich mitunter Funktionsstörungen und eine durch Einlagerung von „Kristallen" erzeugte Trübung der Cornea mit mehr oder weniger ausgeprägter Sehstörung. In seltenen Fällen können außerdem nach langer Behandlungsdauer Netzhautschädigungen unter dem Bilde einer Retinopathia pigmentosa auftreten. Die Erscheinungen an der Hornhaut sind reversibel. Da der schwere Prozeß an der Netzhaut auch nach Absetzen des Mittels fortschreiten kann, sollte die Höhe der Tagesdosis und die Dauer der Therapie möglichst begrenzt werden. Feinere Prüfungen der Sehfunktion sind notwendig. Chloroquin darf in der Schwangerschaft nicht angewendet werden.

13.2.3. Hemmung mesenchymaler Reaktionen

Bei chronisch-entzündlichen rheumatischen Erkrankungen liegt eine übersteigerte Reaktion des mesenchymalen Systems vor. Durch Hemmung dieser Reaktion kann möglicherweise eine Verbesserung des Krankheitsbildes erzielt werden. In dieser Hinsicht wirksam sind die Glucocorticoide und vielleicht Penicillamin.

13.2.3.1. Glucocorticoide

Diese Substanzgruppe wird ausführlich auf S. 277 besprochen. Hier sollen nur die Wirkungen erwähnt werden, die zur Therapie chronisch-entzündlich rheumatischer Erkrankungen ausgenutzt werden können. Die Glucocorticoide vermindern die Bindegewebsproliferation, dichten die Kapillaren ab, hemmen die Kapillarisierung, schwächen die Immunabwehr und interferieren mit dem Prostaglandinmechanismus. Der ***antiphlogistische Effekt*** der Glucocorticoide ergibt sich somit aus den ***antiproliferativen,*** den ***antiexsudativen*** und den ***immunsuppressiven*** Eigenschaften. Trotz dieses breiten Wirkspektrums bessern die Glucocorticoide den zugrundeliegenden Krankheitsprozeß nicht, wohl dagegen die subjektiven Beschwerden, in deren Gefolge auch objektiv erfaßbare Funktionsbesserungen zu registrieren sind. Bei der Beurteilung der subjektiven Besserung ist an die euphorisierende Wirkkomponente der Corticosteroide zu denken. Nach Absetzen der Corticosteroid-Therapie kann eine Verschlechterung des Krankheitsbildes auftreten.

Die ***Indikation*** für die Anwendung der Glucocorticoide bei rheumatischen Erkrankungen ist nur dann gegeben, wenn die vorgenannten Arzneimittel nicht zum Erfolg geführt haben. Neben dieser Anwendungsmöglichkeit läßt sich mittels der Glucocorticoide die Latenzzeit bei der Gold- (und Chloroquin) Therapie überbrücken.

Die geeignetsten Corticosteroide sind ***Prednison***[21] und ***Prednisolon***[22]. Die Dosierung sollte bei diesen Erkrankungen niedrig beginnen (5 bis 7,5 mg täglich) und im Laufe von einigen Wochen auf maximal 12 mg gesteigert werden. Nach ~2 Monaten sollte die Zufuhr von Glucocorticoiden langsam beendet werden. Selbst bei dieser vorsichtigen Dosierung treten bei einer großen Zahl

[19] Metalcaptase®, Trolovol®, [20] Resochin®

[21] Decortin®, Hostacortin®, Ultracorten®,

[22] Decortin® H, Deltacortil®, Hostacortin®H, Ultracorten®H

von Patienten Nebenwirkungen auf, die auf S. 278 geschildert sind. Die Anwendung von Steroiden läuft immer auf ein Abwägen zwischen dem therapeutischen Effekt und dem Auftreten von Nebenwirkungen hinaus. Da dem Nebennierenrindenhormon die sonst therapieresistenten Fälle vorbehalten bleiben sollen, ist eine teilweise Besserung der subjektiven Beschwerden schon als Erfolg anzusehen.

13.2.3.2. D-Penicillamin

D-Penicillamin[23] (β-Mercaptovalin) ist chemisch gesehen eine reaktive Substanz, die mit Schwermetallen Komplexe bildet (s. S. 389) und die in der Lage ist, mit Aldehyden zu reagieren. Letztere Eigenschaft scheint dafür verantwortlich zu sein, daß die Polymerisation von Kollagenvorstufen zu Kollagen beeinträchtigt ist. Diese Hemmung der Kollagenbildung mag sich bei manchen Formen der rheumatischen Erkrankungen günstig auswirken. Darüberhinaus scheint Penicillamin die Funktionsfähigkeit verschiedener Zellarten einzuschränken, was sich z.B. in einer verminderten Immunabwehr und einer reduzierten Fibroblasten-Aktivität zeigt. Der genaue Wirkungsmechanismus auf zellulärer Ebene ist nicht bekannt.

Die ***Therapie*** beginnt mit der täglichen Zufuhr von 250 mg Penicillamin und wird, wenn keine Nebenwirkungen eintreten, in etwa 2wöchigem Abstand um jeweils 250 mg gesteigert bis zu einer täglichen Gesamtdosis, die zwischen 500 und 2000 mg liegen kann. Die Substanz wird enteral gut resorbiert und zum größten Teil schnell renal eliminiert. Ein Teil wird jedoch im Organismus gebunden und stellt Depots mit unterschiedlichen Freigabegeschwindigkeiten dar, sie liegen bei Werten von 4 Tagen bis zu einigen Monaten.

Die ***Nebenwirkungen*** bei Behandlung mit Penicillamin in Dosierungen, wie sie für den vorliegenden Zweck benötigt werden, sind so ausgeprägt, daß schon aus diesem Grunde die Substanz ein Mittel der letzten Wahl sein sollte. Auf Grund der ***Kollagenaggregationshemmung*** vermindert sich die Qualität der Haut (bei ~ 25% der Patienten bei einer täglichen Dosis von 2,0 g), in deren Gefolge eine verminderte mechanische Widerstandsfähigkeit zu beobachten ist (bullöse Abhebung an mechanisch beanspruchten Stellen). Penicillamin scheint ***häufig als Hapten*** einen allergischen Mechanismus auszulösen (dosisunabhängig). Die Folge sind allergische Hauterkrankungen, Fieber, Glomerulonephritiden, systemischer Lupus erythematodes, Polymyositis und Knochenmarksdepressionen. Ferner werden Schleimhautschäden im Bereich des Mundes und der Genitalien beobachtet. ***Neurologische Störungen*** mit unterschiedlicher Lokalisation können auftreten, u.a. handelt es sich um Neuritis nervi optici, Geschmacksverlust, Muskelspasmen und Krämpfe. Die Haupthaare können ausfallen. Ein größerer Teil der Patienten klagt unter der Behandlung über das Auftreten von Magen- und Darmbeschwerden. – Auf Grund der Wirkungen von Penicillamin ist seine Anwendung in der Gravidität kontraindiziert.

[23] Metalkaptase®, Trolovol®

13.2.4. Immunsuppressive Therapie

In völlig therapieresistenten und progredienten Fällen von chronisch-rheumatischen Erkrankungen wird der Versuch unternommen, durch immunsuppressive Pharmaka eine Remission zu erzeugen. Verwendet werden dazu Azathioprine[24] und Cyclophosphamid[25]. Die Therapie ist belastet mit all den Nebenwirkungen, wie sie zytostatisch wirksamen Substanzen eigen sind (s. S. 364) und daher beschränkt auf einen bestimmten Patientenkreis.

13.2.5. Lokale Therapie

Bei vorwiegendem Befall einzelner (großer) Gelenke werden **Corticosteroide intraarticulär** appliziert. Einmalige oder sehr seltene Injektionen können die subjektiven Beschwerden lindern, ohne jedoch den Krankheitsprozeß zu unterbrechen oder den Verlauf zu verlangsamen. Die wiederholte Gabe in Abständen kürzer als alle 4 Monate kann zu einer zusätzlichen Knorpelschädigung Anlaß geben. Angeschuldigt werden hierfür die übermäßige Belastung des betreffenden Gelenkes wegen fehlender subjektiver Beschwerden und ein von den Corticosteroid-Kri-

[24] Imurek®, [25] Endoxan®

stallen ausgehender mechanischer Reiz. Die intraartikuläre Injektion von Steroiden erfordert eine besonders strikte Einhaltung steriler Kautelen, da die Infektabwehr im Gelenk reduziert wird.

Die lokale Behandlung rheumatisch erkrankter Gelenke durch **hyperämisierende Mittel** in Salbenform bewirkt subjektiv mitunter eine Linderung. Diese Mittel, vorwiegend Nicotinsäurederivate, dringen nicht in das betreffende Gelenk ein, sondern bewirken eine Vasodilatation der Hautgefäße und rufen damit ein Wärmegefühl hervor. Im übrigen sei hier auf die Bedeutung physikalischer und orthopädischer Maßnahmen hingewiesen.

13.3. Indikation und Wahl der einzelnen Antiphlogistika

Für die Behandlung „rheumatischer" Erkrankungen ist von entscheidender Bedeutung die Klärung, ob es sich

❶ um ein akutes rheumatisches Fieber,

❷ um eine primär chronische rheumatische Entzündung (z.B. rheumatoide Arthritis und ihre Sonderformen) oder

❸ um degenerativ-arthrotische Erkrankungen handelt.

13.3.1. Behandlung des akuten rheumatischen Fiebers

Das Mittel der Wahl ist die Acetylsalicylsäure, die anfänglich in hoher Dosierung (6 bis 8 g) gegeben werden sollte. Die tägliche Dosis kann entsprechend dem Erfolg bald reduziert werden. Bei Magenunverträglichkeit ist die intravenöse Zufuhr in Erwägung zu ziehen. Um einer Senkung des Prothrombinspiegels vorzubeugen, ist die gleichzeitige Gabe von Vit. K_1 angezeigt. Nur wenn die Acetylsalicylsäure überhaupt nicht vertragen wird, ist an die Gabe eines anderen Säure-Antiphlogistikum zu denken. Bei schweren Verlaufsformen des akuten rheumatischen Fiebers ist die zusätzliche Behandlung mit Corticosteroiden notwendig, Prednison oder Prednisolon beginnend mit einer Tagesdosis von ca. 50 mg, die dann reduziert werden kann auf 10 bis 20 mg pro die. Die antiphlogistische Therapie muß für mindestens 6 Wochen durchgeführt werden. Ungeklärt ist, ob das zu Beginn des rheumatischen Fiebers gegebene Penicillin die Erkrankung noch beeinflussen kann. Es ist aber sinnvoll, diese antibiotische Therapie als den Anfang einer fortzusetzenden langfristigen Rezidivprophylaxe aufzufassen (s. S. 345).

13.3.2. Behandlung der rheumatoiden Arthritis

Die durchgehende Therapie dieses langjährigen Leidens besteht in der Gabe von Säure-Antiphlogistika mit analgetischem Effekt. Auch hier ist wieder zuerst an die Acetylsalicylsäure zu denken, deren Dosierung nicht zu niedrig gewählt werden darf, damit nicht nur eine analgetische Wirkung erzielt wird. Die tägliche Menge an Acetylsalicylsäure sollte sich nach dem klinischen Effekt (Abschwellung der Gelenke) und der Verträglichkeit richten. Im allgemeinen werden 2 bis 4 g pro die benötigt. Nur wenn im Verlauf der chronischen Therapie ein Wechsel notwendig wird, kann auf die anderen Säure-Antiphlogistika übergegangen werden (z.B. Naproxen).

Zusätzlich zu dieser Medikation lohnt sich bei vielen Fällen von rheumatoider Arthritis der Versuch, mit Goldverbindungen eine Remission zu erzielen. Falls die Goldtherapie versagt oder wegen Nebenwirkungen abgebrochen werden muß, kommen „sekundäre" therapeutische Maßnahmen in Frage. Hier bietet sich die Behandlung mit Chloroquin an, deren Erfolge im allgemeinen aber geringer sind als die der Goldtherapie. Erst wenn auch diese Maßnahme versagt, kann ein Versuch mit D-Penicillamin und schließlich mit Immunsupressiva unternommen werden.

Corticosteroide sind keine Dauertherapeutika. Sie eignen sich zur kurzfristigen Therapie bei akuten Schüben und zur Überbrückung von Latenzzeiten bei Beginn der Therapie mit Gold und Chloroquin. Nach einer initialen Stoßbehandlung sollte die tägliche Dosierung niedrig gehalten werden (z.B. 10 mg Prednison pro die).

Andere Erkrankungen der chronisch-entzündlichen rheumatischen Formenkreise wie Lupus erythematodes, Polymyositis, Panarteriitis, sprechen nicht auf eine Gold- oder Penicillamintherapie, sondern ausschließlich auf Antiphlogistika und Corticosteroide an.

13.3.3. Behandlung degenerativer Gelenkerkrankungen

Diesem Leiden liegen nicht-entzündliche Prozesse zugrunde. Daher ist die Anwendung der Säure-Antiphlogistika nicht empfehlenswert. Hier kommt neben chirurgisch-orthopädischen Maßnahmen die Anwendung reiner Analgetika in Betracht (Paracetamol, Propoxyphen), euphorisierende Analgetika (Opiate) sind wegen der Notwendigkeit der chronischen Anwendung zu vermeiden. Eine kausale Arzneimittel-Therapie scheint bisher nicht möglich zu sein.

VIII. Mittel zur Behandlung der Gicht

14. Gicht

Um das Wesen der Gichterkrankung und ihrer Therapie zu verdeutlichen, ist es zweckmäßig, quantitative Aspekte der Entstehung und Elimination von Harnsäure aufzuzeigen. Die Harnsäure ist das Endprodukt des Purinstoffwechsels, die täglich entstehende Menge hängt wesentlich von der Ernährung ab. Die intermediär auftretenden Zwischenprodukte Hypoxanthin und Xanthin können nach Bedarf in die Biosynthese der Purinnucleotide wieder eingeschleust werden. Der ***Harnsäurespiegel im Blut*** beträgt 5 bis 6,5 mg%, die Harnsäure wird glomerulär filtriert, aber nahezu völlig im proximalen Konvolut zurückresorbiert (Abb. 1.**8**, S. 16). Eine quantitativ ins Gewicht fallende Ausscheidung erfolgt auf diesem Wege nicht. Die Transportkapazität dieses Systems ist durch die angebotene Harnsäure bei weitem nicht ausgelastet. Auch größere Mengen, wie sie unter pathologischen Bedingungen vorkommen, können quantitativ zurückgenommen werden. Distal von dem Rückresorptionsabschnitt wird die Harnsäure aktiv sezerniert, dieser Anteil wird mit dem Endharn ausgeschieden und beträgt täglich ~ 500 mg Harnsäure, was der maximalen Leistungsfähigkeit dieses aktiven Prozesses bereits entspricht. Da täglich auch etwa 500 mg Harnsäure gebildet werden, befindet sich das System unter normalen Bedingungen im Gleichgewicht.

Ein ***erhöhter*** Harnsäurespiegel im Blut und damit auch im Gewebe kann zwei Ursachen haben:

❶ ***erhöhter Anfall von Harnsäure***

a) durch eine genetisch bedingte Stoffwechselanomalie mit vermehrter Produktion von Harnsäure (primäre, genetische Gicht, ~ 15% der Kranken)

b) auf Grund eines gesteigerten Zellverfalls, wie bei generalisierten Tumoren und bei Behandlung mit Zytostatika oder mit einer Strahlentherapie, oder bei einem Gewebsuntergang nach operativen Eingriffen.

c) exzessive Aufnahme Nucleinsäure-haltiger Nahrungsmittel.

❷ ***verminderte renale Ausscheidung***

a) wegen einer genetisch bedingten Leistungseinschränkung des aktiven Sekretionsprozesses im Nierentubulus (primäre, genetische Gicht, etwa 85% der Kranken).

b) auf Grund einer Hemmung des Ausscheidungsmechanismus durch Pharmaka mit Säurecharakter, die mit der Harnsäure um die Sekretion konkurrieren. Hierzu gehören Saluretika, manche Säure-Antiphlogistika, wie z.B. Ibuprofen, und die Nicotinsäure.

c) durch ernährungsbedingte Aufnahme großer Mengen organischer Säuren (wie Essigsäure und Oxalsäure).

Bei der genetisch bedingten Hyperurikämie, die zur manifesten Gicht führen kann, lassen sich drei ***Behandlungsprinzipien*** verwirklichen:

❶ Verminderung des Harnsäureanfalls durch entsprechende Diät,

❷ Hemmung der Harnsäurebildung (durch ***Urikostatika***)

❸ Steigerung der Harnsäureausscheidung (durch ***Urikosurika***)

Diese Formen der Behandlung stellen eine ***Präventiv-*** und ***Intervalltherapie*** dar. Hiervon getrennt zu betrachten ist die Behandlung des ***akuten Gichtanfalls.***

14.1. Therapie des akuten Gichtanfalls

Wenn die Harnsäurekonzentration im Blut und damit in den Gewebsflüssigkeiten und im Primärharn ansteigt, wird das Löslichkeitsprodukt für Harnsäure, besonders bei leicht saurem pH-Wert, überschritten und Harnsäurekristalle fallen vornehmlich in bradytrophen Geweben aus. Damit wird folgender Prozeß in Gang gesetzt (Abb. 14.**1**).

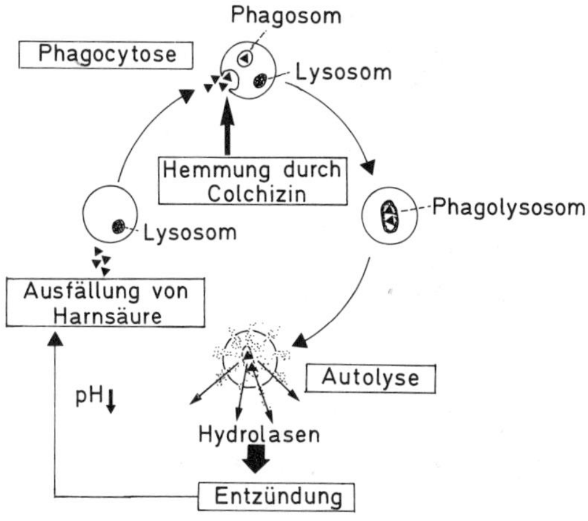

Abb. 14.1. Schematische Darstellung des pathophysiologischen Mechanismus bei der Entstehung eines Gichtanfalls, Unterbrechung der Phagocytose durch Colchizin (näheres siehe Text).

Die Harnsäurekristalle werden von ***phagozytierenden Zellen*** aufgenommen, die Phagosomen verschmelzen in der üblichen Weise mit Lysosomen. Die lysosomale Membran nimmt über die Ausbildung einer Vielzahl von Wasserstoffbrükken engen Kontakt mit der glatten Oberfläche der Uratkristalle auf. Durch diese Anlagerung wird die mechanische Stabilität der Lysosomenmembran so stark vermindert, daß es zur Ruptur kommt. Die freigesetzten aggressiven lysosomalen Enzyme bewirken eine Autolyse der Zelle mit Freisetzung der Enzyme und der phagozytierten Uratkristalle. Die Harnsäurekristalle werden erneut von frischen Zellen phagozytiert, die dem gleichen Schicksal unterliegen. Die extrazellulär ansteigende Konzentration der lysosomalen Hydrolasen führt zur Zerstörung des anliegenden Gewebes wie z.B. des Gelenkknorpels und der Synovia. Im Gefolge dieser Prozesse steigt die Protonenkonzentration, was wiederum ein erneutes Ausfallen von Harnsäure nach sich zieht, verstärkt treten Entzündungssymptome und erhebliche Schmerzen auf. Dieser Prozeß kann sehr schnell innerhalb weniger Stunden ablaufen (akuter Gichtanfall). Falls er protrahiert verläuft, bilden sich eine Arthritis urica oder entsprechende Äquivalente an anderen Organen (Tophi) aus. In der Niere verursacht die Ausfällung von Uratkristallen eine Gicht-Nephropathie.

Die ***Therapie*** des ***akuten Gichtanfalls*** erfordert sofort wirksame Maßnahmen. Mit Colchizin steht eine Substanz zur Verfügung, die schon sehr früh in den pathophysiologischen Ablauf des Geschehens eingreift, indem sie die Phagozytose der Uratkristalle verhindert. Antiphlogistische Maßnahmen (Phenylbutazon, Indometacin, Corticosteroide) schwächen die entzündlichen Folgereaktionen ab.

14.1.1. Colchicin

Colchicin hemmt die phagozytotische Aktivität der Leukozyten. Dadurch wird der Circulus vitiosus unterbrochen und die akuten entzündlichen Erscheinungen werden gebessert.

Diese Wirkungen auf die **phagozytierende Aktivität** der Zellen beruhen wohl auf demselben Grundvorgang wie bei der Mitosehemmung, nämlich einer Hemmung der Kontraktionsfähigkeit von Aktin-ähnlichen Proteinen, die für die Beweglichkeit des Plasmalemm verantwortlich sind.

Colchicin ist ferner ein ***Mitosehemmstoff*** (s. S. 369). Es hat an sich ***weder eine analgetische noch eine antiphlogistische*** Wirkung. Auch hat es ***keinen Einfluß auf die Harnsäurewerte*** im Blut und Harn.

Dosierung. Zur Therapie des akuten Anfalls werden initial 1 mg Colchicin[1] und dann mehrmals täglich 0,5 mg bis maximal 8 bis 10 mg in zwei Tagen gegeben. Unter dieser Therapie bessert sich fast immer (in mehr als 95% der Fälle) das schmerzhafte Entzündungsgeschehen innerhalb einiger Stunden. Zur Prophylaxe der bei Beginn der Therapie mit Allopurinol oder Urikosurika anfangs möglicherweise ausgelösten Anfälle sind Tagesdosen von 0,5–1,5 mg, für 10–14 Tage oder länger, ausreichend.

Pharmakokinetik. Colchicin wird gut enteral resorbiert, ein größerer Teil wird biliär und von der Darmschleimhaut sezerniert, es besteht ein enterohepatischer Kreislauf. Besonders nach oraler Applikation wird daher eine hohe Colchicinkonzentration in der Darmschleimhaut erzielt.

[1] Colcemid®, Colchicum dispert®

Die Fähigkeit der Substanz, Mitosen zu hemmen, wirkt sich daher besonders stark an der sich schnell mausernden Darmschleimhaut aus. Nur ein kleiner Teil des aufgenommenen Colchicin wird relativ rasch über die Nieren ausgeschieden. Der größere Teil wird in einigen Geweben gebunden und ist nach Absetzen noch tagelang nachweisbar.

Nebenwirkungen. Schon bei therapeutischer Dosierung treten häufig Nausea, Erbrechen, Leibschmerzen und Diarrhoen auf, die auf die gastrointestinale Schleimhautschädigung zurückzuführen sind. Die enterale Schädigung kann sich bis zur hämorrhagischen Gastroenteritis steigern, unter Umständen schon ab einer Dosierung von insgesamt 7 mg. Beim Auftreten toxischer Symptome muß die Zufuhr von Colchicin abgebrochen werden, da eine Fortsetzung zu schwerer Nierenschädigung und letztlich zu aufsteigender Paralyse und Atemlähmung führen kann. Die Nebenwirkung von Seiten des Gastrointestinaltraktes können teilweise vermindert werden, wenn die intravenöse Zufuhr von Colchicin gewählt wird. Für die parenterale Zufuhr bewährt sich eine Lösung, die 0,5 mg des gut wasserlöslichen Colchicin pro 1 ml enthält. Eine paravenöse Gabe führt zu Gewebsschädigungen. Bei der längerdauernden Zufuhr von Colchicin ist an das Auftreten von Knochenmarksschäden und Haarausfall zu denken, die typische Zeichen der zytostatischen Nebenwirkungen sind.

14.1.2. Antiphlogistika

Wenn die Therapie mit Colchicin nicht erfolgreich ist oder nicht vertragen wird, kann der akute Gichtanfall auch mit Antiphlogistika behandelt werden. Für diesen Zweck eignen sich hohe Dosen von ***Phenylbutazon*** (initial 600 mg, weitere 100 mg in Abständen von einigen Stunden) und auch von ***Indometacin*** (initial 150 mg, dann weitere 25 mg). Diese Substanzen greifen nicht in den Phagocytose-Mechanismus ein, sondern schwächen die entzündlichen Folgereaktionen ab. Bei manchen Fällen von Gichterkrankungen, bei denen entzündlich-degenerative Prozesse vorliegen, können ***Glucocorticoide*** günstig wirken. Die Beendigung der Steroidtherapie hat ausschleichend zu erfolgen, da abruptes Absetzen Gichtanfälle auslösen kann.

14.2. Intervalltherapie der Gicht

14.2.1. Urikostatika

Allopurinol ist dem Hypoxanthin strukturanalog (s. Abb. 14.**2**.). Auf Grund dieser chemischen Ähnlichkeit besitzt Allopurinol eine Affinität zur ***Xanthinoxidase,*** die es analog zum Purinkörperabbau in Alloxanthin und Alloharnsäure überführt. Da Allopurinol (Allohypoxanthin) ein schlechteres Substrat als Hypoxanthin darstellt, ist die Xanthinoxidase vorwiegend mit dem Abbau des körperfremden Substrates beschäftigt. Hierdurch kommt es zu einem verminderten Abbau und damit Rückstau von Hypoxanthin und Xanthin. Diese beiden Metabolite sind besser wasserlöslich als die Harnsäure und können renal eliminiert werden. Durch den Anstau erfolgt eine stärkere Einschleusung in die Purinnucleotidsynthese. Wahrscheinlich werden auch Allopurinol und Alloxanthin den Enzymen der Synthese von Purinnucleotiden angeboten und verlangsamen dadurch deren Biosynthese. Dies würde die Beobachtung erklären, warum unter der Behandlung mit Allopurinol die Purinnucleotidsynthese vermindert ist. Dies kann auch der Beobachtung entnommen werden, daß unter der Allopurinoltherapie die Gesamtausscheidung von Purinkörpern abnimmt, obwohl die Ausscheidung von Hypoxanthin und Xanthin zunimmt.

In der Anfangsphase der Allopurinoltherapie kann es zur Auslösung von Gichtanfällen kommen. Diese unerwünschte Nebenwirkung ist erklärlich, wenn der renale Sekretionsmechanismus der Harnsäure berücksichtigt wird. Wie oben ausgeführt wurde, befindet sich dieser aktive Me-

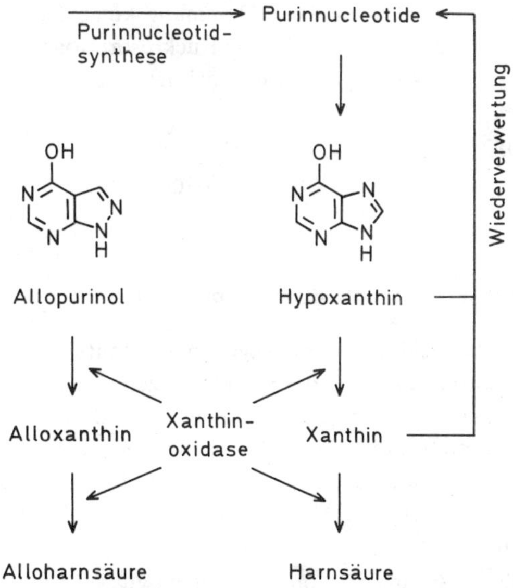

Abb. 14.2. **Wirkung von Allopurinol auf die Harnsäurebildung.** Da Allopurinol ein schlechtes und nur langsam umsetzbares Substrat für die Xanthinoxidase ist, wird die Umwandlung von Hypoxanthin in Harnsäure entscheidend verlangsamt.

chanismus am Rande seiner Leistungsfähigkeit, wenn die normal anfallende Menge an Harnsäure ausgeschieden werden soll. Beim Gichtkranken ist dieser Mechanismus bereits überfordert. Da bei der Therapie mit Allopurinol auch Alloharnsäure entsteht, die auf demselben Weg ausgeschieden werden muß, führt dies zu einer weiteren Überforderung und damit zu einem akuten Rückstau von Harnsäure, ehe sich die verminderte Harnsäureproduktion bemerkbar machen kann.

Daher ist eine ***prophylaktische Behandlung mit Colchicin*** zu Beginn der urikostatischen Therapie zweckmäßig, die benötigten Dosen betragen 0,5 bis 1,5 mg pro die. Es sei darauf hingewiesen, daß die tägliche Dosis von Allopurinol, wie sie bei ausgeprägter Hyperurikämie benötigt wird, in der gleichen Größenordnung liegt wie die Menge an Harnsäure, die täglich anfällt und ausgeschieden werden muß.

Die ***Ausscheidung und Abbaugeschwindigkeit von Allopurinol***[2] erfordert eine Aufteilung der Tagesdosis auf 2 bis 3 Einzeldosen, um einen möglichst gleichmäßigen Blutspiegel zu erreichen. Die Therapie wird mit ***Tagesdosen*** von 100 mg begonnen und in Wochenabständen gesteigert, bis der Harnsäurespiegel im Plasma auf unter 6 mg% gefallen ist. Je nach Schwere der Erkrankung werden Tagesdosen von 300 bis 600 mg benötigt. In sehr schweren Fällen müssen eventuell noch höhere Dosen angewandt werden. Bei bestehender Niereninsuffizienz werden niedrigere Dosen benötigt. Natürlich ist die Höhe der notwendigen Tagesdosis auch abhängig von der Einhaltung einer Gicht-Diät.

Nebenwirkungen sind bei der Allopurinol-Therapie recht selten, in der Hauptsache handelt es sich um allergische Hautreaktion (etwa 2% der behandelten Patienten). Sehr selten treten in der Niere Xanthinsteine auf, deren Entstehung durch große Trinkmengen und einen leicht alkalischen pH-Wert des Harns vermieden werden können. Neben seiner Anwendung bei der Gicht kann Allopurinol auch benutzt werden, um eine Hyperurikämie bei konsumierenden Prozessen zu verhindern. Falls die Primärerkrankung mit Zytostatika vom Typ der Purin-Antimetabolite (Azathioprine[3], 6-Mercaptopurin) behandelt wird, muß berücksichtigt werden, daß diese Antimetabolite demselben Abbau unterliegen wie die natürlichen Purinkörper, d. h. sie werden auch durch die Xanthinoxidase abgebaut. In Anwesenheit von Allopurinol erfolgt dieser Abbau verzögert, so daß eine Überdosierung der Zytostatika resultiert (Gefahr der Panmyelophtise).

Allopurinol ist ein gutes Mittel, um die Folgen eines gestörten Harnsäurestoffwechsels zu kompensieren: akute Gichtanfälle können völlig verhindert werden, schon bestehende Tophi können sich auflösen und eine vorhandene Gichtarthritis bessert sich, eventuell auch eine Gichtnephropathie.

14.2.2. Urikosurika

Wie einleitend ausgeführt, wird die Harnsäure glomulär filtriert und im proximalen Tubulus quantitativ rückresorbiert. Dies gilt auch für den Zustand der Hyperurikämie. Jede Substanz, die

[2] Allopurinol (verschiedene Firmen), Bleminol®, Urosin®, Zyloric® = 4 Hydroxy(pyrazolo-3,4-d)-pyrimidin. Zu beachten sind unterschiedliche Bioverfügbarkeiten der einzelnen Handelspräparate.

[3] Imurek®

diesen Rückresorptionsmechanismus beeinträchtigt, bewirkt eine Ausscheidung zumindest eines Teils der glomerulär filtrierten Harnsäure. Substanzen, die den vom Tubuluslumen zum Interstitium gerichteten Säuretransport hemmen und sich für die Gichttherapie als brauchbar erwiesen haben, sind ***Probenecid, Benzbromaron*** und ***Sulfinpyrazon***. Es sei darauf hingewiesen, daß Probenecid und Sulfinpyrazon ebenfalls eine Affinität zum distal gelegenen Säuresekretionsmechanismus besitzen. Da dieser Prozeß gegenüber einer Hemmung empfindlicher ist als der Säurerückresorptionsprozeß, können kleine Dosen der betreffenden Substanzen primär einen Rückstau von Harnsäure veranlassen (***Auslösung eines Gichtanfalles!***). Erst wenn der Einfluß auf den Säurerücktransport überwiegt, setzt sich die urikosurische Wirkung durch. Damit sinkt ein erhöhter Harnsäurespiegel auf normale Werte, selbst Harnsäurekonkremente in verschiedenen Organen können sich zurückbilden. Auch mit dieser Maßnahme gelingt es, akute Gichtanfälle zu unterdrücken. Bei Verdacht auf das Vorliegen von Uratkristallen in der Niere sind die Urikosurika nur bedingt für die Therapie geeignet, da die Neigung zur Ausbildung von Uratsteinen durch die vermehrte renale Harnsäureclearance zunimmt. Das Vorliegen einer Nierenerkrankung verbietet die Anwendung dieser Substanzgruppe. Prophylaktisch sollte die Steinbildung in der Niere dadurch verhindert werden, daß der Patient täglich 1,5–2 l Flüssigkeit oder mehr zu sich nimmt und daß für eine annähernd neutrale Reaktion (pH 6,5–7) gesorgt wird. Dies kann z. B. durch orale Gabe eines Gemisches von Kalium- und Natriumzitrat[4] geschehen.

Probenecid[5] interferiert mit der Rückresorption von Harnsäure im proximalen Tubulusabschnitt. Wenn diese Hemmung quantitativ ausgeprägt genug ist, gelangt Harnsäure über diesen Tubulusabschnitt hinaus und kann nicht mehr rückresorbiert werden. Damit nimmt die Uratausscheidung zu. Darüberhinaus beschäftigt Probenecid den weiter distal gelegenen aktiven Säuresekretionsmechanismus, über den unter anderem auch Harnsäure und einige Pharmaka wie Penicillin ausgeschieden werden. Für die Harnsäureelimination spielt diese Hemmung keine Rolle, wenn der oberhalb gelegene Rückresorptionsmechanismus genügend beeinträchtigt wird.

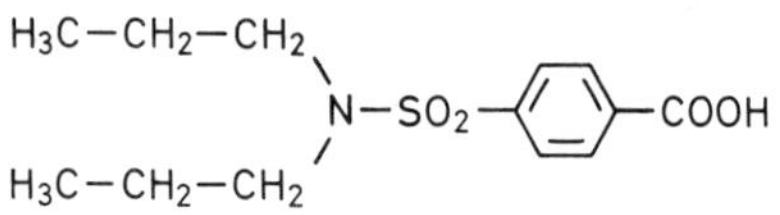

Probenecid
4-Carboxy-benzolsulfonyl-dipropylamid

Probenecid wird oral gegeben und enteral gut resorbiert. Da die Plasmahalbwertzeit zwischen 6 und 12 Stunden liegt, sind zwei Einzeldosen pro Tag notwendig. Die übliche ***Dosierung*** liegt bei zweimal täglich 250 bis 500 mg. Es ist aber zweckmäßig, die Therapie mit adäquaten Dosen zu beginnen.

Die Substanz wird im allgemeinen gut vertragen, gelegentlich kommen gastrointestinale Reizungen und allergische Hauterscheinungen vor.

Sulfinpyrazon[6], eine dem Phenylbutazon verwandte Substanz, besitzt keine antiphlogistische Eigenschaft mehr, wirkt auf die Harnsäureausscheidung aber ähnlich wie Probenecid. Auf Grund seiner schnellen Eliminationsgeschwindigkeit sollten vier Einzeldosen pro Tag gegeben werden. Die notwendigen täglichen Dosen liegen zwischen 100 und 400 mg. Die Nebenwirkungen sind im Vergleich zu Probenecid ausgeprägter (10–15 % der Patienten klagen über gastrointestinale Beschwerden). Bei Ulcus-Anamnese ist Sulfinpyrazon kontraindiziert. Außerdem werden allergische Reaktionen berichtet. Über die Reduktion der Zahl plötzlicher Todesfälle nach Herzinfarkt s. S. 127.

Benzbromaron[7] wird sehr langsam eliminiert, die biologische Halbwertzeit beträgt 36 Stunden, Tagesdosen von 100 mg werden als angemessen angesehen, um den Harnsäurespiegel zu senken. Es ist bisher nicht klar, ob die Substanz selbst oder ein Metabolit urikosurisch wirksam ist. Auf Grund der langsamen Elimination ist mit einer Kumulation zu rechnen. Möglicherweise werden beim Abbau von Benzbromaron Brom-Ionen freigesetzt, die durch ihre Kumulation zum Bromismus führen können. An ***Nebenwirkungen***

[4] Uralyt U® [5] Benemid®

[6] Anturano®

[7] Uricovac® = 2-Äthyl-3-(3,5 dibrom-4-hydroxy-benzoyl)-1-benzofuran

werden Leibschmerzen und Diarrhoen beobachtet. Soweit bisher bekannt, besitzt Benzbromaron gegenüber Probenecid keine Vorteile.

Kombination. Wie auf Grund der Wirkungsmechanismen zu erwarten ist, läßt sich das Uricostatikum Allopurinol ohne weiteres mit einem Uricosurikum wie Probenecid kombinieren. Eine derartige Kombination mag günstig sein, weil sich die Nebenwirkungshäufigkeit der einzelnen Komponenten vermindert.

Bei Patienten, die unter der Therapie mit Uricosurika stehen, ist die zusätzliche Therapie mit Pharmaka vom Säuretyp (wie z. B. der Acetylsalicylsäure und anderen Säure-Antiphlogistika) mit der Möglichkeit einer ***Arzneimittelinterferenz*** belastet (die uricosurische Wirkung wird abgeschwächt).

IX. Vitamine

15. Vitamine

Vitamine sind für die normale Funktion des Organismus notwendige Substanzen, die von außen zugeführt werden müssen (Synthese durch Darmbakterien mit eingerechnet). Die spezifische Vitaminwirkung ist als eine Substitution der im Stoffwechsel dem Verschleiß unterliegenden Wirkgruppen bestimmter Enzyme aufzufassen. Daher besitzen Vitamine nur eine einzige Indikation: ***Substitutionstherapie bei entsprechendem Mangel.*** Ein wirklicher Mangel an Vitaminen ist bei der durchschnittlichen mitteleuropäischen Kost selten. Die Vitamine A und besonders D sollen prophylaktisch in der frühen Kindheit und während der Schwangerschaft und der Lactationsperiode gegeben werden. Ein nicht von der Kost abhängiger Mangel gilt für die Vitamine B_{12} und K (die bei den Anämien bzw. der Blutgerinnung ausführlich besprochen werden): bei Vitamin B_{12} dann, wenn eine Magenschleimhautatrophie vorliegt (Fehlen von intrinsic factor), und bei Vitamin K im Gefolge antibiotischer Therapie (Sterilisierung des Darmes) bzw. ein relativer Mangel bei Überdosierung der Cumarinderivate. Bei Menschen im „Vitamingleichgewicht" hat die zusätzliche Zufuhr von Vitaminen („Poly-Vitamin-Präparate") ***keine*** roborierende, tonisierende oder infektionsverhütende, also ***pharmakologische Wirkung*** oder gar eine „gerontologische Indikation".

15.1. Vitamin A

Vitamin A (Retinol, Axerophthol)[1] ist die Ausgangssubstanz für den Sehpurpur; außerdem bedürfen ***epitheliale Zellen*** dieses Vitamins für normales Wachstum und normale Funktion. Mangel führt dementsprechend zu Sehstörungen (beginnend mit Nachtblindheit) und zu Schädigungen des Epithels (Xerophthalmie, Keratomalazie). Für eine Substitutionstherapie bei Vitamin-A-Mangel sind Tagesdosen zwischen 25000 und 50000 I.E. per os ausreichend. Vitamin A kommt in grünblättrigem Gemüse, zum Teil in Form des Provitamin Carotin, und in hoher Konzentration im Lebertran zusammen mit Vitamin D vor.

Nach langdauernder Zufuhr sehr großer Dosen (überfürsorgliche Eltern!) treten ***Vergiftungssymptome*** auf: Anorexie, Reizbarkeit, trockene Haut mit blutenden Mundwinkelrhagaden. Die charakteristischen Zeichen der Vergiftung sind Periostschwellungen und -auflagerungen, die schmerzhaft sind und die Beweglichkeit einschränken. Die Leber ist manchmal vergrößert und die Fontanelle bei Kleinkindern auf Grund einer Liquordrucksteigerung vorgewölbt. Fetale Mißbildungen sind nach beträchtlicher Überdosierung von Vitamin A während der Schwangerschaft vorgekommen.

Das oxydierte Vitamin A, die Vitamin-A-Säure (Tretinoin), fördert nur das Wachstum, aber nicht mehr die Sehfunktion. Basalzellenkarzinome und aktinische und andere Hyperkeratosen können in einem beträchtlichen Teil der Fälle durch längere lokale Applikation zur Abheilung gebracht werden.

[1] Vogan®, als Acetat Arovit®

15.2. Vitamin-B-Gruppe

Vitamin B₁ (Thiamin, Aneurin)[2] ist in phosphorylierter Form das Coenzym der Carboxylase; dementsprechend wird ein Mangel an Thiamin zu einem ungenügenden Abbau der α-Ketosäuren führen. Dies wird sich besonders dann bemerkbar machen, wenn vornehmlich Kohlenhydrate die Energiequelle darstellen. Ein entsprechender Zustand liegt auch vor, wenn Äthylalkohol als wichtigster Energielieferant mit der Nahrung zugeführt wird („chronischer Alkoholismus", s. S. 407). Das Krankheitsbild Beri-Beri ist besonders durch Schädigung peripherer Nerven mit entsprechender Störung der Muskelinnervation und Zeichen von Myokardinsuffizienz mit Rhythmusstörungen gekennzeichnet. Der tägliche Bedarf an Thiamin liegt bei 1 bis 2 mg, bei reiner Kohlenhydraternährung ist er beträchtlich erhöht. Bei Vitamin-B_1-Mangel (also Beri-Beri) werden mehrmals täglich 5 mg per os zugeführt. Ein therapeutischer Effekt bei ***Neuritiden anderer Genese***, selbst mit hohen Dosen (100 mg intravenös!), hat sich ***nicht zeigen*** lassen; die parenterale Zufuhr kann dagegen eventuell einen tödlichen anaphylaktischen Schock auslösen. In der Schwangerschaft scheint ein größerer Bedarf an Thiamin zu bestehen; daher kann möglicherweise die Neuritis einer Graviden erfolgreich mit Thiamin behandelt werden. Fettlösliche Thiaminderivate wurden besser resorbiert als Thiamin, z. B. Diacetylthiamin[3] und Thiamin-tetra-hydro-furfuryl-disulfid[4].

Vitamin B_2 (Riboflavin)[5] ist ebenfalls in phosphorylierter Form Bestandteil eines Coenzym. Mangelerscheinungen treten als Mundwinkelrhagaden, Cheilitis, Stomatitis und als eine charakteristische Corneavaskularisation auf. Der tägliche Bedarf liegt bei etwa 3 mg. Symptome einer Überdosierung sind nicht bekanntgeworden.

Nicotinamid (Pyridin-3-carbonsäure-amid)[6] ist Bestandteil einer großen Zahl von Enzymen. Bei leichtem Mangel zeigen sich Schäden an Haut und Schleimhäuten, in extremen Fällen kommt es zum Bild der Pellagra. Der tägliche Bedarf wird auf 10 bis 20 mg geschätzt. Zur Behandlung von Mangelzuständen werden 100 bis 200 mg/die gegeben, auch Nicotinsäure[7] (Niacin) ist wirksam. Sie hat einen über die Vitaminwirkung hinausgehenden pharmakologischen Effekt: Erweiterung der Hautgefäße. Diese Wirkung von Nicotinsäure(-estern) wird in „Rheumaeinreibemitteln" zur lokalen Durchblutungsförderung ausgenutzt[8] (s. S. 302).

Hohe Dosen von Nicotinsäure senken bei vielen Patienten den erhöhten Cholesterinspiegel. Der Wirkungsmechanismus ist unbekannt, ein therapeutischer Effekt bei Arteriosklerose scheint nicht erwiesen zu sein (s. S. 134). Da außerdem noch Schädigungen der Leber vorkommen können, ist diese Therapie kaum zu empfehlen.

Vitamin B_6 (Pyridoxin, Adermin)[9] ist, wiederum in phosphorylierter Form, das Coenzym von Aminosäurendecarboxylasen und Transaminasen. Ein Mangel an Vitamin B_6 ist beim Menschen nur unter experimentellen Bedingungen demonstriert worden. Der tägliche Bedarf wird auf 2 mg geschätzt. Hohe Dosen von Pyridoxin (100 bis 200 mg) sollen Strahlenschäden, Schwangerschaftserbrechen und periphere Nervenschädigung nach Isoniazidzufuhr günstig beeinflussen.

[2] Benerva®, Betabion®, Betaxin®
[3] Thianeuron®
[4] Judolor®
[5] Beflavin

[6] Nicobion®
[7] Niconacid®
[8] z. B. Nicotinsäurebenzylester (Rubriment®)
[9] Benadon®, Hexobion®

15.3. Vitamin C (Ascorbinsäure)[10]

Vitamin C bildet ein Redoxsystem, das an vielen Stellen in den zellulären Stoffwechsel eingreift. Besonders reich an Ascorbinsäure sind die Steroid-produzierenden Zellen. Der pathophysiologische Mechanismus der Vitamin-C-Mangelerkrankung ist nur teilweise bekannt. So ist es u. a. für die Prolinhydroxylierung, einen für die Kollagenbildung wichtigen Schritt, notwendig. Ein Defizit an Ascorbinsäure führt zu Skorbut (bzw. Möller-Barlow-Krankheit) und zu hämorrhagischer Diathese; diese Krankheiten werden dementsprechend auch durch Vitamin-C-Zufuhr geheilt. Bei Fehlen von Frischgemüse und Obst kann prophylaktisch Vitamin C (20 bis 50 mg täglich) gegeben werden. Die Einnahme der manchmal empfohlenen Dosen (1–6 g) zur Verhütung von Erkältungen oder zur Förderung der Infektabwehr ergab im doppelten Blindversuch keine Verminderung der Schleimhauterscheinungen bei „Erkältungen". Da-

[10] Cantan®, Cebion®, Cedoxon®

gegen war die Zahl der Krankheitstage vermindert. Andere Untersucher haben auch diesen Effekt nicht bestätigen können. Eine Ascorbinsäureüberdosierung ist in Tagesdosen von mehreren Gramm nicht immer gleichgültig (Anstieg der Oxalat-Ausscheidung); überschüssiges Vitamin C wird schnell renal ausgeschieden, teilweise in Form von Oxalsäure (s. dazu S. 396), was zur Schädigung der Niere durch Oxalatkristalle führen kann. Nach Absetzen einer längeren Zufuhr von hohen Vitamin C-Dosen kann infolge erhöhter Abbaugeschwindigkeit ein Ascorbinmangel auftreten. So kam es auch bei Neugeborenen zum Auftreten von Skorbut, wenn die Mutter während der Schwangerschaft Vitamin C in hohen Dosen erhalten hatte.

15.4. Vitamin D, Dihydrotachysterin

15.4.1. Vitamin D

Unter der Bezeichnung Vitamin D werden mehrere fettlösliche Vitamine zusammengefaßt, die in Fischlebertran und in Pflanzen vorkommen. Vitamin D entsteht ferner in der menschlichen Haut durch Sonnenbestrahlung. Durch Ultraviolettbestrahlung von Ergosterin in vitro läßt sich Vitamin D_2 (Calciferol) herstellen; durch Bestrahlung von 7-Dehydrocholesterin entsteht Vitamin D_3 (Cholecalciferol). 40 000 I.E. Vitamin D_3 entsprechen 1 Milligramm kristallisierter Substanz.

Unter der Einwirkung von Vitamin D findet die ***Resorption*** von ***Calcium*** und ***Phosphat*** aus dem Darm statt; diese ist bei Fehlen des Vitamins so reduziert, daß nicht genügend Material zum Knochenaufbau zur Verfügung steht. Vitamin D_3 wird in der Leber in 25-Hydroxycholecalciferol, eine noch relativ unwirksame, zirkulierende Form umgewandelt. In der Niere entsteht daraus das viel stärker wirksame 1,25-Dihydroxycholecalciferol, das für die bekannten Vitamin-D-Wirkungen vornehmlich verantwortlich ist.

❶ Es fördert die Bildung eines spezifischen Proteins in der Darmschleimhaut, das als Calcium-Carrier für die Resorption von Calcium aus dem Darmlumen verantwortlich ist. Unabhängig davon ist ein zweites System, das die Phosphatresorption fördert. In beiden Fällen sind aktive Transportvorgänge an den resorbierenden Mikrovilli im Spiele. Parathormon stimuliert die Synthese von 1,25-Dihydroxycholecalciferol.

❷ Andererseits trägt Vitamin D auch durch Mobilisierung von Calcium aus dem Knochen zur Erhaltung des konstanten Blut-Calcium-Spiegels bei.

❸ Vitamin D hemmt in Gegenwart von Parathyreoidea-Hormon die Phosphatausscheidung durch die Niere; es unterstützt damit die Konstanterhaltung der Phosphatkonzentration im Plasma.

❹ Das Vitamin erhöht ferner spezifisch die Citratkonzentration in Blut, Knochen und Harn.

Möglicherweise stehen diese Wirkungen im Zusammenhang mit Mobilisierung und Transport von Calcium aus dem Knochen in das Blut. Infolge der obengenannten Effekte wird durch Vitamin D der Calciumspiegel und damit auch die Konzentration des ionisierten Calcium im Blut erhöht. Dadurch wird die für den Einbau von Calcium in den Knochen nötige Voraussetzung geschaffen. Es wird spekuliert, daß Vitamin D oder auch ein unbekannter Metabolit den aktiven Transport von Calcium in die Osteozyten in ähnlicher Weise fördert wie in den Mucosazellen des Darmes. Bei der Regulation der Knochenbildung sind die Wirkungen von Vitamin D, von Parathormon und von Calcitonin aufeinander abgestimmt. So kann z. B. ein hoher Calciumspiegel die Entstehung des hochwirksamen 1,25-Dihydroxycholecalciferol in der Niere zugunsten eines weniger wirksamen Metaboliten vermindern. Ein niedriger Calciumspiegel und Parathyreoideahormon haben den gegenteiligen Effekt.

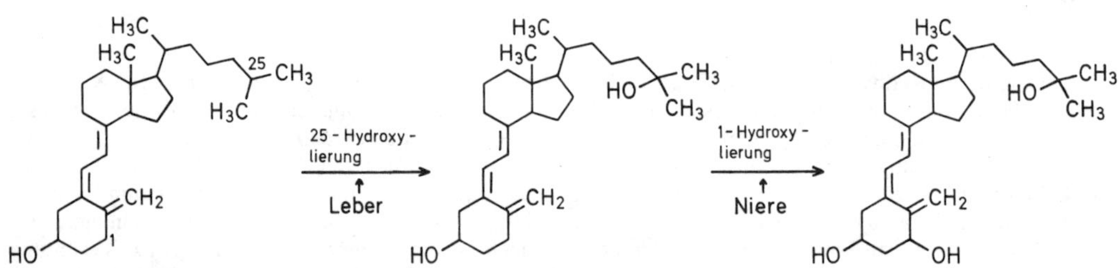

Vitamin D_3 (Cholecalciferol) 25-Hydroxycholecalciferol 1,25-Dihydroxycholecalciferol

Bei ***Nierenerkrankungen*** kommen Störungen des Knochenaufbaus häufig vor. Sie beruhen im wesentlichen auf der in diesen Fällen mangelhaften Bildung von 1, 25-Dihydroxycholecalciferol. Immerhin scheint dabei die gleichzeitige Verminderung von 25-Hydroxycholecalciferol gleichfalls eine Rolle zu spielen. Ein Ausgleich könnte in Zukunft durch die ***Darreichung dieser beiden Metabolite*** erfolgen, die bereits synthetisiert werden können.

Durch Überdosierung von Vitamin D sind ***Vergiftungen*** und ***Todesfälle*** vorgekommen. Bei längerer Behandlung sollten Tagesdosen von 5000 I.E./kg (0,125 mg/kg) nicht überschritten werden. Die Erscheinungen sind auf die beträchtliche Erhöhung des Blut-Calcium-Spiegels zu beziehen: „***Calcinosewirkung***". Die Ausscheidung von Calcium und Phosphat im Harn ist erhöht. Das aus den Knochen mobilisierte Calcium wird in weichen Geweben, besonders in der Niere und in der Media der Gefäße abgelagert. Klinische Symptome sind neben Appetitlosigkeit Störungen von seiten des Magen-Darm-Kanals, Kopf- und Gelenkschmerzen, Muskelschwäche, bei Kindern Tremor, Zuckungen, arterielle Hypertonie. Der Tod tritt meistens durch die Hemmung der Nierenfunktion ein. Bei rechtzeitigem Absetzen der Vitamin D-Zufuhr sind die Erscheinungen reversibel. Selbst die Kalkablagerungen verschwinden unter Hinterlassung geringer narbiger Veränderungen.

Eine analoge, mitunter tödliche Calcinosewirkung findet sich bei Weidetieren in der Gegend von Buenos Aires nach der Aufnahme der Pflanze Solanum malacoxylon, die 1,25-Dihydroxycholecalciferol enthält.

Indikationen. Zur Prophylaxe der ***Rachitis*** werden Säuglingen während der gesamten Säuglingszeit täglich 0,0125–0,025 mg = 500–1000 I.E. und Kleinkindern täglich etwa 0,05 mg eines Vitamin-D-Präparates[11] gegeben, beginnend am Ende der 1. Lebenwoche, während des ersten und im Winter des zweiten Lebensjahres. Zur Therapie der Rachitis sind dagegen täglich 0,25 mg = 10000 I.E. notwendig. Bei der Stoßprophylaxe, die nur unter bestimmten Bedingungen empfohlen werden kann, wird je eine Dosis von 10 mg mit 1 oder 2 Wiederholungen im Abstand von 3 Monaten per os zugeführt. Bei der Stoßtherapie entsprechend 15 mg. Da das Ausmaß der Resorption hoher einmaliger Dosen ungewiß ist, sind ***Stoßtherapie*** und ***-prophylaxe*** mit einem ***Risiko*** belastet. Schwere Schädigungen und Todesfälle sind bei idiopathischer Hypercalcämie vorgekommen. Bei Frühgeburten und Resorptionsstörungen sind intramuskuläre Injektionen notwendig.

[11] Vigantol® (0,05 mg = 0,1 ml = 3 Tropfen = 2 Vigantoletten®

15.4.2. Dihydrotachysterin

Bei der Ultraviolettbestrahlung von Ergosterin entstehen neben Vitamin D_2 Substanzen, bei denen die Vitaminwirkung sehr abgeschwächt, die „Calcinose"-Wirkung aber erhalten geblieben ist. Durch Hydrierung des so gewonnenen Tachysterin entsteht Dihydrotachysterin[12], das sich chemisch von Vitamin D_2 nur wenig unterscheidet. Es enthält an C10 eine $-CH_3$-Gruppe statt der $=CH_2$-Gruppe des Vitamins D_2. Diese Substanz hat nur etwa $^1/_{500}$ der antirachitischen Wirkung des genannten Vitamins, vermag aber in geeigneten Dosen die Konzentration des Calcium, infolgedessen auch seinen ionisierten Anteil, im Serum zu erhöhen. Sie wird deshalb mit Erfolg verwendet, um bei hypocalcämischen, tetanischen Zuständen (zum Beispiel bei Hypofunktion der Parathyreoidea) den Calciumspiegel des Serums wieder zu normalisieren. Praktisch läßt sich eine völlige ***Substitution*** bei Fehlen der Glandula parathyreoidea erzielen. Der Vorteil liegt in der Möglichkeit der oralen Zufuhr und der langanhaltenden Wirkung. Wenn nötig, muß diese Therapie für den Rest des Lebens durchgeführt werden.

Es ist allerdings fraglich, ob es nötig ist, dies verhältnismäßig teure Präparat zu verwenden; denn dieselbe Wirkung läßt sich auch durch hohe Dosen von Vitamin D_3 erzielen. Die Vergiftungsgefahren sind nach Gabe von Dihydrotachysterin und Vitamin D_3 gleich groß; denn in beiden Fällen besteht bei zu hoher Dosierung die Gefahr der Hypercalcämie mit Verkalkung von Gefäßen und Niere. Bei jeder Behandlung einer Hypocalcämie muß laufend der Calciumspiegel des Serums kontrolliert werden, der nicht über normale Werte ansteigen darf. Die Dihydrotachysterindosen bei manifester Tetanie sind in den ersten Tagen 8 bis 15 mg per os; die Erhaltungsdosis beträgt je nach dem Serum-Calcium-Spiegel 1 bis 7 mg pro Woche.

[12] AT 10®

X. Antiinfektiöse Therapie

16. Desinfektionsmittel, Antiseptika

An Substanzen dieser Gruppe werden ganz verschiedene Anforderungen gestellt, je nachdem, ob sie am Menschen selbst oder an unbelebten Objekten (Instrumenten, Abfallgruben, Trinkwasser etc.) angewandt werden sollen. Ein ideales Desinfizienz bzw. Antiseptikum für die Anwendung am Menschen sollte etwa folgende Eigenschaften besitzen:

❶ ***starke bakterizide*** (Desinfiziens) bzw. ***bakteriostatische*** (Antiseptikum) Wirkung,
❷ ***gute lokale Verträglichkeit*** für menschliche Haut, Schleimhaut und Wundgewebe,
❸ bei eventueller Resorption geringe bzw. möglichst ganz ***fehlende Systemtoxizität***.

In diesem Zusammenhang sei auch hier nochmals darauf hingewiesen, daß nicht das Desinfiziens (Antiseptikum) das beste ist, das die absolut stärkste Wirkung hat, sondern daß es auch hier wieder auf die therapeutische Breite ankommt. Jenes Mittel ist das beste, bei dem die therapeutische bakterienschädigende Konzentration den größten Abstand von der Konzentration aufweist, die toxische Symptome auslöst.

❹ Es sollte gegen alle Arten von Bakterien und deren Sporen wirksam sein, also ***keine Spezifität*** besitzen, wie es von Chemotherapeutika und Antibiotika erwartet wird.

❺ Die Wirksamkeit soll möglichst ***nicht*** durch die Anwesenheit von „***Inaktivatoren***“ (Eiter, Blut, Wasserstoff- oder Hydroxyl-Ionen) ***vermindert*** werden.

❻ Die ***physikalischen*** und ***chemischen Eigenschaften*** müssen entsprechend sein (Haltbarkeit, Löslichkeit, Schnelligkeit der Wirkung etc.).

Desinfizientien (der Terminus schließt im folgenden auch Antiseptika ein) gehören sehr verschiedenen chemischen Körperklassen an. Eine Einteilung, die aber auch nicht völlig zwanglos ist, läßt sich am ehesten nach diesen Klassen durchführen:

❶ Phenolderivate.

❷ Alkohole, Aldehyde, Säuren.

❸ Oxydationsmittel.

❹ Halogene.

❺ Oberflächenaktive Substanzen.

❻ Schwermetallsalze.

❼ Acridin- und Chinolinderivate.

❽ Furanderivate.

16.1. Phenolderivate

16.1.1. Phenol

Phenol (Carbolsäure) ist ein ***schlechtes Desinfiziens*** und besitzt nur noch historisches Interesse. Um Bakterien abzutöten, sind Konzentrationen im Bereich von 0,2 bis 1% notwendig. Dabei denaturiert es die Bakterieneiweiße ohne Koagulation. Das Penetrationsvermögen von Phenol ist sehr groß, daher wird es leicht von Oberflächen her resorbiert. In Konzentrationen von 1% und mehr fällt es Eiweiß und ist damit gewebszerstörend. Da es gleichzeitig lokalanästhetisch wirkt, können Gewebsnekrosen ohne Schmerzen auftreten.

Bei der ***resorptiven Vergiftung*** hängen die Symptome von der aufgenommenen Menge Phenol ab. Nach Aufnahme großer Dosen steht die Vergiftung des Zentralnervensystems mit Krämpfen, Bewußtlosigkeit und Tod an Atemlähmung im Vordergrund. Wird diese akute Vergiftung überstanden oder war die aufgenommene Giftmenge kleiner, so zeigt die Niere als Ausscheidungsorgan für Phenol und seine Abbauprodukte die schwersten Vergiftungssymptome: Albuminurie, Hämaturie; der Urin ist durch die Oxydationsprodukte des Phenols dunkel gefärbt. Die Therapie der Vergiftung ist symptomatisch.

Phenol läßt sich durch Substituierung in Substanzen überführen, die eine stärkere bakterizide Wirkung und größere therapeutische Breite besitzen. So nimmt die Wirkungsstärke mit der Zahl der in das Molekül eingeführten Chloratome zu, dasselbe gilt für die Einführung von Alkyl-Resten (s. Kresol und Thymol). Die Kombination dieser beiden Maßnahmen verstärkt den Effekt weiterhin.

16.1.2. Kresole

Die Methylphenole sind etwa 3mal so wirksam wie Phenol bei gleicher Giftigkeit. Das Rohkresol besteht aus zumindest 50% m-Kresol; die beiden anderen Isomeren sind nicht wesentlich weniger wirksam. Die gelbbraune ölartige Flüssigkeit, die schlecht wasserlöslich ist, kann zur Raumdesinfektion etc. verwandt werden.

Um die Wasserlöslichkeit und Netzfähigkeit zu verbessern, wird Kresol mit Seifen zusammen verarbeitet: Liquor Cresoli saponatus[1], der 50% Rohkresol enthält. In Konzentrationen, die einer 1%igen Kresollösung entsprechen, eignet sich diese offizielle Zubereitung zur Hände-, in 5%iger Lösung zur Instrumentendesinfektion. Diese einfachen Kresole sind weitgehend durch besser wirksame Substanzen verdrängt worden.

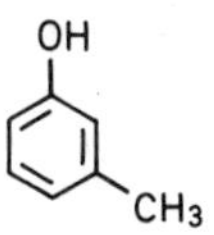

m-Kresol

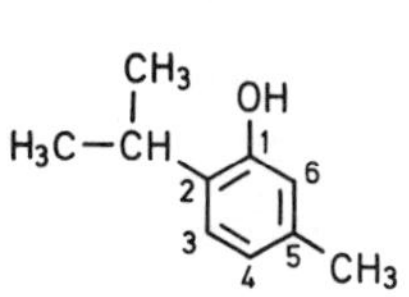

Thymol
2-Isopropyl-5-methyl-phenol

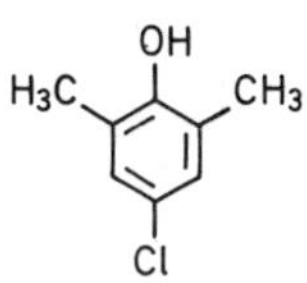

4-Chlor-xylenol

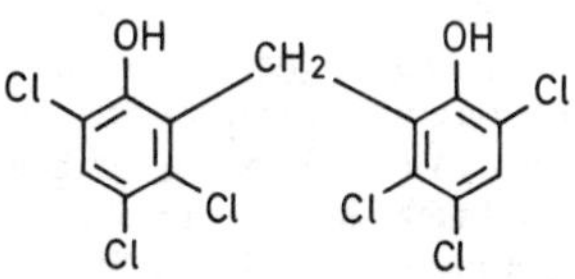

Hexachlorophen
2,2'-Dihydroxy-3,5,6,3',5',6'-hexachlor-diphenylmethan

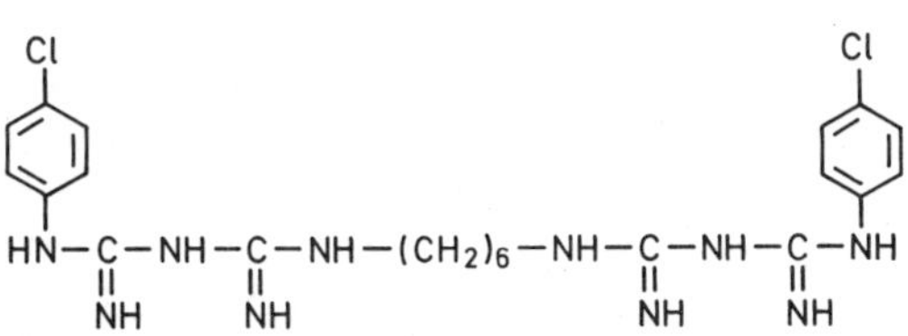

Chlorhexidin
1,6-Bis-[(4-chlor-phenyl)-diguanido]-hexan

[1] Lysol®

16.1.3. Thymol

Das Isopropylkresol ist etwa 30mal so wirksam wie Phenol bei geringerer absoluter Giftigkeit. Die Wasserlöslichkeit von Thymol ist schlecht; die erzielte Konzentration genügt aber für den bakteriostatischen Effekt (um 3×10^{-4} g/ml). Es wird als Konservierungsmittel im klinischen Laboratorium verwendet und kann ferner in 5%iger Lösung in Spiritus dilutus zur Hautdesinfektion benutzt werden. Besonders auffallend ist die starke fungizide Wirkung des Thymol, das zur Therapie von Pilzerkrankungen der Haut Verwendung findet.

16.1.4. Chlorierte Phenol-Derivate

Die Verbindungen ***4-Chlorkresol*** und ***4-Chlorxylenol*** sind gute Desinfizienten, die in Handelspräparaten[2] kombiniert vorkommen. In der Konzentration 0,5 bis 5% in Seifenlösung werden sie sowohl für Haut- und Schleimhaut- wie zur Instrumenten- und Gummihandschuhdesinfektion verwendet. ***4-Chlorthymol*** ist ebenfalls stärker wirksam als Thymol; verglichen mit dem Phenol ist es etwa 75mal so stark bakterientötend, seine Giftigkeit ist gering. Eine 5%ige Lösung in Spiritus dilutus ist zur Händedesinfektion geeignet.

Das ***Hexachlorophen*** ist eine fast wasserunlösliche Substanz, deren desinfizierende Wirkung die von Phenol etwa um den Faktor 100 übertrifft. Die Substanz wird in Konzentrationen von 2 bis 3% festen und flüssigen Seifen[3] zugesetzt; bei täglichem Gebrauch wird die Zahl der grampositiven Hautkeime erheblich vermindert, allerdings gelingt es mit diesem Verfahren nicht, die Hände akut zu desinfizieren. Die Konzentration von 3% darf nicht überschritten werden, weil es sonst auch bei intakter Haut zu resorptiven Vergiftungen des Zentralnervensystems kommen kann. Bei Säuglingen sollten niedrigere Konzentrationen verwendet oder Hexachlorophen nach der Expositionszeit abgewaschen werden. Frühgeborene sollten nur aus besonderem Anlaß mit dieser Substanz behandelt werden. – Hexachlorophen ist Bestandteil von desodorierenden Seifen, da es die bakterielle Zersetzung des Schweißes und damit

[2] Debacil®, Sagrotan®
[3] Arztseife „Beiersdorf"®, pHisoHex®, Satinasept®

das Entstehen von unangenehm riechenden Verbindungen verhindert.

Chlorhexidin[4] bewährt sich gleichfalls zur Desinfektion; insbesondere werden gute Erfahrungen bei der Behandlung und Prophylaxe von Infektionen der Blase mit sonst resistenten Keimen gemacht. Die nach Katheterisierung auftretenden Infektionen können weitgehend verhindert werden, wenn im Anschluß an diesen Eingriff Chlorhexidin (50 ml 0,02%ig) in die leere Blase instilliert wird. In 0,1%iger Lösung ist diese Substanz zur Desinfektion von Instrumenten und Geräten geeignet.

[4] Hibitane®

16.1.5. Mehrwertige Phenole

Resorcin, dessen Derivat Hexylresorcin und Pyrogallol haben zwar desinfizierende Eigenschaften, werden aber nicht als Desinfizientien angewandt, da ihre Wirksamkeit zu gering ist.

16.2. Alkohole, Aldehyde, Säuren

16.2.1. Alkohole

Primäre Alkohole haben eine mit steigendem Molekulargewicht zunehmende bakterizide Wirkung. Für praktisch-medizinische Zwecke haben nur Äthanol und Propanol Bedeutung. Bei der chirurgischen Händedesinfektion müssen etwa 80%iges Äthanol und 70%iges Propanol verwendet werden (die früher angegebenen 35% für den Propylalkohol sind nicht ausreichend). ***Bakteriensporen*** werden von diesen Konzentrationen ***nicht abgetötet.*** Zur ***Instrumentendesinfektion*** genügt Alkohol allein ***nicht.*** Da die Alkohole rasch verdunsten, endet die Wirkung nach sehr kurzer Zeit.

16.2.2. Glykole

Eine Reihe von mehrwertigen Alkoholen kann unter bestimmten Bedingungen zur Luftdesinfektion benutzt werden. In Dampfform sind zum Beispiel Propylenglykol und Triäthylenglykol stark bakterizid und fungizid.

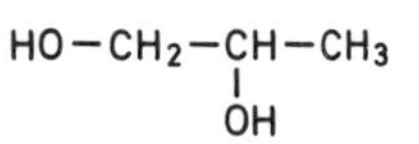

1,2-Propylenglykol
1,2-Dihydroxy-propan
1,2-Propandiol

$HO-CH_2-CH_2-O-CH_2-CH_2-O-CH_2-CH_2-OH$

Triäthylenglykol

Die benötigten Dampfkonzentrationen liegen bei 0,5 mg Propylenglykol bzw. 0,005 mg Triäthylenglykol pro Liter Luft. Dieser starke Effekt ist um so erstaunlicher, als die Glykole in Form von Lösungen für Mikroorganismen praktisch ungiftig sind. Damit die luftdesinfizierende Wirkung zustande kommen kann, müssen folgende Bedingungen vorliegen: Die Luft muß eine gewisse Menge Wasser enthalten; der Wassergehalt muß so groß sein, daß alle Bakterien in Mikrotropfen von Wasser enthalten sind. Hierin löst sich nun das Glykol begierig und erreicht eine hohe, das heißt bakterizide Konzentration. Da mit weiter ansteigender Luftfeuchtigkeit die Menge an Glykol, die als Dampf in die Atmosphäre gebracht werden kann, wieder abnimmt, gibt es für die Luftdesinfektion eine optimale Luftfeuchtigkeit. Bei den Extremwerten (absolute Trockenheit und wasserdampfgesättigte Luft) sind die Glykole unwirksam. Die Giftigkeit der genannten Glykole für das Säugetier ist relativ niedrig.

16.2.3. Aldehyde

Von den Aldehyden hat nur die einfachste Verbindung, der Formaldehyd

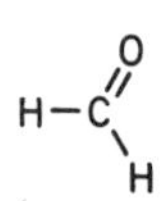

für die Desinfektion eine Bedeutung. Wegen seiner starken Reizwirkung ist er nicht zur Desinfektion von lebendem Gewebe geeignet, sondern nur zur Raumdesinfektion und zur Sterilisation von Sputum etc. Neben den Bakterien tötet er auch Viren ab.

Verdünnte Formaldehydlösungen haben eine adstringierende und schweißsekretionshemmende Wirkung. An Stelle von Formaldehyd läßt sich gut Hexamethylentetramin in Pasten oder Lösungen verwenden, aus dem durch den sauren Schweiß Formaldehyd abgespalten wird. Oral zugeführt, wird Hexamethylentetramin (Methenamin) manchmal noch als Harndesinfiziens benutzt, wobei das Nierenparenchym nicht erreicht wird. Da die Formaldehydabspaltung nur bei saurem pH-Wert erfolgt, ist für eine gleichzeitige Säuerung des Harns Sorge zu tragen (z. B. mit Ammoniumchlorid).

16.2.4. Säuren

Anorganische Säuren sind als Desinfizientien unwichtig; so ist zum Beispiel die früher verwandte ***Borsäure*** heute obsolet (resorptive ev. tödliche Vergiftung bei Kindern!). Den organischen Säuren kommt ebenfalls keine große Bedeutung zu. Die ***Salicylsäure*** hat bei lokaler Anwendung eine spezifische Indikation (Keratolyse), sie kann aber nicht als Desinfiziens bezeichnet werden. Auf Grund ihrer bakteriostatischen Eigenschaften wird sie jedoch ebenso wie ***Benzoesäure*** als Konservierungsmittel benutzt. Die ***p-Hydroxybenzoesäureester*** (z. B. der Methyl[5]- und Propylester[6]) haben sich wegen ihrer hemmenden Wirkung auf Bakterien, Schimmelpilze und Hefen als Zusatz zu Arzneizubereitungen, Kosmetika usw. unter manchen Bedingungen bewährt. Allerdings können sie allergische Hautreaktionen auslösen. Die ***Mandelsäure***[7] kann gelegentlich als Harndesinfiziens benutzt werden. Langkettige Fettsäuren, wie ***Caprylsäure*** und ***10-Undecensäure***, besitzen fungizide Wirkungen. Sie werden daher zur lokalen Therapie (in 2- bis 10%igen Zubereitungen[8]) verwendet.

$H_3C-(CH_2)_6-COOH$

Caprylsäure

$H_2C=CH-(CH_2)_8-COOH$

10-Undecensäure

[5] Methylparaben, Nipagin®
[6] Propylparaben, Nipasol®
[7] Mandelamine® (Mandelsaures Hexamethylentetramin)
[8] Fungichthol®

16.3. Oxidationsmittel

Diesen Substanzen gemeinsam ist die Eigenschaft, Sauerstoff freizusetzen. Sauerstoff oxidiert auf Grund seiner starken Reaktionsfähigkeit Enzymsysteme im Bakterienkörper, die in reduzierter Form für den Mikroorganismus lebensnotwendig sind. Eine Substanz, die unter dem Einfluß der in allen Geweben vorhandenen Katalase, die in physiologischem Milieu als Peroxidase wirkt, Sauerstoff freisetzt, ist ***Wasserstoffperoxid*** (H_2O_2, Hydrogenium peroxydatum). Es wirkt desinfizierend und damit desodorierend. Wasserstoffperoxid ist zum Spülen von Wunden und Schleimhäuten geeignet; außerdem läßt es sich zum mechanischen Säubern von Wunden und locker angeklebten Verbänden benutzen. Die desinfizierende Wirkung ist kurzfristig, die Eindringtiefe sehr gering. Verwendet wird 3%iges Wasserstoffperoxid (Hydrogenium peroxydatum solutum, offizinell). 5- bis 10fach verdünnt. Stärker wirksam, aber in hoher Konzentration anzuwenden, ist die ***Hydroperoxyessigsäure*** $H_3C-CO-OOH$.

Kaliumpermanganat ist ein starkes Oxidationsmittel, das in Verdünnungen von 1:5000 bis 1:2000 (2- bis 5mal 10^{-4} g/ml) zu Spülungen von Wunden und Schleimhäuten verwandt werden kann. Neben der desinfizierenden Wirkung hat die Substanz einen adstringierenden Effekt.

Der Gebrauch von ***Chloraten*** (z. B. $KClO_3$ = Kalium chloricum) ist wegen der hohen Giftigkeit heute völlig verlassen; sie verursachen Methämoglobinbildung und Hämolyse mit Hämoglobinurie, eventuell Anurie, vor der Resorption treten starke Reizsymptome von seiten des Magen-Darm-Kanals auf.

16.4. Halogene

16.4.1. Jod

Elementares Jod ist bakterizid und fungizid wirksam. Der Wirkungsmechanismus, der diesem Effekt zugrunde liegt, ist unbekannt, er mag ähnlich sein wie beim Chlor. Am zweckmäßigsten wird Jod als Hautdesinfiziens in alkoholischer Lösung angewendet (Sterilisierung der Operationsfelder etc.). Da zur Desinfektion eine 2%ige Jodlösung genügt, kann die offizinelle Tinctura Jodi (Jod 2,5; Kaliumjodid 2,5; Wasser 28,5; Äthanol 90% 66,5 Teile) verwendet werden. Der Zusatz von Kaliumjodid dient zur Stabilisierung der Lösung. Zur „Desinfektion" eines Operationsfeldes ist die alkoholische Jodlösung von keinem anderen Desinfektionsmittel zu übertreffen, da die Wirkung sehr gut ist und schnell einsetzt. Bereits 5 Minuten nach dem Auftragen könnte die Jodlösung durch Spiritus abgewaschen werden. Auf diese Weise lassen sich auch das Hineinbringen von Jod in die Bauchhöhle bei Laparatomie und die Adhäsionsbildung verhindern. Nur wenn eine Überempfindlichkeit gegen Jod besteht, sollte ein anderes Desinfektionsmittel für den beschriebenen Zweck verwendet werden. Eine echte Überempfindlichkeit mit schweren Schocksymptomen, Fieber und Hauteruptionen ist außerordentlich selten; häufiger dagegen reagiert die Haut gegenüber Tinctura Jodi: An der Applikationsstelle treten Schuppung und Bläschenbildung auf.

Bei akzidenteller, oraler Vergiftung mit Jodtinktur stehen Reizsymptome des Gastrointestinaltraktes im Vordergrund. Die Diagnose wird durch die Braunfärbung der Mund- und Rachenschleimhaut erleichtert. Nach Resorption können Kreislaufkollaps und Nierenschädigung auftreten. Als Antidot sind Natriumthiosulfat 10 bis 20 g per os (dadurch Reduktion des elementaren Jod zum Jodid-Ion) und Stärke (Einlagerung von Jod unter Blaufärbung) geeignet. Die resorptive Vergiftung erfordert symptomatische Therapie (eventuell auch Natriumthiosulfat intravenös).

16.4.2. Chlor

Chlorgas (Cl_2) hat einen sehr starken keimtötenden Effekt (Verdünnung $1:10^7$ ist für eine Reihe von Bakterien in 30 Sekunden tödlich), der zur Wasserdesinfektion ausgenutzt werden kann. Beim Einleiten von Chlorgas in Wasser entsteht unter anderem unterchlorige Säure:

$$Cl_2 + H_2O \longrightarrow H^{\oplus} + Cl^{\ominus} + HOCl$$

Die unterchlorige Säure ist in ihrer undissoziierten Form stark bakterizid; außerdem zerfällt sie langsam unter Abgabe eines Sauerstoffatoms (naszierender Sauerstoff im Gegensatz zum Sauerstoffmolekül O_2), das ebenfalls keimtötend wirkt. Die Reaktion, die der desinfizierenden Wirkung des Chlors zugrunde liegt, ist die Umwandlung von Aminogruppen der Eiweiße in Chloramingruppen. Zur Wasserentkeimung (Trinkwasser, Badeanstalten) sind Verdünnungen von Chlor von etwa 1:2000000 genügend.

Die Verwendung von Chlorgas oder unterchloriger Säure ist auf die obengenannte Anwendung beschränkt. Substanzen dagegen, die langsam und ständig unterchlorige Säure und damit auch Chlor freisetzen, haben einen viel weiteren Anwendungsbereich. Solche HOCl-freisetzende Verbindungen sind zum Beispiel ***Chloramine*** der allgemeinen Formel:

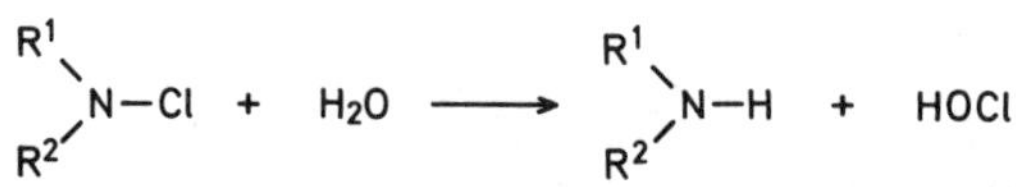

Tosylchloramid (p-Toluolsulfonchloramid)[9] ist relativ gut wasserlöslich, es wird in 0,05- bis 0,25%iger Lösung für die Anwendung auf Schleimhäuten (Blasen- und Vaginalspülungen, Munddesinfektion) benutzt. Die Konzentration zur Händedesinfektion beträgt 0,25 bis 0,5%, in Salben oder Streupudern 5 bis 10%. ***Halazon*** (N,N-Dichlor-4-carboxyl-benzolsulfonamid) ist besonders gut anwendbar zur Sterilisierung von Trinkwasser. In der Verdünnung 1:250000 werden die Wasserkeime in 1 Stunde abgetötet, das heißt, eine Tablette mit 4 mg genügt zur Sterilisierung von 1 l Wasser.

[9] Chloramin T®, Clorina®

16.5. Oberflächenaktive Substanzen, Detergentien

Enthält ein Molekül ***hydrophile*** und ***hydrophobe*** Gruppen in größerem Abstand von einander, so sammelt es sich an Grenzschichten in geordneter Form an und beeinflußt damit die physikalischen Eigenschaften dieser Grenzflächen. Da Zellmembranen aus Lipoiden und Proteinen bestehen, ist es verständlich, daß Moleküle mit starken hydrophoben und hydrophilen Gruppen die physikochemischen Strukturverhältnisse von Zellmembranen zu verändern vermögen. Wenn auch der Wirkungsmechanismus im einzelnen nicht bekannt ist, so scheint doch eine ***Leckbildung***, die zum Verlust von Enzymen, Coenzymen und Stoffwechselzwischenprodukten führt, der entscheidende Eingriff zu sein. – Die in der Medizin verwandten oberflächenaktiven Desinfizientien werden auch als ***Invertseifen*** bezeichnet. Dieser Terminus kommt folgendermaßen zustande. Bei einer „normalen" Seife liegt die langkettige Fettsäure als Anion vor, in diesen oberflächenaktiven Substanzen ist der langkettige Rest im Kation enthalten (s. die Formeln); die Verhältnisse sind also invers!

Die Invertseifen werden im Konzentrationsbereich 1:20000 bis 1:1000 (bis 1:100) je nach Verwendungszweck benutzt. ***Viele Keime***, vor allem ***grampositive***, werden ***sicher abgetötet; Sporen, Pilze, Viren*** und auch ***Tuberkelbakterien*** werden ***nicht*** mit Sicherheit erfaßt. Die ***Wirksamkeit*** ist außerdem stark vom Milieu abhängig: alkalisches Milieu begünstigt, Seifen (anionische oberflächenaktive Substanzen) hemmen die Wirkung. In Gegenwart von Serum, Eiter, Eiweiß etc. verlieren die Invertseifen ebenfalls ihren Effekt. Der große Vorteil dieser Substanzgruppe liegt in der geringen lokalen und Systemtoxizität!

Die Invertseifen finden ausgedehnte Verwendung zu Wund- und Vaginalspülungen, zur Händedesinfektion sind sie nur ***bedingt brauchbar***. ***Sterile Instrumente*** können in Invertseifenlösungen aufbewahrt werden, falls Sporen und Pilze nicht nachträglich hineingelangen können. Folgende Substanzen haben sich für die genannten Zwecke bewährt: ***Benzalkonium***[10] (Alkyl-dimethyl-benzylammoniumchlorid, der Alkyl-Rest ist eine Mischung aus $-C_8H_{17}$ bis $-C_{18}H_{37}$) und ***Phenododecinium***[11]. Als Beispiel für Verbindungen, die statt eines quaternisierten Stickstoffs ein entsprechendes Phosphoratom im hydrophilen Kern haben, sei das ***Dodecyl-triphenyl-phosphoniumbromid***[12] genannt, das neben der antibakteriellen auch eine ***antimykotische*** Wirkung besitzt und damit bei Dermatomykosen indiziert ist. Die ***Amphotenside*** sind ähnlich wirksam wie Invertseifen, zum Beispiel 1-Dodecyl-1,4,7-triaza-octan-8-carbonsäureHCl[13].

---

[10] Zephirol® [11] Bradosol® [12] Myxal® [13] Tego 103 S®

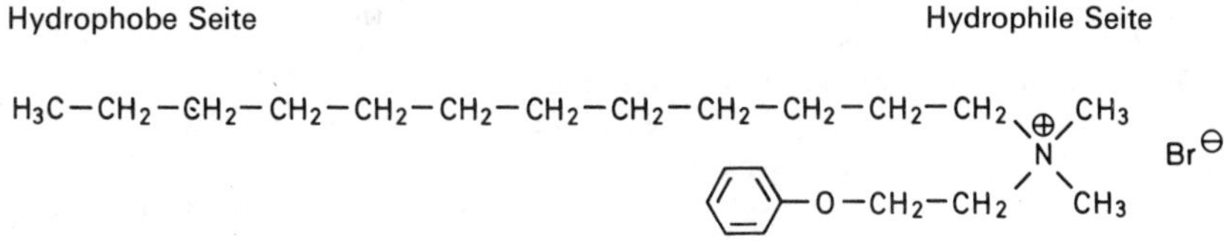

Phenododeciniumbromid
Dimethyl-dodecyl-(2-phenoxyäthyl)-ammonium-bromid

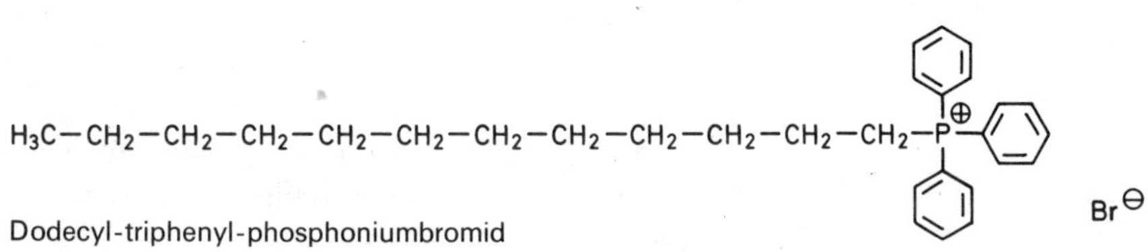

Dodecyl-triphenyl-phosphoniumbromid

16.6. Schwermetallsalze

Quecksilbersalze spielten früher als Desinfektionsmittel eine große Rolle. Ihre therapeutische Breite ist aber so gering und die Gefahr einer resorptiven Vergiftung so groß, daß sie völlig verlassen sind (s. „Quecksilbervergiftung“, S. 391). Quecksilber in organischer Bindung hat eine herabgesetzte lokale und Systemgiftigkeit; das Molekül selbst und die langsam freigesetzten Mercuri-Ionen sind antiseptisch wirksam. Der Wirkungsmechanismus der keimschädigenden Wirkung beruht auf der Blockade SH-gruppenhaltiger Fermente. Die desinfizierende Wirkung von organischen Mercuriverbindungen wird nicht allzu günstig beurteilt. Verbindungen dieser Art sind zum Beispiel Merbromin[14] und Phenylmercurinitrat; letzteres wird auch wegen seines spermiziden Effektes benutzt.

Silber hat in Form von Silbernitrat (Argent. nitricum) neben der adstringierenden und ätzenden eine bakterizide Wirkung, die ausgenutzt wird in Verbindung mit dem eiweißfällenden Effekt bei der Behandlung putrider Zystitisformen, ferner bei der Blenorrhoeprophylaxe der Neugeborenen oder der Pinselung entzündeter Rhagaden usw. Silbernitrat wird auch in sehr verdünnten Lösungen zur Infektionsprophylaxe auf Brandwunden appliziert. Silber kann ohne den eiweißfällenden Effekt des Argentum nitricum als Protein-Silber-Verbindung[15] verwandt werden. Das kolloidale Silber hat kaum noch adstringierende Wirkung.

[14] Mercurochrom® = 2,7-Dibrom-4-hydroxy-mercurifluorescein

[15] z. B. Targesin®

16.7. Acridin- und Chinolinderivate

Acridinderivate sind bei relativer Ungiftigkeit gut desinfizierend wirksam. Diese gelben Farbstoffe sind vor allem geeignet zur Behandlung ***infizierter Wunden*** mit feuchten Verbänden, da sie besonders stark gegen ***eitererregende Kokken*** wirksam sind. Dieselbe Indikation besteht für ein symmetrisch gebautes Chinolin-Derivat[16]. Das zur lokalen Therapie benutzte Acridinderivat Aethacridin[17] ist in Verdünnung 1:5000 bis 1:1000 oder 1- bis 5%ig in Salbenform wirksam. Der genaue Wirkungsmechanismus dieser Substanzen ist unbekannt; es spricht einiges dafür, daß sie hemmend in die Atmungskette der Mikroorganismen eingreifen.

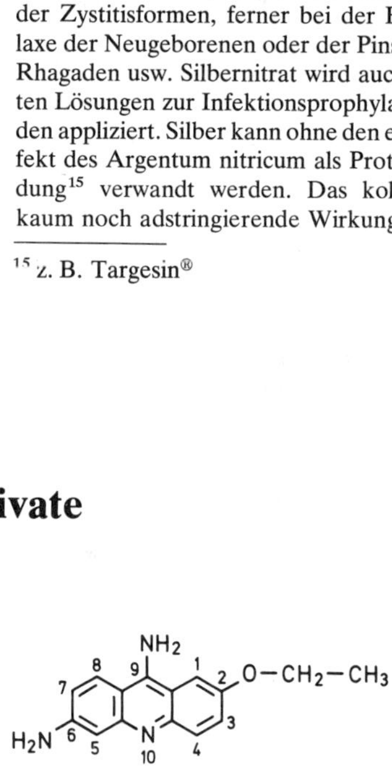

Aethacridin[17]
2-Äthoxy-6,9-diaminoacridin

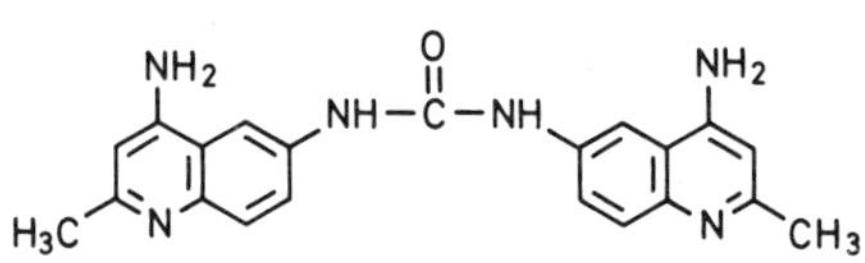

N,N'-Bis-[2-methyl-4-amino-6-chinolyl]-carbamid[16]

Halogenierte Hydroxychinolin-Derivate sind noch wirksamer. Sie sind als Mittel zur Prophylaxe und Therapie von Darminfektionen weit verbreitet[18], von ihrer Anwendung ist abzuraten, zumal sie bei „Reisediarrhöen“ unwirksam sind. Diese Substanzen können bei langdauernder Zufuhr oder auch kurzfristig nach großen Dosen zu Polyneuropathien und Optikusatrophie führen. Besonders ist die Dosierung bei Kindern zu beachten.

[16] Surfen® [17] Rivanol®

[18] Enterosept®, Enterovioform®, Intestopan®, Mexaform®, Mexase®, Sterosan®

16.8. Furan-Derivate

Die Einführung einer Nitro-Gruppe in Position 5 des Furan-Ringes, der bereits in Position 2 einen Substituenten besitzt, führt zu Verbindungen mit bakterizider Wirkung.

Nitrofurazon wirkt bakteriostatisch bzw. bakterizid auf grampositive und -negative Keime; es hat keine fungizide Wirkung. In Gegenwart von Blut und Eiter wird der keimtötende Effekt vermindert. Bei Proteus- und Pyozyaneusinfektionen ist es nicht sehr ausgeprägt wirksam. Ein Nachteil in der Behandlung mit Nitrofurazon ist die Neigung der Haut, im Laufe einiger Tage Überempfindlichkeitsreaktionen zu entwickeln, die Nitrofurazontherapie sollte nur äußerlich und nicht länger als 8 Tage durchgeführt werden sowie auf kleine Flächen beschränkt bleiben. Für die lokale Anwendung wird im allgemeinen eine 0,2%ige Lösung benutzt.

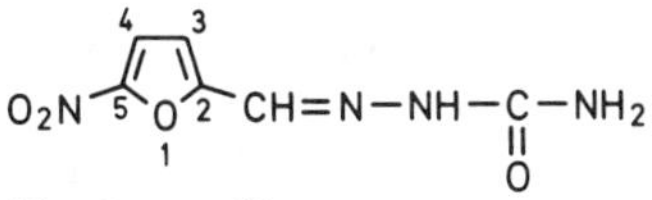

Nitrofurazon[19]
5-Nitro-2-furaldehyd-semicarbazon

Nitrofurantoin[20] wird vom Darm gut resorbiert. Da ein großer Teil unverändert von der Niere ausgeschieden und dort angereichert wird, findet es als Harndesinfiziens Verwendung. Mit einer Reihe von Nebenwirkungen, u. a. peripherer Neuropathie, muß gerechnet werden, vor allen Dingen dann, wenn die Ausscheidung infolge Nierenschädigung verzögert ist. Allergische Reaktionen mit Fieber und schweren pulmonalen Erscheinungen kommen vor.

[19] Furacin®
[20] Furadantin® = N-(5-Nitro-2-furfuryliden-)-1-aminohydantoin

16.9. Antimykotika (Tolnaftat[21], Clotrimazol[22], Miconazol[23])

Tolnaftat ist antimykotisch wirksam und läßt sich z. B. bei Interdigitalmykosen anwenden.

Zwei Antimykotika mit breitem Wirkungsspektrum sind Clotrimazol und Miconazol. Beide Substanzen können daher mit Erfolg bei Pilzinfektionen verwendet werden. Miconazol kann auch systemisch verabreicht werden.

[21] Tinaderm®, Tonoftal® = N-Methyl-N-(3-tolyl)-2-naphthyl-thiocarbamat
[22] Canesten® = Diphenyl-(2-chlorphenyl)-imidazolyl-(1)-methan
[23] Dactar®, Monisat® = 1-[2,4-Dichlor-β-(2,4-dichlorbenzoyloxy)-phenyläthyl]-imidazol

17. Insektizide

Im folgenden sollen aus der großen Gruppe der ***Pestizide*** nur die modernen Kontaktgifte besprochen werden. Sie beanspruchen neben der überragenden Bedeutung, die sie für die Insektenbekämpfung besitzen, ein sehr großes toxikologisches Interesse. Es handelt sich um chlorhaltige Verbindungen und um Phosphorsäureester. Gemeinsam ist beiden Gruppen, daß sie von den Arthropoden durch deren äußere Bedeckung (Chitinhülle) aufgenommen werden und das Nervensystem vergiften.

17.1. Chlorphenothan, DDT

Chlorphenothan hat eine ***sehr starke insektizide*** Wirkung, die tödliche Dosis beträgt etwa 10^{-9} g/g Fliege, das heißt etwa 10^{-11} g pro Fliege. Dementsprechend gering ist die Menge Chlorphenothan, die auf Wandflächen etc. aufgesprüht sein muß, sie liegt bei 0,001 mg/cm^2. Beim Kontakt der Fliegenfüße mit einer so präparierten Fläche wird genügend Substanz aufgenommen, um das Tier zu töten. Die Schnelligkeit, mit der der Tod nach einem Erregungsstadium eintritt, hängt von der aufgenommenen Menge ab; auch bei hohen Dosen dauert dies Stunden. Die toxische Wirkung beruht wahrscheinlich auf einer Störung der Ionenpermeabilitäten während des Erregungsvorganges im Nerven.

Neben Fliegen und Mücken sind auch die menschlichen ***Ektoparasiten***, Läuse, Flöhe und Wanzen, empfindlich gegen Chlorphenothan. Es wird zur Bekämpfung der Läuse und Flöhe als 5 %iges Pulver oder zum Imprägnieren der Kleidung in 0,2 %iger Emulsion verwendet. Zur Wanzenvernichtung muß eine 5 %ige Lösung auf Wände, Tapeten, Möbel etc. gesprüht werden.

Für ***Säugetiere*** und den ***Menschen*** ist Chlorphenothan akut relativ ungiftig. Dies liegt zum Teil daran, daß Chlorphenothan von der Haut nicht und vom Darm her nur langsam resorbiert wird. Nur wenn es in organischen Lösungsmitteln gelöst ist, kann eine perkutane Resorption größeren Ausmaßes stattfinden. Da Chlorphenothan schlecht wasserlöslich, dagegen gut fettlöslich ist, wird es im Organismus vorwiegend im Fettgewebe gespeichert. Die Ausscheidung erfolgt im Laufe von Monaten hauptsächlich in Form der Dichlordiphenylessigsäure; Chlorphenothan kumuliert also. Da es unverändert mit der Milch ausgeschieden wird, muß darauf geachtet werden, daß Kühe kein chlorphenothanhaltiges Futter bekommen. Auch Frauenmilch enthält mitunter nicht tolerable Konzentrationen an Chlorphenothan.

Die Mengen an Chlorphenothan, die beim Menschen akute ***Vergiftungssymptome*** auslösen, liegen bei 10 bis 20 g per os (ca. 0,2 bis 0,4 g/kg, vgl. damit die Giftigkeit des Chlorphenothan bei Insekten!). Die täglich mit der Nahrung zugeführte Menge ist in den letzten Jahren beträchtlich gestiegen. Schon in geringen Dosen ruft Chlorphenothan eine Enzyminduktion in der Leber hervor. Die Substanz ist in der Natur chemisch stabil und wird auf Grund ihrer Lipoidlöslichkeit in der Nahrungskette immer stärker angereichert, an deren Ende der Mensch steht. Die Vergiftungserscheinungen selbst sind recht uncharakteristisch. Aus Tierversuchen geht hervor, daß höhere psychische Leistungen und Verhaltensweisen zuerst betroffen werden. Bei Vergiftungen höheren Grades treten folgende Symptome auf: Müdigkeit, Abschwächung der Reflexe, Tremor, auch Krämpfe, schließlich Koma und Tod. Die Chlorphenothanvergiftung wird durch eine Diät verstärkt, die zu einer Verminderung des Fettgewebes führt.

In einigen Ländern, u. a. in der BRD, ist die Anwendung von Chlorphenothan untersagt, zumal auch Gewässer und Trinkwasserquellen schon zu hohe Konzentrationen aufweisen. Siehe auch halogenierte Kohlenwasserstoffe S. 399. In den Ländern der Dritten Welt ist es aber zur Verhinderung sog. „vector diseases“ unentbehrlich. Weitere Verbindungen, die an Stelle von Chlorphenothan Verwendung finden, sind chlorierte Diene, wie ***Aldrin*** und ***Dieldrin.***

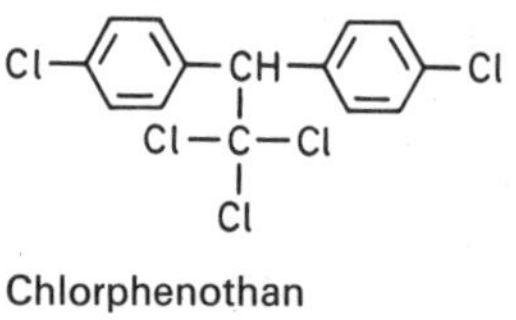

Chlorphenothan
2,2-Bis-(4-chlor-phenyl)-1,1,1-trichloräthan
(Dichlor-diphenyl-trichloräthan = DDT)

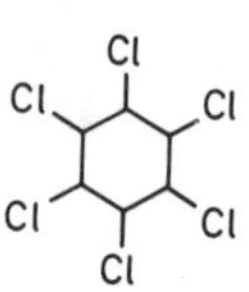

Hexachlor-cyclohexan

17.2. Hexachlorcyclohexan

Diese Substanz (als γ-Isomeres) ist ebenso wie Chlorphenothan ein sehr wirksames Kontaktinsektizid. Die Wirkung beginnt schneller als nach Chlorphenothan, auch sie besteht in einer vorübergehenden Erregung und anschließenden Lähmung des Nervensystems der Arthropoden. Während die insektizide Wirkung des Hexachlorcyclohexan ebenso stark ist wie die von Chlorphenothan, scheint die Giftigkeit für das Säugetier höher zu sein. Ein innerlicher Gebrauch von Hexachlorcyclohexan als Anthelminthikum verbietet sich daher. Über die Indikationen (Raumentwesung und Ektoparasitenbekämpfung) hinaus, die schon beim Chlorphenothan besprochen wurden, ist Hexachlorcyclohexan[1] ein sehr gutes ***Antiskabiesmittel*** (0,3%ige Emulsion).

[1] Gammexan®, Jacutin®, Lindan®

Der genaue ***Wirkungsmechanismus*** von Hexachlorcyclohexan ist nicht bekannt. Ebensowenig kann erklärt werden, warum Insekten eine ***Resistenz*** gegen die Insektizide entwickeln. Obgleich beim Warmblüter die akute Vergiftung mit Konvulsionen einhergeht, ist die Reaktionsfähigkeit auf Krampfgifte für lange Zeit vermindert. Im übrigen ist die Substanz in bezug auf ihre chronische Giftigkeit wie Chlorphenothan zu beurteilen. Das chemisch nahe verwandte Hexachlorbenzol wird in großem Ausmaß als Saatbeiz-Fungizid verwendet. Bei Genuß von Korn, das mit dieser Verbindung zur Aussaat präpariert war, sind Massenvergiftungen vorgekommen (Porphyrinurie und Photosensibilisierung).

17.3. Phosphorsäureester

Die Phosphorsäureester sind auf Grund einer Hemmung der Cholinesterase recht toxisch, sie werden auch perkutan aufgenommen. Wegen ihrer Systemtoxizität spielen sie in der Humantherapie kaum eine Rolle (eventuell lokale Anwendung am Auge als ***indirekte Parasympathomimetika***). Da die „Organophosphate" sehr starke insektizide Wirkungen besitzen und nach Anwendung schnell zerfallen, haben sie weite Verbreitung als Pflanzenschutzmittel gefunden. Hieraus resultiert wiederum das ärztlich-toxikologische Interesse; denn Vergiftungen akzidenteller, suizidaler und krimineller Genese mit den Phosphorsäureestern sind relativ häufig.

Der ***Wirkungsmechanismus***, der die Vergiftung bedingt, ist verhältnismäßig gut bekannt. Die Phosphorsäureester sind ***Cholinesterasehemmstoffe.*** Der Abbau des körpereigenen Acetylcholin wird verhindert, der Organismus vergiftet sich selbst. Wie im Abschnitt vegetatives Nervensystem näher ausgeführt wurde, wird Acetylcholin in dem Augenblick von der Cholinesterase gespalten, in dem es mit den zwei aktiven Zentren der Esterase reagiert (s. S. 55).

Das esteratische Zentrum reagiert mit der Esterbindung im Acetylcholin; an dieser Stelle greifen die Phosphorsäureester ein. In ihnen ist jeweils eine Bindung des Phosphors so labil, daß der Phosphor sich unter Aufgabe dieser Bindung (z. B. der P–F-Bindung im Fluostigmin) mit dem Enzym verbindet. Das esteratische Zentrum der Cholinesterase wird damit phosphoryliert. Die ***Phosphorylierung des Zentrums*** entspricht der Acetylie-

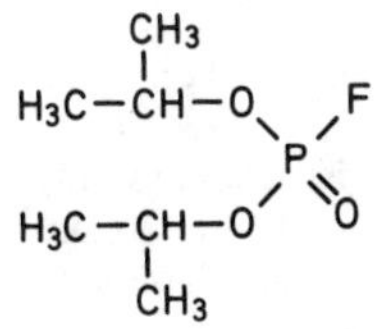

Fluostigmin
Diisopropyl-fluor-phosphat (DFP)

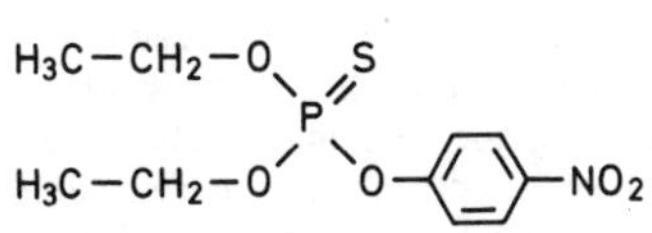

Nitrostigmin[2]
Diäthyl-(4-nitrophenyl)-thiophosphat

[2] E 605®, Parathion®

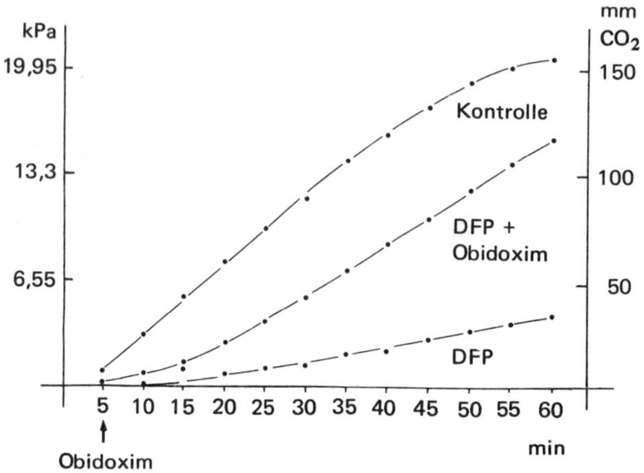

Abb. 17.1. Reaktivierung der DFP-vergifteten Acetylcholinesterase durch Obidoxim. Versuchsanordnung nach Warburg (isovolumetrische Messung der Acetylcholinspaltung). Spaltung von Acetylcholin durch echte Cholinesterase (Meerschweinchenerythrozyten) = Kontrolle, Hemmung der Enzymaktivität durch Zusatz von Diisopropyl-fluorphosphat (DFP) 30 Minuten vor Versuchsbeginn $3 \cdot 10^{-6}$ m = DFP-Kurve, Reaktivierung der mit DFP-vergifteten Esterase durch Zusatz von Obidoxim ($1 \cdot 10^{-4}$ m) zum Zeitpunkt 5 Minuten = DFP + Obidoxim-Kurve.

rung, die bei der enzymatischen Hydrolyse von Acetylcholin als Zwischenreaktion auftritt, und der Carbamoylierung bei Kontakt der Esterase mit Hemmstoffen vom Typ des Physostigmin. Die Dephosphorylierung erfolgt im Gegensatz zur Deacetylierung so langsam (Abb. 2.**10**, S. 56), daß eine irreversible Schädigung des Ferments vorgetäuscht wird; denn dieses Zentrum steht nicht mehr für die Acetylcholinhydrolyse zur Verfügung. Acetylcholin ist nicht in der Lage, den Phosphorsäuretest vom Enzym zu verdrängen: Die Organophosphate sind also gegenüber Acetylcholin nichtkompetitive Hemmstoffe. Die Cholinesteraseaktivität erhöht sich erst wieder durch die physiologische Regeneration. So dauert es etwa 50 Tage, bis die Hirncholinesterase, und etwa 100 Tage, bis die Erythrozytencholinesterase vollständig regeneriert sind. Die Vergiftungssymptome verschwinden allerdings schon, wenn nur ein Bruchteil der normalen Fermentaktivität wieder vorhanden ist. Einige als Insektizide verwendete Organophosphate dissoziieren spontan vom esteratischen Zentrum der Esterase, so daß die Vergiftungsdauer kürzer ist als bei irreversiblen Hemmstoffen.

Es gelingt mit Substanzen vom ***Oximtyp***, schon vergiftete Acetylcholinesterase wieder zu reaktivieren (Abb. 17.**1**), nicht dagegen die unspezifische Cholinesterase des Serums. Allerdings hängt das Ausmaß der Reaktivierung davon ab, wie lange Hemmstoff und Cholinesterase in Kontakt gestanden haben; ferner von den chemischen Eigenschaften des betreffenden Phosphorsäureesters. Nach Bildung des Esterase-Hemmstoff-Komplexes werden bei einem Teil der Verbindungen Alkylreste abgespalten („Alterung"), dieser gealterte Komplex läßt sich dann nicht mehr reaktivieren. Es besteht die Tendenz, als Insektizide Cholinesterase-Hemmstoffe zu verwenden, die nur langsam und mäßig altern, als Kampfstoffe Substanzen zu entwickeln, die besonders rasch altern, so daß bei einer Vergiftung die Reaktivierung nicht möglich ist. Die ***Reaktivatoren*** lagern sich zuerst mit dem positiv geladenen Stickstoff an das anionische Zentrum der Esterase an. Die Aldoxim-Seitenkette gelangt dadurch in unmittelbare Nähe des phosphorylierten esteratischen Zentrums. Jetzt erfolgt eine Umphosphorylierung und Freigabe der Cholinesterase. Als Beispiel für ***Cholinesterasereaktivatoren*** seien Pralidoxim (PAM) und Obidoxim[3] genannt.

Bei Säugetier und Mensch besteht die ***Vergiftung*** mit den Phosphorsäureestern in einer Überschwemmung des Organismus mit körpereigenem Acetylcholin. Da der Muscarin-Rezeptor erheblich empfindlicher gegenüber Acetylcholin ist als der Nicotinrezeptor, wird sich die Vergiftung zuerst an den parasympathisch innervierten Organen (Steigerung der Drüsensekretion, Bronchospasmus, Diarrhoen, Harnabgang, Bradycardie, Blutdruckabfall, Miosis) und im Zentralnervensystem bemerkbar machen. Wird keine Therapie durchgeführt, stirbt das Tier oder der Mensch an diesem Mechanismus. Nur wenn die Muscarin-Rezeptoren durch ein Cholinolytikum geschützt werden und die Acetylcholinkonzentration weiter ansteigt, werden die Nicotin-Rezeptoren erregt und kontinuierlich depolarisiert. Die Folge davon ist eine Hemmung der ganglionären Übertragung und eine Lähmung der neuromuskulären Übertragung mit eventuell tödlichem Ausgang.

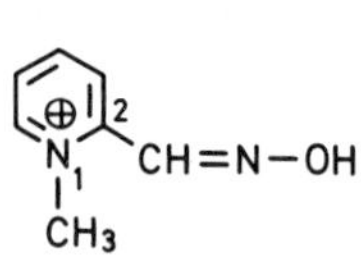

Pralidoxim
2-Pyridinaldoximmethyljodid (PAM), 1-Methyl-2-hydroximinomethyl-pyridiniumjodid

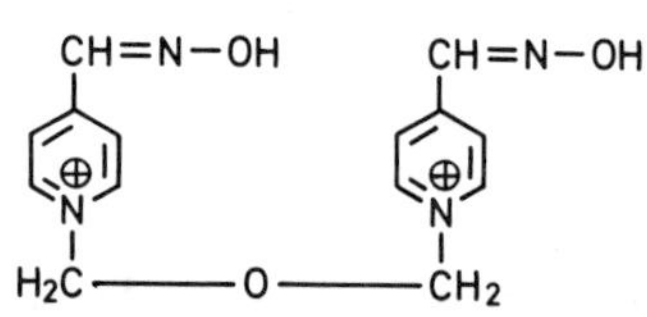

Obidoxim
Bis-(4-Hydroximinomethyl-pyridinomethyl)-äther

[3] Toxogonin®

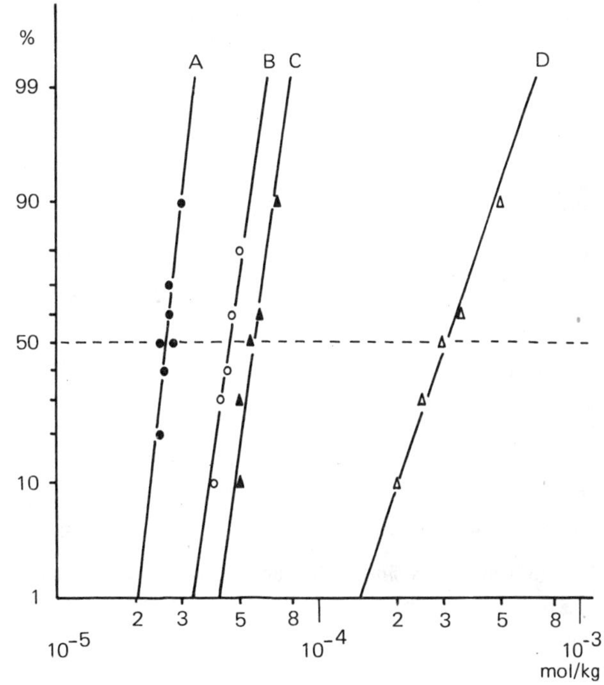

Abb. 17.2. Dosis-Letalitäts-Kurven. Diisopropyl-fluorphosphat (DFP) wurde Mäusen subkutan injiziert. Die Dosis ist in Mol/kg im logarithmischen Maßstab auf der Abszisse aufgetragen. Die Ordinate gibt den Prozentsatz der jeweils in einer Tiergruppe gestorbenen Individuen an. Jeder Punkt entspricht einer Gruppe von 10 Mäusen. Die Ordinate ist nach unten und oben hin so gedehnt, daß eine bei linearer Ordinate entstehende S-förmige Kurve (s. Abb. 1.**1**, S. 6) zu einer Geraden transformiert wird. A = DFP-Toxizität (Kontrolle), B = DFP-Toxizität nach Vorbehandlung mit Obidoxim (10 μMol/kg subkutan), C = DFP Toxizität nach Vorbehandlung mit Atropin (10 μMol/kg subkutan), D = DFP-Toxizität nach Vorbehandlung mit Obidoxim und Atropin (je 10 μMol/kg subkutan). Beachte die Zunahme der DFP-Dosen, bei denen 50% der Tiere sterben (LD_{50}), also die Abnahme der Toxizität.

Die therapeutisch notwendige Blockade der Muscarin-Rezeptoren veranlaßt also einen „Toxizitätswandel". Im Gegensatz zum Muscarin-Rezeptor darf der Nicotin-Rezeptor nicht durch Antagonisten (ganglionär: Ganglienblocker, neuromusculär: d-Tubocurarin) völlig blockiert werden, da vor allem ersteres nicht mit dem Leben vereinbar ist. Eine therapeutische Maßnahme steht aber für die meisten Organophosphat-Vergiftungen zusätzlich zur Verfügung, das ist die Reaktivierung der Esterase. Um die Nicotin-Rezeptoren vor den kritischen Acetylcholinkonzentrationen zu bewahren, genügt eine prozentual geringe Reaktivierung der vergifteten Acetylcholinesterasen. In der Abb. 17.**2** ist ein tierexperimentelles Beispiel dargestellt, aus dem der beschriebene Toxizitätswandel hervorgeht. Der Schutz der Muscarin-Rezeptoren durch Atropin vermindert die Toxizität von DFP nur um etwa das Zweifache, die Tiere sterben jetzt an der überstarken Erregung der Nicotinrezeptoren (Blutdrucksenkung etc. und periphere Atemlähmung). Die alleinige Zufuhr des Reaktivators Obidoxim ist noch weniger wirksam als Atropin, die Mäuse sterben an der Erregung der Muscarin-Rezeptoren. Erst wenn beide Maßnahmen gleichzeitig durchgeführt werden, ergibt sich ein wesentlicher und überadditiver Schutzeffekt.

Die ***Therapie der Phosphorsäureestervergiftung*** erfordert:

❶ die Blockade der peripheren (Abb. 17.3) und zentralen Muscarin-Rezeptoren durch Atropin. Die benötigten Dosen sind sehr hoch (30 bis 100 mg pro die! verteilt auf mehrere Dosen), weil Atropin die Blut-Hirn-Schranke nur langsam zu penetrieren vermag. Ein Cholinolytikum mit besserem Eindringungsvermögen in das Zentralnervensystem wird die zentralen Muscarin-Rezeptoren schneller und ausgeprägter schützen. Das

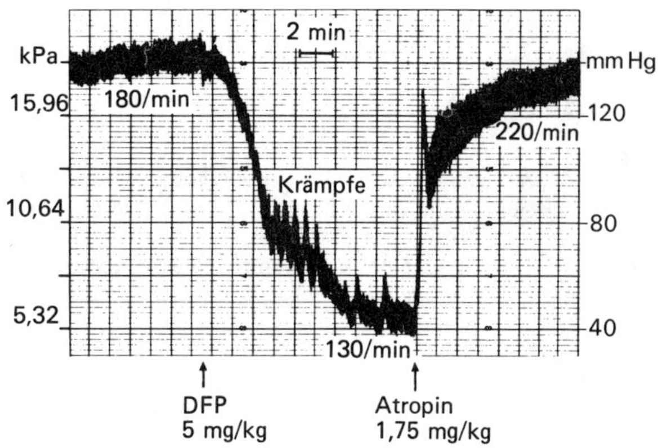

Abb. 17.3. Wirkung von Atropin auf den Blutdruckeffekt von Di-isopropyl-fluorphosphat (DFP). Der Blutdruck der Katze wurde blutig mittels Druckaufnehmer auf einem Direktschreiber registriert. DFP und Atropin wurden intravenös injiziert. Nach DFP-Gabe sinkt der Blutdruck ab, die Herzfrequenz fällt (siehe Werte an der Kurve) und es treten Krämpfe auf. Nach Injektion von Atropin normalisieren sich Blutdruck und Herzfrequenz.

konnte auch für Benzetimid[4] bzw. dessen biologisch aktives Enantiomer Dexetimid nachgewiesen werden, das in Verbindung mit Obidoxim eine besonders ausgeprägte Antidot-Wirkung bei Organophosphat-Vergiftungen aufweist.

❷ eine Reaktivierung der Cholinesterase (Abb. 17.**1**).

❸ zentral ausgelöste Krämpfe durch dämpfende Mittel, wie Diazepam[5], Hexobarbital[6], zu unterbrechen,

❹ künstliche Beatmung,

❺ die Acidose durch Trispuffer und $NaHCO_3$ zu bekämpfen und

❻ das drohende und eingetretene Lungenödem symptomatisch zu behandeln.

Die Reaktivatoren sind nicht gegen alle langsam alternden Organophosphate wirksam. Bei einigen Insektiziden können die Vergiftungssymptome sogar verstärkt werden. Bei Ausbleiben des Erfolges dürfen Reaktivatoren nicht weiter zugeführt werden. Atropin muß in jedem Fall gegeben werden.

[4] Tremblex® (wird auf Grund seiner starken zentralen Wirkung bei Parkinsonismus angewandt)
[5] Valium® [6] Evipan-Natrium®

Es existiert eine große Anzahl von Phosphorsäureestern mit Hemmwirkung auf die Cholinesterase. In der Formelsammlung sind zwei typische Vertreter des langsam alternden Typs, nämlich Fluostigmin und Nitrostigmin, abgebildet. Sie sind „relativ harmlos" (1 bis 2 mg/kg letal), verglichen mit dem sofort alternden Kampfstoff (Nervengas) Soman (Methyl-fluor-phosphorsäurepinakolyl-ester).

Hier mag noch auf Befunde hingewiesen werden, die dafür sprechen, daß Nitrostigmin nicht die eigentlich giftige Substanz darstellt. Erst im Organismus wird der zweiwertige Schwefel durch ein Atom Sauerstoff ersetzt, und damit entsteht der wirksame Cholinesterasehemmstoff (Diäthyl-p-nitrophenylphosphat)[7]. Dieses Verhalten ist ein Beispiel für den Begriff der „Giftung".

Es sei erwähnt, daß auch Cholinesterase-Hemmstoffe anderer chemischer Natur und dementsprechend differentem Wirkungsmechanismus, nämlich Methylcarbamate, als Insektizide eingesetzt werden. Nach ihrer Ausbringung sind sie recht labil, so daß kurze Wartezeiten bis zur Verwendung der Frucht und geringere Rückstandsbildung resultiert. Die Methylcarbamate (u. a. Carbaryl[8]) carbamoylieren das esteratische Zentrum der Cholinesterase (vergleichbar den indirekten Parasympathomimetika). Die Therapie einer Vergiftung beschränkt sich auf die Zufuhr von Atropin, die Reaktivatoren sind bei dieser Art von Vergiftung sinnlos.

[7] E 600®, Mintacol®
[8] Sevin®

17.4. Arachnizide

Die Anwendung dieser Arzneimittelgruppe beschränkt sich bei uns auf die Bekämpfung des Skabieserregers Acarus scabiei, einer Milbenart. Wie oben schon erwähnt, ist Hexachlorcyclohexan ein gutes Mittel. Ebenfalls gut wirksam ist die ölige Flüssigkeit Benzylbenzoat, am besten in Form einer 25%igen Lotio. Das schwefelhaltige Mesulfen[9] ist obsolet.

[9] Mitigal® = 2,6-Dimethylthianthren

18. Antimikrobielle Wirkstoffe (Chemotherapeutika und Antibiotika)

Schon bald nach der Entdeckung der Bakterien setzten die Versuche ein, Mittel zu finden, mit denen Bakterien abgetötet oder wenigstens im Wachstum gehemmt werden könnten. Die ersten Desinfizientien bzw. Antiseptika, wie Phenole oder Sublimat, hatten zwar den gewünschten Effekt, waren aber nur außerhalb des lebenden Körpers brauchbar; denn nach enteraler oder parenteraler Zufuhr wurde gleichzeitig mit den Mikroorganismen auch der Wirtsorganismus geschädigt. Erst die Berücksichtigung des für bestimmte Erreger spezifischen Stoffwechsels konnte weiterführen. Dabei dürfte im Idealfall der Stoffwechsel der Zellen des Wirtsorganismus gar nicht gestört werden. Es gibt bereits eine große Zahl von chemischen Stoffen mit den gewünschten Eigenschaften, die diesem Ziel mehr oder weniger nahekommen. Wenn sie vom Chemiker synthetisiert werden, so werden sie ***Chemotherapeutika***, wenn sie (wenigstens primär) Stoffwechselprodukte von „Mikroorganismen" darstellen, so werden sie ***Antibiotika*** genannt. Es ist aber durchaus üblich geworden, ***alle*** diese Stoffe als Chemotherapeutika zu bezeichnen. Daraus geht hervor, daß beide Gruppen sich ***in der Wirkung grundsätzlich nicht unterscheiden***; das heißt, beide Gruppen greifen irgendwo in den Stoffwechsel des Mikroorganismus ein.

Bakteriostase, Bakterizidie. Wenn durch das Pharmakon die weitere Vermehrung der Erreger gehemmt wird, so spricht man von bakteriostatischer Wirkung, bei einer Abtötung von bakterizider Wirkung. Meistens spielt es keine Rolle, ob ein Mittel in höheren Konzentrationen auch bakterizid wirken kann, weil eine Hemmung der Vermehrung der Erreger im allgemeinen für den therapeutischen Effekt ausreicht. Die Infektion wird dann durch die „Abwehrkräfte" des Organismus überwunden. Immer dann, wenn befürchtet werden muß oder festgestellt wird, daß überlebende Erreger aktiv bleiben oder wieder werden, sind bakterizide Mittel indiziert.

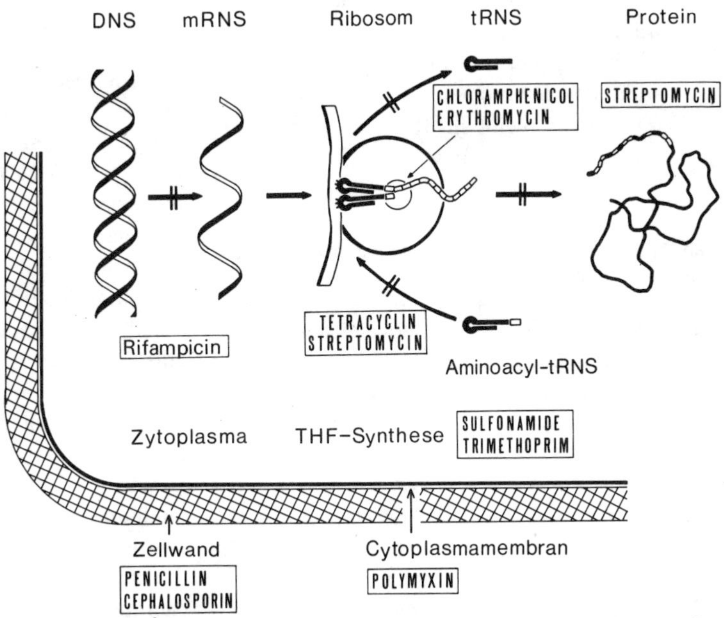

Abb. 18.1. Schematische Darstellung der zellulären Wirkorte von Antibiotika und Chemotherapeutika. Dargestellt sind die Zellschale, die verschiedenen Stufen der Proteinsynthese und die Tetrahydrofolsäuresynthese (THF) im Zytoplasma eines Mikroorganismus. Die einzelnen Pharmaka sind benachbart dort eingezeichnet, wo ihr Angriffspunkt lokalisiert ist.

Wirkungsmechanismus. Nach ihrem ***Wirkort*** und ***-modus*** lassen sich Chemotherapeutika und Antibiotika in verschiedene Gruppen einteilen (Abb. 18.**1**):

❶ Beeinflussung der Zellschale.
  a) Interferenz mit der Synthese von Zellwandbestandteilen: Penicilline, Cephalosporine, Bacitracin, Cycloserin.
  b) Steigerung der Zytoplasmamembran-Permeabilität (zu vergleichen mit der Detergentien-Wirkung): Polymyxine und die fungiziden Substanzen Nystatin und Amphotericin.

❷ Hemmung der Proteinsynthese.
  a) Komplexbildung mit der DNS und damit Hemmung der m-RNS-Synthese: Rifampicin
  b) Hemmung der Aminoacyl-t-RNS-Anlagerung an die Ribosomen: Tetracycline
  c) Verminderung der Affinität der Aminoacyl-t-RNS-Bindungsstelle für aktivierte Aminosäuren. Gleichzeitige Anlagerung falscher Amino-acyl-t-RNS-Moleküle: Streptomycin und andere Aminoglucoside. Die Folge ist eine partielle Hemmung der Aminocyl-t-RNS-Anlagerung und die Synthese von Proteinen mit falscher Aminosäuresequenz.
  d) Hemmung der Peptidyl-transferase-Aktivität der Ribosomen (Peptidsynthetase). Das Peptid bleibt am Ribosom gebunden: Chloramphenicol, Erythromycin.

Tab. 18.**1**. Wirkungstyp der wichtigsten antimikrobiellen Wirkstoffe

bakterizid	bakteriostatisch
Penicilline	Tetracycline
Ampicillin-Gruppe	Chloramphenicol
Cephalosporine	Erythromycin
Aminoglucoside	Lincomycin
Polypeptide	Nalidixinsäure
Rifampicin	Nitrofurantoin^{+})
Isoniazid	Sulfonamide
Cotrimoxazol	Trimethoprim^{++})

$^{+}$) in hohen Konzentrationen in vitro bakterizid
$^{++}$) kombiniert mit Sulfonamiden bakterizid s. Cotrimoxazol

❸ Interferenz mit wichtigen Stoffwechselvorgängen:
  Hemmung der Tetrahydrofolsäuresynthese: Sulfonamide, Trimethoprim.

Verständlicherweise wirken die Substanzen, welche die Zellschale beeinflussen, auch bakterizid, während dazu im Gegensatz die Pharmaka, welche in Proteinsynthese und sonstige Stoffwechselvorgänge hemmend eingreifen, Bakteriostatika sind. Weiterhin ergibt sich aus den verschiedenen Wirkungsmechanismen, daß die mit der Synthese der Zellwand interferierenden Antibiotika nur auf wachsende Zellen einwirken können. ***Bakteriostatika dürfen nicht mit bakteriziden Pharmaka kombiniert werden.*** Eine gleichzeitige bakteriostatische Behandlung (z. B. mit Tetracyclinen) behindert demnach die Wirkung der anderen Gruppe (z. B. Penicillin). Auf der anderen Seite können sich die Effekte von Substanzen mit gleichartigem Wirkungsmechanismus gegenseitig verstärken. Eine Zusammenstellung unter dem Gesichtspunkt Bakterizidie und Bakteriostase ist in der Tab. 18.**1** gegeben.

Spezifität. Neben dieser allgemeinen Einteilung ist es notwendig, die Spezifität der einzelnen Substanzen zu berücksichtigen. So wirkt zum Beispiel Penicillin vorwiegend nur auf grampositive Bakterien (ferner auf die gramnegativen Gonokokken und Meningokokken) und Spirochäten, dagegen Isoniazid nur auf Tuberkelbakterien. Im Gegensatz zu Penicillin, das nur wenige Erregergruppen und Isoniazid, das nur einen Erreger beeinflussen kann, gibt es Antibiotika, die eine größere Zahl von Erregergruppen hemmen können, zum Beispiel die Tetracycline. Sie werden deshalb „***Breitbandantibiotika***" genannt. Innerhalb der letzten Jahrzehnte sind so viele verschiedene Substanzen gewonnen worden, daß es jetzt möglich ist, nahezu alle klassischen Infektionskrankheiten außer Virusinfektionen erfolgreich zu bekämpfen. Leider sind aber unter dieser Behandlung neue Formen von Erregern aufgetreten, die früher keine Rolle spielten. Dabei handelt es sich um Erreger, deren Stoffwechsel durch die Therapeutika nicht oder nicht mehr beeinträchtigt wird. Es wird also auch in Zukunft immer wieder nötig sein, neue wirksame Stoffe aufzufinden (Näheres s. unten bei „Resistenzentwicklung").

18.1. Allgemeine Gesichtspunkte zur Behandlung mit Antibiotika (und Chemotherapeutika)

18.1.1. Beurteilung der praktischen Brauchbarkeit von Antibiotika

Die antibakterielle Wirkung und auch der spezifische Effekt gegen bestimmte Erregerarten lassen sich ***in vitro*** bestimmen. Hierzu wird die zur Hemmwirkung oder Abtötung eben ausreichende Konzentration des Wirkstoffes ermittelt. Es handelt sich dabei um die „***minimale Hemmkonzentration***". Diese Größe wird in Beziehung gesetzt zur notwendigen „Wirkstoffkonzentration in vivo". Um sie zu erreichen, ist das Verhalten des Wirkstoffes bei Aufnahme, Resorption, Ausscheidung, ferner der Grad der Inaktivierung, das Eindringen in bestimmte erkrankte Gewebe zu berücksichtigen. Weiterhin ist von entscheidender Bedeutung, in welchem Ausmaß diese Wirkstoffe an Plasmaproteine gebunden sind, nur der freie Anteil steht für antibakterielle Wirkung zur Verfügung. Selbst innerhalb einer Gruppe von nahe verwandten Substanzen kann die Bindung an die Bluteiweißkörper erheblich differieren (s. z. B. Tab. 18.**5**, S. 343). Ein weiterer begrenzender Faktor ist die ***Toxizität*** der Substanz. Praktisch brauchbar sind demnach nur Verbindungen, bei denen die antibakteriell wirksame Konzentration in vitro niedriger ist als die in vivo erreichbare.

18.1.2. Wahl des Antibiotikum

Bei vielen Erkrankungen muß ein Antibiotikum bereits angewendet werden, bevor eine bakterielle Empfindlichkeitsbestimmung durchgeführt ist; eventuell kann eine derartige „Resistenz-Bestimmung" überhaupt nicht vorgenommen werden. Es erhebt sich dann die Frage, welches Antibiotikum für die akut notwendige Behandlung gewählt werden soll. Die Entscheidung kann nur durch die folgende Formulierung bestimmt werden: ***Welches Antibiotikum besitzt bei größtem antibakteriellem Spektrum die größte therapeutische Breite?*** Unter diesem Gesichtspunkt kommen nur zwei Gruppen in Frage:

❶ ***Penicilline mit breitem Spektrum*** (z. B. Ampicillin) und
❷ ***Tetracycline.***

Die primäre Anwendung anderer Antibiotika bei Infektionen mit unbekannten Erregern ist nicht zu vertreten. Alle anderen Antibiotika müssen den Fällen vorbehalten bleiben, in denen die primär gewählten Antibiotika das Therapieziel nicht erreichen lassen oder der Empfindlichkeitsnachweis der Erreger eine spezielle Empfindlichkeit für ein anderes Antibiotikum ergeben hat.

18.1.3. Empfindlichkeit der Keime

Die verschiedenen Krankheitserreger sind unterschiedlich empfindlich gegen die zur Verfügung stehenden antimikrobiellen Mittel. Es ist anzustreben, das für jeden Keim besonders geeignete Chemotherapeutikum zu verwenden. Um einen Überblick über die Empfindlichkeit der Keime und das Wirkungsspektrum der Substanzen zu geben, ist die Tab. 18.**2** zusammengestellt. Die Angaben beziehen sich auf die primäre Empfindlichkeit der Erreger, durch eine Resistenzentwicklung kann diese mehr oder minder abgeschwächt sein.

Synergismus. Die Annahme, daß eine Kombination von zwei Antibiotika zu einem ***synergistischen*** Effekt führen müßte, trifft meistens nicht zu. In einigen Fällen läßt sich sogar ein mehr oder weniger starker ***Antagonismus*** zweier Antibiotika feststellen. Praktisch spielen Kombinationen keine Rolle (s. jedoch S. 340 und 354). Häufig wird gerade bei Antibiotika-Kombinationen statt von Additionen fälschlicherweise von Potenzierungen gesprochen. Bei einer Potenzierung müßte der Effekt beider Mittel zusammen größer sein, als bei einer Addition der Einzeleffekte zu erwarten wäre (s. S. 30). Präparate mit zwei antiinfektiösen Wirkstoffen sind fast immer abzulehnen, da das fixe Dosenverhältnis es nicht gestattet, die spezielle Empfindlichkeit des betreffenden Keimes zu berücksichtigen, und die Gefahr einer toxischen Nebenwirkung vergrößert wird.

18.1.4. Resistenzentwicklung

Eine Population von Mikroorganismen kann auf verschiedene Art und Weise gegen Wirkstoffe resistent werden:

Tabelle 18.2. Wirkungsspektren der wichtigsten Antibiotika und Chemotherapeutika

	Kokken							Stäbchen															
	Grampositiv					Gram-negativ		Gram-pos.	Gramnegativ														
	Streptococcus aureus	Staphylococcus aureus mit Penicillinase	Streptococcus pyogenes	Streptococcus faecalis	Diplococcus pneumoniae	Neisseria meningitidis	Neisseria gonorrhoeae	Mycobacterium tuberculosis	Brucellae	Escherichia coli	Haemophilus influenzae	Haemophilus pertussis	Klebsiella, Aerobacter	Proteus	Pseudomonas aeruginosa	Salmonellae	Shigellae	Treponema pallidum	Rickettsien	Mykoplasmen	Entamoeba histolytica	Actinomyces israeli	Psittakosis, Lympho-granuloma, Trachom
Penicillin G	+ +	–	+ +	+	+ +	+ +	+ +	–	–	(+)	(+)	(+)	–	(+)	–	(+)	(+)	+ +	–	–	–	+ +	–
Oxacilline	+	+ +	+	–	+	+	+	–	–	+	+	–	–	–	–	–	–	+ +	–	–	–	+ +	–
Ampicillin	+ +	–	+ +	+ +	+ +	+ +	+ +	–	+ +	+ +	+ +	+	–	+	–	+ +	+ +	+ +	–	–	–	+ +	–
Carbenicillin	+ +	–	+ +	+	+ +	+ +	+ +	–	–	+ +	+ +	–	+	+ +	(+)	+ +	+ +	+ +	–	–	–	+ +	–
Cephalosporine	+ +	+ +	+ +	+	+ +	+ +	+ +	–	–	+ +	+ +	–	+	+	–	+ +	+ +	–	–	–	–	+ +	–
Streptomycin	+ +	+ +	+ +	–	+ +	+ +	+	+ +	+ +	+ +	+ +	+ +	+	+ +	+	+	+ +	+	–	+	–	+	–
Neomycin	+ +	+ +	–	–	–	+	+	+	+ +	+ +	–	–	+ +	+ +	+	+ +	+ +	–	–	+	–	–	–
Kanamycin	+ +	+ +	–	–	–	+	+	+ +	+	+ +	–	–	+ +	+ +	+	+ +	+ +	–	–	+	–	–	–
Gentamycin	+ +	+ +	+ +	+	+ +	+	+ +	+	+ +	+ +	+	+ +	+ +	+	+ +	+ +	+ +	–	–	+	–	–	–
Polymyxin	–	–	–	–	–	–	–	–	+ +	+ +	+ +	+ +	–	+ +	+ +	+ +	+ +	–	–	+	–	–	–
Tetracycline	+ +	+	+ +	+ +	+ +	+ +	+ +	+	+ +	+ +	+ +	+ +	+	–	+	+ +	+ +	+ +	+ +	+ +	+ +	+ +	+ +
Chloramphenicol	+ +	+	+ +	+	+ +	+ +	+ +	–	+ +	+ +	+ +	+ +	+	+	–	+ +	+ +	+	+ +	+	–	+	+ +
Erythromycin	+ +	+ +	+ +	+ +	+ +	+ +	+ +	–	+	–	+ +	+ +	–	–	–	–	–	+	–	+ +	+	+ +	+
Rifampicin	+ +	+ +	+ +	+	+ +	+ +	+ +	+ +	+	+	+ +	+ +	+	+	+	+	+	–	–	–	–	–	–
Sulfonamide	+	+	+ +	+	+ +	+ +	+	–	+	+ +	+	–	+	+ +	+	+	+ +	–	–	–	–	+ +	–
Cotrimoxazol	+ +	+ +	+ +	+	+ +	+ +	+ +	–	+	+ +	+ +	+	+ +	+ +	+	+ +	+ +	–	–	–	–	+	–
Nalidixinsäure	–	–	–	–	–	–	+	–	+ +	+ +	–	–	+	+ +	–	+	+ +	–	–	–	–	–	–
Nitrofurantoin	+ +	+ +	+ +	+ +	+ +	+ +	+ +	–	–	+ +	–	–	+	+	–	+ +	+ +	–	–	–	–	–	–

Wirksamkeit: + + gut, + mäßig, (+) nur bei hohen Dosen; – nicht wirksam

❶ Durch Änderung des genetischen Materials, ***Mutation***. Dieser Prozeß kann langsam ablaufen, aber auch sehr schnell („one-step-mutation").

❷ Durch **Selektion**, wenn in einer Population primär einige resistente Keime vorhanden waren, die sich in Anwesenheit des Antibiotikum unbeeinträchtigt vermehren können.

❸ Durch parasexuelle Mechanismen kann genetisches Material von resistenten Keimen (anderer Spezies) auf nicht resistente Keime übertragen werden: ***„infektiöse"*** Resistenzentwicklung.

❹ Durch ***Adaptation***, wenn Keime es ohne Änderung des genetischen Materials lernen, mit dem Antibiotikum zu leben, z. B. durch Enzyminduktion (Penicillin, Penicillinase).

18.2. Sulfonamide

Die als Chemotherapeutika verwendeten Sulfonamide sind Derivate des Sulfanilamid. Aus der ersten in die Therapie eingeführten Substanz dieser Gruppe, Sulfachrysoidin[1] wurde im Körper die ***wirksame Substanz Sulfanilamid*** frei gesetzt. Es hat sich gezeigt, daß die Wirkungen des anfangs neben Sulfachrysoidin verwendeten Sulfanilamid durch Substitutionen in der Amidogruppe beträchtlich verstärkt wurden. Vor allem wird dies durch die Einführung eines heterozyklischen Ringes, insbesondere des Pyrimidin, erreicht. Während ein Vergleich der Wirkungsspektren dieser Sulfonamide untereinander keine bemerkenswerten Differenzen erkennen läßt, haben sich doch in bezug auf Löslichkeit, Resorbierbarkeit und Ausscheidungsgeschwindigkeit einige wesentliche, für die Therapie ausnutzbare Unterschiede ergeben.

Bei weiteren ***Abwandlungen des Sulfonamidmoleküls*** sind unter Verlust der antibakteriellen Wirkungen Substanzen mit zum Teil völlig neuen Effekten entstanden, zum Beispiel orale Antidiabetika, Carboanhydrasehemmstoffe bzw. Saluretika, ferner auch Substanzen, welche die Sekretion der Nierentubuli blockieren können (Probenecid).

Von der sehr großen Zahl der synthetisierten Sulfonamide sollen hier nur einige genannt werden:

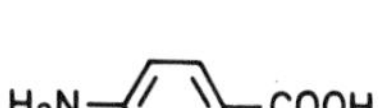

p-Amino-benzoesäure

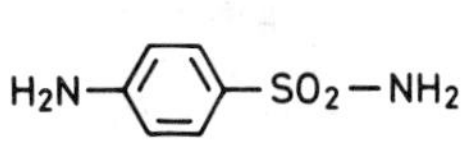

Sulfanilamid
p-Amino-benzolsulfonamid

Kurzzeitpräparat

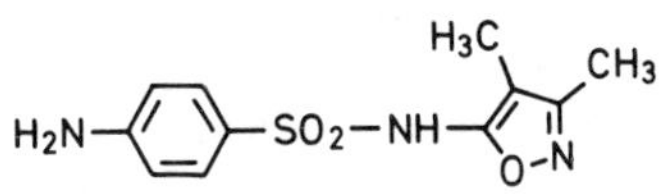

Sulfisoxazol, Sulfafurazol[2]
5-(p-Amino-benzolsulfonamido)-3,4-dimethyl-1,2-isoxazol

Langzeitpräparat

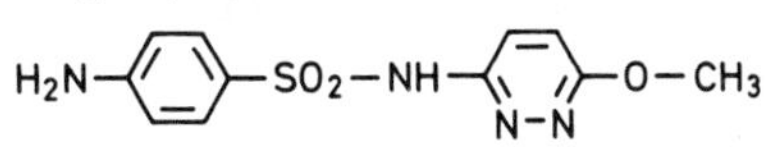

Sulfamethoxypyridazin[3]
3-(p-Amino-benzolsulfonamido)-6-methoxy-pyridazin

Langsam resorbierbar

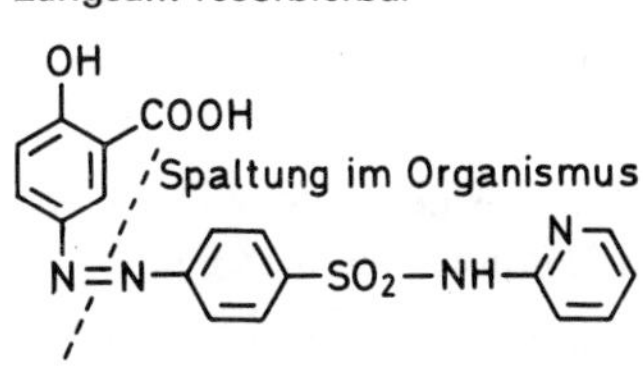

Salazosulfapyridin[4]
5-[p-(2-Pyridylaminosulfonyl)-phenylazo]-salicylsäure

18.2.1. Wirkungsmechanismus der Sulfonamide

Alle Sulfonamide üben ihre bakteriostatische Wirkung auch in vitro aus. p-Aminobenzoesäure

---

[1] Prontosil®

[2] Gantrisin® [3] Davosin®, Lederkyn®
[4] Azulfidine®, Sulfasalacin

Tab. 18.**3**. Biologische Halbwertzeiten einiger Sulfonamide (SA). Durchschnittwerte.

Klasse	Präparat		Dosierungsintervall
Kurzzeit-SA	Sulfisoxazol[6]	6 h	4–6 h
Mittelzeit-SA	Sulfamoxol[8]	11 h	12 h
Langzeit-SA	Sulfamethoxypyridazin[9]	38 h	24 h

wird von einigen Bakterien als Wuchsstoff benötigt, den sie in das Molekül der Folsäure (s. Formel S. 131) einbauen. Sulfonamide besetzen auf Grund ihrer chemischen Verwandtschaft mit p-Aminobenzoesäure deren Reaktionsorte, so daß die Synthese der für die Vermehrung der Bakterien ***notwendigen Folsäure*** unterbleibt (Abb. 18.**2**). Nur wenn Bakterien keinen Bedarf an Folsäure haben oder die Folsäuresynthese nicht durchführen, sind sie resistent gegen Sulfonamide. Die Folsäuresynthese wird von tierischen Zellen nicht durchgeführt, daher muß Folsäure als Vitamin von außen zugeführt werden. Eine Störung der Grundfunktion der Zellen ist nach Sulfonamiden deshalb nicht zu erwarten.

18.2.2. Aufnahme und Verteilung

Die meisten für orale Gaben gebräuchlichen Sulfonamide werden ***rasch*** und ***vollständig*** vom Magen-Darm-Kanal ***resorbiert***. Das Maximum der Blutkonzentration ist nach Sulfisomidin[5] in ca. 4 Stunden, nach Sulfisoxazol[6] in ca. 2 Stunden erreicht. Einige Sulfonamide werden ***fast gar nicht resorbiert.*** Sie werden absichtlich bei bakteriellen Infektionen des Darmes angewandt, um dort lokal bakteriostatisch zu wirken. Dazu gehört Sulfaguanidin[7].

Die Blutkonzentrationen sind von der Dosis und der Invasions- und Evasionsgeschwindigkeit abhängig. Es wird für praktische Zwecke zwischen Kurzzeit-, Mittelzeit- und Langzeit-Sulfonamiden unterschieden. Über die Halbwertzeiten im Blut informiert die Tabelle 18.**3**. Obgleich sich die Sulfonamide in allen Körperflüssigkeiten finden, sind doch bei verschiedenen Substanzen Unterschiede bemerkbar, die vor allem auf einer verschieden ***starken Bindung*** der Sulfonamide ***an Albumine*** des Plasma beruhen. Dieser nicht ultrafiltrierbare Anteil ist bakteriostatisch unwirksam und geht nicht in den Liquor cerebrospinalis über. Da bei jedem Sulfonamid nur ein bestimmter Anteil an Eiweiß gebunden ist, wird nach Elimination freier Substanz durch die Nieren jeweils wieder gebundenes Sulfonamid freigegeben. Ungünstig für die Therapie sind aber erst Bindungsraten von mehr als 90–95%.

Ein weiterer Anteil, der gleichfalls bei den verschiedenen Stoffen unterschiedlich ist, wird im Organismus, vorwiegend in der Leber, ***acetyliert***. Die Acetylierung erfolgt an der Aminogruppe; diese Produkte sind bakteriostatisch unwirksam. Für den praktischen Gebrauch sind Präparate vorzuziehen, deren nichteiweißgebundener und nichtacetylierter Anteil möglichst hoch ist.

Bakteriostatisch wirksame Blutkonzentrationen liegen bei 50 mg/l, mit sicherer Wirkung bei 100 bis 150 mg/l. Dabei ist zu bedenken, daß die Konzentrationen am Orte der Infektion durch anatomische Besonderheiten oft nicht die Blutkonzentrationen erreichen.

18.2.3. Renale Ausscheidung

Die Sulfonamide werden vollständig durch die ***Nieren eliminiert.*** Sie werden dabei nicht nur filtriert, sondern auch zum Teil durch aktive tubuläre Sekretion ausgeschieden. Dadurch kann es zu einer beträchtlichen Konzentrierung der Sulfonamide bzw. ihrer Acetylierungsprodukte in den Harnkanälchen mit nachteiligen Folgen kommen (Näheres s. „Nebenwirkungen"). Die Geschwindigkeit der Ausscheidung ist bei verschiedenen Substanzen dieser Gruppe sehr verschieden. Bei den zuerst in die Therapie eingeführten Sulfonamiden geht die Ausscheidung so schnell vor sich, daß zur Erhaltung eines gleichmäßigen Blutspiegels eine 4- bis 6stündige Wiederholung der Zufuhr nötig ist. Dagegen werden die jetzt oft gebräuchlichen Sulfonamide mit langer Wir-

---

[5] Aristamid®, Elkosin® = 6-(p-Amino-benzolsulfonamido)-2,4-dimethyl-pyrimidin

[6] Sulfafurazol, Gantrisin®

[7] Resulfon® = (p-Amino-benzolsulfonyl)-guanidin

[8] Sulfuno®, Tardamid® = 2-(p-Amino-benzolsulfonamido)-4,5-dimethyl-oxazol

[9] Davosin®, Lederkyn®

kungsdauer so langsam durch die Nieren ausgeschieden, daß nach einer Anfangsdosis von 1 bis 2 g bakteriostatisch wirksame Blutspiegel mit Tagesgaben von 0,5–1 g aufrechterhalten werden können. Bei einer so langsamen Ausscheidung ist mit Kumulation zu rechnen (schlechte Steuerbarkeit). Nach Auftreten von ernsten Nebenwirkungen kann das lange Verweilen der Substanz im Organismus nachteilig sein.

18.2.4. Nebenwirkungen

Meistens sind die Nebenwirkungen gering und zwingen nicht zur Unterbrechung der Behandlung. Da aber einige gefährliche und eventuell lebensbedrohliche Nebenwirkungen vorkommen können, ist jeder Kranke während der ***Therapie genau zu überwachen***.

Mitunter kommt es zu Magenbeschwerden, Übelkeit, Erbrechen, Benommenheit, Kopfschmerzen und sogar psychischen Alterationen.

Nierenschädigung. Eine sehr wichtige, aber meist vermeidbare toxische Wirkung beruht auf der obenerwähnten ***Konzentrierung in den Harnkanälchen***. Viele Sulfonamide und ihre Acetylierungsprodukte sind im Harn schlecht löslich, besonders bei saurer Reaktion. Wenn der Primärharn die Tubuli passiert, kann es durch die dort stattfindende Harnkonzentrierung und Säuerung zur ***Ausfällung*** von ***Kristallen*** kommen. Diese Kristalle können Nierenkanälchen und Nierenbecken verstopfen, so daß sich eine Hämaturie, Oligurie und schließlich eine ***Anurie*** entwickelt. Diese sehr ernste Komplikation kann vermieden werden, wenn verhältnismäßig gut wasserlösliche Präparate, wie Sulfisoxazol oder Sulfisomidin, gewählt werden. Außerdem ist für große ***Harnmengen*** zu sorgen. Der Harn soll nicht stark sauer sein.

Bei ***Neugeborenen*** muß die Anwendung von Sulfonamiden vermieden werden, weil ein ***Kernikterus*** (s. auch S. 38), ferner auch gefährliche Methämoglobinbildung und hämolytische Anämien auftreten können.

Außer diesen toxischen, im wesentlichen dosisabhängigen Nebenwirkungen kann es auch zu zahlreichen, wohl vorwiegend ***allergisch*** bedingten Erscheinungen kommen. Exantheme verschiedenen Ausmaßes und Aussehens auf Haut und Schleimhäuten können mit oder ohne Fieber auftreten.

Obgleich ***Granulopenien*** nicht so selten vorkommen, ist doch mit Agranulozytosen und auch schweren Leberschädigungen nur selten zu rechnen. Die Agranulozytosen zeigen sich meistens zwischen dem 10. und 21. Behandlungstag, das Fieber am 7. bis 9. Tag.

Bei ***lokaler Applikation*** ist doch sehr häufig mit einer ***Sensibilisierung*** gegen Sulfonamide zu rechnen. Deshalb sollte von dieser Art der Zufuhr möglichst abgesehen werden. Andererseits gibt ein negativer Hauttest keine Garantie dafür, daß eine Sulfonamidallergie nicht vorliegt.

Nebenwirkungen der Langzeit-Sulfonamide. Sie sind ausgeprägter als die der klassischen Verbindungen. Während die üblichen Sulfonamide bei Auftreten der Nebenwirkungen nach Unterbrechung der Zufuhr schnell aus dem Organismus verschwinden, gilt dies nicht für die Langzeitsulfonamide. Im Gegenteil, es entsteht auf Grund der verzögerten Ausscheidung eine langdauernde und evtl. bedrohliche Arzneimittelkrankheit. Neben den bekannten Störungen werden sehr schwere, zum Teil ***tödliche Reaktionen*** beschrieben: bullöse bzw. exfoliative Dermatitis, Stevens-Johnson-Syndrom, hämolytische bzw. aplastische Anämie, thrombozytopenische Purpura, Psychosen usw. Die Kombination mit oralen Antidiabetika (vom Sulfonamid-Typ) kann gefährlich sein. „***Super-Langzeit-Sulfonamide***" erscheinen unter den oben angeführten Gesichtspunkten ***besonders bedenklich.***

18.2.5. Indikationen und Anwendung

Sulfonamide sind nicht indiziert, wenn Penicillin wirksam ist. Übrig geblieben sind Infektionen der Harnwege mit E. coli und bakterielle Darminfektionen. Ausnahmsweise ist die Anwendung von Sulfonamiden in der Langzeitprophylaxe rheuma-

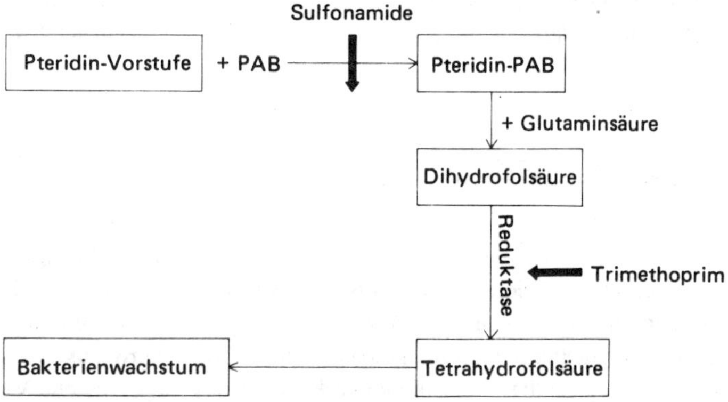

Abb. 18.2. Schematische Darstellung der Synthese von Folsäure und deren Reduktion zu Tetrahydrofolsäure, die auch für den Warmblüterorganismus essentiell ist. Die Angriffspunkte von Sulfonamiden und Trimethoprim sind eingezeichnet. PAB = p-Aminobenzoesäure.

tischer Erkrankungen angezeigt, wenn Penicillin nicht vertragen wird. Bei Colitis ulcerosa hat sich Salazosulfapyridin[10] mitunter bewährt, das im Dickdarm durch Bakterien in Sulfapyridin und 5-Aminosalicylsäure (s. Formel S. 337) gespalten wird, von denen die letztgenannte die vorwiegend wirksame Substanz ist. Auch die chronische Emphysembronchitis läßt sich durch langdauernde Sulfonamidzufuhr günstig beeinflussen. Für diese Zwecke sind Langzeit-Sulfonamide bei Abwägen des Risikos u. U. geeignet, zum Beispiel Sulfamethoxypyridazin[11].

Sulfonamide werden häufig ***ohne scharfe Indikationsstellung*** gegeben. Sie sind ***nicht indiziert*** bei Grippe, Masern, Schnupfen, anaeroben Streptokokken- und Enterokokkeninfektionen, Bruzellosen, akutem Gelenkrheumatismus und zur lokalen Therapie.

18.2.6. Dosierung

Die Dosierung richtet sich nach der Ausscheidungsgeschwindigkeit der verschiedenen Präparate. Sie liegt bei den Präparaten mit mittlerer Wirkungsdauer im Bereich von 4 bis 6 g täglich per os (z. B. bei Sulfisoxazol oder Sulfisomidin). Die Einzeldosis von 1 g muß alle 6, bei schweren Erkrankungen alle 4 Stunden gegeben werden. Die erste Dosis wird verdoppelt oder verdreifacht. Bei Langzeit-Sulfonamiden ist die Anfangsdosis 1mal täglich 1 g per os, die spätere Dosis 1mal täglich 0,5 g. Bei schweren Erkrankungen sind die Dosen zu verdoppeln, auf Kumulationserscheinungen ist aber zu achten. In allen Fällen der Sulfonamidtherapie muß die Dosierung konsequent durchgeführt werden, verzettelte Dosen und zu kurzfristige Anwendung sind sinnlos.

[10] Azulfidine®, Sulphasalazine®
[11] Davosin®, Lederkyn®

18.2.7. Cotrimoxazol

Es handelt sich um die Kombination eines Sulfonamides mit Trimethoprim [2,4-Diamino-5-(3,4,5-trimethoxybenzyl)-pyrimidin]. Diese Substanz hemmt die Dihydrofolsäurereduktase, verhindert also die Entstehung der für den Aufbau von Bakterienproteinen notwendigen Tetrahydrofolsäure (s. Abb. 18.**2**). Einen ähnlichen Wirkungsmechanismus hat das Antimalariamittel Pyrimethamin (S. 360). Bei der Kombination[12] von Trimethoprim mit einem Sulfonamid (Sulfamethoxazol[13]), das die Folsäuresynthese auf einer früheren Stufe hemmt, lassen sich häufig bessere Wirkungen erzielen als mit einem Sulfonamid alleine („Sequentialeffekt“).

Indikationen. Besonders bei schwer beeinflußbaren chronischen Bronchitiden und Pyelonephritiden ist diese Kombination oft brauchbar, ebenso bei akuten Salmonella-typhi-Infektionen und zur Sanierung von Dauerausscheidern.

Nebenwirkungen. Es ist zu beachten, daß im Gegensatz zu den Sulfonamiden Trimethoprim an einer Stelle im Folsäuremetabolismus eingreift, die auch beim Menschen von Bedeutung ist. Da aber die Reduktase beim Menschen wesentlich weniger gehemmt wird als bei den Bakterien, kommen Störungen der Blutbildung nur selten vor, eine ständige Blutkontrolle ist aber notwendig. Mit Nierenschädigungen, eventuell schon nach einigen Behandlungstagen, ist zu rechnen.

[12] in Cotrimoxazol (z. B. Bactrim® und Eusaprim®) Es gibt eine größere Zahl von Nachfolgepräparaten derselben Zusammensetzung und Analogpräparate mit anderen Sulfonamiden. Beachtet werden muß bei jedem Präparat, ob die biologische Verfügbarkeit und eine harmonische Pharmakokinetik der beiden Partner gewährleistet ist.
[13] Gantanol® = 3-(p-Amino-benzolsulfonamido)-5-methyl-1,2-isoxazol

18.3. Penicilline

Penicillin ist ein in verschiedenen Formen vorkommendes Antibiotikum, das aus dem Nährboden geeigneter Stämme von ***Schimmelpilzen***, zum Beispiel Penicillium notatum, gewonnen wird. Die anfangs hergestellten verschiedenen Formen des Penicillin wurden mit Buchstaben unterschieden, zum Beispiel Penicillin G = Benzylpenicillin. Obgleich die Synthese des Penicillin gelungen ist, wird aus wirtschaftlichen Gründen auf das ursprüngliche Verfahren der Herstellung nicht verzichtet. Aus Kulturen von Penicillium chrysogenum läßt sich ***6-Aminopenicillansäure*** gewinnen, die die Ausgangssubstanz für die Synthese zahlreicher Penicilline mit besonderen Eigenschaften geworden ist.

18.3.1. Antibakterielle Wirkung von Penicillin

Penicillin G (im folgenden als Hauptrepräsentant der Penicillingruppe Penicillin genannt) hemmt das Wachstum zahlreicher Mikroorganismen. Es ist vor allem wirksam gegen ***grampositive Bakterien***, besonders Streptokokken, Pneumokokken, Clostridien, Anthrax, ferner auch gegen ***einige gramnegative Erreger***, wie Gonokokken und Meningokokken, während die meisten ***gramnegativen Keime nicht*** getroffen werden, zum Beispiel Escherichia coli, Proteus, Pyozyaneus, Salmonellen und Shigellen (s. auch Tab. 18.**2**).

Die anfänglich gut ansprechenden ***Staphylokokken*** sind in steigendem Prozentsatz immer weniger empfindlich oder völlig ***resistent*** geworden. Gonokokken werden langsam weniger empfindlich. Streptococcus faecalis ist erst durch sehr hohe Konzentrationen zu beeinflussen. Verschiedene ***Spirochäten***, wie Treponema pallidum (Syphilis), Treponema Vincenti (Plaut-Vincent-Angina), Treponema pertenue (Frambösie), Treponema Borrelia (Recurrensfieber), sprechen gut an, während die Leptospiren, wenn überhaupt, nur bei Erkrankungsbeginn und durch sehr hohe Dosen zu beeinflussen sind. Diphtheriebakterien werden zwar durch Penicillin in der Entwicklung gehemmt, aber der klinische Verlauf der Erkrankung wird kaum geändert, weil er den Einfluß des schon im Körper vorhandenen und durch Penicillin nicht beeinflußten Toxins widerspiegelt. Gegen Viren, Rickettsien, Tuberkelbakterien, Protozoen und Pilze ist Penicillin nicht wirksam.

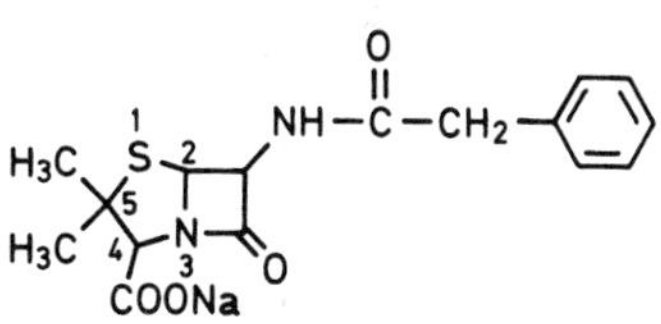

Benzylpenicillin-Natrium, Penicillin G-Natrium

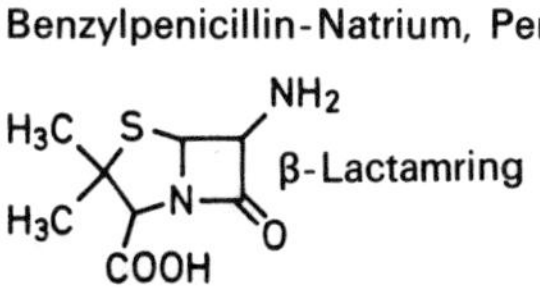

6-Aminopenicillansäure

Empfindliche Erreger werden bereits durch eine ***Penicillin***-Konzentration von 100 IE/l Blut und weniger gehemmt. Bei der üblichen Art der Penicillinzufuhr ist es ohne weiteres möglich, Blutwerte von 100 bis 1000 IE/l zu erreichen, für längere Zeit allerdings nur mit Depotpräparaten. 1000 IE entsprechen 0,6 mg Penicillin G eines internationalen Standardpräparates, 0,6 g sind 1 Million IE = 1 „Mega"; die absolute in den Körper eingeführte Menge von Penicillin ist also verhältnismäßig klein.

18.3.2. Wirkungsmechanismus des Penicillin

Penicillin hat keinen Einfluß auf den Stoffwechsel ruhender Erreger. Es wirkt ***bakteriostatisch***, das heißt, es verhindert das Wachstum der Erreger. Es wirkt nur ***bakterizid***, wenn die Bakterien sich unter besonders günstigen Bedingungen schnell vermehren, zum Beispiel in Blut und Gewebe. In niedrigen, fast bakteriostatisch wirksamen Konzentrationen lassen sich morphologische Veränderungen der ***Bakterienwand***, Schwellungen, Deformierungen und Lyse der Wand beobachten.

Die Basalstruktur der Zellwand grampositiver Bakterien besteht fast zur Hälfte aus Mucopeptiden, die wiederum als wichtigen Bestandteil ***N-Acetyl-muraminsäure*** enthalten. Penicillin ***interferiert mit der Synthese*** von Zellwandbausteinen auf der letzten Stufe, die darin besteht, daß zwei Glycopeptide nach Abspaltung der endständigen D-Alanin-Reste verknüpft werden. Auf Grund seiner chemischen Ähnlichkeit mit D-Alanyl-D-alanin reagiert Penicillin mit der entsprechenden Transpeptidase, so daß diese für die notwendige Verknüpfung nicht zur Verfügung steht. Die oben genannten morphologischen Veränderungen sind eine Folge dieser Synthesestörung.

Die ***gramnegativen Bakterien*** enthalten in der Zellwand nur sehr geringe Mengen an Muraminsäure-haltigen Mucopeptiden. Dies erklärt wohl die hohe Resistenz dieser Bakterien gegenüber den Penicillinen. Da im Warmblüterorganismus die N-Acetyl-muraminsäure beim Aufbau der Zellmembranen keine Rolle spielt, ist die Ungiftigkeit der Penicilline ohne weiteres zu verstehen.

Bakterien mit starker Penicillinaseaktivität zeigen verschiedene Grade von Unempfindlichkeit gegenüber den klassischen Penicillinen.

18.3.3. Resorption und Ausscheidung von Penicillin G und Depot-Penicillin nach Injektion

Lange Zeit gab es praktisch nur zwei in der Therapie verwendete Penicilline: das schon erwähnte Benzylpenicillin = Penicillin G und das Procainpenicillin. Beide werden intramuskulär injiziert. Penicillin G wird schnell resorbiert, erzeugt deshalb einen hohen Blutspiegel, der aber bei den üblichen Dosen nur 3 bis 4 Stunden aufrechterhalten wird; denn die Substanz wird schnell durch die Nieren ausgeschieden (Abb. 18.**3**).

90 bis 100% des injizierten Penicillin bzw. seiner Abbauprodukte finden sich nach einigen Stunden im Harn wieder. Diese Ausscheidung kommt durch aktive Sekretion der Tubulusepithelien zustande. Sie kann durch einige Sulfonamide, vor allem durch Probenecid[14], verzögert werden; denn diese Stoffe verdrängen in den sezernierenden Tubulusepithelien das Penicillin durch Konkurrenz, weil sie durch denselben Mechanismus ausgeschieden werden. Diese Möglichkeit, längere Zeit einen hohen Penicillinblutspiegel zu halten, wird in Fällen ausgenutzt, in denen exzessiv hohe Penicillinspiegel benötigt werden, zum Beispiel bei Infektionen mit relativ resistenten Staphylokokken oder bei Endocarditis lenta, aber auch bei Gonorrhoe.

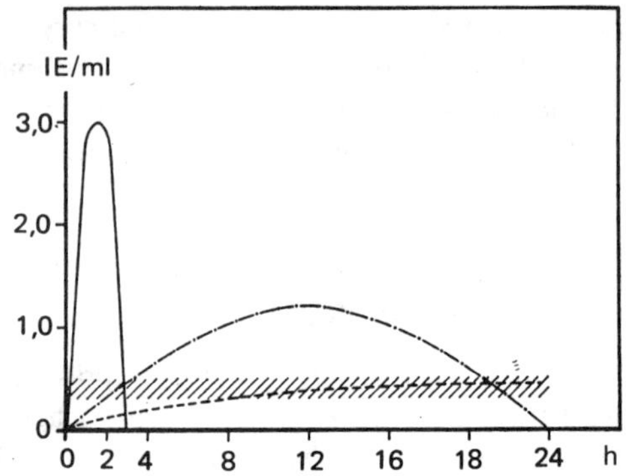

Abb. 18.3. Schematische Darstellung des Penicillinblutspiegels nach intramuskulärer Injektion von 100000 I.E. Penicillin G (——), 300000 I.E. Procainpenicillin G (·–·–·–·) oder 300000 I.E. Benzathinpenicillin G (––––), notwendiger therapeutischer Blutspiegel für sensible Keime (////).

Depot-Penicilline. In den weitaus meisten Fällen wird die Konstanz eines therapeutisch wirksamen Penicillinspiegels dadurch erzwungen, daß eine große Menge Penicillin injiziert wird, die nur langsam aus einem Depot resorbiert werden kann. Derartige Depotsubstanzen sind sehr schlecht wasserlöslich. Zur weiteren Verzögerung der Resorption werden einige Präparate in Öl gelöst. Die Depot-Penicilline haben den Vorteil, daß ihre Wirkung je nach der Dosis 8 bis 12 bis 24 Stunden anhält, wie bei Procainpenicillin, oder sogar wochenlang, wie bei geeigneten Dosen von Benzathinpenicillin G[15]. Durch Depot-Penicilline allein lassen sich aber gerade wegen der langsamen Resorption bei akuten Erkrankungen häufig nicht schnell genug die Blutspiegelwerte erreichen. Auch sind bei relativ penicillin-unempfindlichen Erregern die Blutspiegelwerte oft überhaupt zu niedrig. Dann ist es notwendig, Depotpräparate mit Penicillin G zu kombinieren. In der Tab. 18.4 sind die biologische Halbwertzeiten einiger Penicilline und Cephalosporine, die auf Grund des für sie typischen 4-Ringes unter dem Begriff der Lactam-Antibiotika zusammengefaßt werden, angegeben; ferner enthält die Tabelle Angaben über die Dosierungsintervalle.

[14] Benemid®

[15] Komplexsalz von 2 Mol. Penicillin G mit 1 Mol. Dibenzäthylendiamin, enthalten im Tardocillin 1200®

Tab. 18.**4**. Biologische Halbwertzeiten und Dosierungsintervalle von einigen Lactam-Antibiotika. p = parenteral, o = oral.

Art des Lactam-Antibiotikums	Biol. Halbwertzeit in Std.	Dosierungsintervall in Stunden	Applikation
Penicillin G	0,5	3–6	p
Oxacillin	0,5	4–6	o, p
Ampicillin	1,5	4–6	o, p
Carbenicillin	1,5	4–6	p
Cephalothin	0,5–0,8	4–6	p
Cephalexin	0,6–1,0	4–6	o

18.3.4. Resorption von Penicillinen nach oraler Zufuhr

Nach oraler Zufuhr von Penicillin G erscheint nur ein kleiner Teil im Blut. Der größte Teil wird im Magen-Darm-Kanal zerstört. Deshalb sind für diese Art der Applikation 8- bis 10mal höhere Dosen notwendig als bei intramuskulärer Injektion. Phenoxymethylpenicillin = Penicillin V ist resistenter gegen die Salzsäure des Magens. Trotzdem besitzt Penicillin V keine wesentlichen Vorzüge vor Penicillin G. Besser oral wirksame Penicilline sind ***Benzathinpenicillin G***[16], ***Phenethicillin*** (Phenoxy-äthyl-penicillin)[17], ***Propicillin*** (Phenoxy-propyl-penicillin)[18] und ***Ampicillin***[19]. In allen Fällen von bedrohlichen Erkrankungen ist es zweckmäßig, die parenterale Zufuhr vorzuziehen, da die enterale Resorption doch eine Unsicherheit in sich birgt. Dies gilt sogar für Ampicillin und das gleichartig wirkende ***Pivampicillin***[20], aus dem Ampicillin frei wird.

18.3.5. Lokale Applikation von Penicillin

Eine lokale Applikation von Penicillin auf Wunden, bei Hautinfektionen und an den Schleimhäuten des Mundes ist ***nicht zweckmäßig***. Wenn Penicillin indiziert ist, so ist die Injektion (oder orale Zufuhr) wirksamer. Außerdem besteht bei jeder Anwendung auf Haut oder Schleimhäuten die erhöhte Gefahr der Sensibilisierung. Dasselbe gilt auch für die Zufuhr als Aerosol, obgleich auf diesem Wege dieselben Blutspiegelwerte erreicht werden wie nach intramuskulärer Injektion.

Bei Meningitis ist nach ***intralumbaler*** Zufuhr nur mit einem langsamen Verschwinden von Penicillin aus dem Liquorraum zu rechnen. Daher dürfen, wenn überhaupt, höchstens im 12-Stunden-Abstand je 10000 I.E. in großer Verdünnung injiziert werden, um schwere neurotoxische Schäden zu vermeiden, die einzigen toxischen (nicht allergischen!) Schäden, die Penicillin verursachen kann (s. unten). Intrapleurale oder intraartikuläre Injektionen können zusätzlich zur Allgemeintherapie gegeben werden.

18.3.6. Pharmakokinetik von Penicillin

Penicillin verteilt sich gleichmäßig im Extrazellulärraum. Es geht auf den Fetus über. Penicillin dringt praktisch nicht in Gehirn, Nerven und Knochen ein. In den Liquor cerebrospinalis, das Kammerwasser des Auges und in die Gelenke vermag es nach mittleren Dosen und unter normalen Verhältnissen nicht oder nur unsicher zu diffundieren, dagegen ist bei entzündlichen Veränderungen der genannten Gewebe die Permeabilität für Penicillin erhöht. Nach sehr hoher Dosierung, zum Beispiel 10 bis 20 Millionen IE täglich, oder nach Behinderung der renalen Penicillinausscheidung durch Probenecid[21] steigt der Blutspiegel auf Werte von 100 bis 300 IE/ml Serum an. Dabei ist auch mit dem Übertritt bakteriostatisch wirksamer Mengen in den Liquor cerebrospinalis zu rechnen. Ein gewisser Anteil der Penicilline wird durch Bindung an die Plasma-Albumin-Fraktion inaktiviert. Da nur das ***freie, ungebundene Penicillin antibiotisch*** wirksam werden kann, ist es wichtig, die Eiweißbindung für jedes einzelne Penicillin-Präparat zu berücksichtigen. Wie aus Tabelle 18.**5** hervorgeht, unterscheiden sich diese Werte erheblich. Ungünstig in Bezug auf die wirksamen Plasmakonzentrationen schneiden alle Penicilline ab, die wesentlich mehr als 50% gebunden sind, günstig dagegen ist Ampicillin. Andererseits ist ein Depot-Effekt bei hoher Eiweißbindung zu erwarten. Dies gilt auch für andere Antibiotika. Penicillin findet sich nach Behandlung der Mutter in Fetalblut und Milch in geringeren Konzentrationen als im mütterlichen Blut.

Tab. 18.**5**. Durch Plasma-Eiweiß-Bindung nicht inaktivierter Anteil verschiedener Penicilline und Cephalosporine (Anhaltswerte).

	nicht gebundener Anteil in %
Ampicillin	80–90
Methicillin	50–70
Penicillin G	40–60
Penicillin V	40–50
Phenethicillin	30–40
Propicillin	≈ 15
Oxacillin	5–12
Cloxacillin	5–10
Dicloxacillin	2–5
Cephaloridin	≈ 23
Cephalotin	≈ 62

[16] Tardocillin-Saft®
[17] Oralopen®, Pen-200®
[18] Baycillin®
[19] Amblosin®, Binotal®
[20] Ampicillin-(pivaloyl-methyl)-ester, Bericillin®, Maxifen®

[21] Benemid®

18.3.7. Penicillinaseresistente Penicilline

Verschiedene Erreger (z. B. einige Staphylokokkenstämme) enthalten das Enzym Penicillinase, das den Laktamring des Penicillin aufspaltet (Penicillin-β-laktamase-1). Dadurch verliert Penicillin seine Wirksamkeit. Die Penicillinaseaktivität kann durch anwesendes Penicillin infolge einer Enzyminduktion wesentlich gesteigert werden, infolgedessen verschlechtert sich die therapeutische Situation. Auch gegen andere, an sich empfindliche Erreger wird Penicillin dann unwirksam. Mitunter sind Wirkungen gegen relativ „resistente" Staphylokokken noch durch sehr große Dosen von Penicillin G zu erzwingen.

Abwandlungen des Penicillinmoleküls haben einige Substanzen ergeben, die durch Penicillinase nicht zerstört werden, zum Beispiel Oxacillin[22]. Es kann per os appliziert werden. Die am Benzolring des Oxacillin einfach (Cloxacillin[23]) bzw. zweifach (Dicloxacillin[24]) mit Chlor substituierten Verbindungen sind qualitativ ähnlich zu bewerten wie die Ausgangssubstanz. Diese Oxacilline werden durch die Nieren so schnell wie Penicillin G ausgeschieden.

18.3.8. Penicilline mit breiterem Wirkungsspektrum

Ampicillin[25] wird zwar durch Penicillinase leicht zerstört, wirkt aber im Gegensatz zu den früheren Penicillinen zusätzlich gegen einige gramnegative Erreger. Es ist per os wirksam. ***Pivampicillin***[26], ein Ester des Ampicillin, wird schneller und besser als dieses enteral resorbiert. Im Plasma zirkuliert auch hier Ampicillin. Bei entsprechender Dosierung werden aber höhere Plasmawerte erreicht, besonders auch bei Kindern. Dies gilt auch für ***Amoxicillin***[27], das eine zusätzliche Hydroxy-Gruppe in 4-Stellung am Benzol-Ring der Seitenkette besitzt. Diese nicht sehr ausgeprägten Vorteile lassen (außer bei Malabsorption oder ampicillinbedingten Durchfällen) Ampicillin weiterhin als Mittel der Wahl erscheinen. Im Plasma zirkuliert auch hier Ampicillin. ***Carbenicillin***[28] (Carboxy-penicillin) entspricht im Wirkungsspektrum dem Ampicillin, zusätzlich wirkt es auf Pseudomonas aeruginosa und einige Proteus-Stämme. Nach oraler Gabe ist es nicht wirksam. ***Azlocillin***[29], ein Vertreter der Acylureidopenicilline, besitzt lediglich die Spezialindikation gegen Pseudomonas aeruginosa.

18.3.9. Nebenwirkungen

Auch nach großen Dosen von Penicillin ist bei parenteraler oder enteraler Zufuhr ***nicht*** mit irgendwelchen ***toxischen Nebenwirkungen zu rechnen.*** Erst exzessiv hohe Dosen, zum Beispiel 20 bis 30 Millionen IE Penicillin G oder mehr können zu ***neurotoxischen Reaktionen*** führen: Bewußtseinstrübung, auch Halluzinationen, Muskelzuckungen, epileptiforme Krämpfe, Koma und eventueller Tod. Außerdem schädigt Penicillin nach intralumbaler oder intrazisternaler Injektion das Zentralnervensystem. Es treten (zum Teil irreparable) motorische und sensible Störungen verschiedener Art auf.

Allergische Reaktionen. Es kann nach Penicillin-Zufuhr zu ***Allergisierung*** kommen. Es handelt sich dabei um eine Gruppenallergie, die sich auf alle Penicilline erstreckt. Bei wiederholten Injektionen ist deshalb Vorsicht geboten, der Patient muß nach Unverträglichkeit früherer Penicillintherapie gefragt werden. Mitunter kann aber auch die erste Injektion bereits heftige Reaktionen zur Folge haben, wohl weil eine Sensibilisierung durch Schimmelpilze oder infolge von Dermatomykosen bereits eingetreten war. Die Reaktionen können sich von leichten Hauteruptionen, Urtikaria bis zu Erscheinungen einer Serumkrankheit oder eines anaphylaktischen Schocks erstrecken.

Besonders häufig werden nach Gabe von ***Ampicillin makulopapuläre Exantheme*** beobachtet, die aber nicht durch eine Gruppeneigenschaft der Penicilline bedingt sind, es besteht in dieser Beziehung keine Kreuzallergie zu anderen Penicillinen. Dagegen betrifft die normale Penicillin-Allergie immer alle Mitglieder dieser Gruppe. Die Allergisierung tritt besonders leicht nach lokaler

[22] Cryptocillin®, Stapenor®
[23] Gelstaph®
[24] Dichlor-Stapenor®, Stampen®
[25] Amblosin®, Binotal®
[26] Bericillin®, Maxifen®
[27] Clamoxyl®
[28] Anabactyl®, Microcillin®
[29] Securopen®

Applikation auf Haut und Schleimhäuten ein. Auf diese Art der Zufuhr sollte deshalb ganz verzichtet werden. Bei Verwendung von Procainpenicillin kann die Sensibilisierung nicht nur gegen Penicillin, sondern auch gegen ***Procain*** zustande kommen. Im letzten Fall kann die Penicillintherapie mit einem procainfreien Präparat weitergeführt werden.

Nach parenteraler Zufuhr sehr großer Dosen von Penicillin-Kalium-Präparaten, etwa bei der Therapie der Endocarditis lenta, können toxische Kaliumwirkungen auftreten. In diesen Fällen müssen Natriumsalze verwendet werden.

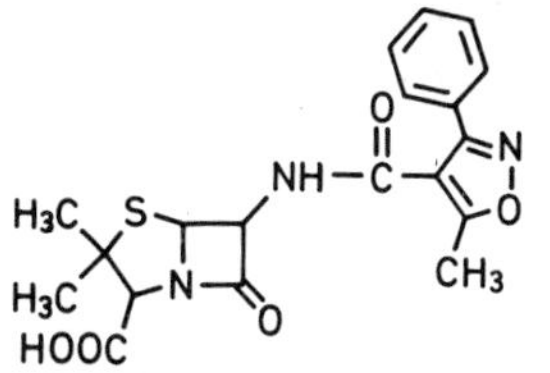

Oxacillin
(5-Methyl-3-phenyl-1,2-oxazol-4-yl)-penicillin

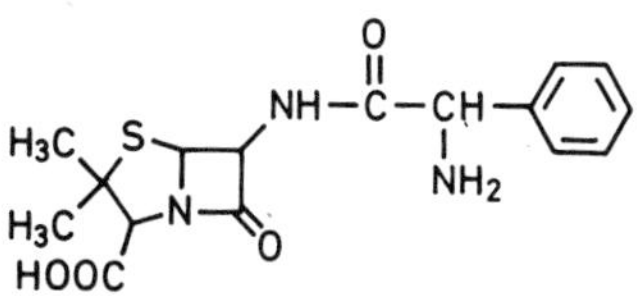

Ampicillin
α-Aminobenzyl-penicillin

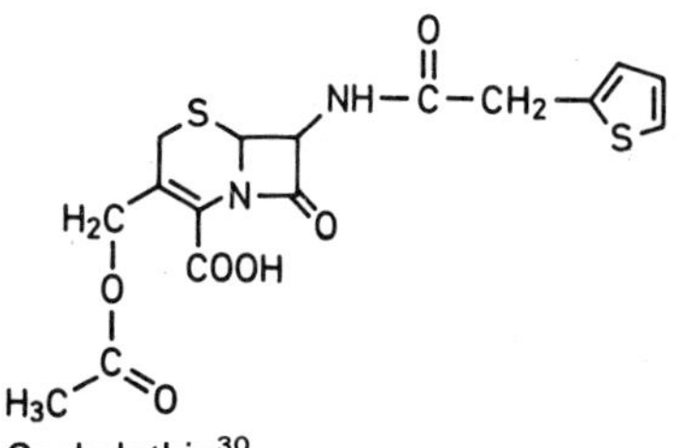

Cephalothin[30]

18.3.10. Indikationen und Anwendung

Penicillin ist bei allen Erkrankungen durch penicillinempfindliche Erreger anderen Mitteln vorzuziehen (s. Tab. 18.**2**). Selbst bei relativ unempfindlichen Erregern, zum Beispiel manchen Staphylokokken, ist es häufig besser, Penicillin in großen Dosen zuzuführen als ein anderes Antibiotikum mit stärkeren Nebenwirkungen. In allen schweren Fällen ist auf orale Gaben zu verzichten; dann ist sogar zur schnelleren Erreichung höherer Blutspiegel Penicillin G im Abstand von 3 Stunden Tag und Nacht intramuskulär zu injizieren, am besten in Kombination mit einem Depotpräparat. Dieses ist in Abständen von 12 bis 24 Stunden zu geben.

[30] Cefalotin®

18.3.11. Dosierung

Die ***üblichen Tagesdosen*** von Penicillin G liegen im Bereich von 1 Million IE = 1 Mega(-Einheit), bei Depot-Penicillinen zwischen 0,6 und 1 Mega IE. Für die Therapie mit extrem hohen Dosen (mehr als 10 Mega IE/die) ist eine intravenöse Infusion mit den entsprechenden Penicillinmengen zu empfehlen.

Bei Infektionen mit unempfindlichen Staphylokokken und bei Endocarditis lenta sind unter Umständen Tagesdosen von 20 bis 40 (bis 100) Millionen I.E. notwendig. Zur Syphilisbehandlung sind Präparate mit längerer Wirkungsdauer im Gebrauch. Sie werden im Abstand von 2 bis 4 Tagen zugeführt, zum Beispiel Depot-Penicillin mit Aluminiummonostearat in öliger Suspension[31]. 7 intramuskuläre Injektionen mit je 1,2 Millionen I.E. genügen für eine einfache Syphilisbehandlung. Mitunter werden höhere Dosen über einen längeren Zeitraum gegeben. Präparate mit noch längerer Wirkungsdauer sind ebenfalls zur Luesbehandlung geeignet und zur Prophylaxe des rheumatischen Fiebers (s. S. 302) sehr zweckmäßig, zum Beispiel Benzathinpenicillin G[32], dessen Wirkung nach intramuskulärer Injektion von 1,2 Mega 3 bis 4 Wochen anhält.

Orale Präparate sollten nur bei Zuständen Verwendung finden, bei denen ein eventuelles Versagen der Behandlung durch zu niedrige Blutwerte nicht zu einer Erhöhung des Krankheitsrisikos führt. Bei der Dosierung ist die Plasma-Eiweiß-Bindung der einzelnen Substanzen zu berücksichtigen (Tab. 18.**5**). Zur ***Verzögerung*** der schnellen ***Ausscheidung*** von Penicillinen sind gleichzeitige orale Gaben von ***Probenecid***[33] zweckmäßig.

Die in der Praxis noch verwendeten ***Kombinations-Präparate von Penicillin mit Streptomycin***[34] sind nicht sinnvoll, da beim Vorliegen einer Mischinfektion die weniger giftigen Tetracycline Besseres leisten würden und die in diesen Fällen vorhandenen Erreger ohnehin meistens nicht Streptomycin-empfindlich sind.

[31] N-Pc „ol"® [32] Im Tardocillin 1200® [33] Benemid®
[34] Double-mycin® bzw. Double-mycin S® enthält 0,5 g bis 1,0 g Dihydrostreptomycin- bzw. Streptomycin-base in einer Dosis!

18.4. Cephalosporine

Aus dem Pilz Cephalosporium lassen sich verschiedene Substanzen mit antibiotischer Wirksamkeit isolieren. Diese Cephalosporine stehen zum Teil den Penicillinen nahe. Durch Abwandlung der nativen Moleküle sind halbsynthetische Antibiotika gewonnen worden: Cephaloridin[35], Cephalothin[36] sowie Cephazolin[37] und die per os wirksamen Cephalexin[38] und Cephradin[39]. Nach parenteraler Zufuhr werden die Substanzen ebenso schnell wie Penicillin G, das heißt in wenigen Stunden, von der Niere ausgeschieden. Sie werden von der üblichen Penicillinase kaum angegriffen, mit einer Zerstörung durch eine β-Lactamase-2, die Cephalosporine und Penicillin angreift, ist dagegen zu rechnen. Sehr viele, zum Teil überflüssige Cephalosporine sind in den Handel gebracht worden.

Cefoxitin[40] ist ein halbsynthetisches Antibiotikum aus Streptomyces lactamdurans. Es hat ein ähnliches Wirkungsspektrum wie die vorigen, ist aber ziemlich Lactamase-resistent. Es wird parenteral zugeführt. Die Substanz sollte nur für sonst therapieresistente Infektionen, vor allem mit gramnegativen Erregern reserviert werden.

Indikationen. Cephalosporine besitzen keine Vorteile gegenüber den klassischen Penicillinen, schon gar nicht gegenüber Ampicillin. Ihre Anwendung sollte auf Grund von Antibiogrammen Spezialfällen vorbehalten bleiben. Ein Vergleich der Wirkungsspektren ist der Tab. 18.**2**. (S. 336) zu entnehmen. Bei Vorliegen einer Penicillinallergie werden die Cephalosporine meistens ohne Schaden stellvertretend benutzt. Allerdings kommen nicht selten gekreuzte Allergien (5–10% der Fälle) und sogar Anaphylaxien vor. Die Dosierung von Cephalothin liegt bei 1 bis 2 g intramuskulär oder intravenös (in jeweils 5 bis 10 Minuten) alle 4 bis 6 Stunden. Cephaloridin führt besonders in Kombination mit den forciert wirkenden Saluretika zu Nierennekrosen, es sollte daher nicht verwendet werden. Cephalothin ist nicht nephrotoxisch und wirksam bei Penicillinase-produzierenden Staphylokokken. Cephalexin und Cephradin sind viel schwächer wirksame Mittel, sie haben dasselbe Wirkungsspektrum wie die vorigen und erfordern etwa doppelte Dosen. Selbst Cephalothin kann in Kombination mit Gentamycin Nierenschäden hervorrufen.

[35] Ceporin®, Cepaloridin®
[36] Cefalotin®
[37] Elzogram®, Gramaxin®, Zolicef®
[38] Ceporex®, Oracef®
[39] Sefril® [40] Mefoxitin®

18.5. Tetracycline

Aus Streptomycesarten werden untereinander chemisch nahe verwandte Antibiotika gewonnen, deren Wirkungen im wesentlichen übereinstimmen: Tetracyclin[41], Chlortetracyclin[42], Oxytetracyclin[43], Doxycyclin (Desoxy-hydroxytetracyclin)[44], Demethylchlortetracyclin[45], Minocyclin[46] und Rolitetracyclin[47].

Diese Substanzen sind per os wirksam. Sie sind wenig toxisch. Ihre ***bakteriostatische Wirksamkeit*** erstreckt sich auf alle Erreger, die durch Penicillin gehemmt werden; darüber hinaus aber auch auf: Escherichia coli, Haemophilus influenzae, Pasteurella tularensis und in geringerem Maße Klebsiella pneumoniae. Außerdem sind Tetracycline noch wirksam bei Shigellainfektionen, Bruzellosen, Rickettsiosen, Cholera, Lymphogranuloma venereum, Trachom, Psittakosis und sogar bei Amöbeninfektionen. Bei Gonorrhoe und Syphilis wirken sie ausreichend, aber schwächer als Penicillin. Infektionen mit Proteus vulgaris oder Pseudomonas aeruginosa (Pyozyaneus) werden nur in Ausnahmefällen günstig beeinflußt. Wegen ihres besonders weiten Wirkungsbereiches wer-

[41] Achromycin®, Hostacyclin®
[42] Aureomycin®
[43] Terramycin®
[44] Vibramycin®
[45] Demeclocyclin, Ledermycin®
[46] Klinomycin®
[47] Reverin®

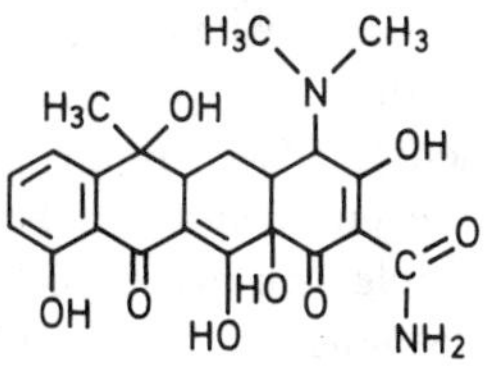

Tetracyclin

den die Tetracycline zu den „*Breitbandantibiotika*" gerechnet. Sie beeinträchtigen die Proteinsynthese, indem sie die Bindung der Transfer-RNS an den Messenger-RNS-Ribosomen-Komplex verhindern. Im Laufe der Zeit haben sich immer mehr tetracyclinresistente Erreger herangebildet. So ist zum Beispiel ein großer Teil der Staphylokokkenstämme gegen alle Tetracycline resistent.

18.5.1. Verhalten im Körper

Die Tetracycline werden vom Magen-Darm-Kanal ***schnell resorbiert***. Da diese Resorption durch Calcium (cave Milchprodukte) verzögert wird, werden den Präparaten mitunter Metaphosphate zugesetzt, um diese Calciumwirkung zu verhindern. Eisen verhindert gleichfalls die enterale Resorption. Einnahme von jeweils 0,25 g eines Tetracyclinpräparates per os in Abständen von 6 Stunden bewirkt ein allmähliches Ansteigen des Blutspiegels innerhalb von 24 Stunden auf Werte von mehreren mg/l, Werte, die bei tetracyclinempfindlichen Keimen meistens ausreichend bakteriostatisch wirksam sind.

Die Plasma-Eiweiß-Bindung beträgt je nach Substanz 20 bis 80% (in folgender Reihenfolge: Tetracyclin = Oxytetracyclin < Rolitetracyclin < Demethychlortetracyclin < Chlortetracyclin < Doxycyclin). Die Serumhalbwertzeiten sind in der Tab. 18.**6** zusammengestellt. Die Halbwertzeiten können bei eingeschränkter Nierenfunktion erheblich länger sein (Kumulationsgefahr). Überhöhte Plasmakonzentrationen von Tetracyclinen schädigen ihrerseits die Nieren zusätzlich.

Tabelle 18.6. Biologische Halbwertzeiten und Dosierungsintervalle von Tetracyclinen

	Biol. Halbwertzeit in Std.	Dosierungsintervalle in Stunden
Tetracyclin	6–9	6–8
Oxytetracyclin	6–9	6–8
Chlortetracyclin	6–9	6–8
Rolitetracyclin*	6–9	6–8
Demeclocyclin	17–20	12
Doxycyclin	17–20	12
Minocyclin	17–20	12

* zur intravenösen Therapie

Die Verbindungen passieren die Plazenta; es liegen im Liquor cerebrospinalis geringere Konzentrationen vor als im Plasma. Bei längerer Zufuhr werden im Liquor ausreichende Konzentrationen erreicht. Die Substanzen werden in Galle, Stuhl und Harn in bakteriostatisch wirksamen Konzentrationen ausgeschieden.

Doxycyclin. Dieses Tetracyclin unterscheidet sich von den anderen Verbindungen durch seine höhere Lipidlöslichkeit. Die renale Elimination ist aufgrund der hohen tubulären Rückresorption sehr niedrig, es wird in konjugierter Form biliär ausgeschieden. Daher kann Doxycyclin auch bei eingeschränkter Nierenfunktion angewendet werden. Die enterale Resorption von Doxycyclin ist sehr gut. Doxycyclin ist daher das Mittel der Wahl für die orale Tetracyclin-Therapie, es ist aber zu beachten, daß die Elimination von Doxycyclin bei einer Enzyminduktion beschleunigt ist. Minocyclin verhält sich pharmakokinetisch zwar ähnlich wie Doxycyclin, ruft aber Nebenwirkungen von Seiten des Zentralnervensystems hervor: Nausea, Ataxie.

18.5.2. Nebenwirkungen

Tetracycline reizen die Schleimhäute des Magen-Darm-Kanals. Außerdem hemmen sie die Wirkung der Fermente des Darmes und des Pankreas. Hinzu kommt die Beeinträchtigung der Darmflora durch die bakteriostatische Wirkung der Substanzen. Verschiedene gastrointestinale Störungen sind die Folge. Da auch in Mund und Vagina die ***normale Flora beeinträchtigt*** wird, können sich dort ebenso wie im Darm pathogene Bakterien, Pilze und Hefen ansiedeln, die sonst durch die autochthonen Bakterien gehemmt werden („***Infektionswandel***"). Dadurch treten gelegentlich seltene Infektionen auf, die bei schlechtem Allgemeinzustand als septische Erkankungen zum Tode führen können. Nach Tetracyclinen kommen Photosensibilisierungen vor, am meisten anscheinend durch Demethylchlortetracyclin. Die Patienten sind vor Sonneneinwirkung zu schützen. Eine leberschädigende Wirkung wurde beim Menschen vorwiegend nach intravenösen Injektionen hoher Dosen beobachtet. Allergische Reaktionen kommen vor, sind aber sehr selten. Tetracycline werden im Skelett, vor allem dem fötalen und wachsenden Skelett abgelagert und führen dort zu Wachstumsstörungen, wahrscheinlich durch Chelatbildung mit Calcium. Ebenfalls werden die wachsenden Zähne geschädigt und durch Einlagerung der Tetracycline gelb bis braun verfärbt. Diese Antibiotika sollen daher nach dem 4. Schwangerschaftsmonat und im Kleinkindesalter (bis zum 8. Lebensjahr) nur aus vitaler Indikation gegeben werden.

18.5.3. Indikationen und Anwendung

Die Tetracycline sind bei allen Infektionen indiziert, die durch die obengenannten Erreger ausgelöst worden sind, soweit diese nicht durch Penicillin gehemmt werden könen. Die Substanzen dieser Gruppe werden meistens in Dosen von täglich 15 bis 30 mg/kg per os zugeführt. Die Dosen von Demethylchlortetracyclin liegen niedriger. Die Abstände zwischen den Einzelgaben richten sich nach der Eliminationsgeschwindigkeit. In derselben Dosierung ist für die parenterale (intramuskuläre, intravenöse) Zufuhr bei oraler Unverträglichkeit oder bei schweren Infektionen Rolitetracyclin[48] (Pyrrolidino-methyl-tetracyclin) geeignet. Leichte Kreislaufreaktionen sind nach intravenöser Injektion selten, doch wurde auch schon über Fälle von schwerem anaphylaktischem Schock (mit tödlichem Ausgang) berichtet.

Die ***Tetracycline*** zeichnen sich durch ein sehr breites antibiotisches Spektrum und durch relativ geringe Nebenwirkungen aus. Daher sind sie, zusammen mit Ampicillin die ***Mittel der ersten Wahl***.

---
[48] Reverin®

18.6. Chloramphenicol

Dieses ursprünglich aus Streptomyces venezuelae gewonnene, jetzt synthetisch hergestellte, bakteriostatisch wirksame Antibiotikum hat mit geringen Ausnahmen ***dasselbe Wirkungsspektrum*** wie die Tetracycline. Chloramphenicol hemmt die Proteinsynthese, weil die Übertragung aktivierter Aminosäuren unterdrückt wird. Die Substanz wird nach oraler Zufuhr ***schnell resorbiert***. Der Blutspiegel hat nach 2 Stunden ein Maximum erreicht. Wegen der schnellen Ausscheidung durch die Niere ist Chloramphenicol nach 8 Stunden nicht mehr im Blut vorhanden. Die Substanz verteilt sich gleichmäßig im Körper, dringt gut in den Liquor- und Pleuraraum ein und passiert die Plazenta.

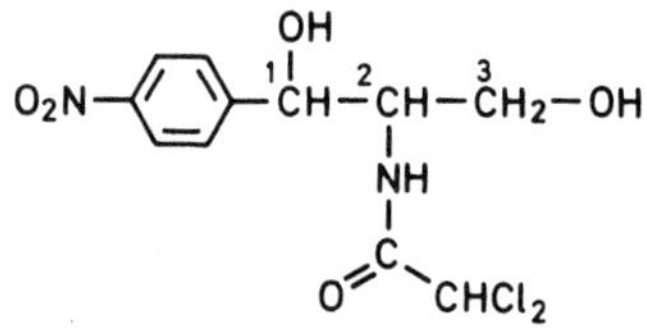

Chloramphenicol[49]
1-p-Nitrophenyl-2-dichlor-acetamido-1,3-propandiol

18.6.1. Nebenwirkungen

Nach längerer Zufuhr (10 Tage und mehr), mitunter auch schon früher, kann es unter Umständen zu schweren toxischen Schädigungen des blutbildenden Apparates kommen, zum Beispiel Agranulozytose, thrombopenische Purpura, die meistens reversibel sind. Davon ist eine zweite seltenere, aber meist tödlich verlaufende Form der Knochenmarksschädigung mit Aplasie und Panzytopenie zu unterscheiden. Sie ist nicht dosisabhängig und tritt oft erst Wochen oder Monate nach der letzten Gabe auf.

---
[49] Chloromycetin®, Leukomycin®, Paraxin®

Chloramphenicol hemmt die mikrosomal gesteuerte Proteinsynthese des Warmblüters, dies macht es verständlich, daß auch die Biotransformation von Arzneimitteln verzögert werden kann, z.B. von Tolbutamid, Phenytoin und Dicumarol. Bei Frühgeborenen und bei reifen Neugeborenen im 1. Lebensmonat kann bei unvorsichtiger Dosierung das sogenannte „Grausyndrom" entstehen (aufgetriebener Leib, blasse Zyanose, peripherer Kreislaufkollaps), das manchmal zum Tode führt (s. dazu S. 38).

Bei Typhus muß die Therapie mit kleinen Dosen begonnen werden. Sonst besteht die Gefahr der Herxheimer-Reaktion; das heißt, durch den zu schnellen Zerfall der Bakterien wird der Körper mit freiwerdendem Endotoxin überschwemmt. Es kann ein schwerer, eventuell tödlicher Kreislaufschock entstehen.

18.6.2. Indikationen und Anwendung

Chloramphenicol ist niemals ein Mittel der ersten Wahl! Die Indikationen für Chloramphenicol sollen beschränkt bleiben auf Erkrankungen, die durch andere Mittel nicht erfolgreich behandelt werden können. Dies sind z.B. Ampicillin-resistente H.-influenzae-Meningitis und manche Fälle von sonst therapieresistenter Pyelonephritis. Das Hauptindikationsgebiet war bisher der Typhus abdominalis, aber auch bei dieser Infektion besteht die Möglichkeit, andere Mittel primär einzusetzen, wie Ampicillin und Cotrimoxazol[50]. Im Falle der ungenügenden Wirkung muß Chloramphenicol eingesetzt werden: Die Tagesdosis, die gleichmäßig auf anfangs 6, später 4 Einzeldosen verteilt werden muß, beträgt 30 bis 40 mg/kg per os, bei Typhus am ersten Tag 10 mg/kg. In geeigneten Präparaten kann Chloramphenicol auch parenteral verabreicht werden, rektal nur mit einem, nicht vertretbaren großen Unsicherheitsfaktor.

[50] Bactrim®, Eusaprim®

18.7. Aminoglycoside

Folgende Antibiotika werden auf Grund ihres chemischen Aufbaus als Aminoglycoside zusammengefaßt: Streptomycin, Neomycin, Kanamycin, Paromomycin, Gentamycin und einige verwandte Substanzen. Auch in pharmakologischer Hinsicht bestehen nahe Beziehungen: Störung der Proteinsynthese in Bakterien, antibakterielles Spektrum, schlechte enterale Resorbierbarkeit, toxische Nebenwirkungen. Alle Aminoglycoside können nephrotoxisch wirken und schädigen den N. statoacusticus und wirken in dieser Hinsicht additiv. Angriffspunkte sind die sensorischen Zellen in Kochlea und Labyrinth.

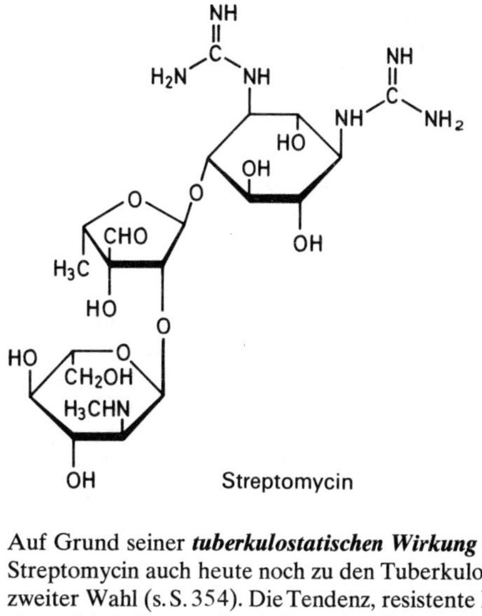

Streptomycin

18.7.1. Streptomycin

Streptomycin ist ein Antibiotikum aus Streptomyces griseus, einem Strahlenpilz (Actinomyces). Es handelt sich um eine Base, die meist als Sulfat im Handel ist.

Auf Grund seiner ***tuberkulostatischen Wirkung*** gehört Streptomycin auch heute noch zu den Tuberkulostatika zweiter Wahl (s.S. 354). Die Tendenz, resistente Bakterien zu hinterlassen, gilt wie für andere Erreger, auch für die Tuberkelbakterien, besonders bei Verwendung großer Dosen. Streptomycin wird vom Magen-Darm-Kanal praktisch nicht aufgenommen. Nach den üblichen intramuskulären Injektionen werden 30 bis 60% der Substanz in 12 Stunden durch die Nieren ausgeschieden, der Rest, soweit er nicht abgebaut ist, in den folgenden 12 Stunden. Bei ***Nierenfunktionsstörungen*** ist die Ausscheidung verzögert.

Streptomycin verteilt sich im Extrazellulärraum. In den Liquor cerebrospinalis dringt es nur bei einer bestehenden Meningitis ein. Im normalen Liquor ist es nicht nachweisbar. Es vermag gut in die Flüssigkeit des Auges, Innenohres und des Peritoneum überzugehen. Im Fetus finden sich halb so hohe Blutwerte wie bei der Mutter.

Nebenwirkungen. Streptomycin wirkt lokal reizend. Dies ist bei Injektionen und besonders bei intralumbaler Zufuhr zu berücksichtigen. Außerdem sind nach Kontakt der Haut mit Streptomycin Allergisierungen, auch beim Pflegepersonal, möglich. Die am meisten gefürchtete Nebenwirkung ist die ***Schädigung des 8. Hirnnerven***, die sich oft zuerst in Störungen von seiten des N. vestibularis und später oder gleichzeitig des N. acusticus zeigt. Nach täglichen Gaben von 1 g Streptomycin ist nach 4 Monaten in 10 bis 20%, nach 2 g täglich in ca. 80% der Fälle mit Vestibularisschädigungen zu rechnen. Nach Tagesdosen von 0,75 g ist die Häufigkeit von Gleichgewichtsstörungen beträchtlich reduziert. Die Akustikusschädigung kann sich nicht nur durch Taubheit, sondern auch durch störende Ohrgeräusche äußern, die trotz Taubheit noch weiter empfunden werden.

Alle Hirnnervenschädigungen sind irreversibel. Sie können sich auch noch einige Zeit nach Absetzen der Medikation verschlimmern. Die Vestibularisschäden lassen sich weitgehend durch Hilfe der Augen und kompensatorische Reflexe aufheben, dagegen ***nicht*** die Hörschäden. ***Laufende Hörprüfungen*** sind deshalb während der Streptomycintherapie nötig. Eine vorher durchgeführte Prüfung ist zweckmäßig, weil ein vorgeschädigtes Hörorgan empfindlicher ist. Mit Schädigungen des foetalen 8. Hirnnerven ist zu rechnen. Entgegen der immer wieder aufgestellten Behauptung vermag Pantothensäure die schädigende Wirkung von Streptomycin auf Gleichgewicht und Gehör ***nicht*** zu vermindern.

Streptomycin ist in normaler Dosierung bei ***Nierenstörungen*** ebenso ***toxisch*** wie eine Überdosierung bei ungestörter Nierenfunktion. Es ist zweckmäßiger, häufiger kleine Dosen zu geben als intermittierend große Dosen. Aber auch bei normaler Dosierung und bei gesunden Nieren kann unter Umständen eine Schädigung der Epithelzellen der proximalen Tubuli nachgewiesen werden.

Indikationen und Anwendung. Wegen der Resistenz der meisten Bakterienstämme gegen Streptomycin und des Risikos der Nebenwirkungen soll das Mittel nur noch bei Tuberkulose verwendet werden (s. S. 354).

18.7.2. Neomycin

Dieses aus Streptomyces fradiae gewonnene Antibiotikum hemmt zahlreiche grampositive und gramnegative Bakterien und ist außerordentlich widerstandsfähig gegen Lagerung, Hitze, Verdauungsfermente usw. Als Neomycinsulfat[51] wird es meistens für die lokale Applikation bei infektiösen Hauterkrankungen, wie pyogenen oder sekundär infizierten Dermatosen, Ulzerationen, sekundär infizierten Brandwunden, ferner auch bei Konjunktivitis, Hordeolum usw. verwendet. Da Neomycin vom Magen-Darm-Kanal nicht resorbiert wird, hemmt es bei oraler Zufuhr das Bakterienwachstum im Darm. Auf diese Weise läßt sich der Darm vor Operationen durch Dosen von insgesamt etwa 9 g per os in 24 Stunden ziemlich weitgehend von Bakterien befreien. Die danach folgenden infektiösen Komplikationen durch andere ungewöhnliche Keime können aber zu bedenklichen Erkrankungen führen. Andererseits kann durch die Hemmung des Wachstums der Darmbakterien die Ammoniakbildung beim Coma hepaticum stark gesenkt werden, so daß die Eiweißtoleranz beträchtlich ansteigt. Nur bei vitaler Indikation darf Neomycin intramuskulär zugeführt werden, etwa bei schweren Infektionen mit Proteus oder Pyozyaneus. Dabei ist mit Schädigungen des N. acusticus und der Nieren sowie mit einer gewissen curareartigen Wirkung ebenso wie nach Polymyxinen zu rechnen.

18.7.3. Paromomycin[52]

Dieses aus Streptomyces rimosus gewonnene Antibiotikum hat eine ähnliche Indikation wie Neomycin. Außer seiner Wirkung gegen bakterielle Infektionen des Darmes hat es auch amöbicide und vermicide Eigenschaften.

18.7.4. Kanamycin[53]

Kanamycin wird aus Stämmen von Streptomyces kanamyceticus gewonnen. Es handelt sich um eine polybasische Substanz, die aus zwei Aminozuckern in glykosidischer Bindung an Desoxystreptamin besteht. Die antibakterielle Wirkung in vitro gleicht der von Neomycin fast vollständig. Es ist aber auch wirksam gegen die meisten Staphylokokken und Tuberkelbakterien. Kanamycin ist unwirksam gegen Streptokokken, Pneumokokken und Clostridien. Leider ist mit einer schnellen Entwicklung von kanamycinresistenten Erregern zu rechnen. Mit Penicillin und Breitspektrumantibiotika besteht dann keine gekreuzte Resistenz, dagegen mit Neomycin. Kanamycin wird kaum vom Magen-Darm-Kanal aufgenommen, es passiert die Blut-Hirn-Schranke nur bei Meningitis. Zur Erhaltung wirksamer Blutspiegel müssen die intramuskulären Injektionen in 8- bis 12-Stunden-Abständen wiederholt werden.

---

[51] Bykomycin® [52] Humatin®
[53] Kanamytrex®, Resistomycin®

Nebenwirkungen. Kanamycin kann in Abhängigkeit von der Höhe der Dosis und der Behandlungsdauer bei jedem Menschen eine ***irreversible Schädigung des N. cochlearis*** erzeugen. Ständige Hörproben sind nötig, aber Taubheit, Schwindel und Ohrensausen können auch noch nach Absetzen des Mittels auftreten. Die ototoxischen Wirkungen von Kanamycin, Streptomycin und Neomycin addieren sich. Die nach Kanamycin unter Umständen auftretenden nephrotoxischen Wirkungen sind bei vorher Nierengesunden reversibel. Eine gewisse schmerzhafte lokale Reizwirkung ist nach intramuskulärer Injektion bemerkbar. Allergische Reaktionen sind selten zu beobachten.

Indikationen. In Anbetracht der Ototoxizität ist es nötig, in jedem Falle die Indikation sehr scharf abzuwägen und mit möglichst niedrigen Dosen und kurzer Behandlungsdauer auszukommen. Tagesdosen von 15 mg/kg sollten nicht überschritten werden; bei Nierenerkrankungen sind noch geringere Dosen angezeigt. Intramuskuläre Zufuhr kommt vor allem bei Infektionen mit gramnegativen Erregern in Betracht, die gegen andere Antibiotika resistent sind, eventuell auch Gaben per os bei Infektionen mit Salmonellen und Shigellen in Tagesdosen von 15 bis 30 mg/kg. Zur präoperativen Behandlung des Darmes und bei Coma hepaticum ist es in ähnlicher Weise verwendbar wie Neomycin.

18.7.5. Gentamycin[54]

Es besitzt das größte Wirkungsspektrum aus der Gruppe der Aminoglycoside und kann daher noch gegen Stämme verwendet werden, die gegen Neomycin oder Kanamycin resistent sind. Auch dieses Antibiotikum kann den 8. Hirnnerv und die Nieren schädigen. Es wird gegen Infektionen mit Pseudomonas aeruginosa, E.coli, Proteus-Stämmen, Klebsiellen und Staphylokokken mit Erfolg gegeben, besonders wenn es sich um Infektionen der Harnwege oder nach Verbrennungen (auch lokale Anwendung) handelt.

[54] Refobacin®, Sulmycin®

18.7.6. Spectinomycin[55]

Dieses Aminoglykosid aus Streptomyces spectabilis hat zwar ein breiteres Wirkungsspektrum, aber nur eine geringe antibakterielle Wirkung. Allerdings ist es gut wirksam gegen ***Gonokokken.***

Indikation: Bei Gonorrhöe ist eine einmalige Injektion von Spectinomycin in 90 bis 95% der Fälle wirksam. Das Mittel sollte nur bei Penicillin-Resistenz oder -Allergie verwendet werden, um eine Resistenzbildung zu vermeiden. Die Dosis ist für die intraglutäale Injektion bei Männern 2 g, bei Frauen 4 g, auf beide Gesäßhälften verteilt.

18.7.7. Tobramycin[56]

Es stammt aus Streptomyces tenebrarius und verhält sich ähnlich wie Gentamycin. Seine Besonderheit ist die gute Wirkung gegen Pseudomonas aeruginosa, u.U. auch bei Gentamycin-Resistenz.

18.7.8. Sisomycin[57]

Diese Substanz zeigt Wirkungen bei Proteus, Enterobacter und Klebsiellen. Sie verhält sich ähnlich wie Gentamycin.

18.7.9. Amikacin[58]

Es besitzt ein ähnliches Wirkungsspektrum wie Gentamycin und mag für spezielle Keime (Pseudomonas aeruginosa) manchmal vorteilhaft sein.

[55] Actinospectacin, Stanilo®
[56] Gernebcin®
[57] Extramycin®
[58] Biklin®

18.8. Erythromycin-Gruppe, Makrolide

Die Antibiotika dieser Gruppe besitzen ein makrozyklisches Laktongerüst: Makrolide. ***Erythromycin***[59], ein aus Streptomyces erythreus gewonnenes Antibiotikum hat ein zwischen Penicillin und Tetracyclinen einzuordnendes Wirkungsspektrum. Die Substanz sollte vor allem bei Penicillinallergie und zur Behandlung von Infektionen mit Penicillin- oder Tetracyclin-resistenten Staphylokokken und Enterokokken verwendet werden. Allerdings können auch Erythromycin-resistente Staphylokokken entstehen. Erythromycin ist in den üblichen Dosen bakteriostatisch wirksam. Da es durch Säure zerstört wird, muß es in magensaftunlöslichen Kapseln zugeführt werden. Es wird gewöhnlich in Dosen von 0,3 bis 0,4 g per os im Abstand von 6 Stunden verabreicht.

[59] Erycin®

Nebenwirkungen von seiten des Magen-Darm-Kanals können vorkommen (Nausea, Erbrechen und Durchfälle). Nach Zufuhr des säurestabilen, daher stärker wirksamen wasserlöslichen Propionyl-Erythromycin-Laurylsulfat[60] sind in 2–4% der Fälle intrahepatische Cholestasen oder toxische Leberschädigungen beobachtet worden. Derartige Nebenwirkungen sind nach Stearat für die orale Zufuhr und nach Äthylsuccinat bzw. Lactobionat für die intramuskuläre bzw. intravenöse Injektion nicht beschrieben worden[61].

Oleandomycin[62] und ***Spiramycin***[63] sind weitere Antibiotika aus Streptomycesstämmen. Sie haben praktisch dasselbe Wirkungsspektrum wie Erythromycin. Da die drei genannten Stoffe gekreuzte Resistenz untereinander zeigen und auch dieselben Nebenwirkungen haben, sind ihre Indikationen und die Begrenzung ihrer Verwendung dieselben.

Lincomycin[64] **und Clindamycin**[65] zeigen ein ähnliches Wirkungsspektrum wie Erythromycin, sind aber keine Makrolide. Da sie sich relativ stark im Knochengewebe anreichern, werden Lincomycin und Clindamycin besonders bei Osteomyelitis empfohlen. Sie können als Alternative zu Chloramphenicol angesehen werden in Fällen von Anaerobier-Infektionen, die therapieresistent sind. Die Anwendung ist durch die Gefahr schwerer Nebenwirkungen, wie einer pseudomembranösen Enterokolitis, die tödlich verlaufen kann, begrenzt.

---

[60] Neo-Erycin®, Neo-Ilotocin®

[61] Erytrocin®-Präparate

[62] Oleandocyn®

[63] Selectomycin®

[64] Cillimycin®

[65] 7-Chlor-7-desoxy-lincomycin, Sobelin®

18.9. Polypeptide

18.9.1. Bacitracin

Bacitracin ist ein aus Bacillus subtilis gewonnenes bakterizides Gemisch von Polypeptiden mit einer Wirkung gegen zahlreiche grampositive Erreger, wie Staphylokokken, Streptokokken, Pneumokokken, anaerobe Kokken, Clostridien, ferner auch Spirochäten, Amöben, Gonokokken und Meningokokken. Es ist unwirksam gegen die meisten aeroben gramnegativen Bakterien. Ähnlich wie Penicillin hemmt Bacitracin den Aufbau der Bakterienzellwand. Die Substanz beeinflußt oft Infektionen, die auf Penicillin nicht ansprechen. Bacitracin wird weder aus dem Magen-Darm-Kanal noch nach lokaler Applikation aus den Meningealräumen resorbiert. Es findet häufig kombiniert mit Neomycin Verwendung zur lokalen Behandlung von Infektionen der Haut und der Schleimhäute[66]. Für die Behandlung von Systemerkrankungen wird die Substanz mit Rücksicht auf die nephrotoxische Wirkung nur bei vitaler Indikation verwendet, wenn andere Mittel versagen. Bacitracin wird dann in Tagesdosen von höchstens 100000 I. E. intramuskulär auf 3 Teildosen verteilt injiziert. Die Tagesdosen bei oraler Zufuhr sind gleichfalls etwa 100000 I. E. Äußerlich werden Salben und Lösungen mit etwa 500 I. E./g angewendet.

---

[66] Nebacetin® ist ein Gemisch aus Neomycin und Bacitracin

18.9.2. Polymyxin B

Aus dem sporenbildenden Erdbazillus Bacillus polymyxa wurden einige bakterizide Polymyxine gewonnen, von denen Polymyxin B am wenigsten giftig ist. Es handelt sich um ein basisches Polypeptid mit dem Mol.-Gewicht von ~ 1000. Es erhöht die Permeabilität der bakteriellen Zytoplasmamembran, so daß niedermolekulare Stoffe verlorengehen. Polymyxin ist nur gegen gramnegative Erreger wirksam, vor allem gegen Pseudomonas aeruginosa, Aerobacter aerogenes, Escherichia coli, die Shigellagruppe und Haemophilus influenzae. Eine Entwicklung von resistenten Keimen scheint nicht vorzukommen. Bei Systemerkrankungen muß Polymyxin B als Sulfat intramuskulär auf 6- bis 8-Stunden-Abstände verteilt injiziert werden, möglichst nicht über 2,5 bis 3 mg/kg täglich, bei Meningitis zusätzlich intralumbal. Mit einer Resorption aus dem Magen-Darm-Kanal ist nicht zu rechnen. Für die lokale enterale Therapie sind orale Gaben von 4mal täglich 75 bis 100 mg notwendig. Die Substanz hat neurotoxische und nephrotoxische Nebenwirkungen. Parästhesien, Schwindel, Benommenheit, Reizbarkeit und Fieber kommen vor. Die Nierenfunktion ist besonders bei vorher geschädigter Niere zu kontrollieren.

Polymyxin E (Colistin) ist ein aus dem sporenbildenden Bacillus colistinus gewonnenes zyklisch gebautes Polypeptid mit bakteriziden Eigenschaften, die wie auch die

Nebenwirkungen weitgehend mit denen von Polymyxin B übereinstimmen

18.9.3. Tyrothricin

Tyrothricin[67] wird aus dem sporenbildenden Bodenbakterium Bacillus brevis gewonnen. Es besteht aus den beiden Polypeptiden Gramicidin und Tyrocidin. Die Wirksamkeit erstreckt sich auf grampositive Mikroorganismen und auf Pilze. Die Substanz ist nur für lokale Applikation auf Wunden oder zur Spülung von Körperhöhlen oder zur Inhalation verwendbar, nicht zur oralen oder parenteralen Zufuhr. Wegen der Gefahr der Reizwirkung auf die Meningen sind Spülungen in der Nähe des Subarachnoidalraumes zu vermeiden. Die wirksame Konzentration von Tyrothricin für die lokale Applikation ist etwa 0,25 bis 0,5 mg/ml.

[67] Tyrosolvin®, Tyrocid®

18.10. Antibiotika mit Wirkungen gegen Pilze

Nystatin[68] ist ein aus Streptomyces noursei gewonnenes Antibiotikum, das mitunter zur lokalen Behandlung von Candida-albicans-Infektionen von Mundhöhle und Vagina erfolgreich verwendet werden kann. Es ist zur Behandlung und Prophylaxe von Darminfektionen bei genügend hoher Dosierung auch geeignet. Die Dosierung beträgt alle 8 Stunden 500000 E per os.

Amphotericin B ist ein Antibiotikum aus Streptomyces-nodosus-Stämmen mit einer mehr ***fungistatischen als fungiziden*** Wirkung. Es kommt in Betracht bei Histoplasmose, Blastomykose, manchen Infektionen mit Cryptococcus neoformans (Torula histolytica), anderen Pilzen, vor allem gegen Candida. Amphotericin B muß intravenös mit einer Dauerinfusion zugeführt werden, da es nach oraler Zufuhr nicht systemisch wirksam ist. Dagegen kann es oral gegeben zur Sanierung des Magen-Darm-Kanals gegeben werden[69]. Wegen starker lokaler Reizwirkung sind große Verdünnungen bei den intravenösen Infusionen, aber auch bei der eventuellen Injektion in den Liquorraum bei Meningitis herzustellen. Tagesdosen sind 0,25 bis 1 mg/kg. Die Therapie ist mindestens 4 bis 8 Wochen durchzuführen.

Nebenwirkungen können in Form von verschiedenen allergischen Reaktionen auftreten. Leibschmerzen, Durchfälle, Appetitlosigkeit kommen vor. Mit Schädigungen der Nierenfunktion ist zu rechnen; dabei werden die Blutwerte für Harnstoff und Reststickstoff erhöht.

Nystatin und Amphotericin B sind chemisch nahe verwandt und gehören zu den **Polyen-Antibiotika**. Sie haben die Fähigkeit, sich zusammen mit Cholesterin in biologische Membranen so einzulagern, daß eine hydrophile Pore entsteht. Damit gewinnen sie die Eigenschaft von ***Ionophoren.***

Griseofulvin[70] ist ein aus Schimmelpilzen gewonnenes Antibiotikum, das nach längerer Zufuhr per os in Haut, Haare und Nägel eingelagert wird, so daß es dort ***fungistatisch*** bei verschiedenen Erkrankungen, wie Mikrosporie, Trichophytie und Epidermophytie, wirken kann. Die Therapie muß wochenlang, bei Beteiligung der Nägel viele Monate lang durchgeführt werden. Dies ist notwendig, weil Griseofulvin nur in neugebildetes Keratin eingebaut wird und dieses vor Pilzbefall schützt. Auf die sonst übliche lokale Behandlung soll nicht verzichtet werden. Griseofulvin ist unwirksam gegen Candida albicans, Pityriasis versicolor, Erythrasma, ferner auch gegen Aktinomy-

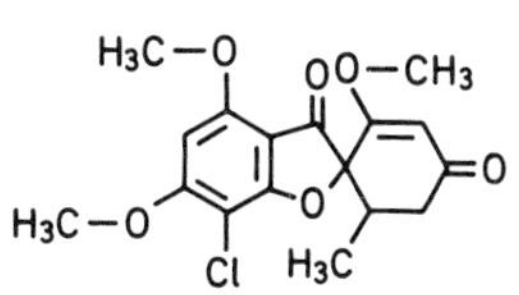

Griseofulvin

[68] Moronal®, Mycostatin®

[69] Ampho-Moronal®

[70] Likuden®

ceten und Bakterien. Tagesdosen von 0,5 bis 1 g, auf 2 bis 4 Einzelgaben verteilt, sind meistens ausreichend, bei schwereren Erkrankungen müssen sie eventuell vorübergehend auf 2 g gesteigert werden. Störungen von seiten des Magen-Darm-Kanals kommen vor, außerdem auch verschiedene ***allergische Reaktionen*** der Haut und serumkrankheitsähnliche Syndrome. Die manchmal beobachteten ***Leukopenien*** und ***Schädigungen der Nierenfunktion*** waren bisher immer reversibel. Mitunter auftretende Kopfschmerzen verschwinden nach einigen Wochen trotz fortgesetzter Behandlung. Nach Tagesdosen von 2 g sind in einigen Fällen Verwirrtheitszustände beobachtet worden, dagegen zeigte sich in derselben Dosierung auch nach 3 bis 6 Monaten keine Störung der Spermatogenese, obgleich die Substanz wie Colchicin die Zellteilung in der Metaphase hemmt. 30 bis 50% der Patienten zeigen splitterförmige Blutungen unter den Nägeln.

18.11. Tuberkulostatika

Zur Chemotherapie der Tuberkulose steht eine Reihe von gut wirksamen Substanzen zur Verfügung. Die Behandlung wird grundsätzlich zunächst mit einer Kombination von drei Pharmaka begonnen und später mit zwei Substanzen fortgesetzt. Über Kombinationspräparate s. S. 35 und 335.

Für die Behandlung der Tuberkulose hat sich eine ***Kombinationstherapie*** aus folgenden Gründen bewährt:

❶ Die Population von Mykobakterien enthält stets einige gegen ein Chemotherapeutikum resistente Erreger. Diese vermehren sich zunehmend (Selektion) und das Mittel wird unwirksam. Bei Kombination von drei Tuberkulostatika ist bisher noch keine Resistenzentwicklung bekannt geworden.

❷ Die chemotherapeutischen Wirkungen addieren sich, so daß kleinere Dosen von jedem Pharmakon ausreichen. Allerdings muß von jeder Substanz eine genügende antibakterielle Serumkonzentration erreicht werden.

Da die Dosierung der jeweiligen Einzelsubstanz geringer ist als bei einer Monotherapie, ist mit geringeren Nebenwirkungen zu rechnen; denn die Nebenwirkungen der Komponenten sind unterschiedlich und addieren sich dementsprechend nicht.

Unter der großen Zahl der mehr oder weniger gut gegen Tuberkelbakterien wirksamen Substanzen haben sich besonders drei Stoffe als „***Mittel der ersten Wahl***" bewährt: ***Isoniazid, Rifampicin*** und ***Ethambutol***. Auch das früher als tragende Säule der Therapie geltende Streptomycin ist noch wichtig, wenn eines der genannten Mittel nicht in Betracht kommt. p-Aminosalicylsäure (PAS) war früher gleichfalls unentbehrlich. In Anbetracht der nicht immer gleichgültigen Nebenwirkungen (s. unten) wird das Mittel nur unter besonderen Bedingungen verwendet.

Reservemittel. So werden einige Substanzen genannt, die gleichfalls gewisse Wirkungen gegen Tuberkelbakterien haben. Sie wurden früher relativ häufiger bei sonst resistenten Erregern eingesetzt. Ihre Bedeutung hat beträchtlich abgenommen. Hier wären als Beispiele zu nennen: Streptomycin, Kanamycin, Viomycin, Cycloserin und Tetracycline.

18.11.1. Isoniazid

Isoniazid[71] ist das Tuberkulostatikum mit den vielseitigsten Verwendungsmöglichkeiten. Es wirkt in vitro schon in Konzentrationen von ~ 0,05 mg/l hemmend auf Tuberkelbakterien, während die entsprechenden Konzentrationen von

[71] Neoteben®, Rimifon®

Streptomycin etwa 10mal, von p-Aminosalicylsäure noch erheblich höher liegen müssen.

Wirkungsmechanismus. Isoniazid dringt leicht in das Mycobacterium tuberculosis ein und wird dort von den im Zytoplasma vorhandenen Enzymen Katalase und Peroxidase zur Isonicotinsäure oxydiert, die dann mit der lebensnotwendigen Nicotinsäure im Bakterienstoffwechsel interferiert. Die Isonicotinsäure besitzt andere Löslichkeitseigenschaften als Isoniazid; über die Bedeutung dieses Wandels für die Pharmakokinetik s. S. 26.

Pharmakokinetik. Isoniazid wird vom Magen-Darm-Kanal gut und schnell ***resorbiert***. Die Substanz verteilt sich gleichmäßig im gesamten Körper. Sie passiert die Plazenta und dringt in alle Körperflüssigkeiten einschließlich des Liquor cerebrospinalis ein. Dies ist für die Behandlung und Prophylaxe der tuberkulösen Meningitis ausschlaggebend. Nach intramuskulärer Injektion ist der Verlauf der Blutspiegelkurve ähnlich wie nach oraler Zufuhr. Während im Harn ca. 10% unverändert ausgeschieden werden, erscheint der größte Teil in bakteriostatisch unwirksamer Form als Acetylierungsprodukt im Harn (über „Schnell- und Langsam-Acetylierer" s. auch S. 37).

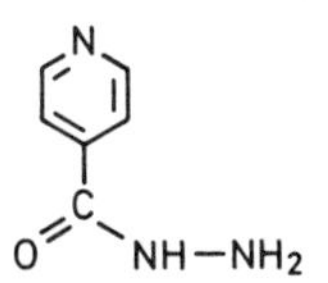

Isoniazid, INH
Isonicotinsäurehydrazid

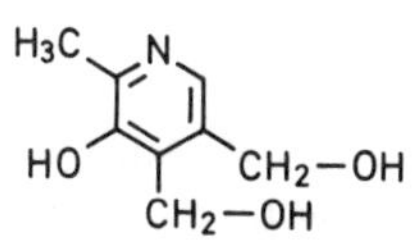

Pyridoxin, Vitamin B_6

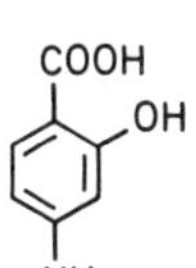

p-Aminosalicylsäure (PAS)

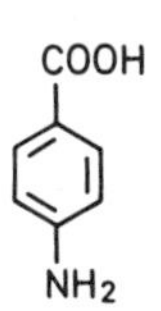

p-Aminobenzoesäure

Nebenwirkungen. Sie sind bei der stets notwendigen längeren Zufuhr von Isoniazid vorwiegend von seiten des Zentralnervensystems zu beobachten. Dabei kann es zu Schwindel, Kopfschmerzen, Benommenheit, Hyperreflexie, Muskelzuckungen, Parästhesien und sehr selten Encephalopathien kommen, ferner auch zu Trockenheit des Mundes und Störungen von seiten des Magen-Darm-Kanals und der Blase. Selten sind auch Leberschädigungen und Agranulozytosen beschrieben worden. Die Störungen des peripheren Nervensystems lassen sich durch gleichzeitige Gabe von Pyridoxin bessern, ohne bei der üblichen Dosierung den chemotherapeutischen Effekt abzuschwächen. Anscheinend werden die sich am Zentralnervensystem abspielenden Nebenwirkungen durch Gabe von Glutaminsäure günstig beeinflußt.

Anwendung. Die Anwendung von Isoniazid erstreckt sich auf die Tuberkulosebehandlung und -prophylaxe. Die Dosen liegen bei täglich 4 bis 5 mg/kg per os. Nur bei Meningitis tuberculosa und Miliartuberkulose sind die Dosen vorübergehend zu verdoppeln. Die parenterale Zufuhr bringt keine Vorteile. Die ***Chemoprophylaxe*** mit Isoniazid bei ***tuberkulinnegativen Kindern*** in der Umgebung einer offenen Tuberkulose oder auch die ***präventive Chemotherapie*** bei ***tuberkulinpositiven Kindern***, nach Masern und Keuchhusten hat sich bewährt. Auch zur Rezidivprophylaxe bei Kindern und Erwachsenen wird Isoniazid verwendet.

Interferenzen. Isoniazid steigert die Krampfbereitschaft, wenn es kombiniert mit zentralen Stimulantien gegeben wird. Es interferiert mit dem Metabolismus von Phenytoin und umgekehrt. Bei gleichzeitiger Behandlung mit p-Aminosalicylsäure wird die Eliminationsgeschwindigkeit von Isoniazid wesentlich verlangsamt.

18.11.2. Rifampicin

Rifampicin[72] gehört zu der Gruppe der Rifampicine, dies sind komplexe, makrozyklische Anti-

[72] Rimactan®

biotika aus Streptomyces mediterranei. Es findet vorwiegende Anwendung zur Behandlung der Tuberkulose. Der ***Wirkungsmechanismus*** ist nicht genau bekannt. Es beeinträchtigt die bakterielle RNS-Synthese durch Beeinflussung der DNS-abhängigen RNS-Polymerase. Es ist nicht ausgeschlossen, daß ähnliche Wirkungen auch in Warmblüterzellen auftreten können, denn die Substanz ist teratogen bei Tieren. Rifampicin darf daher nicht während der ersten 3 Monate der Schwangerschaft gegeben werden. Auch bei Therapiebeginn muß eine Gravidität ausgeschlossen sein. Unter einer Rifampicin-Therapie ist mit einem beschleunigten Abbau von Östrogenen auf Grund einer Enzyminduktion in der Leber zu rechnen (s. auch S. 20 und 40).

Rifampicin ist per os gut wirksam und verteilt sich gleichmäßig im Körper, einschließlich des Liquor cerebrospinalis. Die höchste Konzentration findet sich in Leber und Galle.

Indikationen. Die Indikation für Rifampicin ist vor allem die Tuberkulose und zwar im Rahmen der Kombinationstherapie. Die Nebenwirkungen sind meistens erträglich. In Anbetracht des ***sehr breiten Wirkungsspektrums***, das grampositive und gramnegative Erreger umfaßt, könnte man versucht sein, das Mittel auch als Mittel für Problemkeime zu benutzen. Diese Therapie sollte aber auf wirkliche Ausnahmefälle beschränkt und nur sehr kurz durchgeführt werden. Es besteht sonst die ***Gefahr*** gegen ***Rifampicin resistente Tuberkelbakterien*** zu erzeugen.

Nebenwirkungen. Leichte Leberfunktionsstörungen sind relativ häufig, selten treten schwere toxische Leberschäden auf. Ferner werden gastrointestinale Beschwerden und Hautreaktionen berichtet. Bei intermittierender Therapie besteht die Gefahr, daß immunpathologische Reaktion mit Fieber, Blutdyskrasien und Schockzustände auftreten. Rifampicin muß daher unbedingt regelmäßig, d. h. täglich gegeben werden. Es sei noch vermerkt, daß Serum und Urin orangerot verfärbt sind.

Die ***Tagesdosen*** liegen je nach Körpergewicht zwischen 500 und 800 mg einmal täglich in Kombination mit anderen Tuberkulostatika.

18.11.3. Ethambutol

Ethambutol[73] wird gut resorbiert und weitgehend renal ausgeschieden. Der Wirkungsmechanismus ist unbekannt. Es eignet sich ausschließlich zur Kombinationstherapie. Ethambutol wird mit Erfolg als Tuberkulostatikum, besonders auch bei Resistenz gegen andere Mittel verwendet, Nebenwirkungen treten verhältnismäßig selten auf, Leukopenie, allergische Reaktionen, periphere Neuritis und Nierenschädigung können vorkommen, über eine Verschlechterung der Sehschärfe und Verlust des Grünsehens wurde berichtet. Bei frühzeitigem Absetzen gehen die Sehstörungen zurück. Wird die Therapie jedoch fortgesetzt, besteht die Gefahr einer retrobulbären Neuritis. Ein Nierenschaden ist eine relative Kontraindikation. Die normale Tagesdosis beträgt 15 bis 25 mg/kg einmal täglich.

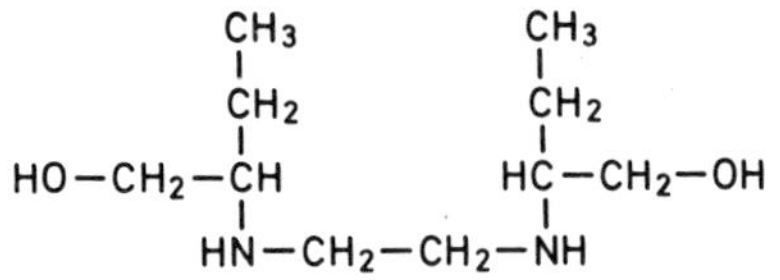

Ethambutol, 1,2-Bis-(1-hydroxy-2-butyl)-äthan

An dieser Stelle sei die ***mittlere Dosierung*** (Tagesdosen für Erwachsene) der drei wichtigsten Tuberkulostatika für die ***kombinierte Therapie*** angegeben:

❶ Isoniazid 5(-10) mg/kg in 1–2 Einzelgaben

❷ Rifampicin 10 mg/kg 1 Einzelgabe

❸ Ethambutol 25 mg/kg 1 Einzelgabe.

18.11.4. p-Aminosalicylsäure

p-Aminosalicylsäure (PAS)[74] hemmt das Wachstum von Tuberkelbakterien in Konzentrationen von 1 mg/l. Diese Hemmung läßt sich wiederum durch Zugabe des Bakterienwuchsstoffes p-Aminobenzoesäure aufheben. Es handelt sich hier um eine ***Konkurrenz*** der beiden sich gegenseitig verdrängenden Substanzen am ***Wirkungsort.***

Dosierung. p-Aminosalicylsäure wird nach oraler Zufuhr ***schnell resorbiert.*** Die Blutkonzentration erreicht nach 1 bis 2 Stunden das Maximum, fällt aber dann infolge der schnellen Ausscheidung durch die Nieren laufend ab. Deshalb müssen große Mengen der Substanz zugeführt und die Einzeldosen in Abständen von 4 bis 6 Stunden verabreicht werden. Die Tagesdosen sind gewöhnlich 10 bis 15 g.

---

[73] Myambutol®   [74] Aminox®, Pasalon®

Nebenwirkungen. Mit verschiedenen ***Störungen*** der ***Magen-Darm-Funktion*** ist infolge der lokalen Reizwirkung von p-Aminosalicylsäure zu rechnen. Oberbauchschmerzen, Appetitlosigkeit, Übelkeit, Erbrechen, Durchfälle können vorkommen. Die ***Verminderung*** des ***Prothrombinspiegels*** im Blut läßt sich wie nach anderen Salicylaten durch Vitamin-K-Zufuhr beseitigen oder verhindern. Die selten beobachtete ***Hemmung der Thyroxinproduktion***, die wie nach Methylthiouracil auf einer Hemmung des Jodeinbaus in das Thyroxinmolekül beruht, läßt sich durch Gaben von Schilddrüsenhormon ausgleichen. Mit allergischen Reaktionen von verschiedenen Ausmaßen ist nach p-Aminosalicylsäure zu rechnen. Dabei kommen nicht nur Exantheme und Asthma, sondern auch Schädigungen der Niere und der Leber vor, besonders wenn diese Organe vorgeschädigt sind.

Indikationen. In Anbetracht der oben genannten gut wirksamen Tuberkulostatika ist p-Aminosalicylsäure nur noch als Reservemittel in Gebrauch.

Interferenzen. PAS vermindert die enterale Resorption und wohl auch den mikrosomalen Abbau von Rifampicin. Der Abbau von oralen Antikoagulantien wird ebenfalls gehemmt. Toxische PAS-Konzentrationen entstehen durch Kombination mit den nahe verwandten analgetischen Salicylaten.

18.11.5. Cycloserin[75]

Dieses aus Streptomycesstämmen gewonnene Antibiotikum kommt zur Behandlung der Tuberkulose in Ausnahmefällen in Betracht. Die tuberkulostatische Wirkung ist geringer als bei den anderen Mitteln. Cycloserin verhindert beim Aufbau der Bakterienwand die Verwertung von Aminosäuren, insbesondere des chemisch nahe verwandten Alanin.

Nebenwirkungen. Die ***toxischen*** Nebenwirkungen sind erheblich. Sie können schon in therapeutischen Dosen auftreten. Kopfschmerzen, Schwindel, apathische oder psychotische Zustände kommen vor, ferner epileptische Krämpfe in Form von petit mal oder grand mal. Alle Erscheinungen sind nach Absetzen des Mittels reversibel. Bei oralen Gaben (nur in Kombination) von 2mal täglich 250 mg sind die toxischen Reaktionen meistens weniger zu fürchten. Dabei liegen die Blutkonzentrationen bei 25 bis 30 mg/l.

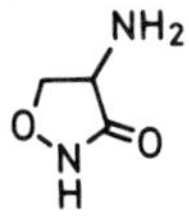

D-Cycloserin
4-Amino-1,2-oxazolidin-3-on

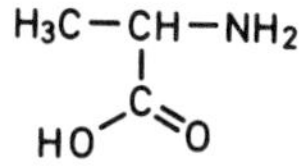

D-Alanin

[75] D-Cycloserin Roche®

18.12. Mittel gegen Lepra

Einige im Anschluß an die Synthese von Sulfonamiden hergestellte Sulfone zeigten gewisse tuberkulostatische Wirkungen, die aber für die Therapie nicht ausreichend waren. Dagegen haben sich Mittel dieser Gruppe zur Behandlung der Lepra bewährt, zum Beispiel 4,4′-Diaminodiphenylsulfon (DADPS) und sein Derivat Glucosulfon[76], das intravenös zugeführt werden kann. Der Wirkungsmechanismus dieser Mittel ist unklar. Eine gewisse antagonistische Wirkung läßt sich auch hier wie bei Sulfonamiden durch p-Aminobenzoesäure erzielen. Andere Sulfonamide sind aber gegen Lepra unwirksam. 4,4′-Diaminodiphenylsulfon hat zahlreiche, zum Teil schwere Nebenwirkungen, darunter hämolytische Anämien, Neuritiden, Psychosen, Leberschädigungen.

Thiambutosin[77] ist ein brauchbares Mittel, gegen das die Erreger aber nach 2 bis 3 Jahren resistent werden. ***Clofazimin***[78] hat sich bei Lepra und Leprareaktionen bewährt. Resistenzen wurden bisher nicht beobachtet.

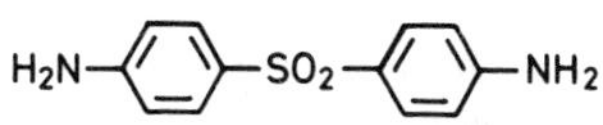

4,4′-Diaminodiphenylsulfon

[76] Promin® = Diaminodiphenylsulfon-N-N-diglukose-natrium-sulfonat

[77] Ciba 1906® = N-(4-Butyloxy-phenyl)-N′-(4-dimethylaminophenyl)-thioharnstoff

[78] Lampren® = 3-(4-Chloranilino)-10-(4-chlorphenyl)-2-isopropylimino-2,10-dihydrophenazin

Einige Tuberkulostatika haben mehr oder weniger starke Wirkungen bei Lepra. Streptomycin läßt sich aber wegen seiner ototoxischen Wirkungen nicht verwenden. Isoniazid und p-Aminosalicylsäure wirken hier ungenügend. Dagegen ist das bei Tuberkulose durch andere Substanzen übertroffene Thioacetazon[79] manchmal wirksam. Der Effekt von Rifampicin scheint dem von 4,4′-Diaminodiphenylsulfon zu entsprechen.

[79] Conteben® = 4-Acetylaminobenzaldehydthiosemicarbazon

18.13. Mittel gegen Trichomonas-Infektion

Die Behandlung wird am besten mit ***Metronidazol***[80] durchgeführt, es wird per os in Tagesdosen von 0,5 bis 0,75 g 5 bis 10 Tage verabreicht, einmal 1,5–2,0 g sollen auch ausreichend sein. Stets ist der Sexualpartner des Kranken zu behandeln. Eine lokale Behandlung mit Metronidazol ist überflüssig. Metronidazol ist auch bei anderen Protozoenerkrankungen wirksam, z.B. bei Amoebiasis (s. S. 361).

Das chemisch verwandte ***Ornidazol***[81] wirkt ähnlich wie Metronidazol. Mit einer Dosis von 1,5 g abends nach dem Essen wurden Heilungen bei Trichomonas-Infektionen beschrieben.

[80] Clont® = 1-(2-Hydroxyläthyl)-2-methyl-5-nitro-imidazol

[81] Tiberal® = 1-(3-Chlor-2-hydroxy-propyl)-2-methyl-5-nitro-imidazol

18.14. Mittel gegen Malaria

Da die Malariaparasiten während jeder Phase ihrer Anwesenheit im menschlichen Organismus nicht nur verschiedenes Aussehen, sondern anscheinend auch einen verschiedenen Stoffwechsel haben, sind für verschiedene Phasen jeweils verschiedene Arzneimittel notwendig. Die durch den Mückenstich übertragenen ***Sporozoiten*** sind durch keines der bisher verfügbaren Mittel abzutöten. Die dann in der ***primären Gewebsphase*** vorhandenen ***primären exoerythrozytären Formen*** sind therapeutisch schwer und nur durch wenige Substanzen zu beeinflussen, während die in der ***ungeschlechtlichen Phase*** auftretenden ***Schizonten*** leichter, aber in den meisten Fällen durch andere Mittel beseitigt werden als die in der ***geschlechtlichen Phase*** auftretenden ***Gametozyten***. An die primäre Gewebsphase kann sich besonders bei der Infektion mit Plasmodium vivax (Tertiana) und Plasmodium malariae (Quartana) eine chronische, sekundäre Gewebsphase anschließen, die therapeutisch ebenso wie die primäre Gewebsphase beeinflußt werden muß.

Das klassische Mittel gegen die Malaria, das Jahrhunderte allein Verwendung gefunden hat, war die Chinarinde bzw. das daraus gewonnene Alkaloid ***Chinin***. Diese Substanz vermag zwar in vielen Fällen die durch die Schizonten verursachten akuten Erscheinungen zu beseitigen, aber meistens nicht Rückfälle zu verhindern. In manchen tropischen Gebieten ist man gezwungen, wieder auf Chinin zurückzugreifen, da sich eine völlige Resistenz der Malariaerreger gegen die modernen Mittel entwickelt hat.

Für eine „***Radikalkur***" der Malaria ist zu fordern, daß das Arzneimittel oder eine Kombination mehrerer Mittel

1. (Blut-)Schizonten,
2. Gametozyten und
3. exoerythrozytäre Gewebsformen (Gewebsschizonten) beseitigt.

Eine nur die klinischen Erscheinungen vorläufig unterdrückende Therapie oder Prophylaxe, die aus praktischen Gründen manchmal zweckmäßig sein kann, wird als „*Suppressivbehandlung*" bezeichnet. Diese Maßnahme muß später durch eine Radikalkur abgeschlossen werden. Da bei der Infektion mit Plasmodium falciparum (Tropica) alle exoerythrozytären Formen in das Blut übergehen, genügt bei dieser Erkrankung die Verabreichung eines Schizontenmittels während des passenden Zeitraumes.

Eine wirkliche ***Prophylaxe*** gegen Malaria durch Arzneimittel ist noch nicht möglich. Das Mittel müßte die Sporozoiten oder andere präerythrozytäre Formen abtöten.

Die besten gegen verschiedene Formen der Malaria wirksamen Mittel sind ***Chloroquin, Primaquin*** und ***Pyrimethamin***. Falls sich gegen alle modernen Mittel eine Resistenz entwickelt hat, kann auf Chinin zurückgegriffen werden. Dies gilt auch für Tropica.

18.14.1. Chloroquin

Chloroquin[82] ist ein sehr gut wirksames Mittel gegen die Blutschizonten aller Malariaformen. Chloroquin bewirkt bei einer Tropica mit der Beseitigung der akuten Erkrankung ohne weiteres eine völlige Heilung. Dagegen vermag es bei der Tertiana und Quartana nur die durch Schizonten verursachten akuten Erscheinungen zu beseitigen oder diese bei einer Suppressivbehandlung zu verhindern. In allen diesen Fällen ist zur Beseitigung der Gametozyten und extraerythrozytären Formen eine Behandlung mit Primaquin anzuschließen oder auch gleichzeitig durchzuführen. Auch bei der Tropica ist die Beseitigung der meist nur noch kurze Zeit vorhandenen Gametozyten mit Rücksicht auf die Übertragungsmöglichkeit auf Anopheles durch kurze Primaquinbehandlung zweckmäßig.

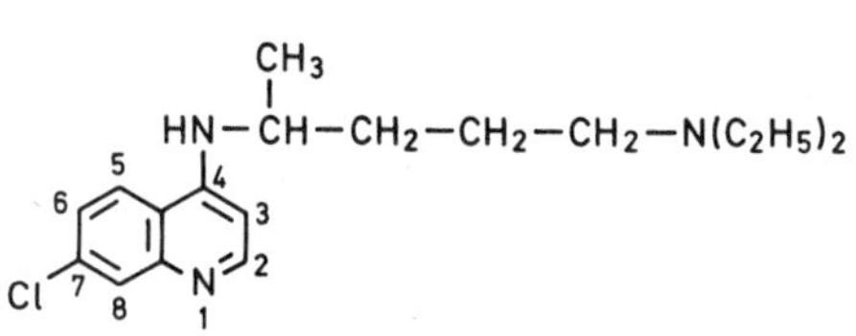

Chloroquin
7-Chlor-4-(4-diäthylamino-1-methylbutylamino)-chinolin

Chloroquin wird ***schnell*** vom Magen-Darm-Kanal ***resorbiert.*** Die Leber kann mehr als 500mal höhere Konzentrationen von Chloroquin aufweisen als das Blutplasma. Diese starke Bindung an verschiedene Gewebe ist für die lang anhaltende Wirkung verantwortlich. Sie ist auch von Bedeutung für die Therapie der Leberinfektionen mit Amöben (s. S. 360). Für die Behandlung eines Anfalles von Malaria genügen meistens ***orale Gaben*** von insgesamt 2,5 g Chloroquindiphosphat (entsprechend 1,5 g Base) in 2 bis 3 Tagen. Nur selten sind intramuskuläre Injektionen nötig. Zur Suppressivbehandlung werden 0,5 g jeden 7. Tag gegeben.

Nebenwirkungen. Bei der Suppressivbehandlung der Malaria sind nur selten Kopfschmerzen, Hautjucken, Sehstörungen und Magen-Darm-Beschwerden zu beobachten. Alle Erscheinungen sind nach Absetzen des Mittels reversibel. Bei der langdauernden Chloroquintherapie von Erythematodes und chronischer rheumatischer Arthritis treten zahlreiche weitere Nebenwirkungen auf, die auf S. 300 besprochen werden.

18.14.2. Primaquin

Primaquin hat wegen seiner geringeren Nebenwirkungen das nahe verwandte, lange Zeit verwendete Pamaquin[83] völlig ersetzt.

Primaquin[84] hat eine gute Wirkung auf die extraerythrozytären Formen der Malaria und gegen alle Gametozyten, während es die (Blut-)Schizonten nicht ausreichend abtötet. Eine ***Kombination mit Chloroquin*** ist deshalb notwendig. Primaquin wird schnell vom Magen-Darm-Kanal resorbiert, im Körper weitgehend abgebaut. Die Reste werden in kurzer Zeit ausgeschieden. Eine Speicherung findet nicht statt. Die ***Nebenwirkungen*** des Primaquin sind im allgemeinen gering. Mitunter kommt es zu Appetitlosigkeit, Nausea, Leibschmerzen, ferner auch zu einer leichten Methämoglobinbildung, eventuell auch Granulozytopenie. Bemerkenswert ist eine ***Idiosynkrasie gegen Primaquin*** auf Grund einer genetisch bedingten biochemischen Abartigkeit, die zuerst bei einem Teil der Negerbevölkerung beobachtet wurde. Primaquin erzeugt bei diesen Menschen eine intravasale Hämolyse (Näheres s. S. 37).

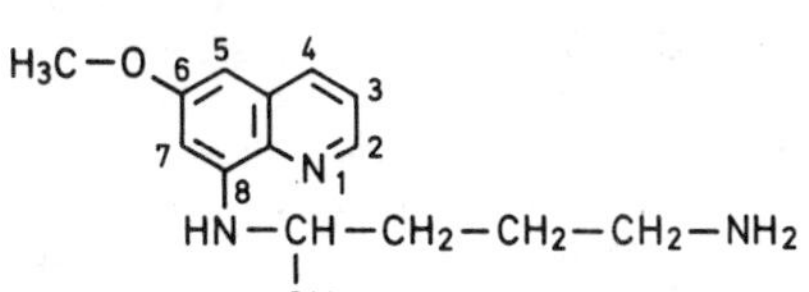

Primaquin
8-(4-Amino-1-methylbutylamino)-6-methoxy-chinolin

Indikationen. Primaquin ist im Anschluß an die Therapie der akuten Erscheinungen durch Chloroquin zur Beseitigung der ***exoerythrozytären***

---

[82] Resochin®

[83] Plasmochin® [84] Primaquine-Bayer®

Formen und der ***Gametozyten*** der Malaria geeignet. Es wird 14 Tage lang in Dosen von 15 mg per os verabreicht. Dasselbe Verfahren ist bei Verdacht einer Malariainfektion nach Verlassen des Gefährdungsgebietes anzuwenden. Zur Beseitigung von Gametozyten genügt eine Kur von 3 Tagen.

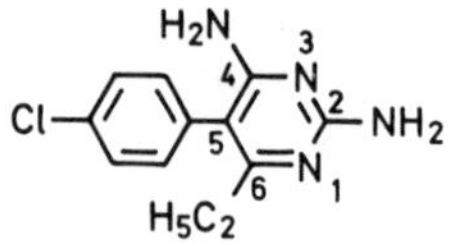

Pyrimethamin
2,4-Diamino-5-p-chlorphenyl-6-äthyl-pyrimidin

18.14.3. Pyrimethamin

Pyrimethamin[85] ist aus einer Fortentwicklung von Substanzen entstanden, die Antimalariawirkungen haben, wie das Biguanidderivat Proguanil[86], und andererseits Pyrimidinderivaten mit Antifolsäurewirkungen. Es wirkt gut auf ***exoerythrozytäre Formen***, während die Wirkung auf Schizonten bei akuten Erscheinungen zu langsam ist. Die Krankheitsübertragung wird unterbrochen, weil es die Sporogonie im Moskito hemmt.

[85] Daraprim®

[86] Chloroguanid, Paludrin®, 1-(4′-Chlorphenyl)-4-isopropylbiguanid

Die Substanz wird langsam, aber vollständig vom Magen-Darm-Kanal ***resorbiert.*** Sie hat eine Halbwertzeit von 4 Tagen. Eine wöchentliche Dosis von 25 mg per os ist zur Suppressivbehandlung ausreichend. Bei akuten Erscheinungen ist Pyrimethamin mit Chloroquin zu kombinieren. Proguanilresistente Stämme sind auch gegen Pyrimethamin resistent. Nur nach großen Dosen kann es zu einer Megaloblastenanämie kommen, die sich nach Absetzen zurückbildet; sie ist auf eine Antifolsäurewirkung von Pyrimethamin zu beziehen, die bisweilen auch zur Behandlung einer Polyzythämie ausgenutzt wird. Eine schnellere Wirkung bei Malaria vivax hat der mit Pyrimethamin verwandte Folsäureantagonist Methotrexat (s. S. 368).

18.15. Mittel gegen Amöben

Für die Behandlung der Infektionen mit Entamoeba histolytica müssen die Mittel gegen die vegetativen Magnaformen („***Gewebe-Amöbizide***") von den Mitteln gegen die Minutaformen und Zysten („***Kontakt-Amöbizide***") unterschieden werden. Gegen die Magnaformen, welche die akuten Erscheinungen im Darm und in der Leber (Hepatitis, Leberabszeß) verursachen, sind Emetin und das Antimalariamittel Chloroquin sehr gut wirksam; dabei ist das letztgenannte wegen wesentlich geringerer Nebenwirkungen vorzuziehen. Chloroquin wird per os in Dosen von 4mal täglich 0,25 g an den ersten 2 bis 4 Tagen, dann 2mal täglich 0,25 g für 10 bis 14 Tage gegeben. Um die Entstehung einer chronischen Erkrankung zu vermeiden, muß jede Bekämpfung der Magnaformen durch ***Emetin*** oder ***Chloroquin*** mit einer Beseitigung der intestinalen Formen durch die unten genannten Mittel kombiniert werden. Die intestinalen Formen werden durch halogenierte Chinolinderivate oder organische Arsenverbindungen oder meist in Kombination mit den genannten Mitteln durch Tetracycline gut beeinflußt.

Emetin. Es handelt sich um ein Alkaloid aus Radix Ipecacuanhae. Diese Wurzel wird seit Jahrhunderten gegen Dysenterie, die reine Substanz seit einigen Jahrzehnten mit Erfolg gegen die Magnaformen verwendet. Wegen toxischer Nebenwirkungen, zum Beispiel an Herz, Gefäßen, Nervensystem, Darmkanal, sollte das Mittel, wenn möglich, vermieden werden oder durch das ebenso wirksame, aber weniger toxische 2,3-Dehydroemetin[87] ersetzt werden.

Halogenierte Chinoline. Einige jodierte Chinoline sind brauchbar gegen intestinale Formen der Amöbendysen-

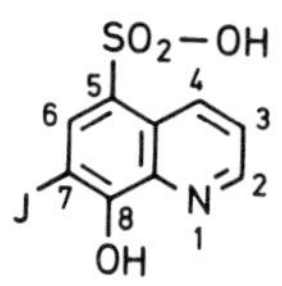

Chiniofonum
7-Jod-8-hydroxy-chinolin-5-sulfonsäure

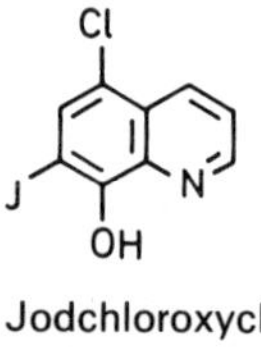

Jodchloroxychinolin, Clioquinol
5-Chlor-7-jod-8-hydroxy-chinolin

[87] Dametin®

terie, zum Beispiel das seit mehr als 40 Jahren verwendete Chiniofonum[88] oder das ähnlich wirkende Jodchloroxychinolin[89]. Diese Mittel sind außerdem Desinfizientien. Sie wirken vielleicht über eine Jodabspaltung. Die Resorption aus dem Darm ist gering. Wegen langsamer Ausscheidung ist aber mit Kumulation zu rechnen. Nausea, Durchfälle und Kopfschmerzen können vorkommen. Bei Amöbendysenterie werden 7 bis 15 Tage lang von Chiniofonum per os 3mal täglich 0,5 g oder von Jodchloroxychinolin 3mal täglich 0,25 bis 0,5 g gegeben. Zusätzliche hohe Einläufe sind wahrscheinlich nicht nötig, wenn mit Chloroquin kombiniert wird. Über Nebenwirkungen s. S. 326.

Organische Arsenverbindungen. Seit längerer Zeit wurden immer wieder organische Arsenverbindungen mit fünfwertigem Arsen zur Behandlung der Amöbendysenterie mit wechselndem Erfolg gegeben. Dabei ist nur mit einem Einfluß auf intestinale Infektionen zu rechnen. Die Toxizität von ***Glycobiarsol***[90] ist wegen schlechter Löslichkeit und schlechter Resorption aus dem Darm gering. Bei extraintestinalen Infektionen und tiefgreifenden geschwürigen Prozessen ist mit Chloroquin zu kombinieren. Bei Arsenüberempfindlichkeit und bestehendem Leber- und Nierenschaden darf das Mittel nicht gegeben werden. Die Dosis ist 3mal täglich 0,5 g per os 7 Tage lang.

[88] Yatren® [89] Vioform®

[90] Viasept® = 4-Glycoloylamino-benzol-arsonsaures Wismut

Tetracycline. Diese Antibiotika sind häufig gut wirksam gegen die intestinalen Formen der Amöbeninfektionen. Dasselbe gilt für ***Bacitracin***. Die Mittel, über deren sonstige Wirkungen bereits berichtet wurde, werden entweder allein oder kombiniert mit den anderen Mitteln gegeben. Bei extraintestinalen Formen ist eine Kombination[91] von Glycobiarsol mit Chloroquin notwendig. Von Oxytetracyclin[92] oder Chlortetracyclin[93] werden bei dieser Erkrankung im 6-Stunden-Abstand 10 Tage lang je 0,5 g per os gegeben.

Metronidazol[94]. Bei einer Dosierung von 3mal täglich 0,75 g für 10 Tage ist diese Substanz sehr gut wirksam, allerdings wird nicht immer die Entstehung eines Leberabszesses verhindert, der dann durch Chloroquin oder Dehydroemetin behandelt werden muß. Nur nach längerer Zufuhr von Metronidazol kann es zu peripherer Neuropathie kommen. ***Ornidazol***[95] wirkt auch hier analog wie Metronidazol.

[91] Neoviasept® [92] Terramycin® [93] Aureomycin®

[94] Clont® [95] Tiberal®

18.16. Mittel gegen weitere Tropenkrankheiten

Bei ***Lambliasis*** haben sich oft die früher gegen die Schizonten der Malaria verwendeten Acridinderivate wirksam erwiesen, zum Beispiel Mepacrin[96]. Heute wird meistens Metronidazol (s. S. 358) oder das nahe verwandte Tinidazol[97] verwendet, das letztere in einer einzigen Dosis von 1–2 g per os.

Bei ***Trypanosomenerkrankungen***, besonders der afrikanischen Schlafkrankheit, ist als Prophylaktikum für 3 Monate und als Therapeutikum für frühe nichtliquorpositive Stadien Suramin[98] und gegen spätere Stadien der Erkrankung Tryparsamid (4-Glycylaminophenylarsonsäure) wirksam. Suramin ist auch gegen Onchozerkofilarien effektiv, ferner auch mitunter bei Pemphigus, Lichen ruber planus und Mycosis fungoides. Bei ***Leishmaniosis*** und bei ***Schistosomiasis*** sind verschiedene Antimonverbindungen, zum Beispiel Tartarus stibiatus (Brechweinstein) und Stibophen[99], anwendbar. Gegen Schistosoma haematobium wirkt auch Lucanthon[100]. Bei ***Filiariasis*** ist Diäthylcarbamazin[101] ein gutes Pharmakon.

[96] Atebrin® und das verwandte Acranil®

[97] Simplotan® = 1-(2-Äthylsulfonyl-äthyl)-2-methyl-5-nitro-imidazol

[98] Bayer 205®, Germanin®

[99] Fuadin® = Antimonbisbrenzkatechin-disulfonsäure

[100] Miracil® = 1-(2-Diäthylamino-äthylamino)-4-methyl-thoxanthron

[101] Hetrazan® = N,N-Diäthyl-4-methyl-1-piperazincarboxamid

18.17. Mittel gegen Virusinfektionen

Die Bekämpfung von Virusinfektionen besteht heute im wesentlichen noch in akuter Immunisierung oder in der Zufuhr von γ-Globulin. Trotz gewisser therapeutischer Erfolge bei einigen Viruserkrankungen steckt die spezifische Chemotherapie dieser Infektionen noch in den ersten Anfängen. Eine günstige Entwicklung mag sich aber bei der Prophylaxe der Variola anbahnen.

Methisazon[102] hat sich in großen Versuchsreihen an Menschen als sehr wirksam erwiesen, wenn es während der Inkubationszeit gegeben wird, dabei verursacht es öfter Erbrechen. ***Idoxuridin***[103] ist ein Jodanalogon zum Thymidin. Es blockiert die Verwertung von Thymidin durch das Virus, es wirkt demnach als Antimetabolit der Nucleinsäuresynthese. Idoxuridin ist wirksam nach lokaler Applikation nur bei Herpes genitalis und bei Herpes-simplex-Keratitis, kaum dagegen bei Keratitis disciformis und unwirksam bei Herpesinfektionen der Haut. Entwicklung einer Resistenz ist häufig zu beobachten.

Versuche, die ***Grippe*** therapeutisch durch Virustatika zu beeinflussen, wurden mit Amantadin[104] (Adamantanamin) unternommen. Im ganzen gesehen sind die Resultate enttäuschend. In einer Untersuchungsreihe reduzierte Amantadin die Zahl der Erkrankungsfälle an Typ A_2 Grippe auf etwa die Hälfte, wenn die Einnahme mindestens 24 Stunden vor der Exposition begonnen wurde. Es ist unwirksam gegen andere Grippetypen. Die Substanz ist nicht viruzid, hemmt aber die Penetration des Virus in die Wirtszellen. Bei der Behandlung mit Amantadin treten Beschwerden von Seiten des Magen-Darm-Kanals und leichtere zentrale Störungen, aber auch Halluzinationen auf. Zur Grippeprophylaxe soll die tägliche Dosis von 100 mg nicht überschritten werden. Das zweite Anwendungsgebiet von Amantadin, der Parkinsonismus (s. S. 184), erfordert meistens höhere Dosierungen, die Häufigkeit und Schwere der Nebenwirkungen nehmen entsprechend zu. Tagesdosen von 200 mg sollten nicht überschritten werden.

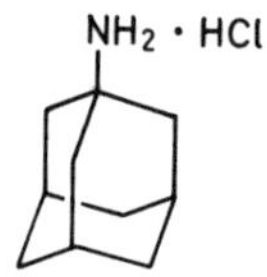

Amantadin[104]
1-Amino-adamantan

Bei ***schweren Virusinfektionen*** (z. B. Herpes-Virus-Enzephalitis, Herpes Zoster, Pocken) wurden Erfolge mit Cytarabin[105] erzielt, einem zytostatisch wirksamen Pyrimidin-Antimetaboliten.

---

102 Marboran® = N-Methylisatin-β-thiosemicarbazon

103 Idexur®, Iduridin®, Synmiol® = 5-Jod-2′-desoxy-uridin

104 Virofral®

105 Alexan®

XI. Chemotherapie der Tumoren

19. Chemotherapie der Tumoren

Zytostatika hemmen die Entwicklung und Vermehrung von schnell wachsenden Zellen. Sie werden deshalb zur Hemmung des Wachstums von Tumoren und neoplastischen Erkrankungen des hämopoetischen Systems verwendet. Ihr Effekt ist aber ***nicht so spezifisch***, daß nicht auch andere Gewebe mit schneller Zellteilung betroffen würden. So muß bei allen bisher verwendeten Mitteln dieser Gruppe bereits in therapeutischen Dosen gleichzeitig mit der Hemmung des neoplastischen Gewebes auch mit einer Störung der Funktion der „Wechselgewebe“ gerechnet werden. Zu den schnell wechselnden Geweben sind das Knochenmark, die Keimdrüsen, die Darmschleimhaut und die Haarwurzeln zu rechnen. Eine Schädigung des Feten ist bei Behandlung der Graviden mit Zytostatika zu erwarten.

Die ***therapeutisch gebräuchlichen Zytostatika*** gehören recht unterschiedlichen chemischen Gruppen an. Die ihnen allen zukommende Hemmung des Zellwachstums beruht auf sehr unterschiedlichen chemischen Interferenzen mit dem Zellstoffwechsel. Nach ihrer chemischen Struktur und ihrem Wirkungsmechanismus läßt sich folgende Gruppierung treffen:

❶ **Radioaktive Isotope**
wirken zellschädigend durch β- und γ-Strahlen.

❷ **Alkylierende Substanzen**
hemmen die Proteinsynthese durch Alkylierung der DNA.

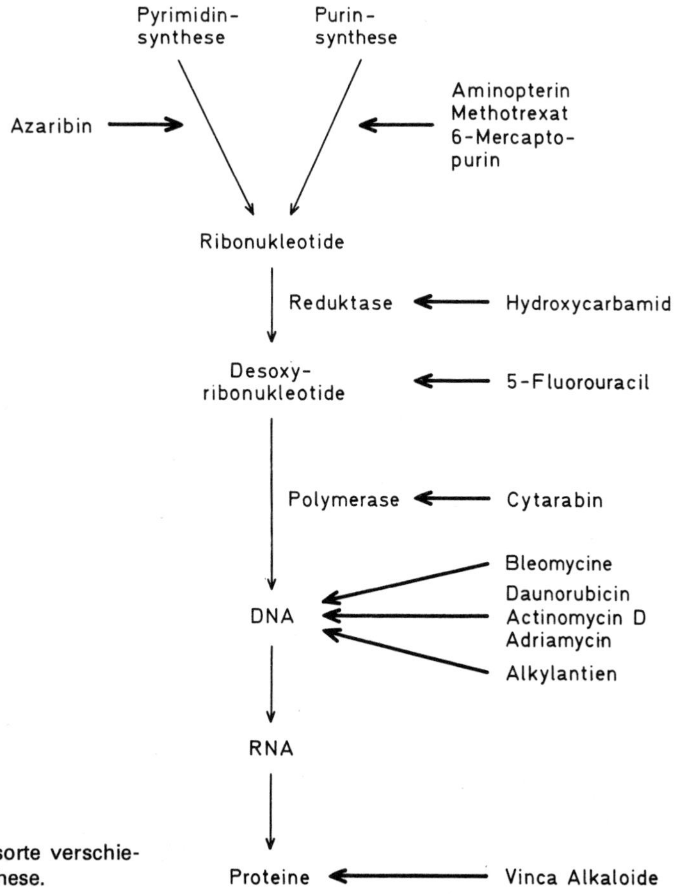

Abb. 19.1. Darstellung der Angriffsorte verschiedener Zytostatika in der Proteinsynthese.

❸ **Antimetabolite**
Beeinträchtigen die DNA-Synthese durch Interferenz mit Folsäure oder Nucleinbasen.

❹ **Alkaloide**
Hemmstoffe der Mitose durch Störung des kontraktilen Spindelapparates

❺ **zytostatische Antibiotika**
werden an die DNA gebunden und hemmen deren Funktion.

❻ **Sonstige mit verschiedener Wirkung**

❼ **Hormone**

Selektivität. Wir sind noch weit von der Selektivität der Wirkung entfernt, wie wir sie bei der Chemotherapie der durch Mikroorganismen erzeugten Erkrankungen kennengelernt haben. Trotzdem läßt sich bei vorsichtiger Handhabung und Auswahl der geeigneten Mittel und ihrer zeitlichen Koordination in manchen Fällen von Polyzythämie, Lymphogranulomatose und auch von Leukämie, Lymphosarkom und anderen Retikulosen der neoplastische Prozeß in beachtlichem Ausmaß zurückdrängen. Die besten Erfolge sind durch eine geeignete Kombination mehrerer Zytostatika zu erzielen (s. dazu S. 371). Eine Ausnahme hiervon bilden die ***Hormone*** der Nebennierenrinde und der Keimdrüsen, die aber nur für die Therapie einiger Tumorarten Verwendung finden. Da es sich dabei nicht um allgemein zytostatisch wirkende Stoffe handelt, ist bei ihnen auch nicht mit den obengenannten Nebenwirkungen zu rechnen.

Allgemeine Indikationen. Zytostatika sind nur dann indiziert, wenn eine ***konventionelle Therapie*** durch Operation oder Bestrahlung nicht oder nicht mehr möglich ist. Ob die oft geübte „***Rezidivprophylaxe***“ nach operativer Entfernung des Primärtumors wirklich generell das Angehen von Karzinommetastasen verhindern kann, ist sehr fraglich. Jedoch scheint dieses Vorgehen bei einigen Tumorarten wie dem Osteosarkom zu Erfolgen zu führen. Durch die zytostatische Therapie wird allerdings die Vitalität der Körperzellen und die Immunkörperbildung ebenfalls reduziert. Wenn aber Immunprozesse auf die Entwicklung von Tumoren hemmend einwirken, so würden gerade die prophylaktischen Gaben von Zytostatika natürliche Abwehrkräfte schädigen. ***Alle Zytostatika zeigen bei längerer Zufuhr einen Wirkungsverlust, mit kanzerogenen Wirkungen muß gerechnet werden.***

19. 1. Radioaktive Isotope

Diese Substanzen wirken im Organismus auf Grund ihrer β- oder γ-Strahlung, also durch ihre physikalischen Eigenschaften. Auch hier werden Gewebe mit hoher Zellteilungsgeschwindigkeit am meisten betroffen. Grundsätzlich handelt es sich um dieselben Wirkungen und Nebenwirkungen wie bei der Röntgenbestrahlung. Im Einzelfall lassen sich aber Radioisotope häufig besser für gezielte Bestrahlungen einsetzen. Für diesen Zweck wird zum Beispiel Radiogold, ^{198}Au, und Radiocobalt, ^{60}Co, verwendet. Eine besondere Anreicherung gerade in den Zellen, die beeinflußt werden sollen, ist durch Radiophosphor, ^{32}P, im Knochenmark und Radiojod, ^{131}J, in der Schilddrüse zu erreichen. Toleranzgrenzen für Radioaktivität sind in bezug auf kanzerogene Wirkungen nicht festzulegen.

Indikationen und Anwendung von ^{32}P. Radiophosphor ist ein β-Strahler mit einer physikalischen Halbwertzeit von 14,3 Tagen. ^{32}P wird als Phosphat intravenös oder per os zugeführt. Nach parenteraler Zufuhr ist die Hälfte der zugeführten Substanzen nach ~ 8 Tagen aus dem Körper entfernt (= biologische Halbwertzeit von 8 Tagen). ^{32}P wird in alle Körperzellen aufgenommen, in besonders hohem Ausmaß in Zellen, die sich schnell teilen. Hier kann sich also die β-Strahlung am stärksten auswirken. Am meisten betroffen ist das Knochenmark, so daß die Anwendung von ^{32}P bei ***Polyzythämie*** verständlich ist. Dabei werden 3 bis 6 Millicurie intravenös zugeführt; je nach Effekt wird die Dosis nach einigen Monaten wiederholt. Diese Therapie ist durch das spätere Auftreten von Leukämien in einem beachtlichen Teil der Fälle belastet. Die Wirkungen von ^{32}P bei myeloischer und lymphatischer Leukämie und Lymphogranulomatose sind weniger günstig.

Indikationen und Anwendung von ^{131}J. Radiojod ist ein β- und γ-Strahler mit einer physikalischen Halbwertzeit von 8 Tagen. Das in der Schilddrüse angereicherte ^{131}J wirkt dort vornehmlich auf Grund der weichen β-Strahlung zerstörend auf das Epithel. Verglichen mit der Röntgentherapie ist die Anwendung von ^{131}J immer dann vorteilhaft, wenn wirklich eine Anreicherung stattfindet, zumal andere Gewebe (z. B. die Haut) geschont werden. Die bei Hyperthyreosen verwendeten Dosen von ^{131}J sind 1 bis 2 Millicurie monatlich. Bei Überdosierung ist mit der Entstehung von Hypothyreosen zu rechnen. Wie nach anderen Radioisotopen kann eine Keimschädigung auftreten. Da die Jodspeicherungsfähigkeit von Schilddrüsentumorgewebe vermindert ist, wird ^{131}J bei Schilddrüsentumoren und Metastasen nur schlecht oder nur mit Hilfe von thyreotropem Hormon angereichert (s. auch S. 258). Die bei dieser Erkrankung erforderlichen Dosen sind beträchtlich höher als bei Hyperthyreosen, zum Beispiel 0,25 Millicurie pro g geschätztes Tumorgewebe.

In sehr kleinen Dosen wird ^{131}J als Schilddrüsendiagnostikum verwendet, da die harte γ-Strahlung, die den Organismus verläßt, mittels Szintillationszählung quantitativ gemessen und lokalisiert werden kann (Szintigramm).

Nebenwirkungen. Nach Zufuhr von Radioisotopen sind grundsätzlich dieselben Gewebs- und Funktionsschädigungen zu erwarten wie nach Röntgenbestrahlungen. Zuerst und am meisten werden die ***Keimzellen*** und die ***Blutzellen***, wie Lymphozyten, Myeloblasten, Erythroblasten, ferner Leukozyten und Thrombozyten, geschädigt. Auch die Epithelzellen der Darmschleimhaut leiden durch die Strahlung. Außerdem ist damit zu rechnen, daß, wie in Tierversuchen, Mutationen entstehen, die erst nach Generationen in Erscheinung treten. Nach Zufuhr von strahlenden Stoffen sollten Zeugungen einige Monate lang vermieden werden. In der Schwangerschaft sind diese Substanzen kontraindiziert. Die ***Leukämie- und Tumorhäufigkeit*** ist nach Verwendung radioaktiver Substanzen beim Kinde erhöht. Genschädigende Wirkungen von Strahlen und zytostatischen Stoffen addieren sich. Die Abb. 19.**2** zeigt als Beispiel die Veränderung einer genetisch wichtigen Nukleinsäure durch Strahlung.

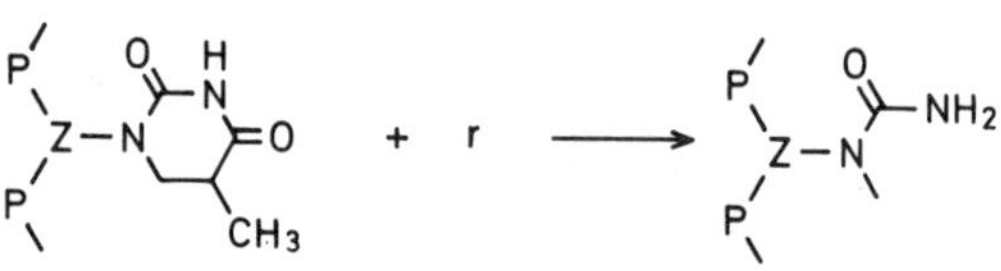

Abb. 19.2. Das Thymin einer Desoxyribonukleinsäure zerfällt unter der Einwirkung der durch Strahlung entstehenden Radikale (P = Phosphorsäure-Reste, Z = Zucker).

19.2. Alkylierende Substanzen

Die zu dieser Gruppe gehörenden Stoffe haben in der Auswirkung ähnliche Effekte wie die Radioisotope. Man hat sie deshalb auch ***Radiomimetika*** genannt. Auch hier werden, allerdings nicht durch Strahlung, sondern auf chemischem Wege die ***Zellteilungsvorgänge*** gehemmt. Beispiele für eine Alkylierung werden in der Abb. 19.**3** dargestellt. So lassen sich auch Ausbildung von Mutationen sowie Mißbildungen und die Entstehung von Tumoren bei Versuchstieren erklären. Andererseits können sie gleichfalls in analoger Weise wie die Röntgenstrahlen und Radioisotope auch unter geeigneten Bedingungen das Wachstum von Tumoren hemmen, indem diese Substanzen labile Alkyl-Reste auf Nukleinsäuren übertragen. Dabei werden diese funktionell geschädigt, auch die Immunkörperbildung wird gehemmt.

Diese Stoffe haben relativ geringe lokale Reizwirkungen im Magen-Darm-Kanal. Sie können deshalb per os gegeben werden. Zu ihnen gehören Chlorambucil[1], das nahe verwandte Melphalan[2], Tretamin[3], Thio-TEPA[4], Cyclophosphamid[5], sein analoges Ifosfamid[6], Lomustine[7] und Busulfan[8]. Zum Teil werden diese Stoffe erst im Körper zu den wirksamen Substanzen umgewandelt, so wird zum Beispiel im Falle des Cyclophosphamid die zyklische P-NH-Bindung gesprengt.

Nebenwirkungen. Appetitlosigkeit, Nausea und Durchfälle treten häufig auf. Ferner werden Nekrosen im Bereich der Nieren und der Harnwege beobachtet. 1 bis 2 Wochen nach Beginn der Therapie sinken die ***Lymphozyten-*** und ***Granulozytenzahlen*** ab, später auch die Thrombozyten- und Erythrozytenwerte. In etwa 50% der Fälle fallen die Kopfhaare, seltener auch die Körperhaare aus. Dieser Haarausfall bildet sich meist nach 2 bis 3 Monaten trotz weiterer Behandlung zurück. Auch mit zunächst unerwarteten Nebenwirkungen muß gerechnet werden, z. B. mit schwerer Schädigung der Blasenschleimhaut bei Cyclophosphamid-Therapie und dem Auftreten von fibrinosierender Alveolitis bei Busulfantherapie.

Indikationen. Diese Stoffe haben gewisse günstige Wirkungen bei Polycythaemia vera, Lymphogranulomatose, Lymphosarkom, chronischer lymphatischer und myeloischer Leukämie. Die Erhaltungsdosen werden auf eine Leukozytenzahl von 2000 bis 5000 pro mm^3 eingestellt. Wegen der Gefahr der späteren Tumorbildung ist die Verwendung dieser Substanzen zur Immunsuppression nur unter Abwägen des Risikos angezeigt. Lomustine dringt gut in das Zentralnervensystem ein und wird daher zur Therapie von Gliomen verwandt.

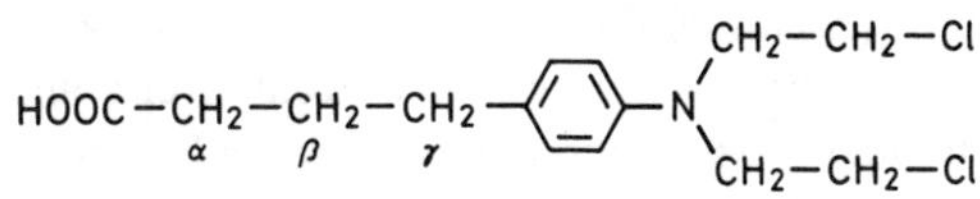

Chlorambucil
8-[p-(Di-β-chlor-äthylamino)-phenyl-butansäure

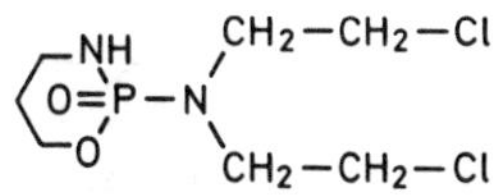

Cyclophosphamid
2-[Di-(β-chlor-äthyl-)-amino]-1-oxa-3-aza-2-phospha-cyclohexan-2-oxid

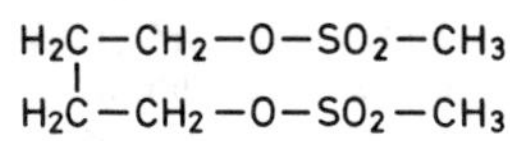

Busulfan
1,4-Bis-(methylsulfonyl-oxy)-butan

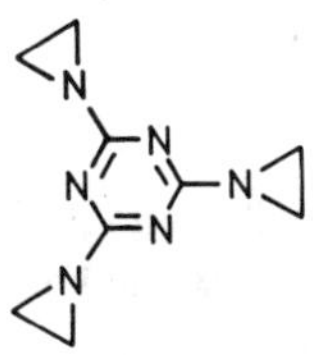

Tretamin
2,4,6-Triäthylenimino-1,3,5-triazin

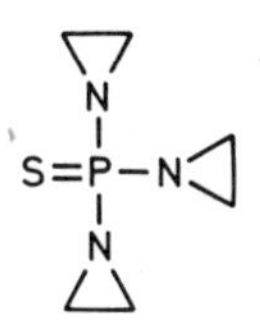

Thio-TEPA
Tri-(azaridinyl-)thiophosphin

[1] Leukeran®
[2] Alkeran®
[3] Triäthylenmelamin, TEM
[4] Tespamin®
[5] Endoxan®
[6] Holoxan®
[7] Cee NU®
[8] Myleran®

19.3. Antimetabolite

Folsäureantagonisten sind chemisch der Folsäure nahe verwandt. Sie verhindern die Umwandlung von Folsäure in die eigentlich wirksame Folinsäure (5-Formyl-tetrahydrofolsäure) und verdrängen die Folinsäure durch Konkurrenz am Wirkungsort von ihrer Wirkung bei der Synthese von Nucleinsäuren. Dieser Einfluß zeigt sich besonders an den wenig differenzierten Vorstufen der weißen Blutzellen und auch am Epithel. Es kann deshalb sehr leicht zu Schädigungen des Knochenmarks, zu Ulzerationen in Mund und Magen-Darm-Kanal, schweren Hauterscheinungen etc. kommen. Die Wirkung dieser Antagonisten läßt sich durch Zufuhr der eigentlichen Wirksubstanz Folinsäure (Citrovorumfaktor), aber nicht von Folsäure wieder aufheben.

Im Tierversuch und auch beim Menschen bewirken diese Substanzen bei Zufuhr in der ***Schwangerschaft Absterben*** und ***Resorption*** von Feten, weil das Chorion einen besonders hohen Bedarf an Folsäure hat. Beim Menschen kam es in Fällen, in denen die Früchte nicht abgestorben waren, zur Geburt von ***mißgebildeten*** Kindern.

Die am meisten verwendeten Substanzen dieser Gruppe sind ***Aminopterin***[9], bei dem eine OH-Gruppe im Molekül der Folsäure durch eine Aminogruppe ersetzt worden ist (s. Pfeile) und ***N^{10}-Methyl-Aminopterin*** (Methotrexat)[10]. Beide können in manchen Fällen von ***akuter Leukämie*** bei Kindern vorübergehende Remissionen erzeugen.

[9] Aminopterin-Lederle® [10] Methotrexat-Lederle®

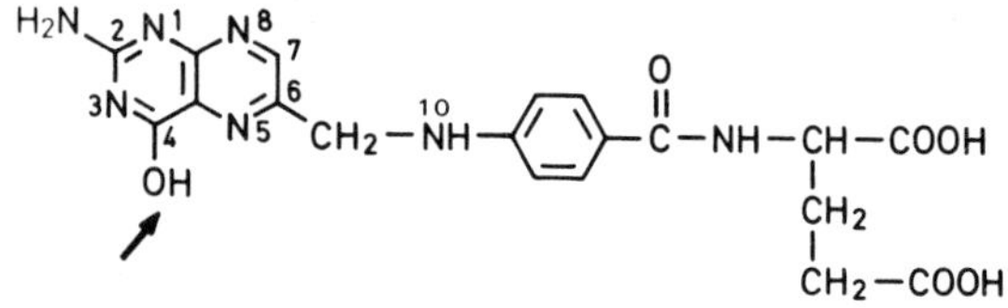

Folsäure, Pteroylglutaminsäure

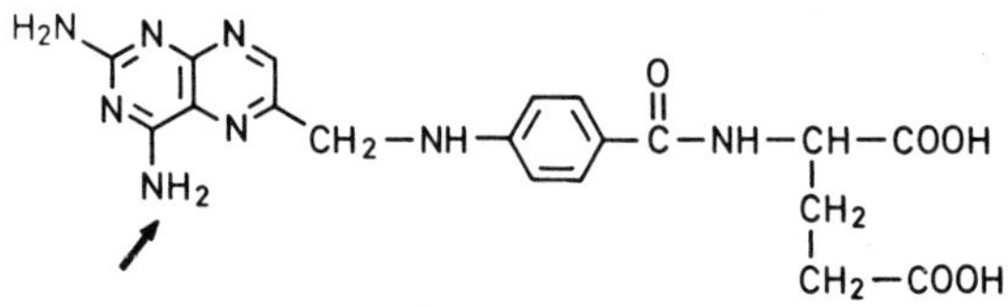

Aminopterin, 4-Amino-pteroylglutaminsäure

Die Einzeldosen von Aminopterin liegen bei 0,25 bis 0,5 mg per os oder intramuskulär.

Purinantagonisten sind Purin-Derivate, die im wesentlichen so wirksam sind wie die Folsäureantagonisten, weil sie gleichfalls durch Konkurrenz in die Nucleinsäuresynthese eingreifen. 6-Mercaptopurin zeigt eine Substratkonkurrenz mit 6-Aminopurin (Adenin) und 6-Hydroxypurin (Hypoxanthin), die beide als Rohstoffe für die Nucleinsäuresynthese gebraucht werden. Entsprechend ließen sich mit 6-Mercaptopurin[11] Remissionen bei akuter Leukämie der Kinder erzielen. Die Giftwirkungen sind ebenso beträchtlich wie nach Folsäureantagonisten. Bei anderen Erkrankungen ist Mercaptopurin unsicher oder gar nicht wirksam. Die Dosis ist etwa 2,5 mg/kg per os und kann später erhöht werden. Bei gleichzeitiger

[11] Purinethol®

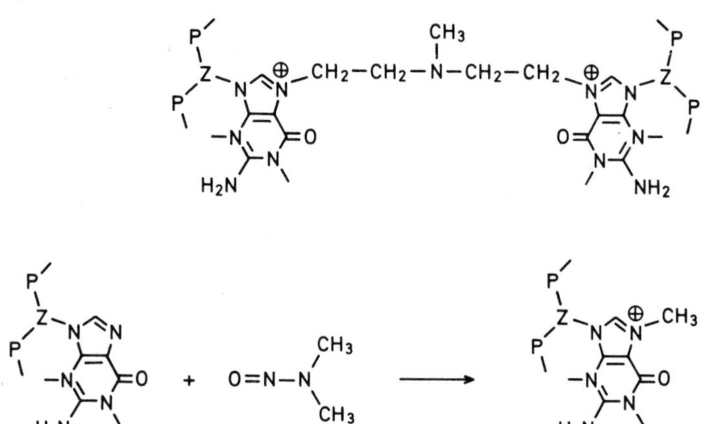

Abb. 19.3. Beispiele für Alkylierungen von Nukleinsäure-Untereinheiten, die durch die Verknüpfung oder einfache Alkylierung (damit Quaternisierung) funktionell beeinträchtigt werden. Oben Wirkung von Stickstofflost $H_3C{-}N(CH_2{-}CH_2{-}Cl)_2$, unten von Dimethylnitrosamin (P = Phosphorsäure-Rest, Z = Zukker). Durch die Alkylierung können zwei natürliche Basenpaare verknüpft werden; aber auch anomale Paarungen entstehen wie oben dargestellt.

Gabe von Allopurinol muß die Dosierung erheblich reduziert werden. Aus dem primär inaktiven Azathioprin[12] wird in der Leber als aktiver Metabolit 6-Mercaptopurin gebildet. Azathioprin findet vorwiegend Verwendung zur immunsuppressiven Therapie.

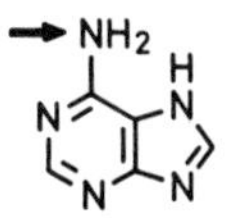

Adenin
6-Aminopurin

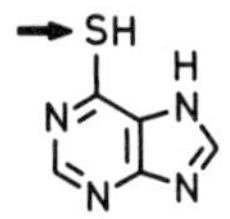

6-Mercaptopurin

[12] Imurek® = 6-(1-Methyl-4-nitroimidazol-5-ylthio)-purin

Ein ***Pyrimidinantagonist*** ist Cytarabin[13] (Cytosinarabinosid). Es ist wirksam bei Lymphogranulomatose und Leukämien in Kombination mit anderen Zytostatika. Ferner wird es zur Immunsuppression und als Virostatikum verwendet.

Als ***Uracilantagonist*** wirkt 5-Fluoruracil[14], in seiner Wirkung ist es wie die Purinantagonisten zu beurteilen. Bei Neoplasmen der Haut kann es auch lokal angewendet werden.

[13] Alexan®, 1-β-D-Arabinofuranosylcytosin
[14] Fluorouracil-Roche®

19.4. Alkaloide

Colchicin ist ein Alkaloid der Herbstzeitlosen, Colchicum autumnale, das seit langem gegen die akuten Anfälle von Gicht mit gutem Erfolg verwendet wird (s. S. 307). Darüber hinaus beeinflußt Colchicin die Zellteilungsvorgänge. Es arretiert die Mitosen in der Metaphase, so daß histologisch zahlreiche Spindeln in diesem Stadium sichtbar gemacht werden können, besonders in Geweben mit schneller Zellteilung. Die Hoffnung, mit diesem Mitosegift ein selektives Antitumormittel in die Hand zu bekommen, hat sich nicht erfüllt. Immerhin ist der zelluläre Wirkungsmechanismus von Colchicin bemerkenswert: es interferiert mit der Funktion kontraktiler Zellproteine. So ist nicht nur die Funktion der mitotischen Spindel beeinträchtigt, sondern auch die Beweglichkeit von Blutzellen und deren phagozytische Aktivität, weil auch hier die Struktureiweiße der Plasmamembran ihre kontraktilen Fähigkeiten verloren haben. Ähnlich hemmend auf die Metaphase der Mitose wirken Vinca-Alkaloide, Podophyllin und auch Griseofulvin.

Aus Vinca rosea, einer Immergrün-Art, werden zwei untereinander verwandte Alkaloide gewonnen: ***Vinblastin***[15] ***(Vincaleucoblastin)*** und ***Vincristin***[16]. Vinblastin wird bei Lymphogranulomatosis und Chorionepitheliom, Vincristin bei akuter Leukämie in Kombination mit anderen Zytostatika angewendet. Die Substanzen scheinen Mitosehemmstoffe zu sein. Die Nebenwirkungen entsprechen denen anderer Zytostatika, darüber hinaus können Störungen der Funktion peripherer Nerven auftreten.

[15] Velbe® [16] Oncovin®

19.5. Zytostatische Antibiotika

In diese Gruppe gehören folgende Substanzen: Daunorubicin (Daunomycin-Rubidomycin), Actinomycin D, Bleomycin und Adriamycin (Doxyrubicin). Diese Zytostatika sind keine Mittel der ersten Wahl, sie haben aber ihre Bedeutung für die Behandlung gewisser, resistenter Neoplasmen.

Daunorubicin wird vornehmlich bei sonst therapieresistenten Leukämien und Lymphomen angewendet. Diese Substanz ist stark cardiotoxisch und kann Rhythmusstörungen und Herzglykosid-resistentes Myocardversagen verursachen.

Adriamycin hat dieselbe Indikation und dieselben schweren Nebenwirkungen wie Daunorubicin. Es wirkt jedoch zusätzlich gegen einige solide Tumoren. **Bleomycin** beeinflußt vornehmlich Plattenepithel-Karzinome der Haut, der Bronchien und des Urogenitaltraktes. Neben den üblichen bei allen Zytostatika auftretenden Nebenwirkungen löst es eine Lungenfibrose bei ~ 10% aller behandelten Patienten aus. Vom ***Actinomycin D*** sind besonders günstige Wirkungen auf Wilms-Tumoren bei Kindern berichtet worden. Aus der Fülle der üblichen Cytostatika-Nebenwirkungen ragt besonders die stark schädigende Wirkung auf das blutbildende Knochenmark hervor.

19.6. Sonstige Zytostatika

Hydroxycarbamid[17] (Hydroxyharnstoff) eine schon lange bekannte zytostatische Verbindung gilt als Mittel der zweiten Wahl zur Behandlung chronisch myeloischer Leukosen beim Versagen alkylierender Substanzen.

Procarbazin[18], ein synthetisches Methylhydrazin-Derivat, hat keine Verwandtschaft mit anderen Zytostatika. Deshalb ist die Substanz auch bei Resistenz gegen andere Mittel eventuell noch wirksam. Sie ist besonders geeignet für eine Kombinationstherapie der Lymphogranulomatosen. Ihr Wirkungsmechanismus unterscheidet sich von dem anderer Zytostatika, ist aber nicht restlos aufgeklärt. ***Nebenwirkungen*** sind besonders von seiten des blutbildenden Apparates zu erwarten, aber auch Überempfindlichkeitsreaktionen, Stomatitis, Durchfälle, Blutungen können vorkommen. Procarbazin hemmt die Monoaminooxadase, so daß nach Zufuhr von Sympathomimetika Blutdruckkrisen auftreten können.

[17] Litalir®
[18] Natulan® = [N'-Methyl-hydrazino-methyl]-N-isopropyl-benzamid

19.7. Hormone

Glucocorticoide zeigen oft vorübergehende Erfolge bei akuter Leukämie der Kinder, mitunter auch bei chronischen Leukämien der Erwachsenen. Diese Hormone sind ein Bestandteil der zytostatischen Kombinationstherapie.

Östrogene können in vielen Fällen von Prostatakarzinom das ***Wachstum des Tumors*** und der Metastasen ***bremsen*** und die ***Schmerzen lindern*** oder beseitigen. Da eine Kastration die Wirkung der Östrogene verstärkt, wird der günstigste Effekt vor allem auf eine Hemmung der Androgenproduktion durch eine Bremsung der Gonadotropinausschüttung des Vorderlappens bezogen. Die Tumoren können sich in vielen Fällen weitgehend zurückbilden, verschwinden aber nicht völlig. Die langandauernde Östrogen-Behandlung erhöht die ***Gefahr thromboembolischer Erkrankungen*** erheblich. Die Behandlung muß während des ganzen Lebens fortgesetzt werden. Später läßt die Ansprechbarkeit der Tumorzellen auf die Östrogene nach (Entdifferenzierung). Die Dosen von Diäthylstilböstroldipropionat[19] sind zum Beispiel anfangs täglich 3 bis 5 mg per os, später 1,5 bis 3 mg. Das entsprechende Diäthylstilböstroldiphosphat[20] läßt sich in wesentlich größeren Dosen intravenös zuführen.

[19] Cyren B forte®
[20] Honvan®

Androgene sind nur in einem Teil der Fälle (etwa 20%) von Mammakarzinom wirksam. Auf Metastasen scheinen Östrogene besser zu wirken, ebenso auf Primärtumoren, wenn die Erkrankung einige Jahre nach der Menopause auftritt. Mitunter wird auch im Anschluß an Mammaoperationen versucht, durch Androgene bzw. Östrogene das Angehen von Metastasen zu hemmen. Testosteronester mit langer Wirkungsdauer sind hier angemessen, zum Beispiel Testosteronönanthat[21], anfangs alle 2, später alle 3 bis 4 Wochen intramuskulär. Mit Vermännlichungserscheinungen ist zu rechnen. Testololacton[22] ist ein Lactonderivat des Testosteron, es besitzt keine androgene Wirkung. Der hemmende Effekt auf Mammakarzinome entspricht jedoch dem des Testosteron.

[21] Testoviron-Depot® [22] Fludestrin®

19.8. Beurteilung der Pharmakotherapie neoplastischer Erkrankungen

Wie oben bereits ausgeführt wurde, ist eine ***Kombination mehrerer Antineoplastika*** erfolgreicher als eine Monotherapie. Im folgenden sollen nur einige Beispiele für die üblichen Kombinationen gegeben werden. Die ***Dosierung*** ist anfangs während der ***„Induktionstherapie“*** sehr hoch. Wäh-

Tabelle 19.1. Häufig verwendete Kombinationen von Zytostatika besonders bei hämatologischen Erkrankungen

VAMP*	= Vincristin + 6-Mercaptopurin + Methotrexat + Prednison
BIKE	= Methotrexat + 6-Mercaptopurin + Cyclophosphamid
POMP	= 6-Mercaptopurin + Vincristin + Methotrexat + Prednis(ol)on
CAV	= Cyclophosphamid + Cytarabin + Vincristin
CAM	= Cyclophosphamid + Cytarabin + Methotrexat

* Die Abkürzungen entstammen dem klinischen Gebrauch.

Tabelle 19.2. Prozentuale Chance, bei verschiedenen Erkrankungen eine Remission durch zytostatische Behandlung zu erreichen. Bei den hier genannten Erkrankungen wirkt die zytostatische Therapie kaum lebensverlängernd

Art des Tumors	Pharmakotherapie evtl. Kombinationen	% Remissionen
Mamma-Karzinom, z. T. metastasiert	CMF = Cyclophosphamid + Methotrexat + Fluorouracil CFP = Cyclophosphamid + Fluorouracil + Prednison CMFVP = Cyclophosphamid + Methotrexat + Fluorouracil + Vincristin + Prednison in Prämenopause zusätzlich Ovarektomie In Postmenopause evtl. Androgene (?)	50–70% mit einer Remissionsdauer von 7–9 Monaten
Plasmocytom	ähnliche Kombinationen wie oben	60%
Sarkome	ähnliche Kombinationen wie oben	50–60–75%
Cervix-Karzinom	ähnliche Kombinationen wie oben	30–50%
akute myeloische Leukämie	ähnliche Kombinationen wie oben	50%
Hirntumoren	ähnliche Kombinationen wie oben	30–50%

rend der dann folgenden ***„Konsolidations“***- bzw. ***„Erhaltungstherapie“*** sind die Dosen wesentlich niedriger oder die Präparate werden gewechselt. Einige Beispiele für häufig verwendete Kombinationen zeigt Tabelle 19.**1**.

Therapeutische Erfolge sind seit Einführung der Kombinationen besser geworden. Dies gilt aber nur für die malignen hämatologischen Erkrankungen, während die soliden Tumoren nur wenig ansprechen, vor allem die Karzinome des Bronchialbaumes, des Magen-Darm-Kanals, der Niere und der Harnblase, des Endometrium sowie das Melanom. Bei diesen Tumoren kann eventuell eine vorübergehende Verkleinerung der Geschwulst erzielt werden, aber das Leben wird nicht verlängert. Beispiele für Kombinationen bei diesen Tumoren sind in Tabelle 19.**2**. angegeben.

Zeitverlauf der Remission: Ansprechen auf die Pharmakotherapie bedeutet in den meisten Fällen nur eine zeitlich ***begrenzte Remission,*** die nach Monaten gezählt werden kann. Nur bei wenigen Erkrankungen ist mit Remissionen von Jahren oder mit Dauerheilung zu rechnen. Eine ungefähre Übersicht darüber ist aus Tabelle 19.**3** zu entnehmen. Dabei ist eine Kombination mit chirurgischer oder Strahlentherapie berücksichtigt.

Es ist zu bedenken, daß mit einer Remission die ***Vitalität*** u. U. wesentlich gebessert werden kann, selbst wenn die ***Lebensdauer*** nur wenig verlängert wird; denn die Tumorzellen werden gegen die anfangs wirksamen Mittel resistent. Eine völlig neue Kombination könnte versucht werden.

Tabelle 19.3. Prozentuale Chance, bei verschiedenen Erkrankungen eine Remission durch zytostatische Behandlung zu erreichen. Bei den in dieser Tabelle genannten Erkrankungen kann die zytostatische Therapie lebensverlängernd wirken.

Erkrankung	% Remissionen
Akute lymphatische Leukämie der Kinder	mehr als 90%
Chronische myeloische Leukämie	90%
Retinoblastom	85%
Polycýthaemia vera	80%
Lymphogranulomatose	80%
andere Lymphome	70%
chronische lymphatische Leukämie	60%
Testis-Carcinom	45–90%

XII. Pharmakologische Beeinflussung der Immunabwehr

Das System der Immunabwehr wird hier nur unter dem pharmakologisch-therapeutischen Gesichtspunkt betrachtet. Im Prinzip kann dieses System gehemmt und auch stimuliert werden, was durch die Begriffe ***Immunsuppressiva*** und ***Immunstimulantien*** reflektiert wird.

20.1. Immunsuppressiva

Die Immunsuppressiva schwächen die normale und pathologisch veränderte Immunantwort ab. Die gröbste Maßnahme, um das Immunsystem auszuschalten, besteht in der subletalen Röntgen-Ganzkörper-Bestrahlung. Differenzierter wirken Pharmaka aus der Gruppe der Zytostatika und wesentlich spezifischer die Glucocorticoide. Ein anderer Mechanismus der Immunsuppression beruht auf einer Zerstörung zirkulierender, langlebiger Lymphozyten durch Anti-Lymphozytenserum bzw. -globulin. Hierdurch wird die zellvermittelte Immunität vermindert. Indikationen für immunsuppressive Substanzen sind

❶ Autoaggressionskrankheiten

❷ Verhinderung der immunologisch bedingten Abstoßungsreaktionen von Transplantaten.

Zur ***Therapie*** von echten Autoaggressionskrankheiten kommen in erster Linie ***Glucocorticoide*** in Frage. Erst bei deren Versagen muß eine Behandlung mit ***Zytostatika*** in Betracht gezogen werden. Um Transplantat-Abstoßungs-Reaktionen zu verhindern, ist man auf die langdauernde Zufuhr von Zytostatika angewiesen. Glucocorticoide können unterstützend wirken.

Die ***Nebenwirkungen*** der Glucocorticoide, auch bei hoher Dosierung, sind gut bekannt, vorhersehbar und im allgemeinen gut reversibel (näheres s. S. 278). Im Gegensatz dazu bringt die Therapie durch Zytostatika erhebliche Schwierigkeiten mit sich, denn neben den üblichen zytotoxischen Eigenschaften dieser Substanzen (s. S. 364) ist mit ihrer cancerogenen Wirkung zu rechnen. So wurde beobachtet, daß nach erfolgreichen Nierentransplantationen, die unter dem Schutz von Zytostatika durchgeführt wurden, die Tumor-Rate beträchtlich zunahm. Durch die Unterdrükkung der Immunabwehr ist die Chance erheblich größer, daß einzelne entartete Zellen bzw. kleinere Zellgruppen weiterwachsen, die sonst vernichtet worden wären. Dies gilt auch für eine zytostatische Nachbehandlung nach operativer Tumorentfernung für die Überlebenschance der Metastasen. Hieraus ergibt sich, daß bei der Anwendung von zytostatischen Immunsuppressiva sehr wohl das therapeutische Risiko gegen das Krankheitsrisiko abgewogen werden muß.

20.2. Immunstimulantien

Immunstimulantien sind Substanzen, bzw. Impfstoffe, welche die Immunabwehr u. a. auch gegen Tumorzellen vermehren. Es hat sich gezeigt, daß Neoplasmen temporär bei günstiger Abwehrsituation langsam oder gar nicht wachsen. Die Erfolge, die Immunabwehr bei Tumoren zu verbessern, sind allerdings beschränkt. Immerhin haben sich bei manchen Melanomen gewisse Erfolge durch Verwendung des Tuberkuloseimpfstoffes BCG gezeigt. Zur Zeit wird intensiv untersucht, ob auch chemisch definierte Substanzen wie z. B. ***Levamisol***[1], die nachweislich die Immunabwehr stimulieren, einen günstigen Einfluß auf neoplastische Erkrankungen aufweisen. Diese Art der Stimulation der Immunabwehr eröffnet einen neuen Aspekt in der Tumortherapie, über dessen Wert im Augenblick noch kein Urteil möglich ist.

[1] 6-Phenyl-2,3,5,6-tetrahydro-imidazolo[2,1-b]1,3-thiazol wird als Anthelmintikum in der Veterinärmedizin eingesetzt.

XIII. Lokale Therapie

21. Lokale Therapie

Im folgenden soll nur über Medikamente gesprochen werden, die typisch für die dermatologische Therapie sind, nicht dagegen über Pharmaka, die bereits in einem anderen Rahmen diskutiert wurden und natürlich auch in der Dermatologie lokal oder innerlich verwendet werden. So steht hier nicht die lokale Anwendung eines Antibiotikum, eines Corticosteroids oder Antihistaminikum zur Debatte, die natürlich ebenfalls in den dermatologischen Therapieplan gehören, sondern es sollen ganz kurz die Salbengrundlagen und differente Mittel erwähnt werden, deren Anwendung meist auf empirischer Basis beruht. Es sei darauf hingewiesen, daß eine therapeutische Beeinflussung tiefer gelegener Gewebe durch Auftragung eines Pharmakon auf die Haut nicht möglich ist. Es sei denn, die resorbierte Menge ist groß genug, um eine systemische Wirkung auch an dem gewünschten Gewebe zu erreichen.

21.1. Indifferente Arzneimittel

Die indifferenten Substanzen können zwei Aufgaben haben: a) Auf Grund ihrer Eigenschaften können Puder, Salben, Pasten, Lösungen etc. den Hautbezirk, auf dem sie aufgetragen sind, abdekken, austrocknen, fetten, kühlen etc. b) Sie dienen als Vehikel für differente Medikamente. Das Ziel, das verfolgt wird, und die individuellen Gegebenheiten (Hauttyp, Art der Erkrankung etc.) bestimmen die Wahl des indifferenten Mittels (das trotz des Terminus nicht „indifferent" zu sein braucht).

Die Salbengrundlagen können unter folgendem Gesichtspunkt eingeteilt werden:

❶ **Wasserabstoßende** Salbengrundlagen. Zur Herstellung eignen sich Paraffine und Vaseline. Sie vermindern die natürliche Wasserabgabe der Haut. Dadurch reichert sich Wasser in der Hornschicht an. Die Hornschicht wird weich, flexibel und besitzt eine höhere Permeabilität für aufgebrachte Substanzen.

❷ **Wasserfreie**, aber **wasseraufnehmende** Salbengrundlagen. Sie bestehen aus Adeps lanae anhydricus oder Eucerinum anhydricum. Der Zusatz von Emulgatoren verleiht den an sich wasserabweisenden Grundstoffen die Fähigkeit zur Wasseraufnahme.

❸ **Wasser-Öl-Emulsionen** werden entweder als Wasser-in-Öl-Emulsion oder umgekehrt als Öl-in-Wasser-Emulsion bezeichnet. Zum ersten Typ gehören Lanolin und Eucerin, zum letzteren das Unguentum lanetti. Die Salbengrundlagen vom Emulsionstyp wirken kühlend (durch Wasserverdunstung) und sind leicht abwaschbar, die in ihnen enthaltenen Pharmaka werden gut in die Haut aufgenommen.

❹ **Wasserlösliche** Salbengrundlagen bestehen entweder aus Polyäthylenglykolen oder quellenden Kolloiden in Glycerinwasser, die dann eine geleeartige Konsistenz haben. Als fettfreie Salbe spielt dieser Typ auch in der Kosmetik eine Rolle.

21.2. Differente Arzneimittel

Hyperämisierende Pharmaka werden, insbesondere vom Laienpublikum, gerne angewendet, um tiefer gelegene Krankheiten (Arthritis, Neuritis etc.) zu beeinflussen. Wenn dieses Vorgehen auch von zweifelhaftem Wert ist, sind „Einreibmittel“ andererseits sicher nicht ohne psychotherapeutischen Erfolg. Drastische Mittel aus der Medizingeschichte, wie Kantharidin (aus dem Käfer Lytta vesicatoria und verwandten Arten), Senföl oder Capsaicin (aus Paprika = Capsicum annuum) sind heute obsolet. Ätherische Öle oder deren Bestandteile, wie zum Beispiel Kampfer und Eucalyptol, können angewendet werden; besser dagegen sind Nicotinsäure-Derivate, wie ihr Benzylester[1] oder 2-Butyloxyäthylester[2].

In höheren Konzentrationen reizend, wird Dithranol[3] in niedrigeren Konzentrationen vorwiegend ***gegen Psoriasis*** verwendet. Selbst schwere Formen von Psoriasis können durch eine kombinierte ***Photochemotherapie*** günstig beeinflußt werden. Nach oraler Gabe oder lokaler Applikation von Methoxsalen[4] muß die befallene Haut mit langwelligem ultravioletten Licht (365 nm) bestrahlt werden.

Bei ***chronischen Dermatosen,*** speziell Ekzemen, werden Teere vorteilhaft appliziert und können auch in verdünnter Form auf Schleimhäute aufgebracht werden. Neben einer entzündungshemmenden Wirkung besitzen sie einen juckreizstillenden und antiinfektiösen Effekt: Pix Lithanthracis (Steinkohlenteer), Pix liquida (Holzteer) und Pix betulina (Birkenteer). Das schwefelhaltige Trockendestillat aus bituminösem Schiefer Ammonium bituminosulfuricum[5] hat ähnliche Indikationen wie Teer. Es soll die Demarkierung von Furunkeln beschleunigen und kann auch auf Schleimhäute aufgebracht werden (rektal, vaginal).

Zur lokalen Therapie von ***Juckreiz*** eignet sich Menthol in alkoholischer Lösung, die ihrerseits noch kühlend wirkt. Salicylsäure wirkt ***keratolytisch***, in 2- bis 10%iger Verdünnung erweicht Acidum salicylicum Hornmaterial und löst Schuppen ab. Spitze Kondylome können durch lokale Auftragung von Podophyllin beseitigt werden. Allerdings ist mit resorptiv bedingten Neuropathien zu rechnen. Zur ***Ätzung*** überschießender Graulationen, von Rhagaden und ähnlichem eignen sich Metallsalze (Argentum nitricum = Höllenstein) und starke Säuren (Chromsäure, Milchsäure, Trichloressigsäure, konzentrierte Essigsäure etc). Eine Mischung aus Acidum lacticum (10%) und Acidum salicylicum (10%) in Collodium eignet sich gut zur medikamentösen Lokaltherapie von Clavi.

Um die Haut vor ***ultravioletten Strahlen*** zu schützen, werden Substanzen verwendet, die diese Strahlung absorbieren[6]. Zur ***Depigmentierung*** von hyperpigmentierten Hautstellen eignet sich eine ~2%ige stabilisierte Hydrochinonsalbe. – Die zur lokalen Applikation auf Haut und Schleimhäuten geeigneten ***Desinfektionsmittel*** sind bei der systematischen Besprechung dieser Substanzen (S. 320) erwähnt.

---

[1] Rubriment® [2] Finalgon® [3] Anthralin®, Cignolin®
[4] Meladine®, Meloxine® = 8-Methoxypsoralen

[5] Ichthyol®
[6] z. B. Delial® (mit 2-Phenyl-benzimidazol-sulfosaurem Natrium), Diwag-Lichtschutzsalbe®, Spektraban® (mit p-Aminobenzoesäure)

XIV. Vergiftungen

22. Vergiftungen

Die Toxikologie wird zweckmäßigerweise in verschiedene Gebiete unterteilt, ohne daß scharfe Abgrenzungen möglich sind:

Arzneimitteltoxikologie. Sie beschäftigt sich mit den Nebenwirkungen der Pharmaka. Dieses Gebiet ist für den Arzt, der therapeutisch tätig ist, besonders wichtig. Wir haben den Nebenwirkungen eine gebührende Aufmerksamkeit jeweils bei der Besprechung der entsprechenden Arzneimittel gewidmet. Im folgenden Abschnitt werden Vergiftungen durch Pharmaka daher nicht mehr erwähnt.

Gewerbetoxikologie. Sie stellt eine eigene Disziplin dar und ragt in die Fächer Hygiene und Arbeitsmedizin hinein. Aus diesem Fachgebiet werden nur diejenigen Themen besprochen, die unmittelbare Bedeutung für die tägliche ärztliche Praxis besitzen.

„Toxikologie der modernen Umwelt“. Schon in früheren Zeiten der Geschichte kam der Mensch mit Giften in Berührung, vornehmlich durch die Aufnahme pflanzlicher und tierischer Gifte. Die Gefahren, denen der Mensch in der Gegenwart ausgesetzt ist, sind außerordentlich viel größer geworden und noch ständig im Wachsen begriffen, weil der technisch-zivilisatorische Fortschritt unaufhaltsam ist und Chemie und Technik das Leben ständig mehr durchdringen. Bei etwa 30000 auf dem Markt befindlichen Einzelstoffen und etwa 500 bis 1000 jährlich neu hinzutretenden Substanzen ist eine systematische Regelung der Verwendung und des Vertriebs von für die Umwelt schädlichen Chemikalien dringend erforderlich. Mit dem Ziel der Umweltbetreuung wird zur Zeit unter den Prämissen von Vorsorge-, Verursacher- und Kooperationsprinzipien ein Umweltchemikaliengesetz vorbereitet. Den Aktionsprogrammen der Europäischen Gemeinschaft entsprechend wurden bis 1977 zahlreiche Studien, Richtlinien und Richtlinienvorschläge vorgelegt bzw. bereits verabschiedet, in denen folgende Schadstoffe und Schadstoff-Gruppen vorrangig behandelt wurden: Blei, Quecksilber, Cadmium; Organo-halogen- und Organo-phosphor-Verbindungen, Kohlenwasserstoffe mit kanzerogener Wirkung; Schwefelverbindungen, Stickoxide, Kohlenmonoxide und Schwebeteilchen; Photochemische Oxidationsmittel; Asbest, Vanadium und anorganische Mirkoschadstoffe. Die Intoxikationen können durch Schwermetalle, Lösungsmittel, Abgase, Insektizide, Genußgifte und viele andere Substanzgruppen ausgelöst werden. Die zunehmende Verunreinigung der Atmosphäre, der Flüsse und der Weltmeere hat ein Ausmaß erreicht, das bedrohlich für die Gesundheit der Menschen ist. Die Gefährdung betrifft nicht nur Bewohner industrieller Schwerpunkte, sondern bereits Menschen in entlegenen Gebieten.

Die ***„Umweltgifte“ (Schadstoffe, Biocide)*** verursachen nur zum geringeren Teil Gesundheitsschäden durch akute Einwirkung. Viel wichtiger und schwerer durchschaubar sind die ***Langzeitwirkungen.*** Welche Bedeutung die Umweltgifte für die Entstehung chronischer Erkrankungen und für das Auftreten cancerogener, mutagener und teratogener Effekte besitzen, ist erst zum Teil bekannt. Ein besonders schwierig zu überschauendes Problem ergibt sich aus der Kombinationswirkung von verschiedenen Schadstoffen. Für die ärztliche Praxis besitzen dagegen besonders die akuten Vergiftungen eine große Bedeutung: schon quantitativ fallen sie ins Gewicht. Sie erfordern oft eine spezifische Therapie mit einem speziellen Antidot und können schließlich ein differentialdiagnostisches Problem darstellen. Die durch Umweltgifte ausgelösten Schäden sind dagegen in der ärztlichen Praxis nur schwer zu erfassen.

22.1. Allgemeine Richtlinien zur Therapie von akuten Vergiftungen

22.1.1. Maßnahmen zur Hinderung der Giftresorption

❶ Die ***Entleerung des Magens*** durch eine Spülung oder Absaugen ist gestattet, wenn die Gefahr einer Aspiration oder Magenwandperforation vermeidbar ist. Bei Bewußtlosen darf eine Magenspülung nur bei liegendem Trachealtubus durchgeführt werden. Die früher zur Auslösung von Erbrechen oft empfohlene orale Gabe von Kochsalz sollte wegen der Gefahr der eventuell sogar tödlichen Hypernatriämie unterlassen werden. Der Spülflüssigkeit können schon Adsorbentien oder Antidote zugesetzt werden. Ein ***Emetikum*** mit zentralem Angriffspunkt, wie das dopaminerge Apomorphin (5 bis 10 mg subkutan), ist wegen der Kollapsneigung möglichst zu vermeiden, bei Kleinkindern völlig abzulehnen.

❷ ***Beschleunigung der Darmpassage*** wird durch Zufuhr großer Dosen stark und schnell wirksamer Laxantien erzielt. Für diesen Zweck eignet sich Natriumsulfat (20 bis 30 g mit viel Wasser) oder Mannit.

❸ Die ***Adsorption*** oral aufgenommener Gifte an Substanzen mit großer aktiver Oberfläche erweist sich häufig als sehr wirksam. Besonders günstig ist für diesen Zweck Carbo medicinalis (10 bis 50 g in 5- bis 10%iger Aufschwemmung). Weniger stark adsorbiert Bolus alba (50 bis 100 g, in Wasser aufgeschwemmt).

❹ Die Resorption von ***fettlöslichen Giften*** kann durch orale Gabe von nicht resorbierbaren Fettlösungsmitteln vermindert werden. Hierfür eignet sich Paraffinum subliquidum (100 bis 300 ml), in dem sich einfache und halogenierte Kohlenwasserstoffe lösen.

❺ Die Zufuhr eines ***chemischen Antidot*** kann das Gift im Gastrointestinaltrakt unschädlich machen. Hierzu gehören neutralisierende Maßnahmen, wie die Gabe von Säuren (Essig- oder Zitronensäure) bei Laugenvergiftungen oder die Applikation von Alkali (Magnesia usta oder Kalkmilch, nicht Natriumbicarbonat) bei oraler Säurevergiftung. Weitere Beispiele für die Anwendung eines chemischen Antidot sind die Zufuhr von Sulfat-Ionen (in Form von Magnesium- oder Natriumsulfat) bei der Vergiftung mit wasserlöslichen Bariumsalzen zwecks Bildung des unlöslichen Bariumsulfat oder die Gabe von Natriumthiosulfat bei Vergiftung mit elementarem Jod (Jodtinktur) zur Reduktion des Jod zum Jodid-Ion.

❻ Bei parenteraler Giftzufuhr (Schlangenbiß, Insektenstich) kann eventuell durch das Anlegen einer Staubinde erreicht werden, daß die Gifte verzögert in den Kreislauf gelangen und den Organismus schädigen.

22.1.2. Maßnahmen zur Beschleunigung der Elimination von Giften

Ein einfaches Verfahren, um die renale Ausscheidung vieler Gifte zu fördern, besteht darin, eine ***forcierte Diurese*** einzuleiten. Geeignet hierfür sind Furosemid oder Etacrynsäure, aber auch die Infusion von Mannitlösung[1] ist für diesen Zweck brauchbar (s. S. 150). Eine ***Austauschtransfusion*** ist die Methode, die dann am schnellsten und am stärksten wirksam ist, wenn das Gift nicht aufgrund hydrophober Eigenschaften im Gewebe gebunden wird, sondern in relativ hoher Konzentration im Blut vorliegt. Ebenso kann der Gebrauch einer ***künstlichen Niere***, eine ***Hämoperfusion*** oder mit geringerem Erfolg die Durchführung einer ***Peritonealdialyse*** durch die Entfernung eines Teiles des im Blut kreisenden Giftes lebensrettend wirken. Hierdurch sind Menschen gerettet worden, die sonst letale Mengen von Barbituraten, Salicylaten etc. eingenommen hatten.

---
[1] Osmofundin®

22.1.3. Entgiftung der in den Organismus aufgenommenen Gifte

❶ Es ist möglich, bestimmte Gifte ***direkt chemisch*** so zu verändern, daß sie ihren Giftcharakter verlieren. Hierher gehören die Bindungen von Schwermetallen an Dimercaprol oder Äthylendiamintetraessigsäure (chemischer Antagonismus).

❷Häufiger besteht dagegen die Möglichkeit, eine Giftwirkung durch ein ***spezifisches*** oder ein ***funktionelles Antidot*** zu vermindern. Zu Konkurrenzreaktionen zweier Substanzen um denselben Rezeptor gehören zum Beispiel bei der Morphinintoxikation die Gabe von Nalorphin, bei der Acetylcholinvergiftung die Gabe von Atropin usw. Mit einem funktionellen Antidot sollte zum Beispiel die Blutdrucksenkung im Histaminschock (Noradrenalin) oder die Vergiftung des Zentralnervensystems durch Thymoleptika (Physostigmin) behandelt werden. Näheres s. Antagonismustypen, S. 4.

22.1.4. Symptomatische Maßnahmen

Auf die vielen Möglichkeiten der unterstützenden Therapie soll hier nicht eingegangen werden. Einige Hinweise mögen genügen: Kontrolle des Kreislaufs, der Gefäßpermeabilität, der Atmung, des Wasser- und Elektrolythaushaltes, der Körpertemperatur, der Funktion des Zentralnervensystems und der vegetativen Organe, Therapie des Lungenödems usw. Je nach dem Vergiftungsbild werden sich dabei eine Reihe ***symptomatischer Maßnahmen ergeben, deren konsequente Durchführung die Überlebenschance eines Vergifteten ganz wesentlich erhöht.***

22.2. Gase

22.2.1. Sauerstoff

Die Einatmung von reinem Sauerstoff ist durchaus nicht so gleichgültig oder gar so günstig, wie man lange Zeit geglaubt hat. Die Inhalation von 90% Sauerstoff kann beim Menschen nach 24 bis 60 Stunden bereits zu Bronchitis, Atembeschwerden mit Abfall der Vitalkapazität, Tachykardie und heftigem Erbrechen führen, aber auch zu Schwindel, Parästhesien und anderen Störungen des Zentralnervensystems. Nach Inhalation von kürzerer Dauer oder kontinuierlicher Zufuhr von 50% Sauerstoff sind keine Störungen bemerkbar. Frühgeburten dürfen nicht reinen Sauerstoff, sondern nur 40%ige Gemische einatmen, weil sonst eine retrolentale Fibroplasie entsteht.

Bei ***chronischer respiratorischer Acidose***, wie sie bei Emphysem mit chronischer Hypoxämie vorliegt, reagiert das Atemzentrum nicht mehr genügend auf Kohlendioxid. Die Atmung wird in diesen Fällen vorwiegend durch Impulse aus dem Glomus caroticum unterhalten, das durch die Hypoxämie erregt wird. Wenn diese Erregung infolge der Beseitigung der Hypoxämie durch die Sauerstoffzufuhr fortfällt, so wird die Atmung beträchtlich vermindert. Es entsteht dann eine ***Vergiftung mit Kohlendioxid***, die zu zahlreichen zentralen Störungen und Bewußtlosigkeit führen kann (Näheres s. S. 395). Diese Symptome verschwinden bei spontaner oder künstlicher Atmung mit normaler Luft.

22.2.2. Kohlenmonoxid

Kohlenmonoxid ist ein farb- und geruchloses und bei Einatmung nicht reizendes Gas. Es entsteht bei unvollständiger Verbrennung von organischen Verbindungen (z. B. auch Benzin). Praktisch kommt es häufig zu Vergiftungen durch Einatmung von Stadtgas, das in den meisten Städten 5 bis 15% Kohlenmonoxid enthält, und durch Auspuffgase der Explosionsmotoren mit 4 bis 10%

Kohlenmonoxid. Auch schlechtziehende Kohle-, Öl- oder Gasöfen können zu Vergiftungen führen. Bei Sprengungen und Explosionen entstehen größere Mengen von Kohlenmonoxid.

Wirkungsmechanismus. Kohlenmonoxid wird in derselben molaren Menge an das ***Eisen*** des ***Hämoglobin*** gebunden wie Sauerstoff: es entsteht Carboxyhämoglobin, 1 g Hämoglobin bindet 1,34 ml Kohlenmonoxid bzw. Sauerstoff. Allerdings ist die Affinität von Kohlenmonoxid zum Hämoglobin ca. 200mal größer als von Sauerstoff, so daß verhältnismäßig kleine Kohlenmonoxidkonzentrationen in der Atemluft bereits Sauerstoff aus seiner Bindung an Hämoglobin verdrängen. Andererseits ersetzen hohe Konzentrationen von Sauerstoff wiederum Kohlenmonoxid in der Kohlenmonoxid-Hämoglobin-Bindung. Es handelt sich um einen Fall von Konkurrenz an der Bindungsstelle; die beiden Gase Sauerstoff und Kohlenmonoxid „verdrängen" sich kompetitiv vom Hämoglobin. Wenn die Kohlenmonoxidkonzentration in der Atemluft $^1/_{220}$ der Sauerstoffkonzentration von 20%, also $^{20}/_{220} \approx 0{,}09\,\%$ beträgt, sind ohne Berücksichtigung des Zeitfaktors etwa 50% des Hämoglobin mit Kohlenmonoxid belegt.

Symptome der Kohlenmonoxidvergiftung. Bei einem Gehalt des Blutes von 10 bis 20% Carboxyhämoglobin sind keine Vergiftungserscheinungen zu beobachten, wenn nicht die Sauerstoffversorgung der Gewebe aus irgendeinem Grunde schon vorher gefährdet war (Anämie, Arteriosklerose). Bei 30 bis 40% Kohlenmonoxidhämoglobin kommt es zu Kopfschmerzen, Ohrensausen, Schwindel, Benommenheit, Bewußtlosigkeit, Pupillenerweiterung, ***bei 60 bis 65% zu tiefem Koma***, Krämpfen und Atemlähmung. Es sei darauf hingewiesen, daß eine Kohlenmonoxid-Vergiftung schwerer verläuft, als es dem rechnerischen Anteil an Kohlenmonoxid-Hämoglobin entspricht (im Gegensatz zu der Methämoglobin-Vergiftung). Die Ursache hierfür liegt im Haldane-Effekt: teilweise mit Kohlenmonoxid beladenes Hämoglobin gibt Sauerstoff schlechter als reines Sauerstoff-Hämoglobin ab. Nur durch sehr schnelle Maßnahmen läßt sich in diesem Stadium der Tod verhindern.

Das Eintreten der Vergiftung wird durch eine Erhöhung des Sauerstoffbedarfs infolge von Muskeltätigkeit und durch erhöhte Ventilation beschleunigt. Wegen der nur wenig von der des Oxyhämoglobin unterschiedenen hellroten Farbe des Carboxyhämoglobin zeigen die Vergifteten statt einer Zyanose meistens ein frisches Aussehen. Auch nach dem Tode bleibt diese hellrote Farbe erhalten.

Bei jeder Kohlenmonoxidvergiftung, die zu einer Bewußtlosigkeit geführt hat, besteht die Gefahr von ***Blutungen*** und ***Erweichungsherden*** im ***Zentralnervensystem.*** Diese besonders im Hirnstamm lokalisierten Schädigungen führen häufig zu der Entwicklung eines ***Parkinsonismus.*** In seltenen Fällen bildet sich eine Demyelinisierung des Großhirnmarks in wenigen Tagen oder Wochen aus, die mit einer Psychose und einem organischen Syndrom einhergeht. Eine gewisse Besserung der klinischen Symptome ist möglich.

Obgleich sich die wesentlichen Symptome der akuten Vergiftung allein durch Sauerstoffmangel erklären lassen, sprechen einige experimentelle Befunde dafür, daß noch zusätzliche Wirkungen auftreten können. So zeigten sich nach wiederholter Kohlenmonoxideinatmung Veränderungen der Schilddrüse, die durch entsprechenden Sauerstoffmangel nicht zu erzielen waren. Dasselbe gilt vielleicht für die Schädigungen des Gehirns. Wenn sich derartige Befunde bestätigen lassen, so müßte man auch mit nachteiligen Wirkungen einer chronischen Exposition selbst bei niedrigen Konzentrationen rechnen. Praktisch könnte dies zum Beispiel bei Rauchern von Bedeutung sein, bei denen Carboxyhämoglobinkonzentrationen von 3 bis 10% gefunden werden.

Therapie der akuten Kohlenmonoxidvergiftung. Wegen der Gefahr der Spätschäden muß möglichst schnell gehandelt werden. Je höher der Sauerstoffdruck in der Atemluft und je stärker die Ventilation um so schneller wird das Kohlenmonoxid vom Hämoglobin verdrängt. Es ist auf alle Fälle dafür zu sorgen, daß der Vergiftete sehr gut atmet, daher ist meistens die künstliche Beatmung mit Sauerstoff die wichtigste therapeutische Maßnahme. Bei leichteren Vergiftungsfällen, bei denen das Atemzentrum noch gut reagiert, kann die stimulierende Wirkung von Kohlendioxid (5 bis 7%) kurzfristig ausgenutzt werden. Zentral angreifende Analeptika, wie Pentetrazol[2] oder Nikethamid[3], sind gefährlich, weil sie eine bestehende Krampfbereitschaft erhöhen

[2] Cardiazol®

[3] Coramin® = Nikotinsäure-diäthylamid

können. Zur Bekämpfung des Hirnödems ist die Zufuhr von hypertonischen Lösungen wirksam (s. Osmotherapie, S.161).

22.2.3. Blausäure

Blausäure (Cyanwasserstoff, HCN) ist eine farblose, bei 26 °C siedende und bei Zimmertemperatur flüchtige Flüssigkeit. Sie kann bei Einatmung schon in einer Dosis von 50 bis 60 mg in kürzester Zeit zum Tode führen. Die orale Zufuhr entsprechender Mengen von Cyaniden, zum Beispiel Kaliumcyanid, hat denselben Effekt. Dabei wird Cyanwasserstoff, besonders durch die Salzsäure des Magens, freigesetzt. Die Vergiftung tritt infolgedessen nicht ganz so schnell ein wie nach Einatmung von Blausäure. Die Giftwirkung beruht auf der ***Ausschaltung eisenhaltiger Fermente***, insbesondere der Cytochromoxydasen. Dadurch wird schlagartig die Sauerstoffverwertung in den Zellen unterbrochen. Infolgedessen zeigt das venöse Blut die hellrote Farbe des Oxyhämoglobins.

Vergiftungen können in Galvanisierbetrieben, bei Schädlingsbekämpfung, in Laboratorien und durch Einatmen als Selbstmordgift vorkommen. Die in bitteren Mandeln und Kernen von Steinfrüchten vorkommenden Mengen von Blausäure sind im täglichen Leben unschädlich. Immerhin enthalten etwa 80 bittere Mandeln die tödliche Dosis von ca. 60 mg, für Kleinkinder (die „bitter" zum Teil noch nicht schmecken können) sind schon 6–10 Mandeln tödlich.

Blausäure wird durch das Leberenzym Rhodanese unter Einlagerung von Schwefel in das relativ ungiftige Isothiocyanid (Rhodanid, SCN-) umgewandelt.

Die ***Vergiftungssymptome*** sind durch die Erstickung erzeugt: Kopfschmerzen, Angstgefühl, Herzklopfen, Hyperpnoe, Mydriasis, dann Verminderung des Atemvolumens, Bewußtlosigkeit, Krämpfe, Atemstillstand, bei großen Dosen auch apoplektiformer Verlauf. Die anfängliche Hyperpnoe ist durch eine Erregung der Chemorezeptoren des Glomus caroticum bedingt. Meistens ist nach kurzer Zeit die Entscheidung gefallen, ob der Patient überlebt. Mitunter kann aber, auch wenn die akuten Erscheinungen überstanden sind, der Tod noch nach einigen Tagen eintreten. Dann sind infolge der vorübergehenden Gewebsanoxie Blutungen und Erweichungen im Zentralnervensystem eingetreten.

Die ***Therapie der Vergiftung*** geht davon aus, das blokkierte dreiwertige Eisen durch das Angebot einer großen Menge von $Fe^{3\oplus}$-Verbindungen oder anderen leicht mit –CN reagierenden Schwermetallen aus der Blausäurebindung zu befreien. Die schnellste und einfachste Methode, um dreiwertiges Eisen im Organismus verfügbar zu machen, besteht darin, einen Teil des Hämoglobin (zweiwertiges Eisen) durch Zufuhr von Natriumnitrit oder besser (wegen fehlender Kreislaufwirkung) von 4-Dimethylamino-phenol in Methämoglobin (dreiwertiges Eisen) zu überführen. Es entsteht dann Cyanmethämoglobin bei gleichzeitiger Freigabe der eisenhaltigen Fermente der Atmungskette. Dann kann versucht werden, durch Zufuhr von Natriumthiosulfat aus Cyanid das ungiftige Isothiocyanat zu bilden. Wirksamer ist das Angebot von Cobaltverbindungen, besonders dann, wenn sie in einer Form vorliegen, die das Eindringen in die Zellen ermöglicht. Hierfür bietet sich die „physiologische" Cobaltverbindung Hydroxocobalamin (Vitamin B_{12a})[4] an, das wohl das beste Antidot darstellt, aber in den benötigten Grammdosen kaum zur Verfügung steht. Cyanocobalamin ist natürlich als Gegengift unwirksam, da das Cobalt bereits mit –CN abgesättigt ist. Auch Co-EDTA (EDTA s. S. 389) und die Kombination von Dimethylanilin und Toluidinblau scheinen sich zu bewähren.

Dosierung: 4-Dimethylamino-phenol-Hydrochlorid 3,25 mg/kg intravenös oder Natriumnitrit 0,3–0,5 g in 10–15 ml Wasser in 3–4 Minuten intravenös. Danach Natriumthiosulfat 25 g in 100–250 ml Wasser in 5–10 Minuten intravenös infundieren. Von Dicobalt-EDTA[5] werden 600 mg intravenös vor dem Thiosulfat zugeführt.

Bei Cyanose der Patienten ist künstliche Beatmung möglichst mit Sauerstoff indiziert, da Cyanwasserstoff eventuell eine zusätzliche Lähmung des Atemzentrums verursacht, auch eine Herzmassage ist eventuell durchzuführen. Eine Therapie hat Aussicht auf Erfolg, wenn sie sofort durchgeführt werden kann. Nach oraler Aufnahme von Cyanid könnte eine sofortige Magenspülung und Eingabe von 300 ml einer 2promilligen Kaliumpermanganatlösung zur Oxidation des Cyanwasserstoffs noch erfolgreich sein.

22.2.4. Schwefelwasserstoff

Dieses Gas, das mit Schwermetallen unlösliche Sulfide bildet, führt nach Einatmung zu ähnlichen Symptomen wie Blausäure; denn seine hohe Affinität zum Eisen bewirkt wie bei Blausäure eine Ausschaltung der Cytochromoxydasen. Kreislauf und Atmung werden darüber hinaus schnell zusätzlich geschädigt. Therapeutisch ist in diesem Falle die Erzeugung von Methämoglobin nicht wirksam, so daß nur symptomatisches Vorgehen übrigbleibt.

22.2.5. Reizgase

Es ist leicht verständlich, daß eine Reihe von Stoffen mit lokal reizender bzw. ätzender Wirkung wie zum Beispiel ***Chlorwasserstoffsäure*** (HCl), nicht nur bei Aufbringen auf die Haut, sondern erst recht bei Einatmung der Dämpfe in den Atemwegen heftige Reizungen bzw. Verätzungen auslösen kann. In allen diesen Fällen handelt es sich um chemische Reaktionen mit dem Eiweiß der Zellen, die zu groben Veränderungen führen. Bei niedrigeren Dampfkonzentrationen beschränkt sich die Wirkung nur auf die Schleimhäute des Auges, der Nase

[4] Aquo-Cytobion® [5] Kelocyanor®

und der Atemwege. Es kommt zu Konjunktivitis, eventuell Keratitis, Rhinitis und später Pharyngitis, Laryngitis, Bronchitis und mitunter zu Bronchopneumonie oder zu Lungenödem. Einatmung höherer Konzentrationen hat einen Glottiskrampf oder ein Glottisödem zur Folge. Reflektorisch wird die Atmung zunächst eine Zeitlang unterbrochen, kommt dann aber mit zunehmender Erstickung (eventuell nur vorübergehend) wieder in Gang.

Wie Chlorwasserstoff sind auch die folgenden Verbindungen als ***Reizgase*** wirksam: Chlor, Fluorwasserstoff, eine Reihe von halogenhaltigen Verbindungen, wie zum Beispiel Bromaceton, Chloraceton, Jodaceton, und Arsinverbindungen, wie zum Beispiel Diphenylarsinchlorid. Die letztgenannten Substanzen werden auch als ***Tränengase*** bezeichnet, weil sie schon in sehr hoher Verdünnung heftige Augenschmerzen und Tränenfluß erzeugen.

Im Gegensatz zu den erwähnten Verbindungen haben ***Nitrosegase*** nicht nur eine momentane Reizwirkung, sondern sie führen auch nach einer Latenzzeit zu Lungenödem. Dieses „Gas" besteht aus einem Gemisch wechselnder Mengen von Stickoxid, Stickstoffdioxid, salpetriger Säure etc. Es ist in rauchender Salpetersäure vorhanden und entsteht bei Verbrennen von Celluloid, bei Explosionen, beim autogenen Schweißen etc. Die Gefährdung durch Nitrosegase ist in geschlossenen Räumen besonders groß. Außer zentralen narkotischen Wirkungen, die auf den Gehalt an Stickoxid zu beziehen sind, kommt es zu lokalen Reizwirkungen auf die Atemwege, die denen der obengenannten Reizgase entsprechen. Nach einem symptomlosen Intervall von vielen Stunden entwickelt sich dann häufig ein ***Lungenödem.*** Außerdem entsteht infolge des Gehaltes an salpetriger Säure auch hier ***Methämoglobin***, wie nach Zufuhr von Nitriten.

Phosgen hat, in tödlichen Konzentrationen eingeatmet, primär keine Reizwirkung. Erst nach einer Latenz von einigen Stunden entwickelt sich auch hier ein ***Lungenödem***. Phosgen entsteht in Gegenwart offener Flammen aus Chloroform oder Tetrachlorkohlenstoff, der in Feuerlöschapparaten enthalten sein kann.

Ozon erzeugt Reizerscheinungen in den Atemwegen, Bronchitis, Dyspnoe, aber auch heftige Kopfschmerzen, Schwindel und Fieber. Es kann sich ein Lungenödem entwickeln. Starke retrosternale Schmerzen können in Verbindung mit den übrigen Erscheinungen eine Pneumonie oder einen Myokardinfarkt vortäuschen.

Ammoniakdämpfe. Die lokale Wirkung von Ammoniak beruht auf der Bildung von NH_4OH und ist dementsprechend wie eine Laugenätzung zu bewerten (Kolliquationsnekrose). Die Gefahr wird hier dadurch vergrößert, daß Ammoniak wegen seiner Lipoidlöslichkeit besonders gut in die Gewebe eindringen kann.

22.3. Methämoglobinbildende Gifte

Unter der Einwirkung einiger Gifte bzw. Pharmaka wird das ***zweiwertige Eisen des Hämoglobin in dreiwertiges umgewandelt.*** Das entstandene Methämoglobin (Hämiglobin, Ferri-Hämoglobin) ist nicht mehr in der Lage, Sauerstoff leicht reversibel zu binden. Infolgedessen kommt es bei Umwandlung eines höheren Anteils des Blutfarbstoffs zu Erstickungserscheinungen. Menschen mit methämoglobinhaltigem Blut sehen zyanotisch aus. Methämoglobin hat in vitro eine braune Farbe und spektroskopisch einen Absorptionsstreifen im Rot. Nach Entfernung des schädigenden Agens wird Methämoglobin unter Einwirkung der ***Methämoglobin-reduzierenden Enzyme*** (Diaphorase und Reduktase) wieder in Hämoglobin zurückverwandelt. Dieser Prozeß nimmt in vivo jedoch einige Stunden oder Tage in Anspruch. Die Anwesenheit kleiner Mengen von Methämoglobin im Blut ist meistens unbedenklich.

Neben einer Reihe von Arzneimitteln (‚Salpetersäureester, Primaquin usw.) kommen praktisch als Methämoglobinbildner besonders Nitrite, Anilinderivate und Nitrobenzol in Frage. Nitrite werden Fleischwaren als Farbkonservierungsmittel zugesetzt. Anilin und Nitrobenzol werden im Körper zu Nitrosobenzol, dem eigentlichen Methämoglobinbildner, „gegiftet", ***Säuglinge*** sind wegen ***Mangels*** an ***Methämoglobin-reduzierenden Enzymen*** besonders empfindlich gegen diese Gruppe von Blutgiften.

Therapie. Nur wenn ein beträchtlicher Anteil des Hämoglobin umgewandelt ist, besteht eine akute Lebensgefahr. Dann muß eine Austauschtransfusion durchgeführt werden, keinesfalls aber darf allein ein Aderlaß veranlaßt werden, da die Menge an funktionstüchtigem Hämoglobin noch weiter vermindert würde. Sonst läßt sich die Reduktion von Methämoglobin durch Zufuhr von ***Methylenblau*** beschleunigen. Dosen von 1 bis 2 mg/kg werden, wenn nötig, im Abstand von 10 Minuten mehrmals wiederholt intravenös injiziert. Methylenblau ist bei toxischer Methämoglobinbildung wirksamer als die bei ***idiopathischer Methämoglobinbildung*** wirksame ***Ascorbinsäure.*** Diese wird in Tagesdosen von 1 g und mehr per os oder intravenös als Natriumsalz zugeführt.

22.4. Schwermetalle

Während Schwermetalle früher in der Medizin häufig verwendet wurden, hat ihre therapeutische Bedeutung mit einigen Ausnahmen (Eisen) wesentlich nachgelassen. In vielen Fällen spielen sie jedoch eine Rolle als Gifte, die charakteristische Schädigungen des Organismus verursachen. Bedeutsam für die toxische Wirkung ist die Neigung der Metalle zur Komplexbildung mit Eiweißkörpern, bei denen sie wiederum besonders mit den Sulfhydrylgruppen reagieren. So können Metallverbindungen schon in niedrigen Konzentrationen Fermente hemmen.

Die ***resorptiven Giftwirkungen*** der Schwermetalle sind vor allem an den kleinen Gefäßen zu beobachten. Die eintretende „Kapillarlähmung" führt zu einer Schädigung des ***Magen-Darm-Kanals*** (Koliken und Durchfälle). Gleichzeitig kann eine ***Stomatitis*** auftreten, im Falle von Quecksilber, Blei und Wismut eventuell mit einem ***Saum*** im ***Zahnfleischrand***, der aus dem entsprechenden Metallsulfid gebildet wird. Auch ***Leber*** und ***Niere*** können eventuell schwer geschädigt werden. Dabei ist die hohe Konzentrierung in diesen Organen ebenso wie auch im Darm von Bedeutung. Quecksilber, Wismut und Uran werden besonders in der Niere, Arsen besonders in der Leber und Blei in den Knochen angereichert. Bemerkenswert ist die Neigung der Metalle, sich in Gewebs-„Depots" abzulagern, so daß sie auch nach Unterbrechung der Zufuhr von dort noch viele Monate abgegeben werden.

22.4.1. Antidote bei Metallvergiftungen

Während bei den meisten Vergiftungen eine chemische Entgiftung allenfalls noch im Magen-Darm-Kanal möglich, aber nach der Resorption nur eine symptomatische Therapie durchführbar ist, stehen bei Metallvergiftungen spezifisch wirksame Antidote zur Verfügung. Die erste Substanz dieser Art war ***Dimercaprol***[6] (2,3-Dimercaptopropanol).

Dimercaprol wird auch BAL = British Anti Lewisit genannt, weil es ursprünglich in Großbritannien während des zweiten Weltkrieges als Antidot gegen den blasenerzeugenden Kampfstoff Lewisit entwickelt wurde, bei dem es sich um eine organische Arsenverbindung handelt.

Die entgiftende Wirkung von Dimercaprol ist der des Cystein oder anderer Monothiole überlegen, weil mit dem Metall eine stabile Ringstruktur gebildet wird. Auf diese Weise ist die Substanz imstande, die giftigen Metallverbindungen von ihrer Reaktion mit wichtigen Fermenten fernzuhalten. Außerdem wird das Metall in Form des Dimercaprolkomplexes vermehrt ausgeschieden.

Dimercaprol ist bei folgenden Vergiftungen wirksam: Arsen, Quecksilber, Gold, Chrom und auch bei Wismut, Antimon und der akuten Bleivergiftung von Kindern in Kombination mit Na-Ca-EDTA. Es ist unwirksam oder schädlich bei Ver-

[6] Sulfactin®

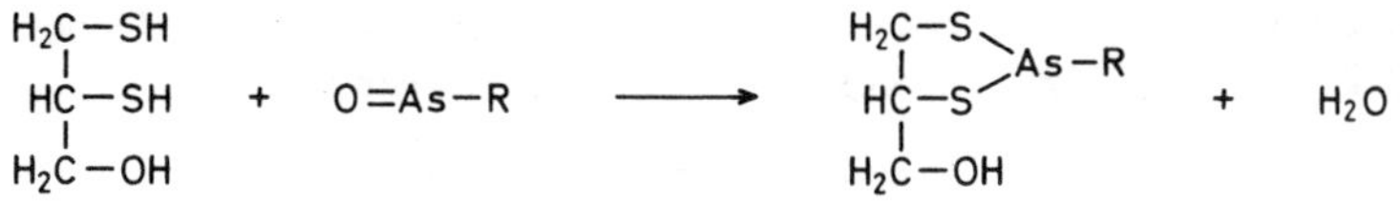

Dimercaprol Alkylarsenoxid stabiles, cyclisches Reaktionsprodukt des dreiwertigen Arsens

giftungen mit Thallium, Silber, Selen, Eisen und den üblichen Bleivergiftungen.

Dimercaprol wird im Körper schnell zerstört. Die bei Leberschädigung beobachtete erhöhte Toxizität spricht für einen Abbau in der Leber. Die ***Nebenwirkungen*** sind bei therapeutischen Dosen (s. S.393) meist gering. Blutdruckanstieg, Schwächegefühl, Parästhesien, Oppressionsgefühl, Nausea und Erbrechen können vorkommen.

Calciumedetat-Natrium[7] ist ein komplexes Calcium-Dinatrium-Salz der Äthylendiamintetraessigsäure (EDTA).

EDTA bildet mit einigen Metallen Chelate. Dadurch verlieren diese ihre Kationeneigenschaften. Da die Stabilität der Chelate mit verschiedenen Kationen wechselt, kann ein Metall ein anderes verdrängen, wenn es ein stabileres Chelat bilden kann, das heißt eine größere Affinität zum Komplexbildner besitzt. Calciumedetat-Natrium eignet sich gut zur Therapie der Bleivergiftung.

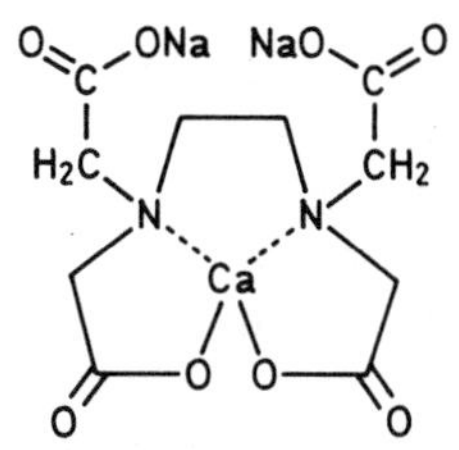

Calciumedetat-Natrium

Von der Substanz wird nicht mehr als 0,5 g in ca. 200 ml physiologischer Salzlösung in 2 Stunden intravenös infundiert. Wiederholung ist eventuell in Abständen von 8 bis 12 Stunden 5 Tage lang nötig. Nach Tagesdosen von 2 g und mehr sind Todesfälle durch Anurie infolge Nekrose der Tubuluszellen vorgekommen. Diese Therapie ist bei schon bestehender Nierenschädigung kontraindiziert.

Desferrioxamin[8] ist eine aus verschiedenen Aktinomyceten gewonnene schwache Base mit dem Mol.-Gewicht 561, bestehend aus 1 Mol. Essigsäure, 2 Mol. Bernsteinsäure und 3 Mol. 1-Amino-5-hydroxyamino-pentan, deren alternierende Anordnung zu drei Hydroxamsäuregruppen führt, die Eisen binden können. Tagesdosen von 800 mg intravenös, wenn nötig, monatelang zugeführt, erhöhen die Eisenausscheidung unter normalen Bedingungen und vor allem aber bei der idiopathischen Hämochromatose, weniger bei der sekundären Form. Gleichzeitige orale Gaben vermindern die enterale Eisenresorption. Es ist zur Therapie einer akuten Eisenvergiftung geeignet.

D-Penicillamin[9] ist ein Chelatbildner. Es bildet mit einigen Schwermetallen unter anderem Kupfer einen Komplex. Es führt bei Dauerzufuhr zu einer erhöhten Ausscheidung von Kupfer bei Morbus Wilson. In analoger Weise ist D-Penicillamin bei der Bleivergiftung wirksam. Bei Zystinurie kommt es zur Bildung des besser löslichen L-Cystein-D-penicillamin, das ohne Neigung zur Kristallbildung ausgeschieden wird. Es hat eine Reihe von ernsten Nebenwirkungen (u. a. Agranulozytose, Nierenschädigung), von denen manche an einen Vitamin-B_6-Mangel erinnern, die aber vor allem auf den Verlust essentieller Spurenelemente zu beziehen sind. Chronische Geschmacksstörungen kommen vor, die durch kleine orale Gaben von Kupfer- oder Zinksulfat gebessert werden können. Möglicherweise muß ein Teil der beobachteten Nebenwirkungen auf Verunreinigung der Präparate mit L-Penicillamin zurückgeführt werden. D-Penicillamin findet ferner Anwendung in der Therapie chronisch rheumatischer Erkrankungen (s. S.301).

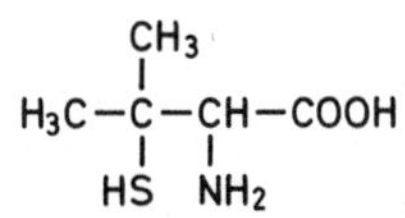

D-Penicillamin
D-β, β-Dimethylcystein

22.4.2. Die speziellen Vergiftungen

22.4.2.1. Blei

Es gibt zahlreiche Gelegenheiten, im gewerblichen Leben kleine Mengen von Blei aufzunehmen. Da bereits eine tägliche Zufuhr von 1 mg per os nach einiger Zeit Vergiftungserscheinungen

---

[7] Calciumedetat-Heyl®
[8] Desferal®
[9] Metalcaptase®, Trolovol®

auslösen kann, ist bei exponierten Personen besondere Vorsicht geboten. Weil einige wichtige Anstreichfarben (Mennige, Bleiweiß, Chromgelb) Blei enthalten, sind Maler und Lackierer besonders gefährdet, ferner auch Schriftsetzer, Akkumulatorenarbeiter, Hüttenarbeiter etc. Das als Antiklopfmittel den Motorentreibstoffen zugesetzte Tetraäthylblei wird auf Grund seiner guten Lipoidlöslichkeit auch perkutan aufgenommen und erzeugt vorwiegend narkotische und Erregungssymptome; allerdings stehen bei Aufnahme von Bleibenzin die Schädigungen durch das Benzin selbst im Vordergrund. Das nach der Verbrennung im Bereich der Motoren vorhandene Blei kann bei exponierten Arbeitern zu den für anorganisches Blei typischen Vergiftungssymptomen führen. Die durch diese Verbrennungsrückstände laufend zunehmende Anreicherung von Blei in den Großstädten und an den Rändern viel befahrener Straßen nimmt bedrohliche Formen an. Durch die Herabsetzung des Bleigehaltes in Kfz-Benzin auf 0,15 g/l, konnten die Kfz-bedingten Bleiemissionen erheblich gesenkt werden. Blei wird durch ***Einatmen*** von bleihaltigem Staub (Resorptionsquote 40–50%) und durch den ***Magen-Darm-Kanal*** (Resorptionsquote ca. 10%) ***aufgenommen.*** Auch von Wundflächen und sogar von der Haut aus ist eine Resorption möglich. Die Verwendung von Bleisalzen in adstringierenden Lösungen oder Salben ist daher nicht zu empfehlen.

Auch in belasteten Gebieten sollte bei keinem Menschen ein Blut-Blei-Wert von 0,35 mg Pb/l überschritten werden. Die δ-Aminolävulinsäure-Dehydratase (ALAD) wird bei dieser Bleikonzentration bereits deutlich gehemmt. In den Erythrocyten kann bei dieser Blut-Blei-Konzentration ein erhöhter Protoporphyringehalt gemessen werden. Bei Blut-Blei-Werten über 0,5 mg/l muß mit dem Auftreten von akuten und chronischen Enzephalopathien, peripheren neurologischen Störungen und klinischen Symptomen gerechnet werden. Der überwiegende Teil des resorbierten Blei wird über die Nieren ausgeschieden (~ 75%), der geringere Teil geht über die Galle, durch gastrointestinale Sekretion und mit Haaren, Nägeln, Schweiß und Hautabschilferungen verloren. Bei einer Bleivergiftung steigt die im Harn gefundene Menge von täglich 0,05 bis 0,1 mg auf mindestens den 10fachen Wert an.

Blei wird im Körper überall dort abgelagert, wo sich Calcium befindet. So werden über 90% des gesamten im Körper retinierten Bleis in den Knochen deponiert. Die Abgabe aus diesen Depots kann sich über Jahre hinziehen.

Symptome der Bleivergiftung. Die ***akute Vergiftung*** ist selten. Sie kommt nach massiver Aufnahme von Bleiverbindungen zustande. Dabei sind gastrointestinale Symptome, eine schnell eintretende Anämie, toxische Schäden der Leber und Nieren sowie des Zentralnervensystems zu beobachten. Metrorrhagien und Abort kommen bei schweren Vergiftungen vor.

Chronische Vergiftung. Am Anfang sind nur wenig charakteristische Symptome, wie Müdigkeit, Kopfschmerzen, Appetitlosigkeit, Obstipation, Blässe der Haut vorhanden. Diese als „***Bleikolorit***" bezeichnete blasse, graugelbliche Hautfarbe kommt durch das gleichzeitige Auftreten einer ***subikterischen*** Verfärbung, einer ***Anämie***, einer ***Porphyrinämie*** und eines ***Spasmus der Hautgefäße*** zustande. Ein wichtiges Symptom bei den meisten Fällen ist die ***basophile Punktierung*** von mehr als 1 Promille der Erythrozyten, die aber auch bei anderen Erkrankungen vorkommen und bei chronischen Bleivergiftungen fehlen kann. Die Störung der Blutbildung zeigt sich nicht nur an der Anämie, sondern auch in einer ***Hemmung von Enzymen der Porphyrinsynthese*** (z.B. der δ-Amino-laevulinsäure-Dehydratase). Im Harn von Bleivergifteten finden sich deshalb größere Mengen von Koproporphyrin III und von δ-Amino-laevulinsäure. In den Erythrozyten ist der Gehalt an freiem Protoprophyrin erhöht. Bei der Diagnostik stehen neben der klinsichen Symptomatik die Bestimmung des Bleigehaltes und der Aktivität der δ-Aminolävulinsäure-Dehydratase im Blut im Vordergrund. Die Bestimmung der δ-Aminolävulinsäure (ALA) im Harn ist unsicher und erst bei einer Überschreitung von 10 mg ALA/l Harn im Hinblick auf eine Bleiintoxikation diagnostisch verwertbar.

Auf das Auftreten eines ***Bleisaumes*** ist zu achten. Es handelt sich um eine dunkle Verfärbung des Zahnfleischrandes infolge örtlicher Einlagerung von Bleisulfid. Quecksilber und Wismut können gleichfalls einen Saum erzeugen.

Spastische Obstipation kommt häufiger vor. Darüber hinaus treten oft plötzlich heftigste, schmerzhafte Spasmen des Dünndarmes auf:

Bleikolik. Der Anfall dauert eventuell mehrere Stunden und kann von Erbrechen begleitet sein. Dabei ist der Blutdruck durch Gefäßspasmen erhöht, die Pulsfrequenz verlangsamt. Bei chronischer Bleivergiftung kann sich infolge einer Schädigung kleiner Nierengefäße, besonders der Glomerulum-Kapillaren, eine ***Schrumpfniere*** entwickeln. Auch sonst kommen vasale Spasmen vor, die vor allem plötzlich das Gebiet der ***Gehirngefäße*** befallen können. Es kommt zu gesteigerter Erregbarkeit, Verwirrtheit, eventuell Halluzinationen, Krämpfen, Koma und mitunter Exitus in 1 bis 2 Tagen. Das Krankheitsbild wird als ***Bleienzephalopathie*** (Encephalopathia saturnina) bezeichnet. Bei Überstehen des Anfalls oder auch ohne diesen kann sich als Folge des Spasmus der Netzhautarterie eine Optikusatrophie entwickeln. Die bei chronischer Bleivergiftung auftretenden ***Lähmungen*** betreffen vorwiegend die Extensoren der am meisten beanspruchten Muskeln, vor allem im Radialis- bzw. Peroneusgebiet. Der Lähmung liegen degenerative Veränderungen in den Vorderhornzellen und eine Neuritis der peripheren Nerven zugrunde. Über Chromosomenaberrationen ist berichtet worden.

Therapie der Bleivergiftung. Na-Ca-EDTA[10] ist ein Komplexbildner für Blei, es mobilisiert Blei vornehmlich aus Knochengewebe. Im Gegensatz dazu binden D-Penicillamin (und Dimercaprol) bevorzugt Blei aus weichen Geweben. Aus diesem Grunde ist die kombinierte Gabe von Na-Ca-EDTA mit D-Penicillamin die optimale therapeutische Möglichkeit. Bei Kindern mit akuter schwerer Bleivergiftung scheint sich auch die Kombination von Na-Ca-EDTA mit Dimercaprol zu bewähren.

Bei leichten Fällen und zur Prophylaxe kann auch ***Natriumcitrat*** verwendet werden, das einen löslichen Komplex mit Blei bildet und es ebenfalls entionisiert, so daß die Giftwirkung vermindert wird. Die Bleiausscheidung wird nicht beschleunigt. Dimercaprol ist für die Therapie der Bleivergiftung nicht geeignet, weil die Konzentration an biologisch aktivem Blei im Blut so stark ansteigt, daß der Zustand akut verschlechtert wird.

[10] Calciumedetat-Heyl®

22.4.2.2. Thallium

Einige zur Rattenvertilgung gebräuchliche Präparate enthalten Thalliumverbindungen[11]. Weniger als 1 g Thalliumsulfat per os kann beim Menschen durch kardiale Schädigung schon tödlich sein. Es kommt nach der Aufnahme zunächst zu Übelkeit und Erbrechen. Die später auftretenden Symptome gleichen zum Teil denen bei Bleivergiftung, wie zum Beispiel Polyneuritis, Nierenschädigung, hartnäckige Obstipation und basophile Tüpfelung der Erythrozyten. Charakteristisch ist der vollständige Ausfall aller Haare. Ferner kommen hormonale und psychische Störungen vor und als Spätschädigung ein eventuell irreparables Korsakow-Syndrom. Therapeutisch kann kurze Zeit nach der Aufnahme von Thallium Kohle und Natriumsulfat und bei eingetretener Vergiftung eine Therapie mit Berliner Blau[12] versucht werden. Dimercaprol und Ca-EDTA sind unwirksam.

22.4.2.3. Quecksilber

Quecksilber und seine Verbindungen spielten früher in der Medizin eine große Rolle. Es sei nur an die Behandlung der Lues durch ***Quecksilberschmierkuren*** oder an die Desinfektion mit ***Sublimat*** (Hydrargyrum bichloratum, $HgCl_2$) erinnert. Es kommen gewerbliche Vergiftungen mit Quecksilber vor, unter anderem durch Aufnahme von Quecksilberdampf. Quecksilber besitzt einen hohen Dampfdruck, das bedeutet u. a., daß eine kleine Menge metallisches Hg in der Lage ist, sich mit der Atmosphäre eines größeren Raumes ins Gleichgewicht zu setzen. Gefährdet sind alle Menschen, die in Räumen arbeiten, in denen sich metallisches Quecksilber unverschlossen befindet, zum Beispiel in chemischen und physikalischen Laboratorien, bei der Barometer- und Thermometerherstellung.

Die ***akute Vergiftung*** kommt meistens durch Sublimat zustande. Die Substanz wirkt stark ätzend. Dadurch wird nach oraler Aufnahme ein heftiges Erbrechen ausgelöst. Quecksilbersalze rufen eine Kolliquationsnekrose hervor und werden daher gut resorbiert. Nach Resorption des Giftes kommt es nach einer vorübergehenden Polyurie zu einer Oligurie bzw. Anurie infolge einer

[11] Zum Beispiel Zeliokörner®, Zeliopaste® mit Thalliumsulfat

[12] Antidotum Thallii Heyl® = Eisen(III)-hexacyanoferrat(II)

Nierentubuli-Nekrose. Der Tod tritt dann meist in einer Woche ein. Im Harn finden sich reichlich Eiweiß, Erythrozyten und Zylinder. Außerdem entwickelt sich im Laufe von Stunden oder Tagen eine Colitis mucomembranacea mit heftigen blutigen Durchfällen. Diese Schädigung kann gleichfalls, besonders in Fällen mit geringerer Beeinträchtigung der Nierenfunktion, zum Tode führen. Bei Überleben der Anurie folgt zunächst wieder ein Stadium der Polyurie.

Bei der ***subakuten Vergiftung*** kommen auch Veränderungen in der Mundhöhle vor. Neben einer erhöhten Salivation findet sich eine „Stomatitis mercurialis" mit entzündlichen und ulzerativen Veränderungen der Schleimhaut, besonders am Zahnfleischrand. Dort erscheint bei längerem Verlauf ein durch Einlagerung im Zahnfleischrand erzeugter dunkler Saum von Mercurisulfid. Auch hier können Schädigungen des Darmes und der Nieren in ähnlicher Weise wie bei der akuten Vergiftung zustande kommen.

Bei der ***chronischen Vergiftung*** ist zwar gleichfalls eine Stomatitis zu beobachten, aber die wesentlichen Symptome sind auf eine Schädigung des Gehirns zu beziehen. Besonders dann, wenn das Quecksilber in Dampfform aufgenommen wird. Der Hg-Dampf wird pulmonal resorbiert und im Blut nur z. T. zu $Hg^{2\oplus}$ oxidiert. Das metallische, im Blut vorhandene Quecksilber durchdringt die Blut-Hirn-Schranke und wird im Hirngewebe zu $Hg^{2\oplus}$ umgewandelt, die dort gebunden werden, so daß eine ***Akkumulation im Gehirn*** auftritt. Die Kranken zeigen nervöse Unruhe, Reizbarkeit (Erethismus mercurialis), Konzentrationsunfähigkeit, Schlaflosigkeit, ferner auch einen Intentionstremor (Tremor mercurialis). Bei weiterem Fortschreiten der Vergiftung werden die Patienten kachektisch. Eine besonders starke Anreicherung im Zentralnervensystem findet sich auch nach oraler Zufuhr der gut ***lipoidlöslichen alkylierten Quecksilberverbindungen*** (wie Äthyl- und Methylquecksilber-Salze). Diese Verbindungen kommen in den Abwässern von Fabriken vor, entstehen aber auch aus anorganischen Quecksilbersalzen in der Natur durch Mikroorganismen im Bodenschlamm von Flüssen und Meeren und werden in Fischen angereichert. Das recht stabile Alkylquecksilber erzeugt vorwiegend schwerste ***neurologische Erkrankungen*** (Seh- und Hörschäden, Ataxien), emotionale Veränderungen und evtl. Psychosen (Minamata-Krankheit in Japan).

Die Vergiftung geht wegen der sehr geringen Eliminationsgeschwindigkeit der Hg-Verbindungen nur langsam zurück, es besteht ein enterohepatischer Kreislauf.

Bei nicht belasteten Personen wird in Europa ein Quecksilbergehalt im Blut von 5 μg/l gefunden, aber auch erheblich höhere Werte sind beobachtet worden, z. B. bei Menschen, die reichlich Fisch essen, bis zu

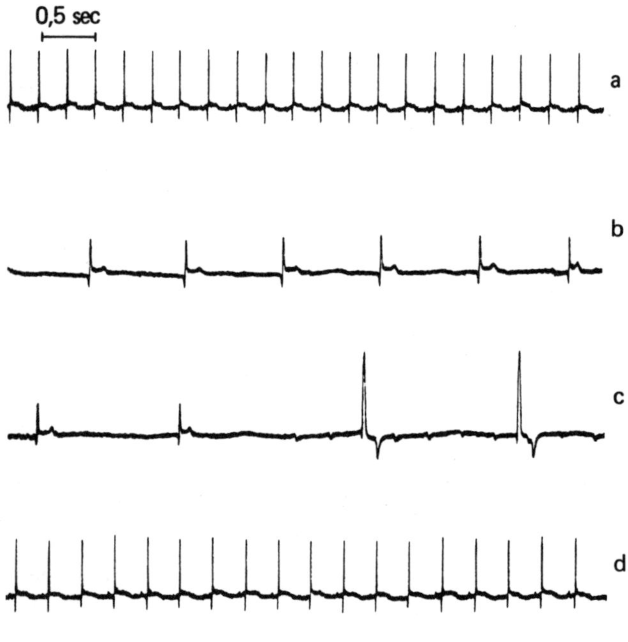

Abb. 22.1. EKG von einem narkotisierten Meerschweinchen. Intravenöse Infusion einer organischen Quecksilberverbindung (Mersalyl, in 7 Minuten 42 mg/kg). Anschließend Injektion von Cystein (53 mg/kg).
a = EKG vor Beginn der Mersalylinfusion,
b = nach der Infusion,
c = Beginn der Cysteininjektion,
d = unmittelbar nach Cysteingabe. Beachte die völlige Aufhebung der Quecksilbervergiftung.

40 μg/l. Der Schwellenwert für das Auftreten von Vergiftungssymptomen liegt bei 200 μg/l.

Bei einigen Menschen kann schon der kurze Aufenthalt in einem Raum, in dem sich nur kleine Mengen von Quecksilber etwa in Spalten des Fußbodens befinden, zu heftigen Schwellungen der Schleimhäute der Nase und Atemwege führen. Dabei handelt es sich ***nicht*** um eine ***toxische*** Quecksilberwirkung, sondern um eine ***allergische Reaktion.*** Bei derartiger Überempfindlichkeit, aber nur bei dieser, können Amalgamfüllungen in den Zähnen unangenehme Reaktionen auslösen. Auch allergische Hautreaktionen kommen vor.

Therapie der Vergiftung. Die ***akute Vergiftung*** erfordert schnelles Handeln. Dabei muß versucht werden, möglichst viel Gift durch Magenspülung zu entfernen. Bei stärkerer Verätzung ist die Spülung eventuell gefährlich. In jedem Falle sind zur Adsorption des Giftes reichliche Mengen (40 bis 60 g) Carbo medicinalis indiziert. Zur Entgiftung des resorbierten Quecksilbers ist Dimercaprol (und eventuell D-Penicillamin) sehr gut wirksam und bei rechtzeitiger Zufuhr fast immer lebensrettend. Die Dosis ist anfangs 3 mg/kg 4stündlich intraglutäal, später 6 bzw. 12stündlich, ~10 Tage lang. Da Dimercaprol als ölige Lösung nur intramuskulär gegeben werden kann und die Wirkung deshalb nicht sofort einsetzt, ist es bei hochakuten Vergiftungen zweckmäßig, die Therapie gleichzeitig mit intravenöser Gabe der SH-Gruppenhaltigen Aminosäure Cystein zu beginnen. Wie die Abb. 22.**1** an einem Modellfall demonstriert, kann eine Vergiftung des Herzens durch Mersalyl, ein früher verwendetes Hg-haltiges Diuretikum, sofort gebessert werden. Methicillin, ein halbsynthetisches Penicillinderivat, scheint ebenfalls als komplexbildendes Antidot geeignet. Bei subakuter und chronischer Vergiftung mit anorganischen Quecksilberverbindungen läßt sich durch Dimercaprol zwar die Ausscheidung des Metalls erhöhen, aber die klinischen Symptome bessern sich kaum. Dagegen ist eine Behandlung ***chronischer Vergiftungen*** mit N-Acetyl-D,L-Penicillamin (nicht Penicillamin!) gut wirksam. Die notwendige Dosis liegt im Bereich von 1,0 g täglich per os in 10tägigen Perioden. Bei Vergiftungen mit ***organischen*** Quecksilberverbindungen sind Dimercaprol und D-Penicillamin wenig wirksam. Das beste Antidot scheint in diesem Fall N-Acetylhomocystein zu sein.

22.4.2.4. Wismut

Die Symptome der Vergiftung mit Wismut sind denen der Quecksilbervergiftung ähnlich. Es kommt zu Stomatitis, Kolitis, Nierenschädigungen, gelegentlich zu Ikterus, Enzephalopathien und Exanthemen. Vor einer längerdauernden oralen Therapie mit dem Antidiarrhoikum Bismutum subgallicum muß deshalb gewarnt werden. Das beste Antidot ist wiederum Dimercaprol.

22.4.2.5. Gold

Vergiftungen sind auch bei einer Goldtherapie (s. S. 299) möglich. Stomatitis, Enteritis, Dermatitis (eventuell Exfoliativa), Augenschädigungen, Agranulozytose, Panmyelophthise treten auf. Dimercaprol ist imstande, das im Körper vorhandene Gold zu entgiften und die Ausscheidung zu fördern. Gold kann sonst monate- und jahrelang retiniert werden.

22.4.2.6. Cadmium

Von dem inhalativ aufgenommenen Cadmium werden in Abhängigkeit von der Partikelgröße 10 bis 50% resorbiert. Über die enterale Cadmiumresorption liegen keine zufriedenstellenden Informationen vor. Bei freiwilligen Versuchspersonen wurde eine Resorption von 6% ermittelt. Cadmium wird vor allem in den Nieren, jedoch auch in der Leber und dem Pankreas angereichert. Der Cadmiumgehalt der Niere steigt bis zum 50. Lebensjahr kontinuierlich an. Raucher haben höhere Cadmiumspiegel in Nieren, Leber und Lunge als Nichtraucher.

Die Ausscheidung des resorbierten Cadmium erfolgt hauptsächlich über die Nieren, zu einem geringen Anteil jedoch auch über die Nieren, Haare, Nägel und Schweiß.

Bei der akuten inhalativen ***Cadmiumvergiftung*** treten mit einer typischen Latenz von einigen Stunden Reizerscheinungen in den Atemwegen und in der Lunge auf. Bei erheblicher Cadmiumeinwirkung ist noch nach 5 bis 7 Tagen die Ausbildung eines Lungenödems möglich.

Bei der akuten oralen Cadmiumaufnahme stehen gastrointestinale Störungen mit Erbrechen und Durchfall im Vordergrund. Als Schwellendosis für eine akute orale Cadmiumvergiftung wurde retrospektiv eine Menge von 15 mg Cadmium pro Mensch ermittelt.

Bei der chronischen Cadmiumvergiftung stehen Nierenfunktionsstörungen mit dem Leitsymptom Proteinurie im Vordergrund. Ferner können Glucosurie, Aminazidurie, vermindertes Konzentrierungsvermögen und eine gestörte Calcium- und Phosphatausscheidung beobachtet werden. Die in Japan insbesondere bei mehrgebärenden Frauen beobachteten schmerzhaften Knochendestruktionen mit Osteoporose und Osteomalazie sind zumindest z.T. auf die Nierenfunktionsstörungen (analog dem Fanconi-Syndrom) zurückzuführen.

Leberfunktionsstörungen sind bei der ***chronischen*** Cadmiumvergiftung selten. Dies ist im wesentlichen darauf zurückzuführen, daß Cadmium an niedermolekulare, hitzestabile Polypeptide (Thioreine, MG 6000) mit einem hohen Cysteingehalt gebunden und dadurch inaktiviert wird.

Als weitere Symptome wären zu nennen eine leichte hypochrome Anämie, eine Erniedrigung der Alpha-2- und eine Vermehrung der Gamma-Globulinfraktionen. Tierexperimentell läßt sich mit Cadmium eine Anhebung des Blutdruckes auslösen. Am Menschen konnte der Nachweis eines ursächlichen Zusammenhanges zwischen chronischer Cadmiumbelastung und Hypertonie nicht erbracht werden.

22.4.2.7. Arsen

Die ***akuten toxischen oder tödlichen*** Wirkungen von Arsenik nach oraler Aufnahme beruhen auf dem ***kapillarlähmenden*** Effekt des Giftes mit folgenden Symptomen: schwere Gastroenteritis mit Erbrechen und reiswasserähnlichen Stühlen („***gastrointestinale Form***"), gefolgt von Bluteindickung, Störungen des Elektrolythaushaltes und Kreislaufversagen. Die „***paralytische Form***" der akuten Vergiftung ist seltener und nur nach sehr großen Dosen zu beobachten. Dabei kommt es zu allgemeiner Schwäche, Bewußtlosigkeit, Koma und Tod durch Vasomotoren- und Atemlähmung.

Bei der ***chronischen Vergiftung*** finden sich häufig eine ***Hyperkeratose*** und mitunter auch eine ***Hyperpigmentierung*** der Haut (Melanose) und Veränderungen der Nägel. Entzündungen der Schleimhäute des Auges, der Nase, des Mundes und des Magen-Darm-Kanals und eine ***Polyneuritis*** kommen vor. Leber- und Knochenmarkschädigungen sind seltener. Nach einer Latenz von 15 bis 20 Jahren werden Präkanzerosen, Basaliome und Spinocellulome, Karzinome der Haut, ferner Zirrhose und Tumoren der Leber und, falls das Arsen durch Inhalation aufgenommen wurde, Bronchialkarzinome beobachtet. Der bei Nickelarbeitern vorkommende „Nickelkrebs" der Nase ist gleichfalls durch Arsen ausgelöst.

Die ***Therapie der akuten und chronischen Vergiftung*** wird in analoger Weise wie die der Quecksilbervergiftung mit Dimercaprol durchgeführt. Die bei der akuten Vergiftung auftretenden, zum Teil schweren Störungen des Wasser- und Elektrolythaushalts und des Kreislaufs müssen zusätzlich symptomatisch behandelt werden. Auch die nach organischen Arsenverbindungen vorkommenden Vergiftungserscheinungen lassen sich erfolgreich durch Dimercaprol bekämpfen.

22.5. Säuren

Nach Aufnahme von Säuren per os kommt es zu lokalen Reiz- bzw. Ätzwirkungen in Mund, Rachen, Speiseröhre und Magen. Diese ***Verätzungen*** können akut durch Perforationen oder später durch Infektionen oder Strikturen zu sekundären Erkrankungen führen.

Nach ***Resorption*** von Säure aus dem Magen-Darm-Kanal oder nach endogener Entstehung von Säure im Stoffwechsel, zum Beispiel bei Diabetes mellitus oder respiratorischer Insuffizienz ist folgendes zu beobachten: Trotz Zufuhr oder Entstehung großer Säuremengen bleibt der pH-Wert des Blutes lange Zeit unverändert, weil die Pufferung ausgezeichnet ist. Sie ist zum großen Teil dem Hämoglobin und den Plasmaeiweißen zuzuschreiben. Ferner spielen die Phosphat- und Bicarbonatpuffer eine wichtige Rolle. Für die Aufrechterhaltung des pH-Wertes ist das konstante Verhältnis von Kohlendioxid zu Bicarbonat (1:20) im Blut von wesentlicher Bedeutung. Nach Zufuhr von Säure wird Kohlendioxid aus dem Bicarbonat freigesetzt, dadurch kommt es durch Erregung des Atemzentrums zu einer verstärkten Atmung, infolgedessen zu einem Abatmen des vermehrten Kohlendioxid, bis die Relation von Kohlendioxid zu Bicarbonat von etwa 1:20 wiederhergestellt ist. Dieser Vorgang ist so lange möglich, bis das Standardbicarbonat (Alkalireserve) des Blutes erschöpft ist. Dann erst kommt es mit einer Erniedrigung des pH-Wertes zu einer Acidose, während man vorher von einer kompensierten Acidose spricht. Bei Erniedrigung des pH-Wertes ist die Atmung stark verlangsamt und vertieft (Kussmaul-Atmung), der Blutdruck fällt ab, und es entwickelt sich ein komatöser Zustand. Bei einer Säuerung des Organismus ist die Ausscheidung von primärem Natriumphosphat auf Kosten des sekundären Natriumphosphates vermehrt. Der Harn reagiert stark sauer, weil die Sekretion von H-Ionen bzw. deren Austausch gegen Natrium-Ionen im Tubulus erhöht ist. Ferner werden bei einer Acidose im distalen Nephron vermehrt Ammonium-Ionen aus Ammoniak und Protonen gebildet.

Die ***Therapie der Säurevergiftung*** ist bei den ***lokalen*** Schädigungen symptomatisch. Vor allen Dingen sind Magenspülungen wegen der Gefahr der Perforation zu vermeiden. Zur Neutralisation muß Magnesia usta statt Natriumbicarbonat verwendet werden, weil dieses durch Bildung von Kohlendioxid Magenrupturen verursachen könnte. Die ***resorptive Vergiftung*** wird durch intravenöse Infusionen von Alkali, zum Beispiel 7 bis 8% Natrium phosphoricum (Dinatriumphosphat) oder auch Natrium lacticum 1,7% behandelt. Phosphate wirken besonders günstig auf die Säureausscheidung der Niere. Seit einiger Zeit bietet auch die Zufuhr von Trispuffer (THAM)[13] eine Therapiemöglichkeit. Dieser Puffer hat den Vorteil, daß die in anderen Puffern enthaltenen Na-Ionen fehlen. Der intrazelluläre pH-Wert wird mitbeeinflußt, was günstig oder ungünstig sein kann. Der Trispuffer wirkt diuretisch. Der Harn muß laufend auf alkalische Reaktionen geprüft werden, um Alkalisierung zu vermeiden. In wäßriger Lösung fungiert Trispuffer als schwache Base und nimmt Protonen auf. THAM eignet sich auch zur Bekämpfung von Acidosen anderer Genese, zum Beispiel bei Schock und Verbrennung.

Der Trispuffer wird langsam ausgeschieden, Kumulation ist deshalb möglich. Es besteht die Gefahr einer Atemdepression und einer Nierenschädigung. Für die Therapie wird meistens eine 0,3molare isotone Lösung (4%) mit einem pH-Wert von 10,2 sehr langsam intravenös bis höchstens 1,5 g in 24 Stunden infundiert. Bei eventuell auftretenden Atemstörungen sind mechanische Ventilation und Sauerstoffzufuhr notwendig.

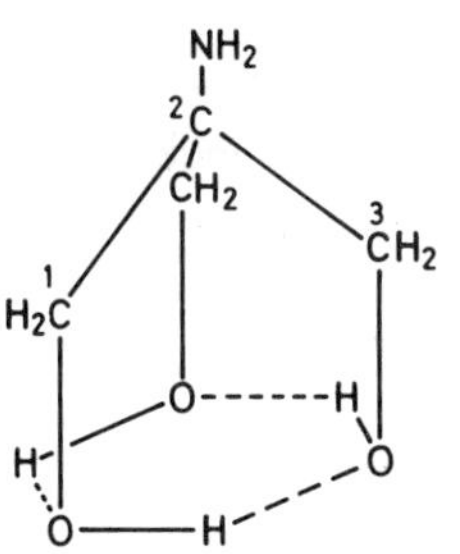

„Trispuffer" (THAM)
Tris-(hydroxy-methyl)-amino-methan
oder
2-Amino-2-hydroxy-methyl-1,3-propandiol
Trometamol

Spezifische Säurewirkungen. Einige Säuren besitzen neben ihren ***unspezifischen Säurewirkungen spezifische Wirkungen***, die für manche Intoxikationen ausschlaggebend sind. Im folgenden sollen diese Vergiftungen kurz besprochen werden:

Kohlendioxid. Einatmung von Kohlendioxid in höheren Konzentrationen erzeugt eine Reihe von

[13] Pehanorm®, Talatrol®, Trizma®, Tromethane®

Erscheinungen, die, wie man annimmt, nicht nur auf den Säurecharakter der Substanz, sondern auch auf spezifische Wirkungen zu beziehen sind. Möglicherweise beruhen diese Unterschiede aber nur darauf, daß Kohlendioxid sehr leicht permeiert. Es kommt zu Tachypnoe, Kopfschmerzen, Schwitzen, Unruhe, Ohrensausen, Schwindel, Verwirrtheits- und Erregungszuständen. Danach können Krämpfe oder auch Apathie und tiefe Narkose folgen.

Fluorwasserstoff hat eine direkte ätzende Wirkung auf Gewebe. Nach Einatmung kommt es infolgedessen zu Schädigungen der Atemorgane wie nach anderen Reizgasen. ***Fluorwasserstoff und Fluoride hemmen*** in großen Verdünnungen eine Reihe von ***wichtigen Fermenten.***

Außerdem haben die Fluoride einen Einfluß auf den ***Calciumstoffwechsel***, da Calciumfluorid schwer löslich ist. Bei chronischer Zufuhr von Fluoriden kommt es zu Gewichtsverlust, Brüchigkeit der Knochen, Anämien, allgemeiner Schwäche, Steifheit der Gelenke und fleckiger Verfärbung der Zähne.

Da Menschen mit einer hohen Fluorid-Aufnahme in den Körper zwar fleckig verfärbte, aber nur selten kariöse Zähne besitzen, untersuchte man systematisch den Einfluß der Fluoridzufuhr auf die Karieshäufigkeit. Es ergab sich, daß regelmäßige Aufnahme von Trinkwasser mit 1 mg Fluor pro Liter den ***Kariesbefall*** optimal vermindert, wenn sie von der Geburt bis zum Ende der Dentition erfolgt. Die Karies kann nicht völlig verhindert, aber die Häufigkeit deutlich reduziert werden. Fluor ersetzt eine Hydroxylgruppe im Apatit der Zähne. Dieses „Fluor-Apatit" scheint besonders widerstandsfähig gegenüber Säuren. Wahrscheinlich kommt es auch bei Erwachsenen zu einer Remineralisation des Zahnschmelzes unter Einwirkung von fluoridhaltigem Speichel. Viele Städte sind dazu übergegangen, ihr Trinkwasser mit Fluorid zu versetzen. Eine zusätzliche Aufnahme von Fluorid ist dann allerdings nicht mehr angebracht; denn 1,5 mg Fluor pro Liter Trinkwasser kann schon zu fleckigen Zähnen führen. Wenn es sich dabei auch nur um einen kosmetischen Fehler handelt, sollte doch bei einer Kariesprophylaxe mit Fluor-Tabletten[14] der Gehalt des Trinkwassers an Fluor berücksichtigt werden. Die langfristige Zufuhr von Fluor bei Patienten mit Osteoporose führt häufig zu erhöhtem Ansatz von Knochen, dessen Qualität zweifelhaft ist.

Oxalsäure und ihre Salze haben deshalb eine spezifische Wirkung, weil sie mit Calcium unlösliche Verbindungen eingehen. So kommt es zu Symptomen des Calciummangels, der bei akuter Vergiftung mit größeren Dosen unter dem Bilde einer Tetanie und einer Herz- und Gefäßinsuffizienz sogar tödlich sein kann. Bei protrahierten, nicht letalen Vergiftungen stehen Symptome der Niereninsuffizienz im Vordergrund, welche wohl vor allem auf eine Verstopfung der Tubuluslumina durch Oxalatkristalle zurückzuführen ist. Hier sei an die renalen Nebenwirkungen einer chronischen Überdosierung von Vitamin C erinnert (s. S. 315). Bei der ***Therapie*** der akuten Vergiftung muß versucht werden, durch Magenspülungen mit gesättigter Lösung von Calciumhydroxid die Oxalsäure im Magen-Darm-Kanal zu binden. Dabei wird auch der Säureätzwirkung begegnet. Nach der Resorption von Oxalsäure ist parenterale Calciumzufuhr angezeigt. Die Niereninsuffizienz muß mit den üblichen Methoden verhindert bzw. bekämpft werden. Die Prognose ist bei entsprechender Therapie meistens gut.

[14] Afluon® mit 0,25 mg Fluor in 1 Tablette, Calcipot F® mit 1 mg Fluor in 1 Tablette

22.6. Basen

Bei lokaler Einwirkung auf Haut und Schleimhäute wirken starke Basen in ähnlicher Weise eiweißfällend wie starke Säuren. Allerdings ist der Ätzschorf weniger fest, so daß die Base innerhalb der Kolliquationsnekrose weiter in die Tiefe eindringen kann. So sind die Schädigungen meistens schwerer als bei einer vergleichbaren Säureverätzung. Dies gilt auch für die Narbenbildung nach Verätzung durch Basen, die am Ösophagus eine größere Strikturgefahr nach sich ziehen als Säureverätzungen. Stark basisch reagierende Lösungen von Arzneimitteln können bei subkutaner und intraarterieller Injektion zu Gewebsnekrosen (z. B. nach Barbituraten), bei intralumbaler Zufuhr zu schweren Nervenschädigungen führen (z. B. nach basisch reagierenden Sulfonamidlösungen). Die häufigsten Verätzungen kommen durch Aufnahme von ***Kalium- oder Natriumhydroxid*** oder durch ***Ammoniak*** vor. Bei der letztgenannten Substanz ist die Aufnahme von Dämpfen in die Lunge und die infolge der guten Lipoidlöslichkeit besonders starke Tiefenwirkung bemerkenswert.

Für die ***Therapie*** sind Magenspülungen wegen der Perforationsgefahr kontraindiziert. Reichliche Zufuhr von Wasser, möglichst mit Zusatz von schwachen Säuren (Citronensäure, Essigsäure etc.), ist die angemessene Behandlung.

Stark basisch reagierende ***Kaliseifen***-Lösungen werden manchmal zur illegalen Abortauslösung in den Uterus injiziert. Dabei tritt oft eine plötzliche Überschwemmung des Blutes mit Kaliseife auf, die zu einer schweren Hämolyse führt. Es kommt zu einem akuten Nierenversagen infolge einer Verstopfung der Tubuluslumina durch Hämoglobin bzw. Methämoglobin. ***Therapeutisch*** sind sofortige Austauschtransfusionen bei schweren Fällen am besten wirksam. Um das Hämoglobin bei der Passage durch die Nierentubuli in Lösung zu halten, sind neben sehr reichlicher Flüssigkeitszufuhr Gaben von Natrium bicarbonicum bis zum Erreichen einer schwach alkalischen Harnreaktion notwendig. Die Wasser- und Natriumbikarbonatzufuhr ist nur vor dem Eintritt der Oligurie indiziert. Diese bzw. eine Anurie muß in der üblichen Weise behandelt werden.

22.7. Organische Lösungsmittel

Von Jahr zu Jahr werden wachsende Mengen von organischen Lösungsmitteln hergestellt und für verschiedenartige Zwecke benutzt; zum Lösen von Fetten, Farbstoffen, Lacken, Kunststoffen, Kautschuck, Klebstoffen, zur Extraktion bei der Herstellung von Chemikalien, zur chemischen Reinigung etc. Vergiftungen sind daher immer häufiger möglich. Die technischen Produkte sind meistens nicht rein, so daß die beobachteten Wirkungen nicht immer der Substanz allein zukommen, die dem technischen Produkt den Namen gegeben hat. Dabei können auch allergische Reaktionen auftreten, die auf das Haupt- oder ein Nebenprodukt zu beziehen sind.

Trotz verschiedener chemischer Konstitution haben alle organischen Lösungsmittel gerade wegen ihrer guten Löslichkeit ähnliche toxische Wirkungen. Obgleich sie meistens durch Inhalation aufgenommen werden, ist auch mit einer Aufnahme durch die Haut zu rechnen (z.B. Tetrachlorkohlenstoff = Tetrachlormethan). Danach können entweder dieselben resorptiven Vergiftungen entstehen wie durch Einatmung, oder es können sich auch lokal begrenzte Gewebs-, insbesondere Nervenschäden entwickeln. Am ***Zentralnervensystem*** sind die Lösungsmittel ***narkotisch*** oder ***erregend*** wirksam, die Funktion ***peripherer*** Nerven kann geschädigt werden. An ***Leber, Niere*** und ***Herz*** sind häufig ***degenerative Veränderungen*** zu beobachten. Einige Stoffe haben noch zusätzliche schädigende Wirkungen auf den ***blutbildenden*** Apparat, erhöhen die ***Blutungsbereitschaft*** oder beeinflussen die ***Produktion von Hormonen.*** Die narkotischen Wirkungen können sich von Schwindel, Kopfschmerzen, Nausea, Erbrechen, Unsicherheit des Ganges und Beklemmungsgefühl in der Brust bis zu tiefem Koma und Atemlähmung erstrecken. Die erregenden Effekte reichen von leichter Unruhe und psychischer Erregung bis zu schweren Krampfanfällen. Narkotische und Erregungssymptome sind häufig gemischt oder wechseln miteinander ab.

Die Inhalation niedriger Konzentrationen einiger Lösungsmittel kann bei manchen Menschen eine ***Euphorie*** erzeugen. Es war schon lange bekannt, daß Narkotika (Äther und Chloroform), die im wesentlichen ähnliche Wirkungen wie die organischen Lösungsmittel besitzen, von einigen Menschen zur Erzeugung eines rauschähnlichen Zustandes absichtlich eingeatmet werden. Dabei entstehen Krankheitsbilder, die dem chronischen Alkoholismus ähnlich sind. Auch nach Benzol, Benzin und Trichloräthylen sind euphorisierende Wirkungen beschrieben worden. In entsprechender Weise ist auch die euphorisierende Wirkung des Klebstoffschnüffelns („glue sniffing") aufzufassen, das in wachsendem Ausmaß vorkommt. Dabei atmen Jugendliche Lösungsmitteldämpfe ein, die durch Ausdrücken einer Klebstofftube in ein Taschentuch oder einen Plastikbeutel gewonnen werden. Nicht nur eine euphorische Stimmung, sondern auch Halluzinationen und Wahnideen, oder auch eventuell stundenlange Bewußtlosigkeit kommen danach vor. Die Dosis muß bei Wiederholung immer mehr gesteigert werden, es bildet sich eine echte Abhängigkeit aus. Akute Todesfälle nach Einatmung von Toluol, Benzol, Trichloräthan und fluorierten Kohlenwasserstoffen (Treibgase aus Sprühdosen) sind nicht mehr selten (s. a. S. 73).

Im folgenden sollen die ***Lösungsmittelgruppen*** jeweils mit einigen Beispielen genannt werden, die im gewerblichen Leben viel gebraucht werden und bei denen noch mit Symptomen gerechnet werden muß, die über die obengenannten Schädigungen hinausgehen.

Kohlenwasserstoffe. Bei der chronischen ***Benzinvergiftung*** ist die Entstehung einer toxisch bedingten aplastischen Anämie charakteristisch. Schleimhautblutungen kommen vor.

Benzol wird überwiegend durch Inhalation aufgenommen. Der retinierte Anteil beträgt 40–50%. Benzol kann jedoch auch über die Haut resorbiert werden. Von dem resorbierten Benzol werden 30–50% unverändert über die Lungen wieder ausgeatmet. Im Harn erscheinen nur unbedeutende Spuren von unverändertem Benzol. Der Rest wird in der Leber durch mischfunktionelle Oxidasen zu Phenol oxidiert und in Form der Phenylmercaptursäure über die Nieren ausgeschieden. In der ersten Oxidationsstufe wird das Benzolepoxid gebildet. Es wird vermutet, daß dieses hochreaktive Epoxid für die toxischen Wirkungen im Knochenmark (Anämie, Leukopenie, Thrombozytopenie) und möglicherweise auch für die Induktion einer Leukämie verantwortlich ist.

Halogenierte Kohlenwasserstoffe. Die „klassischen" Verbindungen dieser Gruppe (wie z. B. Chloroform, Halothan, Tetrachlormethan, 1,1,2,2-Tetrachloräthan, Vinylchlorid) haben neben den Wirkungen auf das Zentralnervensystem und einer sensibilisierenden Wirkung gegenüber den Katecholaminen vor allem leberschädigende Effekte, die zu akuter gelber Leberatrophie führen können. Die Nieren sind meistens gleichfalls betroffen, so daß die Todesursache mitunter in einem Versagen der Nieren zu suchen ist. Insbesondere Tetrachlormethan führt häufig zu Vergiftungen. Er findet nicht nur als Lösungsmittel, sondern auch in Feuerlöschern als Löschflüssigkeit Verwendung.

Alkohole. ***Methanol***, das sehr viel als Lösungsmittel gebraucht wird, ist viel toxischer als alle anderen Alkohole, weil es sich im Stoffwechsel völlig anders verhält (Näheres s. S. 408). Die ***höheren Alkohole*** erzeugen im Vergleich zu Äthanol (s. S. 404) wesentlich mehr unangenehme Erscheinungen von seiten des Zentralnervensystems und des Magen-Darm-Kanals.

Glykole. ***Äthylenglykol*** (1,2-Äthandiol, 1,2-Dihydroxy-äthan) das als Frostschutzmittel weite Verbreitung findet, ist verhältnismäßig ungiftig, so daß erst nach Zufuhr größerer Mengen schwere Vergiftungen infolge von Nierenschädigungen vorgekommen sind. Diese Schädigung findet ihre Erklärung dadurch, daß Äthylenglykol durch die Alkoholdehydrogenase zu Oxalsäure (s. S. 396) abgebaut wird. Therapeutisch kann daher durch die Infusion von Äthanol die Umsetzung zu Oxalsäure verlangsamt werden. **1,3-Propandiol** (1,3-Propylenglykol), das im Körper zu Malonsäure, einem Fermentgift umgebaut wird, ist 2- bis 3mal giftiger als 1,2-Propandiol (1,2-Propylenglykol, Formel S. 322) das zu Milchsäure oxidiert wird. Die Verwendung dieser Glykole zur Luftdesinfektion (s. S. 322) ist ungefährlich. ***Diäthylenglykol*** [Bis-(2-hydroxy-äthyl)-äther] und andere Äther dieser Gruppe sind wesentlich giftiger. Im Jahre 1937 hatte eine Fabrik in den USA mit Hilfe von Diäthylenglykol ein Sulfonamidelixier hergestellt. Nach der Einnahme dieses Mittels starben zahlreiche Menschen an den Folgen einer Schädigung der Nieren und des Zentralnervensystems. ***Glycerin*** hat lokal eine starke wasseranziehende Kraft, die zu lokalen Reizwirkungen und bei intravenöser Injektion zu Hämolyse führen kann. Sonst ist Glycerin ungiftig, zumal es im Stoffwechsel verwertet wird.

Schwefelkohlenstoff. Die akuten narkotischen Wirkungen von Schwefelkohlenstoff, CS_2, sind denen des Chloroform ähnlich. Die Hemmung der mischfunktionellen

Oxydase in der Leber wird als empfindlichstes Kriterium für die toxische Wirkung von CS_2 angesehen. Bei der chronischen gewerblichen Vergiftung kommt es zu vielfältigen psychischen und neurologischen Störungen, die auf degenerativen Prozessen in Gehirn, Rückenmark und peripheren Nerven beruhen. Die Aufnahme des Giftes geschieht vor allem durch die Lunge, sie kann aber auch durch die Haut erfolgen. Dann sind lokale Nervenschädigungen möglich. Bei der chronischen Vergiftung können Störungen der Merkfähigkeit oder hysterische Reaktionen, aber auch toxische Psychosen auftreten. Außerdem sind neben Parkinsonismus oder Tabes verschiedene Neuritiden, ferner gastrointestinale Störungen, Beeinträchtigung der Funktion der Nebennieren und der Keimdrüsen zu beobachten.

22.8. Chlorierte Aromaten

Eine Reihe von ***chlorierten***, aromatischen Verbindungen wird aus der Umwelt ständig von Tier und Mensch aufgenommen. Sie sind stoffwechselstabil und sehr gut lipoidlöslich, deshalb können sie schlecht ausgeschieden werden und reichern sich in Fettgewebe und Zentralnervensystem an. Zu diesen Substanzen gehören neben Chlorphenothan (S.328) ***polychlorierte Bisphenyle***, die als Weichmacher von Plastikmaterial weit verbreitet sind und beim Verbrennen der Kunststoffe auf Müllplätzen etc. in die Atmosphäre gelangen, und ***Tetrachlor-dibenzo-dioxin*** (TCDD) das als Verunreinigung von Herbiziden (z.B. dem künstlichen Wuchsstoff Trichlor-phenoxyessigsäure) vorkommt. Über chronische Vergiftungsmöglichkeiten durch chlorierte Aromaten wurde bereits beim Chlorphenothan hingewiesen. TCDD wurde im Jahr 1976 in einer Herstellungsanlage in Seveso (Italien) infolge Überhitzung der Produktionsanlage zusammen mit 2,4,5-Trichlorphenol freigesetzt. Das Dioxin-Derivat haftet im Erdreich und an Gebäuden außerordentlich fest. Im Zusammenhang mit diesem Unfall wurde vor allem bei Kindern Chlorakne unterschiedlichen Ausmaßes diagnostiziert.

Pathologische Veränderungen der inneren Organe und des Nervensystems, Mißbildungen oder Chromosomenschäden konnten bisher nicht nachgewiesen werden, obwohl durchaus vor allem mit embryotoxischen Wirkungen gerechnet werden muß.

Nach tierexperimentellen Untersuchungen gehört TCDD zu den ***giftigsten Substanzen***, die wir bisher kennen. Die LD_{50} liegt in einem Bereich von 0,006 mg/kg Körpergewicht (Meerschweinchen). TCDD wirkt teratogen und führt bei Mäusen in Konzentrationen über 0,0001 mg/kg × Tag zu Gaumenspalten und Nierenbeckenerweiterungen der Feten. Die Arylkohlenwasserstoffhydroxylase wird durch TCDD etwa 30000 mal stärker induziert als durch 3-Methylcholanthren. Diese Wirkung muß auf einer spezifischen Affinität zu einem Induktions-Rezeptor beruhen. Die ausgeprägt toxische und enzyminduktorische Wirkung von polychlorierten Dibenzo-p-dioxinen ist an das Vorhandensein von mindestens 3-Chlor-Atomen in 2-, 3-, 7- oder 8-Stellung gebunden.

22.8.1. Anhang Paraquat

Neben den chlorierten Herbiziden finden in der Landwirtschaft und im Gartenbau Bispyridinium-Verbindungen weite Verbreitung. Paraquat[15] und ähnliche Substanzen besitzen eine verhältnismäßig hohe akute Toxizität. Innerhalb von 10 Jahren kam es hauptsächlich durch Unfälle und Suizide insgesamt zu mehreren Hundert Todesfällen. Als letale Dosis wird eine Menge von 60 bis 70 mg/kg Körpergewicht angenommen. Der Vergiftungsverlauf läßt sich in 3 Phasen gliedern. Gleich nach der oralen Aufnahme kommt es zu spontanem Erbrechen. In der zweiten Phase stehen toxische Wirkungen an Nieren und Leber im Vordergrund. Die Nierenfunktionsstörungen

[15] Gramoxon®, Weedol®

können nach 5–10 Tagen zurückgehen; zu dieser Zeit treten aber bereits erste Zeichen pathologischer Lungenveränderungen auf. Die Vergifteten sterben innerhalb von 3 Wochen an pulmonaler Hypoxämie. Paraquat interferiert mit dem Elektronentransport in den Stoffwechselketten der Zellatmung. Die ***Therapie*** einer Paraquat-Intoxikation sollte zunächst in einer raschen Entleerung des Magen-Darm-Traktes bestehen (Magenspülung, Fuller Erde, Salinische Abführmittel). Der therapeutische Nutzen einer Hämodialyse ist umstritten und führt zur Bildung hochreaktiver Epoxide.

Da die Bildung der ***toxischen Epoxide*** von dem Sauerstoffpartialdruck abhängig ist, kann die Schädigung der Lungen durch eine Reduktion des Sauerstoffgehaltes in der Atemluft gemildert werden. In Tierversuchen konnte die Überlebenschance Paraquat-vergifteter Tiere durch eine Sauerstoff-Mangel-Atmosphäre erheblich vergrößert werden.

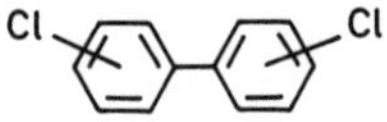

Polychlorierte Biphenyle

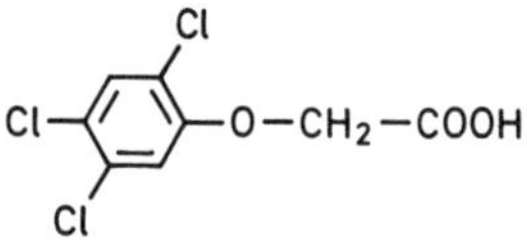

Herbizid 2,4,5-Trichlor phenoxyessigsäure

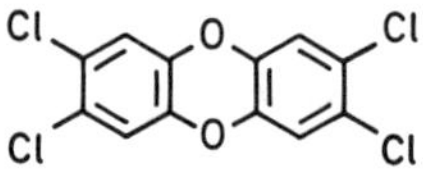

2,3,7,8,-Tetrachlor-dibenzo-1,4-dioxin, TCDD

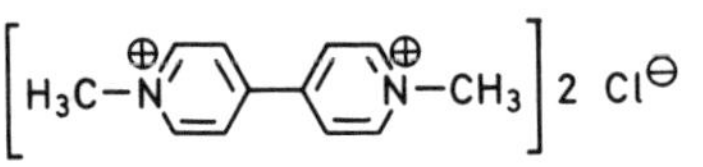

Paraquat
1,1'-Dimethyl-4,4'-bi-pyridylium-dichlorid

22.9. Röntgenkontrastmittel

Für die röntgenologische Darstellung des Magen-Darm-Kanals wird ***Barium sulfuricum*** verwendet. Vergiftungen kommen mit dieser völlig unlöslichen Verbindung nicht vor. Verwechslungen mit löslichen Bariumsalzen haben schwere Vergiftungen ergeben, da Barium-Ionen zu Spasmen der gesamten glatten Muskulatur und zu Schädigungen der Herzfunktion führen (s. S. 94).

Für die Kontrastdarstellung aller anderen Hohlräume des Körpers werden ***organische Verbindungen*** gebraucht, in die 2 oder 3 ***Jodatome*** eingeführt sind. Diese Substanzen werden entweder direkt in die Hohlräume (Bronchographie, Hysterosalpingographie, Darstellung von Fisteln und Nebenhöhlen, Urethrographie, retrograde Pyelographie etc.) oder in die Gefäße (Angiographie) injiziert. Zur Ausscheidungsurographie oder zur Cholezystangiographie bzw. Cholezystographie werden die Kontrastmittel intravenös bzw. oral zugeführt.

Für die Darstellung des Nierenbeckens werden vor allem jodhaltige Aminobenzoesäure-Derivate verwendet, die dort einen guten Röntgenschatten geben. Diese Verbindungen werden verhältnismäßig wenig an Plasmaeiweiße gebunden, so daß große Mengen in der Niere filtriert werden können. Neben dieser, bei hohen Plasmakonzentrationen wichtigen Filtration, spielt der durch aktive Sekretion von den Tubuluszellen ausgeschiedene Anteil eine verhältnismäßig geringe Rolle; aber bei niedrigen Plasmakonzentrationen wird das die Niere passierende Blut bei einer Passage von diesen jodhaltigen Verbindungen befreit. Wenn man die Konzentration im arteriellen Blut und die im Harn ausgeschiedene Menge kennt, kann man daraus die Größe der Nierenblutung berechnen. Die Bindung an Plasmaproteine ist bei einigen Verbindungen immerhin so fest, daß die Schilddrüsendiagnostik noch monatelang gestört sein kann. Als Beispiele für derartige Verbindungen sollen hier nur Amidotrizoat[16] und für die orale Cholezystographie Iopodat[17] genannt werden.

Nebenwirkungen. Obgleich diese Mittel in den angewendeten Dosen nicht toxisch sind, muß doch nach intravenöser Zufuhr in 6 bis 25% der Fälle mit ***allergischen*** oder sogar ***anaphylaktischen*** Reaktionen mehr oder minder schweren Grades ge-

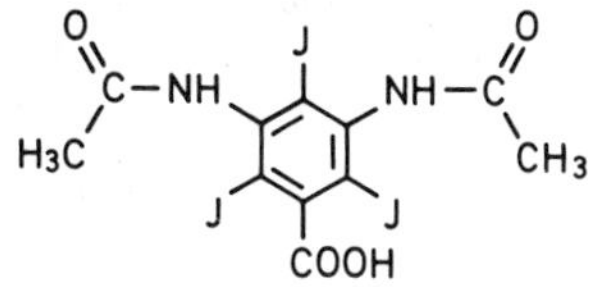

Amidotrizoat
3,5-Bis-(acetylamino)-2,4,6-trijod-benzoesäure

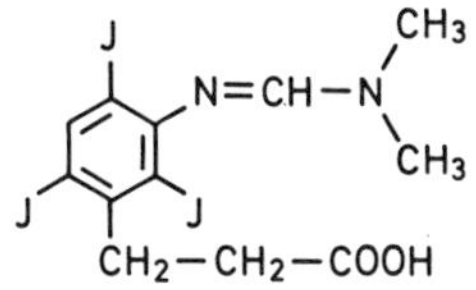

Iopodat
3-[3-(Dimethylamino-methylenamino)-2,4,6-trijod-phenyl]-propionsäure

[16] Diatrizoate, Urografin® [17] Biloptin®

rechnet werden. Todesfälle sind bei Erwachsenen selten, wenn alle Vorsichtsmaßnahmen getroffen werden. Bei der Angiokardiographie von Kindern mit angeborenen Herzfehlern sind letale Zwischenfälle in mehr als 0,3% beschrieben worden. Die allergischen Erscheinungen äußern sich als Urtikaria, Lid- und Glottisödem, Übelkeit, Brech-, Nies- und Hustenreiz, Asthma bronchiale, Kreislaufkollaps, Koronarinsuffizienz, Nierenversagen. Therapeutisch sind dann die auch sonst bei allergischen Reaktionen üblichen Substanzen anzuwenden, zum Beispiel Calciumsalze, Antihistaminika, vor allem große Dosen von Prednisolon intravenös, bei Asthma bronchiale und anaphylaktischem Schock auch Theophyllin und Adrenalin- bzw. Isoprenalin-Dauerinfusion. Eine prophylaktische Prüfung durch Testdosen ist nicht zu empfehlen, da auch diese schon einen schweren Schock auslösen können. Absolut notwendig ist Bereitschaft, sofort eine wirksame Schocktherapie durchführen zu können. ***Kontraindiziert*** sind diese Mittel bei allgemeiner Neigung zu allergischen Reaktionen, bei Nieren- und Leberinsuffizienz, schweren Herz-Kreislauf-Störungen, akuter Pankreatitis, Hyperthyreosen und bei Jodüberempfindlichkeit.

22.10. Tabak

Das im Tabak enthaltene Alkaloid Nicotin ist ein starkes Gift; die tödlichen Dosen beginnen bei etwa 50 mg; sie führen in kurzer Zeit zu tonisch-klonischen Krämpfen und durch Atemlähmung zum Tod. Kleinere Mengen wirken vorwiegend an den vegetativen Ganglien (Näheres s. S. 86). Gewisse zentral erregende Wirkungen sind nachweisbar.

Nur ca. 30% des Nicotins gelangt mit dem Rauch des „Hauptstromes" der Zigarette oder Zigarre in den Mund des Rauchers. Der Hauptanteil des Nicotins geht in den „Nebenstrom", das heißt direkt in die Luft über, so daß die Menschen in der Umgebung des Rauchers, besonders in kleinen Räumen „mitrauchen" müssen. Bei einer Zigarette mit 1 g Tabak und 1% Nicotin gehen also ~30% das heißt ~3 mg, in den Mund über. Beim Mundrauchen werden davon wiederum ~5%, bei mäßigem Inhalieren 70%, bei starkem Inhalieren mit Anhalten der Luft sogar 95% resorbiert. Beim Rauchen des sauren Tabaks der Zigarette und manchen Pfeifentabaks führt der Rauch Nicotinsalze mit, die beim Mundrauchen wieder ausgeatmet werden. Diese Raucher müssen deshalb inhalieren, wenn sie genügend Nicotin aufnehmen wollen. Der Rauch des alkalischen Zigarrentabaks führt Nicotinbase mit, die von der Mundhöhle aus gut resorbiert werden kann. Zigarrenraucher brauchen deshalb nicht zu inhalieren, um eine genügend hohe Dosis Nicotin zu erhalten. Beim Rauchen einer Zigarre (in geringerem Ausmaß auch einer Zigarette) wird zunächst flüchtiges Nicotin im letzten Drittel der Zigarre niedergeschlagen und von dort aus beim Rauchen des letzten Drittels erneut in den Rauch übergeführt. Bei der Analyse der Nicotinaufnahme in der Mundhöhle ergaben sich für das erste, zweite und dritte Drittel beträchtlich steigende Mengen von Nicotin. Es ist also vom Standpunkt der Nicotinaufnahme wichtig, wie weit die Zigarren aufgeraucht werden. Dasselbe gilt grundsätzlich auch für Zigaretten. Auch Rhythmus und Geschwindigkeit des Rauchens spielen für die Menge der Nicotinaufnahme eine wichtige Rolle. Durch Rauchen kann die akute tödliche Nicotindosis von ca. 50 mg niemals erreicht werden. Diese Dosis könnte nur durch Rauchen von 20 bis 40 Zigaretten aufgenommen werden. Die hierfür notwendige Zeit von 90 bis 180 Minuten reicht aber für die Eliminierung des zuerst aufgenommenen Nicotin völlig aus. Etwa 10% des Nicotin werden durch die Nieren unverändert ausgeschieden, 80% vorwiegend in der Leber abgebaut.

Bei häufig wiederholter Zufuhr von Nicotin kommt es zu einer ***Gewöhnung***. Die Toleranz gegen die Substanz kann im Laufe der Zeit um das 2- bis 3fache erhöht sein. Diese erhöhte Toleranz kann bei fieberhaften Erkrankungen, bei organischen Gehirnschädigungen oder schwerer Anämie verschwinden. Außer dieser langfristigen Toleranzerhöhung ist eine höchstens 2 Stunden anhaltende ***Tachyphylaxie*** zu beobachten. Eine Zigarette, die nach einer längeren Unterbrechung (z. B. morgens nach dem Schlaf) geraucht wird, hat deshalb einen stärkeren Effekt. Das Rauchen führt leicht zur Gewohnheitsbildung, dabei spielt das Zeremoniell des Rauchens eine Rolle. Die Gewohnheitsbildung (psychische Abhängigkeit) kann derartige Ausmaße annehmen, daß selbst schwere Erkrankungen nicht zu einem Verzicht auf das Rauchen führen.

Die ***Beziehung des Rauchens zu Erkrankungen des Herzens*** und der ***Gefäße*** ist häufig untersucht worden. Während des Rauchens sind akut Veränderungen des EKG, des Tonus der Gefäße und der Bronchien zu beobachten, die durch eine Erregung des cholinergen oder adrenergen Systems erklärt werden können. Schon beim Rauchen einer Zigarette können die Blutspiegel von Noradrenalin um ~ 50% und von Adrenalin um ~ 15% ansteigen. Da die Ursachen für die Entstehung der Arteriosklerose mannigfach sind und die Erkrankung ohnehin häufig ist, läßt sich das Rauchen als Ursache für die Entstehung der Arteriosklerose schwer nachweisen. Immerhin erhöht Rauchen von Zigaretten (nicht von Zigarren und Pfeifen) das Risiko einer tödlichen ischämischen Herzerkrankung auf das 3fache bei mehr als 15 Zigaretten täglich und auf das 5fache nach 40 Stück. Bei starken Rauchern sind die Plasmalipide erhöht. Bei Patienten, die einen Herzinfarkt überstanden hatten, verminderte Zigarettenrauchen die Herzleistung unter Umständen bis zur Herzinsuffizienz.

Rauchen in der Schwangerschaft erhöht die Zahl der ***Frühgeburten***. Die ***Geburtsgewichte*** werden in Abhängigkeit von der Zahl der gerauchten Zigaretten z.T. ***beträchtlich vermindert***. Die perinatale Sterblichkeit ist erhöht. Die körperliche und geistige Entwicklung ist in der ersten Lebensdekade verzögert.

Die ***Thrombangiitis obliterans*** (Buergersche Erkrankung) tritt praktisch nur bei starken Rauchern auf. Schon das Rauchen von wenigen Zigaretten kann die bei Abstinenz zum Stillstand gekommene Erkrankung wieder fortschreiten lassen. Möglicherweise spielt dabei auch eine Allergie gegen Tabakbestandteile eine Rolle. Auch andere periphere Angiopathien kommen bei Nichtrauchern vor dem 55. Lebensjahr fast niemals vor. Der mittlere Blutdruck des Hypertonikers scheint durch Rauchen meistens nicht erhöht zu werden. Die ***Entstehung von Ulzera des Magens*** und ***Duodenum*** wird durch Rauchen wohl nicht gefördert; aber die Heilung dieser Geschwüre wird verzögert. Die bei manchen Rauchern auftretende, primär degenerative ***N. opticus-Schädigung*** (Tabak-Amblyopie) geht mit einer Erniedrigung des Blutspiegels von Vitamin B_{12} einher. Raucher ohne Sehstörungen weisen normale B_{12}-Werte auf. Selbst stark rauchende Perniciosa-Kranke haben meistens keine Sehstörungen.

Im Hauptstrom des Tabakrauches wurden neben Nicotin noch ca. 500 weitere Stoffe identifiziert, die zum Teil eine toxikologische Bedeutung haben. Sie lassen sich in drei Gruppen einteilen:

❶ Kohlenmonoxid
❷ reizende Gase und Dämpfe, vor allem Aldehyde und Ammoniak,

❸ Teer, Arsen und Chrom als Karzinogene. (Möglicherweise auch das radiaktive Polonium ^{210}Po).

Der Gehalt an ***Kohlenmonoxid*** im Hauptstrom der Zigarette beträgt 1 bis 3%, der Pfeife ~ 2%, der Zigarre ~ 6%. Da die aufgenommenen Kohlenmonoxidmengen klein sind, kommt es nicht zu Vergiftungen. Im Blut finden sich bei einem täglich 20 Zigaretten inhalierenden Raucher ~ 5% Kohlenmonoxidhämoglobin. Bei starken Rauchern kommen Konzentrationen von 10 bis 15%, eventuell sogar mehr Kohlenmonoxidhämoglobin vor, die bei starken Anstrengungen, bei Herzkranken oder bei Aufenthalt in größeren Höhen schon bedenkliche Folgen haben können. Infolge der dauernden Beeinträchtigung der Hämoglobinfunktion fand sich bei manchen Rauchern eine Polyglobulie. Dabei war die Erythrozytenmasse vermehrt, aber das Plasmavolumen erniedrigt.

Unter den ***reizenden Gasen*** spielen besonders verschiedene Aldehyde und bei alkalischen Tabaken Ammoniak eine wichtige Rolle. Sie sind verantwortlich für die Entstehung des Raucherhustens und der chronischen Bronchiolitis, Bronchitis und des Emphysems. Einige Rauchbestandteile hemmen die Zilienbewegungen. Die Zahl der Erkankungen der oberen Luftwege ist bei Rauchern beträchtlich höher als bei Nichtrauchern. Sie tragen zur Verminderung der Lebenserwartung von starken Rauchern bei.

Von den drei gewerbetoxikologisch als ***Karzinogene*** bekannten Stoffen Teer, Arsen und Chrom dürfte im Falle des Tabakrauches vorwiegend Teer als Karzinogen in Betracht kommen. Von diesem ist nachgewiesen, daß er bei Arbeitern in Gaswerken nach Einatmung in Dampfform die Sterblichkeit an Bronchialkrebs auf das 10- bis 15fache erhöht. Die Krankheit zeigt sich nach einer Exposition von 10 bis 15 Jahren. Bei Zigarettenrauchern ist mit ähnlichen Expositionszeiten und ähnlicher Häufung von Bronchialkarzinomen zu rechnen. In diesem Zusammenhang dürfte es von Interesse sein, daß die stark karzinogene Substanz o-Aminophenol im Harn von Rauchern nachgewiesen werden kann. Nach sehr eingehenden und kritischen englischen Untersuchungen ist beim Rauchen von täglich ~ 40 Zigaretten die Mortalität an Lungenkrebs ~ 30mal höher als bei Nichtrauchern. Aber auch bei täglichem Konsum von 20 Zigaretten ist sie noch 15mal, nach ~ 8 Zigaretten 10mal höher. In den USA gewonnene Zahlen zeigen grundsätzlich dasselbe. Pfeifenraucher erkranken „nur" ~ 3- bis 4mal häufiger an Bronchialkarzinom als Nichtraucher. Die Werte für Zigarrenraucher gleichen denen von Nichtrauchern oder sind nur wenig erhöht. Der Einwand, daß es in Anbetracht der langen Latenz von 10 bis 15 und mehr Jahren zwecklos sein würde, jahrelanges Rauchen noch einzustellen, ist nicht stichhaltig; denn schon nach einer Abstinenz von weniger als 10 Jahren sinkt die Häufigkeit der Lungenkrebserkrankungen auf etwa die Hälfte herab, nach 13 Jahren nähern sich die Werte denen von Nichtrauchern. Ein statistischer Zusammenhang zwischen Rauchen und Krebs des Kehlkopfes, des Mundbereiches, des Pankreas und der Blase ist gesichert.

Bei starken Rauchern finden sich ***metaplastische*** Veränderungen der Bronchialschleimhaut, die auch bei gleichzeitigem Bronchialkarzinom vorhanden sind. Diese Metaplasie ist nach Aufgeben des Rauchens weitgehend reversibel. Das Krebsrisiko ist erhöht bei chronischer Bronchitis mit Sputumproduktion. Wahrscheinlich wirken mehrere Stoffe zusammen bei der Entstehung des Bronchialkrebses. Im Tabakteer finden sich neben den Karzinogenen (z. B. Benzpyren) auch Kokarzinogene (z. B. Phenole). Kokarzinogene lassen im Experiment eine unterschwellige Dosis eines Karzinogens wirksam werden.

Das Risiko des Rauchens. Wenn man nicht allein Lungenkrebs oder Koronarerkrankungen in Betracht zieht, sondern den Einfluß des Rauchens auf die Lebenserwartung überhaupt, so ergeben sich eindrucksvolle Zahlen. Aus einer Statistik, bei der die Rauchgewohnheiten britischer Ärzte in Beziehung zur Lebenserwartung gesetzt wurden, ergab sich folgendes: Die Chance, in den nächsten 10 Jahren zu sterben, ist für den 35jährigen, starken Zigarettenraucher 1:23, beim gleichaltrigen Nichtraucher 1:90. 15% (1 von 6) werden vor Erreichen des 65. Lebensjahres sterben, wenn sie nicht rauchen, 33% (1 von 3), wenn sie stark rauchen. Selbst wenn nicht die gesamte Differenz auf das Rauchen selbst zu beziehen wäre, so sind die Zahlen doch brauchbar, um den wesentlichen Einfluß des Rauchens auf die Lebenserwartung zu zeigen.

Präventive Maßnahmen. Da beim Beginn des Rauchens vorwiegend soziale Faktoren eine Rolle spielen, sollte versucht werden, schon bei Kindern und Jugendlichen durch geeignete Maßnahmen eine ablehnende Haltung gegenüber dem Rauchen zu erzeugen. Dies aber ist ein fast hoffnungsloses Unterfangen, solange die Zigarettenindustrie viele Millionen jährlich für Propaganda ausgibt, mit der Wohlbefinden, Bekömmlichkeit und ***Statussymbole*** verheißen werden.

Ärzte können sehr viel zur ***Prophylaxe*** tun, wenn sie ihre Patienten gelegentlich einer Bronchitis, eines Ulcus duodeni oder einer Gefäßerkrankung auffordern, nicht mehr zu rauchen. Wenn sie selbst Nichtraucher sind, werden sie mehr überzeugen. Wenn die Patienten das Rauchen nicht aufgeben können oder wollen, so sind folgende Ratschläge wichtig: Pfeifenrauchen oder noch besser Zigarrenrauchen ist in bezug auf schädigende Wirkungen wesentlich günstiger als Zigarettenrauchen. Nichtinhalieren und ein günstigeres Verhältnis zwischen Nicotinaufnahme und -elimination spielen wohl eine Rolle. Kohlenmonoxidbestimmungen haben ergeben, daß ehemalige Zigarettenraucher, im Gegensatz zu primären Pfeifen- und Zigarrenrauchern, weiterhin inhalieren. Die Verminderung des Risikos gilt also nur für primäre Pfeifen- und Zigarrenraucher, die nicht inhalieren. Zigarren und Zigaretten sollten nur bis zu zwei Drittel ihrer Länge geraucht werden. An sich können ***gute Filter*** schädigende Stoffe zurückhalten. So zeigte sich 10 Jahre nach Überwechseln von Nichtfilterzigaretten auf Filterzigaretten statistisch eine Verringerung des Bronchialkrebsrisikos. Ob die Zigaretten mit niedrigen Nikotin- und ,,Kondensat"-Werten im Rauch weniger gesundheitsgefährdend sind als die bisherige Normal-Zigarette, muß sich noch erweisen. Beim echten Zigarettenraucher besteht die Tendenz, beim Rauchen nikotinarmer Zigaretten seinen Konsum zahlenmäßig zu erhöhen und sogar Pfeifenrauch zu inhalieren.

Raucht man wegen des Nicotins?

Obgleich der Raucher eine bestimmte Menge Nicotin aufnehmen will, ist es doch nicht das Nicotin allein, auf das es ankommt. So ließ sich bei Versuchspersonen durch gleichzeitige Infusion von Nicotin die in sechs Stunden gerauchte Zahl von Zigaretten nur um 2,7 Stück vermindern, obgleich durch die Infusion in derselben Zeit ein Nicotinäquivalent von 9 Zigaretten infundiert worden war. Ein derartiger Befund unterstützt die allgemeine Beobachtung, daß das Rauchbedürfnis nicht durch Nicotin allein befriedigt werden kann.

22.11. Alkohole

22.11.1. Äthanol (Äthylalkohol)

Äthanol wirkt ***lokal*** reizend und hyperämisierend auf Haut und Schleimhäute; es kann zu akuter und bei längerer Zufuhr zu chronischer Pharyngitis und Gastritis kommen. Die ***Resorption*** des Äthanol erfolgt zu ~ 20% bereits vom Magen aus; der Rest wird vom Dünndarm aufgenommen, die quantitativen Verhältnisse sind sehr stark von der Magen-Darm-Füllung abhängig, so daß ein erheblicher Unterschied zwischen der Resorption aus einem leeren Intestinaltrakt und dem nach einer fettreichen Mahlzeit besteht.

Bei Trinken von konzentriertem Äthanol in kleinen Schlucken ist bereits mit einer Resorption aus der Mundhöhe und dem Ösophagus zu rechnen. In diesen Fällen wird die Leber umgangen. Die Wirkung ist schneller und intensiver. Nach oraler Zufuhr ist Äthanol bereits einige Minuten später im Blut nachweisbar. Der Blutspiegel steigt je nach Magenfüllung in 45 bis 90 (bis 120) Minuten auf einen maximalen Wert an.

Nach der Resorption verteilt sich der Äthanol gleichmäßig im gesamten Körperwasser. Die ***Äthanolkonzentration im Blut*** ist abhängig von:

❶ der Menge des aufgenommenen Äthanol,

❷ der Geschwindigkeit der Resorption. Diese

wird mitbestimmt von der Äthanol-Konzentration des Getränkes (Bier 4 bis 5%; Branntwein und andere Destillate 30 bis 45%, Weiß- und Rotwein 7 bis 10%, Südweine 15 bis 20%).

❸ dem Körpergewicht bzw. der Menge des Körperwassers und des Körperfettes

❹ der Geschwindigkeit der Äthanol-Elimination.

Demnach ist im Einzelfall die Höhe des Blutalkoholspiegels nicht sicher vorauszusagen. 1 l Bier oder eine entsprechende Menge eines anderen alkoholischen Getränkes erzeugen bei einem Menschen von 65 kg ungefähr eine Äthanol-Konzentration im Blut von 0,5 Promille, 2 l Bier von 1,5 Promille.

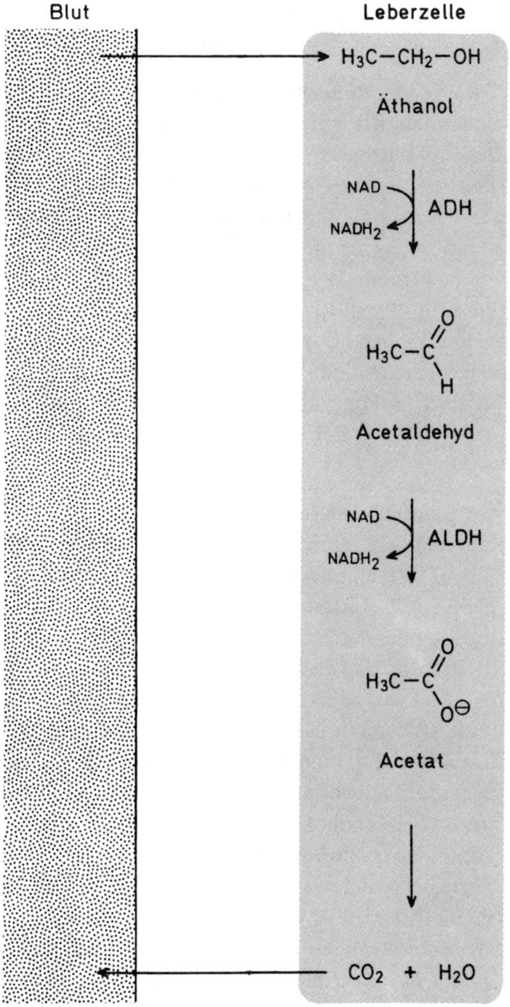

Abb. 22.2. Abbau von Äthanol in der Leberzelle.
ADH = Alkoholdehydrogenase
ALDH = Aldehyddehydrogenase
NAD = Nicotinamidadeninnucleotid
$NADH_2$ = reduziertes NAD

Die ***Elimination*** des Äthanol beginnt sofort nach der Zufuhr. Die Ausscheidung von unverändertem Äthanol durch Niere, Atemluft und Haut beträgt nur wenige Prozent, der Rest wird abgebaut. Die pro Zeiteinheit verbrannte Menge Äthanol ist konstant. Sie beträgt für den Mann 0,1 g, für die Frau 0,085 g/kg × Stunde. Von Fall zu Fall schwanken diese Werte um ±30%, während sie für die einzelne Person ziemlich konstant bleiben. In entsprechender Weise ist für den einzelnen mit einem gleichmäßigen Absinken der Blutalkoholkonzentration nach Beendigung der Resorption zu rechnen. Die Werte sinken um 0,1 bis 0,2 Promille in der Stunde, meistens etwa 0,15 Promille ab. Bei Alkoholikern ist der Abbau im Vergleich zu Abstinenten wenig oder gar nicht erhöht, die etwas gesteigerte Ausscheidung spielt keine Rolle.

Äthanol wird enzymatisch im Zytosol der Leberzelle zur Essigsäure oxidiert. In einem ersten Schritt katalysiert die Alkoholdehydrogenase die Umwandlung des Alkohols zum Acetaldehyd in Anwesenheit von Nicotinamidadenindinucleotid (NAD), das dabei reduziert wird ($NADH_2$). Darauf folgt die weitere Oxidation des Acetaldehyd zur Essigsäure, die durch die Aldehyddehydrogenase ebenfalls unter Beteiligung von NAD katalysiert wird (s. Abb. 22.**2**). Bei diesem Abbau wird das im Zytosol vorhandene NAD verbraucht, das nur langsam regeneriert werden kann. Der geschwindigkeitsbegrenzende Schritt beim Äthanol-Abbau ist die Verfügbarkeit von NAD. Da dieser Schritt schon bei niedrigen Äthanol-Konzentrationen überfordert ist, erweist sich die Äthanol-Elimination als ***konzentrationsunabhängig*** und damit ***zeitlinear***, was sehr ungewöhnlich für Eliminationsprozesse ist. Es sei noch erwähnt, daß die beim Äthanol-Abbau vermehrt anfallenden Produkte Essigsäure (und damit Acetyl-Coenzym A) und $NADH_2$ die Bildung von Triglyceriden und deren Ablagerung in den Hepatozyten fördern. – Andere Abbauwege des Äthanol, die biochemisch prinzipiell noch möglich wären, spielen bei der Elimination keine quantitative Rolle.

Am ***Zentralnervensystem*** wirkt Äthanol grundsätzlich nicht anders als Narkosemittel, wie zum Beispiel Äther. So lassen sich wie mit Äther ***alle Stadien der Narkose*** auslösen. Praktisch sind derartige Narkosen wegen des Fehlens der Steuerbarkeit und der geringen Narkosebreite nicht durchführbar. Kleine oder mäßige Dosen von Äthanol führen bei vielen Menschen, besonders in geeigneter Umgebung, zu einer Belebung der motorischen und psychischen Funktionen. Dabei wird trotz ***Verschlechterung der Konzentrationsfähigkeit*** und der ***motorischen Leistungen*** die ***Selbstkritik vermindert*** und das ***Selbstbewußtsein erhöht.*** Die ***Reaktionszeit wird verlangsamt***, besonders bei unerwarteten Situationen. Im Straßenverkehr kann sich gerade diese Kombination von psychischen Veränderungen als besonders gefährlich erweisen. Bei einer Blutalkoholkonzentration von 0,5 Promille ist bei 20–30% der Menschen bereits klinisch eine deutliche Äthanol-Wirkung feststellbar, bei Werten von 1,0 Promille bei ca 50%; bei 2 bis 2,5 Promille ist in allen Fällen, mit zum Teil schwerer Intoxikation zu rechnen. Bei diesen hohen Werten ist meistens eine Narkose eingetreten. Werte von 3,5 bis 5 Promille wurden bei tödlich verlaufenden Vergiftungen gefunden. In Testversuchen wurde bei Autofahrern eine deutliche Beeinträchtigung der Leistung bei einem Blutalkoholspiegel von 0,8 Promille festgestellt. Dieser Wert ist jetzt zur Beurteilung der Fahrtüchtigkeit gesetzlich festgelegt. Die Äthanol-Wirkung wird durch gleichzeitige Gabe von Psychopharmaka, Hypnotika und manchen Antihistaminika beträchtlich verstärkt.

Die ***Kreislaufwirkungen*** des Äthanol beruhen gleichfalls auf einer Beeinflussung des Zentralnervensystems. Die Hautgefäße werden erweitert. Dadurch kommt es zu einer erhöhten Wärmeabgabe. So können Äthanolvergiftete im Freien infolge Unterkühlung sterben. Die Erweiterung der Hautgefäße führt nicht zu einer Blutdrucksenkung, weil gleichzeitig die Gefäße des Splanchnikusgebietes verengert werden. Herzminutenvolumen und Blutdruck können etwas ansteigen. Bei schwerer Äthanol-Vergiftung kommt es zu einem zentral bedingten (neurogenen) Schock. Obgleich mitunter subjektive Beschwerden bei Koronarinsuffizienz durch Äthanol gebessert werden, läßt sich objektiv am EKG keine Wirkung zeigen, weil die Koronargefäße nicht erweitert werden.

Während des Anstiegs der Blutalkoholkonzentration wird die ***Vasopressininkretion*** des Hypophysenhinterlappens ***gehemmt***. Dadurch wird die Diurese gesteigert.

Äthanol hemmt besonders bei ***Mangel*** an ***Leberglykogen*** die ***Gluconeogenese*** aus Aminosäuren. Die so entstehende Hypoglykämie kann speziell beim Insulin-behandelten Diabetiker, aber auch bei Kindern bedenkliche Folgen haben, zumal die Ursache der Bewußtlosigkeit und der Krämpfe oft nicht erkannt wird und der Blutalkoholspiegel bereits wieder abgefallen sein kann.

Die ***akute Alkoholvergiftung*** wird symptomatisch behandelt wie eine Schlafmittelvergiftung (s. S. 213): künstliche Beatmung, Bronchialtoilette, Beobachtung des Wasser- und Salzhaushaltes und der Wärmeregulation. Die Gabe von Physostigminsalicylat (s. Fußnote S. 242) scheint sich zu bewähren. Folgende Dosen sind notwendig: initial 1–2 mg i.v., dann nach Effekt in $^1/_2$ bis 1 stgm. Abstand gleiche Dosen intramuskulär. Glucoseinfusionen sind nützlich, besonders bei den oft vorkommenden Hypoglykämien, die auf einer Störung der Gluconeogenese in der Leber beruhen.

Gewöhnung. Bei regelmäßiger Zufuhr von Alkohol zeigt sich eine Abnahme der pharmakologischen Wirkungen. Diese höhere Toleranz läßt sich nicht durch Änderungen der Resorption, der Verteilung oder der Elimination erklären. Man nimmt deshalb an, daß das Zentralnervensystem weniger empfindlich wird oder daß der Alkoholiker es lernt, trotz des hohen Alkoholgehaltes seines Blutes bessere Leistungen zu vollbringen, als dies einem Nichtgewöhnten möglich wäre. Mitunter wurde bei Alkoholikern nach gleichen Dosen Alkohol ein geringerer Anstieg der Blutalkoholwerte beobachtet als bei Normalen. Die letale Dosis für Alkohol ist beim Alkoholiker nicht höher als beim Normalen. Auch dies spricht dafür, daß in diesen Fällen nicht mit einem schnelleren Abbau des Alkohols zu rechnen ist.

Abhängigkeit (Definition s. S. 41) kommt nach Alkohol häufig vor. In einem Teil dieser Fälle entsteht nach langsamer oder oft plötzlicher Steigerung der täglichen Dosis eine Sucht. Alkohol ist in bezug auf die Häufigkeit der Abhängigkeit und ihre sozialen Folgen das ***weitaus wichtigste aller Genußgifte***. Der Alkoholkonsum steigt weltweit an. Untersuchungen neueren Datums weisen darauf hin, daß heute mit 2–3% Alkoholkranken in unserer Bevölkerung gerechnet werden muß, in der BRD also mit 1,2–1,8 Millionen Menschen, darunter 10% junge Menschen und 20% Frauen. Besonders bedenklich ist es, daß sich bereits Kinder von 8–10 Jahren unter den Alkoholabhängigen befinden.

Chronischer Alkoholismus. Chronische Zufuhr von Alkohol führt neben den genannten psychischen Erscheinungen der Giftabhängigkeit zu einer Reihe von weiteren körperlichen und psychischen Erkrankungen. Außer zu einer ***Fettleber*** und der schon erwähnten chronischen Gastritis, die oft mit morgendlichem Erbrechen (Vomitus matutinus) verbunden ist, kann es zu einer Leberzirrhose, zu Störungen der exokrinen Pankreasfunktion, der Erythropoese, Senkung des Magnesiumspiegels im Blut und seltener zu einer chronischen Nieren- und Herzerkrankung kommen. Die alkoholische Myopathie, die vorwiegend Männer im mittleren Alter nach einem täglichen Äthanol-Konsum von mehr als 150 g trifft, ist prognostisch ungünstig. Die Wahrscheinlichkeit, eine ***Leberzirrhose*** auszulösen, ist von der Menge des täglich genossenen Alkohols (nicht von der Art des Getränkes) und der Dauer des chronischen Abusus abhängig. Noch Monate nach einer überstandenen Hepatitis kann bereits eine mäßige Menge Äthanol ein Rezidiv hervorrufen. Für Frauen ist das Risiko der Zirrhoseentstehung dreimal so hoch wie für Männer. Eine starke Zunahme der Zirrhose-Rate bei Frauen hatte darauf aufmerksam gemacht.

Die klinisch lange bekannte ***„Feminisierung“*** von Alkoholikern beruht wohl auf einer Verschiebung des Verhältnisses zwischen dem Testosteron-Gewebsspiegel (verminderte Produktion) und dem Östrogen-Gewebsspiegel (reduzierter Abbau durch den vorliegenden Leberschaden).

Die ***Alkoholpolyneuritis*** scheint auf einem Mangel an Vitamin B_1 zu beruhen und läßt sich durch Zufuhr von Thiamin bessern. Der Stoffwechsel des Alkoholikers ist in bezug auf dieses Vitamin so einseitig belastet wie bei reiner Kohlenhydratzufuhr, die zu Beri-Beri führt. 1 g Äthanol liefert 29,7 Joule (7,1 Kalorien) und ersetzt damit weitgehend die Kohlenhydrate. Durch laufende Zufuhr von Äthanol lassen sich maximal 70% des Grundumsatzes decken [2,9 Joule (0,7 Kalorien)/kg × Std.].

Da der Äthanol verbrannt werden ***muß***, kommt es bei gleichzeitiger Zufuhr ausreichender Mengen von Kohlenhydraten oder Fett zu einem ***vermehrten Ansatz*** dieser ***Nahrungsstoffe.*** Es ist nicht zu verantworten, eine derartige Äthanol-Zufuhr dauernd zur Grundlage der Ernährung zu machen, weil mit chronischen Schäden gerechnet werden muß.

Die ***Störungen*** der ***Gehirnfunktionen*** können beträchtlich sein. Es kann zum ***Wernicke-Korsakow***-Syndrom, zur akuten ***Alkoholhalluzinose*** und vor allem zum ***Delirium tremens*** kommen. Vor oder während dieses Delirs treten oft epileptiforme Krämpfe auf. Es kann durch plötzlichen Entzug von Äthanol bei einem Alkoholiker ausgelöst werden. Erneute Äthanol-Zufuhr ***nach*** Ausbruch der Psychose vermag den Verlauf nicht mehr zu ändern. Das Delirium tremens ist kein für den Äthanol-Abusus allein charakteristischer Zustand, denn es kann auch bei Barbituratsucht auftreten.

Alkoholismus in der Schwangerschaft. Der Äthanol-Abusus ist für die fetale und postfetale Entwicklung des Kindes besonders schädlich. Es entsteht ein ***„embryo-fetales Alkoholsyndrom“***. Die wichtigsten Symptome sind: verzögertes intrauterines Wachstum und mögliche Mißbildungen des Gesichtes, des Schädels (Microzephalie), des Herzens, des Brustkorbes, der Extremitäten und des Genitale. Es können bleibende intellektuelle Entwicklungsstörungen auftreten.

Diese Schädigungen beruhen nicht auf einer Mangelernährung oder Beeinträchtigung der Leberfunktion der Mutter, sondern sind sehr wahrscheinlich durch eine direkte Wirkung des Äthanol auf die Frucht ausgelöst. Die Pathogenese der Alkohol-Embryopathie ist noch ungeklärt. Die an Menschen beobachteten Symptome konnten tierexperimentell bestätigt werden.

Therapie des Alkoholismus. Die ***Heilung*** der Alkoholabhängigkeit ist ***schwierig.*** Rezidive nach Entziehungskuren sind häufig, zumal die Sitten der Gesellschaft die Aufnahme von alkoholischen Getränken anregen und überall begünstigen. Ohne eine wirksame psychotherapeutische Behandlung ist nur selten mit einem Dauererfolg zu rechnen. Für Entziehungskuren lassen sich die Wirkungen von Psychopharmaka der Benzodiazepin-Reihe und Clomethiazol vorübergehend ausnutzen. Die Anwendungsdauer ist allerdings beschränkt (maximal 2 Wochen), weil sich sonst bei den Alkoholikern eine Abhängigkeit von den Psychopharmaka ausbildet. Völlige Abstinenz ist erforderlich.

Disulfiram[18]. Wird einige Stunden nach oraler Zufuhr von 1 bis 2 g Disulfiram Äthanol eingenommen, so treten je nach Äthanolmenge Kreislaufkollaps und Zyanose, Nausea, Erbrechen, Hautrötung, Herzklopfen auf. Diese Erfahrung wurde einige Zeit bei Entziehungskuren ausgenutzt. Disulfiram sollte aber aufgrund der starken und von der eingenommenen Äthanol-Menge abhängigen Nebenwirkungen nur unter kontrollierbaren Bedingungen benutzt werden. Schon kleinste Mengen von Äthanol (einige ml) können zu lebensbedrohlichen Reaktionen Anlaß geben.

22.11.2. Methanol

Methanol (Methylalkohol, CH_3OH) ist ***sehr viel*** giftiger als Äthanol. Bereits Mengen von 30 bis 50 g, mitunter sogar weniger, haben zu tödlichen Vergiftungen geführt. Da es in der Technik viel Verwendung findet, wird immer wieder einmal Methanol mit Äthanol verwechselt. Alkoholische Getränke aus dunklen Quellen enthalten manchmal Methanol. Dieser Alkohol erzeugt kaum einen Rauschzustand. Die Vergiftungssymptome sind nicht auf die Substanz selbst zu beziehen, sondern auf den im Stoffwechsel entstehenden Formaldehyd, der dann weiter zu Ameisensäure oxydiert wird.

Dieser enzymatisch durch Alkoholdehydrogenase begonnene Abbau verläuft langsamer als bei Äthanol, so daß das Maximum der Ameisensäurekonzentration im

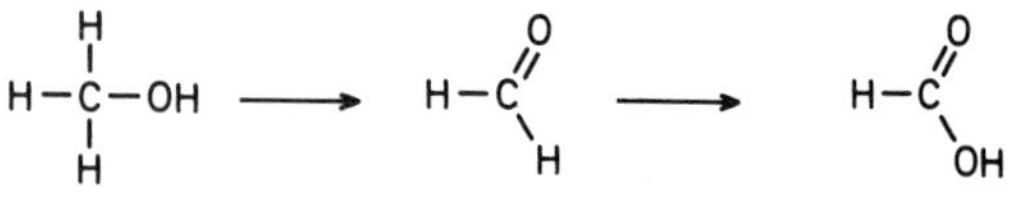

Blut erst 2 Tage nach der Zufuhr erreicht ist. Auch die toxischen Symptome entwickeln sich langsam nach einer Latenz von 18 bis 24 Stunden. Die wesentlichen Symptome sind: partielle oder totale, eventuell irreparable Schädigung des peripheren ***Sehapparates, schwere Acidose***, heftige Leibschmerzen, Bewußtseinsstörungen oder Narkose, mitunter Oligurie. Die Sehstörungen sind auf die Formaldehydwirkung zu beziehen, ebenso mit großer Wahrscheinlichkeit auch die Acidose und die Hypoxie. Der Schweregrad der Acidose kann nicht allein durch die Ameisensäurekonzentration erklärt werden.

Die ***Therapie*** der Methanolvergiftung besteht in einer Hämodialyse und in einer Bekämpfung der Acidose durch Zufuhr von Natrium bicarbonicum oder Natrium phosphoricum (Na_2HPO_4) in Mengen, die zu einer dauernden alkalischen Reaktion des Harnes führen. Die Therapie muß 5 Tage und länger Tag und Nacht fortgesetzt werden. Da Äthanol und Methanol als Substrat um dasselbe Enzym konkurrieren und Äthanol dem Methanol im günstigen Verhältnis 9:1 vorgezogen wird, läßt sich der Methanol-Abbau durch ständige Zufuhr von Äthylalkohol wirksam verlangsamen. Dabei sind Äthanol-Blutspiegel von 1,5 Promille zweckmäßig. Da Tetrahydrofolsäure im Tierversuch die Elimination von Ameisensäure beträchtlich steigert, wird Folsäure bis zu 10 mg/die intravenös zugeführt.

[18] Antabus®, Exhorran® = Tetraäthyl-thiuram-disulfid

22.12. Rauschmittel

22.12.1. Euphorika

Seit ältesten Zeiten haben sich die Menschen bestimmte Mittel einverleibt, um Wirkungen auf ihre Psyche zu erzielen. Dabei hatten sie verschiedene Absichten: Die Mittel sollten das Denken oder die körperliche Leistungsfähigkeit verbessern, körperliche und seelische Schmerzen lindern, die Stimmungslage erhöhen oder die Phantasie anregen, eventuell sogar Halluzinationen auslösen.

Einige Substanzen vermögen die Stimmungslage mancher Menschen zu erhöhen. Dabei kann ein Zustand von Euphorie entstehen, in dem diese Menschen die Welt und ihre eigene Existenz besonders lebhaft genießen und in dem Empfindungen und Gedanken lustbetont sind. Es ist sehr verständlich, daß diese Menschen bestrebt sind, einen solchen seelischen Zustand häufig herbeizuführen, insbesondere, wenn sie mit ihrem Leben unzufrieden sind oder mit ihren Konflikten nicht fertig werden (Neurosen). Die zu diesem Zweck eingenommenen „Euphorika" (mitunter auch Rauschgifte genannt) vermögen zwar häufig im Augenblick den Wunsch zu erfüllen, bringen aber die Gefahr der Gewohnheitsbildung (psychischen Abhängigkeit) oder gar der Sucht mit sich. Zu dieser Gruppe von Substanzen gehören nicht nur solche, die Unlustgefühl und Schmerzen beseitigen („Betäubungsmittel"), sondern auch solche, welche die psychische und geistige Aktivität über die normale Ausgangslage erhöhen.

Alkohol wird in der ganzen Welt am häufigsten als Euphorikum benutzt. Die Zahl der Fälle von Gewohnheitsbildung und Sucht nach Alkohol ist wesentlich größer als nach allen anderen Mitteln zusammengenommen (über Äthanol, s. S. 404). Eine sehr große, in ihrem Ausmaß nicht genau übersehbare Gruppe stellen ferner die Menschen dar, die psychisch von Hypnotika abhängig sind. Nicht nur Barbiturate, sondern auch andere Schlafmittel sind hierzu zu rechnen. Dabei wird eventuell ebenfalls eine Euphorie angestrebt. ***Morphin*** und morphinähnlich wirkende Opiate erzeugen bei gesunden Menschen anfangs nicht immer eine Euphorie, häufig sogar Unbehagen. Aber durch wiederholte Zufuhr können auch psychisch gesunde Menschen von diesen Stoffen abhängig werden. ***Cocain*** ist als Euphorikum in Form des reinen Alkaloid selten in Gebrauch, obgleich die Verwendung der Droge selbst, der Blätter von Erythroxylon coca, in Südamerika noch außerordentlich verbreitet ist. Die ***Weckamine*** Amphetamin[1], Methamphetamin[2], Phenmetrazin[3] wirken in bezug auf Leistungssteigerung, Ermüdungsbeseitigung und Euphorisierung ähnlich wie Cocain. In allen Fällen ist eine Erregung sympathischer Zentren beteiligt.

22.12.2. Psychotomimetika

Diese Substanzen werden auch als Psychosomimetika, Psychodysleptika, Psychedelika oder Halluzinogene bezeichnet. Von einigen Drogen ist seit langem bekannt, daß sie bei normalen Menschen akut einen ***psychoseähnlichen Zustand*** auslösen können. Die dabei auftretenden Erscheinungen haben Ähnlichkeit mit den bei Schizophrenen vorkommenden Symptomen. Dabei spielen Entfremdungserlebnisse und vor allem Halluzinationen eine Rolle, so daß die Stoffe mit Recht ***Halluzinogene*** genannt werden. Die Symptome treten kurze Zeit nach der Einnahme der Substanz auf und klingen meist nach einigen Stunden oder einigen Tagen wieder ab. Die unter dem Einfluß von Psychotomimetika stehenden Personen können sich und andere Menschen gefährden. Häufig zeigt sich eine Gewöhnung (erhöhte Toleranz) bei wiederholter Zufuhr und eine psychische, aber keine physische Abhängigkeit. Obwohl „Modellpsychose" und endogene Psychose sich nicht völlig gleichen, ist es doch bemerkenswert, daß durch eine intravenöse Zufuhr von Chlorpromazin sehr schnell die Symptome einer durch Mescalin ausgelösten „Psychose" ebenso beeinflußt werden wie es bei der Anwendung von Chlorpromazin bei endogenen Psychosen zu beobachten ist. Von den bei gesunden Menschen ***akut auslösbaren*** „Psychosen" sind die Psychosen zu unterscheiden, die nach ***chronischem Abusus*** von Alkohol, Weckaminen oder Barbituraten auftreten können.

Haschisch. Es ist ein aus Cannabis indica, dem indischen Hanf, gewonnenes Harz, das durch Rauchen imprägnierten Tabaks oder per os aufgenommen wird. Marihuana sind die getrockneten und zerkleinerten Blätter derselben Pflanze, die ebenfalls geraucht werden. Der wichtigste Wirkstoff ist $\Delta 9$ -[bzw. $\Delta 1$]- Tetrahydrocannabinol. Der Mißbrauch dieser Droge hat in den letzten Jahren in vielen Ländern erheblich zugenommen.

Akute Wirkung. Nach Inhalation setzt die Wirkung von Haschisch schnell ein und ist stärker als nach oraler Aufnahme. Nach mäßigen Dosen treten bei nichtgewöhnten Personen folgende somatische Symptome auf: Zunahme der Pulsfrequenz, Rötung der Konjunktiven, Trockenheit des Mundes, Nausea. Die psychischen Symptome hängen sehr stark von dem Charakter des Betreffenden und der Umgebung, ob alleine oder in Gemeinschaft, ab. Im Vordergrund steht eine ***Änderung der Bewußtseinslage***, die Welt wird traumhaft verkannt, das Zeit- und Raumempfinden werden verändert, Ideenflucht ist ausgeprägt. Die Grundstimmung ist meistens gehoben (Euphorie), Hal-

---
[1] Benzedrin®, Elastonon® [2] Pervitin® [3] Preludin®

luzinationen können auftreten, die Mimik und andere Äußerungen erscheinen dem Außenstehenden inadäquat. Die Wirkung klingt nach einigen Stunden wieder ab. Die Substanz verweilt aber erheblich länger im Körper, vor allem im Gehirn.

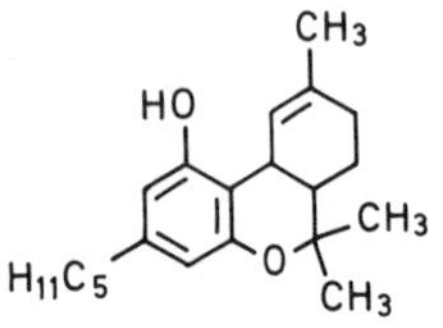

Δ^9-Tetrahydrocannabinol

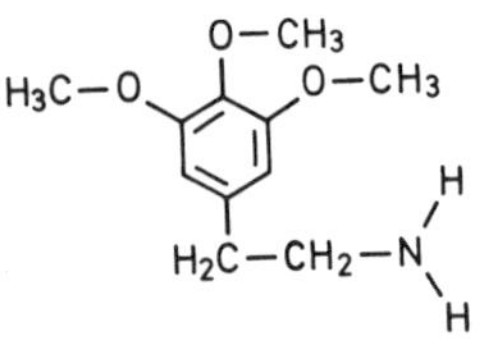

Mescalin
1-(3,4,5-Trimethoxy-phenyl)-2-amino-äthan
(Vergleiche mit der Struktur von Noradrenalin)

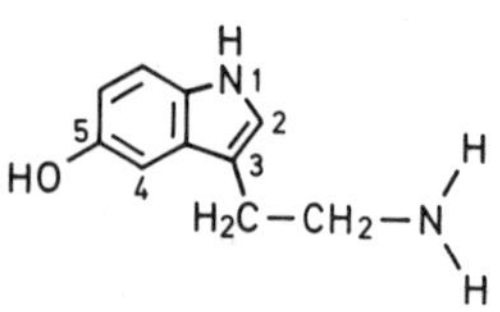

Serotonin
5-Hydroxy-tryptamin

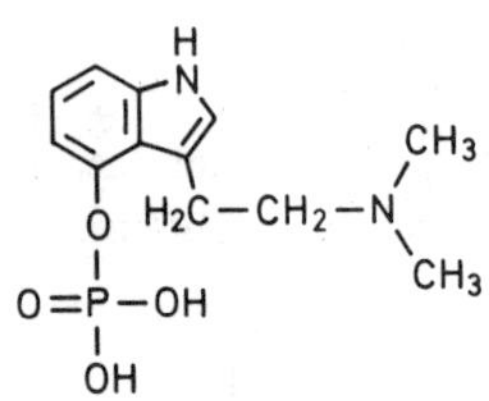

Psilocybin
Phorphorsäureester des 4-Hydroxy-N',N'-dimethyl tryptamin

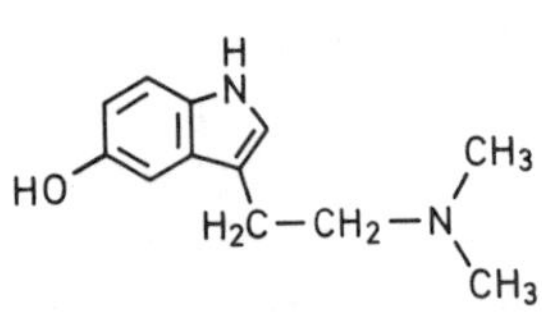

Bufotenin
Dimethylserotonin, 5-Hydroxy-N',N'-dimethyl tryptamin

Eine nachträgliche depressive Verstimmung kann auftreten. Nach höheren Dosen treten psychoseartige Symptome auf wie Halluzinationen, Angstzustände, Depersonalisation, Fehlhandlungen, evtl. mit tödlichem Ausgang (z. B. Sprung aus dem Fenster in der Annahme, fliegen zu können).

Chronische Wirkung. Die psychische Wirkung ist bei Wiederholung ausgeprägter als nach der ersten Zufuhr. Da der Wirkstoffgehalt des zur Verfügung stehenden Materials stark schwankt, ist die Wirkung im Einzelfall, d. h. die Stärke der psychischen Veränderungen nicht voraussehbar. Bei längerem Gebrauch von Haschisch ist mit zunehmender Indolenz, Unproduktivität und Vernachlässigung der Hygiene zu rechnen, so daß die Übernahme oder Erfüllung sozialer Funktionen unmöglich wird. Diese Erscheinungen treten bei Jugendlichen bereits innerhalb kurzer Frist ein, während sie sich beim chronischen Alkoholabusus im allgemeinen erst nach einer Latenz von 10 bis 15 Jahren bemerkbar machen. Neben dieser direkten Gefahr, die der Haschischgebrauch mit sich bringt, ergibt sich ein noch stärkeres Risiko dadurch, daß Haschisch erfahrungsgemäß häufig als Schrittmacher für stärker wirksame Rauschgifte wie LSD, Heroin und andere wirkt. Es kann zu einer ***Polytoxikomanie*** kommen, d. h. dem Süchtigen ist es gleichgültig, welches Halluzinogen er zuführt. Damit wird die Prognose für die Überwindung der „Drogenabhängigkeit" noch wesentlich schlechter, die auch schon bei chronischem, reinem Haschischgebrauch ungünstig genug ist. Daraus ergibt sich die Notwendigkeit, aufklärend und prophylaktisch auf die Jugendlichen einzuwirken.

Mescalin. Es handelt sich um ein Rauschgift mit ähnlichen Wirkungen wie Haschisch. Diese Substanz stammt aus mexikanischen Kakteen (Anhaloniumarten), deren Zubereitungen bei religiösen Zeremonien Verwendung fanden. Es handelt sich chemisch um eine noradrenalinähnliche Substanz mit nur geringen Kreislaufwirkungen. Bemerkenswert ist auch hier das Auftreten von Halluzinationen und Gespaltensein der Persönlichkeit. Schizophrene haben trotz sonst ähnlichen Zustandsbildes meist keine Euphorie, sondern eher Angst. Das Mittel ist per os wirksam. In einigen Fällen wurden bei Schizophrenen abartige Methylierungsprodukte biogener Amine nachgewiesen, die mescalinartige Wirkung besitzen und daher in einen ursächlichen Zusammenhang mit der Erkrankung gebracht werden.

Psilocybin. Diese Substanz wird aus mexikanischen Pilzen gewonnen. Ihre Wirkungen sind denen des Mescalin ähnlich, obgleich es sich nicht um ein Noradrenalin-, sondern um ein ***Indol-*** bzw. Tryptaminderivat handelt. Die Substitution in 4-Stellung ist für die halluzinogene Wirkung nicht Bedingung; denn die Einführung von zwei Methylgruppen in die Aminogruppe des Serotonin führt zum halluzinogenen ***Bufotenin***, das im Krötensekret und im Samen einer südamerikanischen Pflanze, Piptadenia peregrina, vorkommt.

Lysergsäurediäthylamid. Lysergsäure ist Bestandteil aller Alkaloide von Secale cornutum, es hat aber keine pharmakologischen Wirkungen. ***Lysergsäurediäthylamid*** (LSD) dagegen erzeugt in Dosen von 0,2 bis 0,4 mg per os beim Menschen mescalinähnliche Symptome, aber häufig Angst und panische Reaktionen. Es handelt sich wie bei Psilocybin um ein 4-substituiertes Indolderivat (s. Formel S. 91). Es ist relativ leicht zugänglich (einfache chemische Synthese), so daß der Mißbrauch weit verbreitet ist. Obleich das Absetzen von LSD Entziehungssymptome im strengeren Sinne vermissen läßt, kann es bei emotionell Labilen und Psychopathen, auch nach einem freien Intervall, eine eventuell wochenlang anhaltende Veränderung des Bewußtseins herbeiführen. Es scheinen sogar psychische Dauerschäden vorzukommen; ferner sind Chromosomenveränderungen beim Menschen beschrieben worden.

22.13. Tierische Gifte

Schlangengifte sind je nach Tierart verschieden zusammengesetzt. Sie enthalten neben beträchtlichen Mengen von Enzymen wechselnde Mengen von Polypeptiden. Die Enzyme sind Esterasen, Proteasen, Oxidasen, Hyaluronidase. Eine Phospholipase A vermag aus Lecithin das hämolysierende Lysolecithin zu bilden. Ein trypsinähnlich wirkendes Enzym aktiviert wie die Thrombokinase Prothrombin zu Thrombin, ein anderes Schlangengift „Coagulin" verwandelt Fibrinogen in Fibrin (s. auch Ancrod S. 135). Die trypsinähnliche Wirkung zeigt sich auch bei der Inkubation mit Plasmaglobulinen. Dabei entsteht das Polypeptid Bradykinin, das darmerregend und blutdrucksenkend wirkt.

Die klinischen Erscheinungen sind auf eine erhöhte Gerinnbarkeit sowie nekrotisierende, hämolytische und neurotoxische Wirkungen zurückzuführen. Da neben Bradykinin auch Histamin freigesetzt wird, ist mit einem starken Absinken des Blutdrucks zu rechnen. Die Skelettmuskulatur kann durch einen postsynaptischen (Curare-artig) oder einen präsynaptischen Mechanismus (Botulinus-Toxin-artig) gelähmt werden.

Vipera berus, die Kreuzotter, ist praktisch die einzige in Deutschland vorkommende Giftviper. Ihr Biß ist selten tödlich. Es entstehen lokal ein Ödem, Lymphangitis, Petechien, Hämatome, Blasen, eventuell tiefgehende Nekrosen. Nach Resorption entwickeln sich in Minuten bis Stunden Benommenheit, Kopfschmerz, Schwindel, Herzklopfen, Übelkeit, Erbrechen, Koliken und Kreislaufkollaps. Hämorrhagien in verschiedenen Gebieten können vorkommen.

Therapie des Schlangenbisses. Nach Abbinden der Bißstelle muß möglichst innerhalb der ersten 2 Stunden 10 bis 20 bis 30 ml Antiserum[1] intramuskulär verabreicht werden. Zusätzlich können hohe Dosen von Glucocorticoiden gegeben werden.

Das **Gift der Wespen, Hornissen und Skorpione** enthält unter anderem auch Serotonin. Diese Substanz erzeugt zwar Schmerz, ist aber nicht allein dafür verantwortlich. Im ***Wespengift*** fand sich Histamin und eine bradykininähnliche Substanz, im ***Hornissengift*** viel Acetylcholin und gleichfalls ein Kinin, in ***Mückengift*** gleichfalls Histamin, (in der Brennessel, Urtica diocia übrigens Serotonin, Acetylcholin und Histamin), im ***Bienengift*** die basischen Peptide Melittin und Apamin.

---

[1] Schlangenserum Behring® (Antitoxisches Pferdeserum gegen die Gifte sämtlicher europäischer und mediterraner Schlangen)

Aus ***Tetraodon-Arten***, ostasiatischen Fischen, konnte Tetrodotoxin isoliert werden, das großes experimentelles Interesse besitzt. Dieser Giftstoff hemmt nämlich spezifisch den Natrium-Einstrom während der fortgeleiteten Erregung in Nerven und Muskelgeweben. Das ähnlich wirkende ***Saxitoxin*** hat nach dem Genuß verschiedener Muschelarten aus dem Pazifik und der Nordsee zu Lähmungen bei Menschen und Seevögeln geführt. Das hitzestabile Gift wird durch Dinoflagellaten erzeugt, die in den Muscheln leben.

22.14. Pilzgifte, Mykotoxine

Die häufigste Pilzvergiftung kommt durch Genuß des ***Knollenblätterschwamms***, Amanita phalloides, zustande, der mit dem Champignon verwechsel wird. Bei den Amatoxinen handelt es sich um zyklische Oktapeptide, bei den Phallotoxinen um bicyclische Heptapeptide. Die Hauptwirkung des ***α-Amanitin*** beruht auf einer spezifischen Hemmung bestimmter RNS-Polymerasen. Die symptomfreie Latenz der Vergiftung kann auf diesen Wirkungsmechanismus zurückgeführt werden. Histologisch lassen sich jedoch bereits 1–2 Stunden nach der Aufnahme Veränderungen im Bereich der Leberzellkerne nachweisen. ***Phalloidin*** wird bei parenteraler Applikation an die Plasmamembran der Leberzelle gebunden. Unter in vivo Bedingungen wird Phalloidin offenbar kaum resorbiert. Die kurze Zeit nach der Pilzaufnahme beobachteten gastrointestinalen Vergiftungssymptome beruhen wahrscheinlich auf der lokalen Wirkung des Phalloidin. Nach einer Latenzzeit von 10 bis 20 Stunden treten starke Durchfälle und Koliken auf. Degenerative Veränderungen der Herzmuskelzellen können zu akutem Herzversagen führen. In den folgenden Tagen entstehen ein Ikterus bzw. eine akute gelbe Leberatrophie und eventuell auch ein akutes Nierenversagen. Auch zentrale Erscheinungen, Krämpfe, Lähmungen, Atemlähmung können vorkommen. Bisher ist keine abgesicherte und erprobte spezifische Therapie der Knollenblätterpilzvergiftung bekannt. Eine frühzeitige Hämodialyse und Austauschtransfusionen scheinen möglicherweise den Vergiftungsverlauf günstig zu beeinflussen, das Gift wird jedoch schnell vom Plasmaeiweiß und von den Zellen gebunden. Außerdem versucht man mit den üblichen Mitteln, wie Glucose-Infusionen und Cholin, die toxische Leberschädigung zu mildern.

Die Vergiftungen mit der ***Frühjahrslorchel*** (Gyromitra esculenta) sind im wesentlichen auf das Gyromitrin (N-Formyl-N-methyl-acetaldehyd-hydrazon) zurückzuführen. Das Vergiftungsbild entspricht den bei der Knollenblätterpilzvergiftung beobachteten Symptomen. Die Symptome nach Aufnahme von ***Satanspilz*** (Boletus satanas), ***Giftreizker*** (Lactarius torminosus) und ***Speiteufel*** (Russula emetica) entsprechen den oben aufgezählten, die Leber wird jedoch nicht in dem Maße geschädigt wie nach Amanita-phalloides-Genuß. Aus dem ***Knotentintling*** (Coprinus atramentarius) konnte eine als Coprin (N-[1-Hydroxy cyclopropyl]-L-glutamin) bezeichnete Verbindung isoliert werden. Coprin hemmt die Aldehyddehydrogenase. In Verbindung mit Alkoholgenuß kann diese Verbindung, die für sich allein ungiftig ist, ein „Disulfiram-Syndrom" hervorrufen.

Der ***Fliegenpilz***, Amanita muscaria, erzeugt zwar auf Muscarin (s. S. 54) beruhende cholinerge Reizerscheinungen, wie Nausea, Erbrechen, Schwitzen, aber vor allem rauschartige Erregungszustände, die nicht auf Muscarin, sondern auf psychotrop wirkende 3-Hydroxy-1,2-oxazol-Derivate (wie Muscimol und Ibotensäure) zu beziehen sind. Da diese Symptome eher atropinartig sind, ist Atropin als Antidot nicht geeignet. Die Therapie beschränkt sich auf eine zentrale Sedierung. Die Vergiftung mit dem ***ziegelroten Rißpilz*** (Inocybe lateraria) beruht auf dem hohen Muscaringehalt.

Weitere Mykotoxine sind die Secale-Alkaloide (s. S. 91) und das karzinogen wirkende Aflatoxin (s. S. 415).

22.15. Radioaktive Isotope

Wenn aktive (strahlende) Isotope in den Organismus aufgenommen werden oder der Körper einer Strahlung von Radioisotopen ausgesetzt wird, muß mit denselben schädigenden Wirkungen gerechnet werden wie bei einer Röntgenbestrahlung. Da sich einzelne Isotope biochemisch unterschiedlich verhalten, besteht die Möglichkeit der verschieden starken Beeinflussung einzelner Organe durch das strahlende Isotop. In diesem Sinne wird ^{131}J für die Bestrahlung der Schilddrüse ausgenutzt. Qualitativ ist der Wirkungsmechanismus der radioaktiven Isotope überall derselbe: Die Radiolyse von Wasser führt zu Bildung von Dihydroperoxid (H_2O_2) und Wasserstoff sowie von hoch reaktiven und dadurch zellschädigenden Produkten ($H^{\bullet}$, $HO^{\bullet}$, $HO_2^{\bullet}$, $O_2^{2\ominus}$, $H_2^{2\oplus}$).

Die Gefährlichkeit eines strahlenden Isotops ist nicht allein von der physikalisch erfaßbaren Strahlenmenge, sondern auch von der ***Qualität der Strahlung*** abhängig. Während eine harte Strahlung im Gegensatz zu einer weichen Strahlung von außen tief in den Körper eindringen kann, ist bei Inkorporation eine weiche Strahlung biologisch effektiver. Nach der Aufnahme von radioaktiven Substanzen in den Organismus ist neben der physikalischen Halbwertzeit vor allem die biologische Halbwertzeit, die ein Maß für die Verweildauer im Körper darstellt, von entscheidender Bedeutung für die Gefährdung. Die Zellen mit der höchsten Teilungsquote sind am meisten anfällig, vor allem die Keimzellen, der blutbildende Apparat, die Darmschleimhaut und die haarbildenden Epithelzellen.

Einige Stunden nach ***tödlichen Dosen einer Bestrahlung*** oder eines strahlenden Isotops kommt es zu Nausea, Erbrechen und allgemeinem Schwächegefühl. Bereits 24 Stunden nachher ist die Zahl der Lymphozyten reduziert, danach sinken auch die Leukozyten- und Thrombozytenwerte ab, bis das Minimum nach 7 bis 10 Tagen erreicht ist. Der entsprechende Abfall der Erythrozyten tritt nach größerer Strahlenbelastung auf und zeigt sich in Anbetracht der längeren Lebensdauer dieser Zellen erst im Laufe von 6 Wochen. Das Epithel der Krypten der Darmschleimhaut wird direkt geschädigt, so daß Störungen der Funktion des Magen-Darm-Kanals entstehen. Im Zusammenhang mit der Verminderung der Leukozyten und Thrombozyten und der Intimaschädigung treten ferner Infektionen und Blutungen, zum Beispiel blutige Durchfälle, auf. 3 Wochen nach der Bestrahlung können sämtliche Körperhaare ausfallen, die bei Überleben der Erkrankung nach einigen Wochen wieder zu wachsen beginnen. Die Bildung von Sperma im Hoden bzw. von Follikeln im Ovarium wird gehemmt. Durch die Bestrahlung kann es zu ***Mutationen der Keimzellen*** kommen, die eventuell erst nach Generationen bemerkbar werden. Bei chronischer Exposition mit kleinen Strahlendosen konnten sogar bei klinisch gesunden Menschen morphologische Chromosomenveränderungen nachgewiesen werden. Die unmittelbare Todesursache nach großen Strahlendosen ist auf die Störungen der Knochenmarksfunktion, auf Blutungen oder Infektionen zu beziehen. 600 r sind beim Menschen wahrscheinlich in 100% der Fälle und 400 r in 50% tödlich; 200 bis 300 r bewirken mäßig schwere Schädigungen.

Nach ***wiederholter Belastung*** kommt es zu einer Kumulation der Wirkungen. Für den genschädigenden Effekt gibt es keinen Schwellenwert. Die strahlenden Isotope können wie andere Bestrahlungen zur Bildung von Tumoren, Leukämien etc., auch noch nach vielen Jahren, führen. Die genschädigenden Wirkungen durch Strahlen und zytostatische Stoffe können sich addieren. Belastungen durch strahlende Isotope sind ebenso wie diagnostische Röntgenuntersuchungen in der Schwangerschaft auf ein Mindestmaß des Notwendigen zu beschränken, da der Embryo besonders strahlengefährdet und die Wahrscheinlichkeit der Entstehung einer Leukämie oder maligner Tumoren bei dem Kinde erhöht ist.

Die ***Therapie der Strahlenschädigungen*** beschränkt sich auf symptomatische Maßnahmen, zum Beispiel Bluttransfusionen, Antibiotika etc. Der schwache Schutzeffekt der Thiole (Cystein, Cysteamin etc.) ist unbedeutend. Diese Substanzen wirken außerdem nur, wenn sie vor der Bestrahlung zugeführt werden.

22.16. Karzinogene

Die große Bedeutung, die den Karzinogenen beizumessen ist, braucht nicht betont zu werden. Im vorliegenden Rahmen, nämlich einer kurzen Darstellung praktisch-toxikologischer Probleme, kann auf die chemische Krebserzeugung nur oberflächlich eingegangen werden.

Unter dem Begriff Karzinogene werden alle Substanzen zusammengefaßt, die aus ***normalen Körperzellen entartete neoplastische Zellen*** erzeugen können. Ein Karzinogen entsteht häufig erst im Organismus aus einem zugeführten „Präkarzinogen" durch metabolische Umwandlung. Neben den karzinogenen Substanzen sind weitere Faktoren als krebserzeugend erkannt worden, so ionisierende Strahlen und Viren.

Von den karzinogenen Verbindungen sind die Substanzen abzugrenzen, die mit dem Terminus ***Kokarzinogene*** beschrieben werden. Man versteht darunter alle Substanzen, die nur in Verbindung mit anderen zusammen, sei es gleichzeitig oder zeitlich hintereinander, eine neoplastische Entartung auszulösen vermögen.

Es ist bisher eine sehr große Zahl karzinogener und kokarzinogener Verbindungen bekanntgeworden. Man findet sie sowohl unter den neugeschaffenen, ***synthetischen Substanzen*** wie auch bei den ***Naturstoffen***. Die Erforschung der Karzinogene wird durch die sehr unterschiedliche Empfindlichkeit verschiedener Organe und Species gegenüber krebserzeugenden Substanzen außerordentlich erschwert. Die Übertragbarkeit tierexperimenteller Befunde auf den Menschen ist auf diesem Gebiet der experimentellen Medizin schwieriger als in anderen Forschungsrichtungen. Im folgenden sollen nur einige Hauptgruppen mit jeweils einigen Vertretern als Beispiel für Karzinogene genannt werden.

❶ ***Alkylierende Substanzen.*** Einige Alkylrest-übertragende Verbindungen sind bereits bei den Zytostatika (s. S. 364) besprochen, da sie auf Grund ihrer Eigenschaften in der Lage sind, in Tumorzellen die Nukleinsäuren chemisch zu verändern. Dieser Vorgang kann auch in normalen Zellen ablaufen. Die alkylierenden Substanzen wirken dann karzinogen, mutagen oder teratogen. Außer den schon genannten Zytostatika können auch Laktone und Nitrosaminderivate auf Grund ihrer alkylierenden Eigenschaften kanzerogene Wirkung besitzen (s. Beispiele in der Formelsammlung). Da in Viehfuttermitteln nach Nitritzusatz karzinogen wirksame Mengen von Dimethylnitrosamin entstehen können, muß mit der Möglichkeit gerechnet werden, daß in menschlichen Nahrungsmitteln, denen Nitrite zugesetzt werden, ähnliche Umsetzungen stattfinden.

Alkylierende Substanzen

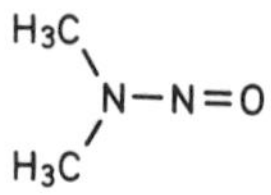

Dimethylnitrosamin

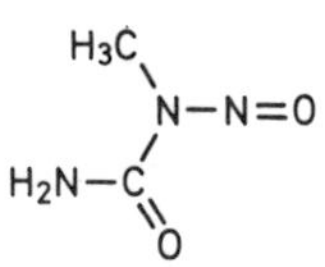

N-Methyl-N-nitrosoharnstoff

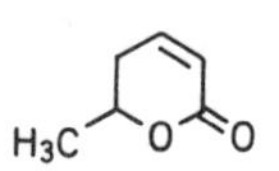

Parasorbinsäure,
ein Lakton aus Sorbus aucuparia

Polyzyklische Kohlenwasserstoffe und aromatische Amine

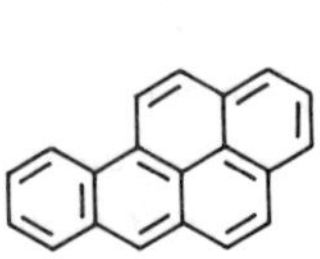

Benzpyren

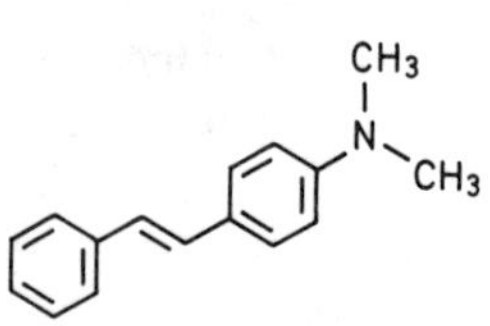

Dimethylaminostilben

❷ ***Polyzyklische Kohlenwasserstoffe*** und ***aromatische Amine.*** In diese Gruppe gehören eine große Anzahl sehr stark wirksamer Karzinogene. Man nimmt an, daß diese Substanzen in Nukleinsäurestränge eingelagert, zu besonders reaktionsfähigen Epoxiden umgewandelt werden und dadurch eine Funktionsstörung auslösen. Zwei Beispiele für diese Substanzgruppe sind in der Formelansammlung enthalten.

❸ ***Anorganische Substanzen.*** Zu ihnen gehören: Arsen, Chromate, Asbest.

❹ ***Radioaktive Stoffe*** s. S. 413.

❺ ***Östrogene*** können nach langer Latenz Karzinome erzeugen. Zwei Beispiele s. S. 288.

Auch ***natürlich vorkommende Substanzen*** können krebsauslösend wirken. Als Beispiel seien genannt die Pyrrolizidin-Alkaloide aus Senecio-Arten*, Gerbstoffe, Safrol (4-Allyl-1,2-methylendioxy-benzol), Parasorbinsäure und Inhaltsstoffe aus Schimmelpilzen wie die Aflatoxine aus Aspergillus flavus.

Teratogene. Die meisten der obengenannten Karzinogene, aber auch Zytostatika (z. B. Antimetabolite) können die Embryonalentwicklung schädigen. Die Föten sterben ab oder weisen Mißbildungen auf. Allerdings muß man auch damit rechnen, daß eine im Embryonalleben stattgehabte (evtl. einmalige) Exposition sich erst im späteren Leben dieses Individuums bemerkbar macht. Mit einem besonders hohen Risiko der Organmißbildung durch äußere Faktoren ist beim Embryo in der Zeit vom 35. bis 50. Tag nach der letzten Menstruation der Graviden zu rechnen.

---

* Hierzu gehört unser Gemeines Kreuzkraut (Senecio vulgaris), das Bestandteil naturheilkundiger Tees sein kann.

XV. Schädigungen der Frucht durch Arzneimittel

23. Schädigungen durch Arzneimittel während Schwangerschaft und Perinatalperiode

Eine große Zahl von toxischen Substanzen und Arzneimitteln kann während der Schwangerschaft die Frucht schädigen. Die ***Auswirkung*** dieser Schädigung ist nicht nur vom ***Charakter der jeweiligen Substanz*** abhängig, sondern auch vom Zeitpunkt der Aufnahme durch die Schwangere. Die Periode der Aufnahme bestimmt die Arten der eintretenden Entwicklungsstörungen. Diese sind verschieden während der verschiedenen Perioden der Schwangerschaft. Wir unterscheiden in diesem Zusammenhang zwischen:

❶ ***Embryonalperiode*** bis zum vierten Monat
❷ ***Fetalperiode*** bis zum Ende der Gravidität
❸ ***Perinatalperiode***, die Zeit vor und nach der Geburt.

Eine derartige Unterscheidung ist deshalb bedeutungsvoll, weil die Schädigungen, die während jeder der genannten Perioden eintreten, verschieden sind; denn sie treffen jeweils ein anderes Entwicklungsstadium der Frucht.

Da in der ***Embryonalperiode die Entwicklung der Organe*** vor sich geht, wirken sich Schädigungen während dieser Zeit auf die Organentwicklung aus. Es kommt zu ***Mißbildungen***, u.U. auch zum ***Absterben der Frucht.***

Es können verschiedene Arten der Beeinträchtigung der Frucht unterschieden werden:

❶ Fruchttod und Abort
❷ Mißbildungen
❸ Organschädigungen
❹ Wachstumsstörungen der Frucht
❺ Perinatale Schäden

Im folgenden sollen in Tabelle 23.**1**. die wichtigsten Substanzen aufgeführt werden, welche die Frucht schädigen können bzw. mit dem ***Risiko*** einer ***Schädigung*** behaftet sind.

Schlußfolgerung

Mit ***Fruchtschädigungen*** während der Schwangerschaft ist zu rechnen. Die mit dem Risiko einer Schädigung belasteten Substanzen sollten während dieser Zeit nicht gegeben oder das therapeutische Risiko ernsthaft abgewogen werden. In der Embryonalperiode bis zum vierten Monat ist besondere Vorsicht geboten. Auch die Pränatalperiode ist wieder kritisch. Häufig wird noch die Vitalität der Neugeborenen durch ***pränatale Medikation*** beeinträchtigt, z.B. Diazepam, Pethidin, Lokalanästhetika.
Jeder Arzt sollte sich ernsthaft bemühen, werdende Mütter über die ***Gefahren des Rauchens*** und ***des Äthanol*** für das erwartete Kind aufzuklären.

Tabelle 23.1. Risiko der Fruchtschädigung durch Arzneimittel und Genußgifte

Substanzen	**Art der Schädigung**
Androgene, Anabolika	Virilisierung weiblicher Feten, vorzeitige Skelettreifung
Antikoagulantien (orale)	Hämorrhagien, retroplacentar und am Fetus, Fruchttod
Aminoglykoside	Ototoxizität
β-Blocker	Bradykardie des Fetus, reduzierte Vitalität u. Hypoglykämie der Neugeborenen
Chinin	Fruchttod
Chloramphenicol	Grau-Syndrom nach Geburt
Chloroquin	Taubheit, Retinaschäden
Clomiphen	Chromosomenanomalien
Cotrimoxazol	Mißbildungen, Fruchttod durch den Folsäureantagonisten
Diäthylstilböstrol (synthet. Östrogen)	Adenocarcinome der Vagina bei den Töchtern in der Pubertät. Latenz etwa 15 Jahre!
Glucocorticoide	Wachstumshemmung, Nebenniereninsuffizienz
Hydantoin, evtl. andere Antiepileptika	Mißbildungs-Rate leicht erhöht, zusätzliche Störung der Knochenentwicklung durch Hydantoin-bedingten Vitamin D-Mangel, nach Geburt Atemdepression
Jodide, Lithium	Struma
Lidocain u. a.	Atemdepression, Bradykardie nach Geburt
Opiate	Atemdepression, bei abhängiger Mutter Opiat-Entziehungssymptome
Östrogene	Feminisierung männlicher Feten
Prostaglandin-Synthetase-Hemmstoffe (Indometacin, Acetylsalicylsäure u. a.)	Störungen am Anfang und Ende der Gravidität möglich
Reserpin	Fetale Bradykardie, nach Geburt Muskelschwäche, Lethargie des Neugeborenen
Sexualhormone, einschließlich „Pille"	Zahl angeborener Herzfehler erhöht
Sulfonamide	Kernikterus nach Geburt
Sulfonylharnstoffe	Mißbildungen, Fruchttod (?)
Tetracycline	Störungen des Knochenwachstums und der Dentition
Thyreostatika	Struma, Kretinismus
Triamcinolon	Gaumenspalten u. a. Mißbildungen

Fortsetzung Tab. 23.1.

Substanzen	Art der Schädigung
Vitamin K	Kernikterus nach Geburt
Zytostatika	Wachstumsstörungen, Mißbildungen, Fruchttod
Zigarettenrauchen	Erhöhte Motilität des Uterus und erhöhte Zahl der Frühgeburten. Geburtsgewichte in Abhängigkeit von der Zahl der gerauchten Zigaretten beträchtlich vermindert. Postnatal ist Entwicklung der Kinder rauchender Mütter beeinträchtigt.
Äthanol-Abusus	Embryofetales Alkoholsyndrom, s. S. 407

XVI. Chemische Grundstrukturen

Wiederholt wurde von uns betont, daß die Strukturformeln von Arzneimitteln für den Arzt einen großen Informationsgehalt besitzen können. Diese Strukturformeln sind jedoch kaum auf den Verpackungen von Medikamenten, den Beipackzetteln oder in Prospekten zu finden, dagegen werden im allgemeinen chemische Deklarationen angegeben. Nun ist es jedoch für einen Mediziner meistens recht mühsam, die chemische Deklaration in eine Strukturformel umzusetzen. Um diese Umsetzung zu erleichtern, sind im folgenden chemische Grundstrukturen zusammengestellt, die in Pharmaka vorkommen. Dabei haben wir aus verständlichen Gründen keine Vollständigkeit angestrebt.

Alkyl-Reste

H_3C-	Methyl-	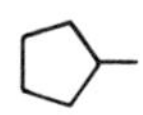	Cyclopentyl-
H_3C-CH_2-	Äthyl-	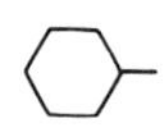	Cyclohexyl-
$H_3C-CH(CH_3)-$	Isopropyl-	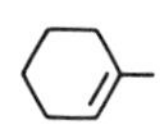	1-Cyclohexenyl-
$H_3C-CH_2-CH_2-CH_2-$	Butyl-	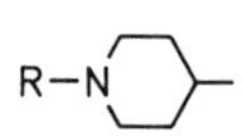	4-Piperidyl-
$H_2C{=}CH-CH_2-$	Allyl-	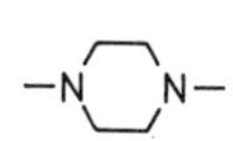	Piperazinyl

Aryl-, Heteroaryl-Reste

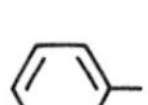	Phenyl-	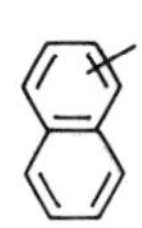	Naphthyl-
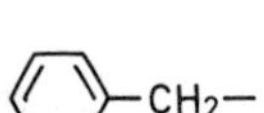	Benzyl-	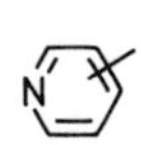	Pyridyl-

Acyl-, Phosphoryl-Reste

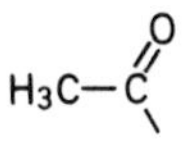

Acetyl-

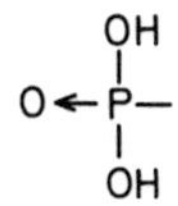

Phosphoryl-

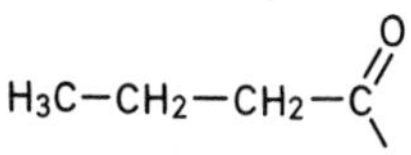

Butyryl-

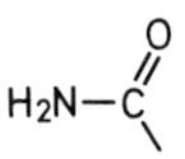

Carbaminoyl-

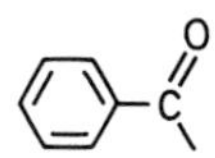

Benzoyl-

Ringsysteme

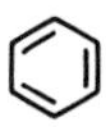

Benzol

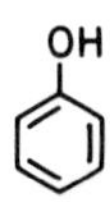

Phenol

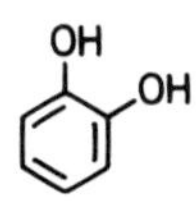

Brenzkatechin
(engl. catechol)

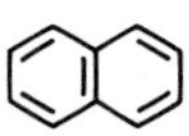

Naphthalin

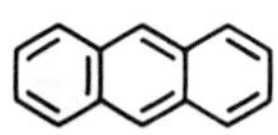

Anthracen

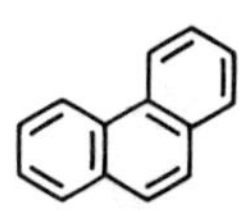

Phenanthren

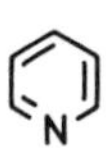

Pyridin

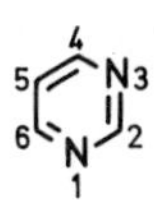

Pyrimidin

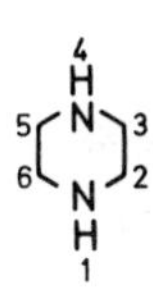

Piperazin

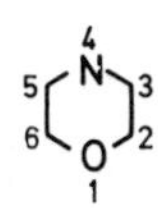

Morpholin

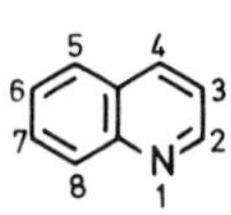

Chinolin

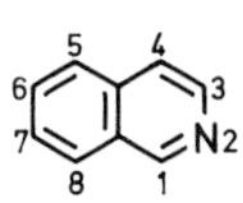

Isochinolin

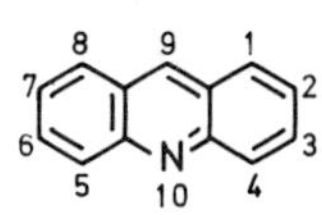

Acridin

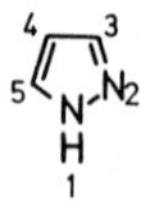
Pyrazol

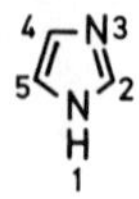
Imidazol

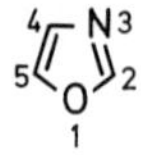
1,3 - Oxazol

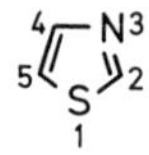
1,3 - Thiazol

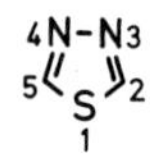
1,3,4 - Thiadiazol

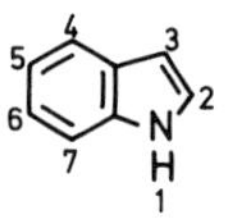
Indol

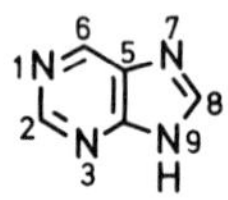
Purin

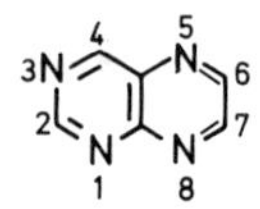
Pteridin

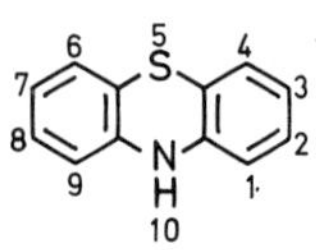
oder
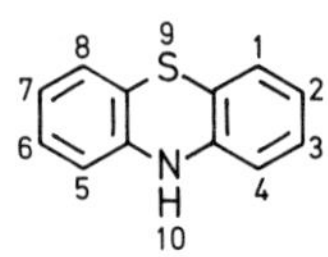

Phenothiazin

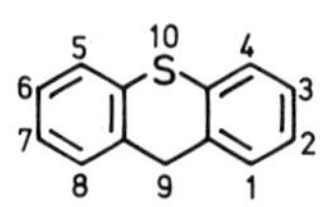
Thioxanthen

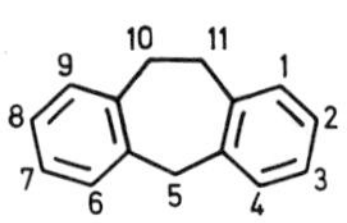
10,11 - Dihydro - dibenzo [a;e] - cycloheptatrien

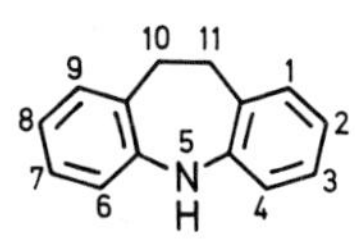
10,11 - Dihydro - dibenzo [b;f] azepin („Iminodibenzyl")

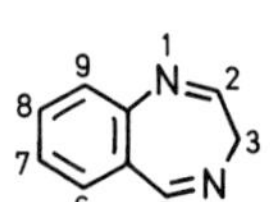
Benzo - [e] - 1,4 - diazepin

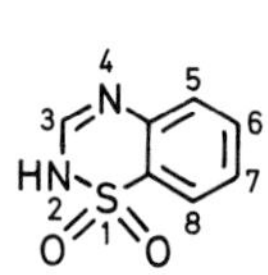
1,2,4 - Benzothiadiazin

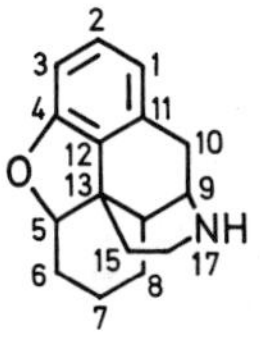

Morphinan

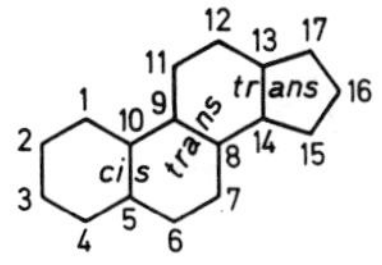

Steran
Cyclopentanoperhydro-
phenanthren

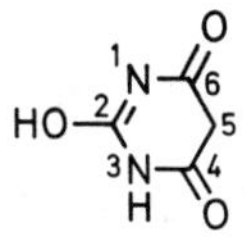

Barbitursäure
(Malonylharnstoff)

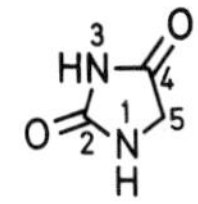

Hydantoin

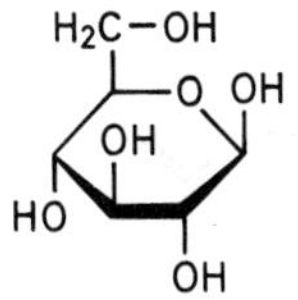

β-D-Glucose

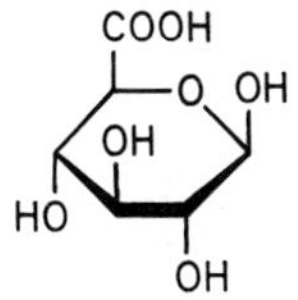

D-Glucuronsäure

XVII. Zeittafel

13. Jahrhundert: RAYMONDUS LULLIUS entdeckt das sogenannte süße Vitriol (Äther).
16. Jahrhundert: THEOPHRASTUS BOMBASTUS von Hohenheim (PARACELSUS) entdeckt das „süße Vitriol" von neuem.
1630 Bericht über die Anwendung der Chinarinde bei Malaria.
ca. 1650 L. RIVIÈRE führt das Kalomel als Diuretikum in die Therapie ein.
1747 J. LIND führt kontrollierte Versuche mit Zitronensaft gegen Skorbut bei Schiffsbesatzungen durch.
1772 I. PRIESTLY, Pfarrer und Chemiker, entdeckt das Stickoxydul.
1785 W. WITHERING beschreibt die Wirkung von Digitalis auf das kranke Herz.
um 1800 S. HAHNEMANN begründet die Homöopathie.
1800 H. DAVY empfiehlt zur Aufhebung des Schmerzes Stickoxydul bei Operationen.
1804 F. W. A. SERTÜRNER gelingt die Reindarstellung des Morphin.
1811 B. COURTOIS entdeckt das Jod in der Asche von Meeresalgen.
1819 F. F. RUNGE entdeckt das Chinin.
1820 J. PELLETIER und B. CAVENTOU gelingt die Reindarstellung des Chinin.
1820 J. F. COINDET führt das Jod in die Strumabehandlung ein und beschreibt 1821 die Jodthyreotoxikose.
1821 F. MAGENDIE empfiehlt für kontrollierte klinische Untersuchungen Scheinmedikamente.
1830 Der Apotheker P. F. TOUERY demonstriert im Selbstversuch die entgiftende Wirkung von Holzkohlepulver nach Einnahme einer etwa 10fach tödlichen Dosis von Strychnin.
1831 E. SOUBEIRAN, J. LIEBIG und S. GUTHRY entdecken unabhängig voneinander das Chloroform.
1842 C. W. LONG unternimmt die erste Operation in Äthernarkose.
1844 H. WELLS extrahiert den ersten Zahn schmerzlos während einer Stickoxydulinhalation.
1846 J. C. WARREN operiert in Äthernarkose auf Empfehlung von C. T. JACKSON.
1846 W. T. G. MORTON behandelt Zähne in Äthernarkose.
1846 R. LISTON amputiert in Äthernarkose.
1847 M. J. P. FLOURENS bemerkt die betäubende Wirkung des Chloroform in Tierversuchen.
1847 J. Y. SIMPSON führt die Chloroformnarkose für Geburten und Operationen ein.
1847 R. BUCHHEIM begründet das erste Institut für experimentelle Pharmakologie in Dorpat.
1851 L. TRAUBE begründet mit seinen Tierexperimenten die moderne Digitalistherapie des Herzens.
1856 CLAUDE BERNARD und A. R. KÖLLIKER entdecken die Wirkung von Curare auf die motorische Endplatte.
1857 T. L. BRUNTON behandelt Angina pectoris mit Amylnitrit.
1860 A. NIEMANN gelingt die Reindarstellung des Cocain.
1867 I. LISTER führt das Phenol in die antiseptische Wundbehandlung ein.
1869 B. NAUNYN führt tierexperimentelle Arbeiten über Chinin durch.
1869 O. LIEBREICH führt das Chloralhydrat als Schlafmittel ein.
1873 E. KLEBS, B. NAUNYN und O. SCHMIEDEBERG gründen die erste pharmakologische Fachzeitschrift, das Archiv für experimentelle Pathologie und Pharmakologie.
1879 W. MURREL behandelt Angina pectoris mit Nitroglycerin.
1883 L. KNORR entdeckt das Phenazon (Antipyrin®).
1884 E. BAUMANN entdeckt das Sulfonal.
1884 A. KAST führt das Sulfonal als Schlafmittel ein.
1884 G. KOLLER entdeckt die lokalanästhetische Wirkung des Cocain.
1885 L. PASTEUR führt die aktive Schutzimpfung in die Tollwutbehandlung ein.
1887 O. HINSBERG synthetisiert das Phenacetin.
1887/1888 F. LOEFFLER, E. ROUX und A. I. E. YERSIN entdecken das Diphtherietoxin.
1889/1890 J. v. MERING und O. MINKOWSKI beobachteten, daß Entfernung des Pankreas beim Hund Diabetes-mellitus-ähnliche Symptome auslöst.
1889 J. N. LANGLEY und W. L. DICKINSON zeigen, daß Nicotin Ganglienzellen zuerst erregt, dann lähmt.
1890 E. BEHRING und SH. KITASATO begründen die Serumtherapie.
1890 E. BEHRING entdeckt das spezifische Diphtherie- und Tetanusantitoxin.
1890 E. RITSERT stellt das Ethoform (Anästhesin®) her.
1892 E. KRAEPELIN begründet die Pharmako-Psychologie.
1895 G. OLIVER und E. A. SCHÄFER entdecken die blutdrucksteigernde Wirkung von Extrakten aus Nebennieren und Hypophysen.
1895 E. BAUMANN entdeckt das Thyreojodin.
1896 C. EIJKMANN entdeckt in Experimenten an Vögeln als Ursache der Beri-Beri eine Avitaminose.
1896 F. STOLZ stellt das Aminophenazon (Pyramidon®) dar, woraufhin es in die Praxis eingeführt wird.
1898 F. HOFMANN und E. A. EICHENGRÜN stellen die Acetylsalicylsäure dar und führen sie in die Therapie ein.
1901 P. SUDECK führt den Ätherrausch ein.
1901 T. B. ALDRICH und I. TAKAMINE gelingt die Isolierung des kristallinen Adrenalin.
1902/1903 CH. RICHET, M. ARTHUS und P. PORTIER entdecken die Anaphylaxie.
1903 E. FISCHER und J. v. MERING veranlassen die Einführung des Barbital (Veronal®) in die Therapie.
1904 F. STOLZ synthetisiert das Adrenalin.
1904 P. EHRLICH und K. SHIGA begründen mit ihren Arbeiten die Chemotherapie.
1905 A. EINHORN synthetisiert das Procain (Novocain®).
1906 A. FRAENKEL führt die intravenöse Strophanthinbehandlung ein.
1906 H. H. DALE prägt den Begriff von der Adrenalinumkehr.
1906 H. H. DALE beobachtet die starke Uteruswirksamkeit von Hypophysenhinterlappenextrakten.
1908 A. WINDAUS und W. VOGT gelingt die Synthese des Histamin.
1907–1910 A. HOLST und TH. FRÖLICH gelang der tierexperimentelle Nachweis, daß Skorbut eine Avitaminose ist.
1909 W. BLAIR-BELL verwendet Hypophysenhinterlappenextrakt bei postpartalen Blutungen.
1910 P. EHRLICH und S. HATA führen das Arsphenamin (Salvarsan®) in die Syphilisbehandlung ein.
1911 M. DOHRN stellt das Cinchophen (Atophan®) dar, woraufhin es in die Praxis eingeführt wird.
1913 P. EHRLICH führt das Acriflavin (Trypaflavin®) als trypanozides Mittel in die Therapie ein.
1913 C. FUNK prägt den Begriff „Vitamine".
1914 H. H. DALE erkennt die Bedeutung des Acetylcholin und unterscheidet dessen Muscarin- und Nicotin-artige Wirkung.
1914 K. F. WENCKEBACH weist auf die therapeutische Wirkung des Chinin bei Arrhythmia perpetua hin.
1914 C. FUNK isoliert das Vitamin B.
1914 E. C. KENDALL isoliert das Thyroxin aus der Schilddrüse.

1915 I. POHL stellt das N-Allylnorcodein her, das die atmungslähmende Wirkung des Morphin aufhebt.
1916 F. C. MCLEAN gewinnt aus Leber und Herz Heparin.
1916 W. HOWELL entdeckt das Heparin.
1916 H. HÖRLEIN entdeckt das Phenobarbital (Luminal®) für die Therapie.
1917 O. DRESSEL, R. KOTHE und W. ROEHL entdecken die trypanoziden Wirkungen des Suramin (Germanin®).
1918 W. FREY führt das Chinidin in die Therapie der Arrhythmia perpetua ein.
1920 Gründung der Deutschen Pharmakologischen Gesellschaft.
1920 P. SAXL und R. HEILIG führen Merbaphen (Novasurol®) als erstes synthetisches Quecksilberdiuretikum ein.
1921 O. LOEWI weist die chemische Übertragung des Nervenreizes auf das Erfolgsorgan nach.
1921 H. M. EVANS und J. A. LONG stellen erhöhtes Wachstum und Luteinisierung der Ovarien nach Injektion von Vorderlappenextrakten fest.
1921 F. G. BANTING, C. H. BEST und I. B. COLLIP gelingt die Herstellung des Insulin.
1924 K. K. CHEN und C. F. SCHMIDT beschreiben die adrenalinartige Wirkung von Extrakten aus Ephedra vulgaris.
1924 W. SCHULEMANN, F. SCHÖNHÖFER und A. WINGLER stellen das Pamaquin (Plasmochin®) dar.
1925/1926 K. F. SCHMIDT, F. HILDEBRANDT und O. EICHLER veranlassen die Einführung des Pentetrazol (Cardiazol®) in die Therapie.
1926 O. LOEWI und E. NAVRATIL finden das Acetylcholin nach Vagusreiz im Herzen.
1926 P. MÜHLENS u. Mitarb. finden als erstes synthetisches Mittel mit Wirkung gegen die Malaria des Menschen das Pamaquin (Plasmochin®).
1926 B. C. JANSEN und W. F. DONATH isolieren das Aneurin.
1926 G. R. MINOT und W. P. MURPHY führen die Lebertherapie bei perniziöser Anämie ein.
1927 A. WINDAUS und A. F. HESS finden durch UV-Bestrahlung des Ergosterin das Vitamin D.
1927 F. EICHHOLTZ führt die rektale Narkose mit Tribromäthanol (Avertin®) ein.
1927 I. I. ABEL u. Mitarb. gelingt die Reindarstellung des Insulin in kristallisierter Form.
1927 P. E. SMITH findet im Hypophysenvorderlappen mehrere Hormone, darunter eines mit stimulierender Wirkung auf die Nebennierenrinde.
1928 A. FLEMING entdeckt das Penicillin.
1928 A. SZENT GYÖRGYI isoliert die Ascorbinsäure.
1929–1934 A. BUTENANDT, E. A. DOISY, E. LAQUEUR und T. REICHSTEIN isolieren zahlreiche Steroidhormone.
1929 W. ROEHL veranlaßt die Einführung des Pamaquin (Plasmochin®) in die Malariatherapie.
1931 G. SEN und K. C. BOSE weisen die blutdruckmindernde und beruhigende Wirkung der pulverisierten Rauwolfiawurzel nach.
1931 P. KARRER u. Mitarb. klären die chemische Konstitution des Vitamin A auf.
1932 F. MIETZSCH und H. MAUSS synthetisieren das Mepacrin (Atebrin®).
1932 W. KIKUTH, F. SIOLI und F. M. PETER führen das Mepacrin (Atebrin®) in die Malariatherapie ein.
1932 F. MIETZSCH und I. KLARER stellen als erstes Sulfonamid Sulfamidochrysoidin (Prontosil®) her.
1933 H. H. DALE unterteilt das autonome Nervensystem in ein cholinerges und ein adrenerges.
1933 H. WEESE führt die Narkose mit Hexobarbital (Evipan®) ein.
1934 A. BUTENANDT stellt aus einem in der Sojabohne vorkommenden Sterin das Progesteron her.
1935 G. DOMAGK führt die Sulfonamide in die Therapie ein.
1935 U. S. von EULER isoliert aus menschlicher Samenflüssigkeit eine von ihm Prostaglandin genannte, sehr stark wirksame Substanz.
1935 P. S. HENCH und E. C. KENDALL isolieren das Cortison aus der Nebennierenrinde.
1936 E. JORPES stellt das 1916 von W. H. HOWELL entdeckte Heparin rein dar.
1937 R. KUHN und I. O. MORRIS synthetisieren das Vitamin A.
1937 M. STEIGER und T. REICHSTEIN synthetisieren Desoxycorticosteron.
1938 H. H. MERRITT und T. I. PUTNAM führen das Phenytoin als Antiepileptikum in die Therapie ein.
1938 O. EISLEB und O. SCHAUMANN führen Pethidin (Dolantin®) als erstes vollsynthetisches Opiat ein.
1939 P. MÜLLER entdeckt die insektizide Wirkung des Chlorphenothan (DDT).
1941 A. FLEMING, E. P. ABRAHAM, E. CHAIN, C. M. FLETSCHER und H. W. FLOREY ermöglichen durch ihre Arbeiten die Einführung des Penicillin in die Therapie.
1941 E. R. HART stellt N-Allylnorcodein und N-Allylnormorphin (Nalorphin®) her, die die atmungslähmende Wirkung des Morphin aufheben.
1941 C. HUGGINS und Mitarbeiter sowie W. P. HERBST demonstrieren die hormonale Kontrolle des Prostatakarzinoms und die Wirksamkeit von Kastration und Östrogentherapie.
1941 H. A. CAMPBELL und K. P. LINK identifizieren das bei Vieh nach Fütterung von verdorbenem Kleeheu zur Hemmung der Blutgerinnung führende Agens als Dicumarol.
1942 B. W. HALPERN und unabhängig davon P. STERN beschreiben die ersten Antihistaminika.
1942 S. A. WAKSMAN prägt den Begriff Antibiotika.
1942 H. R. GRIFFITH und G. E. JOHNSON berichten über die erstmalige Anwendung von Curare in der Anästhesie.
1943 C. H. LI, G. SAYERS u. Mitarb. isolieren das Corticotropin (ACTH).
1943 H. WEESE und G. HECHT entwickeln das Plasmaersatzmittel Polyvinylpyrrolidon.
1943 K. UNNA untersucht das Nalorphin pharmakologisch.
1944 A. LOUBATIÈRES beschreibt den blutzuckersenkenden Effekt der Sulfonamide.
1944 S. A. WAKSMAN und A. SCHATZ entdecken das Streptomycin.
1945 B. A. JOHNSON u. Mitarb. entdecken das Bacitracin.
1945 C. H. LI, H. M. EVANS und M. E. SIMPSON isolieren das Wachstumshormon.
1946 V. DUVIGNEAUD synthetisiert das Penicillin.
1946 F. M. BERGER findet das Antikonvulsivum Mephenesin.
1946 D. BOVET und Mitarbeiter entwickeln das erste synthetische Muskelrelaxans vom Curare-Typ.
1946 I. LEHMANN führt auf Grund der Beobachtungen von F. BERNHEIM die Paraaminosalicylsäure in die Tuberkulosetherapie ein.
1947 I. EHRLICH, A. R. BARTZ, P. R. BURKHOLDER, D. GOTTLIEB u. Mitarb. entdecken und isolieren das Chloramphenicol.
1947 A. HOFMANN entdeckt und W. A. STOLL erforscht die psychotomimetische Wirkung von Lysergsäurediäthylamid (LSD).
1948 R. P. AHLQUIST beschreibt die α- und β-Rezeptoren des adrenergen Systems.
1948 B. M. DUGGAR stellt das Chlortetracyclin (Aureomycin®) dar.
1948 P. S. HENCH und E. C. KENDALL beschreiben die antirheumatische Wirkung des Cortison.
1948 K. FOLKERS u. Mitarb. sowie L. SMITH und L. F. PARKER stellen Vitamin B_{12} rein dar.
1948/1949 R. B. BARLOW und H. R. ING bzw. W. D. M. PATON und E. J. ZAIMIS entwickeln Muskelrelaxantien vom de-

polarisierenden Typ und ganglienblockierende Substanzen.

1949 S. A. WAKSMAN und H. A. LECHEVALIER finden das Neomycin.

1949 J. F. J. CADE führt auf Grund tierexperimenteller Beobachtungen Lithium in die Therapie der Manie ein.

1950 A. C. FINLAY entdeckt das Oxytetracyclin (Terramycin®).

1951 H. LABORIT und P. HUGUENARD führen das Chlorpromazin zur Erzeugung einer Hypothermie bei Operationen ein.

1951 R. W. BERLINER u. Mitarb. demonstrieren die Carboanhydrasewirkung von Acetazolamid (Diamox®) an der Niere.

1952 J. M. MCGUIRE u. Mitarb. stellen das Erythromycin her.

1952 I. C. MÜLLER, E. SCHLITTLER und H. I. BEIN isolieren das Reserpin und ermitteln die chemische Konstitution.

1952 R. W. WILKINS führt Reserpin in die Therapie der Hypertonie ein.

1952 J. DELAY und P. DENIKER beschreiben die Wirkung des Chlorpromazin als Psychosedativum.

1953 V. DU VIGNEAUD u. Mitarb. ermitteln die chemische Konstitution von Oxytocin und Vasopressin und synthetisieren Oxytocin.

1953 F. SANGER u. Mitarb. ermitteln die chemische Konstitution des Insulin.

1953 F. H. DOST prägt den Begriff der Pharmakokinetik.

1954 E. WEBER und N. S. KLINE führen das Reserpin in die Behandlung der Psychosen ein.

1954 F. M. BERGER u. Mitarb. beschreiben die Wirkungen des Meprobamat.

1954 S. A. SIMPSON, J. F. TAIT, A. WETTSTEIN, T. REICHSTEIN u. Mitarb. klären die Konstitution des Aldosteron auf.

1954 M. SCHOU u. Mitarb. untersuchen systematisch mittels der Doppelblindtechnik die Wirksamkeit von Lithium bei der Manie (s. 1949).

1955 C. H. LI u. Mitarb. sowie BELL u. Mitarb. ermitteln die Konstitution des Corticotropin.

1955/1956 J. D. ACHELIS und K. HARDEBECK sowie A. BÄNDER und J. SCHOLZ berichten über die Einführung der Sulfonylharnstoffderivate in die Therapie zur Blutzuckersenkung.

1956 W. KUNZ, H. KELLER und H. MÜCKTER führen das Thalidomid (Contergan®) als Sedativum und Hypnotikum ein. Die durch diese Substanz erzeugten Polyneuritiden und vor allem die teratogenen Wirkungen führen zu einer weltweiten Überprüfung des Problems der Arzneimittelnebenwirkungen und der Neueinführung von Präparaten.

1956 G. PINCUS u. Mitarb. legen die Grundlagen für die Anwendung hormonaler Kontrazeptiva.

1957 C. M. KAGAWA u. Mitarb. entdecken Aldosteronantagonisten.

1957 Auf Grund der von R. CHARONNAT, P. LECHAT und J. CHARETON entdeckten antikonvulsiven und hypnotischen Wirkungen führen H. LABORIT und R. COIRAULT Chlorethiazol in die Klinik ein.

1957 R. KUHN entdeckt die thymoleptische Wirkung von Imipramin.

1957 F. C. NOVELLO und J. M. SPRAGUE führen als erstes Saluretikum der Benzothiadiazingruppe das Chlorothiazid ein.

1960 E. W. SUTHERLAND u. Mitarb. zeigen die Bedeutung von zyklischem 3′,5′-AMP als „second messenger".

1960 R. A. MAXWELL, A. J. PLUMMER, F. SCHNEIDER, H. POVALSKI und A. I. DANIEL beschreiben die blutdrucksenkende Wirkung von Guanethidin (Ismelin®).

1960 J. A. OATES, L. GILLESPIE, S. UDENFRIEND und A. SJOERDSMA berichten über die blutdrucksenkende Wirkung von α-Methyl-dopa.

1960/1962 O. HORNYKIEWICZ, H. EHRINGER und W. BIRKMAYER weisen beim PARKINSON-Syndrom einen Dopaminmangel im Zentralnervensystem nach und beschreiben die Wirkung von L-Dopa.

1963 S. BERGSTRÖM u. Mitarb. eröffnen durch die Aufklärung der chemischen Struktur von 2 Prostaglandinen die Möglichkeiten für die praktische Verwendung dieser Substanzgruppe.

1963 R. W. RUNDLES u. Mitarb. führen Allopurinol in die Behandlung der Gicht ein.

1963/64 G. V. FOSTER u. Mitarb. sowie P. F. HIRSCH u. Mitarb. erkennen als Ursprungsort des zuerst von D. H. COPP 1962 beschriebenen Calcitonin die Schilddrüse.

1964 E. J. ARIËNS u. Mitarb. veröffentlichen eine umfassende Darstellung einer quantitativen Rezeptortheorie.

1967 G. C. COTZIAS u. Mitarb. führen L-Dopa in die Therapie des Parkinsonismus ein.

1968/1970 M. BYGDEMAN u. Mitarb., J. M. BEAZLY u. Mitarb. S. M. M. KARIM u. Mitarb. zeigen die klinische Brauchbarkeit von Prostaglandinen zur Anregung von Wehen.

1971 J. R. VANE u. Mitarb. zeigen die Bedeutung von Prostaglandinen bei der Schmerzauslösung und die Hemmung der Prostaglandin-Synthese als Ursache für die analgetische Wirkung von Acetylsalicylsäure u. a. Analgetika.

1975/76 H. W. KOSTERLITZ u. Mitarbeiter sowie S. H. SNYDER u. Mitarbeiter weisen Morphin-artig wirkende, körpereigene Substanzen nach: Enkephaline, Endorphine.

XVIII. Literatur

Zur Vertiefung der Kenntnisse möchten wir auf das Handbuch der experimentellen Pharmakologie und das große Lehrbuch der Pharmakologie von L. S. Goodman and A. Gilman: The pharmacological basis of therapeutics verweisen. Das Formale der Rezeptierkunst wird von F. Lembeck in „Das 1 × 1 des Rezeptierens" dargestellt. Besonders wichtig scheint uns der Hinweis auf Werke zu sein, die praktische und klinische Aspekte behandeln: F. H. Dost, Grundlagen der Pharmakokinetik, 2. Aufl. Thieme, Stuttgart 1968; G. S. Avery, Drug treatment, Adis Press, Sydney, 1976; M. N. K. Dukes, Meyler's side effects of drugs, Excerpta medica, Amsterdam, 1975 und die jährlich erscheinenden, ergänzenden „Side effects of drugs"; R. Heintz (Herausgeber), Erkrankungen durch Arzneimittel, Thieme, Stuttgart, 1978. Um sich über die neuesten Fortschritte zu orientieren, eignen sich die Periodika, die jährlich erscheinen und unser Fachgebiet berühren: Annual Rev. of Pharmacology, Annual Rev. of Physiology, Annual Rev. of Biochemistry, Antibiotics Annual und Advances in Pharmacology and Chemotherapy.

Ausführliche kritische Übersichten über den klinisch-therapeutischen Wert von Arzneimitteln stellen den Inhalt von „Drugs" dar. Kritische Kurzinformationen können aus dem „Arzneimittelbrief" bezogen werden. Eine sehr gute Zusammenstellung aller Freinamen, Markennamen, Synonyma und der chemischen Formeln ist vom Schweizerischen Apotheken-Verein (Index Nominum 1978, Zürich 1977) herausgegeben.

Im folgenden haben wir Literatur zusammengestellt, die leicht zugänglich ist. Dabei sind keine Originalarbeiten, sondern nur Übersichtsreferate berücksichtigt worden. Auf diese Weise kann der Leser sich schnell über ein Gebiet eingehender orientieren, um dann gegebenenfalls noch auf die dort zitierten Originalarbeiten zurückzugreifen. Außerdem haben wir uns darauf beschränkt, Übersichtsarbeiten vornehmlich aus dem letzten Jahrzehnt anzugeben, ältere Originalliteratur ist jeweils in diesen Publikationen zitiert.

Die Literatur ist entsprechend der Einteilung des Buches angeordnet. Liegen für ein Kapitel mehrere Zitate vor, so sind sie alphabetisch aufgezählt.

Generelle Prinzipien

Anton, A. H., H. M. Solomon: Drug-protein binding. Ann. N. Y. Acad. Sci. 226 (1973) 1

Ariëns, E. J.: Receptor theory and structure-action relationship. Advanc. Drug Res. 3 (1966) 235

Ariëns, E. J.: Reduction of drug action by drug combination. Fortschr. Arzneimittel-Forsch. 14 (1970) 11

Ariëns, E. J.: Drug Design. Academic Press, New York Vol. 1–7, 1971–1977

Azarnoff, D. L. u. Mitarb.: Pharmacokinetics. Clin. Pharmacol. Ther. 16 (1974) 129–288

Bacq, Z. M.: Fundamentals of biochemical pharmacology. Pergamon Press, Oxford 1971

Baker, de S. B., G. A. Neuhans (ed.): Toxicological problems of drug combinations. Exerpta med. 1972

Bandmann, H.-J., R. Breit: Die medikamentöse allergische Kontaktdermatitis. Internist (Berl.) 15 (1974) 47

Belleau, B.: Patterns of ligand-induced changes on a receptor surface: The water extrusion hypothesis. In: Ariëns, E. J.: Physicochemical aspects of drug action. Pergamon Press, Oxford 1968

Belleau, B.: Physico-chemical aspects of drug action. Proc. Third Intern. Pharmacol. Meeting, Sao Paulo, July 1966. Pergamon Press. Oxford 1968

Benet, L. Z. (ed.): Effect of disease states on drug pharmacokinetics. Amer. Pharmaceutical Association, Washington, 1976

Beyer, K.-H.: Biotransformation der Arzneimittel. Wiss. Verlagsgesellschaft, Stuttgart 1975

Brodie, B. B., J. R. Gillette: Concepts in biochemical pharmacology. Handbuch der experimentellen Pharmakologie Bd. 33, 2. Springer, Berlin 1971

Brodie, B. B., W. M. Heller: Bioavailability of drugs. Karger, Basel 1972

Brodie, B. B.: Bioavailability of drugs. Pharmacology 8 (1972) 21–32

Burger, A.: Medicinal chemistry. Interscience, New York 2nd ed. 1970

Burger, R., G. Schmehe, G. Strothmann, K. Engelhardt: Arzneimittelnebenwirkungen bei Patienten einer Medizinischen Klinik. tägl. prax. 19 (1978) 173–174

Burow, W., H. Lüllmann: Vorschläge zur gesetzlichen Regelung der Prüfung und Einführung von Arzneimitteln. Thieme, Stuttgart 1971

Campell, P. N. (ed.): The interaction of drugs and subcellular components in animal cells. Churchill, London 1968

Cooksley, W. G. E., L. W. Powell: Drug metabolism and interaction with particular reference to the liver. Drugs 2 (1971) 1

Crooks, J., K. O'Malley, I. H. Stevenson: Pharmacokinetics in the elderly. Clin. Pharmacokinetics 1 (1976) 280–296

Csaky, T. Z.: Introduction to general pharmacology. Meredith Corporation, New York 1969

Dancis, J., J. C. Hwang: Perinatal pharmacology. North-Holland Publ., Amsterdam 1974

Danielli, J. F., J. F. Moran, D. J. Triggle: Fundamental concepts in drug-receptor interactions. Academic Press, New York 1970

Davies, D. M.: Textbook of Adverse Drug Reactions. Oxford University Press, New York, Toronto, 1977

Dengler, H. J. (ed.): Pharmacological and clinical significance of pharmacokinetics. Schattauer, Stuttgart, 1970

Dengler, H. J., W. Wirth (Hrsg.): Klinische Pharmakologie. Arzneimittel-Forsch. 23 (1973) 1125

Dengler, H. J.: Die Bedeutung der Pharmakokinetik für die Arzneimitteltherapie. Internist (Berl.) 15 (1974) 13

Dettli, L. C.: Drug dosage in patients with renal disease. Clin. Pharmacol. Ther. 16 (1974) 274

Deuticke, B.: Properties and structural basis of simple diffusion pathways in the erythrocyte membrane. Rev. Physiol. Biochem. Pharmacol. 78 (1977) 2–79, Springer, Heidelberg

Doll, R.: Unwanted effects. Brit. med. Bull. 27 (1970) 25

La Du, B. N., H. G. Mandel, E. L. Way: Fundamentals of drug metabolism and drug disposition. Williams & Wilkins, Baltimore 1971

Ehrenpreis, S., J. H. Fleisch, T. W. Mittag: Approaches to the molecular nature of pharmacological receptors. Pharmacol. Rev. 21 (1969) 131

Ehrenpreis, S.: Drug-macromolecular interaction: implications for pharmacological activity. Fortschr. Arzneimittel-Forsch. 14 (1970) 59

Ehrhart, G., H. Ruschig: Arzneimittel (Entwicklung, Wirkung, Darstellung). Chemie, 2. Aufl., Weinheim 1971/72

Eichler, I.: Inkompatibilitäten von Arzneimitteln. Tägl. Prax. 12 (1971) 303–308

Fishman, W. H.: Metabolic conjugation and metabolic hydrolysis. Academic Press, New York 1970

Forth, W., W. Rummel: Pharmacology of intestinal absorption: gastrointestinal absorption of drugs. International Encyclopedia of Pharm. a. Ther., Sect. 39 B., Vol. I u. II. Pergamon, Oxford 1975

Garrett, E. R.: The Pharmacokinetic Bases of Biological Response. Quantification in Toxicology, Pharmacology and Pharmacodynamics. In „Progress in Drug Research". Vol. 21. Birkhäuser, Stuttgart 1977

Gerok, W., K. Sickinger: Drugs and the liver. III. Internationales Symposion, 12.–14. 10. 1973, Freiburg/i. Br. F. K. Schattauer, Stuttgart 1975

Gibladi, M., G. Levy, H. Weintraub: Drug distribution and pharmacologic effects. Clin. Pharmacol. Ther. 12 (1971) 734–742

Gillette, J. R., J. R. Mitchell (eds.): Concepts in biochemical pharmacology. In: Handbuch der experimentellen Pharmakologie, Bd. 28/3. Springer, Berlin 1975

Gladtke, E., H. M. von Hattingberg: Pharmakokinetik. 2. Aufl. Springer, Berlin 1977

Glasson, B.: Influence de la liaison protéinique des médicaments sur leur métabolisme. Actualités pharmacol. 23 (1970) 109

Goedde, H. W.: Pharmakogenetik: Variabilität von Arzneimittelwirkung und Stoffwechselreaktionen. Internist (Berl.) 15 (1974) 27

Greenberg, M. L.: Effects of drugs on myelopoiesis. Physiol. Pharmacol. 5 (1974) 314

Greim, H.: Therapeutische Möglichkeiten durch die Induzierbarkeit arzneimittelabbauender Enzyme. Dtsch. med. Wschr. 95 (1970) 2196

Griffin, J. P.: A manual of adverse drug interactions. Wright, Bristol 1975

Gross, F.: The present dilemma of drug research. Clin. Pharmacol. Ther. 19 (1976) 1

de Gruchy, G. C.: Drug-induced blood disorder. Blackwell, Oxford 1975

Hansten, P. D.: Arzneimittel-Interaktionen. Hippokrates, Stuttgart 1974

Hartshorn, E. A.: Leitfaden der Arzneimittel-Wechselwirkungen. Marseille, München 1973

Hasskarl, H., H. Kleinsorge: Arzneimittelprüfung, Arzneimittelrecht. Fischer, Stuttgart 1974

Heinonen, O. P., D. Slone, S. Shapiro: Birth defects and drugs in pregnancy. Littleton, Mass. (USA), Publishing Sciences Group, Inc., 1977, XI. 516 p.

Heintz, R.: Erkrankungen durch Arzneimittel. 2. Aufl. Thieme, Stuttgart 1978

Herken, H.: Die Feststellung der therapeutischen Breite des Arzneimittels. Internist (Berl.) 15 (1974) 1

Hershey, N., R. D. Miller: Human Experimentation and the Law. Aspen Systems Corporation, Germantown, Maryland 1976

Herz, A.: Arzneimittelabhängigkeit und -gewöhnung in biochemisch-pharmakologischer Sicht. Internist (Berl.) 15 (1974) 40

Hesse, E.: Rausch-, Schlaf- und Genußgifte. 4. Aufl., Enke, Stuttgart 1971

Hirtz, J.: La disponsibilité biologique des médicaments. Actualités Pharmacologiques 28 (1976) 77–106

Hockwin, O., H. R. Koch: Arzneimittelnebenwirkungen am Auge. Fischer, Stuttgart 1977

Holland, W. C.: Molekulare Pharmakologie. Thieme, Stuttgart 1966

Hüter; J.: Übergang von Medikamenten in die Muttermilch und Nebenwirkungen beim gestillten Kind. Thieme, Stuttgart 1970

Jackson, R. L., J. D. Morrisett, A. M. Gotto: Lipoprotein structure and metabolism. Physiol. Rev. 56 (1976) 259–316

Junod, A.: Uptake, release and metabolism of drugs in the lungs. Pharmacol. Ther. 2 (1976) 511–521

Kahl, G. F.: Veränderungen der Abbaugeschwindigkeit von Arzneimitteln und ihre Bedeutung für die Pharmakotherapie. Klin. Wschr. 49 (1971) 384–388

Kahl, G. F.: Wechselwirkungen zwischen Arzneimittel. tägl. prax. 15 (1974) 585

Kewitz, H.: Arzneimittel als Krankheitsursache. Internist (Berl.) 15 (1974) 7

Klingberg, M. A., A. Abramovici, J. Chemke: Drugs and fetal development. Plenum, New York 1972

Klinger, W.: Arzneimittelnebenwirkungen. Fischer, Stuttgart 1971

Koppanyi, T., M. A. Auery: Species differences and the clinical trial of new drugs: a review. Clin. Pharmacol. Ther. 7 (1966) 250

Korolkovas, A.: Essentials of molecular pharmacology. Wiley, New York 1970

Kuemmerle, H. P., E. R. Garrett, K. H. Spitzy: Klinische Pharmakologie und Pharmakotherapie. Urban & Schwarzenberg, München 1976

Kuemmerle, H. P., Gossens, N. (Hrsg.): Klinik und Therapie der Nebenwirkungen, 2. Aufl., Thieme, Stuttgart 1973

Lakshminarayanaiah, N.: Transport phenomena in membranes. Academic Press, New York 1969

Laurence, D. R., A. L. Bacharach: Evaluation of drug activities:

Pharmacometrics. Bd. I a. II. Academic Press, New York 1970
Laurence, D. R.: Clinical pharmacology. Churchill, Edinburgh 1973
Löhr, G. W., H. D. Waller: Pharmakogenetik und Präventivmedizin. Thieme, Stuttgart 1966
Lüllmann, H., A. Ziegler: A transient state concept of drug receptor interaction. Naunyn-Schmiedeberg's Arch. exp. Path. Pharmak. 280 (1973) 1–21
Lüllmann, H. u. Mitarb.: Drug-induced phospholipidoses. Critical Rev. Toxicol. 4 (1975) 185
McCrory, W. W. (Hrsg.): Drugs and the unborn child. Clin. Pharmacol. Ther. 14 (1973) 621–770
Martin, E. W.: Hazards of medication. Lippincott, Philadelphia 1971
Martini, P., G. Oberhofer, E. Welte: Methodenlehre der therapeutisch klinischen Forschung, 4. Aufl. Springer, Berlin 1968
Mellet, L. B.: Comparative drug metabolism. Fortschr. Arzneimittel-Forsch. 13 (1969) 136
Meyler, L., A. Herxheimer: Side effects of drugs. 8, (1972–1975). Elsevier Excerpta Med., Amsterdam 1975
Meyler, L., H. M. Peck (eds.): Drug induced diseases. Exerpta Medica Foundation, Amsterdam Vol. 4, 1972
Moeschlin, S.: Klinik und Therapie der Vergiftungen, 5. Aufl. Thieme, Stuttgart 1972
Moore Ede, M. C.: Circadian rhythms of drug effectiveness and toxicity. Clin. Pharmacol. Ther. 14 (1973) 925
Morselli, P. L., S. N. Cohen, S. Garattini (Ed.): Drug interactions. North-Holland Publ., Amsterdam 1974
Moser, R. H.: Diseases of medical progress, 3. Aufl. Thomas, Springfield 1969
Netter, K. J.: Ursachen von Arzneimittelwechselwirkungen. Internist (Berl.) 15 (1974) 20
Nord, D.: Arzneimittelkonsum in der Bundesrepublik Deutschland. Eine Verhaltensanalyse von Pharma-Industrie, Arzt und Verbraucher. Ferdinand Enke Verlag, Stuttgart, 1976
Orlandi, F., A. M. Jezequel: Liver and drugs. Academic Press, New York 1972
Paton, W. D. M., H. P. Rang: A kinetic approach to the mechanism of drug action. Advanc. Drug Res. 3 (1966) 57
Pecile, A., C. Finzi: The foeto-placental unit. Proc. of an Internat. Symposium held in Milan, Italy. Excerpta Medica Foundation, Amsterdam 1969
van Petten, G. R.: Pharmacology and the fetus. Brit. med. Bull. 31 (1975) 75
Pisciotta, V.: Drug-induced agranulocytosis. Drugs 15 (1978) 132–143
Porter, R., M. O'Connor (eds.): Molecular properties of drug receptors. A Ciba Foundation Symp. Churchill, London 1970
Prescott, L. F.: Clinically important drug interactions. Drugs, 5 (1973) 161–186
Quevauviller, A.: Activité des médicaments en fonction de l'état pathologique experimental. Actualités pharmacol. 20 (1967) 133
Rabin, B. R., R. B. Freedman: Effects of drugs on cellular control mechanisms. Macmillan, Houndmills 1971
Rasmussen, H., D. B. P. Goodman: Relationships between calcium and cyclic nucleotides in cell activation. Physiol. Rev. 57 (1977) 421–509
Raspe, G. (ed.): Schering workshop on pharmacokinetics. Pergamon, Oxford 1970
Renkin, E. M.: Multiple pathways of capillary permeability. Circ. Res. 41 (1977) 735–743
Rescigno, A., G. Segre: Drug and tracer kinetics. Blaisdell, Waltham, Mass. 1966
Richards, R. K.: Clinical pharmacology. Pergamon Press, Oxford 1968
Ritschel, W. A. (Editor): Clinical Pharmacokinetics. Proceeding of an International Symposium at Salzgitter-Ringelheim. Fischer, Stuttgart, 1977
Robelet, W., F. Guerrin, F.: L'émination biliaire des médicaments. Actualités pharmacol. 19 (1966) 91
Rogers, H., R. Spector: An Introduction to Mechanisms in Pharmacology and Therapeutics. William Heinemann Medical Books Ltd., London, 1976
van Rossum, J. M.: Limitations of molecular pharmacology. Advanc. Drug Res. 3 (1966) 189
Samter, M., C. W. Parker: Hypersensitivity to Drugs. Vol. I. In: International Encyclopedia of Pharmacology and Therapeutics, Section 75. Pergamon Press, Oxford 1972
Schindel, L.: Placebo und Placebo-Effekte in Klinik und Forschung. Arzneimittel-Forsch. 17 (1967) 892
Schindel, L.: Placebo-induced side-effects in Meyler L. und H. M. Peck: Drug induced diseases. Exerpta Medica Foundation, Amsterdam 1970
Smith, R. L.: The biliary excretion and enterohepatic circulation of drugs and other organic compounds. Fortschr. Arzneimittel-Forsch. 9 (1966) 299
Smyth, D. H. (ed.): Intestinal absorption, in Biomembranes, Vol. 4 A und 4 B. Plenum Press, London, 1974
Spain, D. M.: Iatrogene Krankheiten. Thieme, Stuttgart 1967
Stanbury, J., J. B. Wyngaarden, D. S. Fredrickson: The metabolic basis on inherited disease, 2. Aufl. McGraw-Hill, New York 1966
Steinbrecher, W., H. Solms: Sucht und Mißbrauch. 2. Aufl., Thieme, Stuttgart 1975
Swidler, G.: Handbook of Drug Interactions. Wiley, New York 1971
Thron, C. D.: Linearity and superposition in pharmacokinetics. Pharmacol. Rev. 26 (1974) 3
Uehleke, H.: Stoffwechsel von Arzneimitteln als Ursache von Wirkungen, Nebenwirkungen und Toxizität. In: Progress in Drug Research 15, 147. Birkhäuser, Basel 1971
Vesell, E. S.: Drug metabolism in man. Annals N. Y. Acad. Sci. 179 (1971)
Vesell, E. S.: Pharmacogenetics. Biochem. Pharmacol. 24 (1975) 445
Waud, D. R.: Pharmacological receptors. Pharmacol. Rev. 20 (1968) 49
de Weck, A. L., J. R. Fley: Immunotolerance to simple chemicals. Karger, Basel 1966
Werner, M., W. Gronemeyer: Arzneimittelallergie. Fischer, Stuttgart 1974
WHO-Report: Guidelines for evaluation of drugs for use in man. WHO, Genf 1975
Wilkinson, G. R., S. Schenker: Effects of liver disease on drug disposition in man. Biochem. Pharmacol. 25 (1976) 2675–2681

Vegetatives Nervensystem

Acheson, G. H.: Second symposium on catecholamines. Pharmacol. Rev. 18 (1966) 1
Bacq, Z. M.: Les contrôles de la libération des médiateurs aux terminaisons des nerfs adrénergiques. J. Physiol. Paris 72 (1976) 371–542
Bartholini, G., A. Pletscher: Decarboxylase inhibitors. Pharmac. Therap. 1 (1975) 407–421
Blaschko, H., E. Muscholl: Catecholamines. In: Handbuch der experimentellen Pharmakologie Bd. 33. Springer, Berlin 1972
Bloom, B. M., I. M. Goldman: The nature of catecholaminadenine mononucleotide interaction in adrenergic mechanism. Advanc. Drug Res. 3 (1966) 121
Botar, J.: The autonomic system. Akademiai Kiado, Budapest 1966
Brittain, R. T., C. M. Dean, D. Jack: Sympathomimetic bronchodilator drugs. Pharmac. Ther. 2 (1976) 423–462

Brugger, A. J.: The mechanism of the utero-inhibitory effect of β-sympathomimetics. Pharmac. Therap. B 1 (1975) 277–296
Burgen, A. S. V.: Les récepteurs muscariniques. Actualités Pharmacologiques 29, Masson, Paris 1977
Cheymol, J., J. R. Boissier: Monoamine oxidase inhibitors: Relationship between pharmacological and clinical effects. Pergamon Press, Oxford 1968
Costa, E., M. Sandler (eds.): Biological role of indolealkylamine derivatives. Advanc. Pharmacol. 6 (1968)
De v. Cotten, M., S. Udenfriend, S. Spector: Regulation of catecholamine metabolism in the sympathetic nervous system. Pharmacol. Rev. 24 (1972) 163–434
Cullumbine, H.: Muscarinic blocking drugs. In: Root, W. S., F. G. Hofmann: Physiological pharmacology. Academic Press, New York 1967
Dengler, H. J.: Die therapeutische Anwendung β-sympathikolytischer Stoffe, Schattauer, Stuttgart 1971
Dollery, C. T., J. W. Paterson, M. E. Conolly: Clinical pharmacology of beta-receptor-blocking drugs. Clin. Pharmacol. Ther. 10 (1969) 765
Douglas, W. W.: Stimulus-secretion coupling: the concept and clues from chromaffin and other cells. Brit. J. Pharmacol. 34 (1968) 451
Ellis, S.: Récepteurs adrénergiques impliqués dans les résponses métaboliques aux catécholamines. Actualités pharmacol. 25 (1972) 91–114
Emmelin, N., U. Trendelenburg: Degeneration activity after parasympathetic or sympathetic denervation. Ergebn. Physiol. 66 (1972) 146–211
Euler, U. S. von, S. Rosell, B. Uvnäs: Mechanisms of release of biogenic amines. Proceedings of an International Wenner-Gren-Center Symposium Stockholm 1965. Pergamon Press, Oxford 1966
Ferry, C. B.: Cholinergic link hypothesis in adrenergie neuroeffector transmission. Physiol. Rev. 46 (1966) 3
Fischer, H.: Vergleichende Pharmakologie von Überträgersubstanzen in tiersystematischer Darstellung. In: Handbuch der experimentellen Pharmakologie Bd. 26. Springer, Berlin 1971
Fürst, G. I.: The biochemistry of guanethidine. Advanc. Drug Res. 4 (1967) 133
Gefen, L. B., G. W. Livett: Synaptic vesicles in sympathetic neurones. Physiol. Rev. 51 (1971) 98
Gersmeyer, E. F., E. C. Yasargil: Schock- und Kollaps-Fibel. 2. Aufl. Thieme, Stuttgart 1978
Glowinsky, J.: Récentes acquisitions sur le métabolism cérébrale des catécholamines. Actualités pharmacol. 20 (1967) 29
Goedde, H. W., A. Doenicke, K. Altland: Pseudocholinesterasen. Springer, Berlin 1967
Goldberg, A. M.: Biology of cholinergic function. Raven Press New York, 1976
Goldberg, L. I.: Cardiovascular and renal actions of dopamine: potential clinical applications. Pharmacol. Rev. 24 (1972) 1–29
Greengard, P., E. Costa: Role of cyclic AMP in cell function. In: Advances in Biochemical Psychopharmacology, 3. Raven Press, New York 1970
Guldberg, H. C., C. A. Marsden: Catechol-O-methyl transferase: Pharmacological aspects and physiological role. Pharmacol. Rev. 27 (1975) 135
Haber, E., S. Wrenn: Problems in identification of the beta-adrenergic receptor. Physiol. Rev. 56 (1976) 317–338
Havener, W. H.: Autonomic drugs in ocular pharmacology. Mosby, Saint Louis 1966
Hebb, C.: Biosynthesis of acetylcholine in nervous tissue. Physiol. Rev. 52 (1972) 918
Heilbronn, E., A. Winter: Drugs and Cholinergic Mechanisms in the CNS, Almqvist & Wiksell, Stockholm 1971
Hellon, R. F.: Monoamines, pyrogens and cations: Their actions on central control of body temperature. Pharmacol. Rev. 26 (1975) 289
Henning, M.: Studies on the mode of action of α-methyldopa. Acta physiol. scand. 322, Suppl. (1969)
Herrschaft, H.: Gehirndurchblutung und Gehirnstoffwechsel. Thieme, Stuttgart 1976
Holmstedt, B.: Les effects centraux des substances cholinomimétiques. Actualités pharmacol. 23 (1970) 136
Holtz, P., D. Palm: Brenzkatechinamine und andere sympathicomimetische Amine. Ergebn. Physiol. 58 (1966) 1
Hornykiewicz, O.: Dopamine (3-hydroxytryptamine) and brain function. Pharmacol. Rev. 18 (1966) 925
Hossli, G., R. Gattiker, G. Haldemann: Dopamin. Thieme, Stuttgart 1977
Iversen, L. L.: The uptake and storage of noradrenaline in sympathetic nerves. University Press, Cambridge 1967
Iversen, L. L.: Role of transmitter uptake mechanisms in synaptic neurotransmission. Brit. J. Pharmacol. 41 (1971) 571–591
Iversen, L. L. (Hrsg.): Catecholamines. Brit. med. Bull. 29 (1973) 91–178
Iversen, L. L.: Uptake mechanisms for neurotransmitter amines. Biochem. Pharmacol. 23 (1974) 1927
Johnsson, G., C.-G. Regårdh: Clinical pharmacokinetics of β-adrenoreceptor blocking drugs. Clin. Pharm. 1 (1976) 233–263
Kabachnik, M., A. P. Brestkin, N. N. Godovikov, M. J. Michelson, E. V. Rozengart, V. I. Rozengart: Hydrophobic areas on the active surface of cholinesterase. Pharmacol. Rev. 22 (1970) 355
Karczmar, A. G.: Anticholinesterase agents. International Encyclopedia of Pharmacology and Therapeutics Section 13, Vol. 1. Pergamon Press, Oxford 1970
Karczmar, A. G.: Pharmacology, toxicology, and therapeutic properties of anticholinesterase agents: In: Root, W. S., F. G. Hofmann: Physiological pharmacology. Academic Press, New York 1967
Karow, A. M., M. W. Riley, R. P. Ahlquist: Pharmacology of clinically useful β-adrenergic blocking drugs. In: Progress in Drug Research 15 (1971) 103. Birkhäuser-Verlag, Basel
Kharkevich, D. A.: Ganglion-blocking and ganglion-stimulating agents. Pergamon Press, Oxford 1967
Kirshner, N., S. M. Schanberg, R. M. Ferris: Molecular aspects of the storage and uptake of catecholamines. Advanc. Drug Res. 6 (1971) 121
Kosman, M. E., K. R. Unna: Effects of chronic administration of the amphetamines and other stimulants on behaviour. Clin. Pharmacol. Ther. 9 (1968) 240
Kostrzewa, R. M., D. M. Jacobowitz: Pharmacological action of 6-hydroxydopamine. Pharmacol. Rev. 26 (1974) 199
Langer, S. Z.: Presynaptic regulation of catecholamine release. Biochem. Pharmacol. 23 (1974) 1793
Langer, S. Z.: Sixth Gaddum memorial lecture. Presynaptic receptors and their role in the regulation of transmitter release. Br. J. Pharmac. 60 (1977) 481–497
Lefkowitz, R. J., L. E. Limbird, C. Mukherjee, M. G. Caron: The β-adrenergic receptor and adenylate cyclase. Biochim. biophys. Acta 457 (1976) 1–39
Levi-Montacini, R., P. U. Angeletti: Nerve growth factor. Physiol. Rev. 48 (1968) 534
Longo, V. G.: Behavioural and encephalographic effects of atropine and related compounds. Pharmacol. Rev. 18 (1966) 965
Marley, E., B. Blackwell: Interactions of monoamine oxidase inhibitors, amines, and foodstuffs. Advanc. Pharmacol. Chemother. 8 (1970) 185
Marshall, J. M.: Adrenergic innervation of the female reproductive tract: anatomy, physiology and pharmacology. Ergebn. Physiol. 62 (1970) 6
Mason, D. F. J.: Ganglion-blocking drugs. In: Root, W. S.,

F. G. Hofmann: Physiological pharmacology. Academic Press, New York 1967
McDevitt, D. G.: The assessment of β-adrenoceptor blocking drugs in man. Br. J. clin. Pharmac. 4 (1977) 413–425
Muscholl, E.: Vasoaktive körpereigene Stoffe und Pharmaka mit peripherem Angriffspunkt. Arch. klin. exp. Ohr.-, Nas.- u. Kehlk.-Heilk. 188 (1967) 84
Muscholl, E., K. H. Rahn: Adrenerge α- und β-Receptoren und ihre spezifischen Hemmstoffe, Klin. Wschr. 46 (1968) 9
Muscholl, E.: Pharmakologische Grundlagen der Rezeptorenblockade. Anästhesie u. Wiederbelebung. 56 (1972) 17
Pappano, A. J.: Ontogenetic development of autonomic neuroeffector transmission and transmitter reactivity in embryonic and fetal hearts. Pharmacol. Rev. 29 (1978) 3–33
Patel, A. R., A. Burger: 3,4-Dihydroxyphenylalanine and related compounds. Fortschr. Arzneimittel-Forsch. 9 (1966) 223
Patil, P. N., J. B. La Pidus: Stereoisomerism in adrenergic drugs. Ergebn. Physiol. 66 (1972) 213
Patil, P. N. u. Mitarb.: Molecular geometry and adrenergic drug activity. Pharmacol. Rev. 26 (1974) 323
Paton, D. M.: The mechanism of neuronal and extraneuronal transport of catecholamines. Raven Press, New York 1976
Peyrin, L., Y. Dalmaz: La sécrétion et l'inactivation périphériques des catécholamines. J. Physiol. (Paris) 70 (1975) 353–433
Pohorecky, L. A., R. J. Wurtman: Adrenocortical control of epinephrine synthesis. Pharmacol. Rev. 23 (1971) 1
Rand, M. J., A. Stafford: Cardiovascular effects of choline esters. In: Root, W. S., F. G. Hofmann: Physiological pharmacology. Academic Press, New York 1967
Rubin, R. P.: The role of calcium in the release of neurotransmitter substances and hormones. Pharmacol. Rev. 22 (1970) 389
Sachs, C., G. Jonsson: Mechanisms of action of 6-hydroxydopamine. Biochem. Pharmacol. 24 (1975) 1
Schmitt, H.: Actions des alpha-sympathomimétiques sur les structures nerveuses. Actualités pharmacol. 24 (1972) 93
Schröder, R.: Dopamin. Schattauer, Stuttgart 1975
Schümann, H. J., G. Kroneberg (ed.): New aspects of storage and release of catecholamines. Springer, Berlin 1970
Schweizer, W. (ed.): Die Betablocker – Gegenwart und Zukunft. Huber, Bern 1976
Smith, A. D.: Subcellular localisation of noradrenaline in sympathetic neurons. Pharmacological Reviews 24 (1972) 435
Starke, K.: Regulation of noradrenaline release by presynaptic receptor systems. Rev. Physiol. Biochem. Pharmacol. 77 (1977) 2–124
Starke, K., T. Endo: Presynpatic α-adrenoceptors. Gen. Pharmac. 7 (1976) 307–312
Starke, K., H. D. Taube, E. Borowski: Presynaptic receptor systems in catecholaminergic transmission. Biochem. Pharmacol. 26 (1977) 259–268
Stitzel, R. E.: The biological fate of reserpine. Pharmacol. Rev. 28 (1977) 179–205
Stone, C. A., C. C. Porter: Biochemistry and pharmacology of methyldopa and some related structures. Advanc. Drug Res. 4 (1967) 71
Thoenen, H.: Bildung und funktionelle Bedeutung adrenerger Ersatztransmitter. Springer, Berlin 1970
Triggle, D. J.: Neurotransmitter-Receptor Interactions. Academic Press, London 1971
Usdin, E., S. H. Snyder: Frontiers in catecholamine research. Pergamon Press, New York 1973
Volle, R. L.: Modifications by drugs of synaptic mechanisms in autonomic ganglia. Pharmacol. Rev. 18 (1966) 839
Volle, R. L.: Muscarinic and nicotinic stimulant actions at autonomic ganglia. Internat. Encyclop. of Pharmacol. Soc. Bd. XII/1. Pergamon Press, Oxford 1966
Weidinger, H.: Labour inhibition by betamimetic drugs in obstetrics. Fischer, Stuttgart 1977
Westfall, T. C.: Local regulation of adrenergic neurotransmission. Physiol. Rev. 57 (1977) 659–728
Whitlock, F. A., J. Price: Use of β-adrenergic receptor blocking drugs in psychiatry. Drugs 8 (1974) 109
Zaimis, E.: La sympathectomie immunologique, ses applications à la pharmacologie. Actualités pharmacol. 20 (1967) 191
Van Zwieten, P. A.: Pharmakologische und biochemische Wirkung von Hydralazin und Dihydralazin. Arzneimittel-Forsch. 18 (1968) 79

Glatte Muskulatur

Austen, K. F., L. M. Lichtenstein: Asthma: Physiology, immunopharmacology, and treatment. Academic Press, New York 1973
Bennett, A.: Prostaglandin antagonists. Advanc. Drug Res. 8 (1974) 83
Berde, B., R. A. Boissonnas: Basic pharmacological properties of synthetic analogues and homologues of the neurohypophysical hormons. In: Handbuch der experimentellen Pharmakologie, Bd. XXIII, 802. Springer, Berlin 1968
Bertaccini, G.: Active polypeptides of nonmammalian origin. Pharmacol. Rev. 28 (1976) 127–175
Bergström, S., L. A. Carlson, J. R. Weeks: The prostaglandins: A family of biologically active lipids. Pharmacol. Rev. 20 (1968) 1
Bergström, S. (Hrsg.): International Conference on Prostaglandine (Advances in Biosciences). Pergamon Press-Vieweg, Oxford-Braunschweig 1973
Betz, E., R. Wüllenweber: Pharmakologie der lokalen Gehirndurchblutung. Ärztliche Forschung, Beiheft 1969. Werk-Verlag Banaschewski, München 1969
Bevan, J. A., R. F. Furchgott, R. A. Maxwell, A. P. Somlyo: Physiology and pharmacology of vascular neuroeffector system. Symp. on the Physiology and Pharmacology of Vascular Neuroeffector Systems, Interlaken, July 1969. Karger, Basel 1971
Brogden, R. N. u. Mitarb.: Sodium cromoglycate (cromolyn sodium): A review of its mode of action, pharmacology, therapeutic efficacy and use. Drugs 7 (1974) 164
Brogden, R. N., R. C. Heel, T. M. Speight, G. S. Avery: Prazosin: A review of its pharmacological properties and therapeutic efficacy in hypertension. Drugs 14 (1977) 163–197
Brogden, R. N., R. C. Heel, T. M. Speight, G. S. Avery: Cimetidine: A review of its pharmacological properties and therapeutic efficacy in peptic ulcer disease. Drugs 15 (1978) 93–131
Bülbring. E., A. Brading, A. W. Jones, T. Tomita: Smooth muscle. Arnold, London 1970
Bülbring, E., M. F. Schuba: Physiology of smooth muscle. Raven Press, New York 1976
Carpi, A.: Pharmacology of the cerebral circulation. Internat. Encyclopedia of Pharmacology and Therapeutics. Sect. 33, Vol. 1. Pergamon Press, Oxford 1972
Chand, N., P. Eyre: Classification and biological distribution of histamine receptor sub-types. Agents and Actions 5 (1975) 277
Coleman, T. G. u. Mitarb.: The role of the kidney in essential hypertension. Clin. exp. Pharmacol. Physiol. 2 (1975) 571
Daniel, E. E., R. A. Janis: Calcium regulation in the uterus. Pharmac. Therap. B. 1 (1975) 695–729
Day, M. D., A. G. Roach: Central adrenoreceptors and the control of arterial blood pressure. Clin. exp. Pharmacol. Physiol. 1 (1974) 347
Doyle, A. E.: Use of β-adrenoreceptor blocking drugs in hypertension. Drugs 8 (1974) 422
Dwyer, J. M.: Corticosteroids in asthma. Drugs 6 (1973) 81

Edvinsson, L., E. T. MacKenzie: Amine mechanisms in the cerebral circulation. Pharmacol. Rev. 28 (1977) 275–348

Erdös, E. G.: Hypotensive Peptides: Bradykinin, Kallidin and Eledoisin. Advanc. Pharmacol. 4 (1966) 1

Erdös, E. G., N. Back, F. Sicuteri, A. F. Wilde: Hypotensive peptides. Springer, Berlin 1966

von Euler, U. S.: Prostaglandins. Clin. Pharmacol. Ther. 9 (1968) 228

Flower, R. J., J. R. Vane: Commentary: Inhibition of prostaglandin biosynthesis. Biochem. Pharmacol. 23 (1974) 1439

Fozard, J. R.: The animal pharmacology of drugs used in the treatment of migraine. J. Pharm. Pharmacol. 27 (1975) 297

Frey, E. K., H. Kraut, E. Werle: Das Kallikrein-Kinin-System und seine Inhibitoren. Enke, Stuttgart 1968

Godfraind, T., A. Kaba: The role of calcium in the action of drugs on vascular smooth muscle. Arch. int. Pharmacol. 196, Suppl. (1972)

Gross, F.: Angiotensin. In: International Encyclopedia of Pharmacology and Therapeutics 72, 3. Pergamon Press, Oxford 1971

Gross, F. (Ed.): Antihypertensive Agents. Handbuch der experimentellen Pharmakologie, Springer, Berlin 1977

Horton, E. W., N. L. Poyser: Uterine luteolytic hormone: A physiological role for prostaglandin $F_2\alpha$. Physiol. Rev. 56 (1976) 595–651

Horton, E. W.: Prostaglandine. In: International Encyclopedia of Pharmacology and Therapeutics 72, 1. Pergamon Press, Oxford 1971

Horton, E. W.: Prostaglandine. Springer, Berlin 1972

Johansson, B.: Mechanics of vascular smooth muscle contraction. Experientia (Basel) 31 (1975) 1377

Jung, H.: Methoden der pharmakologischen Geburtserleichterung und Uterus-Relaxation. Thieme, Stuttgart 1972

Kahlson, G., E. Rosengren: Histamine: Entering Physiology. Experientia (Basel) 28 (1972) 993–1128

Kahlson, G., E. Rosengren: New approaches to the physiology of histamine. Physiol. Rev. 48 (1968) 155

Kahn, R. H., W. E. M. Lands: Prostaglandins and cyclic AMP. Academic Press, New York 1973

Karim, S. M. M., K. Hillier: Prostaglandins: Pharmacology and clinical application. Drugs 8 (1974) 176

König, H.: Zur Chemie der Prostaglandine – Biogenese, Stoffwechsel, Totalsynthese. Klin. Wschr. 53 (1975) 1041

Kosterlitz, H. W.: Effects of choline esters on smooth muscle and secretions. In: Root, W. S., F. G. Hofmann: Physiological pharmacology. Academic Press, New York 1967

Lembeck, F., G. Zetler: Substance P. In: International Encyclopedia of Pharmacology and Therapeutics 72, 2. Pergamon Press, Oxford 1971

Lippert, T. H.: Die Prostaglandine im reproduktiven System. Dtsch. med. Wschr. 21 (1971) 916

Lorenz, W., K. Pfleger: Stoffwechsel und physiologische Funktion von Histamin im Magen. Klin. Wschr. 46 (1968) 57

Losert, W.: Biologie der Prostaglandine unter Berücksichtigung therapeutischer Aspekte. Arzneimittel-Forsch. 25 (1975) 135

Mantagazza, P., E. W. Horton: Prostaglandins, amines, peptides. Academic Press, New York 1969

Marshall, R.: Pharmacological and pathological responses of the human pulmonary circulation to drugs. Pharmac. Ther. 2 (1976) 289–312

Maśliński, C.: Histamine and its metabolism in mammals. Part II: Catabolism of histamine and histamine liberation. Agents and Actions 5 (1975) 183

Mellander, S., B. Johansson: Control of resistance, exchange, and capacitance functions in the peripheral circulation. Pharmacol. Rev. 20 (1968) 117

Milliez, P., M. Safar: Recent advances in hypertension. Société Alinéa, Reims 1975

Munsick, R. A.: The effect of neurohypophysical hormones and similar polypeptides on the uterus and other extravascular smooth muscle tissue. In: Handbuch der experimentellen Pharmakologie, Bd. XXIII, 443. Springer, Berlin 1968

Muscholl, E.: Vasoaktive körpereigene Stoffe und Pharmaka mit peripherem Angriffspunkt. Arch. klin. exp. Ohr.-, Nas.- u. Kehlk.-Heilk. 188 (1967) 84

Needleman, P.: Organic nitrates. In: Handbuch der experimentellen Pharmakologie, Bd. 40. Springer, Berlin 1975

Oates, J. A., T. C. Butler: Pharmacologic and endocrine aspects of carcinoid syndrome. Advanc. Pharmacol. 5 (1967) 109–128

Owen, D. A. A.: Histamine receptors in the cardiovascular system. Gen. Pharmac. 8 (1977) 141–156

Paasonen, M. K.: Release of 5-hydroxytryptamine from blood platelets. J. Pharm. Pharmacol. 17 (1965) 681

Pain, M. C. F.: The treatment of asthma. Drugs 6 (1973) 118

Pearlman, D. S.: Antihistamines: Pharmacology and clinical use. Drugs 12 (1976) 258–273

Pepys, J., A. W. Frankland: Disodium cromoglycate in allergic airways disease. Butterworth, London 1970

Pickles, V. R.: Prostaglandins. Nature 224 (1969) 221

Pickles, V. R.: The prostaglandins. Biol. Rev. 42 (1967) 614

Pinkerton, J. H. M.: Advances in oxytocin research. Pergamon Press, London 1964

Rocha e Silva, M. (Ed.): Histamine and anti-histaminics. Handbuch der experimentellen Pharmakologie. Bd. 18, Teil 1 + 2. Springer, Berlin 1966 + 1977

Rudinger, J., I. Krejci: Antagonists of the neurohypophysical hormones. In: Handbuch der experimentellen Pharmakologie, Bd. XXIII, Springer, Berlin 1968

Schachter, M. (Hrsg.): Histamin und anthistamines. Int. Encyclopedia of Pharmacology and Ther. Sect. 74. Pergamon Press, Oxford 1973

Schachter, M.: Kallikreins and kinins. Physiol. Rev. 49 (1969) 509

Schild, H. O.: Immunopharmacology. Pergamon Press, Oxford 1968

Schwartz, J.-C.: Rénine et angiotensine. Actualités Pharmacol. 21 (1968) 41

Schwartz, J.-C.: L'Histamine comme médiateur dans le système nerveux central. Actualités Pharmacologiques 28 (1976) 29–61

Scriabine, A., Ch. S. Sweet: New antihypertensive drugs. Spectrum Publications, Inc. New York 1976

Seelig, H. P.: Gastrin. Bildungsstätte, Struktur, Inaktivierung und Abbau. Dtsch. med. Wschr. 3 (1972) 87–89

Severs, W. B., A. E. Daniels-Severs: Effects of angiotensin on the central nervous system. Pharmacol. Rev. 25 (1973) 415

Shoenberg, C. F., D. M. Needham: A study of the mechanism of contraction in vertebrate smooth muscle. Biol. Rev. 51 (1976) 53–104

Simpson, F. O.: Antihypertensive drug therapy. Drugs 6 (1973) 333

Simonsson, B. G., N. Svedmry: Bronchoconstrictor drugs. Pharmac. Ther. B. 3 (1977) 239–303

Somlyo, A. P., A. V. Somlyo: Vascular smooth muscle. I. Normal structure, pathology, biochemistry and biophysics. Pharmacol. Rev. 20 (1968) 197

Vander, A. J.: Control of renin release. Physiol. Rev. 47 (1967) 4

Vergroesen, A. J., P. Gans, J. J. Gottenbos, F. ten Hoor: Prostaglandine in der Klinik. Klin. Wschr. 49 (1971) 889–895

Waal-Manning, H. J.: Hypertension: Which beta-Blocker? Drugs 12 (1976) 412–441

Werning, C., W. Siegenthaler: Prostaglandine und Niere, Dtsch. med. Wschr. 95 (1970) 2345

Wilhelm, M., G. Destevens: Antihypertensive agents. Fortschr. Arzneimittelforsch. 20 (1976) 197–251

Wilson, D. E.: Symposium on prostaglandins. Arch. intern. Medicine 133 (1974) 29
Wiqvist, N.: Endogenous prostaglandins in normal pregnancy and labor. Pharmac. Therap. B. 1 (1975) 297–310
Wollam, G. L., R. W. Gifford, R. C. Tarazi: Antihypertensive drugs: Clinical pharmacology and therapeutic use. Drugs 14 (1977) 420–460
Wynn, R. M.: Cellular biology of the uterus. North-Holland Publ., Amsterdam 1967
van Zwieten, P. A.: Antihypertensive drugs with a central action. Progr. Pharmacol. 1 (1975) 1

Anhang: Therapie der Hypertonie
Arnold, O. H.: Die medikamentöse Therapie der arteriellen Hypertonie. Tägl. Prax. 13 (1972) 117–122
Arnold, O. H.: Therapie der arteriellen Hypertonie. Springer, Berlin 1970
Conolly, M. E.: Catapres in hypertension. Butterworth, London 1970
Dollery, C. T.: Drugs and the regulation of the blood pressure. In: Fulton, W. F. M.: Modern trends in pharmacology and therapeutics. Butterworth, London 1967
Dustan, H. P., I. H. Page: Renovaskulärer Hochdruck. Internist (Berl.) 9 (1968) 110
Freis, E. T.: Multiclinic trials in hypertension. In: Clinical pharmacology. Pergamon Press, Oxford 1966
Genest, J., E. Koiw: Hypertension. Proc. of the International Symp. Mont-Gabriel 1971. Springer, Berlin 1972
Giono-Barber, H.: Quelques aspects de la physiopathologie et de pharmacologie de l'hypertension arteriélle. Actualités pharmacol. 19 (1966) 227
Gross, F.: Antihypertensive therapy. Springer, Berlin 1966
Heilmeyer, L., H. J. Holtmeier, E. Pfeiffer: Hochdrucktherapie. Thieme, Stuttgart 1968
Hunyor, N., L. Hansson, T. S. Harrison, S. W. Hoobler: Effects of clonidine withdrawal: possible mechanisms and suggestions for management. Brit. med. J. 2 (1973) 209–211
Schlittler, E.: Antihypertensive agents. Academic Press, New York 1967
Schlittler, E.: Contribution à la recherche des medicaments antihypertenseurs. Actualités pharmacol. 20 (1967) 169
Wilson, W. R.: Antihypertensive agents: general considerations. In: Clinical pharmacology. Pergamon Press, Oxford 1966
van Zwieten, P. A.: The central action of antihypertensive drugs, mediated via central α-receptors. J. Pharm. Pharmacol. 25 (1973) 89–95

Herz

Bogaert, M. G.: Organic nitrates in angina pectoris. Arch. int. Pharmacod. 196, Suppl. (1972)
Brady, A. J.: Active state in cardiac muscle. Physiol. Rev. 48 (1968) 570
Charlier, R.: Antianginal Drugs. Handbuch der experimentellen Pharmakologie Bd. 31. Springer, Berlin 1971
Coraboeuf, E., E. Deroubaix: Courants ioniques transmembranaires dans les cellules cardiaques: applications a la pharmacologie. Actualités pharmacol. 24 (1972) 153
Coraboeuf, E.: Membrane electrical activity and double component contraction in cardiac tissue. J. molec. Cell. Cardiol. 6 (1974) 215
Chung, E. K.: Digitalis intoxication. Excerpta Medica Foundation, Amsterdam 1969
Doherty, J. E., J. J. Kane: Clinical pharmacology and therapeutic use of digitalis glycosides. Drugs 6 (1973) 182
Donoso, E.: Current cardiovascular topics. Vol. 1. Drugs in cardiology. Part 1. Thieme, Stuttgart 1975
Elharrar, V., D. P. Zipes: Cardiac electrophysiologic alterations during myocardial ischemia. Am. J. Physiol. 233 (1977) H 329–H 345
Endo, M: Calcium release from the sarcoplasmic reticulum. Physiol. Rev. 57 (1977) 71–108
Fleckenstein, A., H. J. Döring, H. Kammermeier: Einfluß von Beta-Receptorenblockern und verwandten Substanzen auf Erregung, Kontraktion und Energiestoffwechsel der Myokardfaser. Klin. Wschr. 46 (1968) 7
Friedberg, C. K.: Current status of drugs in cardiovascular disease. Grune & Stratton, New York 1969
Gettes, L. S.: Possible role of ionic changes in the appearance of arrhythmias. Pharmac. Ther. B. 2 (1976) 787–810
Gibbs, C. L.: Cardiac energetics. Physiol. Rev. 58 (1978) 174–254
Gilfrich, H. J., P. Schölmerich: Digitalisintoxikation. Dtsch. med. Wschr. 100 (1975) 831
Greeff, K., H. Bahrmann, H. F. Benthe, D. Haan, H. Kreuzer: Probleme der klinischen Prüfung herzwirksamer Glykoside. Steinkopff, Darmstadt 1973
Grosse-Brockhoff, F., T.-U. Hausamen: 200 Jahre Herztherapie mit Digitalis. Dtsch. med. Wschr. 100 (1975) 1980
Güntert, Th. W., H.H.A. Linde: Cardiac glycosides: prerequisites for the development of new cardiotonic compounds. Experientia 33 (1977) 697–703
Harris, P., L. Opie: Calcium and the heart. Academic Press, London 1971
Hay, D. R.: Treatment of heart failure. Drugs 5 (1973) 318–331
Hochrein, H.: Der myokardiale Energiemangel bei Überlastung als Ursache der Herzinsuffizienz. Ärztl. Forsch. 7 (1968) 217
Janssen, P. A. J.: Pharmacologie et effects cliniques de la lidoflazine. Actualités pharmacol. 23 (1970) 136
Kaufmann, G.: Digitalisbedingte Arrhythmien und Diphenylhydantoin. Huber, Bern 1972
Kones, R. J., J. H. Philips: Glucagon: Present status in cardiovascular disease. Clin. Pharmacol. Ther. 12 (1971) 427
Kramer, P.: Digitalis pharmacokinetics and therapy with respect to impaired renal function. Klin. Wschr. 55 (1977) 1–11
Krebs, R.: Zur Beeinflussung des myokardialen Sauerstoffverbrauches durch positiv inotrop wirkende Substanzen. Dtsch. med. Wschr. 95 (1970) 2037
Langer, G. A.: Ion fluxes in cardiac excitation and contraction and their relation to myocardial contractility. Physiol. Rev. 48 (1968) 708
Lüllmann, H., P. A. van Zwieten: The kinetic behaviour of cardiac glycosides in vivo, measured by isotope techniques. J. Pharm. Pharmacol. 21 (1969) 1
Lüllmann, H., T. Peters, K. U. Seiler: Über die Verteilung und Biotransformation verschiedener Herzglykoside. Dtsch. med. Wschr. 96 (1971) 1018
Lüllmann, H., Th. Peters: Cardiac glycosides and contractility. Advanc. Cardiol. 12 (1974) 174–182
Lüllmann, H., Th. Peters: Action of cardiac glycosides on excitation-contraction coupling in heart muscle. Fischer-Verlag, Stuttgart 1978
Marks, B. H., A. M. Weissler: Basic and clinical pharmacology of digitalis. Thomas, Springfield 1972
Mason, D. T., E. Braunwald: Mechanisms of action and therapeutic use of cardiac drugs. In: Fulton, W. F. M.: Modern trends in pharmacology and therapeutics. Butterworth, London 1967
Mason, D. T., J. F. Spann, R. Zelis, E. A. Amsterdam: The clinical pharmacology and therapeutic applications of the antiarrhythmic drugs. Clin. Pharmacol. Ther. 11 (1970) 460
Mason, D. T., A. N. DeMaria, E. A. Amsterdam, R. Zelis, R. A. Massumi: Antiarrhythmic agents: Therapeutic considerations. Drugs 5 (1973) 292–317
McGregor, M.: Drugs for treatment of angina pectoris. In: Clinical pharmacology. Pergamon Press, Oxford 1966

de Mello, W. C. (ed.): Electrical phenomena in the heart. Academic Press, New York 1972
Modell, W.: Clinical pharmacology of digitalis materials. In: Clinical pharmacology. Pergamon Press, Oxford 1966
Nayler, W. G.: Contraction and relaxation in the myocardium. Academic Press, New York 1975
Parratt, J. R.: Recent advances in the pathophysiology and pharmacology of angina. Gen. Pharmacol. 6 (1975) 247
Peres-Gomes, F.: Action des digitaliques sur le système nerveux central et périphérique. Actualités Pharmacologiques 28 (1976) 187–217
Reader, R. (ed.): The myocardium. Advanc. Cardiol. Vol. 12. Karger, Basel 1974
Repke, K.: Biochemie und Klinik der Digitalis. Internist 8 (1966) 418
Riecker, G.: Klinische Kardiologie. Springer, Berlin 1975
Rudolph, W.: Nitrate. Wirkung auf Herz und Kreislauf. 1. 1. Nitrat-Symposion Stockholm 1975. Urban & Schwarzenberg, München 1976
Sano, T.: Mechanism of cardiac fibrillation. Pharmac. Ther. B. 2, (1976) 811–842
Schröder, R., K. Greeff (Hrsg.): Aktuelle Digitalisprobleme. Urban & Schwarzenberg, München 1972
Schüren, K. P., N. Rietbrock: Klinische Aspekte der Digitalisintoxikation. tägl. prax. 18 (1977) 581–601
Simmonds, A. B. (Ed.): Physiological, pharmacological, and clinical aspects of ischaemic heart diseases. Advanc. Drug Res. 9 (1974) 1–141
Singh, B. N., D. E. Jewitt: β-adrenergic receptor blocking drugs in cardiac arrhythmias. Drugs 7 (1974) 426
Sobel, B. E., S. E. Mayer: Cyclic adenosine monophosphate and cardiac contractility. Circulat. Res. 32 (1973) 407–414
Sonnenblick, E. H., C. L. Skelton: Reconsideration of the ultrastructural basis of cardiac length-tension relations. Circulat. Res. 35 (1974) 517
Storstein, O. (Ed.): Symposium on digitalis. Gyldendal Norsk Forlag, Oslo 1973
Strauss, H. C., J. T. Bigger, A. L. Basett, B. F. Hoffman: Actions of diphenylhydantoin on the electrical properties of isolated rabbit and canine atria. Circulat. Res. 23 (1968) 463
Szekeres, L.: L'éffet antiarrythmique. Actualités pharmacol. 19 (1966) 149
Szekeres, L., J. Gy. Papp: Antiarrhythmic compounds. Progr. Drug Res. Birkhäuser, Basel 1968
Szekeres, L., J. Gy. Papp: Experimental cardiac arrhythmias and antiarrhythmic drugs. Akademiai Kiado, Budapest 1971
Taylor, S. H., P. A. Majid: Insulin and the heart. Molecular Cellular Cardiology 2 (1971) 293–317
Theisen, K.: Medikamentöse Therapie tachykarder Herzrhythmusstörungen. Klin. Wschr. 56 (1978) 153–168
Thorp, R. H., L. B. Cobbin: Cardiac stimulant substances. Academic Press, New York 1967
Trautwein, W.: Membrane currents in cardiac muscle fibers. Physiol. Rev. 53 (1973) 793
Woodward Smith, Th., E. Haber: Digitalis. Little, Brown and Comp., Boston 1974

Blut

Anämien

Beal, R. W.: Haematinics. I: Patho-physiological and clinical aspects. Drugs 2 (1971) 190
Beal, R. W.: Haematinics. II: Clinical, pharmacological, and therapeutic aspects. Drugs 2 (1971) 207
Beck, W. S.: Vitamin B_{12} and folic acid. Physiol. Pharmacol. 5 (1974) 461
Bezkorovainy, A., R. H. Zschocke: Structure and function of transferrins. 1. Physical, chemical, and iron-binding properties. Arzneimittel-Forsch. 24 (1974) 476
Castle, W. B.: Treatment of pernicious anemia: Historical aspects. Clin. Pharmacol. Ther. 7 (1966) 147
Crichton, R.: Struktur und Funktion von Ferritin. Angewandte Chemie 85 (1973) 53–98
Crosby, W. H.: Iron. Physiol. Pharmacol. 5 (1974) 436
Forth, W., W. Rummel: Iron absorption. Physiol. Rev. 53 (1973) 724–792
Girdwood, R. H.: Drug-induced anaemias. Drugs 11 (1976) 394–404
Hallberg, L. u. Mitarb.: Iron deficiency. Academic Press, London 1970
Jacobs, A., M. Brown: Iron in biochemistry and medicine. Academic Press, London 1974
Stokstad, E. L. R., J. Koch: Folic acid metabolism. Physiol. Rev. 47 (1967) 1
Weatherall, D. J.: Haemoglobin: Structure, function and synthesis. Brit. med. Bull. 32 (1976) 193–282

Blutgerinnung

Born, G. V. R.: Drugs in relation to blood coagulation, haemostasis and thrombosis. Pergamon Press, Oxford 1968
Brogden, R. N., T. M. Speicht, G. S. Avery: Streptokinase: a review of its clinical pharmacology, mechanism of action and therapeutic use. Drugs 5 (1973) 357–445
Bruhn, H. D.: Thrombolyse-Therapie; Grundlagen, Methoden, Praxis Med. Verlagsges. Marburg/Lahn 1976
Cantin, M., G. L. Haberland, G. Schnells, H. Selye: New aspects of trasylol therapy. Experimental Myocardial Infarction. Schattauer, Stuttgart 1975
Caprino, L., E. C. Rossi: Platelet aggregation and drugs. Academic Press, London 1974
Coon, W. W., P. W. Willis: Some side effects of heparin, heparinoids and their antagonists. Clin. Pharmacol. Ther. 7 (1966) 379
Coon, W. W., P. W. Willis: Some aspects of the pharmacology of oral anticoagulants. Clin. Pharmacol. Ther. 11 (1970) 312
Crone, C., N. A. Lassen: Capillary permeability. Alfred Benzon Symposium II. Munksgaard, Kopenhagen 1970
Fearnley, G. R.: Fibrinolysis. Advanc. Drug Res. 7 (1973) 107
Fletcher, A. P., N. Alkjaersig: Thrombolysis and thrombolytic agents. Physiol. Pharmacol. 5 (1974) 135
Gallus, A. S., J. Hirsh: Antithrombotic drugs: Part II. Drugs 12 (1976) 132–157
Haberland, G. L., J. W. Rohen, G. Blümel, P. Huber: Kininogenases. Kallikrein 3. Physiological properties and pharmacological rational-proliferation, preparation and function. Schattauer, Stuttgart 1975
Held, H., C. Schunter: Arzneimittelinteraktionen mit Cumarinen. Dtsch. med. Wschr. 102 (1977) 355–358
Jaenecke, J.: Antikoagulantien- und Fibrinolysetherapie. 2. Aufl., Thieme, Stuttgart 1976
Kakkar, V. V., D. P. Thomas: Heparin. Chemistry and clinical usage. Academic Press, London 1976
Laki, K.: Fibrinogen. Dekker, New York 1968
Larcan, A.: Les antiagrégants plaquettaires. Actualités Pharmacologiques 28 (1976) 1–28
Lutz, H.: Plasmaersatzmittel. Thieme, Stuttgart 1975
Mammen, E. F., G. F. Anderson, M. I. Barnhart (Ed.): Physiology and biochemistry of prothrombin conversion. Schattauer, Stuttgart 1974
Markwardt, F. (Hrsg.): Anticoagulantien. Handbuch exp. Pharmakol. Bd. 27. Springer, Berlin 1971
Markwardt, F., H. Landmann, H.-P. Klöcking: Fibrinolytika und Antifibrinolytika. Fischer, Jena 1972

McNicol, G. P., A. S. Douglas: Fibrinolytic mechanisms and present trends in the therapeutic use of fibrinolytic agents and of fibrinolytic inhibitors. In: Fulton, W. F. M.: Modern trends in pharmacology and therapeutics. Butterworth, London 1967

van der Meer, J., H. C. Hemker, E. A. Loeliger (Ed.): Pharmacological aspects of Vitamin K_1. Schattauer, Stuttgart 1968

Mustard, J. F., M. A. Packham: Platelets, thrombosis and drugs. Drugs 9 (1975) 19

Nossel, H. L., G. D. Wilner: Anticoagulants. Physiol. Pharmacol. 5 (1974) 51

Ogston, D., A. S. Douglas: Anticoagulant and thrombolytic drugs. I: Patho-physiological and pharmacological aspects. Drugs 1 (1971) 228–246

Ogston, D., A. S. Douglas: Anticoagulant and thrombolytic drugs. II: Clinical aspects. Drugs 4 (1972) 303

O'Reilly, R. A., P. M. Aggeler: Determinants of the response to oral anticoagulant drugs in man. Pharmacol. Rev. 22 (1970) 35

Owren, Z. A., H. Stormorken: The mechanism of blood coagulation. Ergebn. Physiol. 68 (1973) 1–54

Paoletti, R., S. Sherry: Thrombosis and urokinase. Academic Press, London 1977

Ratnoff, O. D.: The physiology of blood coagulation. Physiol. Pharmacol. 5 (1974) 4

Renk, E., W. G. Stoll: Orale Antikoagulantien, Prog. Drug Res. Birkhäuser, Basel 11 (1968) 226–355

Schor, J. M. (ed.): Chemical control of fibrinolysis-thrombolysis. Wiley, New York 1970

Sherry, S., A. Scriabine (eds.): Platelets and thrombosis. Urban & Schwarzenberg, München 1974

Thomas, D. (ed.): Haemostasis. Brit. med. Bull. 33 (1977) 183–288

Tilsner, V.: Hämorrhagische Diathesen und Gerinnungsstörungen. Moderne Arzneimittel Therapie 1 (1976) 143–170

Weiner, M.: The evaluation of anticoagulant therapy in man. In: Clinical pharmacology. Pergamon Press, Oxford 1966

Blutersatzmittel

Ahnefeld, F. W., u. Mitarb.: Indikationen, Wirkungen und Nebenwirkungen kolloidaler Volumenersatzmittel. Springer, Heidelberg 1975

Gruber U. F.: Blutersatz. Springer, Berlin 1968

Horatz, K.: Plasmaersatzpräparate auf Gelatinebasis. Thieme, Stuttgart 1968

Lutz, H.: Plasmaersatzmittel. 2. Aufl., Thieme, Stuttgart 1975

Marshall, R. J., T. D. Darky: Shock. Pharmacological principles in treatment. Thomas, Springfield 1966

Weil, M. H., H. Shubin: Diagnosis and treatment of shock. Williams and Wilkins, Baltimore 1967

Weissel, W., M. Schoog, E. Winkler: Polyvinylpyrrolidone (PVP), its diagnostic, therapeutic and technical application and consequences thereof. Arzneimittel-Forsch. 21 (1971) 1469

Lipidspiegel im Blut

Bencze, W. L., R. Hess, G. de Stevens: Hypolipidemic agents. Fortschr. Arzneimittel-Forsch. 13 (1969) 217

Gey, K. F., L. A. Carlson: Metabolic effects of nicotinic acid and its derivatives. Huber, Bern 1971

Jones, R. L. (ed.): Atherosclerosis. Springer, Berlin 1970

Kritchevsky, D.: Hypolipidemic agents. Handbuch der experimentellen Pharmakologie. Bd. 41. Springer, Berlin 1975

Lees, R. S., D. E. Wilson: Medical progress. The treatment of hyperlipidemia. New Engl. J. Med. 284 (1971) 186

Levy, R. I., B. M. Rifkind: Lipid lowering drugs and hyperlipidaemia. Drugs 6 (1973) 12

Levy, R. I. u. Mitarb.: Dietary and drug treatment of primary hyperlipoproteinemia. Ann. intern. Med. 77 (1972) 267

Levy, R. I. u. Mitarb.: Treatment of hyperlipidemia. New Engl. J. Med. 290 (1974) 1295

Oliver, M. F.: Control of hyperlipidaemia. In: Fulton, W. F. M.: Modern trends in pharmacology and therapeutics. Butterworth, London 1967

Paoletti, R., C. J. Glueck: Lipid pharmacology. Vol. 2, Academic Press, New York 1976

Niere und Elektrolyte

Anderton, J. L., P. Kincaid-Smith: Diuretics. I: Physiological and pharmacological considerations. Drugs 1 (1971) 54–81

Anderton, J. L., P. Kincaid-Smith: Diuretics. II: Clinical considerations. Drugs 1 (1971) 141–165

Beyer, K. H., V. Trcka: Salt and water balance. Pergamon Press, Oxford 1968

Bolte, H.-D., B. Lüderitz, G. Riecker: Der allgemeine Kaliummangel, Klin. Wschr. 49 (1971) 306–313

Cafruny, E. J.: The site and mechanism of action of mercurial diuretics. Pharmacol. Rev. 20 (1968) 89

Davies, D. L., G. M. Wilson: Diuretics: Mechanism of action and clinical application. Drugs 9 (1975) 178

Edwards, K. D. G. (Hrsg.): Drugs affecting kidney function and metabolism. Progress in Biochemical Pharmacology, 7. Karger, Basel 1972

Ewe, K.: Die intestinale Calcium-Resorption und ihre Störungen. Teil 1 u. 2. Klin. Wschr. 52 (1974) 57

Fourman, P.: Magnesium in therapeutics. In: Fulton, W. F. M.: Modern trends in pharmacology and therapeutics. Butterworth, London 1967

Fülgraff, G.: Xanthinderivate als Diuretica. Handbuch der exp. Pharmakologie XXIV. Springer, Berlin 1969

Goldberg, M.: The physiology and pathophysiology of diuretic agents. In: Fulton, W. F. M.: Modern trends in pharmacology and therapeutics. Butterworth, London 1967

Halmagyi, M.: Veränderungen des Wasser- und Elektrolythaushaltes durch Osmotherapeutika. Springer, Berlin 1970

Heidenreich, O.: Quecksilberhaltige Diuretica. Handbuch der exp. Pharmakologie XXIV. Springer, Berlin 1969

Herken, H.: Aldosteron-Antagonisten. Handbuch der exp. Pharmakologie XXIV. Springer, Berlin 1969

Herken, H.: Pseudo-Antialdosterone. Handbuch der exp. Pharmakologie XXIV. Springer, Berlin 1969

Herms, W.: Die Auswirkungen von Störungen des Elektrolythaushaltes auf Struktur und Funktion der Nieren. Klin. Wschr. 45 (1967) 1169–1180

Hierholzer, K., K. J. Ullrich: Grundzüge der Nierenphysiologie, Handbuch der exp. Pharmakologie XXIV. Springer, Berlin 1969

Hofbauer, K. G., H. Zschiedrich, F. Gross.: Regulation of renin release and intrarenal formation of angiotensin. Studies in the isolated perfused rat kidney. Clin. exp. Pharm. Physiol. 3 (1976) 73–93

Kramer, K., H. Schwiegk, K. Thurau, H. Jahrmärker: Renaler Transport und Diuretica. International Symposium Feldafing 1968. Springer, Berlin 1969

Königstein, R. P.: Diabetes mellitus und Saluretika. Thieme, Stuttgart 1967

Lant, A. F., G. M. Wilson: The evaluation of diuretics in man. In: Clinical pharmacology. Pergamon Press, Oxford 1966

Maren, T. H.: Carbonic anhydrase: chemistry, physiology, and inhibition. Physiol. Rev. 47 (1967) 4

Maren, T. H.: Renal Carbonic anhydrase and the pharmacology of sulfonamide inhibitors. Handbuch der exp. Pharmakologie XXIV. Springer, Berlin 1969

Peach, M. J.: Renin-angiotensin system: Biochemistry and mechanisms of action. Physiol. Rev. 57 (1977) 313–370
Peters, G., F. Roch-Ramel: Ethacrynic acid and related drugs. Handbuch der exp. Pharmakologie XXIV. Springer, Berlin 1969
Peters, G., F. Roch-Ramel: Furosemide. Handbuch der exp. Pharmakologie XXIV. Springer, Berlin 1969
Peters, G., F. Roch-Ramel: Thiazide diuretics and related drugs. Handbuch der exp. Pharmakologie XXIV. Springer, Berlin 1969
Reidenberg, M. M.: Renal function and drug action Saunders, Philadephia 1971
Sachs, G., J. G. Spenney, M. Lewin: H^+ Transport: Regulation and mechanism in gastric mucosa and membrane vesicles. Physiol. Rev. 58 (1978) 106–173
Senft, G.: Beeinflussung hormonaler und enzymatischer Regulation des Kohlenhydratstoffwechsels bei Anwendung von Benzothiadiazinen. Internist (Berl.) 7 (1966) 426
Senft, G.: Inhibitors of biosynthesis of corticosteroids as diuretics. Handbuch der exp. Pharmakologie XXIV. Springer, Berlin 1969
Senft, G.: Glucocorticoids as diuretic agents. Handbuch der exp. Pharmakologie XXIV. Springer, Berlin 1969
Simpson, L. L.: The role of calcium in neurohumoral and neurohormonal extrusion processes. J. Pharm. Pharmacol. 20 (1968) 889
Starke, K.: Beziehungen zwischen dem Renin-Angiotensin-System und dem vegetativen Nervensystem. Klin. Wschr. 50 (1972) 1069–1081
Steinmetz, P. R.: Cellular mechanisms of urinary acidification. Physiol. Rev. 54 (1974) 890
Thorn, N. A.: The influence of the neurohypophysical hormones and similar polypeptides on the kidneys. In: Handbuch der experimentellen Pharmakologie, Bd. XXXIII, 372. Springer, Berlin 1968
Thurau, K., P. Deetjen: Allgemeine Grundlagen der Nierenfunktion. In: Handbuch der Kinderheilkunde, Bd. VII. Springer, Berlin 1966
Truniger, B.: Wasser- und Elektrolythaushalt. 4. Aufl., Thieme, Stuttgart 1974
Werning, C., W. Siegenthaler: Das Renin-Angiotensin-Aldosteron-System in pathophysiologischer Sicht. Klin. Wschr. 47 (1969) 1247

Verdauungskanal

Bass, P.: Gastric antisecretory and antiulcer agents. Advanc. Drug Res. 8 (1974) 205
Brogden u. Mitarb.: Deglycyrrhizinised liquorice: A report of its pharmacological properties and therapeutic efficacy in peptic ulcer. Drugs 8 (1974) 330
Brown, H. W.: Anthelmintics, new and old. Clin. Pharmacol. Ther. 10 (1969) 5
Cavier, R. (Hrsg.): Chemotherapy of helminthiasis. Int. Encyclop. Pharmacol. Ther. Sect. 64, Vol 1. Pergamon Press, Oxford 1973
Cooke, A. R.: Drugs and gastric damage. Drugs 11 (1976) 36–44
Cooksley, W. G. E., L. W. Powell: Drug metabolism and interaction with particular reference to the liver. Drugs 2 (1971) 177–254
Cooney, D. A., R. J. Rosenbluth: Enzymes as therapeutic agents. Advanc. Pharmacol. 12 (1975) 185
Cuckler, A. C., K. C. Mezey: The therapeutic efficacy of thiabendazole for helminthic infections in man (a literatur review). Arzneimittel-Forsch. 16 (1966) 411
Demling, L.: Gastrointestinal hormones. Thieme, Stuttgart 1972
Hausamen, T. U., W.-P. Fritsch: Zur Physiologie und Pathophysiologie des Gastrins. Klin. Wschr. 51 (1973) 937
Holton, P. (ed.): Pharmacology of gastrointestinal motility and secretion. International Encyclopedia of Pharmacology and Therapeutics, Sect. 39A, Vol. 1 + 2. Pergamon Press, Oxford 1973
Katz, M.: Anthelmintics. Drugs 13 (1977) 124–136
Miller, M. J.: Protozoan and helminth parasites – A review of current treatment. Fortschr. Arzneimittelforsch. 20 (1976) 433–458
Müller-Wieland, K., W. Berdt: Biochemie und therapeutische Anwendung von Verdauungsenzymen. Stormarn, Uetersen 1973
Orlandi, F., A. M. Jezequel: Liver and Drugs. Academic Press, London 1972
Piper, D. W. u. Mitarb.: Management of chronic peptic ulcer and its complications. Drugs 10 (1975) 56
Raptis, S.: Enterohormone und endokriner Pankreas. Thieme, Stuttgart 1974
Robson, J. M., F. M. Sullivan: A Symposium on carbonoxolone sodium. Butterworth, London 1968
Saz, H. J., E. Bueding: Relationship between anthelmintic effects and biochemical and physiological mechanisms. Pharmacol. Rev. 18 (1966) 871
Seelig, H. P.: Gastrin. Thieme, Stuttgart 1972
Stahel, E.: Therapie der Darmparasitosen. Dtsch. med. Wschr. 102 (1977) 133–135
Zimmermann, H. J.: Drug-induced hepatic injury, in Hypersensitivity to drugs I. Samter, M., C. W. Parker (Hrsg.) Int. Encyclop. Pharmacol. and Ther. 75. Pergamon Press, Oxford 1972

Motorisches System

Bianchine, J. R., L. Sunyapridakul: Interactions between levodopa and other drugs: significance in the treatment of parkinson's disease. Drugs 6 (1973) 364
Birdwood, G. F. B., S. S. B. Gilder, C. A. S. Wink: Parkinson's Disease. Academic Press, London 1971
Brogden, R. M., T. M. Speight, G. S. Avery: Levodopa: A review of its pharmacological properties and therapeutic uses with particular reference to Parkinsonism. Drugs 2 (1971) 262
Calne, D. B., J. L. Reid: Antiparkinsonian Drugs: Pharmacological and therapeutic aspects. Drugs 4 (1972) 49–74
Calne, D. B.: Progress in the treatment of parkinsonism. Raven Press, New York 1973
Carafoli, E. u. Mitarb.: Calcium transport in contraction and secretion. North-Holland Publ., Amsterdam 1975
Desmedt, J. E.: Problèmes physiopathologiques poses par le myastenie grave. Actualités pharmacol. 20 (1967) 201
Donahoe, H. B., K. K. Kimura: Synthetic centrally acting skeletal muscle relaxants. In: Burger, A.: Drugs affecting the central nervous system. Dekker, New York 1968
Gage, P. W.: Generation of end-plate potentials. Physiol. Rev. 56 (1976) 177–247
Grob, D.: Neuromuscular blocking drugs. In: Root, W. S., F. G. Hofmann: Physiological pharmacology, Academic Press, New York 1967
Habermann, E., H. H. Wellhöner: Advances in tetanus research. Klin. Wschr. 52 (1974) 255
Hornykiewicz, O.: Dopamine (3-Hydroxy-tryptamine) and brain function. Pharmacol. Rev. 18 (1966) 925
Hornykiewicz, O.: Gegenwärtiger Stand der biochemisch-pharmakologischen Erforschung des extrapyramidalmotorischen Systems. Pharmakopsychiatrie 1 (1968) 6
Hubbard, J. I.: Microphysiology of vertebrate neuromuscular transmission. Physiol. Rev. 53 (1973) 674–723
Huxley, A. F.: Muscular contraction. J. Physiol. 243 (1974) 1

Jurna, I.: The cholinergic rigidity. Pharmac. Therap. 2 (1976) 413–421
Kao, C. Y.: Tetrodotoxin, saxitoxin and their significance in the study of excitation phenomena. Pharmacol. Rev. 18 (1966) 997
Katz, B.: Nerv, Muskel und Synapse. 2. Aufl. Thieme, Stuttgart 1974
Katz, R. L.: Muscle relaxants. Monographs in Anaesthesiology. Vol. 3. Excerpta Medica, Amsterdam 1975
Kharkevich, D. A.: New curare-like agents. J. Pharm. Pharmacol. 26 (1974) 153
Khromov-Borisov, N. V., M. J. Michelson: The mutual disposition of cholino-receptors of locomotor muscles, and the changes in their disposition in the course evolution. Pharmacol. Rev. 18 (1966) 1051
Krnjević, K.: Chemical nature of synaptic transmission in vertebrates. Physiol. Rev. 54 (1974) 419
Martin, A. R.: Quantal nature of synaptic transmission. Physiol. Rev. 46 (1966) 1
McDowell, F.: Drugs for the treatment of epilepsy and parkinsonism. In: Clinical pharmacology. Pergamon Press, Oxford 1966
Michelson, M. J., E. V. Zeimal: Acetylcholine: An approach to the molecular mechanism of action. Internat. Ser. of Monographs in Pure and Applied Biology, Modern Trends in Physiol. Sci. Div. 38, 1–243. Pergamon Press, Oxford 1973
Pinder, R. M., R. N. Brodgen, P. R. Sawyer, T. M. Speight, G. S. Avery: Levodopa and decarboxylase inhibitors: A review of their clinical pharmacology and use in the treatment of parkinsonism. Drugs 11 (1976) 329–377
Pinder, R. M., R. N. Brogden, T. M. Speight, G. S. Avery: Dantrolene sodium: A review of its pharmacological properties and therapeutic efficacy in spasticity. Drugs 13 (1977) 3–23
Pletscher, A., G. Bartholini: Le métabolisme de la dopa en rapport avec la thérapeutique du syndrome de parkinson. Actualités pharmacol. 24 (1972) 27
Simon, K.: Magnesium. Wissenschaftl. Verlagsges., Stuttgart 1967
Speight, T. M., G. S. Avery: Pancuronium bromide: A review of its pharmacological properties and clinical application. Drugs, 4 (1972) 163–226
Waser, P. G.: Autoradiographic investigations of cholinergic and other receptors in the motor endplate. Advanc. Drug Res. 3 (1966) 81
Zaimis, E. (ed.): Neuromuscular junction. Handbuch der experimentellen Pharmakologie Vol 42, Springer, Heidelberg 1976

Sensibles System

Abel, J. A.: Analgesic nephropathy – A review of the literature, 1967–1970. Clin. Pharmacol. Ther. 12 (1971) 583
Archer, S., W. F. Michne: Recent progess in research on narcotic antagonists. 20 (1976) 45–95
Balmus, K. J., D. K. F. Meyer, L. Meyler: Nichtnarkotische Analgetika. Antipyretische Analgetika, Kodein, Propoxyphen, tägl. prax. 15 (1974) 339
Besson, J.-M.: Effects de la morphine sur la transmission des messages nociceptifs au niveau médullaire. Actualités pharmacol. 29, Masson, Paris 1977
Borison, H. L., W. G. Clark: Drug actions on thermoregulatory mechanism. Advanc. Pharmacol. 5 (1967) 129
Borison, H. L.: Central nervous respiratory depressant-controlsystems, approach to respiratory depression. Pharmac. Ther. B. 3 (1977) 211–226
Borison, H. L.: Central nervous respiratory depressants – narcotic analgesics. Pharmac. Ther. B 3 (1977) 227–237
Brogden, R. N., T. M. Speight, G. S. Avery: Pentazocin: A review of its pharmacological properties, therapeutic efficacy and dependence liability. Dugs 5 (1973) 6–91
Burger, A.: Drugs affecting the peripheral nervous system. Vol. 1: Medicinal Research. Dekker, New York 1967
Dobkin, A. B., I. Po-Giok Su: New anesthetics and their uses, Clin. Pharmacol. Ther. 7 (1966) 648
Eichenberger, E.: Fieber und endogene Hyperthermie durch pharmakologische, immunologische und physikalische Maßnahmen. In: Handbuch der experimentellen Pharmakologie, XV, Springer, Berlin 1966
Einstein, S.: Methadone maintenance. Dekker, New York 1971
Foldes, F. F., M. Sherdlow, E. S. Siker: Morphinartige Analgetika und ihre Antagonisten. Springer, Berlin 1968
Frey, R., H. U. Gerbershagen (Hrsg.): Schmerz und Schmerzbehandlung heute. Fischer, Stuttgart 1977
Goldstein, A.: Opioid peptides (endorphins) in pituitary and brain. Science 193 (1976) 1081–1086
Gravenstein, J. S.: Evaluation of level anesthetics in man. In: Clinical pharmacology, Pergamon Press, Oxford 1966
Hangarter, W.: Die Salicylsäure und ihre Abkömmlinge. Schattauer, Stuttgart 1974
Herz, A., H.-J. Teschemacher: Activities and sites of antinociceptive action of morphine-like analgesics. Advanc. Drug. Res. 6 (1971) 79
Hoffmeister, F.: Tierexperimentelle Untersuchungen über den Schmerz und seine pharmakologische Beeinflussung. Cantor, Aulendorf 1968
Houde, R. W., S. L. Wallenstein, W. T. Beaver: Evaluation of analgesics in patients with cancer pain: In: Clinical pharmacology, Pergamon Press, Oxford 1966
Hughes, J., H. W. Kosterlitz, T. W. Smith: The distribution of methionine-enkephalin and leucine-enkephalin in the brain and peripheral tissues. Br. J. Pharmac. 61 (1977) 639–647
Janssen, P. A. B., C. A. M. van den Eycken: The chemical anatomy of potent morphine-like analgesics. In: Burger, A.: Drugs affecting the central nervous system. Dekker, New York 1968
Janzen, R., W. D. Keidel, A. Herz, C. Steichele: Schmerz. Thieme, Stuttgart 1972
Killian, H.: Lokalanästhesie und Lokalanästhetika. 2. Aufl. Thieme, Stuttgart 1973
Kosterlitz, H. W., H. O. J. Collier, J. E. Villareal: Agonist and Antagonist actions of narcotic analgetic drugs. Macmillan, London 1972
Kosterlitz, H. (ed.): Cellular effects of opiates. North Holland Biomedical Press, Elsevier, Amsterdam 1976
Kuschinsky, K.: Opiate dependence. Progr. Pharmacol. 1 (1977) 1–39, Fischer, Stuttgart
Lasagna, L.: The evaluation of analgesic compounds in patients suffering postoperative pain. In: Clinical pharmacology. Pergamon Press, Oxford 1966
Loan, W. B., J. D. Morrison: Strong analgesics: Pharmacological and therapeutic aspects. Drugs 5 (1973) 108–143
Martin, W. R.: Assessment of the dependence producing potentiality of narcotic drugs. In: Clinical pharmacology. Pergamon Press, Oxford 1966
Martin, W. R.: Opioid antagonists. Pharmacol. Rev. 19 (1967) 463–521
Miller, R. R., A. Feingold, J. Paxinos: Propoxyphene hydrochloride. J. Amer. med. Ass. 213 (1970) 996
Neuhaus, G. A., S. K. Kubicki: Pentazocin – ein neuer Weg. Thieme, Stuttgart 1975
Parkhouse, J.: Simple analgesics. Drugs 10 (1975) 366
Rainsford, K. D.: The biochemical pathology of aspirin-induced gastric damage. Agents and Actions 5 (1975) 326
Rosner, I.: Experimental analgesic nephropathy. Crit. rev. Toxicol. 4 (1976) 331–352

Seed, J. C., F. S. Acton: Clinical trials of antipyretic drugs. In: Clinical pharmacology. Pergamon Press. Oxford 1966
Takemori, A. E.: Neurochemical bases for narcotic tolerance and dependence. Biochem. Pharmacol. 24 (1975) 2121
Zipf, H. F.: Die lokalanästhetische Qualität unter neueren Gesichtspunkten. Dtsch. med. Wschr. 93 (1968) 405

Anhang: Antitussiva

Aviado, D. M., G. B. Koelle, H. Sallem: Antitussive agents. Intern. Encyclopedia of Pharmacol. and Ther. Pergamon Press, New York 1970
Nicolis, F. B.: Evaluation of antitussive agents. In: Clinical pharmacology. Pergamon Press, Oxford 1966

Gehirn

Hypnotika, Narkotika, Antiepileptika

Bellville, J. W.: Evaluation of antiemetics. In: Clinical pharmacology. Pergamon Press, Oxford 1966
Brand, J. J., W. L. M. Perry: Drugs used in motion sickness (a critical review of methods). Pharmacol. Rev. 18 (1966) 895
Chenoweth, M. B. (ed.): Modern inhalation anesthetics. Handbuch der Exp. Pharmakologie Bd. XXX. Springer, Berlin 1970
Dobkin, A. B., I. Po-Giok Su: New anesthetics and their uses. Clin. Pharmacol. Ther. 7 (1966) 648
Etschenberg. E.: Anästhesie mit Droperidol und Fentanyl. Arzneimittel-Forsch. 23. Beiheft. Cantor, Aulendorf 1973
Gemperle, M., H. Kreuscher, D. Langrehr: Ketamin. Springer, Berlin 1973
Gravenstein, J. S.: Clinical evaluation of general anesthetic agents. In: Clinical pharmacology. Pergamon Press, Oxford 1966
Henschel, W. F.: Die Neuroleptanalgesie. Springer, Berlin 1966
Henschel, W. F.: Neuroleptanalgesie, Klinik und Fortschritte. Schattauer, Stuttgart 1967
Hinton, J. M.: The clinical evalution of hypnotics. In: Clinical pharmacology, Pergamon Press, Oxford 1966
Janz, D.: Die Epilepsien. Thieme, Stuttgart 1969
Johns, M. W.: Sleep and hypnotic drugs. Drugs 9 (1975) 448
Jouvet, M.: Neurophysiology of the states of sleep. Physiol. Rev. 47 (1967) 117
Jouvet, M.: The role of monoamines and acetylcholine-containing neurons in the regulation of the sleep-waking cycle. Ergebn. Physiol. 64 (1972) 166–307
Jovanovic, U. J. (Hrsg.): Die Natur des Schlafes. Fischer, Stuttgart 1973
Kales, A.: Sleep, Symp. Los Angeles, 1968. Lippincott, Philadelphia 1969
King, C. D.: The pharmacology of rapid eye movement sleep. Advanc. Pharmacol. Chemother. 9 (1971) 1
Klaus, W.: Der Elektrolytstoffwechsel von Hirngewebe und seine Beeinflussung durch Narkotika. Springer, Berlin 1967
Kreuscher, H.: Die Hirndurchblutung unter Neuroleptanaesthesie. Springer, Berlin 1967
Kutt, H., S. Louis: Anticonvulsant drugs. Drugs 4 (1972) 227–282
Larsen, E. R., R. A. van Dyke, M. B. Chenoweth: Mechanism of narcosis. In: Burger, A.: Drugs affecting the central nervous system. Dekker, New York 1968
Matthew, H.: Acute Barbiturate Poisoning. Exerpta Medica, Amsterdam 1970
Mercier, J. (ed.): Anticonvulsant drugs. Inter. Encycloped. Pharmacol. Ther. Section 19/Vol. 1. Pergamon Press, Oxford 1973
Moruzzi, G.: The Sleep-Waking Cycle. Ergebn. Physiol. 64 (1972) 1–165
Oswald, I.: Drugs and sleep. Pharmacol. Rev. 20 (1968) 273
Pinder, R. M., R. N. Brogden, P. R. Sawyer, T. M. Speight, G. S. Avery: Metoclopramide: A review of its pharmacological properties and clinical use. Drugs 12 (1976) 81–131
Pinder, R. M., R. N. Brogden, T. M. Speight, G. S. Avery: Sodium valproate: A review of its pharmacological properties and therapeutic efficacy in epilepsy. Drugs 13 (1977) 81–123
Rügheimer, E., D. Heitmann (eds.): Die Neuroleptanalgesie. Thieme, Stuttgart 1975
Schneider, H., D. Janz, C. Gardner-Thorpe, H. Meinardi, A. L. Sherwin: Clinical Pharmacology of anti-epileptic drugs. Springer, Berlin 1975
Schneider, H. u. Mitarb.: Clinical pharmacology of antiepileptic drugs. Springer, Berlin 1975
Schoenborn, B. P.: Molecular forces in anesthesia. Advanc. Pharmacol. 5 (1967) 1
Schuh, F. T.: Enfluran (Ethrane®)-Pharmakologie und klinische Aspekte eines neuen Inhalationsnarkoticums. Anaesthesist 23 (1974) 273
Seeman, P.: The membrane actions of anesthetics and tranquillizers. Pharmacol. Rev. 24 (1972) 583
Steen, S. N.: The effects of psychotropic drugs on respiration. Pharmac. Ther. B 2 (1976) 717–741
Williams, R. L., I. Karacan: Pharmacology of sleep. Wiley & Sons, London 1976

Psychopharmaka

Achelis, J. D., T. Scholibo: Probleme der Pharmakopsychiatrie. Starnberger Gespräche 1962. Thieme, Stuttgart 1966
Angst, J.: Die somatische Therapie der Schizophrenie. Thieme, Stuttgart 1969
Benkert, O., H. Hippius: Psychiatrische Pharmakotherapie. 2. Aufl., Springer, Berlin 1976
Bickel, M. H.: Untersuchungen zur Biochemie und Pharmakologie der Thymoleptika. Progr. Drug Res. Birkhäuser, Basel 11 (1968) 121
Biel, J. H.: Chemopharmacological approaches to the treatment of mental depression. In: Burger, A.: Drugs affecting the central nervous system. Dekker, New York 1968
von Brücke, F., O. Hornykiewicz: Pharmakologie der Psychopharmaka. Springer, Berlin 1966
von Brücke, F., O. Hornykiewicz, E. B. Sigg: The pharmacology of psychotherapeutic drugs. Springer, Berlin 1969
Burger, A.: Drugs affecting the central nervous system. Dekker, New York 1968
Burrows, G. D.: Psychotherapeutic drugs: How to minimise complications of therapy. Drugs 11 (1976) 209–220
Carroll, B. J.: Monoamine precursors in the treatment of depression Clin. Pharmacol. Ther. 12 (1971) 743–758
Clark, W. G., J. Del Giudice: Principles of psychopharmacology. Academic Press, New York 1970
Cooper, J. R., F. E. Bloom, R. H. Roth: The biochemical basis of neuropharmacology. Oxford University Press, New York 1970
Costa, E., P. Greengard: Mechanism of action of benzodiazepines. Advanc. Biochem. Psychopharmacol. Vol. 14. North-Holland Publ., Amsterdam 1975
Domino, E. F., R. D. Hudson, G. Zografi: Substituted phenothiazines: pharmacology and chemical structure. In: Burger, A.: Drugs affecting the central nervous system. Dekker, New York 1968
Efron, D. H. (ed.): Psychopharmacology, a review of progress 1957–1967. Public. Health Service publ. Washington 1968
Friedhoff, A. J. (ed.): Catecholamines and behaviour. Plenum Press, London 1975

Gershon, S.: Lithium in mania. Clin. Pharmacol. Ther. 11 (1970) 168
Gershon, S., B. Shopsin: Lithium. Plenum Press, London 1974
Gordon, M.: Psychopharmacological agents. Vol. II: Medicinal chemistry. Academic Press, New York 1967
Haase, H.-J.: Therapie mit Psychopharmaka und anderen psychotropen Medikamenten. Schattauer, Stuttgart 1972
Hamilton, M.: Psychotropic drugs: general consideration. In: Clinical pharmacology. Pergamon Press, Oxford 1966
Harms, D.: Psychopharmaka im Kindesalter. Indikationen, Kontraindikationen und Nebenwirkungen. Tägl. Prax. 15 (1974) 705
Heinrich, K.: Psychopharmaka in Klinik und Praxis. Thieme, Stuttgart 1976
Hollister, L. E.: Clinical use of psychotherapeutic drugs. I: Antipsychotic and antimanic drugs. Drugs 4 (1972) 321–360
Hollister, L. E.: Clinical use of psychotherapeutic drugs. II: Antidepressant and antianxiety drugs and special problems in the use of psychotherapeutic drugs. Drugs 4 (1972) 361-410
Iversen, L. L. u. Mitarb.: Handbook of psychopharmakology. Vol. 1–5. Plenum Press, London 1975
Iulou, L.: Étude expérimentale des neurolytiques injectables à action prolongée. Actualités pharmacol. 25 (1972) 23–59
Johnson, F. N.: Lithium research and therapy. Academic Press, London 1975
Klawans, H. L., Clinical neuropharmacology. Vol. 1 + 2. Raven Press, New York 1976, 1977
Kranz, H., K. Heinrich: Pharmakopsychiatrie und Psychopathologie. Thieme, Stuttgart 1967
Kuschinsky, K.: Zum zellulären Wirkungsmechanismus von Neuroleptika. Dtsch. med. Wschr. 100 (1975) 1405
Mendels, J., S. K. Secunda: Lithium in medicine. Gordon & Breach, New York 1972
Ostow, M.: Psychopharmaka in der Psychotherapie. Gemeinschaftsverlag Huber, Bern und Klett, Stuttgart 1966
Petrilowitsch, N.: Psychiatrische Krankheitslehre und psychiatrische Pharmakotherapie. 2. Aufl. Karger, Basel 1968
Pinder, R. M., R. N. Brogden, T. M. Speight, G. S. Avery: Clonazepam: A review of its pharmacological properties and therapeutic efficacy in epilepsy. Drugs 12 (1976) 321–361
Rech, R. H., K. E. Moore: An introduction to psychopharmacology. 2nd ed. Raven Press, New York 1977
Schou, M.: Effects secondaires et intoxication provoqués par les sels de lithium: Mécanismes, traitement et prévention. Actualités pharmacol. 29, Masson, Paris 1977
Shader, R. I.: Psychiatric Complications of Medical Drugs. Raven Press, New York 1972
Snyder, S. H.: Perspectives in Neuropharmacology. Oxford University Press, New York 1972
Solomon, P.: Psychiatric drugs. Proceedings of a Research Conference held in Boston. Grune & Stratton, New York 1966
Stach, K., W. Pöldinger: Strukturelle Betrachtungen der Psychopharmaka: Versuch einer Korrelation von chemischer Konstitution und klinischer Wirkung. Fortschr. Arzneimittel-Forsch. 9 (1966) 129
Sternbach, L. H., L. O. Randall, R. Banziger, H. Lehr: Structureactivity relationship in the 1,4-Bencodiazepine series. In: Burger, A.: Drugs affecting the central nervous system. Dekker, New York 1968
Thiele, W.: Kursus der Psychopharmakotherapie. Banaschewski, München 1969
Thompson, T., C. R. Schuster: Behavioural pharmacology. Prentice-Hall International, Englewood Cliffs/N.J. 1968
Valzelli, L.: Drugs and aggressiveness. Advanc. Pharmacol. 5 (1967) 79–108
Vogt, M.: Release from brin tissue of compounds with possible transmitter function: interaction of drugs with these substances. Brit. J. Pharmac. 37 (1969) 325
Vohra, J., G. D. Burrows: Cardiovascular complications of tricyclic antidepressant overdosage. Drugs 8 (1974) 432
Wandrey, D., V. Leutner: Neuro-Psychopharmaka in Klinik und Praxis., 2. Aufl. Schattauer, Stuttgart 1967
Wandrey, D., V. Leutner: Neuro-Psychopharmaka in Klinik und Praxis Dtsch. med. Wschr. 93 (1968) 1927
Zbinden, G., L. O. Randall: Pharmacology of benzo-diazepines: Laboratory and clinical correlations. Advanc. Pharmacol. 5 (1967) 213–291

Analeptika, Psychoanaleptika

Beauvallet, M.: L'amphétamine et les monoamines du systeme nerveux central. Actualités pharmacol. 21 (1968) 15
Costa, E.: Amphetamines and related compounds. North-Holland Publ., Amsterdam 1970
Court, J. M.: The management of obesity. Drugs 4 (1972) 411–418
Craddock, D.: Anorectic drugs: Use in general practice. Drugs 11 (1976) 378–393
Czok, G.: Untersuchungen über die Wirkung von Kaffee. Z. Ernährungswiss. Suppl. 5 (1966)
Eichler, O.: Kaffee und Coffein. 2. Aufl., Springer, Berlin 1975
Feinstein, A. R.: Anorexigenics. In: Clinical pharmacology. Pergamon Press, Oxford 1966
Heim, F., H. P. T. Ammon: Coffein und andere Methylxanthine. Schattauer, Stuttgart 1969
Jeanrenaud, B.: Adipose tissue dynamics and regulation revisited. Ergebn. Physiol. 60 (1969) 57
Kalant, O. J.: The amphetamines. Oxford University Press, London 1967
Opitz, K.: Tachyphylaxie, Gewöhnung und Sucht bei Amphetaminen und Ephedrinen. Tägl. Prax. 14 (1973) 527–534
Pinder, R. M. et al: Fenfluramine: A review of its pharmacological properties and therapeutic efficacy in obesity. Drugs 10 (1975) 241.

Endokrine Drüsen

Bajaj, J. S.: Insulin and metabolism. Elsevier/North-Holland, Amsterdam 1977
Briggs, M. H., J. Brotherton: Steroid biochemistry and pharmacology. Academic Press, New York 1970
Briggs, M. H., G. A. Christie: Advances in steroid biochemistry Pharmakologie 38/1 + 2 Springer, Berlin 1974 + 1975
Cowie, A. T., I. A. Forsyth: Biology of prolactin. Pharmac. Ther. B. 1 (1975) 437–457
Franchimont, P.: Some aspects of hypothalamic regulation of endocrine functions. Schattauer, Stuttgart 1975
Fujita, T.: Endocrine gut and pancreas. Proc. of the Internat. Symp. on the Gastro-Entero-Pancreatic Endocrine System., Kyoto, 1975. Elsevier, Amsterdam 1976
Gaunt, R., B. G. Steinetz, J. J. Chart: Pharmacologic alteration of steroid hormone functions. Clin. Pharmacol. Ther. 9 (1968) 657
Gill, G. N.: ACTH regulation of the adrenal cortex. Pharmac. Ther. 2 (1976) 313–338
Gupta, D., W. Voelter (eds.): Hypothalamic hormones – structure, synthesis and biological activity. Verlag Chemie, Weinheim 1975
Jores, A., H. Nowakowski: Praktische Endokrinologie und Hormontherapie nicht endokriner Erkrankungen. 4. Auflage Thieme, Stuttgart 1976
Karlson, P.: Mechanisms of hormone action. Thieme, Stuttgart, Academic Press, New York, London 1965
Kochakian, C. D.: Anabolic-androgenic steroids. Handbuch der experimentellen Pharmakologie. Bd. 43, Springer, Berlin 1976

Kostyo, J. L., C. R. Reagan: The biology of growth hormone. Pharmac. Ther. 2 (1976) 591–604

Labhart, A.: Clinical endocrinology. Springer, Berlin 1974

Levine, S.: Hormones and Behaviour. Academic Press, New York 1972

Litwack, G.: Biochemical actions of hormones. Academic Press, New York 1970

Lucke, C., H. J. Mitzkat, A. von zur Mühlen: Somatostatin. Klin. Wschr. 54 (1976) 293–301

McMahon, F. G. (ed.): Endocrine-metabolic drugs. Vol. 6. Futura Publ. Comp., Mount Kisco 1974

Pitot, C., M. B. Yatvin: Interrelationship of mammalian hormones and enzyme levels in vivo. Physiological Reviews, 53 (1973) 228

Root, A. W.: Clinical studies of human growth hormone. Pharmac. Ther. C. 1 (1976) 19–43

Santome, J. A., J. M. Dellacha, A. C. Paladini: Chemistry of growth hormone. Pharmac. Ther. 2 (1976) 571–590

Sawin, C. T.: Clinical use of thyrotropin-releasing hormone. Pharmac. Ther. 1 (1976) 351–366

Schäfer, E. L., R. Buchholz: Nebenwirkungen und Gefahren der Hormontherapie. Thieme, Stuttgart 1974

Schally, A. V., A. Arimura, A. Kastin: Hypothalamic regulatory hormones. Science 179 (1973) 341–350

Steinberger, E.: Biological action of gonadotropins in the male. Pharmac. Ther. B 2 (1976) 771–786

Tausk, M.: Pharmacology of hormones. Thieme, Stuttgart 1975

Tong, W.: The biological actions of thyrotropin. Pharmac. Ther. B 1 (1975) 769–800

Träger, L.: Steroidhormone. Springer, Berlin 1977

Uhlich, E.: Vasopressin. Thieme, Stuttgart 1976

Vaitukaitis, J. L., G. T. Ross: Clinical studies of gonadotropins in the female. Pharmac. Ther. 1 (1976) 317–329

Wilson, C. A.: Hypothalamic amines and the release of gonadotrophins and other anterior pituitary hormones. Advanc. Drug Res. 8 (1974) 119

Ziegler, R.: Calcitonin. Thieme, Stuttgart 1974

Hypophyse

Bargmann, W.: Neurohypophysis. Structure and function. In: Handbuch der experimentellen Pharmakologie, Bd. XXII/1. Springer, Berlin 1968

Benker, G., D. Reinwein: Somatostatin. Dtsch. med. Wschr. 100 (1975) 961

Bisset, G. W.: The milk-ejection reflex and the action of oxytocin, vasopressin and other synthetic analogues on the mammary gland. In: Handbuch der experimentellen Pharmakologie, Bd. XXIII, 475. Springer, Berlin 1968

Boissonas, R. A., S. Guttmann: Chemistry of the neurohypophysical hormones. In: Handbuch der experimentellen Pharmakologie, Bd. XXII, 40. Springer, Berlin 1968

Doeppner, W.: The influence of neurohypophysical polypeptides on adenohypophysical function. In: Handbuch der experimentellen Pharmakologie, Bd. XXIII, 625. Springer, Berlin 1968

Fitzpatrick, R. J., P. J. Bentley: The assay of neurohypophysical hormones in blood and other body fluids. In: Handbuch der experimentellen Pharmakologie, Bd. XXIII, 190. Springer, Berlin 1968

Ginsburg, M.: Production, release, transportation and elimination of the neurohypophysical hormones. In: Handbuch der experimentellen Pharmakologie, Bd. XXIII, 286. Springer, Berlin 1968

Heller, H., B. T. Pickering: Neurohypophysis. Intern. Encyclopedia of Pharmacol. a. Ther. Pergamon Press, New York 1970

Hodges, J. R., M. T. Jones, M. A. Stockham: Control of corticotropin secretion. In: Handbuch der experimentellen Pharmakologie, Bd. XIV, 4. Springer, Berlin 1968

Illig, R., M. Zachmann, A. Prader: Menschliches Wachstumshormon. Klin. Wschr. 47 (1969) 1

James, V. H. T.: The investigation of pituitary-adrenal function: effects of corticosteroids and corticotropin therapy. Pharmacol. Clin. 2 (1970) 182

Jard, S., J. Bockaert: Stimulus-response coupling in neurohypophysial peptide target cells. Physiol. Rev. 55 (1975) 489

Llewellyn-Jones, D.: Inhibition of lactation. Drugs 10 (1975) 121

McDonald McCann, S., J. C. Porter: Hypothalamic pituitary stimulating and inhibiting hormones. Physiol. Rev. 49 (1969) 240

Mirsky, I. A.: Metabolic effects of the neurohypophysical hormones and relative polypeptides. In: Handbuch der experimentellen Pharmakologie, Bd. XXIII, 613. Springer, Berlin 1968

Morel, F., S. Jard: Action and functions of the neurohypophysical hormones and related polypeptides in lower vertebrates. In: Handbuch der experimentellen Pharmakologie, Bd. XXIII, 655. Springer, Berlin 1968

Saameli, K.: The circulatory actions of the neurohypophysical hormones and similar polypeptides. In: Handbuch der experimentellen Pharmakologie, Bd. XXIII, 545. Springer, Berlin 1968

Sawyer, W. H.: Phylogenetic aspects of the neurohypophysical hormones. In: Handbuch der experimentellen Pharmakologie. Bd. XXIII, 717. Springer, Berlin 1968

Stürmer, E.: Bioassay procedures for neurohypophysical hormones and similar polypeptides. In: Handbuch der experimentellen Pharmakologie, Bd. XXIII, 130. Springer, Berlin 1968

Sulman, F. G.: Hypothalamic control of lactation. Springer, Berlin 1970

Stutinsky, F.: Neurosecretion. Springer, Berlin 1967

Tuppy, H.: The influence of enzymes on neurohypophysical hormones and similar peptides. In: Handbuch der experimentellen Pharmakologie, Bd. XXIII, 67. Springer, Berlin 1968

Welch, A. D.: The control of growth processes by chemical agents. Pergamon Press, Oxford 1968

Schilddrüse

Arnand, C. D., A. Tenenhouse: Parathyroid hormone. In: Intern. Encyclop of Pharm. and Ther. Section 51, Vol. I, 197–236. Pergamon, Oxford 1970

Arvy, L.: La thyroide et le metabolisme calcique. J. Physiol. Paris 60 (1968) 405

Barnes, H. V.: Treatment of hyperthyroidism in children and adolescents. Pharmac. Ther. C 1 (1976) 129–147

Burrow, G. N.: Treatment of hyperthyroidism in pregnancy. Pharmac. Ther. C 1 (1976) 119–127

Cassidy, C. E.: Simple goiter and thyroid nodules. Pharmac. Ther. C 1 (1976) 95–99

Delange, F. M., A. M. Ermans: Endemic goiter and cretinism. Naturally occurring goitrogens. Pharmac. Ther. C 1 (1976) 57–93

Distefano, J. J., D. A. Fisher: Peripheral distribution and metabolism of the thyroid hormones: A primarily quantitative assessment. Pharmac. Ther. 2 (1976) 539–570

Fischer, J. A. u. Mitarb.: Regulation of circulating parathyroid hormone levels: Normal physiology and consequences in disorders of mineral metabolism. Klin. Wschr. 53 (1975) 939

Hirsch, P. F., P. L. Munson: Thyrocalcitonin. Physiol. Rev. 49 (1969) 548

Jorgensen, E. C.: Structure activity relationships of thyroxine analogs. Pharmac. Ther. B 2 (1976) 661–682

Lietz, H.: C-cells; source of calcitonin. Current topics of pathology (Ergebn. der Path.) 55, 109. Springer, Berlin 1971

Marchant, B., J. F. H. Lees, W. D. Alexander: Antithyroid drugs. Pharmac. Ther. B 3 (1978) 305–348
Nicoloff, J. T.: Myxedema coma. Pharmac. Ther. C 1 (1976) 161–169
Nagataki, S.: Iodine-induced goiter; effects of high iodine intake on thyroid function. Pharmac. Ther. C 1 (1976) 45–56
Owen, J. A., K. R. Crispell: The human pharmacology of antithyroid drugs. In: Clinical pharmacology. Pergamon Press, Oxford 1966
Pilgrim, Ch: Die parafollikulären Zellen (C-Zellen) der Schilddrüse. Dtsch. med. Wschr. 95 (1970) 1074
Rasmussen, H. (ed): Parathyroid hormone, thyreocalcitonin and related drugs. Intern. Encyclopedia of Pharmacol. a. Ther. Pergamon Press, New York 1970
Rosenberg, I. N.: Thyroid storm. Pharmac. Ther. 1 (1976) 423–429
Schwartz, H. L., J. H. Oppenheimer: Physiologic and biochemical actions of thyroid hormone. Pharmac. Ther. B 3 (1978) 349–376
Selenkow, H. A., L. I. Rose: Comparative clinical pharmacology of thyroid hormones. Pharmac. Ther. 1 (1976) 331–349
Talmage, R. V., L. F. Bélanger: Parathyroid hormone and thyrocalcitonin (calcitonin). Exerpta Medica Foundation, Amsterdam 1968
Talmage, R. V. u. Mitarb.: Calcium-regulating hormones. Excerpta med. (Amst.) 1975
Vagenakis, A. G., L. E. Braverman: Drug-induced hypothyroidism. Pharmac. Ther. C 1 (1976) 149–159
Wilson, G. M.: The treatment of thyreotoxicosis by radioiodine. Pharmac. Therap. C 1 (1976) 101–118
Wolff, J.: Transport of iodide and other anions in the thyroid gland. Physiol. Rev. 44 (1964), 45
Yamada, T.: Control of thyroid hormone secretion. Pharmac. Ther. C 1 (1976) 3–18

Inselzellen des Pankreas

Bänder, A.: Zur Pharmakologie und Toxikologie der blutzukkersenkenden Sulfonamide. In: Handbuch der experimentellen Pharmakologie, 29. Springer, Berlin 1971
Beckmann, R.: Biguanide (Experimenteller Teil). In: Handbuch der experimentellen Pharmakologie 29, 439–596. Springer, Berlin 1971
Breidahl, H. D., G. C. Ennis, F. I. R. Martin, J. R. Stawell, P. Taft: Insulin and oral hypoglycaemic agents. II: Clinical and therapeutic aspects. Drugs 3 (1972) 204–226
Campbell, G. D.: Oral hypoglycaemic agents. Medicinal Chemistry. Vol. 9. Academic Press, London 1969
Dörzbach, E.: Insulin. Handbuch der experimentellen Pharmakologie Bd. 32. 1. Springer, Berlin 1971
Dubach, U. C., A. Bückert: Recent hypoglycemic sulfonylureas. Huber, Bern 1971
Foà, P. P.: The study of carbohydrate mechanism. In: Handbuch der experimentellen Pharmakologie. XV Springer, Berlin 1966
Foà, P. P.: Glucagon. Ergebn. Physiol. 60 (1968) 57
Foà, P. P., J. S. Bajaj, N. L. Foà: Glucagon: Its role in Physiology and clinical medicine. In: Handbuch der experimentellen Pharmakologie. Springer, Berlin 1977
Hasselblatt, A., F. Bruchhausen (eds.): Insulin. In: Handbuch der experimentellen Pharmakologie, Bd. 32/2. Springer, Berlin 1975
Häussler, A., F. Pechtold: Die Analytik der Sulfonylharnstoffe. In: Handbuch der experimentellen Pharmakologie, 29. Springer, Berlin 1971
Häussler, A., H. Wicha: Zum Stoffwechsel der Sulfonylharnstoffe. In: Handbuch der experimentellen Pharmakologie, 29. Springer, Berlin 1971
Humbel, R. E.: Biosynthesis of Insulin. In: Handbuch der experimentellen Pharmakologie 32. Springer, Berlin 1971
Krämer, W., B. Ostertag: Morphologie cerebraler Insulinschäden. In: Handbuch der experimentellen Pharmakologie 32. Springer, Berlin 1971
Lambert, A. E.: The regulation of insulin secretion. Rev. Physiol. Biochem. Pharmacol. 75 (1976) 97
Lefebre, P. J., R. H. Unger: Glucagon. Pergamon Press, Oxford 1972
Loubatières, A.-L.: Les sulfonamides hypoglycémiants. Actualités pharmacol. 21 (1968) 173
Marble, A.: Glibenclamide: A review. Drugs 1 (1971) 109
Martin, E.: Emploien clinique des sulfonamides hypoglycémiants. Actualités pharmacol. 21 (1968) 191
Maske, H.: Oral wirksame Antidiabetika. Handbuch der experimentellen Pharmakologie Bd. 29. Springer, Berlin 1971
Mehnert, H., E. G. Haese: Biguanide (Klinischer Teil). In: Handbuch der experimentellen Pharmakologie 29. Springer, Berlin 1971
Mayhew, D. A., P. H. Wright, J. Ashmore: Regulation of insulin secretion. Pharmacol. Rev. 21 (1969) 183
Oberdisse, K., H. Daweke, G. Michael: 2. Internationales Biguanid-Symposium. Thieme, Stuttgart 1968
Rerup, C. C.: Drugs producing diabetes through damage of the insulin secreting cells. Pharmacol. Rev. 22 (1970) 485
Rieser, P.: Insulin and its action. Nature 219 (1968) 769
Rudas, B.: Streptozotocin. Arzneimittel-Forsch. 22 (1972) 830–861
Schöffling, K., R. Müller: Die klinische Wirkung der Insulin-Zubereitung. In: Handbuch der experimentellen Pharmakologie 32. Springer, Berlin 1971
Sokal, J. E.: Glucagon – An essential hormone. Amer. J. Med. 41 (1966) 331
Steele, R.: The influence of insulin on the hepatic metabolism of glucose. Ergebn. Physiol. 57 (1966) 91
Stowers, J. M., L. J. Borthwick: Oral hypoglycaemic drugs: Clinical pharmacology and therapeutic use. Drugs 14 (1977) 41–56
Sund, H.: Enzyme, Proteinbiosynthese und oral wirksame Antidiabetika. In: Handbuch der experimentellen Pharmakologie, 29. Springer, Berlin 1971
Träger, L.: Steroidhormone. Springer, Berlin 1977
Unger, R. H., L. Orci: Physiology and pathophysiology of glucagon. Physiol. Rev. 56 (1976) 778–826
Weinges, K. F.: Glucagon. Thieme, Stuttgart 1968
Wolff, F. W.: The evaluation of drugs used in the treatment of diabetes and hypoglycemia. In: Clinical pharmacology. Pergamon Press, Oxford 1966
Woods, S. C., D. Porte: Neural control of the endocrine pancreas. Physiol. Rev. 54 (1974) 596

Nebennierenrinde

Baxter, J. D.: Glucocorticoid hormone action. Pharmac. Ther. 2 (1976) 605–659
Brodgen, R. N. u. Mitarb.: Beclomethasone dipropionate inhaler: A review of its pharmacology, therapeutic value and adverse effects. I. Asthma. Drugs 10 (1975) 166
Brodgen, R. N. u. Mitarb.: Beclomethasone dipropionate: II. Allergic rhinitis and other conditions. Drugs 10 (1975) 211
Fiegel, G.: Corticoid-Nebenerscheinungen. Schattauer, Stuttgart 1976
Ganong, W. F., E. E. van Brunt: Control of aldosterone secretion. In Handbuch der experimentellen Pharmakologie, Bd. XIV/3. Springer, Berlin 1968
Janoski, A. H., J. C. Shaver, N. P. Christy, W. Rosner: On the pharmacologie actions of 21-carbon hormonal steroids („glucocorticoids") of the adrenal cortex in mammals. In: Hand-

buch der experimentellen Pharmakologie, Bd. XIV/3. Springer, Berlin 1968
Kaiser, H.: Cortisonderivate in Klinik und Praxis. 7. Aufl. Thieme, Stuttgart 1973
Lagerquist, L. G., F. H. Tyler: Diagnosis and treatment of disorders of the adrenal cortex. Pharmac. Ther. 1 (1976) 259–277
Ludens, J. H., D. D. Fanestil: The mechanism of aldosterone function. Pharmac. Ther. 2 (1976) 371–412
Mulrow, P., R. Noth, A. Fernandez-Cruz: The diagnosis and management of disorders of aldosterone production. Pharmac. Ther. 1 (1976) 279–315
Oelofsen, W.: The chemistry of the adrenocorticotropins and the melanotropins. Pharmac. Ther. B 1 (1975) 459–500
Thomas, P. Z.: Manifestations of hypersecretion of adrenal sex steroids in man. In: Handbuch der experimentellen Pharmakologie, Bd. XIV/3. Springer, Berlin 1968
Thorn, G. W.: Symposium on the adrenal cortex. Amer. J. Med. 53 (1972) 529–684
Werning, G., W. Siegenthaler: Die Regulation der Aldosteronsekretion. Klin. Wschr. 49 (1971) 375–384

Gonaden

Aloia, J. F., R. A. Field: The effects of androgens and related substances on carbohydrate metabolism, lipid metabolism and diabetes mellitus. Pharmac. Ther. C 1 (1976) 241–257
Bahner, B.: Klinik der Androgene. In: Handbuch der experimentellen Pharmakologie, Bd. 35/2. Springer, Berlin 1974
Beller, F. K., H.-D. Böttcher: Moderne Kontrazeption. Thieme, Stuttgart 1975
Briggs, M. H., M. Briggs: Biochemical contraception. Academic Press, London 1976
Brotherton, J.: Sex hormone pharmacology. Academic Press, London 1977
Camerino, B., R. Sciaky: Structure and effects of anabolic steroids. Pharmac. Ther. B 1 (1975) 233–275
Disfalusy, E., A. Kovarikova: Pharmacology of reproduction. Pergamon, Press. Oxford 1968
Döring, G. K.: Empfängnisverhütung, 6. Aufl., Thieme, Stuttgart 1975
Garattini, S., H. Berendes: Pharmacology of steroid contraceptive drugs. Raven Press, New York 1977
Gesenius, H.: Empfängnisverhütung. Urban & Schwarzenberg, München 1970
Gibian, H., R. Unger: Wirkung der Gestagene auf den Stoffwechsel. In: Handbuch der experimentellen Pharmakologie. Bd. XXII. Springer, Berlin 1968
Girotti, M., G. A. Hauser: Die Ovarialfunktion nach Absetzen von Ovulationshemmern. Huber, Bern 1971
Gräf, K.-J. u. Mitarb.: Clinical uses of antiandrogens. In: Handbuch der experimentellen Pharmakologie, Bd. 35/2. Springer, Berlin 1974
Haller, J.: Die antikonzeptionelle Therapie. In: Handbuch der experimentellen Pharmakologie, Bd. XXII. Springer, Berlin 1968
Haller, J.: Ovulationshemmung durch Hormone, 3. Aufl. Thieme, Stuttgart 1971
Harper, M. J. K.: Pharmacological control of reproduction in women. Prog. Drug. Res. Birkhäuser, Basel 1968
Hasan, S. H.: Influence of androgens and anabolic steroids on adrenal and thyroid function. Pharmac. Ther. C 1 (1976) 231–240
Horn, H. J.: Administration of antiandrogens in hypersexuality and sexual deviations. In: Handbuch der experimentellen Pharmakologie, Bd. 35/2. Springer, Berlin 1974
Husmann, F.: Hormonale Kontrazeptiva. Wiss. Taschenbücher. Goldmann, München 1970
Jackson, H.: Antifertility compounds in the male and female. Thomas, Springfield 1966
Josimovich, J. B. (ed.): Uterine contraction – side effects of steroidal contraceptives. Wiley, New York 1973
Junkmann, K.: Chemie der Gestagene. In: Handbuch der experimentellen Pharmakologie, Bd. XXII. Springer, Berlin 1968
Kochakian, C. D.: Anabolic-androgenic steroids. Handbuch der experimentellen Pharmakologie. 43,1–725, Springer 1976
Kramer, M., L. Damrosch, G. Klink: Wirkungen von Gestagenen. In: Handbuch der experimentellen Pharmakologie, Bd. XII. Springer, Berlin 1968
Langecker, H.: Resorption, Verteilung und Ausscheidung der Gestagene. In: Handbuch der experimentellen Pharmakologie, Bd. XXII. Springer, Berlin 1968
Langecker, H., L. Damrosch: Stoffwechsel des Progesterons. In: Handbuch der experimentellen Pharmakologie, Bd. XXII. Springer, Berlin 1968
Lerner, L. J.: Androgen antagonists. Pharmac. Ther. B 1 (1975) 217–231
Liggins, G. C.: Hormonal steroid contraceptives. II: Clinical considerations. Drugs 1 (1971) 461
Mainwaring, W. I. P., T. Mann: The mechanism of action of androgens. Monographs on endocrinology. Vol. 10. Springer, Berlin 1977
McQueen, E. G.: Hormonal steroid contraceptives. III: Adverse reactions. Drugs 2 (1971) 20
McQueen, E. G.: Hormonal steroid contraceptives IV: Adverse reactions and management of the patient. Drugs 2 (1971) 138–164
Moser, R. H.: Disorders produced by progestational agents. Clin. Pharmacol. Ther. 7 (1966) 399
Neumann, F.: Chemische Konstitution und pharmakologische Wirkung von Gestagenen. In: Handbuch der experimentellen Pharmakologie, Bd. XXII. Springer, Berlin 1968
Neumann, F., H. Steinbeck: Antiandrogens. In: Handbuch der experimentellen Pharmakologie, Bd. 35/2. Springer, Berlin 1974
Otsuka, H., K. Inouye,: Structure-activity relationship of adrenocorticotropin. Pharmac. Ther. B 1 (1975) 501–527
Overbeek, G. A.: Anabole Steroide. Springer, Berlin 1966
Parkes, A., G. I. M. Swyer (eds): Control of human fertility. Brit. med. Bull. 26 (1970) 1
Raspe, G.: Schering Symposium über Sexual-Deviationen und ihre medikamentöse Behandlung. Pergamon Press, Oxford 1971
Saunders, F. J.: Effects of sex steroids and related compounds on pregnancy and on development of the young. Physiol. Rev. 48 (1968) 601
Seddon, R. J.: Hormonal steroid contraceptives. I: Physiological and pharmacological considerations. Drugs 1 (1971) 399
Simpson, E. R., J. I. Mason: Molecular aspects of the biosynthesis of adrenal steroids. Pharmac. Therap. 2 (1976) 339 bis 369
Sluyser, M., A. A. H. Kassenaar: Mechanism of androgen action at the cellular level. Pharmac. Ther. B 1 (1975) 179–188
Spencer, H., K. Lewin, J. A. Friedland: Action of androgens and related substances on mineral metabolism and bone. Pharmac. Ther. C 1 (1976) 207–230
Staemmler, H. J.: Die gestörte Regelung der Ovarialfunktion. Physiologie, Experiment und Klinik. Springer, Berlin 1964
Swyer, G. I. M.: Agents affecting fertility. In: Fulton, W. F. M.: Modern trends in pharmacology and therapeutics. Butterworth, London 1967
Swyer, G. I. M.: Control of human fertility. Brit. med. Bull. 26 (1970) 1
Ufer, J.: Die therapeutische Anwendung der Gestagene beim Menschen. In: Handbuch der experimentellen Pharmakologie, Bd. XXII. Springer, Berlin 1968
Voss, H. E., G. Oertel: Androgene I. Handbuch der experimentellen Pharmakologie, Bd. 35/1. Springer, Berlin 1973

Wagner, R. K., A. Hughes: Current views on androgen receptors and mechanism of androgen action. In Handbuch der experimentellen Pharmakologie, Bd. 35/2. Springer, Berlin 1974

Mittel gegen Gicht

Goldfinger, S. E.: Drug therapy: Treatment of gout. New England J. Med. 285 (1971) 1303
Gröbner, W., N. Zöllner: Uricosurica. In: Handbuch der inneren Medizin. Vol. VII/3. Springer, Berlin 1975
Heel, R. C., R. N. Brogden, T. M. Speight, G. S. Avery: Benzbromarone: A review of its pharmacological properties and therapeutic use in gout and hyperuricaemia. Drugs 14 (1977) 349–366
Kaiser, W.: Pharmakologische Hemmung der Purin- und Harnsäuresynthese. In: Handbuch der inneren Medizin. Vol. VII/3. Springer, Berlin 1975
Kippen, I. u. Mitarb.: Occasional survey pharmacology of uricosuric drugs. Ann. rheum. Dis. 33 (1974) 391
Krakoff, I. H.: Clinical pharmacology of drugs which influence uric acid production and excretion. Clin. Pharmacol. Therap. 8 (1967) 124
Mertz, D. P.: Gicht. Grundlagen, Klinik, Therapie, 2. Aufl. Thieme, Stuttgart 1973
Muggia, F. M. u. Mitarb.: Allopurinol in the treatment of neoplastic disease complicated by hyperuricemia. Arch. intern. Med. 120 (1967) 12
Perel, J. M. u. Mitarb.: Identification and renal excretion of probenecid metabolites in man. Life Sciences 9 (1970) 1337
Rundles, R. W. u. Mitarb.: Allopurinol in the treatment of gout. Ann. Int. Med. 64 (1969) 229
Talbott J. H., T. F. Yü: Gout and uric acid metabolism. Thieme, Stuttgart 1976

Antiphlogistische Therapie

van Arman, G. C.: Anti-inflammatory drugs. Clin. Pharmacol. Ther. 16 (1975) 900
Bennett, A.: Prostaglandin antagonists. Advanc. Drug Res. 8 (1974) 83
Black, R. L.: Arthritis: general considerations. In: Clinical pharmacology. Pergamon Press, Oxford 1966
Bonta, I. L.: Recent developments in the pharmacology of inflammatory mediators. Proc. of an Internat. Symp., Rotterdam, 1976. Birkhäuser, Basel 1977
Brogden, R. N. u. Mitarb.: Naproxen: A review of its pharmacological properties and therapeutic efficacy and use. Drugs 9 (1975) 326
Curtis-Prior, P. B.: Prostaglandins: An introduction to their biochemistry, physiology and pharmacology. North-Holland Publ., Amsterdam 1976
Domenjoz, R.: Synthetic antiinflammatory drugs: concepts of their mode of action. Advanc. Pharmacol. 4 (1966) 143
De Duve, C. u. Mitarb.: Lysosomotropic agents. Biochem. Pharmacol. 23 (1974) 2495
Flower, R. J.: Drugs which inhibit prostaglandin biosynthesis. Pharmacol. Rev. 26 (1974) 33
Gallop, P. M., M. A. Paz: Posttranslational protein modifications, with special attention to collagen and elastin. Physiol. Rev. 55 (1975) 418
Ignarro, L. J.: Regulation of lysosomal enzyme secretion: role in inflammation. Agents and Actions 4 (1974) 241
Kreysel, H.-W.: D-Penicillamin. Chemie, Pharmakologie, therapeutische Anwendung und unerwünschte Wirkungen. Schattauer, Stuttgart 1977
Mainland, D.: Multiclinic trials in arthritis. In: Clinical pharmacology. Pergamon Press, Oxford 1966
McQueen, E. G.: Anti-inflammatory drug mechanisms. Drugs 6 (1973) 104
Moll, W.: Synopsis der Rheumatherapie. Progr. Drug. Res. Birkhäuser, Basel 1968
Mörsdorf, K., G. Wolf: Vergleichende Untersuchungen zur Wirkungspotenz neuerer Antiphlogistika. Arzneimittel-Forsch. 22 (1972) 2105–2110
O'Brien, W. M.: Indomethacin: A survey of clinical trials. Clin. Pharmacol. Ther. 9 (1968) 94–107
Rocha e Silva, M., J. Garcia Leme: Chemical mediators of the acute inflammatory reaction. Internat. Ser. of Monographs in Pure and Applied Biology, Modern Trends in Physiol. Sci. 37, 1–265. Pergamon Press, Oxford 1972
Willoughby, D. A., C. J. Dunn, J.-P. Giroud: Nouvelles méthodes expérimentales d'étude des anti-inflammatoires et antirheumatismaux. Actualités pharmacol. 29, Masson, Paris 1977

Vitamine

Bersin, T.: Biochemie der Vitamine. Akad. Verlagsgesellschaft, Frankfurt 1966
György, P., W. N. Pearson: The vitamins. Vol. VI–VII. Academic Press, New York 1967
Havinga, E.: Vitamin D, example and challenge. Experientia 29 (1973) 1181
Gubler, C. J., M. Fujiwara, P. M. Dreyfus.: Thiamine. Wiley & Sons, London 1976
Heel, R. C., R. N. Brogden, T. M. Speight, G. S. Avery: Vitamin A acid: A review of its pharmacological properties and therapeutic use in the topical treatment of acne vulgaris. Drugs 14 (1977) 401–419
Kress, H. von, K. U. Blum: B-Vitamine. Klinische und physiologisch-chemische Probleme. Schattauer, Stuttgart 1966
Lewin, S.: Vitamin C: Its molecular biology and medical potential. Academic Press, London 1976
De Luca, H. F., E. R. Yendt: Vitamine D. In: Intern. Encyclopedia of Pharm. and Therap. Sect. 51, Vol. 1, 101–196. Pergamon, Oxford 1970
van der Meer, J., H. C. Hemker, A. Loeliger: Pharmacological aspects of vitamin K_1. Schattauer, Stuttgart 1968
Norman, A. W. u. Mitarb.: Vitamin D and problems related to uremic bone disease. Walter de Gruyter, Berlin 1975
Norman, A. W.: Vitamin D, biochemical, chemical and clinical aspects related to calcium metabolism. De Gruyter, Berlin 1977
Olson, J. A.: The metabolism of vitamin A. Pharmacol. Rev. 19 (1967) 559–596
Omdahl, J. J., H. F. De Luca: Regulation of Vitamin D metabolism and function. Physiol. Rev. 53 (1973) 327–372
Sebrell, W. H., R. S. Harris: The vitamins. 2nd ed. Vol. I–V. Academic Press, New York 1967

Antiinfektiöse Therapie

Adam, D.: Leitfaden der antimikrobiellen Therapie. Marseille, München 1972
Albrecht, R.: Development of antibacterial agents of the nalidixic acid type. In: Fortschritte der Arzneimittelforschung, Bd. 21 Birkhäuser, Stuttgart 1977

Andrial, M.: Gentamycin. Schwabe, Basel 1967

Ball, A. P. u. Mitarb.: Antibacterial drugs today: I. Drugs 10 (1975) 1

Ball, A. P. u. Mitarb.: Antibacterial drugs today: II. Drugs 10 (1975) 81

Barza, M., L. Weinstein: Pharmacokinetics of the penicillins in man. Clin. Pharmacokin. 1 (1976) 297–308

Beard, N. S., St. A. Armentrout, A. S. Weisberger: Inhibition of mammalian protein synthesis by antibiotics. Pharmacol. Rev. 21 (1969) 213

Brodgen, R. N., G. S. Avery: New Antibiotics: Epicillin, Minocycline and Spectinomycin: a summary of their antibacterial activity, pharmacokinetic properties and therapeutic efficacy. Drugs 3 (1972) 314–330

Brogden, R. N. u. Mitarb.: A review of its antibacterial and pharmacokinetic properties and therapeutic use. Drugs 9 (1975) 88

Brogden, R. N. u. Mitarb.: Minocycline: A review of its antibacterial and pharmacokinetic properties and therapeutic use. Drugs 9 (1975) 251

Brodgen, R. N., R. M. Pinder, P. R. Sawyer, T. M. Speight, G. S. Avery: Tobramycin: A review of its antibacterial and pharmacokinetic properties and therapeutic use. Drugs 12 (1976) 166–200

Bruckschein, E. G.: Myambutol. Arzneimittel-Forsch. Beiheft 20. Cantor, Aulendorf 1970

Chain, E., J. Stokes: A discussion on penicillin and related antibiotics. Proc. Roy. Soc. B 179 (1971) 291

Chirigos, M. A., T. S. Papas: Immunological and chemotherapeutic prevention and control of oncogenic viruses. Advanc. Pharmacol. Chemother. 12 (1975) 89

Corcoran, J. W., F. E. Hahn: Mechanism of action of antimicrobial and antitumor agents. In: Antibiotics Vol. III. Springer, Berlin 1975

Deichmann, W. B. (ed.): Pesticides and the environment; a continuing controversy. Intercont. Med. Book Coop., New York 1973

Deichmann, W. B.: The debate on DDT. Arch. Toxikol. 29 (1972) 1–27

Editorial: Rifampicin: A Review. Drugs 1 (1971) 345–398

Elslager, E. F.: Progress in malaria chemotherapy. Fortschr. Arzneimittel-Forsch. 13 (1969) 170

Franklin, T. J., G. A. Snow: Biochemie antimikrobieller Wirkstoffe. Springer, Berlin 1973

Freerksen, E. u. Mitarb.: The chemotherapy of leprosy today and tomorrow. Leprosy Rev. 46 (1975) Nr. 2 Suppl.

Gale, E. F., E. Cundliffe, P. E. Reynolds, M. H. Richmond, M. J. Waring: The molecular basis of antibiotic action. Wiley, London 1972

Garrod, L. P.: The chemotherapy of enterobacterial infections. Prog. Drug. Res. Birkhäuser, Basel 1968

Garrod, L. P.: Trimethoprim: Sulphamethoxazole. Drugs 1 (1971) 1

Garrod, L. P. u. Mitarb.: Antibiotic and chemotherapy. Churchill Livingstone, London 1973

Glasby, J. S.: Encyclopaedia of antibiotics. Wiley & Sons, London 1976

Gottlieb, D., P. D. Shaw: Antibiotics. I: Mechanisms of action. II: Biosynthesis. Springer, Heidelberg 1967

Grist, N. R., C. A. C. Ross: Viral chemotherapy. In: Fulton, W. F. M.: Modern trends in pharmacology and therapeutics. Butterworth, London 1967

Hall, A. P.: The treatment of malaria. Brit. med. J. 1 (1976) 323

Hambleton, G., P. A. Davies: Diagnosis and management of bacterial meningitis. Drugs 8 (1974) 15

Hawking, F.: Chemotherapy of filariasis. Fortschr. Arzneimittel-Forsch. 9 (1966) 191

van Heyningen, E.: Cephalosporins. Advanc. Drug Res. 4 (1967) 1–10

Johnson, J. E., III: Penicillin allergy. J. Amer. med. Ass. 213 (1970) 1042

Kuhlmann, J., N. Rietbrock: Wechselwirkungen bei der antiinfektiösen Therapie. Dtsch. med. Wschr. 100 (1975) 2496

Kunin, C. M.: The evaluation of antimicrobial agents in man. In: Clinical pharmacology. Pergamon Press, Oxford 1966

Lebek, G.: Die infektiöse bakterielle Antibiotikaresistenz. Huber, Bern 1969

Levine, P. H., W. Regelson, J. F. Holland: Chloramphenicol – associated encephalopathy. Clin. Parmacol. Ther. 11 (1970) 194

Linzenmeier, G., P. Naumann, M. Kienitz, W. Siegenthaler: Gentamycin. Urban u. Schwarzenberg, München 1976

Mann, C.: Kanamycin, appraisal after 8 years of clinical application. Ann. Acad. Sci. (New York) 132 (1966) 771

Marget, W., M. Kienitz: Praxis der Antibiotikatherapie im Kindesalter, 2. Aufl. Thieme, Stuttgart 1966

Martin, W. J.: Antimicrobial research and therapeutics. In: Fulton, W. F. M.: Modern trends in pharmacology and therapeutics. Butterworth, London 1967

Moriarty, F.: The sublethal effects of synthetic insecticides on insects. Biol. Rev. 44 (1969) 321

Moser, R. H.: Chloroquine and other antimalarial agents. Clin. Pharmacol. Ther. 7 (1966) 819

Nayler, J. H. C.: Advances in penicillin research. Advanc. Drug Res. 7 (1973) 1

Palmer, W.-R., D. Höffler: Carbenicillin. Urban & Schwarzenberg, München 1977

Parkes, D.: Amantadine. Advanc. Drug Res. 8 (1974) 12

Peters, W.: Chemotherapy and drug resistance in malaria. Academic Press, New York 1970

Pettit, J. H. S.: Treatment of superficial fungal infections of the skin. Drugs 10 (1975) 130

Place, V. A., H. Black: New antituberculous agents: laboratory and clinical studies. Ann. Acad. Sci. (New York) 135 (1966) 682

Plempel, M.: Wirkungsmechanismus antibakteriell und antimykotisch wirksamer Chemotherapeutica. Internist (Berl.) 8 (1967) 192

Powell, R. D.: The chemotherapy of malaria. Clin. Pharmacol. Ther. 7 (1966) 48

Reimers, D.: Nebenwirkungen und Gefahren der chemotherapeutischen Behandlung der Tuberkulose. tägl. prax. 16 (1975) 179

Ridley, M., I. Phillips: The therapeutic use of antibiotics in hospital practice. Livingstone. Edingburgh 1966

Sasykin, J. O.: Antibiotika als Inhibitoren biochemischer Prozesse. Akademie Verlag, Berlin 1972

Schnitzer, R. J., F. Hawking: Experimental chemotherapy. Bd. 1–5. Academic Press, New York 1963, 1964, 1966

da Silva, J. R., M. J. Ferreira: Mode of action of antiparasitic drugs. Pergamon Press, Oxford 1968

Simon, C., W. Stille: Antibiotika-Therapie in Klinik und Praxis. Schattauer, Stuttgart 1975

Smith, J. T., J. M. T. Hamilton-Miller, R. Knox: Bacterial resistance to penicillins and cephalosporins. J. Pharm. Pharmac. 21 (1969) 337

Speight, T. M., R. N. Brogden, G. S. Avery: Cephalexin: A review of its antibacterial, pharmacological and therapeutic properties. Drugs 3 (1972) 9–78

Spitzky, K. H., H. Haschek: Gentamycin. Wiener Med. Akad. Verl., Wien 1967

Suhadolnik, R. J.: Nucleoside Antibiotics. Wiley, New York 1970

Thompson, P. E., L. M. Werbel: Antimalarial Agents. Medicinal Chemistry, 12 Academic Press, New York 1972

Virchow, C.: International Symposium on Rifampicin. Respiration Vol. 28, Suppl. S. Karger, Basel 1971

Walter, A. M., L. Heilmeyer: Antibiotika-Fibel, 4. Aufl. Thieme, Stuttgart 1975

Whelton, A., G. G. Carter, M. A. Garth, M. O. Darwish, W. G. Walker: Carbenicillin-induced acidosis and seizures. J. Amer. med. Ass. 218 (1971) 1942

Wiesner, K., H. Fink: Wirksamkeit und Nebenwirkungen von Metronidazol in der Therapie der Trichomoniasis. Fortschr. Arzneimittel-Forsch. 9 (1966) 361

Chemotherapie der Tumoren

Aisenberg, A. C.: An introduction to immunosuppressants. Advanc. Pharmacol. Chemother. 8 (1970) 31

Bach, J. F.: The pharmacological and immunological basis for the use of immunosuppressive drugs. Drugs 11 (1976) 1–13

Bergel, F.: Today's carcinochemotherapy: some of its achievements, failures and prospects. Ergebn. Physiol. 62 (1970) 91

Boulter, P. S.: Treating cancer. Brit. med. J. II (1968) 109

Chalmers, A. H., L. A. Burgoyne, A. W. Murray: Antineoplastic and immunosuppressive drugs. I: Biochemical and clinical pharmacological considerations. Drugs 3 (1972) 227–253

Corcoran, J. W., F. E. Hahn: Mechanism of action of antimicrobial and antitumor agents. In: Antibiotics Vol. III. Springer, Berlin 1975

Cridland, M. D.: Antineoplastic and immunospuppressive drugs. II: Therapeutic uses. Drugs 3 (1972) 331–351

Cridland, M. D.: Antineoplastic and immunosuppressive drugs. III: Adverse effects and therapeutic problems. Drugs 3 (1972) 352–365

Daudel, P., R. Daudel: Chemical carcinogenesis and molecular biology. Interscience, New York 1966

Doerr, W., F. Linder, G. Wagner: Aktuelle Probleme aus dem Gebiet der Cancerologie. Springer, Berlin 1966

Ehrhart, H.: Chemotherapie maligner Bluterkrankungen. Klin. Wschr. 45 (1967) 1113–1131

Galton, D. A. G.: The chemotherapy of malignant disease. In: Fulton, W. F. M.: Modern trends in pharmacology and therapeutics. Butterworth, London 1967

Gebhart, E.: Chemische Mutagenese. Fischer, Stuttgart 1977

Greenwald, E. S.: Cancer Chemotherapy. Huber, Bern 1973

Grundmann, E., H. F. Oettgen: Experimental and clinical effects of L-asparaginase. Springer, Berlin 1970

Hampel, K. E.: Über die Wirkung von Zytostatika auf die Chromosomen des Menschen. Int. J. clin. Pharmacol. 1 (1968) 322

Issekutz, B.: The chemotherapy of cancer. Akadémiai Kiado, Budapest 1968

Kaiser, R.: Gestagenanwendung bei Genital- und Mammatumoren. Thieme, Stuttgart 1973

Lamoureux, G., R. Turcotte, V. Portelance (ed.) BCG in cancer immunotherapy. Grune u. Strutton, New York 1976

Makinodan, T., G. W. Santos, R. P. Quinn: Immunosupressive drugs. Pharmacol. Rev. 22 (1970) 189

Marquardt, H.: L-Asparaginase – das erste spezifische Cytostaticum. Arzneimittel-Forsch. 11 (1968) 1380

Meiss, L., Cl. Romieu, B. Serrou: Immuntherapie des Krebses. Dtsch. med. Wschr. 98 (1973) 1179–1185

Müller, W. E. G.: Chemotherapie von Tumoren. Verlag Chemie, Weinheim 1975

Müller-Ruchholtz, W.: Grundlinien der Entwicklung und des Aufbaus der modernen Immunologie. Dtsch. med. Wschr. 92 (1967) 2030

Newton, B. A.: Chemotherapeutic compounds affecting DNA. Structure and function. Advanc. Pharmacol. Chemoth. 8 (1970) 150

Obrecht, P.: Die Chemotherapie der Leukämien. Internist (Berl.) 9 (1968) 489

Reis, H. E.: Die Bedeutung der Immunsuppression für die Entstehung und das Wachstum maligner Geschwülste. Dtsch. med. Wschr. 96 (1971) 170

Sartorelli, A. C., D. G. Johns (eds.): Antineoplastic and immunosuppressive agents. In: Handbuch der experimentellen Pharmakologie 38/1+2. Springer, Berlin 1974+1975

Schmähl, D.: Entstehung, Wachstum und Chemotherapie maligner Tumoren. Arzneimittel-Forsch. 12 (1970) 1461–1467

Schnitzer, R. J., F. Hawking: Experimental chemotherapy, Bd. 4, Bd. 5. Academic Press, London 1966/67

Schmidt, C. G.: Krebstherapie mit zytostatischen Verbindungen. Dtsch. med. Wschr. 95 (1970) 2207

Vergiftungen

Abood, L. G.: The psychotomimetic-glycolate esters. In: Burger, A.: Drugs affecting the central nervous system. Dekker, New York 1968

Albert, A.: Selective Toxicity, 5. Aufl. Chapman & Hall, London 1973

Arcos, J. C., M. F. Argus, G. Wolf: Chemical induction of cancer. Academic Press, New York 1968

Ariens, E. J., A. M. Simonis, J. Offermeier: Introduction to general toxicology. Academic Press, New York 1976

Baumeister, R. G. H. et al.: Toxicological and clinical aspects of cyanide metabolism. Arzneimittel-Forsch. 25 (1975) 1056

Bawley, P., J. C. Duffield: The pharmacology of hallucinogens. Pharmacol. Rev. 24 (1972) 31–66

Beringer, K.: Der Meskalinrausch. Springer, Berlin 1969

Berry, C. L., D. Poswillo: Teratology. Springer, Berlin 1975

Bertelli, A., E. Fournier, M. Frimmer, S. Gorini.: Clinical and experimental aspects of fungal poisoning. Huber, Stuttgart, printed in Italy by Piccin Editore, Padova, 1977

Bettini, S.: Arthropod venoms. Handbuch der experimentellen Pharmakologie. Bd. 48. Springer, Berlin 1978

Beutler, E.: Drug-induced hemolytic anemia. Pharmacol. Rev. 21 (1969) 73

Bonse, G., D. Henschler: Chemical reactivity, biotransformation, and toxicity of polychlorinated aliphatic compounds. Crit. Rev. Toxicol. 4 (1976) 395–409

Braude, M. C., S. Szara: Pharmacology of marihuana. Vol. 1 + 2. Raven Press, New York 1976

Braun, W., A. Dönhardt: Vergiftungsregister, 2. Aufl. Thieme, Stuttgart 1975

Brimblecombe, R. W.: Psychotomimetic drugs: Biochemistry and pharmacology. Advanc. Drug Res. 7 (1973) 165

Brugsch, H., O. R. Klimmer: Vergiftungen im Kindesalter. Enke, Stuttgart 1966

Bücherl, W., E. Buckley: Venomous animals and their venoms Vol. II. Venomous vertebrates. Academic Press, New York 1971

Büchner, M., A. Nowack, I. Dieter: Leitfaden der toxikologischen und chemischen Analyse. Steinkopff, Dresden 1968

Busch, H.: Therapie der Alkoholkrankheit. tägl. prax. 15 (1974) 313

Cahen, R. L.: Experimental and clinical chemoteratogenesis. Advanc. Pharmacol. 4 (1966) 263

Caldwell, J., P. S. Sever: The biochemical pharmacology of abused drugs. III. Cannabis, opiates and synthetic narcotics. Clin. Pharmacol. Ther. 16 (1974) 989

Cheymol, J., F. Bourillet: D'une nouvelle classe de substance bioloques: tétrodotoxine, saxitoxine, tarachitoxine. Actualités pharmacol. 19 (1966) 1

Cheymol, J., F. Bourillet, M. Roch-Arveiller: Venins et toxines

de serpents, effect neuromusculaires. Actualités pharmacol. 25 (1972) 179–240
Clark, J. M., C. J. Lambertsen: Pulmonary oxygen toxicity: a review. Pharmacol. Rev. 23 (1971) 37–133
Cluff, L. E.: Adverse reaction to drugs: methods of study. In: Clinical pharmacology. Pergamon Press, Oxford 1966
Cohen, S.: The Psychotomimetic agents. In: Progress in Drug Research, Birkhäuser, Basel, 15 (1971) 68
Cole, H. A., J. E. Smith: A discussion on organic pollutants in the sea: Their origin, distribution, degradation and ultimate fate. Proc. R. Soc. Lond. B 189 (1975) 275
Cronholm, B., A. Ekman, J. H. Erikson, L.-M. Gunne, C.-M. Ideström, L, Kaij, M. Kihlbom, S. Martens, J. Ström: Rauschmittel. Urban & Schwarzenberg, München 1971
Czok, G.: Toxische Stoffe in naturbelassenen Nahrungsmitteln. Med. u. Ernähr. 9 (1968) 57
Daudel, P., R. Daudel: Chemical carcinogenesis and molecular biology. Interscience publishers, New York 1966
De Bruin, A.: Biochemical toxicology of environmental agents. Elsevier, Amsterdam 1976
Deichmann, W. B., H. W. Gerarde: Symptomatology and therapy of toxicological emergencies. Academic Press, New York 1969
Efron, D. H. (ed.): Ethnopharmacologic drugs. US Dept. Health, Educ., Welfare, Washington 1967
Evans, M. H.: Mechanism of saxitoxin and tetrodotoxin poisoning. Brit. med. Bull. 25 (1969) 263
Farnsworth, N. R.: Hallucinogenic plants. Science 162 (1968) 1086
Feuerlein, W.: Alkoholismus – Mißbrauch und Abhängigkeit. Thieme, Stuttgart 1975
Flenley, D. C., K. W. Donald: Oxygen therapy in respiratory failure and cardiac circulatory collapse. In: Fulton, W. F. M.: Modern trends in pharmacology and therapeutics. Butterworth, London 1967
Flury, F., F. Zernik: Schädliche Gase. Springer, Berlin 1969
Friedberg, K. D.: Antidote bei Blausäurevergiftungen. Arch. Toxikol. 24 (1968) 41
Goldblatt, L. S.: Aflatoxin. Academic Press, New York 1969
Goyer, R. A.: Lead and the kidney. Current topics in pathology (Ergebn. Path.) 55, 1. Springer, Berlin 1971
Graham, J. D. P.: Cannabis and health. Academic Press, New York 1976
Habermann, E.: Bee and wasp venoms. Science 177 (1972) 314–320
Habermann, E.: Biochemie, Pharmakologie und Toxikologie der Inhaltsstoffe von Hymenopterengiften. Ergebn. Physiol. 60 (1968) 57
Habermehl, G.: Chemie und Biochemie von Amphibiengiften. Naturwissenschaften 56 (1969) 615
Habermehl, G.: Gift-Tiere und ihre Waffen. Springer, Berlin 1976
Halbach, H.: Problèmes actuels posés par l'abus des psychotropes. Actualités pharmacol. 21 (1968) 213
Hammond, P. B.: Lead poisoning. An old problem with a new dimension. Essay Toxicol. 1 (1969) 115
Haugaard, N.: Cellular mechanisms of oxygen toxicity. Physiol. Rev. 48 (1968) 311
Hawkins, R. D., H. Kalant: The metabolism of ethanol and its metabolic effects. Pharmacol. Rev. 24 (1972) 67–157
Heffter-Heubner: Arthropod venoms. In: Handbuch der experimentellen Pharmakologie, Bd. 48. Springer, Berlin 1978
Henriques, O. B., K. Masek, S. B. Henriques, H. Raskova: Pharmakology and toxicology of naturally occurring toxins. Pergamon Press, Oxford 1971
Henschler, D.: Veränderungen der Umwelt – Toxikologische Probleme. Angew. Chemie 85 (1973) 317–326
Hesse, E.: Rausch-, Schlaf- und Genußgifte 4. Aufl. Enke, Stuttgart 1971
Hicks, R. M.: Air-Borne lead as an environmental toxin. Chem.-Biol. Interactions 5 (1972) 361–390
Hoffer, A., H. Osmond: The hallucinogens. Academic Press, New York 1967
Hofmann, A.: Psychotomimetic agents. In:Burger, A.: Drugs affecting the central nervous system. Dekker, New York 1968
Kao, C. Y.: Tetrodotoxin, saxitoxin, and their significance in the study of excitation phenomena. Pharmacol. Rev. 18 (1966) 997
Kiese, M.: The biochemical production of ferrihemoglobinforming derivates from aromatic amines, and mechanisms of ferrihemoglobinformation. Pharmacol. Rev. 18 (1966) 1091
Klatskin, G.: Toxic and drug-induced hepatitis. In: Schiff, L.: Diseases of the liver. Lippincott, Philadelphia 1969
Klimmer, O. R.: Schwermetallantidote. Arch. Toxikol. 24 (1968) 15
von Kreybig, T.: Experimentelle Praenatal-Toxikologie. Arzneimittel-Forsch. 17. Beiheft. Cantor, Aulendorf 1968
Lamarche, M., R. Royer: La réaction vasomotrice médicamentsalcool. Actualités pharmacol. 20 (1967) 99
Ledingham, I.: Current status of hyperbaric oxygen therapy. In: Fulton, W. F. M.: Modern trends in pharmacology and therapeutics. Butterworth, London 1967
Liebenow, H., K. Liebenow: Giftpflanzen. Enke, Stuttgart 1973
Lillehoj, E. B.: Fungal toxins. Essay toxicol. 2 (1970) 1
Lindner, E.: Toxikologie der Nahrungsmittel. Thieme, Stuttgart 1974
Ludewig, R., K. H. Lohs: Akute Vergiftungen, 4. Aufl. Fischer, Stuttgart 1974
Maier-Bode, H.: Herbizide und ihre Rückstände. Ulmer, Stuttgart 1971
Mardones, J.: Pharmacogénétique de l'alcoolisme. Actualités pharmacol. 21 (1968) 1
Martini, G. A., Ch. Bode: Metabolic changes induced by alcohol. Springer, Berlin 1971
McCutcheon, R. S.: Teratology. Essays Toxicol. 1 (1969) 61
Melching, H. J., C. Streffer: Zur Beeinflussung der Strahlenempfindlichkeit von Säugetieren durch chemische Substanzen. Fortschr. Arzneimittel-Forsch. 9 (1966) 11
Mendelson, J. H. u. Mitarbeit.: The use of marihuana. Plenum Press, London 1974
Mezey, E.: Ethanol metabolism and ethanol-drug interactions. Biochem. Pharmacol. 25 (1976) 869–875
Miller, E. C., J. A. Miller: Mechanism of chemical carcinogenesis: Nature of proximate carcinogens and interactions with macromolecules. Pharmacol. Rev. 18 (1966) 805
Miller, L. L.: Marijuana: Effects on human behavior. Academic Press, New York 1974
Minton, S. A.: Snake Venoms and Envenomation. Marcel Dekker, New York 1971
Moeschlin, S.: Klinik und Therapie der Vergiftungen. 5. Aufl. Thieme, Stuttgart 1972
Nahas, G. G.: Marihuana – Deceptive weed. Raven Press, New York 1973
Nahas, G. G. u. Mitarb.: Marihuana, chemistry, biochemistry, and cellular effects. Springer, Berlin 1976
Nolte, H.: Die Sauerstoffintoxication. Prakt. Anästh. u. Wiederbelebung 3 (1968) 280
O'Brien, R. D.: Poisons as tools in studying the nervous system. Essays Toxicol. 1 (1969) 1
Owens, R. G.: Carcinogens. Science 168 (1970) 1193
Passay, R. D.: Smoking and cancer. Nature 219 (1968) 1549
Phillipson, R. V.: Modern trends in drug dependence and alcoholism. Butterworth, London 1970
Purchase, I. F. H.: Mycotoxins in human health. Macmillan, Houndmills 1972
Raab, W., H. Kleinsorge: Diagnose von Arzneimittelallergien. Urban & Schwarzenberg, München 1968

Raskova, H.: Mechanisms of drug toxicity. Pergamon Press, Oxford 1968
Roe, F. J. C., M. C. Path: The relevance of proclinical assesment of carcinogenesis. Clin. Pharmacol. Ther. 7 (1966) 77
Ross, W. C. J.: Biological alkylating agents. Butterworth, London 1967
Russell, F. E.: Pharmacology of animal venoms. Clin. Pharmacol. Ther. 8 (1967) 849
Sassa, S.: Toxic effects of lead, with particular reference to porphyrin and heme metabolism. In: Handbuch der experimentellen Pharmakologie, Bd. 44, Springer, Berlin 1978
Schardein, J. L.: Drugs as teratogens. Blackwell, Oxford 1977
Schievelbein, H.: Nicotin. Thieme, Stuttgart 1968
Schlosser, L.: Periodisch erscheinende Literaturzusammenstellungen. Arch. Toxicol, 23 (1968) 299; 24 (1969) 345; 25 (1969) 338; 26 (1970) 311; 27 (1971) 315; 28 (1972) 305; 30 (1973) 277; 31 (1974) 279; 33 (1975) 273
Scholz, H.: Über die Wirkung des Kugelfischgiftes Tetrodotoxin. Dtsch. med. Wschr. 94 (1969) 916
Shader, R. I., Psychiatric complications of medical drugs. 2nd ed., Raven Press, New York 1977
Smith, F. A.: Pharmacology of fluorides. In: Handbuch der experimentellen Pharmakologie, Bd. XX/1. Springer, Berlin 1966
Smith, G., T. G. Shields: Oxygen toxicity, Pharmac. Therap. B 1 (1975) 731–756
Smith, P., D. Heath. Paraquat. Crit. rev. Toxicol. 4 (1976) 411–445.
Smith, R. P.: The significance of methemoglobinemia in toxicology. Essay Toxicol. 1 (1969) 83
Stringaris, M. G.: Die Haschischsucht, 2. Aufl. Springer, Berlin 1972
Strubelt, O., D. Bargfeld: Toxikologie der Trinkwasserfluoridierung. Dtsch. med. Wschr. 98 (1973) 778–783
Swart, A. G., B. C. P. Polak, L. Meyler: Muttermilch und Arzneimittel. Tägl. Prax. 14 (1973) 351–356
Swidler, G.: Handbook of drug interactions. Wiley, New York 1971
Trauhaut, R.: Potential carcinogenic hazards from drugs. Springer, Berlin 1967
Vogel, F., G. Röhrdorn: Chemical mutagenesis in mammals and man. Springer, Berlin 1970
Wagner, H.: Rauschgift-Drogen. Springer, Berlin 1969
Waldron, H. A., D. Stöfen: Subclinical lead poisoning. Academic Press, London 1974
Weiss, B., V. G. Laties: Behavioral toxicology. Plenum Press, London 1975
Wirth, W., G. Hecht, C. Gloxhuber: Toxikologie-Fibel, 2. Aufl. Thieme, Stuttgart 1971
Witschi, H., M. G. Côté: Primary pulmonary responses to toxic agents. Crit. rev. Toxicol. 5 (1977) 23–66.
Wogan, G. N.: Nitrosamines and nitrosamides: Environmental occurrence and toxicological significance. Toxicol. Appl. Pharmacol. 31 (1975) 323
Woggon, B.: Haschisch. Konsum und Wirkung. Springer, Berlin 1974
Worden, A. N.: Toxicological methods. Toxicology 2 (1974) 359
Zlotkin, E.: Chemistry of animal venoms. Experientia 29 (1973) 1453

Perinatalpharmakologie

Boréus, L.O.: Fetal Pharmacology. Raven Press Publ. New York 1973
Editorial: Effects of drugs on the fetus JAMA 225, 60, 1973
Hüter, J.: Die Therapie mit Pharmaka während der Früh- und Spätschwangerschaft – Auswirkungen auf den Feten. Therapiewoche 6899, 1975
Mirkin, B. L.: Perinatal pharmacology and therapeutics. Academic Press, New York 1976

Zeittafel

Fulton, J. F., L. G. Wilson: Selected readings in the history of physiology, 2. Aufl. Thomas Springfield 1966
Holmstedt, B., G. Liljestrand: Readings in pharmacology. Pergamon Press, Oxford 1963
Holmstedt, B.: In „Ethnopharmacologic search for psychoactive drugs", hrsg. von D. H. Efron u. Mitarb. Public Health Serv. Publ. No. 1645, S. 3. U.S. Dept. Health, Education and Welfare, Washington D.C., 1967
Jssekutz, B.: Die Geschichte der Arzneimittelforschung. Akadémiai Kiado, Budapest 1971
Kuschinsky, G.: The influence of Dorpat on the emergence of pharmacology as a distinct discipline. J. Hist. Med. allied Sci. 23 (1968) 258
Lembeck, F., W. Giere: Otto Loewi. Ein Lebensbild in Dokumenten. Springer, Berlin 1968
The excitement and fascination of science. A collection of autobiographical and philosophical essays. Annual Rev. Inc., Palo Alto 1965.

XIX. Anhang

Von der Weltgesundheitsorganisation (WHO) vorgeschlagenen Liste der unentbehrlichen Medikamente*

Erläuterungen:

Die mit einem a) gekennzeichneten Wirkstoffe sind nach Ansicht des Expertenkommitees keine Mittel der ersten Wahl und unter Umständen entbehrlich. Sie sollten jedoch als Alternativpräparate vorhanden sein.

1. Nur als Beispiel für diese Wirkstoffgruppe aufgeführt: Suchen Sie das billigste, wirksamste und am besten verträgliche Medikament aus
2. Für die richtige Anwendung sind Fachkenntnisse, eine exakte Diagnostik oder eine besondere Ausrüstung erforderlich
3. Wirksamstes Präparat
4. Bei Niereninsuffizienz ist eine Dosisanpassung erforderlich.
5. Erleichtert Einhaltung der Dosierungsvorschrift des Arztes
6. Verfügt über die besten pharmakokinetischen Eigenschaften in diesem Indikationsbereich
7. Unverträglichkeiten verschlechtern das Nutzen-Risiko-Verhältnis
8. Begrenzter Anwendungsbereich oder kleines Wirkungsspektrum
9. Für die Epiduralanästhesie
10. Für Erkrankungen oder Erreger, die auf die vorgenannten Wirkstoffe nicht ansprechen

*Aus „The selection of essential drugs". Report of a WHO Expert Committee, Technical Report Serie 615, Genf 1977.

Anästhetika

Allgemeine Anästhetika

Aether pro narcosi[2]
Halothan[2]
Distickstoffoxid[2]
Thiopental-Natrium[2]

Lokal-Anästhetika

Bupivacain[2/9]
Lidocain

Analgetika, Antipyretika, Nichtsteroidale Antiphlogistika und Urikosurika

Acetylsalicylsäure
Allopurinol[6]
Ibuprofen[1]
Indometazin
Parazetamol
[a] Colchicin[7]

Analgetika, Narkotika und Antagonisten

Morphin
Naloxon
[a] Pethidin[1]

Antiallergika

Antihistamine

Chlorphenamin[1]

Antidote, Chelatbildner u.a.

Atropin
Natrium-Calciumedetat[2]
Aktivkohle
Dimercaprol[2] (BAL)
Pralidoxim

Antiepileptika

Diazepam z. Inj.
Ethosuximid
Phenobarbital
Phenytoin
[a] Carbamazepin[10]

Antiinfektiöse Therapeutika

Anthelmintika

Mebendazol
Niclosamid
Piperazin
Thiabendazol
[a] Bephenium[2]
[a] Tetrachloräthan

Antibiotika

Ampicillin[1]
Benzathin-Benzylpenicillin[5]
Benzylpenicillin
Chloramphenicol[7]
Cloxacillin (penicillinaseresistent)[1]
Erythromycin
Gentamycin
Phenoxymethylpenicillin
Salazosulfapyridin
Sulfadimidin[1]
Co-trimoxazol
Tetrazyklin[1/4]
[a] Amikacin[1/4/10]
[a] Doxycyclin[5/6]
[a] Procain-Benzylpenicillin[7]
[a] Sulfadiazin[7/8]

Filariasis

Diäthylcarbamazin
Suramin

Lepra
Dapson
[a] Clofazimin[10]
[a] Rifampicin[10]

Protozoonosen
Amoebiasis
Metronidazol
[a] Diloxanid
Emetin[7]
Paromomycin

Malaria
Chloroquin
Primaquin
Pyrimethamin
Chinin
[a] Amodiachin[10]
[a] Sulfadoxin[10]

Bilharziose
Metrifonat
Niridazol
Oxamniquin
[a] Stibocaptat[10]

Schlafkrankheit
Melarsoprol[5]
Nifurtimox
Pentamidin[5]
Suramin

Leishmaniose
Pentamidin
Natriumstiboglukonat

Tuberkulose
Ethambutol
Isoniazid
Rifampicin
Streptomycin
[a] Thioazetazon

Systemisch wirkende Antimykotika
Amphotericin B
Griseofulvin[8]
[a] Flucytosin[1/8]

Atemwege

Asthmamittel
Aminophyllin[1]
Adrenalin
Salbutamol[1]
[a] Ephedrin

Hustenmittel
Kodein

Augenmittel

Zur lokalen Anwendung

Antiinfektiva
Silbernitrat
Sulfazetamid
Tetracyclin[1]

Antiphlogistika
Hydrocortison[2/7]

Lokalanästhetika
Tetracain[1]

Miotika
Pilocarpin

Mydriatika
Homatropin[1]

Zur innerlichen Anwendung
Acetazolamid

Blut und Blutbildung

Anämie
Cyanocobalamin[2]
Eisen(II)-Salz[1]
Folsäure[2]
[a] Eisen-Dextran z. Inj.

Antikoagulantien und Antagonisten

Heparin[2]
Phytomenadion
Protaminsulfat[2]
[a] Warfarin[1/2/6]

Plasma-Ersatz
Dextran 40

Dermatologika zur Lokalanwendung

Antiinfektiva

Jod[1]
Neomycin + Bacitracin

Antiphlogistika
Betamethason[1/3]
Hydrokortison

Adstringentia
Aluminiumacetat

Fungizide
Miconazol[1]
Nystatin

Keratolytika
Benzoe- und Salicylsäure
Steinkohlenteer
[a] Podophyllin[7/8]

Krätze- und Läusemittel
Hexachlorcyclohexan
[a] Benzophenon

Diagnostika

Edrophonium[2/8]
Tuberkulin, gereinigtes Protein-Derivat (PPD)

Röntgenkontrastmittel
Adipiodon, Megluminsalz[1]
Bariumsulfat
Iopansäure
Meglumin amidotrizoat
Natrium amidotrizoat

Diuretika

Furosemid
Hydrochlorothiazid[1]
Mannitol
Spironolacton
[a] Chlorthalidon[6]
[a] Triamteren[1]

Hormone

Nebennierenhormone und synthetische Ersatzstoffe

Dexamethason (langwirkend)[1]
Hydrokortison
Prednisolon
[a] Fludrocortison

Androgene
Testosteronester z. Inj.

Östrogene
Äthinylöstradiol[1]

Insuline
Zink-Insulin-Verbindung (lente)[1]
Insulin z. Inj.

Orale Kontrazeptiva
Norethisteron + Äthinylöstradiol[1]

Progestagene
Norethisteron

Schilddrüsenhormone und Antagonisten
L-Thyroxin
Kaliumjodid
Propylthiourazil[1]

Kardiovaskuläres System

Antianginöse Mittel
Glycerintrinitrat (Nitroglycerin)
Isosorbiddinitrat[1]
Propranolol[1]

Antiarrhythmika
Chinidin
Lidocain
Procainamid
Propranolol[1]

Antihypertensiva
Diazoxid z. Inj.[1]
Guanethidin
Hydralazin
Hydrochlorothiazid[1]
Propranolol[1]
[a] Methyldopa[7]
[a] Phentolamin[1/2/8]
[a] Reserpin

Herzglykoside
Digoxin[4]
[a] Digitoxin

Mittel zur Schockbehandlung
Dopamin[2]
[a] Isoprenalin z. Inj.

Lösungen zum Ausgleich von Störungen des Wasser-, Elektrolyt- und Säure-Basen-Haushalts

Glukose (5% u. 50%)
Salzgemisch zur Herstellung einer Glukose-Salz Trinklösung (Zusammensetzung siehe Magen-Darm-wirksame Mittel)
Kaliumchlorid (15%) z. Inj. und Trinklösung
Natriumhydrogencarbonat (7,5%)
Natriumchlorid (0,9%) z. Inj.
Natriumlactat z. Inj.
Wasser z. Inj.

Lösung zur Peritoneal-Dialyse

Lösung (1,5% Glukose) zur intraperitonealen Dialyse

Magen-Darm-wirksame Mittel

Antazida
Aluminium- und/oder Magnesiumhydroxid

Antiemetika
Promethazin[1]

Mittel gegen Hämorrhoiden
Lokalanästhetika, Adstringentia, Antiphlogistika[1]

Spasmolytika
Atropin[1]

Laxantien
Senna[1]

Antidiarrhoika
Codein

Flüssigkeitsersatz
Salzgemisch zur Herstellung einer Glukose-Salz-Trinklösung, für 1 Ltr. Wasser:

			mmol/l
Natriumchlorid (Kochsalz)	3,5 g	$Na^{\oplus}$	90
Natriumhydrogencarbonat (Natron)	2,5 g	$HCO_3^{\ominus}$	30
Kaliumchlorid	1,5 g	$K^{\oplus}$	20
Glukose (Traubenzucker)	20,0 g		111

Migräne
Ergotamin

Muskelrelaxantien (Periphere) und Antagonisten
Neostigmin
Suxamethonium[2]
Tubocurarin[1 2]
[a] Pyridostigmin[2 8]

Parkinson
L-Dopa
Trihexyphenidyl[1]
[a] Levodopa + peripherer Decarboxylasehemmer[5/6]

Psychopharmaka
Amitryptilin[1]
Chlorpromazin[1]
Diazepam[1]
Fluphenazin[1/5]
Haloperidol[1]
Lithiumcarbonat[2/4,7]

Seren und Impfstoffe

Seren und Immunglobuline
Anti-D-Immunglobulin
Tollwut-Hyperimmunserum
Diphterie-Antitoxin
Human-Immunglobulin, normales[2]
Schlangenserum
Tetanus-Antitoxin

Impfstoffe
BCG-Impstoff
Diphterie-Tetanus-Impfstoff
Diphterie-Pertussis-Tetanus-Impfstoff
Masern-Impfstoff
Pocken-Impfstoff
Polio-Impfstoff
Tollwut-Impfstoff
Tetanus-Impfstoff
Typhus-Impfstoff

Vitamine und Mineralien
Ascorbinsäure (Vitamin C)
Calciumglukonat[2]
Ergocalciferol (Vitamin D_2)
Multivitamin (Kombination aus sechs Wirkstoffen): Vitamin A, Vitamin B_1, Vitamin B_2, Vitamin C, Vitamin D_2 und Nicotinamid
Pyridoxin (Vitamin B_6)
Retinol (Vitamin A)

Wehenanregende Mittel
Ergometrin[1]
Oxytocin

Zytostatika
Busulfan[2]
Chlormethin[1/2]
Cyclophosphamid[2]
Doxorubicin[2]
Fluorouracil[2]
Methotrexat[2]
Vincristin[2]

XX. Schlüssel zum Gegenstandskatalog

Gegenstandskatalog für den schriftlichen Teil des Ersten Abschnittes der Ärztlichen Prüfung

(GK II, 2. Aufl. 1978)

1.	
1.1	2
1.1.1	2
1.1.2	3
1.1.3	5
1.1.4	4, 30
1.1.5	41
1.2	12
1.2.1	14
1.2.2	12, 19, 36
1.2.3	14
1.3	18
1.3.1	20
1.3.2	21
1.3.3	20
1.4	16,19
1.4.1	16
1.4.2	19
1.5	22
1.5.1	22
1.5.2	27
1.5.3	28
1.6	40
1.7	39
1.8	37
2.	
2.1	60
2.2	73
2.2.1	61, 71
2.2.2	72
2.2.3	72
2.2.4	68
2.3	67, 71
2.3.1	67
2.3.2	71
2.4	68
2.4.1	68
2.4.2	69
2.4.3	74
2.4.4	67, 70
2.4.5	70
2.4.6	72, 74
3.	76
3.1	76
3.1.1	77
3.1.2	77
3.2	78
3.2.1	79, 81
3.2.2	79
4.	75
4.1	75
4.1.1	82, 83, 84, 85
4.1.2	76
4.1.3	82, 83, 84, 85
4.1.4	82, 83, 84, 85
4.1.5	80, 83, 84, 85
4.2	88
4.2.2	88, 89
4.2.3	89
5.	49
5.1	50
5.2	52
5.3	55
5.3.1	55
5.3.2	331
5.3.3	55, 330
5.4	49, 52
5.5	54, 56, 330
6.	57
6.1	58
6.1.1	31, 59
6.1.2	31, 59
6.2	57
6.2.1	57
6.2.2	59
6.3	88
7.	86, 174
7.1	178
7.1.1	179
7.1.2	176
7.1.3	180
7.1.4	180
7.2	180
7.2.1	181
7.3	182
7.3.1	182, 244
7.3.2	182, 244
7.4	86
7.4.1	86
7.4.2	86
8.	186
8.2	187
8.2.1	188
8.2.2	188
8.3	186
8.4	189
8.4.1	187
8.4.2	189
8.4.3	189
8.5	191
9.	119
9.1	120
9.1.1	120
9.1.2	123
9.1.3	121
9.1.4	122
9.2	120
9.3	119
9.3.1	119
9.3.2	120
9.3.3	121
9.4	121
10.	104
10.1	104, 118
10.2	104
10.3	115
10.4	109
10.5	111
10.6	113
11.	90, 119, 249, 150
11.1	249
11.2	90, 119, 150, 249
12.	123
12.1	124
12.1.1	124
12.1.2	125
12.1.3	123
12.1.4	125
12.2	125
12.2.1	125
12.2.2	125

Gegenstandskatalog für den schriftlichen Teil des Dritten Abschnittes der Ärztlichen Prüfung

(GK IV, 1. Aufl. 1974)

XXI. Sachverzeichnis

Kuschinsky/Lüllmann

Kurzes Lehrbuch der Pharmakologie und Toxikologie – 8. Auflage – ISBN 3 13 368508 2

Zur Verbesserung zukünftiger Auflagen ist Ihre Meinung über dieses Buch für uns von großem Interesse. Bitte beantworten Sie uns deshalb ein paar Fragen.

Bitte trennen Sie dieses Blatt heraus und senden Sie es unfrei – Porto zahlt Empfänger – im Kuvert an:

Georg Thieme Verlag, Postfach 732, D-7000 Stuttgart 1

Besten Dank für Ihre Bemühungen!

Qualität des Inhalts

1. Wie ist das Thema behandelt?

☐ zu ausführlich ☐ angemessen
☐ zu kurz ☐ ______________

2. Wie ist der Stoff dargestellt – insgesamt bzw. in einzelnen Kapiteln?

☐ schwer verständlich ☐ unübersichtlich
☐ gut verständlich ☐ anschaulich
☐ weitschweifig ☐ didaktisch gut gegliedert
☐ ______________ ☐ ______________

3. Welche zusätzlichen Forderungen sähen Sie gern erfüllt – ggf. in welchen Kapiteln?

☐ Text ausführlicher	Sachregister
☐ mehr Tabellen und Grafiken	☐ nicht ausreichend
☐ mehr Abbildungen	☐ ausreichend
☐ straffere Gliederung	Literaturverzeichnis
☐ stichwortartige Zusammenfassungen	☐ zu lang
	☐ ausreichend
☐ ______________	☐ zu kurz

bitte wenden!

Qualität der Ausstattung

	sehr gut	gut	genügend	ungenügend
Gliederung				
Abbildungen				
Tabellen, graf. Darstellungen				
Druck				
Papier				
Einband				

Der Preis des Buches ist

☐ zu hoch ☐ angemessen ☐ günstig

Bemerkungen, Kritik (Hinweise auf Fehler), Anregungen:

Wir nehmen Sie gern in unsere Informationskartei auf.
Bitte machen Sie uns dazu einige Angaben:

Name, Vorname

Adresse

Beruf (Studienfachrichtung)

Semesterzahl